1 MONTH OF
FREE
READING

at

www.ForgottenBooks.com

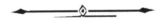

By purchasing this book you are eligible for one month membership to ForgottenBooks.com, giving you unlimited access to our entire collection of over 700,000 titles via our web site and mobile apps.

To claim your free month visit:
www.forgottenbooks.com/free968133

ISBN 978-0-260-74835-5
PIBN 10968133

ÉTUDE

D'ANTHROPOMÉTRIE MÉDICALE

AU POINT DE VUE

DE L'APTITUDE AU SERVICE MILITAIRE

————

Mes fonctions me permettant d'observer attentivement tous les hommes de mon régiment à leur arrivée au corps et pendant leur présence sous les drapeaux (1), je me suis imposé la lourde tâche de relever soigneusement la taille, l'amplitude de la poitrine et le poids du corps de tous les miliciens au moment de leur incorporation et à la fin de la deuxième et de la quatrième année de service.

J'ai tenu compte de la province habitée antérieurement par ces militaires et de leur profession. Pendant leur séjour au régiment, j'ai noté leur état de santé, leur manière de vivre, les fonctions qu'ils ont remplies.

J'ai dressé, avec le plus grand soin, une série de tableaux statistiques faciles à lire, résumant les observations que j'ai faites depuis six ans (1874-1880).

Mon but a été de découvrir des règles précises pour ré-

---

(1) Les recrues de l'infanterie de ligne servent d'abord pendant vingt cinq mois consécutifs, puis pendant deux mois la troisième année de leur terme, et pendant un mois, la quatrième année.

soudre cette importante question : *un homme sain d'ailleurs a-t-il une résistance suffisante pour le service militaire?*

J'ai cherché à établir avec certitude les véritables *conditions de l'aptitude militaire* et les *effets de l'éducation physique et morale donnée à nos miliciens*.

Aucun travail de ce genre n'a été fait pour la Belgique et les mémoires publiés à l'étranger sur cette question ne peuvent pas s'appliquer à notre pays.

I.

TAILLE PÉRIMÈTRE THORACIQUE
AMPLIATION DE LA POITRINE ET POIDS DES MILICIENS
A L'ÉPOQUE DE LEUR INCORPORATION.

> L'armée doit absorber toutes les forces vives du pays, celles-là seulement, et accepter un conscrit faible, c'est préparer un fonds de non-valeurs coûteuses et de piliers d'hôpitaux.
>
> CHASSAGNE-DE BROUSSES.

Le troupier doit jouir d'une robuste santé, non seulement pour exécuter les travaux matériels qui lui sont imposés et résister aux fatigues qui en sont la suite, mais aussi pour puiser dans le sentiment de la force organique l'énergie nécessaire pour lutter contre les intempéries, réprimer les besoins, braver les obstacles et les périls, se raidir contre les revers, s'habituer à toutes les vicissitudes auxquelles expose le métier des armes en temps de guerre et même en temps de paix.

Par un heureux concours, les exigences de ces diverses conditions sont également favorables aux intérêts civils et aux intérêts militaires. En effet, l'homme incapable par débilité de rendre à l'armée les services qu'elle réclame peut souvent, dans une autre profession payer à la société le tribut de son travail, améliorer sa santé et prolonger avec utilité sa carrière, tandis que l'admettre à la vie militaire ou le contraindre à y entrer, ce serait le condamner à végéter dans les hôpitaux, à y voir sa constitution se détériorer de plus en plus et très souvent enfin à y trouver une mort prématurée (Didiot).

C'est donc sous tous les rapports chose très grave que le choix des hommes à admettre dans les rangs de l'armée, et la responsabilité que les médecins militaires partagent avec les conseils de revision est très grande.

L'officier de santé appelé à visiter une recrue est à la fois dépositaire des intérêts de l'armée qui s'en rapporte à lui pour ne pas laisser admettre dans ses rangs des sujets douteux, et de ceux du jeune homme présent devant lui. De sa décision va dépendre peut-être la vie de cet individu, car en entrant dans l'armée il est bien entendu que tout homme doit s'attendre à faire, le cas échéant, le sacrifice de son existence pour le salut de la patrie; quelque éloignée qu'elle paraisse en temps de paix, cette éventualité n'en existe pas moins (Morache).

« Admettre au service des hommes trop faibles ou prédisposés à la phtisie, c'est agir contrairement aux intérêts de l'armée, aux intérêts du pays, aux intérêts sacrés et inviolables de l'humanité (1). »

Tous les inspecteurs généraux du service de santé de l'armée, qui se sont succédé depuis M. Vleminckx jusqu'à M. Célarier, ont insisté dans leurs circulaires sur la nécessité d'écarter avec soin de l'armée tous les sujets trop chétifs.

Les médecins militaires belges se sont toujours fait un devoir de refuser les recrues qui se trouvaient dans ces conditions, mais très souvent les conseils de revision, où

(1) Rapport à M. le Ministre de l'intérieur par la commission chargée de reviser le réglement du 19 janvier 1851.

l'élément civil est toujours en majorité, considèrent comme aptes au service tous les hommes chez lesquels il n'existe pas d'altération manifeste des organes thoraciques, parce que la loi en vigueur ne formule pas nettement les caractères propres à la faiblesse de complexion avec prédisposition à la phtisie pulmonaire.

« La tuberculose si fréquente dans l'armée, dit le médecin principal Artigues, serait conjurée si, au lieu d'avoir à subir le brusque ébranlement qui accompagne l'incorporation, ces hommes étaient laissés au pays ; l'atmosphère des champs, la simplicité des mœurs, l'uniformité de la vie domestique, l'exercice musculaire en plein air sont de grandes modifications qui, à la longue, arrivent à corriger le lymphatisme, et ces prédispositions, dont l'évolution produit ces maladies qui remplissent nos hôpitaux et qui font tant de victimes dans l'armée, pourraient ou rester stationnaires ou s'amender ou disparaître.....

» Il n'y a aucune règle précise, rien d'arrêté pour vaincre les difficultés qui se présentent dans l'appréciation de certains cas de faiblesse générale ou relative.

» Le médecin tout savant, tout attentionné qu'il soit, s'aidant dans son jugement d'un sens droit et d'une longue expérience, pourra, dans une foule de cas diversement nuancés, tomber dans l'arbitraire s'il n'a d'autre guide que son coup d'œil. Ce coup d'œil, en effet, outre qu'il n'est pas infaillible, peut faire tomber dans l'erreur : il suffira pour cela, d'une longue séance du conseil; l'attention apportée au début se fatigue, et l'appréciation exacte dans les premiers moments peut devenir inexacte et mauvaise par la lassitude du corps et de l'esprit, et puis d'ailleurs, n'y aurait-il pas une source d'incertitude et d'erreur dans ce fait

qui consiste à juger de la force et de la constitution par la
seule inspection du corps et par un jugement qui n'a d'autre règle que le coup d'œil ?

» S'il n'y avait que des faits extrêmes de faiblesse et de
force à apprécier, le coup d'œil suffirait sans doute; mais il
y a une foule de nuances dont l'appréciation très délicate
peut-être, est diversement interprétée par les membres du
conseil, et il en sera toujours ainsi tant qu'on n'aura pas
arrêté à cet égard des règles indéniables. »

Les travaux d'anthropométrie médicale feront découvrir celles-ci. Il me semble dès aujourd'hui parfaitement
établi qu'en tenant compte de la taille, du poids, de l'ampliation de la poitrine et du rapport de ces valeurs entre
elles, on peut, d'une façon certaine, établir si une recrue
présente l'aptitude physique voulue pour résister aux fatigues du service militaire.

TAILLE.

D'après Machiavel, cité par le d^r Vincent, Pyrrhus voulait que le soldat fût grand. César le choisissait à la force du
corps et du courage qui se juge à la proportion de la taille
et à la bonne mine.

Vegèce recommandait de se relâcher sur la stature, en
faveur des autres signes constitutionnels indiqués par lui.

Boudin a donné un aperçu général de la taille exigée à
différentes époques dans les grandes armées :

Chez les Romains le minimum était de 1^m,638.

Néron exigeait 1^m,776 pour l'admission dans la phalanx
Alexandri.

Sous Louis XIV un règlement fixait le minimum à 1^m,624.

De 1789 à 1793, il était en France de 1^m,598.

Les hommes de haute stature ont toujours été choisis pour les corps d'élite, et cependant beaucoup d'entre eux n'ont de la force que le luxe extérieur et sont prédisposés à la phtisie pulmonaire.

On remarque généralement que les recrues de vingt ans de grande taille présentent des membres grêles et une poitrine étroite.

Meynne a signalé depuis longtemps le chiffre élevé des tuberculeux relevé au régiment des grenadiers.

Les docteurs Larrey et Seeland professent qu'une taille élevée est plutôt un signe de faiblesse que de force et de santé.

Un organisme réduit mais bien constitué et parfaitement équilibré dans son ensemble, sauf une certaine déperdition de force due au raccourcissement des leviers osseux et à l'amoindrissement des moteurs musculaires, disposition très souvent rachetée alors par la promptitude et la dextérité des mouvements, ne le cède guère en résultat d'action aux organismes les plus développés (Vincent).

TAILLE MINIMUM DANS QUELQUES ARMÉES.

France	m. 1,540
Belgique.	1,550
Autriche	1,553
Espagne.	1,560
Italie.	1,560
Allemagne	1,570
Suède	1,608
États-Unis	1,600
Angleterre	1,630

Limites de taille exigées pour l'admission dans les différents corps en Allemagne, en Angleterre, en France et en Belgique.

Infanterie.	Allemagne,	garde.	m. 1,70 et au-dessus.
—	—	ligne,	1,57 —
—	Angleterre,	garde,	1,70 à 1,77
—	—	ligne,	1,65 à 1,77
—	France,	toute l'infanterie,	1,54 et au-dessus.
—	Belgique,	grenadiers,	1,70 et au-dessus.
—	—	carabiniers,	1,62
—	—	ligne,	1,55 et au-dessus.
Cavalerie.	Allemagne,	cuirassiers, lanciers,	1,67 à 1,75
—	—	dragons, hussards,	1,62 à 1,72
—	Angleterre,		1,67 à 1,77
—	France,	dragons,	1,66 à 1,72
—	—	caval. légère,	1,63 à 1,70
—	Belgique,	guides,	1,69 à 1,71
—	—	lanciers,	1,66 à 1,70
—	—	chasseurs,	1,63 à 1,70
Artillerie.	Allemagne,	artill. de siége,	1,67
—	—	— montée,	1,62 à 1,75
—	Angleterre,	— de siége, — montée,	1,70 à 1,77
—	France,	— de siége, — montée,	1,77
—	Belgique,	— de siége,	1,68
—	—	— montée,	1,67 à 1,72
Génie.	Allemagne.		1,62
—	Angleterre.		1,70
—	France.		1,66
—	Belgique		1,65
Artificiers.	Allemagne.		1,65
—	Angleterre.		1,65
—	France.		1,67
—	Belgique		1, 55 et au-dessus.
Infirmiers.	La taille de l'infanterie.		

La taille diffère dans les différentes classes d'habitants.

D'après Villermé, la croissance est d'autent plus rapide et plus complète, que le pays est plus riche, le bien-être plus grand, les habitations, les vêtements et la nourriture meilleurs, que les fatigues et privations sont moindres pour l'enfance et la jeunesse. En d'autres termes, là où il y a disette, pauvreté, misère, les hommes sont plus petits, et leur développement est plus tardif. Sur les montagnes élevées avec un climat rude, cette époque arrive plus tard que dans les plaines, et là aussi la taille est plus petite. En un mot, non seulement la santé de l'homme, mais encore la taille, dépend en partie du degré de civilisation.

Comme Quetelet l'a fait observer depuis longtemps, il faut citer parmi les causes qui influent sur la croissance de l'homme le séjour des villes et des campagnes, les travaux modérés ou ceux portés à l'excès dans les fabriques.

Voici les observations que j'ai faites dans mon régiment :

En moyenne la taille était de 1^m,64 pour les miliciens des provinces de Luxembourg, Namur, Flandre orientale; de 1,63 pour le Brabant et la province de Liége; de 1,62 pour les provinces d'Anvers et de Flandre occidentale; de 1,61 pour le Hainaut et le Limbourg.

Quant aux professions :

1° Les cultivateurs de la province de Liége, tous assez forts, et les ouvriers de fabrique de la Flandre orientale, tous très faibles, avaient en moyenne 1,67;

2° Les cultivateurs du Luxembourg très robustes : 1,60;

3° Les cultivateurs des autres provinces : de 1,63 à 1,66;

4° Les ouvriers travaillant le fer, les marins : de 1,61 à 1,63 ;

5° Les ouvriers drapiers : 1,63;

6° Les houilleurs : 1,56.

Ces moyennes prouvent à l'évidence que la taille ne prend de signification que si l'on tient compte en même temps des autres attributs de la force physique.

PÉRIMÈTRE THORACIQUE.

En 1854 un médecin militaire allemand, le d[r] Hildesheim, signala le premier l'importance de tenir compte de la circonférence de la poitrine dans la visite de l'homme de guerre.

Le médecin général Lœffler conseilla de la prendre avec soin, parce que, d'après lui, elle indiquait le degré de force de l'individu. Cette opinion fut partagée par les professeurs Arnould, Hirtz, Woilez et Gintrac qui s'en occupèrent beaucoup dans leurs travaux.

Un grand nombre d'officiers de santé des armées, parmi les plus savants : les docteurs Vincent, Capdevielle et Perrin, en France; Neudorfer et Bernstein, en Allemagne; Seeland, en Russie; Hammond et Elliot, aux Etats-Unis, prétendent que chez les hommes de vingt ans bien constitués le périmètre thoracique excède toujours la demi-taille de 20, 30, 40 millimètres.

Parkes, l'éminent hygiéniste anglais que la seience vient de perdre, admet qu'un homme peut être robuste quoique son périmètre thoracique soit au-dessous de sa demi-taille.

Le d[r] Vallin estime qu'il ne faut admettre les sujets dont le périmètre thoracique n'est pas égal à la demi-taille, que s'ils se trouvent dans de bonnes conditions de santé.

Les docteurs Vogt et Stein considèrent toute recrue ayant le périmètre thoracique de :

86 centimètres, parfaitement apte,

83,5   —   généralement apte,

80,9   —   exceptionnellement apte,

78,9   —   impropre.

En Angleterre, il existe un minimum pour les différentes armes :

	Taille. m. m.	Périmètre thoracique.
Cavalerie.	1,67 à 1,72	83 centimètres.
—	1,72 à 1,77	86 —
—	1,77	88 —
Artillerie.	1,70 à 1,72	83 —
—	1,72 à 1,77	86 —
—	1,77	88
Artificiers.	1,65	83
Conducteurs.	1,63 à 1,69	88 —
Génie.	1,63 à 1,67	88 —
Infanterie, garde.	1,70	86
—	1,77	88
— de ligne.	1,65 à 172	83 —
— —	1,72 à 1,77	86 —
—	1,77	88

En Autriche, les règlements militaires exigent :

Pour une taille de m. 1,55 à 1,58 un périm. thor. de 78   centimètres.

1,63 à 1,65   —   83,5 à 84,5 —

1,71 à 1,75   —   85,5 à 87,5 —

Pour les tailles supérieures   —   87,7   —

En Suisse, ils prescrivent que la circonférence de la poitrine soit égale à la demi-taille, excepté pour les tailles élevées.

En France, on admet comme minimum de périmètre tho-

racique, 784 millimètres. « Si l'on exige des recrues, dit à
ce propos le d^r Dally, une taille de 1^m,54 et une circonférence thoracique de 784 millimètres, ce qui revient à demander un périmètre thoracique qui dépasse la demi-taille
d'au moins 14 millimètres, cette différence devrait rester
constante et fort peu d'individus de haute taille seraient
considérés comme aptes au service. »

Lorsque je commençai, en juin 1874, l'étude dont je donne
ici le résumé, je tins largement compte, dans la visite des
miliciens, de la circonférence de la poitrine et du rapport
entre cette valeur et la taille. Je crus devoir considérer
comme les plus forts du contingent ceux qui, bien confor-
més, présentaient en même temps un thorax très developpé.
A mon grand étonnement, parmi ces recrues, il s'en trouva
un certain nombre qui ne purent résister aux fatigues du
service; tandis que d'autres, à poitrine relativement étroite,
purent sans danger se soumettre à toutes les exigences de
l'état militaire et se fortifièrent même notablement pendant
leur séjour sous les drapeaux.

Aujourd'hui, j'ai la conviction intime basée sur un grand
nombre d'observations que le périmètre thoracique ne peut
constituer à lui seul le caractère d'une bonne constitution.

Des travaux récents, publiés à l'étranger par des médecins
militaires d'un grand talent, établissent également le peu
de valeur du périmètre thoracique comme signe de force.

Le médecin principal Morache reconnaît qu'il ne donne
pas la mesure de la capacité respiratoire individuelle.

Le d^r Toldt établit que la mensuration de la poitrine n'a
de valeur que pour autant qu'elle fait connaître la capacité
du poumon. Il a démontré au moyen d'un spiromètre que

celle-ci n'est pas toujours en rapport avec les dimensions du thorax. Ainsi, il a coustaté que, chez un individu ayant un périmètre thoracique de 83 centimètres, la capacité du poumon était de 3.560 centimètres cubes, tandis que chez un autre ayant un périmètre de 87 centimètres, cette capacité n'était que de 3.000 c. c.

Pour le d^r Ulmer la circonférence de la poitrine n'a d'importance que lorsqu'il existe une grande disproportion entre elle et la demi-taille.

Le médecin en chef de l'armée suédoise, d^r Lindholm, et le d^r Arbo, de l'armée norwégienne, estiment que l'on ne peut absolument pas faire du périmètre thoracique une condition *sine quâ non* d'admission au service.

Existe-t-il un rapport constant entre la taille et le périmètre thoracique?

Le d^r Busch, de l'armée allemande, vient de publier une statistique des résultats de l'examen de la poitrine des recrues qu'il a été appelé à visiter, et il a constaté :

Pour les tailles inf. à 1^m,60 un périm. thor. dépass. la demi-taille de 3   c.
    de 1,60 à 1,65   —   —   1   »
    1,65 à 1,70   — inférieur à la demi-taille de 1   »
    1,70 à 1,75   —   —   2   »
    1,75 à 1,80   —   —   2,5 »

Voici le résultat de l'examen de la poitrine de près de 2,000 miliciens visités par moi au moment de leur incorporation :

Au-dessous de 1^m,60 le périm. thor. dépassait la demi-taille de 4,8 cent.
    de 1,60 à 1,65   —   —   3,7 »
    de 1,65 à 1,70   —   —   1,7 »
    de 1,70 à 1,75   —   —   0,6 »
    de 1,75 à 1,80   — était inférieur à la demi-taille de 1,8 »
    de 1,80 à 1,85   —   —   2,8 »

Le périmètre thoracique augmente avec la taille, mais d'une façon peu sensible : ainsi, tandis qu'aux tailles de 1ᵐ,55 à 1,60 la circonférence de la poitrine était de 83,3 centimètres; il n'était que de 86,7 centimètres pour les tailles de 1,75 à 1,80 (voir tabl. nᵒˢ 1 et 2).

Parmi les hommes renvoyés du service pour faiblesse de complexion et présentant presque tous des symptômes de tuberculose pulmonaire, le rapport entre la taille et le périmètre thoracique était le suivant :

Pour les tailles de 1,55 à 1,60 le périm. thor. dépass. la demi-taille de 1.4 c.

1,60 à 1,65	— était inf. à la demi-taille de	0,4 »
1,63 à 1.70	— —	2,1 »
1,70 à 1,75	— —	4 »
1,75 à 1,80	— —	7 »

Le périmètre thoracique ne donne aucune indication précise sur la force de l'individu. Il suffit pour s'en convaincre de jeter un coup d'œil sur le tableau nᵒ 9. Les miliciens y sont classés par province, et tandis que ceux du Luxembourg et de la province de Namur, manifestement les plus forts, présentent un périmètre thoracique dépassant la demi-taille de 4 centimètres, le même rapport est constaté pour les Limbourgeois, les plus faibles du contingent. Pour les autres provinces, la proportion varie entre 2,5 et 4,3.

La circonférence de la poitrine présente d'assez grandes variétés qu'il n'est pas toujours possible d'expliquer d'après les différents métiers exercés (voir tabl. nᵒ 10).

Les cultivateurs, en général de bonne constitution, ont des périmètres thoraciques très variables d'après les différentes provinces. Chez ceux de la province de Liége, il dépasse la demi-taille de 0,5, tandis que dans les autres provinces le rapport varie entre + 2,5 et + 6,5 et les hommes au périmètre le plus grand ne sont pas toujours les plus robustes.

Tandis que chez les miliciens les plus forts exerçant les professions de matelot, batelier, pêcheur, forgeron, etc., le périmètre thoracique dépasse la demi-taille de 3,4,5, 5 et 6 centimètres, chez les bouilleurs, très faibles, cette proportion est de 3, 6 à 8 centimètres. Chez les ouvriers de fabrique, tous très chétifs, la proportion est de 1 et 1,25 centimètres.

Le médecin major Frölich, de l'armée saxonne, qui a fait du périmètre thoracique une étude approfondie, estime que l'on doit considérer 0,75 centimètres comme le minimum d'amplitude de la poitrine compatible avec l'état militaire.

N° 1.

Périmètre thoracique de 1994 miliciens au moment de leur
incorporation.

Tailles.	Nombre d'hommes examinés.	Maximum.	Minimum.	Moyenne.	Rapport entre le périmètre thoracique et la demi-taille.
M.		Centim.	Centim.	Centim.	Cent.
1,55	52	92	75	82,5	+ 5
1,56	74	95	76	83,3	5,3
1,57	100	92	75	83,6	5,1
1,58	100	97	76	83,9	4,9
1,59	112	93	75	83,9	4
1,60	169	93	77,5	84,1	4,1
1,61	161	93	78	84,2	3,7
1,62	185	94	76	85,1	4,1
1,63	145	96	78	85,1	3,6
1,64	189	95	78	85,3	3,3
1,65	158	97	75	84,9	2,4
1,66	109	92	74	84,9	1,9
1,67	86	95	79	84,5	1,8
1,68	64	95	72	85,8	1,5
1,69	42	92	79	86	1,5
1,70	62	93,5	78	86	0,1
1,71	47	93	76	85,6	0,1
1,72	33	93	79	85,5	— 0,5
1,73	26	96	78	88,7	+ 2,8
1,74	18	92	83	87	0
1,75	14	91	76	85	— 2
1,76	12	98	80	87	— 1
1,77	9	91	76	85	— 3,5
1,78	9	93	82	89	— 0
1,79	10	96	79	86,7	— 2,8
1,80	1	—	—	85	— 5
1,81	2	91	83	87	— 3,5
1,82	1	—	—	91	0
1,83	2	94	84	89	— 2,5
1,84	2	94	84	89	— 3
					4

N° 2.

Tailles.	Nombre d'hommes examinés.	Maximum.	Minimum.	Moyenne.	Rapport entre le périmètre thoracique et la demi-taille.
		Centim.	Centim.	Centim.	Centim.
De 1,55 à 1,59	438	97	75	83,3	+ 4,8
1,60 à 1,64	849	96	76	84,7	+ 3,7
1,65 à 1,69	459	97	72	85,2	+ 1,7
1,70 à 1,74	186	96	76	86,6	+ 0,6
1,75 à 1,79	54	96	76	86,7	— 1,8
1,80 à 1,84	8	96	83	88	— 2,8

POIDS.

Quetelet a signalé depuis longtemps que le poids est tout à la fois l'expression du développement corporel, de la contexture organique et de la quantité de matière vivante qui remplit la trame des tissus ; il est, si l'on peut ainsi dire, le *signe de la densité vitale*, c'est donc par le poids surtout que les disproportions de la stature avec l'ensemble corporel peuvent être justement appréciées.

Il constitue par conséquent le moyen par excellence pour juger en dernier ressort les incompatibilités de la taille avec les données générales de l'organisation individuelle (Vincent).

Quel est le rapport qui doit exister entre le poids du corps et la taille?

D'après les recherches de Quetelet, aux tailles de :

1m,50 correspond le poid de 46 kil. 29 hectog.

1m,60	—	—	57	—	15	—
1m,70	—	—	63	—	28	—
1m,80	—	—	70	—	61	—
1m,90	—	—	75	—	56	—

En me basant sur ces données et en graduant la taille par centimètres, à partir du minimum réglementaire, j'ai dressé le tableau suivant :

1m,55 de taille exige un poids de 51 kil. 720 gr.

1m,56	—	—	52	—	806 —
1m,57	—	—	53	—	892 —
1m,58	—	—	54	—	978 —
1m,59	—	—	56	—	064 —
1m,60	—	—	57	—	150 —
1m,61	—	—	57	—	763 —
1m,62	—	—	58	—	376 —
1m,63	—	—	58	—	988 —
1m,64	—	—	59	—	602 —
1m,65	—	—	60	—	215 —
1m,66	—	—	60	—	828 —
1m,67	—	—	61	—	441 —
1m,68	—	—	62	—	054 —
1m,69	—	—	62	—	667 —
1m,70	—	—	63	—	280 —
1m,71	—	—	64	—	013 —
1m,72	—	—	64	—	746 —

1^m,73 de taille exige un poids de 65 kil. 479 gr.

1^m,74	—	—	66 — 212 —
1^m,75	—	—	66 — 945 —
1^m,76	—	—	67 — 678 —
1^m,77	—	—	68 — 411 —
1^m,78	—	—	69 — 144 —
1^m,79	—	—	69 — 877 —
1^m,80	—	—	70 — 610 —
1^m,81	—	—	71 — 105 —
1^m,82	—	—	71 — 600 —
1^m,83	—	—	72 — 095 —
1^m,84	—	—	72 — 590 —
1^m,85	—	—	73 — 085 —

Le médecin principal Morache, se rapportant aux travaux entrepris pour les races de la France et son armée, fixe l'échelle approximative suivante des minimums de poids.

Pour une taille de :

1^m,54 le poids du soldat devrait être de 57 kil. 000 gr.

1^m,55	—	—	57 — 370 — à 57 kil. 400 gr.
1^m,56			57 — 440 — à 57 — 800 —
1^m,57			58 — 110 — à 58 — 200 —
1^m,58			58 — 480 — à 58 — 600 —
1^m,59			58 — 850 — à 59 — 000 —
1^m,60			59 — 220 — à 59 — 400 —
1^m,61			59 — 590 — à 59 — 800 —
1^m,62			59 — 960 — à 60 — 200 —
1^m,63			60 — 160 — à 60 — 400 —
1^m,64			60 — 360 — à 60 — 600 —
1^m,65			60 — 560 — à 60 — 800 —
1^m,66			60 — 760 — à 61 — 000 —
1^m,67			60 — 960 — à 61 — 200 —

1ᵐ,68 le poids du soldat devrait être de 61 — 160 — à 61 kil. 400 gr.

1ᵐ,69	—	—	61 — 360 —	à 61 — 600 —
1ᵐ,70			61 — 560 —	à 61 — 800 —
1ᵐ,71			61 — 760 —	à 62 — 000 —
1ᵐ,72			61 — 960 —	à 62 — 200 —
1ᵐ,73			62 — 160 —	à 62 — 400 —
1ᵐ,74			62 — 360 —	à 62 — 600 —
1ᵐ,75			62 — 560 —	à 62 — 800 —
1ᵐ,76			62 — 760 —	à 63 — 000 —
1ᵐ,77			62 — 960 —	à 63 — 200 —
1ᵐ,78			63 — 160 —	à 63 — 400 —
1ᵐ,79			63 — 360 —	à 63 — 600 —
1ᵐ,80			63 — 560 —	à 63 — 900 —
1ᵐ,81			63 — 760 —	à 64 — 000 —
1ᵐ,82			63 — 960 —	à 64 — 200 —
1ᵐ,83			64 — 160 —	à 64 — 400 —
1ᵐ,84			64 — 360 —	à 64 — 600 —
1ᵐ,85			64 — 560 —	à 64 — 800 —

Le dʳ Vallin estime que tout homme d'une taille égale ou supérieure à 1ᵐ,80, qui ne pèse pas au moins 70 kilogr., est suspect; il est presque toujours impropre au service quand il ne pèse pas au moins 65 kilogr.

Tout homme d'une taille égale à 1ᵐ,70 et au-dessus qui ne pèse pas 60 kilogr. est suspect; s'il pèse moins de 56 kilogr., il est presque certainement impropre au service.

Pour les tailles intermédiaires de 1ᵐ,54 à 1ᵐ,70, il va de soi que le poids doit s'éloigner de plus en plus de 50 kilogr. à mesure que la taille s'élève.

Le dʳ Seeland a noté que, dans l'armée russe, le poids d'un soldat de la taille de :

1^m,600^{mm}, varie entre 56 kil. 840 gr. et 58 kil. 850 gr.

1^m,645   —   60 — 900 — 64 — 960 —

1^m,689   —   64 — 960 — 69 — 000 —

1^m,734   —   71 — 000 —

1^m,778   —   75 — 100 —

1^m,823   —   79 — 100 — 81 — 800 —

Peu de nos miliciens ont, à leur entrée au service, le poids voulu par ces hygiénistes.

J'ai indiqué dans les tableaux suivants (n°s 3 et 4) le poids de 1,742 recrues.

Nº 3.

Poids du corps de 1742 miliciens au moment de leur incorporation.

Tailles.	Nombre d'hommes examinés.	Maximum.	Minimum.	Moyenne.	Poids par centimètre de taille.
M.		Kilog.	Kilog.	Kilog.	Grammes
1,55	45	59	44	50,3	324
1,56	53	65	45	51,2	328
1,57	84	61	41	52,4	333
1,58	96	63	46,5	53	335
1,59	110	65	47	54	340
1,60	137	67	46	55,2	345
1,61	132	64	45	54,6	339
1,62	167	65	44	55,5	342
1,63	126	67	44	55,5	340
1,64	171	70	47,5	56,1	342
1,65	133	74	47	57	345
1,66	95	67	48	57,1	342
1,67	79	69	49	57,6	342
1,68	61	67,5	47,5	58,7	349
1,69	37	68	52,5	60	355
1,70	57	72	52	59,6	350
1,71	44	66	53,5	60,3	352
1,72	25	67	52	61	354
1,73	24	69	52	60,5	349
1,74	17	71	53	61,5	353
1,75	14	65	48,5	58,9	336
1,76	11	67	52,5	61,6	350
1,77	5	59,5	51	57	321
1,78	6	68,5	56	62,3	350
1,79	5	65	59	64	357
1,80	1	—	—	62	344
1,81	2	66	57,5	61,7	340
1,82	1	—	—	68	374
1,83	2	72	64	68	373
1,84	2	85	62	73	396

N° 4.

Tailles.	Nombre d'hommes examinés.	Maximum.	Minimum.	Moyenne.	Poids moyen par centimètre de taille.
De 1,55 à 1,59	388	65 K.	41 K.	52,1 K.	330 gr.
1,60 à 1,64	733	70	44	55,4	340
1,65 à 1,69	405	72	47	58	346
1,70 à 1,74	167	72	52	60,5	351
1,75 à 1,79	41	68 1/2 .	48,5	62,7	343
1,80 à 1,84	8	85	57,1	66,4	365

N° 5.

Rapport entre le poids et la taille de 1742 miliciens au moment de leur incorporation.

Poids.	Taille maximum.	Poids par centimètre de taille.	Taille minimum.	Poids par centimètre de taille.	Taille moyenne.	Poids par centimètre de taille.
Kilog.	M.	Gr.	M.	Gr.	M.	Gr.
41,5	1,58	242	1,56	266	1,57	264
44	1,63	269	1.55	284	1,60	275
45	1,61	279	1,55	290	1,57	280
46	1,61	285	1,55	2.6	1,58	295
46,5	1,63	305	1,55	300	1.60	290
47	1,65	284	1,55	303	1,58	297
47,5	1.68	282	1,55	306	1,58	300
48	1,65	290	1,55	309	1,59	298
48,5	1,65	293	1,55	312	1,55,5	311
49	1,67	298	1,55	315	1,60,5	305
49,5	1,63	303	1,56	310	1,60	309
50	1,71	292	1,56	321	1,60	312
50,5	1,64	307	1,58	319	1,61	313
51	1,64	310	1.55	327	1,59	320
51,5	1,77	290	1,55	830	1,61	819
52	1,73	300	1,56	335	1.06	313
52,5	1,76	298	1,56	336	1,61	326
53	1,75	302	1,55	339	1,62	320
53,5	1,74	307	1,55	342	1,60	334
54	1,72	313	1,55	345	1,61	335
54,5	1,74	318	1,56	349	1,63	334
55	1,74	314	1,55	354	1,62	339
55,5	1,78	311	1,58	351	1,63	340

N° 5 (suite).

Poids.	Taille maximum.	Poids par centimètre de taille.	Taille minimum.	Poids par centimètre de taille.	Taille moyenne.	Poids par centimètre de taille.
Kilog.	M.	Gr.	M.	Gr.	M.	Gr.
56	1,74	321	1,56	359	1,64	341
56,5	1,75	322	1,56	362	1,64	341
57	1,77	322	1,55	380	1,65	345
57,5	1,73	332	1,57	366	1,63	352
58	1,81	320	1,57	369	1,65	351
58,5	1,69	346	1,57	372	1,62	361
59	1,74	339	1,57	375	1,64	359
59,5	1,75	353	1,56	331	1,64	362
60	1,77	359	1,58	379	1,65	365
60,5	1,70	355	1,64	368	1,65	366
61	1,75	348	1,57	388	1,64	371
61,5	1,66	370	1.60	384	1,63	377
62	1,79	346	1,59	389	1,66	373
62,5	1,72	363	1,62	385	1,66	376
63	1.75	360	1,58	398	1,68	375
63,5	1,71	371	1,59	399	1,64	387
64	1,70	376	1,61	397	1,68	380
64,5	1,70	379	1,65	590	1,67	386
65	1,74	373	1,62	401	1,71	380
65,5	1,74	376	1,59	411	1,66	394
66	1,73	381	1,66	397	1,69	396
66,5	1,81	367	1,67	391	1,72	386
67	1,70	394	1,60	418	1,68	398
68,5	1,82	372	1,60	425	1,71	398
69	1,73	393	1,67	413	1,69	408
70,5	1,74	402	1,64	426	1,69	414
71	—	—	—	—	1,71	403
72	1,83	377	1,70	423	1,76	409
72,5	—	—	—	—	1,65	439
85	—	—	—	—	1,84	463

No 6.

Taille, poids et périmètre thoracique de 85 miliciens ajournés ou réformés par les conseils de revision pour faiblesse de complexion.

Tailles.	Nombre d'hommes visités.	Poids			Poids par centimètre de taille.	Périmètre thoracique.			Rapport entre le périm. thor. et la demi-taille
		Maximum.	Minimum.	Moyen.		Maximum.	Minimum.	Moyen.	
M.		K.	K.	K.	Gr.	Cent.	Cent.	Cent.	
1,55	10	49	44	46,8	301	84	76	80.8	+ 3,8
1,56	4	49	37	46	294	85	77	79	+ 1
1,57	5	49	41,5	45,1	281	81	76	78,4	0
1,58	2	50	46	48	307	85	78	81,5	+ 2,5
1,59	4	54,5	47,5	50	314	84	77	80	+ 0,5
1,60	9	52,5	46	49	306	86	79	81.9	+ 1,9
1.61	4	52	45	48	298	88	77	81	+ 0,5
1,62	9	51	44	48	297	83	75	80	- 1
1,63	9	52	44	49	300	84	74	80	— 1,5
1.64	3	51	47	48	292	87	79	80	— 2
1,65	6	53	47	49,5	296	82	79	80,5	— 2
1,66	2	53	48	50	301	84	81	82,5	— 0,5
1,67	4	51	45	48	287	81	78	80	— 3,5
1,68	2	52	47,5	49,5	296	86	77	81.5	— 2,5
1,69	1	—	—	53	313	—	—	82,5	— 2
1,70	3	53	45	50	294	86	79	83,5	— 1
1,71	2	55	50	52,5	307	83	79,5	81,2	— 4,5
1,72	1	—	—	52,5	305	—	—	80	— 6
1,75	1	—	—	48,5	277	—	—	79	— 8,5
1,76	3	60	52,5	55.5	315	85	82	83.5	— 5
1,81	1	—	—	57,5	317	—	—	83	— 7,5

N° 7.

Tailles.	Nombre d'hommes visités.	Poids			Poids par centimètre de taille.	Périmètre thoracique.			Rapport entre le périm. thor. et la demi-taille.
		Maximum.	Minimum.	Moyen.		Maximum.	Minimum.	Moyen.	
		K.	K.	K.	Gr.	Cent.	Cent.	Cent.	
De 1,55 à 1,59	25	54,5	37	46,5	300	85	76	79,9	+ 1,4
1,60 à 1,64	34	52,5	44	48,4	298	88	74	80,6	— 0,4
1,65 à 1,69	15	53	45	49,9	298	86	77	81,4	— 2,1
1,70 à 1,74	6	55	45	51,6	300	83	79	81,5	— 4
1,75 à 1,79	4	52,5	48,5	52	297	85	79	81	— 7,8

L'examen attentif des nombreux tableaux que j'ai dressés et des notes prises pour chaque homme visité au moment de son incorporation et pendant son séjour sous les drapeaux, me permet de formuler les observations suivantes :

1. Pour les individus bien constitués, non seulement le poids total, mais le poids par centimètre de taille augmente avec la taille, dans une proportion constante.

2. Tout homme de 20 ans, qui ne pèse pas au moins 322 grammes par centimètre de taille, soit 50 kilogr. pour un individu de 1ᵐ,55, n'est pas suffisamment fort pour le service militaire.

3. Pour l'infanterie et l'artillerie qui demandent des soldats robustes, on devrait exiger 330 gr. par centimètre de taille pour une recrue de 1ᵐ,55, soit 51 kil. 150 gr. pour le poids du corps. Le poids par centimètre devrait augmenter de 2 gr. par centimètre de taille. D'après ce principe, on pourrait adopter le tableau suivant (n° 8), qui fixe le poids à exiger de nos miliciens pour les déclarer de forte complexion.

No 8.

Taille.	Poids par cent^m. de taille.	Poids du corps	Taille.	Poids par cent^m. de taille.	Poids du corps
M. 1,55	330 gr.	51 k. 150 gr.	M. 1,70	360 gr.	61 k. 200 gr.
1,56	332	51 792	1,71	362	61 902
1,57	334	52 431	1,72	364	62 608
1,58	336	53 088	1,73	366	63 318
· 1,59	338	53 742	1,74	368	64 032
1,60	340	54 400	1,75	370	64 750
1,61	342	55 062	1,76	372	65 472
1,62	344	55 728	1,77	374	66 198
1,63	346	56 398	1,78	376	66 928
1,64	348	57 072	1,79	378	67 662
1,65	350	57 750	1,80	380	68 400
1,66	352	58 432	1,81	382	69 142
1,67	354	59 118	1,82	384	69 888
1,68	356	59 808	1,83	386	70 638
1,69	358	60 502	1,84	388	71 392

4. Les hommes les plus forts nous ont été fournis par les provinces de Luxembourg et de Namur, les plus faibles par la province de Limbourg : les premiers pesaient, en moyenne, 342 gr. par centimètre de taille, les derniers, 325 gr. Après les recrues de la provinces de Namur, viennent, par ordre de force, celles des provinces suivantes : Flandre occidentale, Brabant, Anvers, Liége, Hainaut, Flandre orientale et Limbourg. (Voir tab. no 9).

5. Les professions qui ont donné les miliciens les plus robustes sont les suivantes : matelots, bateliers, pêcheurs (360 et 363 gr. par cent. de taille), ouvriers travaillant le fer (355 et 358 gr.), cultivateurs (343, 349, 351 et 356). Celles parmi lesquelles on compte les sujets les plus débiles : bouilleurs (324, 325 et 332), et ouvriers de fabrique (309). (Voir tab. no 10).

No 9.

Taille, poids et périmètre thoracique de 1742 miliciens (au moment de leur incorporation) classés d'après la province à laquelle ils appartiennent.

Provinces.	Nombre d'hommes visités.	Taille			Poids			Poids moyen par centimètre de taille.	Périmètre thoracique.			Rapport entre le périmètre thoracique et la demi-taille.	Proport. % de cas de faiblesse de complex.
		Maximum.	Minimum.	Moyenne.	Maximum.	Minimum.	Moyen.		Maximum.	Minimum.	Moyenne.		
		M.	M.	M.	Kil.	K.	Kil.	Gr.	Ct.	Ct.	Ct.	Ct.	
Luxembourg.	63	1,76	1,55	1,64	63	50	56	342	91	79	86	+4	9
Namur.	98	1,74	1,55	1,64	67	49	56	342	96	86	86	+4	10
Flandre occidentale. .	166	1,73	1,55	1,62	68	35	56	340	96	79	84,7	+3,7	10
Brabant.	184	1,84	1,55	1,63	68,5	47	55	339	94	78	84,7	+4,3	12
Anvers.	218	1,78	1,55	1,62	65,5	44	54,7	336	93	77	85,8	+4,2	12
Liège.	308	1,83	1,55	1,63	72,5	46	54,5	336	96	79	85,2	+2,5	13
Hainaut.	336	1,81	1,55	1,61	61	41	53,5	332	95	75	84	+2,5	17
Flandre orientale. . .	222	1,82	1,55	1,64	62	44	54	329	97	75	85,1	+3,1	17
Limbourg.	142	1,70	1,55	1,615	68	49	52,4	325	99	79	84,7	+4	18

Nᵒ 10.

Taille, poids et périmètre thoracique de 1742 miliciens (au moment de leur incorporation), classés d'après la profession qu'ils exerçaient.

Provinces.	Professions.	Taille.	Poids.	Poids par centimètre de taille.	Périmètre thoracique.	Rapport entre le périmètre thoracique et la demi-taille.
		M.	K.	Gr.	C.	C.
Luxembourg.	Cultivateurs	1,60	57	356	85	+ 5
	Ouvriers	1,66	55	356	86	+ 3
	Employés	1,67	55	355	84	+ 0.5
Namur. . .	Cultivateurs	1 63	57	349	86	+ 4,5
	Ouvriers travaillant le fer . .	1,66	59	355	85	+ 3
	Houilleurs.	1.565	51	323	86	+ 8
	Ouvriers exerç. les autres prof.	1,65	55	321	84	+ 1,5
Flandre occid.	Cultivateurs	1,63	56	343	88	+ 6,0
	Matelots, bateliers, pêcheurs .	1,61	58	360	86	+ 5,5
	Ouvriers	1,61	51	316	84,4	+ 4
Brabant. . .	Cultivateurs	1,65	57	345	86,5	+ 4,5
	Ouvriers	1,62	55	327	85	+ 4
Anvers. . .	Cultivateurs	1,65	58	351	85	+ 2,5
	Bateliers, matelots.	1.65	60	363	87	+ 4,5
	Ouvriers	1.65	51	312	83	+ 1,5
Liége. . . .	Cultivateurs (arr. de Waremme)	1.67	56,6	338	84	+ 0.5
	Houilleurs (arr. de Liége) . .	1.62	52,7	324	86	+ 5
	Ouvr. drapiers (arr. de Verviers).	1.63	53	323	85	+ 1,5
Flandre orient.	Cultivateurs	1,61	55	341	86,5	+ 6
	Ouvriers travaillant le fer . .	1.63	58	358	87	+ 6
	Ouvriers de fabrique	1.67	51,5	309	84,5	+ 1
Hainaut. . .	Houilleurs.	1,60	53,5	352	83	+ 3
Limbourg. .	Cultivateurs	1,63	55	321	84	+ 2,5

Le rapport entre le périmètre thoracique et le poids du corps est très variable (voir tab. nᵒ 11). Il en est de même du poids par centimètre de périmètre qui est tantôt de 690 gr., tantôt de 662 gr., de 653 gr., de 663 gr. de 672 gr., de 640 gr.

J'ai constaté souvent des périmètres étroits chez des individus dont le poids était relativement élevé et des circonférences de poitrine très grandes chez des recrues pesant très peu.

J'ai observé particulièrement ce fait chez les bouilleurs (voir tab. nᵒ 10), qui sont souvent atteints d'emphysème pulmonaire.

N° 11.

Rapport entre le périmètre thoracique et le poids de 1742 miliciens au moment de leur incorporation.

Périmètre thoracique.	Poids			Périmètre thoracique.	Poids			Poids par centimètre de périmètre thoracique.
	Maximum.	Minimum.	Moyen.		Maximum.	Minimum.	Moyen.	
Cent.	K.	K.	K.	C.	K.	K.	K.	Gr.
72	53	49	51	73	54	47	50,5	690
74	54	47	50,5					
75	53	44	49					
76	61	46,5	52,5					
77	55,5	47	52	77	61	44	51	662
78	57	45	51					
79	59,5	45	50,5					
80	60,5	46,5	52					
81	62	48,5	52,5					
82	68	41	53,5	82	68	41	53,6	633
83	66	46,5	54					
84	68	47	56					
85	66,5	47	57					
86	70,5	50,5	57,5	87	71	47	57,7	663
87	67	47	57,2					
88	71	48,5	58					
89	69	50	59					
90	71	51	59,5					
91	72,5	52	60,5					
92	70	51,5	61,5	92	72,5	51	61,9	672
93	72	59,5	63					
94	72	59	65					
95	65	59,5	61					
96	65	58	61,5	96	65	57	61,5	640
97	65,5	57	62					

AMPLIATION DE LA POITRINE.

Il n'est pas possible de se servir du spiromètre dans la visite des hommes, mais on peut se contenter du degré d'ampliation de la poitrine pour juger si une recrue est apte au service militaire.

Voici le mode de procéder le plus avantageux : le sujet se tenant debout, les mains posées au-dessus de la tête, on le fait respirer méthodiquement. Un ruban métrique en cuir est placé autour de la poitrine, de façon à s'appliquer en arrière sous l'angle inférieur de l'omoplate et en avant sur les mamelons. On prend d'abord le périmètre thoracique entre deux respirations, puis à la fin d'une profonde inspiration ; la différence indique le degré d'ampliation.

J'ai pris l'ampliation de la poitrine de 941 militaires et j'ai trouvé comme moyenne 4,7 centimètres. Ceux qui n'avaient pas au moins 3 centimètres étaient manifestement impropres au service.

Rapport entre la taille et l'ampliation de la poitrine. — L'ampliation augmente avec la taille : au-dessous de 1m,65 elle est en moyenne de 4 centimètres ; au-dessus de cette taille, elle est souvent beaucoup plus grande. (Voir tab. n°° 12-16.)

D'après Niemeyer, chaque pouce de taille augmente la capacité totale du poumon d'à peu près 130 centimètres cubes.

Rapport entre le périmètre thoracique et l'ampliation de la poitrine. — Il n'existe pas de rapport constant entre ces deux valeurs. Ainsi, chez les hommes que j'ai visités, l'ampliation de 5 centimètres correspondait, en moyenne, aux périmètres de 76 centimètres et de 87 ; celle de 4 centimètres aux périmètres de 75 c., 78 c., 80 à 86 centimètres; celle de 3 centimètres aux périmètres de 77 et 79 cent., etc. (Voir tab. n°s 17-21.)

J'ai pu constater une grande ampliation chez des sujets à périmètre étroit et vice versâ. Voici quelques moyennes observées :

9 centimètres d'ampliation chez des individus dont le périmètre thoracique dépassait la demi-taille de 2,5.

7 centimètres d'ampliation chez des individus à périmètre thoracique inférieur à la demi-taille.

6 centimètres d'ampliation chez des individus à périmètre thoracique inférieur à la demi-taille.

5 centimètres d'ampliation chez des individus à périmètre thoracique inférieur ou supérieur à la demi-taille.

4 centimètres d'ampliation chez des individus à périmètre thoracique inférieur ou supérieur à la demi-taille.

3 centimètres d'ampliation chez des individus à périmètre thoracique inférieur ou supérieur à la demi-taille.

Rapport entre le poids du corps et l'ampliation de la poitrine. — Il est facile de constater que ces deux valeurs augmentent ordinairement ensemble, dans une proportion constante. (Voir tab. n°s 12, 13, 14, 15.)

No 12.

Taille, poids, périmètre thoracique et ampliation de la poitrine de 941 miliciens au moment de leur incorporation.

Taille.	Nombre d'hommes examinés.	Poids			Poids par centimètre de taille.	Périmètre thoracique.			Rapport entre le périm. thorac. et la demi-taille.	Ampliation de la poitrine.		
		Maxim.	Minim.	Moyen.		Maxim.	Minim.	Moyen.		Maxim.	Minim.	Moyen.
M.		K.	K.	K.	Gr.	C.	C.	C.	C.	C.	C.	C.
1,55	19	59,5	46	51	329	92	77	80	+ 3,5	6	2	3,7
1,56	23	65	37	51,5	330	84	76	81	3	6	1,5	3,4
1,57	46	60	45,5	52,9	336	86	75	82	3,5	7	2	4
1,58	47	60	48	53,3	337	89	77	82,5	3,5	7	2	4,3
1,59	67	63	49	53,7	337	89	75	82,8	3,3	7	2	4,3
1,60	70	67	46	54,2	338	89	79	83,3	3,8	9	2	4,4
1,61	74	62	48,5	55,5	344	89	79	83,8	2,8	9	2	4,4
1,62	87	65,5	46	55,8	344	89	78	84,5	3,5	8	2	4,6
1,63	66	65	48	55,8	342	89	79	85	3,5	9	2	4,2
1,64	90	62,5	52	56,9	347	93	80	85	3	7	2	4,2
1,65	81	74	48,5	57,2	347	91	78	84	1,5	8	1,5	4,3
1,66	67	69	50	57,4	345	90	79	84,2	1,2	8	2	4,8
1,67	43	66,5	47	58,5	350	93	79	84,8	1,5	9	2	4,9
1,68	33	68	47,5	58,8	350	92	78	85,2	1,2	9	2	5,4
1,69	26	68	53	59,9	354	91	82	85,3	0,8	9	2	4,5
1,70	29	66	51	60	352	93	78	85,5	0,5	9	2	5
1,71	20	66	57	61	356	89	80	85	— 0,5	7	3,4	4,9
1,72	10	66	55	61,2	350	87	81	85,8	0,2	8	3	4,6
1,73	13	68,5	56	61,5	355	91	81	86,3	0,2	8	3	5
1,74	9	71	53	62,5	359	91	84	87	0	8	2	4,4
1,75	4	74	56	60	342	88	83	86	2	7	4	4,5
1,76	4	67	56,5	63,5	360	90	84	86,5	1,3	7	3	4
1,77	3	64,5	56	60	338	91	76	84	4,5	7	3	5,1
1,78	4	75	66	68,5	384	93	82	88	1	7	6	6,5
1,79	1	—	—	70	390	—	—	89	0,5	—	—	7
1,80	1	—	—	62	344	—	—	85	5	—	—	5
1,83	2	72	64	68	373	94	84	89	2,5	8	5	6,5
1,84	2	62	57	59,5	323	85	82	83,5	8,5	4	3	3,5

N° 13.

Tailles.	Nombre d'hommes visités.	Poids.			Poids par centimètre de taille.	Périmètre thoracique.			Rapport entre le périm. thorac. et la demi-taille.	Ampliation de la poitrine.		
		Maximum.	Minimum.	Moyen.		Maximum.	Minimum.	Moyen.		Maximum.	Minimum.	Moyen.
De 1,55 à 1,59	202	K. 65	K. 37	K. 52,5	Gr. 334	C. 92	C. 75	C. 81,8	+ 3,6	C. 7	C. 1,5	C. 3,9
1,60 à 1,64	387	67	46	55,6	343	98	78	84,3	3,3	9	2	4,3
1,65 à 1,69	250	74	47	58,8	349	95	78	84,9	1,2	9	1,5	4,8
1,70 à 1,74	81	71	51	61,2	354	95	78	85,9	— 0,3	9	2	4,8
1,75 à 1,79	16	75	56	64,4	362	94	81	86,6	1	7	3	3,5
1,80, 1,83, 1,84	5	72	57	62,6	346	94	82	85,8	3,8	8	3	5.

No 14.

Taille, poids, périmètre thoracique et ampliation de la poitrine de 40 miliciens de faible complexion ajournés ou réformés par les conseils de revision.

Taille.	Nombre d'hommes examinés.	Poids Maxi-mum.	Poids Mini-mum.	Poids Moyen.	Poids par centi-mètre de taille.	Périmètre thoracique Maxi-mum.	Périmètre thoracique Mini-mum.	Périmètre thoracique Moyen.	Rapport entre le périm. thorac. et la demi-taille.	Ampliation Maxi-mum.	Ampliation Mini-mum.	Ampliation Moyen.
M.		K.	K.	K.	Gr.	C.	C.	C.	C.	C.	C.	C.
1,55	4	49,5	47	48,5	312	88	79	82	+ 4,5	3	2	2,5
1,56	2	42	37	39,4	255	77	77	77	— 1	2	1,5	1,7
1,57	3	49	45	46,5	296	80	77	78	— 0,5	3	2	2,5
1,58	2	50,5	48	49	310	85	79	82	+ 3	3	2	2,5
1,59	4	54,5	49,5	51	320	82	77	80	— 1	4	2	3
1,60	2	51	46	48,5	303	85	81	82	+ 2	2	2	3
1,61	4	51	47,5	49	304	87	78	82	+ 1,5	3	2	2,5
1,62	3	51	49	49,5	305	85	80	81	+ 0,3	3	3	3
1,63	5	53	48	51	312	84	80	81	— 0,5	2,5	2	3
1,65	3	55	50	51,5	312	82	80	81	— 1,5	3	2	2,5
1,65	1			53	319			84	— 1			3
1,66	2	49	47	46	275	81	80	80,5	+ 3	3	2	2,5
1,67	1	—		47,5	283			77	— 7			3
1,68	1			53	313			82	— 2			2,5
1,69	1			51,5	302			86	— 1			3
1,76	2	56	54	53	312	85	84	84,5	+ 3,5	3	3	3

N° 15.

Tailles.	Nombre d'hommes visités.	Poids.			Poids par centimètre de taille.	Périmètre thoracique.			Rapport entre le périm. thor. et la demi-taille	Ampliation de la poitrine.		
M.		Maximum.	Minimum.	Moyen.		Maximum.	Minimum.	Moyen.		Maximum.	Minimum.	Moyen.
		K.	K.	K.	Gr.	Cent.	Cent.	Cent.	Cent.	Cent.	Cent.	Cent.
1,55 à 1,59	15	54,5	37	47	298	88	77	78	+ 1,8	3	2	2,5
1,60 à 1,64	14	53	46	50	306	87	78	81,5	+ 0,8	3	2	2,3
1,65 à 1,69	8	53	47	50	300	84	77	80	— 2,8	3	2	2,5
1,70 et 1,75	3	56	51,5	52,1	309	86	84	85	— 2	3	3	3

No 16.

Tailles.	Nombre d'hommes visités.	Degré d'ampliation de la poitrine.									Moyennes.
		1,5 c.	2 c.	3 c.	4 c.	5 c.	6 c.	7 c.	8 c.	9 c.	
M. 1,55	19	—	3	7	4	3	2	—	—	—	3,7
1,56	23	2	4	5	8	2	2	—	—	—	3,4
1,57	46	—	7	8	14	9	7	1	—	—	4
1,58	47	—	2	7	23	8	4	3	—	—	4,3
1,59	67	—	5	12	19	19	7	5	—	—	4,3
1,60	70	—	5	14	18	18	8	4	2	1	4.4
1,61	74	—	5	12	20	26	5	4	1	1	4,4
1,62	87	—	6	13	26	16	21	3	2	—	4,6
1,63	66	—	6	18	10	22	5	5	—	1	4,2
1,64	90	—	3	10	27	25	13	12	—	—	4.2
1,65	81	1	3	12	20	27	11	3	4	—	4,3
1,66	67	—	1	10	17	17	15	6	1	—	4,8
1,67	43	—	1	3	9	17	7	3	—	2	4,9
1,68	33	—	1	3	7	6	9	2	1	4	5,4
1,69	26	—	2	6	7	6	3	—	1	1	4,5
1,70	29	—	1	3	6	10	5	2	1	1	5
1,71	20	—	—	3	4	6	6	1	—	—	4,9
1,72	10	—	—	1	3	3	—	—	1	—	4,6
1,73	13	—	—	1	4	4	2	1	1	—	5
1,74	9	—	1	1	2	1	—	2	2	—	4,4
1,75	4	—	—	—	1	2	—	1	—	—	5,2
1,76	4	—	—	3	—	—	—	1	—	—	4
1,77	3	—	—	1	—	—	1	1	—	—	5,1
1,78	4	—	—	—	—	—	2	2	—	—	6,5
1,79	1	—	—	—	—	—	—	1	—	—	7,0
1,80	1	—	—	—	—	1	—	—	—	—	5
1,83	2	—	—	—	—	1	—	—	1	—	6,5
1,84	2	—	—	1	1	—	—	—	—	—	3,5

Moyennes groupées : 3,9 ; 4,3 ; 4,8 ; 4,8 ; 5,5 ; 5.

No 17.

Périmètre thoracique.	Nombre d'hommes visités.	Degré d'ampliation de la poitrine.									Moyenne.
		1,5 c.	2 c.	3 c.	4 c.	5 c.	6 c.	7 c.	8 c.	9 c.	
75 cent:	5	—	—	2	1	1	—	1	—	—	4.4
76	5	—	—	1	2	—	—	1	1	—	5 2
77	14	1	4	3	3	1	2	—	—	—	3.4
78	23	—	5	3	6	6	3	—	—	—	4
79	28	—	7	9	4	6	2	—	—	—	3.5
80	86	--	11	26	24	21	9	4	1	1	4
81	76	—	7	19	21	20	6	3	—	—	4
82	136	1	6	24	35	30	17	9	3	1	4.6
83	91	1	5	13	21	26	20	4	—	1	4.5
84	122	—	2	13	44	34	12	10	4	3	4.8
85	111	—	3	7	36	35	18	8	4	—	4.7
86	84	—	1	15	21	23	15	7	1	1	4.9
87	56	—	2	5	14	16	10	7	2	—	5
88	42	—	2	5	10	13	9	2	1	—	4.9
89	31	—	—	3	8	9	5	3	1	2	5.2
90	9	—	—	1	2	4	1	—	—	--	5.1
91	9	—	—	1	1	2	3	1	1	—	5.5
92	7	—	—	2	1	1	—	2	—	1	5.4
93	4	—	—	1	—	1	1	1	—	—	5.2
94	1	—	—	—	—	—	—	—	—	1	9
95	1	—	—	—	—	—	1	--	—	—	6

No 18.

Ampliation de la poitrine. C.	Nombre d'hommes visités.	Tailles			Poids			Périmètre thoracique.		
		Maxi-mum. M.	Mini-mum. M.	Moyenne. M.	Maxi-mum. K.	Mini-mum. K.	Moyenne. K.	Maxi-mum. Cent.	Mini-mum. Cent.	Moyenne. Cent.
1 1/2	3	1,65	1,56	1,60	58	37	45	85	77	81
2	56	1,68	1,55	1,60	57	47	50	88	77	82
3	155	1,77	1,55	1,62	67	46	54.7	89	75	81
4	255	1,74	1,55	1,62	67	48	55	91	76	85
5	250	1,75	1,55	1,64	66	49	56	92	75	85
6	155	1,71	1,56	1,65	72.5	49	58	91	77	84
7	65	1,78	1,58	1,64	68	52	58	92	75	85
8	19	1,74	1,61	1,65	71	51	59	89	76	85
9	11	1,85	1,61	1,68	72	61	67	94	82	86

N° 19.

Rapport entre le périmètre thorac. et la demi-taille.	Ampliation de la poitrine.	Poids par centimètre de taille.	Taille.
Cent.	Cent.	Gr.	M.
— 8,5	3,5	323	1,84
4,5	5,1	338	1,77
2,5	6,5	373	1,83
2	4,5	342	1,75
1	6,3	384	1.78
1	6,5	360	1,76
0,5	7	390	1,79
0,5	4,9	356	1,71
0,2	5	355	1,73
0,2	4,6	350	1,72
0	6,5	359	1,74
+ 0,5	5	352	1,70
0,8	4'5	354	1,69
1	3	319	1,66
1	3	320	1,59
1,2	4,8	345	1,66
1,2	5,4	350	1,68
1,5	4,9	350	1,67
2,8	4,4	344	1,61
3	3,4	336	1,56
3,3	4,3	337	1,59
3.5	3,7	329	1,55
3,5	4	336	1,57
3,5	4,3	337	1,58
3,5	4,2	342	1,63
3,5	4,6	344	1,62
3,8	4,4	338	1.60

N° 20.

Poids par centimètre de taille.	Taille.	Ampliation de la poitrine.	Rapport entre le périmètre thorac. et la demi-taille.
Gram.	M.	Centim.	Centim.
319	1,66	3	+ 1
320	1,59	3	+ 1
328	1,84	3,5	— 8
329	1,55	3,7	+ 3,5
330	1,56	3,4	+ 3
336	1,57	4	+ 3,5
337	1,58	4,3	+ 3,5
337	1,59	4,3	+ 3,3
338	1,60	4,4	+ 3,8
338	1,77	5,1	— 4,5
342	1,63	4,2	+ 3,5
342	1,75	4,5	— 2,5
344	1,61	4,4	+ 2,8
344	1,62	4,6	+ 3,5
345	1,66	4,8	+ 1,2
350	1,67	4,9	+ 1,5
350	1,68	5,4	+ 1,2
350	1,72	4,6	— 0,2
352	1,70	5	+ 0,5
354	1,69	4,5	+ 0,8
355	1,73	5	— 0,2
356	1,71	4,9	— 0,5
359	1,74	6,5	0
360	1,76	6,5	— 1
373	1,83	6,5	— 2,5
384	1,78	6,5	— 1
390	1,79	7	— 0,5

N° 21.

Poids par centimètre de taille.	Tailles.	Ampliation de la poitrine.	Rapport entre le périmètre thorac. et la demi-taille.
319 gram. à 328 gram.	M. 1,59 — 1,66, 1,84	3,1 cent.	— 6,5 cent.
329 — 338 —	M. 1,56 — 1,60, 1,77	4,1	+ 2,3
339 — 348 —	M. 1,61 — 1,63, 1,66, 1,75	4,5	+ 1,8
349 — 358 —	M. 1,65 — 1,68, 1,73	4,9	+ 3,3
359 — 368 —	M. 1,74 — 1,76	6,5	— 0,5
369 — 388 —	M. 1,78, 1,83	6,5	— 1,7
389 — 398 —	M. 1,79	7	— 0,5

INFLUENCE DE L'ÉTAT MILITAIRE SUR LA TAILLE, LE PÉRIMÈTRE THORACIQUE, LE POIDS DU CORPS ET L'AMPLIATION DE LA POITRINE DES MILICIENS.

> L'homme fort revient dans ses foyers plus vigou-
> reux et plus propre au travail. L'homme faible
> succombe ou rentre valétudinaire, épuisé, à charge
> à sa famille ou à sa commune.
>
> DIDIOT.

La profession des armes est, entre toutes, celle qui rencontre les conditions les plus variées d'existence, et en même temps celle dans laquelle l'homme est plus irrésistiblement entraîné à l'inobservance des lois de l'hygiène.

Le chiffre moyen des décès de notre armée est de 10,9 pour mille pour les sous-officiers et de 14,3 pour mille pour les caporaux et soldats. Cette mortalité se trouve être de beaucoup supérieure à celle qui affecte, dans la vie civile, l'âge ordinaire de nos soldats et le sexe masculin, puisque celle-ci n'est, dans notre pays, que de 9 pour mille.

Un pareil résultat a de quoi surprendre, si l'on songe que l'on est censé n'admettre dans l'armée que des hommes exempts de toute cause apparente de maladie ou de mort et que les soldats vivent au milieu de conditions hygiéniques en apparence extrêmement favorables.

Si l'on n'acceptait que des hommes ayant les qualités physiques voulues et si l'on pouvait s'écarter moins des règles de l'hygiène, on arriverait au maximum de solidité de l'armée avec des dépenses moindres.

J'ai pu constater que *les hommes déjà forts ont tous gagné sous les armes* : ils prennent de meilleures allures, leur structure se redresse, les muscles se développent, la poitrine s'élargit et tout l'ensemble se fortifie.

Les recrues de faible complexion, si nombreuses encore dans l'armée, loin de se fortifier au service, *ne peuvent supporter les fatigues de la vie militaire.* L'on doit user en leur faveur des plus gands ménagements. Elles sont impropres au service actif et peuvent à peine remplir des emplois sédentaires, il en est même beaucoup qui doivent être réformées ou pensionnées.

Si l'on pouvait graduer et modérer les exigences du service militaire selon les natures, on arriverait peut-être à fortifier les constitutions les plus faibles ; mais ce n'est pas ainsi que l'on procède, les exigences et les devoirs sont les mêmes pour tous les soldats ; tous sont soumis aux mêmes exercices et lorsque le jeune soldat, faible de résistance, sera soumis, sans le moindre amendement, à une instruction fatigante, qu'il aura pour son école de peloton un instructeur brutal ou malhabile qui lui demandera plus qu'il ne peut faire, lorsque ces exercices auront lieu par tous les temps, par le chaud, par le froid, par les vents, sur la neige ; surmené par cet exercice, au lieu d'augmenter, ses forces déclinent, sa constitution se détériore et cet homme deviendra bientôt un pilier d'hôpital, non pas qu'il soit malade, ni uniquement pour se reposer, mais parce qu'il ne trouvera pas en lui les ressources de résistance qui lui sont nécessaires (Artigues.)

Avant d'exposer les changements observés dans la taille, la circonférence de la poitrine, le poids et l'ampliation thoracique des miliciens de 1874 et de 1876, que j'ai examinés à leur arrivée sous les drapeaux, lors du départ de leur classe en congé limité (après vingt-cinq mois de service non interrompus), et enfin deux ans plus tard, au moment de leur envoi en congé illimité, il importe de faire remarquer que pendant ce dernier laps de temps l'influence de l'état militaire est presque nulle, puisque le troupier ne passe en tout que trois mois sous les armes.

TAILLE.

L'accroissement en hauteur varie sensiblement d'après la taille. Voici le résultat du toisé de 463 miliciens de 1874 et de 1876, examinés après deux et après quatre années de services :

Tailles.	Accroissement de taille	
	au bout de 2 années.	au bout de 4 années.
M. 1,55 à M. 1,59	19 millim.	29 millim.
1,60 1,64	12 —	20 —
1,65 1,69	9 —	14 —
1,70 1,74	5 —	8 —

En moyenne, l'accroissement est de 10 millimètres au bout de deux ans, et de 17 millimètres au bout de quatre ans.

PÉRIMÈTRE THORACIQUE.

Dès que l'accroissement de la taille s'arrête, le périmètre thoracique se développe d'une façon sensible chez la plupart des sujets.

La circonférence de la poitrine augmente, en moyenne, de 24 millimètres au bout des deux premières années de service, et de 9 millimètres seulement pendant les deux années suivantes.

D'après les résultats constatés, les troupiers peuvent être divisés en cinq catégories distinctes :

1° Les sujets trop faibles ;

2° Les caporaux et soldats qui ont fait peu d'exercice ;

3° Ceux qui en ont fait beaucoup ;

4° Les sous-officiers ;

5° Les clairons et les musiciens.

Chez les sujets à poitrine délicate, le périmètre thoracique reste stationnaire ou diminue. Il se rétrécit également chez ceux qui contractent des bronchites chroniques ou qui deviennent tuberculeux.

Les caporaux et soldats qui ont eu des emplois spéciaux plus ou moins sédentaires ont peu gagné. Ceux qui ont fait beaucoup d'exercices gymnastiques et d'escrime ont au contraire notablement gagné. Il en est de même des sous-officiers.

C'est chez les musiciens et les clairons que l'amplitude de la poitrine a pris le plus de développement. Un exercice modéré de la voix a toujours été considéré comme très salutaire.

L'on a conseillé les aspirations et les expirations forcées pour fortifier la poitrine des individus prédisposés à la tuberculose pulmonaire.

Un grand nombre de nos hommes, après avoir gagné pendant les deux premières années, ont perdu pendant les deux années suivantes passées en grande partie dans leurs foyers, dans des conditions hygiéniques peu favorables au développement de la poitrine.

No 22.

Périmètre thoracique de 252 miliciens de 1874, en 1874, en 1876 et en 1878.

Nombre d'hommes visités.	Taille		Accroissement en quatre années.	Périmètre thoracique			Accroissement du périmètre thoracique.			Rapport entre le périmètre thoracique et la demi-taille.		Augmentation dans le rapport constaté au bout de 4 ans entre le périm. thorac. et la demi-taille.
	en 1874.	en 1878.		en 1874.	en 1876.	en 1878.	de 1874 à 1876.	de 1876 à 1878.	de 1874 à 1878.	en 1874.	en 1878.	
	M.	M.	Cent.	Cent.	Cent.	Cent.	Cent.	Cent.	Cent.	Cent.	Cent.	Cent.
9	1,55	1,585	3,5	83	86	89,1	3	3	6	+ 5,5	+ 9,9	+ 4,4
14	1,56	1,598	3,8	83	85	85,5	3	0,5	3,5	4,5	5,6	1,5
7	1,57	1,605	3,5	85	87,4	89,9	1,5	1,5	3,5	6,5	9,7	4,1
12	1,58	1,61	3	85	86,5	88	2	1,5	3	6	7,5	3,2
9	1,59	1,625	3,3	84	86,5	86,5	2,5	1	2,5	4,5	5,1	1,5
33	1,60	1,635	3,5	85	87,2	88,2	2,2	1	3,2	5	6,5	0,6
21	1,61	1,649	3,9	84	86	87	2	1,5	3	3,5	4,6	4,5
26	1,62	1,64	2	85	87	88,5	2	1,5	3,5	4	6,5	4,1
23	1,63	1,65	2,5	85	87	88,5	2	1,3	3,5	3,5	6	2,5
14	1,64	1,665	2,5	86	88,8	90	2,8	1,3	4,1	4	6,8	2,5
24	1,65	1,675	2	85,5	88,4	88,8	2,9	0,4	3,3	3	5,1	2,8
10	1,66	1,68	2	84,3	86	87	1,3	0,8	2,1	0,5	2,4	2,1
9	1,67	1,69	2	84	86	87	2	1	3	1,5	2,5	1,1
11	1,68	1,699	1,9	85,5	88,5	88,5	3	0	3	1,7	3,6	2,1
5	1,69	1,705	1,5	86,2	87	88,4	0,8	1,4	2,2	0,8	5,9	1,5
11	1,70	1,715	1,5	85,8	88,5	90,7	2,7	2,2	4,9	1,5	5,7	4,9
8	1,71	1,72	1	85	87,4	89,1	2,6	1,2	4,1	0,5	5,1	5,7
9	1,72	1,73	1	85,5	88,8	89	3,5	0,2	3,5	0,5	5,1	2,5
1	1,73	1,74	1	91	96	97,5	5	1,5	6,5	4,5	10,5	6
4	1,74	1,75	1	87	89	84	2	—	3	+ 4	— 2,5	—
1	1,76	1,77	1	86	88	86	2	—	0	— 2	2,5	— 2,5
1	1,77	1,79	2	84	91	91	7	0	7	4,5	2	0,5
2	1,79	1,805	1,5	87	89,5	90,5	2,5	1	3,5	2,5	0,3	2,5

N° 23.

Périmètre thoracique des miliciens de 1874, en 1874, en 1876 et en 1878.

Tailles.	Nombre d'hommes visités.	Accroissement de taille constaté en quatre années.	Périmètre thoracique			Accroissement du périmètre thoracique			Rapport entre le périmètre thoracique et la demi-taille.		Augmentation dans le rapport constaté entre le périm. thorac. et la demi-taille.
			en 1874	en 1876	en 1878	de 1874 à 1876	de 1876 à 1878	de 1874 à 1878	en 1874.	en 1878.	
		Cent.	Cent.	Cent.	Cent.	Cent.	Cent.	Cent.	Cent.	Cent.	Cent.
De 1,55 à 1,59 M. M.	38	3,4	83,8	86,4	87,7	2,6	1,3	3,9	+ 5,3	+ 7,5	+ 2,2
1,60 à 1,64	117	2,8	85	87,2	88,4	2,2	1,2	3,4	4	6	2
1,65 à 1,69	68	2	85,1	87,2	87,8	2,1	0,6	2,7	1,6	3,3	1,7
1,70 à 1,74	23	1,1	86,8	89,6	90	2,8	0,4	3,2	0,8	5,7	4,9

POIDS.

En moyenne le poids total augmente de 2 kilog. 7 hectog., et le poids par centimètre de taille, de 15 grammes en deux années. Ils varient peu pendant les deux années suivantes.

Le poids a surtout augmenté chez les hommes déjà forts à leur entrée au service.

Les hommes de faible constitution, que l'on a pu exempter du service actif et soustraire aux influences anti-hygiéniques, ont gagné quelque peu en poids. Tels sont les musiciens, les élèves de l'école régimentaire et les employés. Les autres ont tous fait de fréquents séjours dans les hôpitaux et ont perdu en poids.

Parfois le poids diminue, tandis que le périmètre thoracique augmente. Tel est le cas pour les clairons et les musiciens qui ont fait des excès alcooliques.

Chez tous les miliciens qui ont été atteints, soit pendant leur séjour au corps, soit pendant qu'ils étaient en congé dans leurs foyers, de maladies internes ou de syphilis et chez les ivrognes, il y a eu également une diminution de poids très sensible. (Voir tab. n° 24.)

AMPLIATION DE LA POITRINE.

Comme je n'ai noté le degré d'ampliation de la poitrine que chez les miliciens des deux dernières levées, je n'ai pu encore dresser un tableau signalant les modifications observées. Cependant j'ai pu constater chez les sujets de tout âge que le degré d'ampliation thoracique augmente ou diminue avec le poids et qu'il y a toujours un rapport constant entre l'ampliation de la poitrine et le poids du corps.

Taille en 1876.	Nombre d'hommes visités.	Poids 1876 Poids total.	Poids 1876 par centim. de taille.	Poids 1878 Poids total.	Poids 1878 par centim. de taille.	Poids 1880 Poids total.	Poids 1880 par centim. de taille.	Augmentation de 1876-1878 dans le poids total.	Augmentation de 1876-1878 dans le poids par centim. de taille.	Augmentation de 1878-1880 dans le poids total.	Augmentation de 1878-1880 dans le poids par centim. de taille.	Augmentation de 1876-1880 dans le poids total.	Augmentation de 1876-1880 dans le poids par centim. de taille.
M.		K.	Gr.	K.	Gr.	K.	Gr.	K.	Gr.	K.	Gr.	K.	Gr.
1,55	10	50	322	55,9	356	56	363	+5,9	34	+0,1	—3	6	31
1,56	6	52	357	58,7	370	56	352	6	33	—2	—18	4	15
1,57	9	51,7	359	52,7	332	55,7	337	1	3	1	8	2	8
1,58	19	53,8	340	56,3	354	55,5	346	2,5	14	—0,8	—8	1,7	6
1,59	15	53	333	55,5	346	55,5	347	2,5	13	0	1	2,9	14
1,60	16	55,3	345	57	356	55,9	357	1	11	—0,4	1	2,5	12
1,61	24	55,7	333	57	349	57,8	343	1,4	12	0,8	—6	2,3	20
1,62	24	53,7	332	58	355	56	362	2,5	23	—0,8	7	2,3	30
1,63	14	54,9	340	58,8	355	59	359	1,6	15	—0,9	4	4,1	19
1,64	11	57,7	340	58	354	58,3	350	1,3	14	—0,3	—1	2,1	13
1,65	9	58,7	351	58,3	359	59,7	355	1,1	15	0,9	5	2,3	19
1,66	14	56	358	58,8	376	62,6	375	3,6	18	1	—7	3,4	17
1,67	6	59,2	360	62,8	359	62,6	355	3,6	7	—0,2	4	3,3	—1
1,68	8	58	358	61,5	365	61,3	361	3,5	5	—0,3	1	3,3	18
1,69	8	61	360	62,1	363	61,5	365	1	3	—0,4	2	0,5	17
1,70	9	60,5	358	65	385	62,5	365	4,5	25	—1	—16	2	7
1,71	5	58,5	344	61	350	64	366	2,5	6	0	—1	5,5	—1
1,72	5	60,5	354	59,8	340	62	352	—0,7	31	1	—12	4	18
1,73	3	57,6	344	60,6	385	60,6	352	+3	+6	+1	+10	3	15
1,77	1	61	364	68,6	340	67	343	—5,6	4	—1,0	5	0,5	—1
1,81	1	66	364	71	390	69	381	5	+20	—2	9	5	+17

No 25.

Taille en 1876.	Nombre d'hommes visités.	Poids						Augmentation constatée					
		1876		1878		1880		de 1876-1878		de 1878-1880		de 1876-1880	
		Poids total. K.	par centimètre de taille. Gr.	Poids total. K.	par centimètre de taille. Gr.	Poids total. K.	par centimètre de taille. Gr.	Poids total. K.	par centimètre de taille. Gr.	Poids total. K.	par centimètre de taille. Gr.	Poids total. K.	par centimètre de taille. K.
M. M. 1,55 à 1,59	59	52,2	328	55,8	351	54,2	347	3,6	23	—1,6	—4	2	19
1,60 à 1,64	94	55,6	341	57,7	353	58,2	356	2,1	12	+0,5	+3	2,6	15
1,65 à 1,69	43	58,9	351	61,1	364	61,2	364	2,2	13	+0,1	0	2,3	13
1,70 à 1,73	13	59,4	345	63,1	364	63,9	369	3,7	19	+0,8	5	4,5	24
1,77 à 1,81	2	63,5	354	66,1	365	65,4	362	2,6	11	—0,7	—3	1,9	8

CONCLUSIONS.

1. Le poids du corps et le degré d'ampliation de la poitrine donnent des indications précises sur l'état de résistance vitale des individus et leur aptitude au service militaire.

2. Le périmètre thoracique pris entre deux respirations ne donne pas une indication de réelle valeur.

3. La mensuration de la poitrine doit se faire à la hauteur des mamelons.

4. Après avoir noté ainsi l'amplitude thoracique pendant le repos qui suit une respiration, on maintient le ruban métrique autour de la poitrine et l'on fait pratiquer une profonde inspiration : la différence constatée dans la circonférence de la poitrine, avant et après l'inspiration, indique le degré d'ampliation.

5. Les miliciens que j'ai visités au moment de leur incorporation présentaient les moyennes suivantes :

Pour les hommes aptes au service : poids du corps, 57 kilogrammes ; poids par centimètre de taille, 342 gr. ; périmètre thoracique, 85 centimètres ; degré d'ampliation, 47 millimètres.

Pour les hommes impropres au service : poids du corps, 49 kilogrammes ; poids par centimètre de taille, 299 grammes ; périmètre thoracique, 80 centimètres ; degré d'ampliation de la poitrine, 22 millimètres.

6. Dans bien des cas, des hommes dont le périmètre thoracique est inférieur à la demi-taille sont parfaitement aptes au service, et fréquemment des individus à large poitrine ne peuvent résister aux fatigues de l'état militaire.

7. Il existe un rapport constant entre le poids du corps,

l'ampliation de la poitrine et la taille, mais non entre ces valeurs et le périmètre thoracique.

8. Les provinces de Luxembourg et de Namur ont fourni les hommes les plus forts; le Limbourg, les plus faibles.

Les provinces intermédiaires sont : la Flandre occidentale, le Brabant, Anvers, Liége, le Hainaut, la Flandre orientale.

9. Quant à l'influence des professions, les matelots, bateliers, forgerons, charpentiers, cultivateurs étaient les plus robustes ; les ouvriers de fabrique et les bouilleurs, les plus débiles.

10. On peut admettre 1ᵐ,55 comme minimum de taille.

11. Toutes les recrues de bonne constitution pesaient au moins 322 grammes par centimètre de taille ; le degré d'ampliation de leur poitrine était d'au moins 3 centimètres. Le périmètre thoracique n'atteignait pas toujours la demi-taille, mais il n'était jamais inférieur à 77 centimètres.

12. Les hommes reconnus aptes au service à leur arrivée au corps, et dont la conduite sous les drapeaux n'a rien laissé à désirer, se sont tous fortifiés pendant leur séjour dans l'armée.

13. Les miliciens de chétive complexion n'ont pu résister aux fatigues du service militaire.

14. En moyenne, la taille s'est accrue de 10 millimètres en deux ans, et de 17 millimètres en quatre ans ; la circonférence de la poitrine a augmenté de 24 millimètres au bout des deux premières années, et de 9 millimètres pendant les deux années suivantes ; le poids du corps a gagné 2 kilogrammes 7 hectogrammes pendant les deux premières années, puis il est resté stationnaire.

NATURE DE L'INFLUENCE

DE

L'INNERVATION

SUR

LA NUTRITION DES TISSUS

PAR

Le docteur E. LAHOUSSE,

à Iseghem.

> « *La recherche du comment et du pour-*
> *quoi, besoin inné de notre esprit, est la*
> *condition immuable du progrès scientifi-*
> *que* (JACCOUD). »

Mémoire adressé à l'Académie royale de médecine de Belgique,
en réponse à la question suivante du concours de 1879-1881 :

« **Déterminer la nature de l'influence de l'innervation sur la
nutrition des tissus.** »

(L'Académie a décerné à l'auteur une récompense de 500 francs.)

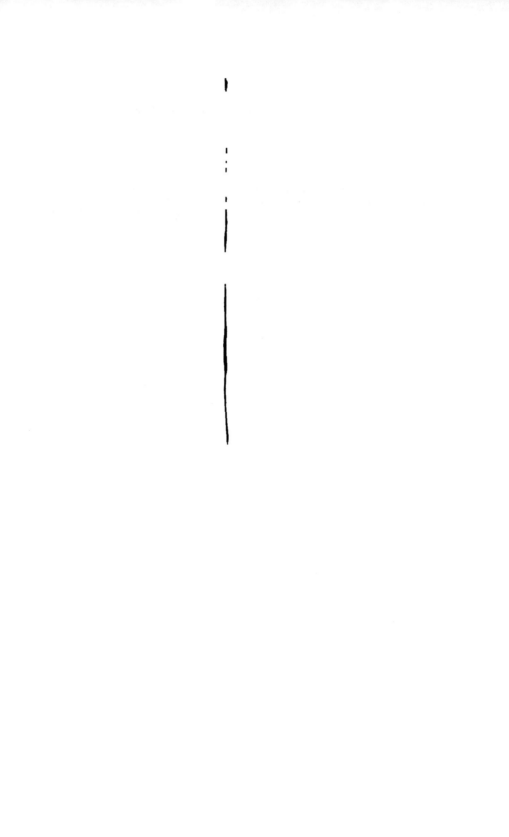

NATURE DE L'INFLUENCE

DE

L'INNERVATION SUR LA NUTRITION DES TISSUS.

CHAPITRE I.

SOMMAIRE : Fonctions nutritives secondaires et nutrition proprement dite. — Doctrine cellulaire : unités anatomiques et nutritives. — Critique de l'animisme, du vitalisme et du mécanicisme. — Autonomie relative des éléments anatomiques. — Conditions intrinsèques et extrinsèques. — Définition de la nutrition. — Processus assimilateur et désassimilateur.

La nutrition constitue l'acte vital caractéristique et indispensable de la vie végétative dont jouit toute substance organisée, soit végétale, soit animale; je dis caractéristique et indispensable, parce qu'il est la condition d'existence *sine quâ non* du développement et de la génération, et que sans lui la vie ne saurait s'accomplir. Tout être organisé a donc besoin de se nourrir, et pour se nourrir il est obligé d'emprunter au dehors les matériaux qui sont aptes à se transformer en matière vivante. Avant de subir la transmutation définitive en sucs nutritifs, avant de pouvoir entrer en conflit avec les éléments anatomiques, les principes alimentaires traversent une série d'organes importants et passent par des métamorphoses variées. Chez les animaux supérieurs, ils s'élaborent et se dissolvent dans les voies

digestives, puis ils sont versés ou absorbés par le milieu
intérieur, et s'introduisent ensuite dans tous les coins et plis
de l'économie, à l'aide du torrent circulatoire. L'appareil
respiratoire, non seulement exporte l'acide carbonique,
l'excrément gazeux des décompositions organiques, mais
encore il introduit l'oxygène, qui est l'agent indispensable
à la vie active des cellules et qui facilite la plupart des réactions vitales de l'économie. La digestion, l'absorption, la
circulation et la respiration sont donc des fonctions nutritives, quoique secondaires; ce sont des actes préparatoires,
n'ayant d'autre but que d'élaborer et de fournir les éléments
nécessaires à la vie des cellules. Le conflit qui s'opère entre
les tissus vivants et les sucs nutritifs, assimilation, dissociation et désassimilation, constitue la nutrition proprement
dite. L'influence exercée par le système nerveux sur ces processus accessoires, et notamment sur la circulation et la respiration, est un fait incontesté et incontestable, mais nous
n'avons pas à nous en occuper. Notre tâche se réduit uniquement à étudier l'action nerveuse sur la nutrition proprement dite; je crois du moins que tel est le désir de l'Académie royale de médecine.

Avant d'aborder l'étude de l'influence que le système nerveux exerce, dans les organismes supérieurs, sur la nutrition intime des tissus, je ne crois pas faire une digression
inutile en entrant dans quelques considérations générales,
et surtout en tâchant de délimiter aussi exactement que possible la part qu'il faut attribuer à l'élément anatomique dans
les processus de la nutrition.

L'expression de nutrition ou de vie végétative désigne
un état synthétique ou générique, car on entend par là
la somme ou la résultante d'une multitude de vies élémen-

taires. L'analyse anatomique, en effet, nous permet d'envisager toute organisation, tant végétale qu'animale, comme un être collectif, une association, une colonie de cellules identiques d'un être à l'autre, d'une partie à l'autre du même être. Ces cellules ou organites, comme les appelle Milne-Edwards, constituent l'élément fondamental et dernier de tous les tissus, les types réduits à la plus simple expression de l'état organisé. Or, ces *unités anatomiques* sont autant d'*unités nutritives* (Virchow) (1); la force fondamentale des organismes, dit Schwann (2), se réduit à la force fondamentale des cellules. En d'autres termes, chaque cellule ne jouit pas d'une activité d'emprunt, mais d'une vie propre, autonome et indépendante; elle possède en elle-même sa raison d'être et de quoi suffire à sa destinée; bref, la cellule est la véritable dépositaire de l'activité vitale.

Le protoplasma, cette substance albumineuse, granuleuse, visqueuse et ordinairement hyaline, qui nous est représenté, à son état le plus simple, par la monère que Hackel a découverte dans le sein de la mer et qui végète à la surface des animaux marins, constitue la partie essentielle de la cellule ; c'est donc à lui qu'il faut rapporter, en dernière instance, toutes les propriétés vitales dont jouissent les cellules; c'est « la base physique de la vie », suivant la juste et forte expression de Huxley.

La physiologie expérimentale a puissamment plaidé la cause de la doctrine cellulaire, elle a mis en évidence l'autonomie des éléments anatomiques, et battu en brèche l'hy-

---

(1) VIRCHOW: *La pathologie cellulaire, basée sur l'étude physiologique et pathologique des tissus;* 4ᵉ édition, 1874 ; traduit par Is. Straus, p. 99.

(2) SCHWANN, *Mikroskopische Untersuchungen;* 1838, p. 221 et 233.

pothèse de l'unité vivante, indivisible, défendue naguère encore par Chauffard (1). Elle nous montre l'organisme susceptible de divisions multiples, avec conservation de la vie nutritive dans chacune d'elles.

Si on coupe transversalement en plusieurs segments, soit un polype d'eau douce (Trembley), soit une planaire (Dugès), soit un autre invertébré, chaque segment, chaque tronçon continue à se nourrir, à vivre et ne tarde pas à reproduire un animal semblable à celui qu'on a divisé. Vulpian (2) sépare la queue du corps d'une larve de grenouille et la met dans l'eau. Or, cette queue persiste à se nourrir au dépens des granulations vitellines que renferment les éléments anatomiques situés au-dessous de la membrane cutanée, et ce développement se fait aussi régulièrement et aussi parfaitement que dans les queues restées adhérentes aux embryons de grenouille; ce n'est qu'après épuisement de ces granulations, c'est-à-dire faute de matériaux nutritifs que la queue dépérit. Les expériences des greffes animales, soit expérimentales, soit chirurgicales, ne sont pas moins concluantes. P. Bert enlève la patte à un jeune rat, la transplante, après l'avoir dépouillée de sa peau, dans le flanc d'un rat plus âgé ; or, cette patte ainsi greffée continue à se développer aussi bien que si on ne l'avait pas changée d'organisme et, chose particulièrement importante, elle conserve les caractères distinctifs du rat auquel on l'a enlevée. Hunter (3) a transplanté les testicules d'un coq dans

(1) CHAUFFARD. *La vie. — Études et problèmes de biologie générale*; 1878, p. 168 à 219.

(2) VULPIAN. *Leçons sur la physiologie générale et comparée du système nerveux ;* 1866, p. 296.

(3) HUNTER, d'après C.-F. BURDACH, *Traité de physiologie ; traduit par Jourdan ;* tome VIII, p. 271.

la cavité abdominale d'une jeune poule et malgré cette transplantation anormale, il les a vus continuer à vivre.

Mantegazza (1) rapporte un fait non moins curieux : l'ergot d'un coq qu'on avait transplanté dans l'oreille d'un bœuf, s'y développa pendant huit ans ; à cette époque il avait acquis une longueur de 24 centimètres et pesait 396 grammes. Baronio (2) prétend avoir vu l'aile d'un serin et le bout de la queue d'un chat contracter adhérence avec la crête d'un coq. Citons encore pour finir l'action de l'oxyde de carbone sur les globules rouges du sang, du curare sur les extrémités périphériques des nerfs moteurs, et la croissance des cheveux et des ongles après la mort.

Voilà autant d'exemples auxquels je pourrais en ajouter bien d'autres encore, et compléter par des faits puisés dans le règne végétal, qui prouvent à l'évidence que la nutrition des éléments anatomiques se fait automatiquement. Ces exemples nous font voir, en outre, que les cellules, les véritables dépositaires de l'activité nutritive, renferment en elles-mêmes, sans devoir les emprunter aux milieux ambiants, les forces suffisantes pour concourir à la réalisation du type et à la conformation symétrique de l'organisme auquel elles appartiennent, puisque nous voyons des parties, enlevées à leur sol natal, continuer à reproduire l'expression de leur organisme primitif, malgré leur transplantation dans un terrain étranger.

Cela étant, la doctrine de l'unité vivante, pour autant qu'on la considère comme absolue, étant ébranlée et réfutée

---

(1) MANTEGAZZA, *Degli animali*, Milan, 1865. D'après Debierre, *Le dynamisme physique et le dynamisme biologique, etc.*; dans la *Revue internationale des sciences biologiques*, n° 3, 15 mars 1881, p. 234.

(2) BARONIO, d'après C.-F. BURDACH ; *ouvrage cité*, p. 285.

par l'anatomie et l'expérimentation physiologique, il me semble rationnel de ne souscrire qu'avec une réserve extrême à l'opinion qui rattache la source de la vie à un principe d'activité unique, surnaturel, indécomposable et superposé temporairement à la matière. L'âme est le foyer, le principe de la pensée, de la volonté et du sentiment; mais elle ne descend pas de ces régions élevées et sereines; les forces inconscientes et fatales de la vie organique lui sont étrangères. Au-dessous de l'âme, dit quelque part un savant physiologiste, dont le nom m'échappe, bout le pot-au-feu de l'économie animale.

Quant au principe vital, distinct de l'âme, adopté par Barthès et l'École de Montpellier, uni intimement à la matière organisée qu'elle vivifie, servant d'intermédiaire entre le corps et l'âme, âme de seconde majesté, suivant l'expression de Lordat, il n'est pas plus facile de l'admettre, à moins de croire ce principe vital divisible à l'infini; mais le supposer tel, dit Vulpian (1), c'est dire qu'il n'existe pas.

Ainsi donc, ceux qui cherchent le secret de la vie végétative, avec Stahl, dans la puissance de l'âme, avec Barthès, dans le vitalisme ou le double dynamisme, se heurtent inévitablement aux nombreux faits que leur opposent l'anatomie et la physiologie. Aussi, la plupart des physiologistes de l'école moderne se refusent à admettre l'existence d'une entité métaphysique et considèrent la vie végétative, voire même, quelques-uns, la vie psychique, comme une propriété immanente de la substance organisée (Littré) (2).

« Il n'y a vie, dit Ch. Robin (3), que là où il y a organisa-

(1) VULPIAN, *ouvrage cité*; p. 295.
(2) LITTRÉ, *L'hypothèse de la génération spontanée*; dans la *Revue de la philosophie positive*, 1879; p. 177.
(3) CH. ROBIN, *Recherches sur l'origine et le sens des termes : orga-*

tion; mais toutes les manifestations de la vie n'ont pas nécessairement lieu partout où il y a organisation, la coexistence d'un ensemble de conditions déterminées extérieures à l'être organisé étant indispensable à cette manifestation. Aussi a-t-on tort de dire que la vie est un résultat de l'organisation; elle est l'activité de l'économie placée dans certaines conditions, dites de milieu, spéciales pour chaque espèce d'organisme; elle lui est inhérente tant que ce dernier se trouve dans ces conditions, car les notions de vie, de substance organisée et de milieu sont inséparables, autrement que comme abstraction et vue de l'esprit. La vie étant un attribut dynamique de la substance organisée, elle n'est par conséquent pas une chose isolable de celle-ci, ni douée elle-même d'attributs; seulement cet état d'activité disparaît lorsque les conditions de milieu et de constitution de la substance organisée sont modifiées au delà de certaines limites. Tout être qui présente une organisation, quelque simple qu'elle soit, placé dans un milieu convenable, est au moins doué d'une des propriétés vitales, la plus simple d'abord, la nutrition. » Ainsi, d'après l'école moderne, la nutrilité est inhérente à la matière organisée, au même titre que les autres propriétés organiques dont la synthèse exprime la vie végétale et animale; elle lui est inhérente comme l'acidité et l'alcalinité sont inhérentes l'une à l'acide sulfurique, l'autre à la potasse caustique, comme le magnétisme est inhérent à l'aimant. Non pas que les propriétés vitales soient absolument identiques aux propriétés physicochimiques de la matière brute; mais elles n'en diffèrent que par un degré plus élevé, par un plus grand perfectionnement.

nisme et organisation; dans le Journal de l'anatomie et de la physiologie, etc., publié par Robin et Pouchet, n° 1, janv.-fév, 1880; p. 32.

Le mouvement ou la force, celle-ci n'étant qu'une simple modalité de celui-là, est inhérent à la matière et inséparable d'elle. Cette force peut affecter des modalités et subir les transformations les plus variées, mais toujours équivalentes. A ces modalités et à ces transformations, correspondent les modifications dans la forme et dans l'organisation des corps, ainsi que la multiplicité des phénomènes qualitatifs : attraction, électricité, chaleur, lumière, magnétisme, etc., etc.

Or, la substance organisée, tant végétale qu'animale, n'est en dernière analyse qu'une agrégation de molécules inorganiques, mais une agrégation très complexe et instable. Grâce à cette grande complexité, à cette grande instabilité, grâce aussi aux conditions du milieu cosmique, la force inorganique se transforme, se perfectionne et acquiert des vertus vitales. La vie devrait donc être considérée comme une synthèse d'actions physico-chimiques perfectionnées, comme un mode d'activité, une force de la matière organisée. Il est vrai qu'on ignore l'essence de cette force vitale, mais nous ne connaissons pas davantage, disent les mécanicistes, l'essence des phénomènes du monde inorganique.

Virchow (1) et même Claude Bernard, dans son livre sur les phénomènes de la vie, soutiennent une opinion qui diffère quelque peu de la précédente. D'après eux, le mécanisme vital serait un mécanisme inerte, si rien ne venait le provoquer à l'action. L'innéité organique et la spontanéité d'action n'existent pas. La nutrilité et les autres propriétés organiques sont des actes provoqués, des répliques à une stimulation, une réaction du monde extérieur. Il existe au-dessus des manifestations vitales une propriété plus élevée, l'irritabilité, qui rend les cellules susceptibles de passer à

(1) VIRCHOW, *Pathologie cellulaire, etc.*, p. 326.

l'état d'activité, sous l'influence, non pas, comme d'aucuns
le prétendent, d'une cause occulte, inconsciente, insaisissable, séparable de l'organisme, chaque cellule ayant son
âme, son archée ou son principe vital, mais sous l'influence
des irritants puisés pour la plupart dans les milieux externes
et internes. « Pour moi, dit Virchow (1), l'activité des corps
vivants, l'état d'organisation, suppose d'une manière nécessaire l'irritabilité, et celle-ci, à son tour, exige nécessairement que l'on admette les irritants. »

D'aucuns vont même jusqu'à prétendre que le microzyma
existe dans l'organisme vivant aussi bien que dans le cadavre, et que c'est lui qui est le stimulant indispensable de
l'activité cellulaire.

Comme on le voit, la causalité de la vie ou de la nutrition
est un problème des plus difficiles à résoudre. L'unité vitale
qui est la pierre angulaire de la conception spiritualiste de
la vie est démentie par l'expérience. Les idées mécanicistes,
elles aussi, n'ont pas le droit d'invoquer l'autorité absolue
de la sciénce. Les phénomènes vitaux, il est vrai, ne diffèrent guère, quant aux résultats, des phénomènes physico-
chimiques de la nature brute, mais la modalité en est spéciale
et toute différente. La chimie, malgré ses merveilleux progrès, malgré le perfectionnement de ses procédés, n'a pas
encore réussi à imiter ou à reproduire les réactions qu'effectue la cellule vivante. « Les phénomènes chimiques de
l'être vivant, dit Claude Bernard (2), bien qu'ils se passent
suivant les lois générales de la chimie, ont toujours leurs

---

(1) VIRCHOW, *Sur l'irritation.* (*Gazette hebdomadaire de médecine,*
1868, t. V; p. 547)

(2) CLAUDE BERNARD, *Leçons sur les phénomènes de la vie, communs
aux animaux et aux végétaux;* p. 166.

appareils et leurs procédés spéciaux, » par conséquent,
comme le dit le même auteur dans un autre endroit, « les
phénomènes chimiques des organismes vivants ne peuvent
jamais être assimilés complètement aux phénomènes qui
s'opèrent en dehors d'eux. » Certes, on objecte que les phénomènes vitaux sont des actes physico-chimiques perfec-
tionnés, et que ce perfectionnement est le fruit de l'état d'organisation ; mais ne nous laissons pas payer par des mots ;
comment l'état d'organisation entraîne-t-il ce perfectionnement ? Voilà ce que la science est incapable de nous dire. Je
ne crois donc pas qu'on puisse me reprocher de n'être qu'un
sceptique en osant affirmer que ni la cornue du matérialiste,
ni l'âme ou le principe vital du spiritualiste, ni l'irritabilité
de Virchow, ni toute autre hypothèse sont incapables, à
l'heure qu'il est, de nous fournir sur le secret de la vie, je
ne dirai pas intellectuelle, mais végétative, une solution qui
satisfasse complètement l'esprit. Oui, un voile impénétrable
nous cache encore les rapports qui existent entre la matière
et la vie. Et qui sait si jamais il sera possible à l'esprit humain de soulever ce voile, de scruter à fond les causes dernières de la vitalité, d'avoir une connaissance exacte du secret de la vie.

Ce que nous savons de plus précis, restant sur le terrain
exclusif du positivisme, c'est que l'intégrité moléculaire de
la trame est la condition intrinsèque *sine quâ non* de l'intégrité du produit. Toutefois, cette intégrité n'en est pas moins
tributaire d'un ensemble de conditions extrinsèques qui concernent les milieux, conditions de température, d'humidité,
une certaine constitution chimique, etc. C'est la connaissance
parfaite de ces conditions qui a permis à Pasteur de créer la
méthode des cultures artificielles. On peut croire que, grâce

aux conditions intrinsèques existant dans l'intérieur du corps, et dont le degré et les nuances peuvent varier d'individu à individu, l'ensemble de l'organisme influe sur la vie de chacune des parties qui le composent. Non, l'autonomie cellulaire n'est pas absolue dans le sens strict du mot, elle ne se soustrait pas entièrement à l'influence de l'organisme dont la cellule fait partie. Pour s'en convaincre, il suffit de rappeler brièvement la célèbre expérience de Hunter (1). Des ergots de poulette transplantés sur les pattes de jeunes coqs deviennent aussi grands que des éperons de coq; par contre des ergots de coq insérés sur les pattes de poulettes n'acquièrent qu'au bout de 3 ou 4 ans les dimensions qu'une seule année aurait suffi pour produire chez des mâles. C'est que l'élément protoplasmatique s'adapte et s'accomode au plan de l'ensemble. « Il y a donc à la fois, dit Claude-Bernard (2), autonomie des éléments anatomiques et subordination de ces éléments à l'ensemble morphologique ou, en d'autres termes, des vies partielles à la vie totale. »

Cette subordination des parties au tout peut quelque peu nous rendre compte du concert des actes vitaux, de la coordination et de l'harmonie vitale; car malgré l'absence d'unité dans la pluralité, *multiplex in unitate*, ces nombreux éléments à vie individuelle ne vivent pas en état anarchique, l'harmonie et la solidarité règnent entre eux. Cette multitude de vies indépendantes forment une colonie solidaire, une synthèse harmonique; elles constituent, suivant l'expression de Virchow, une *communauté une,* elles conspirent vers un but commun : le jeu régulier de l'organisme et la reproduction incessante du type à travers les mutations mo-

(1) HUNTER, d'après BURDACH; t. 8, p. 549.
(2) CLAUDE-BERNARD, *Phénomènes de la vie,* etc.; p. 355.

léculaires de la matière. Cette merveilleuse harmonie est un des grands secrets de la biologie que la subordination des parties au tout éclaircit quelque peu, ai-je dit, mais il s'en faut qu'elle l'éclaircisse complètement. Il est possible, il est probable, à mon avis, que l'action régulatrice exercée directement par le système nerveux sur la nutrition intime des éléments anatomiques, action que nous allons tâcher de démontrer dans le cours de cette étude, contribue efficacement et pour une large part à entretenir l'harmonie et le consensus des actes vitaux.

La cellule vivante représente donc la personnification unitaire de la vie, bien qu'elle ne jouisse pas d'une autonomie absolue. « Nous nous représentons maintenant, dit Dastre (1), dans sa magistrale étude sur le problème physiologique de la vie, l'être vivant complexe, animal ou plante, avec sa forme qui le distingue de tout autre, comme une cité populeuse que mille traits distinctifs séparent de la cité voisine. Les habitants de cette cité sont indépendants et autonomes au même titre que les éléments anatomiques de l'organisme ; les uns comme les autres ont en eux-mêmes le ressort de leur vie, qu'ils n'empruntent ni ne soutirent des voisins ou de l'ensemble. Tous ces habitants vivent en définitive de même, se nourrissent, respirent de la même façon, possédant tous les mêmes facultés générales, celles de l'homme ; mais chacun a en outre son métier, son industrie, ses aptitudes, ses talents par lesquels il contribue à la vie sociale et par lesquels il en dépend à son tour. Les corps d'état, le maçon, le boulanger, le boucher, le manufacturier, l'artiste, exécutent des tâches diverses et fournissent

(1) DASTRE, *Le problème physiologique de la vie* ; dans la *Revue philosophique*, dirigée par Th. Ribot ; 4ᵉ année, nᵒ 3, 1879, p. 305 et 305.

des produits différents et d'autant plus variés, plus nombreux et plus nuancés que l'état social est parvenu à un plus haut degré de perfection. Tel est l'animal complexe. Il est organisé comme une cité, de telle façon que les conditions de la vie élémentaire ou individuelle de tous les citoyens anatomiques y soient respectées, ces conditions étant les mêmes pour tous. Mais en même temps chaque membre dépend, dans une certaine mesure, par son genre de vie, par sa fonction et pour sa fonction, de l'ensemble dont il fait partie, du groupe social auquel il appartient et de la place qu'il y occupe. Il est, en même temps qu'un être autonome, un élément de l'ensemble, une pierre de l'édifice national. En un mot, il jouit à la fois d'une vie individuelle et d'une vie nationale. »

La nutrition, comme nous venons de le voir, est une propriété de la cellule vivante, c'est dans elle et dans son voisinage immédiat que s'accomplissent les phénomènes physico-chimiques qui caractérisent ce processus. C'est à tort qu'à l'exemple du célèbre Lavoisier on considéra toutes les réactions organiques comme de simples oxydations. Que l'oxygène soit une condition indispensable à l'activité vitale des cellules, cela n'est pas douteux ; qu'il serve à se combiner avec les produits ultimes des désintégrations moléculaires et à les éliminer ; qu'il facilite même par sa présence ces désintégrations ou dissociations qu'une autre cause a produites, cela n'est pas douteux non plus ; mais on ne saurait plus admettre aujourd'hui qu'il soit la cause première du mouvement nutritif, l'agent moteur des réactions organiques. Les hydratations et les déshydratations, les synthèses et les décompositions sont l'œuvre directe de l'activité cellulaire. Nous n'avons pas à nous occuper de ces actes multi ples qui s'accomplissent silencieux et inconscients dans l'intimité de nos tissus, quelque intéressants qu'ils soient. Pareille digression nous entraînerait trop loin. Contentons-nous seulement de quelques remarques.

Robin (1) définit l'acte de la nutrition comme suit : « L'acte vital caractérisé par le double mouvement de composition assimilatrice et de décomposition désassimilatrice simultanées, d'où résulte une rénovation moléculaire continue. » Cette définition est, pour ainsi dire, une définition classique, en France notamment, où on la trouve, avec de légères variations de forme seulement, dans tous les écrits qui s'occupent *ex professo* de la matière. On entend par assimilation la pénétration endosmotique ou intussusception dans la trame organique de principes immédiats plus ou moins modifiés et dont le choix varie d'après la nature et la composition du tissu. Parmi ces principes, les uns s'incorporent directement, soit qu'ils subissent une simple rétention et restent quelque temps étrangers à la circulation de la matière, soit qu'ils subissent la métamorphose parenchymateuse et entrent dans la structure des tissus (assimilation proprement dite); les autres ne s'incorporent pas, il en est, notamment ceux d'origine minérale, qui s'éliminent tels qu'ils sont entrés, conjointement avec les substances formées aux dépens des tissus (principes cristallisables) et aux dépens de celles qui se sont produites dans l'intérieur des tissus. La formation et l'issue exosmotique constituent l'acte de la désassimilation. Pareille conception des processus assimilateur et désassimilateur supposent, comme on voit, que tous les organes du corps subissent un échange moléculaire très rapide, et que l'organisme tout entier est constamment en voie de régénération.

(1) Ch. Robin, *Anatomie et physiologie cellulaires*, 1873, p.162 et 478.

Mais en est-il bien ainsi? Nul doute que dans différentes circonstances, par exemple pendant la période de développement et après une longue maladie, l'organisme ne soit le siège actif d'un travail d'assimilation et que celui-ci ne prédomine sur la désassimilation, puisqu'il y a augmentation de volume; nul doute non plus que, pendant l'âge de déclin, de décrépitude, pendant les maladies, de même qu'après une diète expérimentale, la désassimilation ne s'empare des organes, sans qu'elle soit compensée par un travail réparateur d'assimilation. Mais en est-il de même pendant la période statique, à l'état d'équilibre de l'économie? La plupart des physiologistes français répondent encore par l'affirmative, et même en Allemagne nous voyons récemment Hoppe-Seyler et Pflügger partager la même opinion. L'École physiologiste de Munich, au contraire, et Voit particulièrement opinent dans le sens contraire; et leurs idées me paraissent les plus rationnelles, j'oserais même dire les seules rationnelles. Non, chez l'homme sain et adulte, pendant l'état statique de la nutrition, l'échange moléculaire, le stoffwechsel des Allemands, n'envahit pas ou du moins n'envahit que faiblement la substance structurale elle-même. Il est vrai que plus d'un tissu organisé, tels que les poils, les plumes et les ongles, après avoir atteint un certain degré de croissance, finissent par tomber; il est vrai aussi, que d'autres tissus qui conservent pendant toute leur vie l'état cellulaire, soit que les cellules nagent isolément et librement dans les liquides de l'économie, comme les globules du sang, soit qu'elles revêtent des surfaces libres, comme les cellules épithéliales de la peau, disparaissent et sont continuellement remplacées par des cellules de nouvelle formation; il est vrai encore que, pour la plupart des

glandes sécrétoires, la chute des cellules sécrétantes forme
« la caractéristique » de la fonction, cette mue cellulaire
formant pour quelques-unes d'entre elles, la sécrétion lactée
par exemple, la partie essentielle du liquide sécrété. Mais
une desquamation, une chute de cellules entières est une
exception qu'on ne rencontre pas, il s'en faut, dans la
majorité des organes de l'économie. La génération et la disparition totale des éléments fibrillaires, constatées dans le
tissu musculaire par Pflügger, dans le tissu nerveux par
Hoppe-Seyler, n'ont pas été observées par la plupart des
auteurs. D'ailleurs, que le renouvellement des formes organisées n'ait pas l'intensité et la rapidité qu'on admettait jadis,
plusieurs faits le prouvent. F. Miescher (1), en soumettant
des saumons de Rhin à la diète pendant 6 à 9 1/2 mois, a
vu les oganes génitaux se développer au dépens des muscles
lombaires, sans que les nombreuses fibrilles dont ces derniers se composent, quoique fortement atrophiées, fussent
diminuées sous le rapport du nombre. « Tout le monde sait,
dit Magendie (2), que les soldats, les matelots et plusieurs
peuplades sauvages se colorent la peau avec certaines substances qu'ils introduisent dans le tissu même de cette membrane : les figures tracées ainsi conservent leur forme et
leur couleur toute la vie, à moins de circonstances particulières. Comment allier ce phénomène avec le renouvellement
qui, d'après les auteurs, arriverait à la peau. » Je puis en
dire autaut des taies de la cornée, des opacités du cristallin,
des cicatrices de la peau et même de ces colorations bleu-

(1) MIESCHER, SCHWEIZER, *Litteratursamm. zur internat. Fische-
reitustellung* in Berlin, 1880, p. 212. Voir encore : *Handbuch der Physiologie; herausgegeben* von L. Hermann ; VI Band, 1 Theil, Voit, p. 277.
(2) MAGENDIE, *Précis élémentaire de physiologie;* 2ᵉ édit., t. II,
p. 482 et 483.

grisâtres qui étaient jadis si fréquentes par suite de l'emploi de hautes doses prolongées de nitrate d'argent dans le traitement de l'épilepsie; nous savons que presque toujours ces cicatrices et ces taches persistent d'une manière indéfinie. Disons encore avec Voit (1) que, si la disparition et la génération des formes organisées avaient le degré qu'on croyait, « un carnivore qui se nourrit de chair devrait détruire ses muscles et ses organes tous les huit jours, et dans les cas extrêmes tous les quatre jours, pour pouvoir les reconstruire à l'aide de nouveaux matériaux. Si une destruction aussi colossale envahissait les tissus organisés, le microscope devrait quelque part au moins en découvrir des traces. Les muscles d'un animal qu'on aurait soumis pendant un jour seulement à la diète devraient avoir un tout autre aspect que ceux qui continuent à se nourrir d'albumine. »

Il existe une seconde hypothèse (*Verdrängunshypothese*) qui considère le mouvement nutritif comme s'effectuant molécule par molécule, en respectant la forme de l'élément où ce mouvement se produit sans relâche. Je ne crois pas qu'elle soit plus admissible que la précédente, elle est passible des mêmes objections.

Beaucoup plus rationnelles me paraissent les idées du professeur Voit, de Munich, dont les récents travaux viennent de jeter une vive lumière sur le problème de la nutrition. D'après cet éminent biologiste (2) la cellule organisée reste histologiquement intacte pendant le processus nutritif ou du moins elle ne se rajeunit qu'en de faibles proportions aussi longtemps que les recettes et les dé-

---

(1) Voit, *Handbuch der Physiologie,* von Hermann; VI Band, 1 Theil, *Phys. des allgemeinen Stoffwechsels,* p. 277 et 278.
(2) Voit, *ouvrage cité;* p. 289 et suivantes.

penses s'égalent et s'équilibrent dans l'économie (*Gleich-gewichtszustand*). Ainsi, l'albumine alimentaire, désignée comme aliment de force par les auteurs qui s'occupent scientifiquement de l'alimentation, parce que la partie la plus importante des tissus animaux est formée d'albumine organisée, ne s'assimile pas ou ne s'assimile que légèrement, aussi longtemps que la quantité d'azote rendue par les divers émonctoires de l'économie, sous forme d'urée, d'acide urique et autres dérivés azotés, est égale à la quantité d'azote apportée par l'albumine alimentaire (*Stickstoffgleich-gewicht*). Dans les mêmes conditions, l'albumine qui est déjà organisée ne se désassimile, ne se dissocie pas. Mais l'équilbre vient-il à se rompre au profit de la recette, l'assimilation se produit; se rompt-t-il, au contaire, au profit de la dépense, dans la vieillesse ou à la suite d'une diète, par exemple, on voit la désassimilation se produire au détriment de la substance organisée. Aussi, chez l'homme sain et adulte, chez lequel les conditions d'équilibre se trouvent remplies, l'alimentation, dit Voit (1), n'a pas tant en vue de réparer les pertes, l'usure qu'éprouvent nos organes, que de les prévenir et d'empêcher qu'elles se produisent. Faut-il en conclure que pendant l'état statique la cellule reste indifférente au mouvement nutritif? Certainement non; c'est elle qui commande et règle le mouvement désassimilateur. Prenons l'albumine de nouveau comme exemple : cette substance introduite par l'alimentation passe dans les plasmas nourriciers, sang, lymphe et chyle, après avoir subi diverses métamorphoses qui assurent sa solubilité et sa diffusibilité. Elle quitte les canaux où ces plasmas sont enfermés pour venir au contact des éléments anatomiques, peut-être même

(1) Voit, *ouvrage cité;* p. 313.

pour les pénétrer, mais sans s'organiser. Ces éléments, en vertu d'un travail dont le mécanisme nous échappe encore (en vertu de leurs mouvements intra-moléculaires, d'après Nageli), agissent sur l'albumine transformée et transsudée, la dissocie et la dédouble en subtances dont les unes contiennent de l'azote, dont les autres, au contraire, en sont dépourvues. C'est donc l'albumine de circulation, l'albumine des sucs nutritifs qui fait tous les frais de la désassimilation azotée, *das circulirende Eiweiss*, comme l'appelle Voit, en opposition avec l'albumine organique, *das Organ-Eiweiss* des cellules. Celles-ci se conservent intactes aussi longtemps que l'albumine circulante suffit à leur activité ; mais dès que cette dernière diminue ou disparaît, les cellules toujours en activité se tournent vers leur propre substance, elle deviennent autophages. L'action dissociante des éléments protoplasmatiques se porte aussi, quoique à des degrés très variables, sur les autres principes alimentaires, tels que les hydrocarbures et les graisses. Bref, la cellule vivante est le centre actif de la nutrition ; c'est elle qui commande, gouverne et règle les actes nutritifs, bien que, en dehors des périodes d'accroissement et de décrépitude soit physiologiques, soit pathologiques, c'est-à-dire dans la période statique, dans l'état d'équilibre de l'économie, sa propre subtance reste étrangère ou du moins ne prenne qu'une part très faible au double mouvement d'assimilation et de désassimilation.

Après ces quelques préliminaires, entrons en plein dans notre sujet ; voyons si le système nerveux agit et, dans l'affirmative, comment il agit sur la nutrition intime des tissus.

CHAPITRE II.

On a cru longtemps que l'activité nutritive dont jouissent les tissus animaux n'était qu'une simple émanation de l'activité nerveuse; on a même prétendu que les centres nerveux et les nerfs, non seulement étaient le principe dynamique de la nutrition, mais qu'ils contenaient le principe matériel de celle-ci. Aussi, n'est-il pas étonnant d'avoir vu les hypothèses les plus bizarres et les plus arbitraires régner dans la science : Oliva Zambucco croyait qu'une substance nutritive émanait du cerveau et se déposait par l'intermédiaire des nerfs dans toutes les parties de l'organisme, pour y servir à l'acte de la nutrition. D'après Sylvius, Glisson, Willis et autres, les nerfs renfermaient dans leur intérieur une matière liquide, de nature albumineuse, susceptible de s'infiltrer dans tous les tissus et de les nourrir. D'autres hypothèses analogues ont été émises, attribuant toutes au système nerveux une part essentielle sinon absolue de la fonction nutritive. Il en était ainsi, comme pour toutes les questions énigmatiques : on s'adressa aveuglément à l'action nerveuse qu'on connaisait si mal encore, pour avoir des éclaircissements et des solutions. Le système nerveux était un vrai asylum ignorantia. Aujourd'hui ces hypothèses sont entièrement abandonnées et n'offrent plus qu'un intérêt historique.

Plus tard, un courant inverse et un revirement complet se sont produits dans les esprits. Autant s'évertua-t-on autrefois à centraliser les causes soit matérielles, soit dynamiques de la nutrition dans l'appareil nerveux, à exagérer l'influence trophique (1) de celui-ci ; autant se laissa-t-on aller plus tard à nier cette influence, à la considérer comme insignifiante. La doctrine cellulaire dans ses moments d'exagération réclama, en faveur de l'autonomie vitale des éléments anatomiques, une indépendance absolue vis-à-vis des nerfs. Ceux-ci n'auraient aucun pouvoir sur les actes moléculaires ou chimiques qui caractérisent l'assimilation et la désassimilation, ni sur les oscillations physiologiques et les anomalies morbides dont ces actes sont susceptibles. Aujourd'hui, grâce aux travaux et aux découvertes qui sont venus enrichir la science, dans les dernières années, ces théories extrêmes ne comptent plus guère d'adhérents. Refuser toute intervention au système nerveux sur la nutrition me paraît une erreur aussi grande que de la lui subordonner entièrement. Cette intervention me paraît double : le système nerveux agit indirectement, médiatement sur la nutrition des éléments protoplasmatiques, par l'intermédiaire des nerfs vaso-moteurs, en leur faisant parvenir les matériaux nutritifs dont ils ont besoin (influence passive) ; en second lieu, il agit directement, immédiatement, sur cette fonction pour la régulariser et la diriger dans les limites voulues, qu'elle ne peut franchir impunément sans s'altérer et sans s'égarer dans des voies insolites (influence active). Cette dernière influence est la plus importante des deux. C'est elle surtout que nous aurons en vue dans le cours de notre étude ; non pas, que l'état actuel de nos connaissances permette de formuler d'une manière précise les lois suivant lesquelles s'opère l'action directe ou immédiate ; mais

(1) τροφή = nutrition, nourriture (nahrung).

du moins la physiologie et la pathologie nous donnent des matériaux suffisants pour étayer une hypothèse très acceptable.

CHAPITRE III.

SOMMAIRE : Nerfs vaso-moteurs. — Localisation des nerfs vaso-moteurs. — Classification. — Mécanisme de l'action des vaso-dilatateurs. — Fonctionnement physiologique. — Influence passive sur la nutrition normale. — Influence sur les désordres nutritifs : inflammation, hypertrophie, hyperplasie. — Conclusion.

Les nerfs vaso-moteurs, désignés sous ce nom par Stilling, quoique ce soit à Claude Bernard, Schiff et BrownSéquard que revient le mérite d'avoir fourni leur démonstration expérimentale, s'engagent et s'épanouissent dans la tunique moyenne ou musculaire des vaisseaux. L'expression de vaso-moteur appliquée à ces nerfs ne constitue, à vrai dire, comme le dit quelque part un auteur allemand, qu'une concession faite à leur dignité fonctionnelle, puisqu'ils ne diffèrent des autres nerfs moteurs de l'économie que par cette dignité.

Contrairement aux assertions d'un petit nombre de physiologistes, les nerfs vaso-moteurs ne prennent pas leur origine dans les ganglions du grand sympathique : ils émergent du bulbe et de la moelle, se rendant aux vaisseaux sanguins par l'intermédiaire des nerfs de la vie animale, en même temps et surtout que des divisions du grand sympathique. Autrefois, à l'exemple de Schiff (1), on croyait pouvoir localiser l'unique centre d'origine et de

---

(1) SCHIFF, *Untersuchungen zur Physiologie des Nervensystems*, Frankfurt, 1855, p. 198 et suivantes.

réflectivité de tous les vaso-moteurs du corps dans le bulbe rachidien, n'attribuant à la moelle épinière d'autre rôle que celui de simple conducteur. Owsyannikow partagea cette opinion ; mais délimitant plus exactement encore, il localisa ce foyer central au plancher du 4me ventricule, dans un espace prismatique qui s'étend depuis le voisinage des tubercules quadrijumeaux jusqu'à 4-5 millimètres au devant du bec du calamus. Ditmar (1), par ses expériences sur le lapin, se crut autorisé à distinguer un centre réflexe et un centre tonique ; il plaça le premier un peu au-dessus du second et assigna à celui-ci les mêmes limites qu'Owsyannikow. Vulpian (2) dont le nom fait autorité en semblable matière rejette l'unité. Sa manière de voir repose principalement sur ce fait, constaté par d'autres auteurs encore, que la dilatation des vaisseaux sanguins consécutive à la section de la moelle, faite à sa partie supérieure, en arrière du bulbe rachidien, est bien plus considérable lorsque, concurremment avec cette section, on détruit une région plus ou moins grande de la moelle épinière, ou qu'on sectionne soit les racines antérieures, soit même les nerfs périphériques. Aussi, Vulpian de même que Goltz, Freusberg, Schlessinger et Stricker admettent des centres vaso-moteurs nombreux, disséminés et échelonnés dans le bulbe, où se trouve le centre principal, et tout le long de la partie centrale de la substance grise de la moelle épinière. Il n'est pas jusqu'au cerveau lui-même qui n'ait, au moins indirectement, quelqu'influence vaso-motrice. Ainsi, Eulen-

(1) DITMAR, d'après DAVID FERRIER : *Die Fonctionen des Gehirnes ; übersetzt von d^r Heinrich Obersteiner*, p. 33. Braunschweig, 1879.

(2) VULPIAN, *Leçons sur l'appareil vaso-moteur*, 1875, t. I, p. 270 et suivantes.

bourg (1), Landois et Plitzug, en détruisant ou faradisant les régions corticales antérieures autour du sillon de Rolando, ont constaté, dans le premier cas, un accroissement, dans le second, un abaissement de la température du côté opposé. Quant aux centres vaso-moteurs périphériques, disséminés dans les cellules ganglionnaires sur le trajet des vaisseaux, et sur lesquels Goltz, Weber, ainsi que nos compatriotes Masius et Vanlair, ont attiré l'attention, je ne crois pas qu'on leur puisse attribuer, si tant est qu'ils existent, un autre rôle que d'emmagasiner l'action vaso-motrice puisée dans les centres médullaires.

Les vaso-moteurs se répartissent en deux classes : les vaso-constricteurs et les vaso-dilatateurs. Aux premiers est dévolue la fonction de présider au tonus vasculaire; leur paralysie ou leur section détermine l'hypérémie neuro-paralytique, la dilatation des vaisseaux auxquels ils se distribuent, rôle si bien mis en évidence par la section du sympathique cervical; tandis que leur excitation soit expérimentale, soit pathologique amène la constriction des vaisseaux et l'ischémie sanguine.

Les vaso-dilatateurs, quand ils sont excités, paralysent les vaisseaux; quand, au contraire, ils sont paralysés ou sectionnés, d'après quelques-uns, au moins, ils sont suivis de constriction et d'ischémie. A Schiff (2) plus qu'à Claude Bernard me semble revenir le mérite d'avoir le premier attiré l'attention sur l'existence des nerfs dilatateurs, puisque, en 1856 déjà, nous le voyons professer que le cordon

---

(1) EULENBOURG, d'apès FABRE : *Les relations pathogéniques des troubles nerveux*, p. 537. Paris, 1880.

(2) SCHIFF, d'après S SAMUEL : *Handbuch der allgemeinen Pathologie*, p. 74. Stuttgart, 1879.

cervical du grand sympathique renferme à la fois des fibres vaso-dilatatrices et vaso-constrictives. Ce n'est qu'en 1858, que Claude Bernard, par ses ingénieuses expériences, fut amené à considérer la corde du tympan comme le type des nerfs dilatateurs. Celle-ci, d'après Vulpian, renferme des fibres dilatatrices non seulement pour la glande sous-maxillaire, mais aussi pour les deux tiers antérieurs de la langue. D'après Lowen et Eckardt les nerfs érecteurs du pénis renferment des fibres analogues ; il en est de même, paraît-il, du sciatique, au témoignage de Goltz (1) et Stricker. Au demeurant, il est probable, comme le fait remarquer Vulpian, que les vaso-dilatateurs existent partout comme les constricteurs.

Quant à la question de savoir quel est le mécanisme d'action des vaso-dilatateurs, question difficile et complexe s'il en fût, je ne crois pas que, dans l'état actuel, on puisse fournir une solution définitive. La théorie développée par Virchow et Jaccoud, adoptée d'abord, puis abandonnée par Claude Bernard, ne me paraît guère admissible. « Les vaisseaux, dit Jaccoud (2), reçoivent deux ordres de nerfs : les uns dépendent du système sympathique ; les autres appartiennent au système cérébro-spinal. Les filets sympathiques ont pour fonction de resserrer les vaisseaux ; les filets cérébro-spinaux, au contraire, ont pour fonction de les dilater : à l'état normal, ces deux influences se compensent et se modèrent l'une l'autre, et de cet antagonisme résulte le tonus vasculaire. Si donc les vaso-moteurs sont anormale-

---

(1) GOLTZ, *Uber gefässerweilernde Nerven*, in *Pflüger's Archiv für Physiologie*, 1874, IX Band, p. 174.

(2) JACCOUD, *Études de pathogénie et de sémiotique*, p. 203. Paris, 1864.

ment excités, leur action devient prédominante ; de là, dilatation des vaisseaux, accroissement de la chaleur, etc.; et le
même effet sera produit, on le conçoit, si au lieu d'exciter
le nerf cérébro-spinal on paralyse le sympathique antago-
niste ; les nerfs dilatateurs (cérébro-spinaux) sont-ils paralysés, les constricteurs, délivrés à leur tour de toute influence
modératrice, produisent le resserrement des vaisseaux, et
l'abaissement de la température. »

Ne me paraissent pas plus admissibles, et à plus de titres
encore, les différentes hypothèses de la constriction des veinules efférentes, de l'exagération dans les mouvements péristaltiques des artères afférentes, de la dilatation secondaire
par une vis-à-fronte, une force attractive que Prochascka et
Brown-Séquard (1) attribuent aux éléments anatomiques
sur les vaisseaux ambiants.

L'explication la plus satisfaisante me semble celle qui fait
jouer aux vaso-dilatateurs une action modératrice, une action d'arrêt sur les vaso-constricteurs par l'intermédiaire
des cellules ganglionnaires disséminées sur le trajet de ces
derniers nerfs, fût-ce même par une espèce d'interférence
nerveuse, comme le veut Claude-Bernard. Le tonus vasculaire, c'est-à-dire cet état de demi-contraction dans lequel
se trouvent les vaisseaux, ne résulterait pas, comme le croit
Jaccoud, de l'antagonisme fonctionnel de ces deux ordres
de nerfs, mais exclusivement de l'excitation permanente
des vaso-constricteurs; les dilatateurs n'agiraient qu'éven-
tuellement pour diminuer le tonus, quand ils sont anorma-
lement excités. En sorte donc que l'afflux sanguin augmente et les vaisseaux se dilatent selon que les vaso-constric-

(1) Brown-Séquard, *Leçons sur les nerfs vaso-moteurs.* etc., traduit de l'anglais par Béni-Barde, p. 25.

teurs sont paralysés ou que les dilatateurs sont excités, tandis que l'afflux sanguin diminue et les vaisseaux se rétrécissent quand les constricteurs sont excités. Vulpian (1) a prouvé que les dilatateurs n'agissent que lorsqu'on leur fait subir une excitation anormale.

Comme on le voit par les quelques considérations qui précèdent, la question anatomique des vaso-moteurs est loin d'être complètement élucidée. Quant à leur fonctionnement physiologique, tout ce que nous en savons, c'est qu'ils servent à entretenir le tonus vasculaire, qu'ils peuvent diminuer ou exagérer suivant les nécessités fonctionnelles. Les capillaires sont dépourvus de muscles, par conséquent les vaso-moteurs sont incapables d'agir directement sur eux ; mais en vertu de la propriété d'élasticité dont leurs parois jouissent, ils peuvent présenter, dans leur calibre, des modifications par influence mécanique et d'une manière parallèle aux modifications des artères correspondantes.

Dans l'état pathologique lui-même, je ne crois pas que les altérations qui affectent les nerfs vasculaires puissent amener autre chose dans la circulation des vaisseaux auxquels ils se distribuent que de simples modifications de quantité, c'est-à-dire dilater ou rétrécir les vaisseaux, produire de la congestion ou de l'ischémie, ce jeu se faisant directement ou par action réflexe. Les croire capables de produire soit des altérations qualitatives du sang, soit des altérations matérielles dans les parois des vaisseaux, c'est une hypothèse prématurée et injustifiable.

Voyons maintenant en quoi consiste l'influence que les vaso-moteurs exercent sur la nutrition cellulaire, par l'intermédiaire du sang dont ils régularisent le cours. Le sang

(1) VULPIAN, *Leçons sur l'appareil vaso-moteur*, etc., t. I, p. 183.

qui s'alimente et se renouvelle constamment, grâce à l'oxygène et aux matières plus ou moins élaborées qu'il emprunte, le premier, à l'air atmosphérique, les secondes, aux
voies digestives, fournit les matériaux nutritifs à la matière
organisée extra-vasculaire. Mais ce liquide nourricier, cette
« chair coulante » est en même temps un dépurateur de
l'économie, puisqu'il reçoit et livre au dehors les détritus
de la désassimilation et de la dissociation. La plupart de nos
tissus sont abondamment fournis de vaisseaux sanguins.
Quant à ceux-là qui en sont dépourvus, il est permis de
croire avec Virchow (1), opinion assez probable, au moins
pour certains d'entre eux, que l'introduction des principes
nutritifs se fait à distance, par l'intermédiaire d'un système
de cellules étoilées. Quant à la question de savoir si le passage des matériaux nutritifs à travers les parois des vaisseaux se fait spontanément ou bien en vertu d'une force
attractive exercée par les éléments anatomiques, elle est
assez difficile à résoudre. Toutefois j'incline pour la dernière supposition : je crois que les cellules vivantes attirent
les principes nutritifs dont elles ont besoin, en vertu d'affinités qui ne sont autres que celles qui dépendent de la composition chimique de ces cellules. Celles-ci ne possèdent
pas l'intelligence de choisir les matériaux qui leur convien-
nent; elles s'emparent de tous ceux, fussent-ils même des
poisons, avec lesquels, grâce à leur constitution intime,
elles peuvent se combiner ou sur lesquels elles peuvent
agir. Le passage des principes nutritifs, de même que le
travail ultérieur qu'ils subissent, c'est-à-dire l'assimilation
ou dédoublement, dépendent par conséquent de l'élément
anatomique; les modifications dans l'activité de celui-ci

(1) Virchow, *Pathologie cellulaire*, etc., p. 138 et suivantes.

entraînent des modifications parallèles dans ceux-là. Inversement, la nutrition cellulaire dépend-elle de la quantité plus ou moins grande de sang qui circule dans son voisinage immédiat? Cela me paraît assez probable, mais dans des limites très étroites seulement. Quand le sang devient plus abondant ou plus riche en matériaux nutritifs, les cellules éprouvent un surcroît d'énergie, l'assimilation se produit et les décompositions redoublent d'intensité. Mais le processus assimilateur cesse bientôt, car l'équilibre ne tarde pas à s'établir entre les cellules et les sucs nutritifs. (Voit.) Réciproquement, quand le sang diminue ou s'appauvrit, les cellules ralentissent leur activité, elles deviennent même autophages jusqu'à ce que l'équilibre se rétablisse derechef. Ainsi, l'influence de la quantité de sang sur l'énergie vitale des cellules existe, mais elle est purement passive. Suivant que les sucs nutritifs augmentent ou diminuent, la cellule vivante augmente ou diminue spontanément son activité. Quelque abondant que soit l'afflux des principes nutritifs, les tissus sont incapables d'en absorber et d'en élaborer une quantité plus grande que ne le permet leur activité spontanée.

Les fluctuations que subit la vie cellulaire dans ces conditions ne peuvent donc pas dépasser les limites physiologiques, sauf lorsque la diminution de l'irrigation sanguine est poussée jusqu'à l'extrême, comme dans la gangrène symétrique des extrémités. Bref, les nerfs vaso-moteurs, qui ont pour rôle de répartir uniformément le sang dans toutes les parties de l'économie et de laisser bénéficier tous les éléments anatomiques des matériaux nutritifs que ce liquide contient, ne peuvent en aucune façon agir directement sur la vitalité de ces éléments.

S'il en était autrement, si le gouvernement vaso-moteur

intervenait activement et directement dans la vie cellulaire,
par l'action alternative des vaso-constricteurs et des vaso-
dilatateurs, les troubles apportés à ce jeu par les lésions
nerveuses soit expérimentales, soit pathologiques, devraient
avoir pour conséquence inévitable de déterminer des modifications de nutrition dans les différents tissus ; or, il est
loin d'en être ainsi, et nous verrons plus loin que les
modifications nutritives, là où elles existent, ne peuvent à
aucun prix être mises sur le compte d'un trouble vaso-moteur. Il s'en faut de beaucoup cependant que tous les auteurs soient de cet avis. Nous voyons, dans tous les pays,
des auteurs très recommendables se faire les partisans con-
vaincus de l'opinion contraire. En France, Charles Robin (1)
et Claude Bernard (2) ne croient pas que les lésions nerveuses puissent déterminer des troubles trophiques autrement que par l'intermédiaire des vaso-moteurs. « Les
troubles secrétoires, dit Ch. Robin, ceux d'absorption, les
indurations, ramollissements, hypertrophies et autres altérations consécutives aux lésions des nerfs sont une conséquence de perturbations circulatoires par l'intermédiaire
des vaso-moteurs affectés directement ou par action réflexe,
et non la conséquence de l'action de nerfs qui auraient, à
la manière de l'électricité par exemple, une influence sur les
actes moléculaires ou chimiques de l'assimilation et de la
désassimilation dans une zone d'une certaine étendue en
dehors de leur surface. »

En Allemagne, nous voyons récemment Stricker (3),

(1) CH. ROBIN, *Journal de l'Anatomie et de la Physiologie*, etc.,
1867, p. 280.

(2) CLAUDE BERNARD, *Leçons sur les propriétés des tissus vivants*, etc., p. 410.

(3) STRICKER, d'après *Wiener medizinische Wochenschrift zur*

Mayer (1), Perls (2) et beaucoup d'autres se rallier à cette manière de voir; mais le plus souvent les auteurs diffèrent entre eux quant à la modalité de l'action nerveuse vaso-motrice. C'est ainsi que Stricker rend les inflammations névropathiques tributaires d'une irritation des vaso-dilata-teurs, c'est-à-dire d'une hypérémie sanguine; tandis que Mayer, niant l'efficacité de cette dernière, les rattache à une irritation permanente des vaso-constricteurs, irritation qui a pour conséquence d'entraîner des altérations organiques dans les parois des vaisseaux sanguins.

En passant successivement en revue les troubles trophi-ques consécutifs aux lésions nerveuses soit expérimentales, soit pathologiques, nous verrons combien la théorie vaso-motrice, de quelque manière qu'on l'interprète, est peu fondée. Contentons-nous en ce moment d'un aperçu géné-ral.

L'hypérémie neuro-paralytique nous explique bien des faits pathologiques : citons notamment les fluxions, les œdèmes, les hyperthermies, les ecchymoses, voire même des suffusions sanguines dans certaines muqueuses, comme les muqueuses bronchique, stomacale et intestinale, là où un épithélion fragile et un tissu mou ne soutiennent qu'imparfaitement des capillaires superficiellement placés. Or, jamais ces phénomènes ne s'accompagnent simultané-ment d'accidents inflammatoires. Je dis simultanément, car il est possible que dans la suite l'épanchement sanguin,

frage der trophischen Nerven, von B. Stiller, N° 5 und N° 6, 29 jänner und 5 februar 1881, Seite 114, 115, und 152, 153, 154.

(1) MAYER, Handbuch der Physiologie, von L. Hermann ; II Band, 1 Theil, Specielle Nervenphysiolog., S. Meyer. S. 214.

(2) PERLS, Lehrbuch der allegemeinen Pathologie ; Stuttgart, 1879, II Theil, Seite 226.

comme dans l'apoplexie pulmonaire, détermine une inflammation consécutive par irritation du tissu ambiant. Mais par elle-même, sans l'intervention d'une cause étrangère, l'hypérémie vaso-motrice est incapable de produire directement des lésions inflammatoires. Il est vrai que dans tout processus phlegmasique qui s'empare d'un tissu vascularisé le désordre circulatoire, et en particulier l'afflux sanguin, constitue un des symptômes les plus caractéristiques et les plus précoces, mais coïncidence et même priorité n'implique pas causalité. La nature de l'inflammation, suivant l'opinion la plus généralement reçue aujourd'hui, se caractérise essentiellement par un désordre nutritif, une suractivité anormale dans le processus nutritif des éléments cellulaires, y compris des cellules endothéliales des parois des vaisseaux sanguins et des capillaires. Or, les troubles circulatoires, telles que la stase sanguine et la diapédèse, ne sont qu'un simple résultat, d'après Samuel (1), Cohnheim (2) et autres, de la dénutrition que subit l'endothélium vasculaire avec altérations consécutives des propriétés physiologiques dont cette paroi jouit.

Que l'hypérémie sanguine soit incapable d'entraîner des lésions trophiques dans les tissus où elle se produit, lorsque ces tissus ne sont pas autrement irrités, ni directement, ni indirectement, ou lorsque l'influence immédiate que le système nerveux exerce sur eux n'est en rien modifiée, les résultats que nous donne la section du grand sympathique à

(1) SAMUEL., *Algemeine pathologie*, etc., p. 159. D'après Samuel, les altérations endothéliales constituent le symptôme initial et originel du processus phlegmasique.

(2) JUL. COHNHEIM, *Neue Untersuchungen über die Entzündung*, p. 67. Berlin, 1873. D'après Cohnheim, ces altérations seraient insaisissables.

la région cervicale sont là pour le confirmer d'une façon éclatante. Du côté correspondant à la section, il se produit, entre autres phénomènes, la dilatation des vaisseaux avec pression plus grande et augmentation de la quantité de sang. Bouchard est même parvenu à produire de petites hémorrhagies interstitielles dans le pavillon de l'oreille. L'élévation de la température est un des symptômes le mieux accusés, elle peut atteindre, au dire de Vulpian (1) 5, 10, 15 degrés centigrades et même plus. Citons encore, pour compléter l'énumération des accidents qui surviennent d'ordinaire à la suite de la section du sympathique cervical, l'augmentation de la sécrétion sudorale, de la sensibilité et de la réflectivité. Tous les auteurs qui ont fait et refait cette expérience, et ils sont nombreux, n'ont jamais réussi, quelqu'intense et prolongée que fût l'hypérémie, à produire des accidents inflammatoires, à moins qu'une cause étrangère intervint. L'atrophie faciale constatée exceptionnellement par Seeligmuller (2) à la suite d'une paralysie traumatique du grand sympathique (l'atrophie est-elle simple ou de nature irritative, l'auteur n'en dit rien) ne dépend pas des troubles vaso-moteurs concomitants, mais elle rentre probablement dans la catégorie des amyotrophies que nous verrons plus loin produites par la perversion de l'influence nutritive que le système nerveux exerce directement sur les tissus, le traumatisme ayant probablement, dans le cas observé par Seeligmuller, blessé d'autres fibres nerveuses que le cordon cervical, fibres nerveuses auxquelles est dévolue la transmission de cette influence directe.

---

(1) VULPIAN, *Leçons sur les vaso-moteurs*, etc., t. II, p. 95.

(2) SEELIGMULLER, d'après EULENBOURG et GUTTMANN, *Die Pathologie des sympathicus*, p. 15. Berlin 1873.

D'autres preuves encore peuvent être alléguées pour montrer le bien-fondé de ce que j'avance. Cohnheim (1), par
d'ingénieuses expériences sur des langues de grenouilles
curarisées, réussit pendant quelque temps à entretenir
dans cet organe un état d'hypérémie très accentué sans que
jamais il lui soit permis de constater la moindre altération
inflammatoire, pas même le passage d'un seul globule blanc
ou rouge à travers les parois distendues.

Les hypérémies vaso-motrices d'origine pathologique
n'ont pas davantage le privilége de produire des lésions inflammatoires. Les angioneuroses n'en sont que rarement ou
pour ainsi dire jamais accompagnées. Dans la congestion
des pommettes qui a pour point de départ l'inflammation
pulmonaire, et qu'on s'accorde généralement à considérer
comme le résultat d'une action réflexe dans laquelle l'irritation des nerfs pulmonaires retentit sur les centres nerveux
pour se réfléchir sur les vaso-moteurs de la face, il est tout
à fait exceptionnel, malgré la multiplicité d'exemples que
la clinique nous fournit, de constater quelque lésion inflammatoire du côté de la face ainsi hypérémiée. Gubler, il est
vrai, a constaté une fois un érysipèle localisé succédant à la
congestion de la joue, mais ce cas reste isolé. Au surplus,
rien ne prouve que la poussée érysipélateuse observée par
Gühler fût une conséquence directe plutôt qu'une affection
coïncidente de l'hypérémie vaso-motrice.

Weir-Mitchell (2) a décrit sous le nom de paralysie vaso-
motrice des extrémités ou érythromélalgie (3) l'étrange ma-

---

(1) COHNHEIM. *Neue Untersuchungen über die Entzündung*, p. 7 et 8.
Berlin, 1873.

(2) WEIR-MITCHELL, d'après LANNOIS, *Paralysie vaso-motrice des
extrémités*, etc. (*Thèse ;* Paris, 1880.)

(3) Erythromélalgie, de ερυθρός rouge, μέλος membre et αλγος douleur.

ladie caractérisée par des accès douloureux avec congestion et gonflement des extrémités et battements artériels
très violents. La nature de cette affection est encore problématique, mais tout semble indiquer qu'elle consiste dans
des troubles du côté des centres vaso-moteurs médullaires
ou bien du côté des nombreux ganglions périphériques qui
siégent au voisinage de la terminaison des nerfs dans les
vaisseaux, et qui, d'après Goltz, Masius et Vanlair, ne sont
pas sans influence sur l'innervation de ces derniers. Or,
quelque complexe que soit la symptomatologie, on n'a
jamais pu observer des altérations trophiques.

Ces exemples, choisis entre mille autres, suffisent à faire
voir combien il est erroné d'attribuer à l'hypérémie neuro-
paralytique une influence causale dans le processus inflammatoire. D'autres preuves, non moins convaincantes, trouveront mieux leur place dans le cours de notre étude.

Cependant, faut-il en conclure que cette influence soit
absolument nulle? Je ne le crois pas non plus. Weir-Mitchell (1), à mon avis, a le mieux formulé la part qui revient
à l'hypérémie sanguine dans la production des troubles trophiques. « Cette part, dit le chirurgien américain, se bor-
nerait à préparer un terrain favorable pour l'intervention
efficace d'autres agents plus directs. » Cette part est surtout
importante comme nous le verrons à l'instant, dans les modifications de nutrition qui se trahissent par l'accroissement
de volume des éléments normaux préexistants (hypertrophie)
ou par la genèse d'éléments nouveaux (hyperplasie). Toutefois, elle n'existe pas moins, quoiqu'à un moindre degré,
quand il s'agit de la production des troubles dénutritifs.

(1) WEIR-MITCHELL, *Des lésions des nerfs et de leurs conséquences;
traduit par Dastre*, p. 31. Paris.

Aussi, Schiff (1) affirme que le plus léger irritant mécanique qui, dans les conditions normales reste sans effet,
suffit à produire des altérations de nutrition dans un tissu
hypérémié. Snellen (2), par des expériences sur le lapin, a
vu l'introduction de perles en verre, dans la région correspondant à la section du sympathique cervical, produire
une évolution plus rapide de l'inflammation que du côté
sain, et Claude Bernard (3) a constaté qu'après la section de
ce même cordon, le côté correspondant s'enflamme souvent
spontanément dès que l'animal tombe malade ou qu'on
lui retire sa nourriture. On ne saurait donc admettre que la
paralysie des nerfs vasculaires puisse augmenter la force de
résistance que les tissus sont capables d'opposer aux traumatismes ou autres agents inflammatoires. Peut-être faut-il
faire exception à cette loi générale pour l'œil, comme nous
le verrons plus tard, en parlant de la kératite neuro-paralytique consécutive à la section intra-crânienne du trijumeau.
Il paraît, en effet, d'après les observations de Claude Bernard et de Sinitzin, que l'extirpation préalable du ganglion
cervical supérieur retarde ou même prévient les désordres
de nutrition que la section du trijumeau tend à produire
dans l'œil correspondant.

Dans les processus d'hypertrophie et d'hyperplasie,
disions-nous, l'action pathogénique, dont l'hypérémie vaso-
motrice est capable, est bien plus grande que dans le processus phlegmasique, quoique dans ceux-là comme dans
celui-ci cette action soit exclusivement passive. Nous venons

---

(1) SCHIFF, *Physiologie de la digestion*, t. I, p. 235.

(2) SNELLEN, *Experimentelle Untersuchungen über den Einfluss
der Nerven*, etc. (*Archiv. f. Holl.*, etc., *von Donders*, Bd I, Heft 3, 6,
p. 219.

(3) CLAUDE BERNARD, *Physiologie du système nerveux*; t. II, p. 535.

de dire précédemment que l'hypérémie sanguine peut faire
en sorte que les tissus se nourrissent mieux et plus facilement, mais que ce luxe de nutrition ne dépasse pas les
limites physiologiques. Pour que l'hypertrophie et l'hyperplasie puissent se produire, il faut qu'à l'hypérémie sanguine
s'ajoute une irritation des éléments anatomiques. « En
augmentant l'afflux des principes nutritifs, dit Virchow (1),
nous ne pouvons pas forcer la partie à en absorber une
quantité plus considérable, ce sont là deux choses très différentes. » J'entends par là que, malgré l'afflux sanguin,
quelqu'intense qu'il soit, les parties ne sont pas à même
d'absorber et d'élaborer une quantité plus considérable de
matériaux nutritifs que ne le permet l'activité spontanée des
éléments anatomiques. Il faut avouer toutefois que de
nombreux faits semblent militer, au premier abord, en
faveur de l'opinion contraire. L'éperon d'un coq, transplanté sur la crête de celui-ci, trouve un terrain abondamment pourvu de vaisseaux sanguins; aussi sa croissance
marche rapidement et prend des proportions exagérées;
d'après Paget, il peut acquérir jusqu'à 12 centimètres.
Lorsque de grosses tumeurs s'épanouissent et se développent aux extrémités, il n'est pas rare de voir les vaisseaux
et les nerfs des parties voisines s'hypertrophier, les cheveux
et les ongles croître démésurément. Chez les ouvriers
que le genre de travail condamne aux exercices corpo-
rels exagérés, les muscles sont devenus fréquemment
le siége d'une suractivité nutritive qui peut dégénérer en
une véritable hypertrophie. Les hypertrophies qui reconnaissent une cause pathologique ne sont pas moins intéressantes et instructives : citons notamment celles de la peau,

(1) VIRCHOW, *Pathologie cellulaire*, etc., p. 155.

à la suite de névralgies congestives fréquemment répétées ;
celles du cœur, consécutives, soit à une irritabilité nerveuse
exagérée, soit à des lésions valvulaires, soit à d'autres obstacles dans l'arbre circulatoire ; celles de la vessie et de
l'estomac qu'on peut voir survenir, les premières à la suite
d'un rétrécissement du canal de l'urèthre, les secondes à la
suite d'un rétrécissement du pylore. Il me serait facile d'alléguer une foule d'autres exemples analogues, car, comme
le dit Cohnheim (1) « il n'est pas d'organe pourvu d'éléments doués de productilité qui ne puisse s'hypertrophier
par le fait d'une congestion artérielle permanente ou fréquemment répétée ; » et ailleurs le même auteur ajoute que
« tous les organes dont les vaisseaux se trouvent pendant un
long laps de temps dans un état de fluxion collatérale s'hypertrophient (2). » Aussi, pour Cohnheim, l'afflux plus considérable de sang est, non pas une condition favorable et
adjuvante, mais la véritable cause de la suractivité formative des tissus. Cette conclusion est erronée, appuyée
qu'elle est sur les faits précédents ou des faits analogues,
dont la réalité est certainement incontestable, mais qui me
paraissent faussement interprétés. Pour qu'on soit en droit
de tirer pareille conclusion, il faut prouver d'abord que
parmi les conditions complexes où l'on voit évoluer ces formations anormales, l'afflux sanguin exerce seul une influence
causale ; or, cela n'est pas. Certes, la circulation suractivée
a puissamment favorisé l'épanouissement formatif, elle
peut, comme dit Samuel (3), qui a consacré quelques pages

(1) COHNHEIM, *Allgemeine Pathologie*, p. 606.
(2) COHNHEIM, *ibid.*, p. 599.
(3) SAMUEL, *Handbuch der allgemeinen Pathologie als Pathologische Physiologie*, p. 526, Stuttgart, 1879.

intéressantes à traiter cette question, elle peut accélérer et favoriser l'explosion des altérations progressives amenées par des causes étrangères, mais sans l'intervention de celles-ci, elle est incapable par elle-même de les provoquer. L'ergot du coq, transplanté de la patte à la crête, trouve un terrain dont la mollesse est autrement grande et qui permet à son activité nutritive de se donner libre carrière, alors qu'auparavant la résistance du tissu d'implantation lui servait de frein puissant. Les muscles du travailleur surmené, le cœur, la vessie et l'estomac du souffrant ne s'hypertrophient pas parce que le sang afflue vers eux, mais parce que leurs éléments anatomiques sont devenus le siége d'une irritabilité formative (Virchow).

Au reste, pour démontrer que l'hypérémie sanguine est incapable à elle seule de produire les processus de l'hypertrophie et de l'hyperplasie, qu'elle ne peut agir autrement qu'en les favorisant, il suffit de rappeler les preuves précédemment indiquées quand il s'agissait de prouver son absence d'action dans le processus inflammatoire. Qui pourrait prétendre que les angioneuroses pathologiques soient constamment accompagnées d'une suractivité nutritive? Ni la section du sympathique cervical, ni la congestion des pommettes dans la pneumonie, ni l'érythromélalgie ne l'entraînent jamais. Il n'est que A. Bidder (1) et Stirling (2), qui aient jamais constaté une augmentation de volume dans l'oreille correspondant à l'excision du sympathique cervical. Mais ce résultat n'a pas été vérifié par d'autres observateurs. Claude Bernard (3) a tenu en observation un jeune

---

(1) A. BIDDER, *Centralblatt für Chirurgie.* n° 7; 1874.

(2) STIRLING, d'après S. MAYER, *Handbuch der Physiologie, von Hermann,* II Band, 1ster Theil, p. 205.

(3) CLAUDE BERNARD, d'après S. MAYER, *Handbuch der Physiologie, von Hermann,* p. 205.

chien, chez lequel dix mois auparavant il avait sectionné le grand sympathique ; or, il n'a pas vu se manifester la moindre trace d'hypertrophie. Il en est de même d'Ollier (1) qui institua quinze expériences. Cohnheim (2), lui-même, est arrivé à des résultats non moins négatifs.

Dans l'expérience que nous citerons bientôt, expérience due à Claude Bernard, nous voyons la réintroduction du sang dans la veine jugulaire incapable de produire une suractivité sécrétoire de la glande sous-maxillaire, à moins qu'on ne faradise simultanément la corde du tympan ou qu'on n'instille du vinaigre dans la cavité buccale ; l'hypérémie, quand elle existe isolément, ne modifie pas la sécrétion. Or, il en est de la nutrition proprement dite comme de la sécrétion salivaire : pour qu'il y ait suractivité nutritive, pour qu'il y ait hypertrophie ou hyperplasie, il faut, comme condition, une quantité plus abondante de principes nutritifs et, comme cause, une irritation des éléments anatomiques.

Que penser de l'action pathogénique de l'ischémie dans la production des lésions trophiques consécutives aux lésions nerveuses, que l'ischémie soit produite par l'irritation des vaso-constricteurs ou par la paralysie des vaso-dilatateurs, si tant est que ceux-ci, en se paralysant, puissent produire la constriction des vaisseaux sanguins?

Nous avons déjà vu précédemment que Sigm. Mayer rend justiciables de l'ischémie les affections trophiques qui surviennent dans ces conditions, et tout particulièrement les affections inflammatoires telles que le zona. A l'appui de

(1) OLLIER, d'après S. MAYER, *Handbuch der Physiologie, von Hermann*, p. 205.

(2) COHNHEIM, *Allgemeine Pathologie*, I Bd, p. 599. Berlin, 1877.

son hypothèse, Mayer invoque la grande autorité de Cohnheim (1), suivant lequel, un tissu capillaire (*capillargebiete*), lorsque l'une ou l'autre cause l'a soustrait pendant longtemps à toute irrigation sanguine, présente des altérations de nature inflammatoire succédant aux modifications anémiques des parois vasculaires. A supposer même que les observations de Cohnheim soient exactes, il est juste de se demander si l'irritation vaso-motrice peut constituer une de ces causes, si elle réunit toutes les qualités requises pour entraîner des troubles nutritifs, dans les parois des capillaires, et de là dans le tissu environnant. Or, ni la physiologie expérimentale ni la pathologie ne justifient cette assertion. Weber (2) et Weir-Mitchell (3) ont maintenu le grand sympathique cervical, pendant plus d'une semaine, dans un état d'excitation presque continu, sans avoir constaté la moindre trace de trouble trophique. Les ischémies pathologiques, dans l'hystérie, par exemple, n'en produisent pas davantage.

Pour ce qui concerne l'atrophie simple, je ne crois pas non plus qu'elle puisse être le fruit d'une irritation vaso-motrice, à moins que l'ischémie ne soit poussée jusqu'à l'extrême, les tissus succombant alors à la disette complète des matériaux nutritifs comme, par exemple, dans la gangrène symétrique des extrémités.

Au demeurant, les trophonévroses ne s'accompagnent pas d'ordinaire d'ischémie, dans les premiers stades surtout, mais d'une dilatation vasculaire.

(1) COHNHEIM, *Neue Untersuchungen über die Entzündung*, p. 66. — *Auch im 2 Abschnitt Der embol. Processe*, 1872.

(2) WEBER, *Centralblatt für die mediz. Wissenschaft*, p. 145, 1864.

(3) WEIR-MITCHELL, *Des lésions des nerfs; traduit par Dastre*, p. 28.

Des quelques considérations qui précèdent, je crois donc pouvoir conclure comme suit :

A l'état normal les vaso-moteurs, par l'intermédiaire du sang dont ils régularisent le cours dans la trame des tissus, mettent les principes nutritifs en présence des éléments cellulaires et partant influent passivement sur l'activité nutritive de ces derniers, mais n'exercent sur elle aucune action directe immédiate. Aussi, les altérations vaso-motrices, soit expérimentales, soit pathologiques, sont incapables de produire des lésions de nutrition intime, tout au plus peuvent-elles préparer un terrain favorable pour l'intervention efficace d'autres agents plus directs.

CHAPITRE IV.

SOMMAIRE : Influence directe du système nerveux sur la nutrition intime des tissus. — Preuves puisées dans la pathologie humaine et dans la physiologie expérimentale. — Opinion de Brown-Séquard et de Charcot. — Unité des processus physiologiques et pathologiques. — Objections contre l'hypothèse de l'influence trophique du système nerveux. — Le système nerveux est l'appareil de perfectionnement par excellence. — Nerfs trophiques : leur existence et leur modus agendi. — Conclusion de Samuel.

Sous l'impulsion du pathologiste allemand, Samuel, de nombreux observateurs, se plaçant les uns sur le terrain de la physiologie expérimentale, les autres sur celui de la clinique, se sont occupés, dans ces derniers temps, de la part que prennent les nerfs dans l'acte intime de la nutrition ; or, leurs recherches multiples et patientes tendent à prouver que cette intervention est réelle et se fait directement, immédiatement, sans agir par l'intermédiaire des vaso-moteurs. Cette conclusion me semble s'imposer d'une façon indéniable. Quant à déterminer la nature et le degré de cette intervention directe et la voie par laquelle elle s'opère, ce sont là autant de desiderata auxquels dans l'état actuel il n'est pas possible de répondre autrement que par des hypothèses plus ou moins plausibles.

La clinique surtout nous apporte un riche contingent de faits, plus précis et plus démonstratifs peut-être que ceux qui nous sont fournis par la physiologie expérimentale. Toutefois, on aurait tort de croire, à l'exemple de Brown-Séquard et Charcot, que cette dernière ne contribue pas à confirmer la conclusion imposée par la clinique, et surtout de déduire de là que le système nerveux, dans l'état normal, reste étranger à la nutrition des éléments anatomiques et qu'il n'intervient que lorsqu'il est le siége d'une irritation inflammatoire. « La nécessité de l'influence du système nerveux, dit Brown-Séquard (1), sur les fonctions organiques n'est pas suffisamment démontrée par des faits indiquant seulement que ce système peut agir sur ces fonctions. Il est hors de doute que, soit directement, soit par action réflexe, les centres nerveux et la plus grande partie des nerfs peuvent produire les effets les plus variés et les plus considérables sur la nutrition et sur les sécrétions; mais cette puissance d'action ne démontre pas et ne peut pas démontrer que ces fonctions organiques exigent, dans leurs conditions normales, une influence particulière des organes nerveux. » Charcot (2) de son côté s'exprime comme suit : « Rien de mieux établi en pathologie que l'existence de ces troubles trophiques consécutifs aux lé-

(1) BROWN-SÉQUARD, Leçons sur les nerfs vaso-moteurs, p. 28, 1872.
(2) CHARCOT, Leçons sur les maladies du système nerveux; Paris, 1875, 2ᵉ édit., t. 1, p. 6.

sions des centres nerveux ou des nerfs. Et cependant la
physiologie la plus avancée enseigne que, à l'état normal,
la nutrition des différentes parties du corps ne dépend pas
essentiellement d'une influence du système nerveux. » *A
priori*, on a le droit de rejeter cette contradiction, cette
opposition entre l'état physiologique et l'état pathologique
du système nerveux. L'unité des processus physiologiques
et pathologiques est un principe que personne de nos jours
ne cherche plus à contester. On peut affirmer avec certitude que tout processus morbide, de quelque nature qu'il
soit, considéré sous le rapport tant de ses caractères histologiques que de ses troubles fonctionnels, n'offre rien d'hé-
térologue, rien qui ressemble à quelque chose de spécial,
se greffant sur l'économie, à l'instar d'un parasite et vivant
d'une vie automatique. La pathologie n'est qu'une anomalie soit de quantité (hétérométrie), soit de place (hétéroto-
pie), soit de temps (hétérochronie) des lois normales de
l'anatomie et de la physiologie. L'exagération, dit quelque
part Claude-Bernard, la disproportion, la désharmonie des
phénomènes normaux constitue la maladie, et comme dit
Samuel (1) la pathologie n'est que la physiologie pathologique. Par conséquent, tout processus morbide se localisant dans une partie quelconque de l'économie n'est que
le résultat de l'évolution anormale des propriétés physiologiques et anatomiques dont cette partie jouit, de la même
manière que les modifications morbides qu'un organe malade détermine à distance, secondairement, à titre de conséquence directe, dans une région plus ou moins éloignée,
sont toujours le résultat d'une déviation apportée à l'influence normale qu'exerce l'organe primitivement atteint.

(1) SAMUEL, *Handbuch der allgemeinen Pathologie*, etc., p. 33.

Ainsi, les modifications de structure intime que détermine à distance directement, dans un organe périphérique, une lésion du système nerveux, ne peuvent être qu'une conséquence de la déviation d'une de ses propriétés, en vertu desquelles elle agit réellement sur la nutrition normale de cet organe, au même titre que la paralysie ou la contracture, l'anesthésie ou l'hyperesthésie ne sont qu'une suppression ou une exaltation de la motricité et de la sensibilité. La fonction nerveuse pathologique, dit Virchow (1), ne diffère de la physiologie que par des modifications quantitatives ou par des combinaisons inaccoutumées. Par conséquent, n'eût-on que des faits pathologiques prouvant à l'évidence que les diverses lésions nerveuses peuvent retentir vers la périphérie et déterminer directement des altérations trophiques, sans qu'on puisse expliquer celles-ci par une propagation de proche en proche de l'élément inflammatoire ou par toute autre cause, cela suffirait pour arguer en faveur de l'existence d'une action trophique exercée normalement par le système nerveux. La nécessité de l'influence du système nerveux sur les fonctions organiques, pour nous servir des paroles mêmes de Brown-Séquard, mais en en changeant complètement le sens, est suffisamment démontrée par des faits indiquant seulement que ce système peut agir sur ces fonctions.

Nous pouvons en dire autant des modifications trophiques que produisent les lésions expérimentales du système nerveux, modifications trophiques qui existent, quoiqu'en disent Brown-Séquard et Charcot, aussi bien dans l'absence d'action que dans l'état d'excitation du système nerveux.

Les auteurs qui refusent de croire à l'intervention tro-

(1) VIRCHOW, *Pathologie cellulaire*, etc., p. 342.

phique du système nerveux s'appuient principalement sur l'existence de la vie végétative, chez les végétaux et certains animaux, malgré l'absence complète de cet appareil ; mais la valeur de cette objection me paraît singulièrement exagérée.

L'utricule des végétaux est dépourvue de système nerveux ; cependant, elle se nourrit et l'acte de la nutrition chez elle est plus difficile et plus complexe que dans la cellule animale, attendu que son rôle principal consiste à élaborer des substances végétales aux dépens de substances minérales.

Dans les classes inférieures du règne animal, parmi les zoophytes, nous voyons les actinies, les polypes, mais surtout les protozoaires, c'est-à-dire les infusoires, les rhizopodes, les spongiaires et les grégarines, autant d'animalcules chez lesquels l'organisation est réduite à sa plus simple expression, nous les voyons se nourrir, se développer et se reproduire, quoiqu'il n'existe pas, chez eux, le moindre indice d'élément nerveux.

Enfin, au sommet de l'échelle animale, nous voyons l'ovule, après sa fusion intime avec l'élément générateur mâle, se nourrir et se développer, bien qu'il ne reçoive que plus tard les premiers rudiments de son système nerveux.

Chez l'homme aussi, la nutrition s'opère dans certains tissus privés de nerfs, les cartilages, les tissus épithéliaux, le corps vitré, les globules sanguins, quoique, à la rigueur, on puisse objecter que, dans certains d'entre eux, les nerfs existent réellement, mais échappent encore à nos procédés d'investigation. Il n'est pas jusqu'aux productions de tumeurs volumineuses dépourvues de nerfs, le succès des greffes animales, la transplantation du pé-

rioste, etc., qu'on n'ait invoqués pour prouver l'inutilité du
système nerveux dans l'acte intime de la nutrition.

Or, cette conclusion est-elle bien légitime? Certainement
non; autant vaudrait-il inférer des mouvements provoqués
ou spontanés que présentent les protées et les polypes d'eau
douce, ainsi que la sensitive (*mimosa pudica*) et le sain-
foin oscillant (*dismodium gyrans*) à l'inutilité des nerfs
dans la motilité chez l'homme et les animaux supérieurs.
Parce que les organismes inférieurs, les plantes et l'em-
bryon sont dépourvus de sang, de poumons, etc., faut-il
en conclure que le sang est un liquide inutile et que les
poumons sont un appareil de luxe superflu? Non, toutes
ces conclusions ne seraient pas légitimes.

A mesure qu'on monte l'échelle organique et que la vie
dans les êtres se complète, à mesure que les besoins de la
vie tant intellectuelle que végétative s'accroissent, on voit
le travail physiologique se diviser et se perfectionner
(Milne-Edwards). Les fonctions se séparent, se localisent et
exigent, en vue de leur accomplissement, plus de précision et de délicatesse, en même temps que les organes qui
leur servent de substratum se perfectionnent, se dédou-
blent, se multiplient et acquièrent une structure plus complexe. Cette différenciation histologique et cette division
du travail physiologique, déjà définies par Aristote et si
admirablement décrites par Milne-Edwards, se produisent
en vue des besoins toujours croissants de la vie cellulaire.
C'est pour fournir les conditions et approprier les milieux
nécessaires à cette dernière que les organes s'ajoutent aux
organes et les systèmes aux systèmes. Le grand artiste de
la nature procède ainsi par gradation ascendante; aussi
l'animal possède un degré d'autant plus élevé dans l'échelle

organique que ses organes et ses fonctions sont plus nombreux et mieux différenciés. Or, le système nerveux est
l'appareil de perfectionnement par excellence. Dans les
plantes et les classes inférieures de l'animalité il manque
complètement; mais à mesure qu'on s'élève, on le voit apparaître à l'état rudimentaire d'abord, avec des proportions
progressivement croissantes plus tard. Chez les organismes
supérieurs, il atteint une merveilleuse perfection, aussi son
intervention chez eux est requise pour l'accomplissement
de la plupart des fonctions vitales, je pourrais dire de
toutes, car pour le jeu et la régulation de la vie nutritive,
je trouve son concours non moins indispensable. Grâce à
cette action régulatrice, on peut, me semble-t-il, considérer à juste titre le système nerveux, quoique ne formant
pas un corps unitaire, mais un composé de centres distincts
et automatiques, comme le grand régulateur de l'économie
vivante, destiné à faire régner l'harmonie et l'unité au milieu
de cette multitude, de cette république de vies élémentaires
individuelles. En effet, à mesure que les organismes se
compliquent, que les systèmes et les appareils se multiplient et se séparent, à mesure que l'unité se relâche, à mesure aussi voit-on l'harmonie s'établir d'une façon de plus
en plus intime. Or, je ne crois pas, je l'ai dit plus haut,
que cette harmonie, ce consensus vital puisse trouver sa
justification entière dans la subordination des parties au
tout, grâce aux diverses conditions extrinsèques.

Qu'on ne me comprenne cependant pas mal : l'activité
nerveuse ne peut pas être considérée comme la source de la
nutrition; celle-ci, comme nous l'avons dit précédemment,
est inhérente à la substance organisée et vivante; chaque
organe, chaque cellule vit de sa vie propre autonome et re-

lativement indépendante de l'organisme qui les contient. La contractilité, elle aussi, est une propriété immanente des éléments musculaires ; les nerfs moteurs n'ont pas le pouvoir de l'engendrer, mais ils la mettent en activité; de la même façon les nerfs destinés à la nutrition n'agissent que sur une propriété préexistante.

Si l'intervention immédiate du système nerveux dans les actes physico-chimiques de la nutrition s'impose à nos esprits, à l'instar d'un dogme scientifique, il n'en est malheureusement pas de même quand il s'agit de résoudre cette question : comment agit cette intervention et quel est l'organe qui lui sert de substratum? Nous n'avons là dessus que des hypothèses, mais des hypothèses, je le répète, que les données expérimentales et cliniques rendent très plausibles dans l'état actuel de nos connaissances.

En 1860, Samuel fonda sa théorie ingénieuse des nerfs trophiques. Esquissons-la brièvement telle qu'elle est exposée par son auteur dans l'ouvrage « *Die trophischen Nerven,* » quoiqu'elle renferme des erreurs manifestes et des affirmations hâtives qu'il est impossible d'accepter autrement que sous le bénéfice de grandes réserves, principalement au sujet du modus agendi des nerfs trophiques, comme nous aurons l'occasion de le constater fréquemment, chemin faisant, et quoique j'admette l'existence de ces nerfs pour des raisons le plus souvent différentes de celles que nous donne l'auteur allemand.

D'après Samuel les nerfs trophiques forment un appareil de perfectionnement spécial aux organismes supérieurs, chargé de la mission de régulariser la nutrition des tissus. « Ce sont des institutions essentielles chez les organismes supérieurs, créées en vue d'atteindre leur perception typi-

que ; en même temps elles entretiennent l'harmonie trophique et possèdent à un haut degré le pouvoir de réparer celle-ci quand elle vient à se troubler. Elles remplissent
ces grandes tâches par le procédé le plus simple, à l'instar
de toutes les actions nerveuses. Dans le corps développé de
l'animal pourvu d'appareils multiples, le plus important
des processus, celui de la nutrition, ne pouvait pas conserver une indépendance absolue; si l'on voulait voir l'unité se
rétablir en dépit de la loi rigoureuse de la division du travail, lui seul ne pouvait pas se passer des institutions cen-
tralisatrices et régulatrices qui dirigent tous les autres processus, au grand profit des parties comme de l'ensemble de
l'organisme (1). »

Les nerfs trophiques fonctionnent à l'instar des nerfs
sécréteurs ; ils exaltent ou modèrent, par action centrifuge,
les processus de la nutrition suivant que ceux-ci tendent à
déchoir ou à s'exagérer, et les maintiennent constamment
dans les limites physiologiques. Viennent-ils à se paralyser
qu'aussitôt le mouvement nutritif diminue, s'arrête, et
l'atrophie survient; s'ils sont, au contraire, le siége d'une
irritation, on voit la nutrition s'exagérer, prendre des allures désordonnées et les tissus peuvent suivant les circonstances s'hypertrophier ou s'enflammer.

Il s'en faut que tous les nerfs trophiques soient centrifuges, il en est de centripètes qui envoient aux centres les
impressions de la périphérie et éveillent leur attention sur
les nécessités nutritives qui peuvent se manifester dans tous
les coins et plis de l'économie. Ces nerfs centripètes auraient encore pour mission de relier les différentes parties

(1) SAMUEL, *Die trophischen Nerven; ein Beitrag zur Physiologie
und Pathologie*, p. 334 Leipzig, 1860.

de l'appareil trophique et de contribuer ainsi à harmoniser leur action; ils augmenteraient en outre la résistance vitale des tissus et des organes en créant entre tous une sympathie mutuelle. Le processus de la fièvre constitue la plus haute expression de cet état sympathique (1).

Les nerfs trophiques, aussi bien les centripètes que les centrifuges, accompagnent pour la plupart les nerfs sensitifs. Les nerfs moteurs peuvent cependant en contenir aussi (nerfs récurrents), mais c'est assez rare, et il est des nerfs sensitifs qui en sont dépourvus (nerfs auriculaires). Ils prennent leur origine dans les ganglions spinaux, sauf les nerfs crâniens qui partent des ganglions du trijumeau, du pneumogastrique et du glosso-pharyngien (centres trophiques (2).

Leur excitabilité s'éveille difficilement; il faut pour cela des irritants énergiques et de longue durée. Samuël s'explique par là la rareté relative des lésions trophiques par rapport au grand nombre de lésions nerveuses. Leurs propriétés persistent en outre fort longtemps (3); l'observation de Paget au sujet de la compression du nerf médian en est une preuve.

Voilà esquissée à grands traits la théorie des nerfs trophiques, appuyée par l'auteur sur de nombreux faits physiologiques et pathologiques. Ajoutons encore les quelques propositions par lesquelles Samuel termine son ouvrage (4).

---

(1) SAMUEL, Ibidem, p. 314, etc. *Die Reflexfasern der trophischen Nerven.*

(2) SAMUEL, Ibidem, pp. 329 et 330. *Die Bahnen und der Ursprung der trophischen Nerven.*

(3) SAMUEL, Ibidem, p. 331. *Die Charaktere der trophischen Nerven.*

(4) SAMUEL, Ibidem. *Die Gesetze der localen Ernährung,* p. 348 et suivantes.

En prenant pour base les nombreux faits d'ordre expérimental et clinique, faits que nous avons précédemment
indiqués et parfaitement constatés, nous pouvons établir
de la manière suivante les lois qui régissent la nutrition
locale :

» 1° Chaque tissu, chaque cellule se nourrit aux dépens des
sucs nutritifs en leur soustrayant les matériaux qui, sous
tous les rapports, leur sont adéquates. Toutes les cellules
de l'organisme, sans exception aucune, sont soumises à
cette loi. Elle est la condition d'existence des cellules nerveuses et des corpuscules sanguins aussi bien que de tous
les autres éléments anatomiques. Elle constitue la première
propriété physiologique en vertu de laquelle toutes les cellules conservent leur existence; elle est le résultat nécessaire de l'action réciproque des forces chimiques. Si le
principe de la vie nutritive d'une cellule se trouvait dans
une autre cellule, où chercherait-on le principe de la vie
nutritive chez cette dernière?

2° En s'assimilant les matériaux nutritifs chaque cellule
grandit, atteint sa maturité et dépérit conformément aux
lois qui lui sont immanentes et qui garantissent aux différentes cellules, aux tissus et aux organes une existence
déterminée et de durée variable. Nous n'avons qu'à nous
souvenir des cas extrêmes : depuis la chute continue des
lamelles épidermiques jusqu'à la dégénérescence d'organes
embryonnaires tout entiers, il existe une chaîne non interrompue d'éléments qui meurent au sein de l'organisme
vivant.

3° Les tissus, les organes, voire même le corps tout entier, se régénèrent d'une manière incessante à l'aide de
nouvelles cellules, lesquelles sortent du tissu-mère pour

venir remplacer les vieilles qui ont péri ou pour servir au perfectionnement typique de l'organisme.

4° La nutrition, le développement et la génération, c'est-à-dire la conservation, l'agrandissement et la multiplication des cellules qui, grâce à ces lois, constituent l'apanage réel de la nature organique tout entière, subissent dans les classes supérieures du règne animal une impulsion vitale toute spéciale par l'action continue des nerfs trophiques. La non existence des nerfs trophiques dans le règne végétal ne peut absolument rien prouver contre l'existence de pareils nerfs chez les organismes supérieurs. Cela prouve seulement qu'en général dans la nature organique la nutrition peut se faire sans nerfs, sans qu'on puisse décider si en l'absence de ces derniers elle pourrait atteindre suffisamment sa mesure normale chez les êtres supérieurs. Car chez eux l'importance des fonctions requises a fait voir, même quand il s'agit de processus les moins compliqués, que les propriétés générales dont jouissent les cellules ne leur suffisent pas, mais qu'il leur faut du moins pour les renforcer des institutions nouvelles; souvenons-nous seulement du processus de la respiration et de son accomplissement dans le règne animal et végétal. Ainsi, les cellules végétales et animales, en vertu d'une propriété inhérente à chacune d'elles, peuvent se nourrir et se développer. Il est notoire qu'à l'état de développement chaque irritation qui atteint les cellules soit végétales, soit animales, peut donner une impulsion marquée. Chez les mammifères, il existe constamment à l'état physiologique une institution qui sert à donner l'impulsion à la nutrition et au développement. Parce que les plantes, qui sont entièrement dépourvues de nerfs, ne possèdent pas de nerfs trophiques et partant peuvent se passer de ces institutions physiologiques, peut-on conclure que ces nerfs et ces institutions n'existent pas non plus chez l'homme ou seulement qu'ils sont super-flus? Cette conclusion est contredite par les faits et partant elle ne saurait avoir une consécration physiologique. Que la nutrition puisse s'accomplir malgré l'absence de nerfs, cela est certain, de la même manière que la respiration cutanée peut exister sans poumons. Mais la respiration cutanée suffit-elle à l'entretien de la vie chez les organismes supérieurs? Évidemment non. Les forces nutritives, elles aussi, sont inhérentes aux cellules animales, mais elles ne suffisent pas pour mettre le processus de la nutrition à la hauteur qu'exigent les destinées du règne animal ; on peut dire qu'elles existent d'une façon absolue, mais relativement elles ne sont pas suffisantes.

5° C'est pourquoi la suppression de l'influence trophique ne supprime pas complètement ni la nutrition, ni les processus dont celle-ci est la condition d'existence, c'est-à-dire le développement et la génération, elle ne fait que les ralentir faiblement. Cette proposition, qui n'est qu'une stricte conséquence de ce qui précède, est confirmée par l'évidence des faits. Sans l'influence trophique le processus de la nutrition se poursuit encore avec le degré de vitalité dont jouissent les tissus malgré l'absence de toute irritation. La nutrition de ces régions du corps restent, après comme avant, irritables sous l'influence des agents qui l'atteignent directement.

6° L'exaltation subite de l'influence dont jouissent les nerfs trophiques au delà des limites physiologiques accélère au plus haut degré tout le processus nutritif dans le département qu'ils innervent. Cette activité normale et tou-

jours persistante est une activité physiologique, elle donne
de l'énergie à la nutrition sans jamais permettre qu'elle
franchisse les limites du développement normal, son action
se borne exclusivement à produire un accroissement de
tissus normaux. L'irritation aiguë de ces nerfs, par contre,
en accélérant au plus haut point l'ensemble du processus
nutritif, détermine une série de produits anormaux. Les
tissus se gonflent subitement, les cellules grandissent vite,
se divisent, se subdivisent sans atteindre leur maturité, et
on voit se produire une série de néo-formations qui n'ont
aucune ressemblance avec les tissus dont elles proviennent.
Nous sommes habitués à désigner ces différents phénomènes du nom d'inflammation aiguë. Ils disparaissent spontanément dès que l'irritation originelle et l'effet qu'elle entraîne cessent complètement.

7° L'exaltation de l'influence des nerfs trophiques, quand
elle est chronique, entraîne dans les régions qui en dépendent une perturbation lente du processus nutritif, bien
que cette perturbation dépende en même temps d'une foule
de circonstances secondaires qu'il n'est pas permis jusqu'ici
de déterminer d'une façon précise.

8° Il existe un système de combinaisons entre les différents nerfs trophiques, ayant pour résultat de maintenir le
corps tout entier dans un état de sympathie mutuelle, grâce
à laquelle les différentes parties reçoivent séparément un
secours libérateur quand elles viennent à s'affecter. Grâce
à ce système, la résistance vitale de chaque partie se trouve
augmentée et les affections qui s'y produisent sont considérablement affaiblies. La plus haute expression de cet état
sympathique nous est représentée par le processus de la
fièvre.

9° Nous pouvons affirmer que sous le rapport de sa localisation la maladie envahit les tissus bien plus d'après les
affinités physiologiques que chimiques dont ces tissus jouissent ; que, par rapport aux *causes morbides*, il existe souvent
une disproportion frappante entre l'insignifiance de l'agent
qui a produit la maladie, et l'étendue des tissus envahis par
celle-ci; que, par rapport au *type morbide*, il existe fréquemment une régularité et une précision qui sont difficiles à
concevoir quand il s'agit d'une affection primitive des tissus. Voilà autant d'objections qu'on peut faire contre la
théorie d'attraction, objections qui n'ont pas leur raison
d'être si l'on admet l'action des nerfs trophiques, quoique
plus d'un détail reste encore inexplicable. Que le système
nerveux établisse une connexion très intime, de nature
trophique, entre les tissus et les organes qui ont des fonctions communes, cela est prouvé par l'expérience; les
lois de l'irritabilité et de l'action des nerfs démontrent à
l'évidence que les ganglions jouissent d'une irritabilité très
vive, quoique très variable, vis-à-vis de minimes quantités
de substances différentes, et que tous les tissus soumis au
système nerveux, grâce à la haute influence exercée par
celui-ci sur ceux-là, peuvent présenter les mêmes affections. On n'a jamais contesté que l'action du système nerveux dans l'état physiologique comme dans l'état pathologique possède une marche déterminée et précise, une exaltation subite et une suppression rapide. La théorie de l'attraction qui envisage le système nerveux comme un modérateur de la nutrition est seule capable de résoudre ces
énigmes pathologiques ou du moins de faire un pas en vue
de les expliquer.

10° C'est dans les ganglions spinaux et dans les ganglions

qui correspondent à ces derniers qu'il faut chercher l'origine des nerfs trophiques, des fibres centrifuges comme des fibres réflexes. S'il est vrai qu'on doive considérer les noyaux comme l'organe central qui préside à la nutrition de la cellule, il faut supposer dans ce cas qu'il est le point périphérique sur lequel les nerfs trophiques portent leur action.

Et ainsi nous pouvons résumer le résultat capital par la proposition suivante : *Le principe de la nutrition réside dans les cellules, la mesure en dépend des nerfs trophiques.*

Ou bien pour s'exprimer avec J. Müller : « La végétation, quant à son principe, doit être considérée comme complètement indépendante des nerfs ; elle est la force immanente aux molécules vivantes de l'animal, l'expression vitale des éléments primitifs ou des cellules, grâce à laquelle les nerfs vivent eux-mêmes. L'influence indéniable des nerfs sur les tissus vivants ressemble plutôt au régulateur d'une horloge qui renferme en elle-même les causes de sa marche. Le système nerveux peut agir sur l'état de la végétation et sur la nutrition pour les accélérer, les renforcer et les affaiblir. »

CHAPITRE V.

SOMMAIRE : Nerfs sécréteurs. — Sécrétion chez les plantes et les animaux inférieurs. — Innervation de la glande sous maxillaire. — Résultats de la section du nerf lingual ou de la corde du tympan ; interprétation pathogénique ; influence directe ; influence indirecte ou vaso-motrice. — Conclusion.

Avant d'analyser les nombreux faits physiologiques et pathologiques dont les précédentes conclusions se dégagent, je crois utile de m'arrêter quelques instants à l'in-

fluence qu'exerce le système nerveux sur l'acte de la sécrétion. Celle-ci n'est qu'un acte plus ou moins modifié de nutrition intime. De ce chef, et à cause de l'analogie que présente leur mécanisme d'action avec celui que Samuël
réclame pour les nerfs trophiques, les nerfs sécréteurs méritent quelque attention.

Pas plus que lorsqu'il s'agit de la nutrition proprement
dite, la possibilité de sécréter que possèdent les végétaux et
certains organismes inférieurs, malgré l'absence du système nerveux, ne démontre aucunement l'inutilité de celui-
ci dans les sécrétions des organismes supérieurs.

Prenons la glande sous-maxillaire où cette intervention
a été spécialement étudiée, glande qui reçoit ses filets nerveux de trois sources différentes, de la corde du tympan,
du trijumeau et du grand sympathique. D'après Pflüger,
les fibrilles nerveuses terminales aboutissent aux cellules
glandulaires, les pénètrent et se continuent avec le protoplasma et le noyau. Si elle venait à se confirmer, l'opinion
de Pflüger démontrerait anatomiquement l'existence des
nerfs sécréteurs ; mais jusqu'ici elle n'a pu être vérifiée par
d'autres auteurs ni notamment par Krause.

Quand on coupe soit le nerf lingual au-dessus de l'émergence de ses rameaux glandulaires, soit la corde du tympan au moment où elle se sépare du lingual, la sécrétion
s'arrête dans la glande sous-maxillaire ; excite-t-on leur
bout périphérique à l'aide du galvanisme, la sécrétion salivaire se rétablit et son intensité est proportionnelle à l'intensité de l'excitation. La galvanisation du bout central
n'est suivie d'aucun effet sur la glande correspondante.

Cette expérience fondamentale que je ne fais qu'exposer
brièvement est due à Ludwig ; elle est passible de deux in-

terprétations : l'une, celle de Claude-Bernard, rattache les anomalies sécrétoires qui surviennent dans ces conditions aux modifications de la circulation intra-glandulaire. Claude-Bernard, en effet, a montré qu'après excitation de la corde du tympan, la suractivité de la glande sous-maxillaire s'accompagne presque simultanément d'une dilatation des vaisseaux de la glande, et inversement qu'après la section de ce même nerf, il y a suppression de la sécrétion et contraction des vaisseaux sanguins. De là il conclut que l'influence exercée par les nerfs sur la sécrétion salivaire en particulier et sur les sécrétions en général est exclusivement médiate et vaso-motrice.

Ludwig adopte l'interprétation opposée : l'influence nerveuse est directe, immédiate et se fait par l'intermédiaire des fibres spéciales : nerfs sécréteurs. Sans vouloir entrer dans une discussion qui nous entraînerait trop loin, contentons-nous d'exposer brièvement les principaux arguments sur lesquels Ludwig et ses partisans appuient leur hypothèse.

1° Pendant l'excitation de la corde du tympan, la pression manométrique dans le canal de Warthon est supérieure à la pression sanguine, d'où on conclut que la suractivité sécrétoire, dans cette expérience, est étrangère à toute modification du courant sanguin intra-glandulaire. Remarquons cependant que cet argument n'a pas une valeur absolue. Pour qu'on eût le droit de tirer la précédente conclusion, il aurait fallu mesurer la pression sanguine, non seulement dans les carotides, comme se contenta de faire Ludwig, mais aussi dans les artérioles de la glande elle-même.

2° L'hypersécrétion salivaire se manifeste, malgré la ligature de toutes les artérioles qui se rendent à la glande,

ainsi que dans les cas où l'animal a succombé à l'hémorrhagie, ou même sur un tête entièrement séparée du tronc.

3° Des ingénieuses recherches de Ludwig et Speiss,
il résulte que la température de la salive et du sang veineux
provenant de la glande excitée, dépasse de un degré et
demi la température du sang artériel.

4° Wittich a démontré que, chez les animaux empoisonnés par le curare, la sécrétion salivaire s'abolit longtemps
avant l'extinction du pouvoir vaso-moteur. Les expériences
de Heidenhain (1), confirmées par Vulpian, sont plus probantes encore. Chez un chien, on fait une injection sous-
cutanée de 10 centigrammes de sulfate d'atropine en faible
solution, suivie après l'injection d'une dose modérée de
curare. Chez l'animal ainsi paralysé et atropinisé, on a
beau exciter la corde du tympan seule ou unie au nerf lingual, il ne se déverse pas une seule goutte de salive dans la
canule préalablement introduite dans le canal de Warthon,
quoique la congestion de la glande soit aussi prononcée que
si l'empoisonnement n'avait pas eu lieu.

5° La faradisation des filets nerveux qui se rendent du
sympathique cervical à la glande sous-maxillaire détermine une augmentation modérée de la sécrétion salivaire. Or, le cordon cervical, au témoignage de la plupart
des auteurs et notamment de Freund, contrairement aux
assertions de Schiff, ne contient d'autres vaso-moteurs que
des constricteurs. La suractivité de la glande dépend donc,
à défaut d'un afflux plus considérable de sang, de la sti-

---

(1) D'après Heidenhain, les glandes salivaires possèdent des nerfs
sécréteurs et des nerfs trophiques. Les premiers président à l'élimination aqueuse, les seconds à l'élaboration des matières organiques
de la sécrétion.

mulation des éléments excito-sécréteurs contenus dans les filets nerveux.

Inutile d'allonger davantage la série des preuves qui plaident en faveur de l'opinion préconisée par Ludwig; les précédentes me semblent suffire amplement, pour mettre en évidence et hors de doute, l'action directe et excitatrice de la corde du tympan sur les éléments sécrétants de la glande sous-maxillaire.

Toutefois, on ne saurait nier que l'influence vaso-motrice existe, bien qu'elle ne soit que secondaire et passive. Toute glande, en vue de son fonctionnement a besoin de matériaux qui lui sont fournis par le sang; les uns y préexistent tout formés : sécrétions excrémentitielles ; les autres ne s'y trouvent qu'à l'état de matières premières qui subissent une élaboration ultérieure, dans le voisinage immédiat et dans l'intimité même des éléments anatomiques de l'organe : sécrétions récrémentitielles. Les vaso-moteurs, par leur influence sur l'afflux du sang exercent donc une action indirecte sur l'acte de la sécrétion. L'expérience de Claude Bernard suffit, au besoin, à établir cette action. Il introduit l'extrémité d'une seringue dans la veine jugulaire du chien, et aspire une grande quantité de sang. Or, en soumettant le nerf lingual à l'influence de la faradisation ou bien en instillant une petite quantité de vinaigre dans la bouche, qu'arrive-t-il? Il ne s'écoule pas la moindre quantité de salive dans la canule préalablement introduite dans le canal de Warthon. Au contraire, vient-on à faire entrer dans la veine jugulaire le sang que renferme la seringue, une sécrétion salivaire abondante s'établit, dès qu'on faradise la corde du tympan ou qu'on instille du vinaigre.

Ainsi, il est établi que les vaso-moteurs, par l'intermédiaire du sang dont ils régularisent le cours dans la glande sous-maxillaire, exercent une action indirecte sur la sécrétion salivaire; mais ils ne peuvent pas influer directement sur l'activité de la glande. Cette activité, inhérente à l'organe lui-même, reçoit les impressions directes de fibres spéciales : nerfs sécréteurs.

Peut-on en dire autant des autres sécrétions? La chose est possible et probable, mais les données manquent encore trop de précision pour qu'on puisse l'affirmer avec la même certitude que lorsqu'il est question de la sécrétion salivaire dans la glande sous-maxillaire.

CHAPITRE VI.

SOMMAIRE : Les dégénérations secondaires : a) cérébrales ; siège ; direction ; affections causales ; b) spinales ; direction ; siège ; affections causales ; c) périphériques ; direction ; siège ; caractères histologiques du processus. — Interprétation pathogénique : hypothèses de l'abolition de l'influence trophique, de la propagation inflammatoire, de l'inertie fonctionnelle. — Date d'apparition des dégénérations secondaires.

Pour étudier les plus importantes des lésions trophiques qui succèdent aux altérations nerveuses, et qui nous permettront de conclure à l'existence de l'action nutritive exercée directement par le système nerveux à l'état normal sur les différents tissus, nous passerons successivement en revue les divers systèmes de l'organisme, où nous voyons ces lésions se produire : d'abord le système nerveux lui-même, puis les muscles de la vie de relation, les téguments (peau, tissu conjonctif sous-cutané, annexes), les viscères et les organes des sens. Il m'a paru préférable, afin d'éviter autant que possible les redites, de ne pas scin-

der l'étude des troubles trophiques, suivant que ces troubles nous sont offerts par la physiologie expérimentale ou
par la pathologie, et suivant qu'ils succèdent à des lésions
soit du système nerveux central, soit des nerfs périphériques. Nous ne l'avons pas scindée non plus, suivant qu'ils
résultent d'une suppression complète de l'action nerveuse
ou d'une simple lésion irritative, car le plus souvent, pour
ne pas dire toujours, les résultats sont identiques.

Les *dégénérations secondaires* de la moelle affectent exclusivement la substance blanche. Les cellules qui forment la
plus grande partie de l'axe gris semblent jouir d'une autonomie nutritive quasi-absolue; du moins l'influence qu'elles
échangent réciproquement est effacée et insaisissable. Ces
dégénérations reconnaissent comme causes des lésions
d'origine différente, tantôt du centre cérébral, tantôt de la
moelle, tantôt des racines nerveuses. De là la distinction
des dégénérations en cérébrales, spinales et périphériques.

1° Les dégénérations de cause cérébrale sont toujours
descendantes et ne se propagent jamais au-dessus du foyer
originel. Elles se continuent par l'intermédiaire du pédon-
cule cérébral et de la protubérance annulaire jusqu'à la
pyramide antérieure du côté correspondant : de là, grâce
à la décussation des fibres, elles gagnent la région postérieure des faisceaux latéraux du côté opposé *(Pyramidenseitenstrangbahnen).* Souvent aussi, à cause de la semi-
décussation de certaines fibres nerveuses, une petite zone
interne des faisceaux antérieurs du côté correspondant se
trouve englobée par le processus *(Pyramiden-Vorderstrang-
bahn de Flechsig* ou *Hülsen Vorderstrangbahn* de Türck).

Les faisceaux dégénérés occupent toute la longueur de la
moelle, mais plus épais à l'origine ils s'effilent, s'amin-

cissent progressivement de haut en bas. Au surplus, Pittres (1) a prouvé expérimentalement que la dégénération
ne porte pas sur une étendue toujours identique, mais que
celle-ci est en proportion de l'étendue du processus primitif.

Il s'en faut de beaucoup que toutes les lésions cérébrales
entraînent indistinctement des dégénérations secondaires.
D'après Trück les lésions qui les provoquent presque fatalement sont celles qui intéressent les faisceaux de la capsule interne. Or, l'aire occupée par ces faisceaux comprend, d'après Charcot (2), les deux tiers antérieurs, d'après
Flechsig (3), au contraire, la région postérieure de l'organe.

Citons encore parmi les autres affections cérébrales capables de les produire, quoique moins souvent que les précédentes : les lésions du centre ovale de Vieussens, à condition qu'elles soient suffisamment étendues et se rapprochent
du pied de la couronne rayonnante *(Stabkranzfaserung)*, les
lésions corticales, à condition qu'elles aient une certaine
profondeur et intéressent les circonvolutions pariétale ascendante et frontale ascendante, ainsi que les parties atte-
nantes du lobe pariétal et du lobe frontal.

D'après Charcot (4), les affections qui restent limitées à
la substance grise du noyau lenticulaire, du noyau caudé
et des couches optiques, ne sont jamais suivies d'une sclérose descendante.

---

(1) PITRES, d'après ARNOZAN, *Des lésions trophiques, consécutives
aux maladies du système nerveux*, p. 21. Paris, 1880.
(2) CHARCOT. *Leçons sur les localisations dans les maladies du cerveau*, 1ʳ fascicule; p. 154. Paris, 1876.
(3) FLECHSIG, d'après ERB, *Handbuch der speciellen Pathologie und
Ther., von Ziemssen;* XI Bd, 2ᵗᵉ Hälfte, p. 772.
(4) CHARCOT. *Leçons sur les localisations*, etc.; p. 154.

La nature de l'altération cérébrale importe peu, pourvu qu'elle soit destructive et intercepte toute communication avec les fibres médullaires qui en émanent. Aussi nous les voyons succéder à un foyer apoplectique, un ramollissement, une encéphalite chronique, une sclérose, etc.

2° Les dégénérations, de cause *spinale*, sont descendantes ou ascendantes ou bien descendantes et ascendantes simultanément. Les dégénérations ascendantes se limitent, au niveau de l'affection causale, à toute l'épaisseur des faisceaux postérieurs, sur une hauteur de 2 à 3 centimètres; mais à partir de là elles n'occupent plus que le cordon de Goll (cordon médian postérieur) jusqu'aux corps restiformes, où elles se perdent. Cependant, il n'est pas rare de voir simultanément envahie une zone étroite des faisceaux latéraux, à leur partie postérieure et périphérique, désignée par Flechsig sous le nom de faisceau cérébelleux direct *(directe Kleinhirnseitenstrangbahnen)*.

Les dégénérations descendantes se bornent, presque exclusivement à ces mêmes régions que nous avons vues atteintes par les dégénérations de même nom, mais de cause cérébrale, c'est-à-dire la zone postérieure des faisceaux latéraux et une petite zone interne des faisceaux antérieurs. D'ordinaire, immédiatement au-dessous du foyer primitif, le faisceau antéro-latéral est dégénéré dans toute son épaisseur, sur une hauteur de 1 à 2 centimètres. Cette diminution progressive de haut en bas, comme celle de bas en haut dans les dégénérations précédentes, s'explique par ce fait que les faisceaux blancs reçoivent constamment le long de leur trajet d'autres fibres qui ont échappé à l'altération initiale.

Il serait inutile d'énumérer toutes les affections de la moelle qui donnent lieu à la sclérose consécutive; toutes les lésions spontanées et traumatiques qui intéressent soit les faisceaux postérieurs et les faisceaux cérébelleux directs, soit la zóne postérieure des faisceaux latéraux et la zóne interne des faisceaux antérieurs, à la condition qu'elles soient destructives, sont toujours suivies d'une dégénération ascendante, ou d'une dégénération descendaute.

3° Divers auteurs ont constaté quelquefois des dégénérations secondaires ascendantes de la moelle, consécutivement aux lésions des racines spinales postérieures. Immédiatement au-dessus de la lésion, elles peuvent occuper toute l'épaisseur de la racine; mais elles finissent, à mesure qu'elles remontent, par ne plus affecter dans la moelle que le cordon de Goll.

Bouchard (1) résume comme suit les lésions caractéristiques de la dégénération secondaire :

a) Altération, puis disparition des tubes nerveux en plus ou moins grande quantité ;

b) Apparition athéromateuse des capillaires et formation de corps granuleux dans le tissu qui dégénère ;

c) Formation d'un tissu conjonctif qui se substitue aux tubes nerveux.

Cette sclérose se prononce de plus en plus et cet aspect athéromateux des capillaires finit par disparaître. A l'œil nu, les faisceaux dégénérés sont d'un gris bleuâtre ou d'un gris jaunâtre, parfois d'aspect gélatineux; ils ont diminué de volume.

La nature du processus dégénératif est très probablement inflammatoire et non atrophique, comme l'admet récemment Samuel (2), à en juger par la multiplication des

---

(1) BOUCHARD, *Des dégénérations secondaires de la moelle épinière.* (*Archives générales de médecine,* 1866, vol I.; p. 441 et suiv.)
(2) SAMUEL, *Allgemeine Pathologie,* etc.; p. 507.

noyaux et la prolifération du tissu conjonctif intra-médul-
laires, autant de caractères qui font ressembler, comme le
remarque Erb (1), les altérations de la dégénération secondaire à celles qui se produisent dans les extrémités coupées
des nerfs. D'après Charcot (2), l'extension fréquente de la
lésion au delà de ses limites habituelles, par exemple, aux
cornes grises antérieures, constitue un argument des plus
décisifs en faveur de la nature irritative du processus morbide. Mais le processus inflammatoire est-il primitif ou
simultané ou secondaire par rapport à l'atrophie des fibres
nerveuses? La question ne peut être tranchée.

Quant à la question pathogénique, il en est peu qui soit
hérissée de difficultés plus grandes. Néanmoins l'interprétation que nous donnent Türck, Bouchard et Lange me paraît celle qui mérite la préférence. D'après ces auteurs, les
faisceaux médullaires tombent en dégénération, parce que
la lésion pathogénique les a séparés de leurs centres nutritifs. Mais où se trouvent ces centres trophiques? On ne saurait l'affirmer d'une manière précise. Il est cependant assez
probable que ceux des faisceaux antérieurs se localisent dans
ces régions de l'écorce des hémisphères dont les lésions
destructives ont pour conséquence d'amener sûrement les
dégénérations secondaires, là où les cellules pyramidales
analogues aux cellules multipolaires des cornes grises de la
moelle épinière sont les plus volumineuses, régions qui, au
dire de Charcot (3), correspondent à celles qui, chez le
singe, sont indiquées par l'expérimentation comme renfer-

(1) ERB. *Handbuch der speciellen Pathologie und Therapie, von
Ziemssen*, Band XI, 2ᵗᵉ Hälfte : *Krankheiten des Rückenmarks; von
W. Erb*, in Heidelberg.
(2) CHARCOT, *Leçons sur les localisations cérébrales*; p. 159 (Note.
(3) CHARCOT, *ibid.*; p. 167.

mant les centres dits psycho-moteurs. Quant aux centres
trophiques des faisceaux postérieurs, il faut probablement
les chercher au niveau de leur origine inférieure, dans les
ganglions spinaux.

Vulpian (1) professe une opinion contraire. D'après lui,
les dégénérations secondaires résultent de la propagation
de proche en proche du travail irritatif, du foyer inflammatoire primitif; mais les arguments qu'il invoque à l'appui
ne me paraissent pas justifier toute la valeur qu'il leur accorde. Les observations d'atrophie des fibres blanches des
pyramides antérieures, sans trace de sclérose ascendante ou
descendante, sont tout à fait exceptionnelles, et l'absence
de désintégration secondaire, dans des cas de sclérose en
plaques disséminées, peut provenir de l'intégrité relative
des cylindres-axiles, intégrité qui existe assez fréquemment
dans cette maladie et qu'on peut croire suffisante pour la
transmission de l'influence trophique. En outre, il n'est
pas qu'un foyer inflammatoire qui soit seul en état d'entraîner à sa suite des dégénérations secondaires de la
moelle : une simple section expérimentale suffit, comme le
prouve les expériences pratiquées sur le chien par Westphal (2), Schiefferdecker et par Vulpian (3) lui-même.

Quant à l'inertie fonctionnelle, je ne crois pas qu'elle
puisse exercer un rôle plus considérable que l'extension
inflammatoire; son rôle est simplement secondaire et adjuvant. On pouvait croire qu'il en était autrement du temps
où, à l'exemple de Türck, on croyait que la dégénération

(1) VULPIAN, *Leçons sur la physiologie générale et comparée*, etc.;
p. 474.

(2) WESTPHAL, *Archiv für Psychiatrie und Nervenkrankheiten*;
II Band, 2 Heft, p. 374. Berlin, 1870.

(3) VULPIAN, *maladies du système nerveux*; p. 48. Paris, 1879.

secondaire ne survenait qu'après 6 mois. Or, les meilleures observations ont rectifié cette assertion : Franck et Pittres (1), en lésant une fibre cérébrale de façon à y provoquer la dégénération, ont constaté qu'elle avait perdu son excitabilité, quatre jours après l'opération, et Schifferdecker, dans plusieurs expériences faites sur le chien, a trouvé dès le 14e jour des ulcérations déjà manifestes (2). W. Muller relate l'observation d'une myélite cervicale par compression suivie, après 13 jours, d'une dégénération secondaire (3). Kahler et Arnold Pick ont observé une dégénération secondaire qui était survenue 11 jours après une apoplexie cérébrale (4). Bref, l'abolition de l'influence trophique me paraît la principale cause des dégénérations secondaires.

CHAPITRE VII.

SOMMAIRE : De la génération hallérienne. — Modifications des propriétés fonctionnelles du bout périphérique. — Irritabilité. — Loi des contractions. — Variation négative. — Altérations histologiques. — Sections complète et incomplète. — Irritations pathologiques. — Causes pathogéniques. — Abolition de l'influence trophique. — Localisation des centres trophiques. — Nature de l'influence trophique. — Propagation du foyer inflammatoire primitif. — Inertie fonctionnelle. — Troubles vaso-moteurs. — Conclusions.

Les recherches devenues classiques d'Auguste Haller, vérifiées par la plupart des physiologistes, sur les altéra-

---

(1) FRANCK et PITRES, d'après ARNOZAN, *ouvrage cité*, p. 18.

(2) SCHIEFFERDECKER, d'après ERB,*Handbuch von Ziemssen*, XI Band 2te Hälfte, etc.. p. 770.

(3) MULLER, W.,*Beiträge zur pathol. Anatomie und Physiologie des mensch. Ruckenmarkes*, 1871; p. 11.

(4) KAHLER et PICK, *Archiv für Psychiatrie und Nervenkrankheit.;* X Band, 2 Heft, 1880; p. 330 et suiv.

tions de structure intime produites dans le bout périphérique d'un nerf sectionné, sont celles qui ont le plus
efficacement contribué à attirer l'attention des savants sur
l'influence trophique du système nerveux. Ce bout périphérique ne tarde pas à subir des modifications profondes,
modifications affectant aussi bien les propriétés physiologiques que la structure anatomique et pouvant aboutir à
l'annihilation complète de ces propriétés et de cette structure, à condition toutefois qu'un processus régénérateur
n'en vienne entraver l'évolution progressive. Les propriétés
physiologiques des nerfs n'émanent pas des centres nerveux; ce ne sont pas, pour employer l'expression de Vulpian, des forces d'emprunt, mais elles sont inhérentes aux
nerfs eux-mêmes, intimement liées qu'elles sont à l'intégrité absolue de leur structure. Aussi, lorsqu'un nerf est
sectionné, les modifications que subissent les propriétés
fonctionnelles et la composition histologique du bout périphérique suivent une marche parallèle, du moins au début,
car plus tard le processus dégénérateur continue sa marche
destructive, longtemps après l'extinction complète de l'irritabilité.

Je suppose donc la section complète d'un nerf mixte, le
nerf sciatique, par exemple. Au début l'irritabilité motrice
s'accroît passagèrement, diminue ensuite et finit graduellement par disparaître. D'après la plupart des expérimentateurs, cette apparition procède du point sectionné vers les
extrémités. Müller, Stricker et Steinrück avaient constaté
les premiers que, chez les animaux à sang chaud, le bout
périphérique du sciatique sectionné avait perdu son irritabilité après plusieurs semaines. Günther et Schon, en soumettant le nerf, tous les jours, à des recherches délicates

et minutieuses, parvinrent à préciser davantage encore, et trouvèrent, chez le lapin et le chien, l'irritabilité entièrement éteinte, après le quatrième jour. D'ailleurs, cette durée varie selon l'âge des animaux, leur état de vigueur, et surtout selon les différentes espèces ; ainsi, chez la grenouille, par exemple, elle se conserve une semaine entière. L'augmentation de l'irritabilité constatée au début par Rosenthal, Heidenhain, Pflüger (1), etc., est due, d'après ce dernier auteur, au développement d'un état catélectrotonique, dans le voisinage de la section ; or, nous savons que, dans l'état électrotonique, l'irritabilité du nerf s'accroît dans la région catélectrotonique et diminue dans la région anélectrotonique.

Ces résultats se trouvent confirmés par Longet et Ranvier, à l'exception de l'augmentation de l'irritabilité qui se produit au début, et la marche centrifuge que prend l'extinction de cette propriété. Ranvier (2) a constaté plusieurs fois qu'un nerf coupé, depuis 24 heures, est plus excitable qu'immédiatement après sa section, et le même auteur croit, avec Vulpian, que l'irritabilité, au lieu de disparaître du centre vers la périphérie, diminue et s'éteint parallèlement et simultanément dans toutes les parties du nerf (3).

La loi des contractions (*Zuckunsgesetz*), établie par Pflüger pour l'état normal du nerf, peut se résumer dans les propositions suivantes : les courants intermittents, inverses ou directs, de faible intensité, produisent la contraction à la fermeture seulement (cathode) ; avec une intensité

(1) PFLUGER, d'après L. HERMANN, *Handbuch der Physiologie;* II Band. 1ᵘᵉʳ *Theil (Allg. Phys. d. Nerven*, p. 176.

(2) RANVIER, *Leçons sur l'histologie du système nerveux;* t. Iᵉʳ, p. 281. Paris, 1878.

(3) RANVIER, *loc. cit.*, p. 284.

moyenne, il y a contraction à la fermeture et à l'ouverture
(anode), quelle que soit la direction du courant; si la force
du courant dépasse de beaucoup la moyenne, la contraction
ne se produit plus qu'à la fermeture du courant direct et
à l'ouverture du courant investi ; si on augmente encore la
force du courant, la contraction finit par disparaître entièrement. Voyons ce que devient cette loi quand le nerf dépérit,
et par conséquent aussi quand il est entièrement séparé des
centres nerveux. D'après Rosenthal (1), elle ne se modifie
guère, mais à condition qu'au lieu d'employer des courants
d'une force graduellement croissante, on se contente d'une
intensité constamment la même. Cette identité des résultats,
dans des conditions si complètement différentes, n'a rien
qui doive étonner, car les contractions sont proportionnelles non seulement à l'intensité des courants, mais encore au degré d'irritabilité du nerf; or, nous venons de voir
qu'immédiatement ou du moins quelque temps après la
section (Ranvier) l'irritabilité est augmentée. Une opinion,
acceptée par plusieurs mais combattue par Rosenthal (2),
prétend que les trois stades sont suivis d'un quatrième qui
est identique au second et d'un cinquième qui est identique
au premier. A première vue, cela me paraît assez légitime,
puisque l'irritabilité nerveuse diminue graduellement.

Les fibres sensitives, contenues dans le nerf sciatique,
perdent également leur excitabilité au bout de quatre
jours (Schiff).

Il importe de remarquer que ces différentes modifications
fonctionnelles sont exclusivement quantitatives, et ne dif-

(1) ROSENTHAL, *Allgemeine Physiologie der Muskeln und Nerven*,
p. 133. Leipzig, 1877.
(2) ROSENTHAL, *loc. cit.*, p. 134.

fèrent guère suivant qu'on emploie les courants induits ou les courants constants, contrairement à ce qui se produit dans les amyotrophies d'origine nerveuse.

D'après Schiff et Valentin (1) la variation négative persiste dans le bout périphérique 8 à 14 jours après la disparition de l'irritabilité.

Passons aux modifications histologiques. Celles-ci, découvertes par Waller, d'où le nom de dégénération wallerienne, et confirmées dans la suite par Schiff, Vulpian, Philippeaux et surtout par Ranvier, se manifestent dès les premiers jours qui suivent la section. D'après ce dernier auteur, il ne faut pas plus de 24 heures pour les voir apparaître, chez les lapins, d'une façon manifeste (2).

Les noyaux des segments inter-annulaires se gonflent, tandis que le protoplasma qui les entoure augmente considérablement et se continue avec celui qui double la myéline sur toute sa longueur. Au troisième jour, le protoplasma et les noyaux avec leurs nucléoles peuvent être développés au point d'occuper toute la lumière du tube nerveux, jusqu'à interrompre la myéline et même le cylindre axile. Bientôt après, les noyaux prolifèrent et se multiplient abondamment. La myéline, après avoir pris un aspect trouble et nuageux, se coagule et se divise en petites masses sphériques. Grâce à cette segmentation successive, la myéline finit par ne plus apparaître que sous forme de fines granulations ou gouttelettes. Celles-ci ne tardent pas à subir la métamorphose graisseuse; du deuxième au troisième mois elles disparaissent par résorption.

(1) SCHIFF et VALENTIN, *Lehrbuch der Muskel und nerv. Physiologie,* p. 69, Lahr 1858-1859.
(2) RANVIER, *ouvrage cité;* t. I, p. 314.

Le cylindre axile, d'après Neumann et Schiff, persiste indéfiniment ; mais Ranvier qui a particulièrement insisté sur la fragmentation du cylindre est d'avis qu'il se résorbe, et son opinion est presque généralement adoptée aujourd'hui (1).

Le tissu conjonctif intra et inter-fasciculaire éprouve un certain degré d'hyperplasie, au point que Erb (2) se croit autorisé à donner au processus de dégénération, dont le bout périphérique est le siège, le nom de cirrhose nerveuse.

Vulpian (3) a vu fréquemment les artérioles qui parcourent le tissu connectif dans un état d'altération graisseuse très avancée.

D'après Waller, ce travail de dégénération se poursuit dans les nerfs jusqu'à leurs extrémités terminales. Sokolow a constamment vu les plaques terminales de Rouget et les corpuscules de Krause s'altérer complètement. Krause croit que les bâtonnets de la membrane de Jacob, dans la rétine, restent intacts après la section du nerf optique ; il paraît qu'il en est de même, d'après Colasanti, des terminaisons du nerf olfactif (4).

Nous venons d'étudier la dégénération wallérienne en prenant pour objet d'étude le bout périphérique d'un nerf mixte, le nerf sciatique ; il va sans dire qu'elle présente les mêmes caractères essentiels, qu'il s'agisse exclusivement d'un nerf moteur ou d'un nerf sensitif.

---

(1) RANVIER, *ouvrage cité* ; t. I, p. 325.

(2) ERB, *Handbuch von Ziemesen* ; XII Band (*Krankheiten des Nervensystems*) 1ste Hälfte, p. 387.

(3) VULPIAN, *Altération graiseuse des artérioles du bout périphérique des nerfs coupés, observée dans certains cas.* (*Archives de physiologie normale et pathologique*, 1870, p. 178).

(4) D'après L. HERMANN, *Handbuch der Physiologie*, etc.; II Bd. 1ster Theil, p. 128, 1879.

Il est important de remarquer que les altérations fonctionnelles et anatomiques qui caractérisent la dégénération wallérienne ne sont pas l'apanage exclusif des nerfs qu'une section complète a définitivement séparés des organes centraux, car la physiologie expérimentale (Vulpian, Erb) nous les montre se produisant avec des caractères, on peut dire identiques, à la suite des sections incomplètes, ligatures, cautérisations, compressions et autres causes traumatiques. En pathologie humaine, nous voyons ce même travail morbide se produire à la suite de sections nerveuses accidentelles (Vulpian) ou chirurgicales, dans plusieurs maladies des nerfs périphériques (névrite, anévrysme, carcinome, syphilome, etc.), dans les maladies de la moelle, là où les nerfs prennent naissance, par exemple, dans la paralysie diphtéritique (déjerine) (paralysie infantile, paralysie glosso-labio-laryngée, myélite, etc.)

Cette identité de résultats prouve suffisamment qu'il n'y a pas lieu d'établir, avec Charcot (1), une distinction fondamentale entre les effets de l'absence d'action résultant d'une section complète et ceux de l'action morbide du système nerveux, lésions spontanées ou traumatiques des nerfs ; elle nous autorise aussi à croire que dans ces différents cas, plus que probablement, une même action pathogénique préside au développement de la dégénération wallérienne.

Quelle est ou quelles sont ces causes pathogéniques ?

De nombreuses et intéressantes discussions se sont agitées autour de cette question, sans avoir pu fournir, à l'heure qu'il est, une solution plus satisfaisante que celle

(1) CHARCOT, *Leçons sur les maladies du système nerveux;* 2e édit., 1876; t. 1er, p. 58.

que nous donne Waller. Après avoir constaté le premier qu'en pratiquant la section complète d'un nerf sensitif entre la moelle et le ganglion spinal, la partie centrale seule dégénère, tandis que l'extrémité périphérique, c'est-à-dire celle qui reste attachée au ganglion, reste intacte; d'un autre côté, qu'en coupant la racine motrice, entre la moelle et son point d'union avec la racine postérieure, l'extrémité périphérique dégénère, tandis que le bout central ne subit aucune modification, Waller a tiré de ces faits, confirmés d'ailleurs par un grand nombre d'expérimentateurs, la conclusion que le ganglion spinal est un centre nutritif ou trophique pour les racines postérieures, et que la substance grise antérieure de la moelle, celui des racines antérieures. En faveur de cette conclusion, plaide aussi le résultat de la section des racines postérieures, entre le ganglion et le point où se produit la soudure des deux racines. Dans ce cas, le bout périphérique de la racine s'altère, tandis que le bout central qui reste en relation avec le ganglion spinal conserve sa constitution normale.

Schiff partage la manière de voir de Waller, mais avec cette différence qu'il localise le centre nutritif des nerfs moteurs, non pas dans l'intérieur de la moelle, mais dans la racine motrice, tout près de l'axe spinal, et celui des nerfs sensitifs, un peu à côté des ganglions spinaux. Cette différence dans la localisation des centres trophiques, quelque peu marquée qu'elle soit, n'est pas sans importance : elle nous donne la clef de plusieurs faits pathologiques qui, sans elles, resteraient inexplicables, faits que les adversaires de la théorie wallérienne ne manquent pas d'invoquer. Pour ce qui regarde les centres nutritifs des nerfs moteurs, si la substance grise des cornes antérieures les renfermait, ces nerfs, devrait-on croire, subiraient fatalement la dégénération toutes les fois qu'une lésion destructive envahit les cellules des cornes antérieures. Or, il est loin d'en être toujours ainsi, puisque dans la paralysie infantile, mais surtout dans l'atrophie musculaire protopathique, nous voyons les nerfs moteurs rester très souvent indemnes. La préservation des nerfs, dans ces conditions, se justifie si l'on admet la modification apportée par Schiff. Il est juste cependant de remarquer qu'elle se justifie tout aussi avantageusement, si l'on admet avec Erb, opinion très probable comme nous le verrons dans le chapitre suivant, que, pour les muscles et les nerfs moteurs, il existe des centres trophiques distincts dans les cornes antérieures de l'axe gris, ainsi que des nerfs trophiques différents.

Pour ce qui regarde les centres trophiques des racines postérieures, l'opinion professée par Schiff me paraît s'imposer davantage. Il n'est pas rare de voir la sclérose des cordons postérieurs de la moelle entraîner consécutivement la dégénération wallérienne des racines, malgré l'intégrité des ganglions spinaux, et réciproquement la sclérose complète de ces ganglions, du moins la sclérose des parties centrales de ces derniers, et laisser complètement intacts les racines postérieures et les nerfs sensitifs correspondants. Il est donc impossible, si l'on ne veut laisser ces faits sans explication, de confiner, comme fait Waller, les centres trophiques des nerfs sensitifs, exactement dans les ganglions spinaux. Les difficultés, au contraire, sont levées ou du moins diminuées si, à l'instar de Schiff, on localise ces centres dans le voisinage seulement des ganglions.

D'autres preuves encore ont été alléguées en vue de combattre la théorie des centres trophiques. Voyons les prin-

cipales : les altérations du bout central et de la moelle elle-
même ne sont pas aussi rares que l'avaient prétendu Waller et Schiff (1) ; non seulement il se produit à l'extrémité
du bout central d'un nerf sectionné des modifications inflammatoires déterminées par l'acte traumatique, mais
Hyeld et Neumann (2) ont fréquemment vu, dans leurs
expériences, toute la longueur de ce bout présenter des altérations, non pas simplement atrophiques, comme l'avait cru
Vulpian, mais analogues à celles que présente l'extrémité
périphérique. Hayem (3), en pratiquant des lésions nerveuses chez le lapin, le cochon d'inde et le chat, a provoqué
très souvent des symptômes de myélite. Tiesler et Feinberg (4), par des expériences répétées sur le lapin, ont abouti
aux mêmes résultats que Hayem. Klemm (5) a su produire,
à l'aide d'irritations artificielles, des foyers inflammatoires
disséminés en différents endroits du nerf. La pathologie
humaine fournit des exemples nombreux de sections accidentelles ou de blessures traumatiques des nerfs suivies
de dégénérations ascendantes. Porson (6), dans sa thèse
inaugurale relate l'observation, recueillie par Heurtaux,
d'un ramollissement de la moelle qui s'était produit chez
un homme, à la suite d'une section accidentelle du nerf sciatique. Après l'amputation d'un membre, ne voyons-nous

(1) SCHIFF, *Lerhbuch der Physiologie. I, Muskel-und Nerven Physiologie*, p. 122. Lahr, 1858-59.

(2) HYELT und NEUMANN, d'après FRIEDREICH, *Ueber progressive
Muskelatrophie*; p. 157. Berlin, 1873.

(3) HAYEM, *Recherches sur·l'anatomie pathologique des atrophies
musculaires*, p. 111. Paris, 1877.

(4) TIESLER und FEINBERG, d'après ERB, *Handbuch von Ziemssens*;
XII Bd, 1ste Hälfte, p. 373.

(5) KLEMM, *Ueber Neuritis migrans*. Strassburg, 1874.

(6) PORSON, *Étude sur les troubles trophiques, consécutifs aux lésions
traumatiques des nerfs*, p. 40. Paris, 1873.

pas se produire très souvent, à l'extrémité du bout central, non seulement ce qu'on appelle le névrome terminal ou névrome cicatriciel de Lebert, mais une névrite interstitielle caractérisée par l'atrophie des tubes nerveux et la prolifé- ration du tissu conjonctif intra-fasciculaire, remontant pro- gressivement jusqu'à la moelle épinière où elle détermine des altérations de même nature.

Ces lésions centrales, dont je pourrais multiplier les exemples, ne peuvent être mises, à coup sûr, sur le compte d'une altération dans l'influence nutritive qui émane des centres nerveux, puisque ni les lésions expérimentales, ni les lésions pathologiques n'ont atteint ces centres tro- phiques, à moins d'admettre, ce qui n'est rien moins que vraisemblable, que ces centres sont troublés dans leur jeu normal par action réflexe. Mais, parce qu'à la suite d'une section complète ou incomplète ou d'autres lésions des nerfs le bout central s'altère souvent, à l'instar du bout périphérique, sans qu'on puisse s'en rendre compte en ad- mettant l'intervention des centres trophiques, faut-il en con- clure que les altérations du bout périphérique sont égal- ement indépendantes d'une anomalie de ces centres? Cer- tainement non, pareille conclusion ne serait pas légitime.

Sur la participation fréquente du bout central au proces- sus de la dégénération wallérienne, diverses hypothèses pa- thogéniques ont été émises. D'après Th. Rumpf (1) les extré- mités terminales des nerfs, particulièrement celles des nerfs moteurs, ne sont pas sans agir efficacement sur la nutrition du nerf entier, et le bout central auquel cette action préser- vatrice fait défaut tend à subir une déchéance nutritive.

(1) TH. RUMPF, *Archiv für Psychiatrie und Nervenkrankheiten;* X Band, 1 Heft, p. 124. Berlin, 1879.

D'après Sigmund Mayer (1), les centres nerveux et les
nerfs constituent avec les différents organes du corps, muscles, os, viscères, etc., non seulement autant d'unités fonctionnelles qu'il y a d'organes distincts avec lesquels ils sont
en relation, mais aussi autant d'unités nutritives *(Ernäh-
rungs Einheiten.* Les trois facteurs dont se compose chaque unité s'influencent réciproquement dans leur nutrition
intime, exercent l'un sur l'autre une action régulatrice;
aussi dès que cet échange nutritif se supprime, à la suite
d'une section nerveuse, par exemple, la moelle, le nerf
intermédiaire et l'organe périphérique éprouvent un ralentissement, une perturbation dans leur vie nutritive. Certes
les altérations du côté de la moelle sont les moins fréquentes;
mais cela dépend, d'après S. Mayer, de ce que la moelle
entre comme facteur dans plusieurs unités nutritives; par
conséquent, la suppression de l'influence trophique que
produit la destruction d'une seule unité se trouve compensée
par l'action persistante des unités qui sont restées intactes.
Ces deux opinions de Rumpf et Mayer me paraissent assez
peu fondées, et l'hypothèse dont elles servent de base pour
expliquer les lésions de la moelle et du bout central, qui
surviennent dans les conditions précédemment indiquées,
ne me le paraît pas davantage. Ne voyons-nous pas, en
effet, la portion du nerf qu'une double section complète a
séparée et de la moelle et des organes périphériques ne
s'altérer ni plus vite ni d'une manière plus intense que le
bout périphérique dont les relations avec les plaques nerveuses terminales et avec l'organe auquel il aboutit sont
conservées? Or, ne faudrait-il pas qu'il en fût autrement, si,

(1) Sigm. Mayer, *Handbuch der Phys., von L. Herman;* II Band.
1 Theil, p. 209 et suiv.; 1879.

comme le prétendent Rumpf et Mayer, les extrémités nerveuses terminales et les organes de la périphérie exerçaient
une action conservatrice sur la nutrition du nerf entier?

A mon avis, il est préférable de rattacher ces lésions
centrales à la propagation de proche en proche du foyer
primitivement lésé, à l'extension inflammatoire, à la névrite ascendante. Il n'est pas étonnant que ces lésions soient
relativement rares, car les deux principales conditions
qui assurent et favorisent leur développement, l'intensité
de la lésion originelle et la réceptivité des nerfs et de la
moelle sont deux conditions qui varient de lésion à lésion,
et d'individu à individu.

Mais, m'objectera-t-on, la dégénération wallérienne du
bout périphérique résulte elle-même de l'extension progressive du foyer phlegmasique déterminé au point où le traumatisme a frappé (*neuritis descendens*), au même titre que
les altérations du bout central et de la moelle. C'est l'opi-
pinion préconisée par Friedreich (1). L'auteur allemand,
dans sa savante monographie, cherche par des arguments
dont la valeur n'est pas contestable, à rattacher tous les
troubles trophiques, consécutifs aux lésions nerveuses, à la
propagation *per continuitatem* de l'élément inflammatoire.
Dans la question actuelle, la théorie de Friedreich paraît
admissible, à première vue. Nous savons, grâce aux travaux de Rokitanski, Friedreich, Tiesler et de tant d'autres,
avec quelle facilité la névrite se propage dans les directions
centrifuge et centripète; or les différentes lésions soit expérimentales soit pathologiques peuvent produire directement,
dans les régions qu'elles atteignent, une névrite plus ou

_____

(1) FRIEDREICH, *Ueber progressive Mukelhypertrophie*, etc., p. 149
et suiv. Berlin, 1873.

moins accentuée, et même les sections complètes ou incomplètes produisent d'ordinaire, dans leur voisinage
immédiat, des altérations plus franchement inflammatoires
qu'à une distance plus éloignée. Cependant, pas plus ici
que lorsqu'il sera question des autres troubles trophiques,
je n'oserais souscrire à l'opinion préconisée par Friedreich
et considérer l'extension inflammatoire comme cause exclusive ou principale de la dégénération wallérienne ; j'admets
tout au plus qu'elle agisse comme cause adjuvante et accessoire ; qu'elle favorise l'action de la cause principale, de la
perversion des centres nutritifs. Pour s'en convaincre, il
suffit de rappeler ce fait, indiqué plus haut, que la dégénération ne marche pas progressivement du centre vers la
périphérie, comme on l'avait cru longtemps, mais qu'elle
envahit simultanément toute la longueur du bout périphérique.

Que dire de l'inertie fonctionnelle, dont la cause pathogénique a trouvé dans Jaccoud (1) un puissant défenseur?

Les nerfs, à l'instar des autres organes de l'économie,
obéissent à la loi générale suivante : tout organe, quel qu'il
soit, a besoin d'une alternative de repos et d'activité pour
que sa nutrition intime s'accomplisse régulièrement. Un
organe, qui ne travaille pas, meurt et s'atrophie ; il s'hypertrophie, au contraire, quand il travaille démésurément.
Nous ne savons trop pourquoi et comment l'inactivité devient une cause d'atrophie. L'ingénieuse opinion de Perls (2)
est celle qui me paraît avoir le plus grand cachet de vraisemblance. « Les déchets de l'échange moléculaire dont les

---

(1) JACCOUD, *Les paraplégies et l'ataxie du mouvement*, etc., p. 173
et suiv. Paris, 1864.

(2) PERLS, *Lehrbuch der algemeinen Pathologie ;* II theil, p. 228.

tissus sont le siége constant, et tout particulièrement les
sucs nutritifs, ne circulent plus aussi librement dans les
régions condamnées à l'immobilité ; ils restent stagnants
aux mêmes endroits, de là résulte que les tissus sont sans
cesse baignés par des substances qui sont impropres à leur
nutrition et à leur régénération. » Quoi qu'il en soit, la loi
précédente est dûment consacrée par l'observation. Aussi,
dans les cas d'immobilité prolongée d'un membre par un
bandage chirurgical, à la suite d'ankylose, dans les paralysies cérébrales, etc., les nerfs s'atrophient, quoique à la
longue seulement. Quand l'épanouissement cutané des
nerfs sensitifs s'est altéré au point de réduire ceux-ci à
l'inactivité fonctionnelle, rien de plus fréquent que de voir
l'atrophie envahir toute la longueur de ces nerfs centripètes et s'étendre même jusqu'aux cordons postérieurs.
Mais Jaccoud a évidemment exagéré l'importance de l'inertie dans la genèse de la dégénération wallérienne ; elle ne
peut jamais être considérée comme la cause principale et
exclusive, attendu que l'atrophie des nerfs, à la suite du
repos prolongé, n'est qu'une atrophie simple, n'offrant pas
le cachet inflammatoire du précédent processus, et que,
dans les maladies qui la produisent, elle ne survient
qu'après un long laps de temps seulement, sans qu'on
puisse justifier ce retard par le degré moins prononcé de
l'immobilité.

Quant au rôle que jouent les troubles circulatoires, je ne
crois pas qu'il soit plus efficace que celui de l'extension
inflammatoire et de l'inertie fonctionnelle. Pflüger avait
déjà conclu *a priori*, en raison de leur faible vascularisation, que la nutrition des nerfs n'est que modérément
soumise à la circulation sanguine. La section d'un nerf

produit constamment la dilatation des vaisseaux sanguins
dans le bout périphérique; il est probable que les lésions
diverses n'agissent pas différemment, c'est-à-dire qu'elles
dilatent les vaisseaux, quoique, faute d'indications précises,
on ne puisse l'affirmer avec certitude. Il est probable aussi
que cette dilatation trouve sa raison d'être dans la paralysie
des vaso-constricteurs et non pas dans l'irritation des vaso-
dilatateurs. A ceux qui considèrent les troubles circulatoires comme la cause capitale de la névrite dégénérative
atrophique il suffit d'objecter : que la section du grand sympathique cervical, pas plus que les autres congestions, soit
expérimentales, soit pathologiques, dont nous avons cité
quelques exemples dans un chapitre précédent, n'entraîne jamais des lésions analogues. On pourrait objecter
encore, et cette objection a d'autant plus de valeur qu'elle
s'adresse aussi bien aux partisans de l'ischémie qu'à ceux
de la congestion, c'est que les altérations ne diffèrent en
aucun rapport, ni en rapidité d'évolution, ni en intensité,
quelle que soit la région où la lésion a porté; or, les désordres
circulatoires doivent être d'autant plus accentués que la
section où la lésion approche davantage de la périphérie,
puisque, en vertu de nombreuses anastomoses, les nerfs
deviennent de plus en plus riches en vaso-moteurs, à mesure qu'on s'éloigne du centre et qu'on s'approche de la
périphérie.

Cela étant, la dégénération wallérienne ne reconnaissant
pas une explication pathogénique plus satisfaisante et plus
acceptable que celle qui nous est fournie par la doctrine
des centres trophiques, il nous reste à élucider la question
du mécanisme suivant lequel ces centres agissent.

La dégénération wallérienne ne diffère guère ni en intensité, ni en rapidité d'évolution, qu'il s'agisse, soit d'une section complète, soit d'une lésion expérimentale ou pathologique. Il n'y a donc pas lieu d'établir, à l'instar de Brown-Séquard et de Charcot, une distinction fondamentale dans les effets observés dans le bout périphérique, suivant qu'il s'agit de l'un ou de l'autre ordre de causes. La section complète, il s'en faut, n'agit pas exclusivement par inertie fonctionnelle ; d'après Vulpian (1), elle agit même plus sûrement et plus rapidement qu'une simple lésion irritative ou une section incomplète. Toujours est-il qu'une lésion expérimentale ou spontanée entraîne d'autant plus facilement la dégénération wallérienne qu'elle est plus destructive et réunit davantage les conditions de la section complète. Il est donc légitime de conclure que l'atrophie irritative du bout périphérique des nerfs, quelle que soit la nature de la lésion, est un effet, non pas de l'irritation, de l'exaltation, mais de l'absence d'action, de la suppression que subit l'influence des centres trophiques.

Or, cette influence, cette action des centres trophiques est-elle de nature stimulante, excitatrice, et partant les altérations anatomiques consécutives à sa suppression sont-elles produites par un ralentissement, un affaiblissement dans la nutrition des éléments où elles se produisent, ou bien cette influence est-elle régulatrice, modératrice, et partant les altérations consécutives à sa suppression dépendent-elles de ce que les éléments nombreux dont se compose le nerf sont privés de leur frein physiologique et abandonnés à leur activité propre?

Vulpian (2) et Waller, pour ne citer que ceux-là, sont

(1) VULPIAN, *Leçons sur l'appareil vaso-moteur, etc.*; tome II, p. 342 et 343.
(2) VULPIAN, ibid., t. II, p 310.

d'avis que le système nerveux agit à l'instar d'un irritant.
La cellule possède une irritabilité nutritive, pour nous
exprimer avec Virchow, mais sans vouloir trancher la
question de savoir si cette propriété est spontanée ou si elle
a besoin d'être réveillée par des agents extrinsèques, et
cette irritabilité nutritive, sous peine de déchoir, sous peine
de perdre son degré normal, exige d'être constamment
relevée et stimulée par action nerveuse.

Ranvier (1) opine dans le séns contraire, et son opinion
me paraît la plus rationnelle. Les centres nerveux exercent,
d'après cet auteur, tantôt une influence d'arrêt sur la nutrition intime des éléments anatomiques, nutrition qui
devient suractive, désordonnée, dès que ce frein modérateur
vient à disparaître, tantôt une action excitatrice, stimulante,
et la suppression de celle-ci entraîne une diminution de
vitalité, une atrophie dégénérative. Les éléments anatomiques subissent l'une ou l'autre de ces influences suivant
leur dignité : elle est modératrice pour les éléments qui sont
très voisins des cellules lymphatiques, excitatrice, au contraire, pour ceux qui jouissent d'un rôle, d'un rang plus
élevé dans l'organisme. « Le système nerveux, dit Ranvier (2), agit en produisant non seulement des phénomènes
d'excitation, mais aussi des phénomènes de modération;
c'est ainsi que, s'il active la nutrition des diverses parties
de l'organisme, il la modère aussi d'autre part et la maintient de la sorte dans les limites normales. Le nerf exerce
une régulation analogue sur sa propre nutrition. Après la
section, cette action modératrice est supprimée dans toute
l'étendue du segment périphérique. Il en résulte que les

(1) RANVIER, *Leçons sur l'histologie du système nerveux*, etc.; t. 1, p.18.
(2) RANVIER, ibid., t. II, p. 72.

parties élémentaires des tubes nerveux qui possèdent la vie
la plus indépendante, c'est-à-dire les noyaux et le protoplasma des segments inter-annulaires, prendront une activité nouvelle. Cette activité, nutritive et formatrice tout à la
fois, s'exercera au dépens des éléments plus directement
soumis au système central, et qui, en étant désormais
séparés, n'ont plus qu'une résistance vitale très faible. » Ce
qui plaide puissamment en faveur de l'opinion de Ranvier,
c'est que le processus qui caractérise la dégénération wallérienne, improprement appelée dégénération paralytique,
n'est pas une atrophie simple, il n'est pas exclusivement
passif et analogue à celui qui caractérise la nécrobiose,
mais, au contraire, c'est un processus essentiellement et
primitivement actif. Le gonflement et la prolifération abondante des noyaux de la gaine de Schwann, la suractivité du
protoplasma, l'hyperplasie du tissu conjonctif témoignent, à
toute évidence, qu'il s'agit là d'un processus inflammatoire,
et il me paraît impossible de considérer, avec Vulpian (1),
ces phénomènes irritatifs comme appartenant à un travail
de régénération, puisque la régénération autogénique,
d'après la plupart des auteurs et d'après Vulpian lui-même
qui est revenu de ses anciennes opinions à ce sujet, ne s'établit pas dans le bout périphérique d'un nerf définitivement
séparé des centres nerveux. Je ne puis croire non plus, avec
Th. Rumpf (2), qu'ils soient le résultat de l'irritation provoquée par la moelle et tout particulièrement par le cylindre
axile frappés de mort par la section *(reactive Bindegeweb-
sentzündung)*, puisque le cylindre axile est resté vivant

---

(1) VULPIAN, *Leçons sur l'appareil vaso-moteur*, etc., t. II, p. 312.
(2) RUMPF, *Archiv fur Psychiatrie und Nervenkrankheiten;* X Band,
1 Heft, p. 121; 1879.

jusque dans le dernier stade du processus dégénératif, et
que la moelle ne 's'altère pas avant qu'on soit en état de
constater la prolifération des noyaux et la suractivité du
protoplasma qui les entoure. D'un autre côté, la coexistence
de lésions purement passives du côté de la myéline et du
cylindre axile, lésions passives d'emblée, prouve, à mon avis,
que si le système nerveux est un stimulant pour certains
éléments nerveux, il est aussi un modérateur pour d'autres
de ces éléments, puisque ces lésions passives ne peuvent
pas être considérées comme secondaires aux lésions actives,
pas plus que celles-ci ne sont une conséquence de celles-là.

Quant à la question de savoir si la nutrition des nerfs se
trouve réglée par des fibres spéciales, *nervi nervorum*, je
suis assez enclin à la trancher par l'affirmative; c'est l'opinion exprimée récemment par Erb, de Heidelberg, et nous
verrons plus tard que plus d'un fait lui donne un grand
cachet de vraisemblance.

Remarquons encore, avant de finir ce chapitre, que l'action trophique des centres nerveux sur les fibres nerveuses
n'a rien de spécifique, suivant qu'il s'agit d'un nerf moteur
ou d'un nerf sensitif, car les cellules des cornes antérieures
de l'axe gris et les ganglions spinaux, ou du moins les parties contingentes à ces derniers, qui exercent à l'état normal une influence trophique, les premières sur les nerfs
moteurs, les seconds sur les nerfs sensitifs, peuvent au
besoin exercer la même influence, indistinctement, sur les
deux ordres de fibres nerveuses. L'expérience suivante le
démontre. En unissant le bout périphérique du nerf lingual sectionné au bout central du nerf hypoglosse, on voit
le premier régénérer complètement, après avoir passé par
toutes les phases de l'atrophie dégénérative, et réciproque-

ment le bout périphérique du nerf hypoglosse sectionné s'atrophier et régénérer complètement, dès qu'on l'unit au bout central du lingual.

Des faits et des considérations qui précèdent, je crois pouvoir conclure comme suit : l'explication pathogénique la plus rationnelle, je dirai même la seule rationnelle, consiste à rattacher la dégénération wallérienne qui survient dans le bout périphérique d'un nerf complètement séparé du système central ou qu'une lésion quelconque, soit expérimentale, soit pathologique a troublé profondément dans sa continuité avec le bout central, à la rattacher, dis-je, à la suppression de l'influence trophique exercée normalement par le système nerveux sur les éléments anatomiques dont le nerf se compose. Cette influence trophique émane vraisemblablement de centres nutritifs situés, pour les nerfs moteurs, dans les cornes antérieures de la substance grise de la moelle épinière, pour les nerfs sensitifs, dans les ganglions spinaux, ou du moins dans les parties contingentes à ces ganglions, pour les nerfs sympathiques, dans le myélencéphale et les ganglions nerveux du grand sympathique (Vulpian). Quant aux centres nutritifs des nerfs crâniens, ils se trouvent en partie dans la substance grise de la moelle allongée, en partie dans les ganglions qui correspondent aux ganglions rachidiens ; peut-être, mais la chose est loin d'être certaine, qu'il en existe également dans les hémisphères cérébrales. Il n'est pas moins vraisemblable que cette influence agisse par l'intermédiaire de fibres spéciales, nerfs trophiques, et ait pour effet de régulariser la nutrition des éléments nerveux, de modérer la plupart d'entre eux (noyaux, protoplasma, etc.), l'activité nutritive ayant besoin d'être refrénée, sous peine de franchir les limites physiologiques et de prendre des allures désordonnées, de stimuler, au contraire, les autres (cylindre axile, myéline), la vitalité plus faible de ces derniers ayant besoin d'être constamment relevée.

CHAPITRE VIII.

SOMMAIRE : Expériences de Claude-Bernard et Voit au sujet de la chaleur animale. — Amyotrophies périphériques. — Opinions de Brown-Séquard et de Charcot. — Lésions diverses d'où dérivent ces amyotrophies. — Modifications électriques. — Réaction dégénérative ; son importance au point de vue du diagnostique. — Modifications histologiques. — Causes pathogéniques : a) inertie fonctionnelle ; b) différences des lésions musculaires, suivant qu'elles succèdent à des lésions nerveuses ou à une simple inactivité ; expériences de Reid et Brown-Séquard ; expériences de Joseph et de Schultz. — b) Troubles vaso-moteurs. — c) Extension inflammatoire. — d) Viciation dans la transmission de l'influence trophique ; mode d'action de l'influence trophique. — Nerfs spéciaux. — Conclusions.

Claude Bernard (1) institua des expériences sur les animaux en vue d'étudier l'influence que le système nerveux exerce sur la chaleur animale. Il trouva que dans un muscle qui jouit d'un repos normal, tout en ne cessant pas de subir l'action statique du système nerveux, le sang qui le traverse continue à dépenser beaucoup d'oxygène (1,1 à 2,0) et à charrier de grandes quantités d'acide carbonique (2,01 à 2,50) ; tandis qu'au sein d'un muscle dont les nerfs sont coupés le sang ne dépense presque plus d'oxygène (0,11) et ne contient plus qu'une minime quantité d'acide carboni-

---

(1) CLAUDE BERNARD, d'après SCHUSTER, *Cl. Bernard's Vorlesungen über die thierische Wärme*, p. 137 (*Deutsche Uebersetzung*.)

que (0,50). Chez un homme atteint d'une fracture de la huitième vertèbre dorsale, avec paralysie des extrémités inférieures, Voit (1) trouva que les pertes d'acide carbonique.
étaient 38 °/₀ moindres que chez un homme sain s'adonnant
pendant le jour à des exercices modérés, et 20 °/₀ moindres
que chez un homme sain qui jouit du repos nocturne.

Certes, ces expériences ne sont pas sans jeter quelque
lumière dans la question que Claude Bernard avait en vue
de résoudre. Nous pouvons légitimement en conclure,
mais sans vouloir trancher la question du mécanisme d'action, que le système nerveux joue un rôle très efficace dans
la production des échanges gazeux, puisque un muscle
énervé est le siége de processus d'oxydation beaucoup
moins énergiques que lorsqu'il est seulement en repos normal, et surtout lorsqu'il est en pleine activité. Mais, pour
qu'on pût étendre cette conclusion à la nutrition proprement dite, il eût fallu pousser les investigations plus loin,
et évaluer les différences que subissent, dans ces mêmes
conditions, les métamorphoses de l'albumine de circulation
et de l'albumine organisée; car nous savons que ces métamorphoses albuminoïdes constituent ce qu'il y a de plus
important et de plus essentiel dans le processus de la nutrition intime. Or les recherches de ce genre, pour des régions partielles bien entendu, n'ont pas encore été instituées, que je sache; elles sont du reste d'une exécution
difficile et délicate; d'autre part, il serait difficile de délimiter exactement la part qui revient à l'inactivité absolue,
telle qu'elle est produite par la section complète des nerfs
moteurs, et celle qui revient à la suppression de l'influence
trophique. Aussi, je crois préférable de m'en tenir aux mo-

(1) Voit, *Zeitscrift für Biologie;* XIV, p. 136; 1878.

difications nutritives qui déterminent des lésions de structure.

Brown-Séquard (1) et Charcot (2) crurent trouver une opposition formelle entre les modifications des muscles consécutives aux lésions des nerfs, suivant que ces lésions sont irritatives ou destructives. « Seule, l'irritation des nerfs, dit Brown-Séquard, serait capable d'occasionner l'atrophie rapide et hâtive des muscles, précédée elle-même de la diminution ou de la disparition de la contractilité faradique. La division complète des nerfs n'amène l'atrophie et la perte des réactions électriques qu'au bout d'un temps incomparablement plus long, à l'instar du repos prolongé. » Erb (3), Mantegazza (4) et Vulpian (5), ont été les premiers à refuter cette manière de voir, en établissant, avec la dernière évidence, que la section complète et les divers moyens d'irritation des nerfs périphériques produisent des effets identiques, du moins dans ce qu'ils ont d'essentiel, sur la structure et les propriétés physiologiques des muscles. Leurs expériences ont été vérifiées ultérieurement par la plupart des expérimentateurs qui se sont donné la peine de les contrôler.

Dans l'expérimentation sur les animaux : lapins, chats, cochons d'Inde, etc., on a eu recours à la section complète ou incomplète, à l'écrasement, à la ligature, aux cautérisa-

---

(1) BROWN-SÉQUARD. *Leçons sur les nerfs vaso-moteurs*, etc., p. 28.
(2) CHARCOT, *Leçons sur les maladies du système nerveux*, 2e édition, 1875, t. I, p. 48.
(3) ERB, *Zur Pathologie und patholog. Anatomie peripher. Paralysen* (*Deutsche Arch.*, t. IV, 1868, p. 539, etc.)
(4) MANTEGAZZA, *Histologische Veränderungen nach der Nervendurchchneidung* (*Schmidt's Jarhr.* t. 136, p. 148, 1857).
(5) VULPIAN, voir *Leçons sur les vaso-moteurs*, etc.; t II, p. 315 et suivantes.

tions des nerfs, soit mixtes, soit exclusivement moteurs. En pathologie humaine, nous voyons ces mêmes modifications se produire à la suite des lésions nerveuses traumatiques ou spontanées. Toutes les lésions nerveuses, dit Hayem (1), peuvent sans exception compter l'atrophie des muscles correspondants au nombre de leurs symptômes. L'atrophie musculaire ne diffère pas essentiellement, qu'il s'agisse d'une expérience physiologique sur les animaux ou d'une observation clinique sur l'homme. A ces divers titres, nous pouvons réunir dans une seule et même description les modifications fonctionnelles et anatomiques que présente le tissu musculaire chez l'homme et chez l'animal, et sans faire distinction entre les différentes lésions qui les produisent. Remarquons encore, avant d'aller plus loin, que les muscles de la vie animale sont les seuls qui aient servi d'étude de ce genre, à l'exception des muscles du cœur qui appartiennent à la vie organique, bien qu'ils soient composés de faisceaux striés. Nous réservons un chapitre spécial pour les altérations trophiques qui surviennent dans ces derniers à la suite de la section du nerf pneumogastrique.

Parmi les modifications fonctionnelles, la plus importante est sans contredit celle que subit l'état électro-musculaire, d'autant plus importante, qu'au dire de Erb elle constitue la caractéristique symptomatique de l'atrophie musculaire d'origine nerveuse. Il y a quelques années, les auteurs enseignaient, avec Schiff, que, dans les muscles dont les nerfs sont complètement sectionnés, la contractilité électrique persiste très longtemps, voire même indéfiniment; chez

---

(1) HAYEM, *Recherches sur l'anatomie pathologique des atrophies musculaires*; p. 90. Paris, 1877.

l'homme, au contraire, on voyait l'excitabilité faradique
diminuer dès les premiers jours. La première de ces données est évidemment fausse, l'état électrique et la structure
anatomique des muscles, après la section ou l'excision des
nerfs, se modifient parallèlement dès les premiers temps
qui suivent l'opération, et ces modifications ne diffèrent
pas de celles que subit le muscle, quelle que soit la lésion de
ses nerfs. La seconde donnée n'est pas fausse, mais elle est
incomplète, car il existe, comme Baierlacher le premier l'a
constaté, une grande différence de réaction de la part du
muscle énervé, selon qu'on emploie la faradisation ou le
galvanisme.

Voici le résumé des modifications électriques, telles
qu'elles sont établies par Erb (1) et vérifiées ultérieurement
par un grand nombre d'observateurs. Nous pouvons les
considérer comme exactes.

1° A la fin de la première semaine, on constate par l'exploration faradique une diminution de la contractilité ; cette
diminution est progressive, et souvent, dans le courant de
la seconde semaine, on la trouve entièrement abolie. Cependant, en mettant le muscle à nu ou bien en se servant
de l'électro-puncture, on peut découvrir longtemps encore
des contractions faibles.

2° Dans la seconde semaine, l'examen galvanique découvre
aussi un affaiblissement de la contractilité ; mais cet affaiblissement est momentané, contrairement à ce qu'on observe quand on emploie le faradisme. En effet, dans la seconde semaine, on voit se développer une augmentation de
la propriété électrique et cette exaltation prend des allures

_____

(1) ERB, *Handbuch der speciellen Pathologie*, etc., von Ziemssen,
XII Band, 1ste Hälfte, p. 400 et suiv.

croissantes dans la première semaine, puis elle conserve pendant quelque temps un *statu quo*, ensuite elle décroît graduellement et finit par s'éteindre complètement, lorsque la déchéance musculaire est incapable de régénération. Il est à remarquer que les contractions musculaires, même quand leur intensité s'exagère, sont plus lentes à se produire et durent plus longtemps qu'à l'état normal.

A ces modifications quantitatives se joignent des modifications qualitatives non moins importantes. A l'état physiologique la loi des contractions *(Zuckunsyesetz)*, établie par Pflüger et dont nous avons parlé précédemment, ne diffère en rien, comme V. Bezold (1) le premier, l'a démontré, qu'il s'agisse d'un nerf ou d'un muscle, sauf (Heidenhain) (2), que la direction du courant n'exerce aucune influence, quand il s'agit des muscles. Nous avons vu que cette loi n'est guère ou peu modifiée dans le bout périphérique d'un nerf sectionné ou lésé; mais il n'en est pas de même pour les muscles énervés, nous la voyons s'altérer comme suit : l'anode (pôle positif) provoque des contractions au moment de la fermeture du courant; ces contractions, d'abord faibles, gagnent graduellement en intensité, finissent par égaler et même par surpasser celles que le cathode produit également à la fermeture. Or, nous savons que, dans l'état normal, le cathode seul ou presque seul détermine des contractions au moment de la fermeture du courant. Réciproquement, le cathode produit des contractions à l'ouverture du circuit; ces contractions gagnent en intensité et finissent par égaler, par surpasser celles que produit l'anode au mo-

---

(1) V. BEZOLD, *Untersuchungen über die electrische Erregung;* p. 235. Leipzig, 1861.
(2) HEIDENHAIN, *Archiv. für physiologische Heilkunde*, 1857, p. 464.

ment de l'ouverture; or, à l'état naturel, l'anode produit
seul ou presque seul des contractions à l'ouverture du
courant. Plus tard les contractions à l'ouverture disparaissent, et après quelques semaines l'excitabilité galvanique s'éteignant progressivement, l'anode seul produit encore des contractions à la fermeture; celles-ci diminuent
insensiblement et ne tardent pas à disparaître complètement.

Ces modifications dans l'état électro-musculaire constituent avec celles que présente le nerf, dans les mêmes conditions, et dont nous avons parlé précédemment, ce que
Erb (1) a désigné sous le nom de réaction dégénérative
(*Entartungsreaction*). Elles fournissent à la clinique médicale
un symptôme important de diagnostic, car on peut les considérer comme l'apanage exclusif des amyotrophies dont la
genèse dépend de la suppression de l'influence trophique
qui émane des centres nerveux et qui se transmet par les
nerfs périphériques. Erb a démontré, à l'aide de nombreuses observations, qu'on est en droit de poser sûrement
le diagnostic d'une maladie, soit de la moelle, soit des
nerfs périphériques, dès que la réaction dégénérative accompagne les symptômes habituels de la myopathie. Bien
plus, cette réaction, constatée partiellement du côté des
muscles avec intégrité complète des nerfs vis-à-vis des courants électriques (*partielle Entartungsreaction*), comme cela
se présente dans certains cas d'atrophie musculaire protopathique et dans la forme moyenne (*Mittelsform*) de la
paralysie faciale rhumatismale, permet le diagnostic d'une
affection nerveuse, car jamais, d'après Erb et la grande ma-

---

(1) ERB, *Handb. der Krankh. d. Nervensystems;* v. Ziemssen's *Handb.;*
Bd XI, 1 Hälfte. 2 Auflage, p. 406.

jorité des névro-pathologistes allemands, d'après Rumpf (1)
notamment, les myopathies primitives ou idiopathiques,
celles par exemple qui compliquent les inactivités prolongées et les inflammations articulaires, n'accusent la
moindre trace de réaction dégénérative, ni partielle, ni totale. On a cru longtemps aussi, mais à tort, que la réaction
de dégénération était liée aux seules paralysies qui reconnaissent une lésion des nerfs périphériques; on croyait que
sa présence suffisait pour exclure l'idée d'une lésion centrale. Mais Erb, qui a fait de ces modifications électriques
une étude très approfondie dans de nombreuses publica-
tions dont nous trouvons un résumé dans ses deux ouvrages : *Die Krankheiten des Nervensystems* et *Die Krankheiten des Rückenmarks*, a démontré que cela n'est pas,
quoiqu'il admette que la réaction de dégénération soit plus
fréquente dans les paralysies d'origine périphérique que
dans celles d'origine centrale.

Eisenlohr (2) s'est fait un adversaire des précédentes
conclusions, mais le fait sur lequel il s'appuie principalement, un cas d'atrophie musculaire idiopathique avec réaction dégénérative, loin d'infirmer, ne fait que corroborer
ces conclusions, attendu que les filets nerveux musculaires
et les sciatiques étaient le siége d'altérations manifestes.

Les modifications histologiques sont des plus intéressantes. Quelques-unes d'entre elles sont appréciables à l'œil
nu, mais la plupart, et ce sont les plus importantes, ne le
sont qu'au microscope seulement. D'après W. Mitchell (3), le

(1) RUMPF, *Archiv für Psych. u. Nervenkrank.* X Bd, 1 Heft, p. 116.
Berlin, 1879.
(2) EISENLOHR, *Centralblatt für Nervenheilkunde*, etc.; von Erlen-
meyer, 1879, n° 5.
(3) WEIR MITCHELL, *ouvrage cité*; p. 165.

relâchement musculaire constitue la première altération ;
on peut déjà le constater dès le premier ou le second jour.
Le muscle rougit, grâce à l'afflux sanguin, augmente légèrement de volume et de densité. Après un mois, le volume et
la rougeur diminuent. Plus tard, le muscle ne paraît plus
être qu'une membrane tendineuse. On observe souvent encore des stries ou trainées blanchâtres situées entre les
faisceaux musculaires. D'après Vulpian (1), « ces stries ou
traînées blanchâtres sont formées par des cellules du tissu
connectif interstitiel et du périmisium interne, qui, après
s'être multipliées, se sont remplies peu à peu de graisse et
sont ainsi des vésicules adipeuses. C'est une véritable stéatose interstitielle. »

Les altérations histologiques que nous présente le microscope peuvent se distinguer en passives et actives. Les
premières ne débutent que dans le courant de la seconde
semaine; les secondes, au contraire, à la fin de la première
semaine. Les lésions actives précèdent donc les lésions
passives.

L'altération principale et caractéristique, sur laquelle
l'attention des anciens histologistes se portait de prédilection et pour ainsi dire exclusivement, consiste en une atrophie simple avec conservation des stries transversales ; ces
stries, d'après Erb (2), deviennent cependant plus grêles et
se rapprochent les unes des autres. Quelques fibres subissent fréquemment l'atrophie granulo-protéique; les granulations ne sont pas de nature graisseuse, elles se dissolvent
dans l'acide acétique, mais résistent à l'action de l'éther et
de l'alcool. La dégénération au lieu d'être une atrophie

(1) VULPIAN, *Leçons sur l'appareil vaso-moteur*, etc.; t. II, p. 323.
(2) ERB, *ouvrage cité*, XII Band, 1 Hälfte; p. 390.

simple et granulo - protéique peut aussi être graisseuse
(Schiff) ou vitreuse (Erb). Cette dernière transformation,
d'après Erb (1), est un effet cadavérique, quand elle apparaît dans les premiers stades; elle prend, au contraire,
naissance pendant la vie, quand on l'observe dans les périodes ultimes. La dégénération des faisceaux musculaires,
de quelque nature qu'elle soit, est progressive, il faut plusieurs mois, quelquefois même des années pour qu'elle soit
complète.

Les modifications actives ou irritatives se caractérisent
essentiellement par une multiplication des noyaux du sarcolemme. Cette multiplication, Hayem (2) l'a très souvent
observée sur des fibres musculaires qui n'avaient pas encore
subi le moindre degré d'atrophie. On ne saurait donc nier
la priorité chronologique des lésions actives sur les lésions
passives. Les noyaux multiples finissent à la longue par
s'atrophier. D'autre part, les éléments du périmisium interne s'hyperplasient d'une manière souvent très prononc-
cée; il y a formation de nombreuses cellules arrondies,
principalement au voisinage des vaisseaux sanguins et des
nerfs; à partir de la sixième semaine, ces cellules sont mé-
tamorphosées en un véritable tissu conjonctif ondulé (cirrhose). C'est en grande partie aux rétractions de ce tissu
conjonctif de nouvelle formation que Erb (3) attribue les
contractions spontanées dont le muscle dégénéré devient
fréquemment le siége, contractures myopathiques. Il arrive
quelquefois que ce tissu conjonctif subisse un certain degré

(1) ERB, *Bemerkungen über die sogenannte wachsartige Degeneration
quergestreiften Muskelfasern.* (*Virchow's Archiv;* Bd 43, 1868, p. 108.)
(2) HAYEM, *ouvrage cité;* p. 94.
(3) ERB, *ouvrage cité;* XII Band, 1 Hälfte, p. 390.

de métamorphose graisseuse ; mais cette substitution n'est jamais aussi accentuée que dans les amyotrophies spinales. Les vaisseaux sanguins sont dilatés au début et finissent par se contracter, tandis que leur parois participent aux lésions inflammatoires du tissu interstitiel.

A en juger par l'analogie parfaite, par l'identité peut-on dire des lésions musculaires, consécutives à la section complète, avec celles qu'entraîne l'irritation soit expérimentale, soit morbide du nerf, on peut conclure *a priori*, et très légitimement, que dans l'une comme dans l'autre de ces conditions, la genèse de l'atrophie reconnaît un seul et même mécanisme. Voyons quelle est la meilleure manière d'interpréter celui-ci.

Schröder Vanderkolk fut un des premiers qui attribua les troubles de nutrition, que la section d'un nerf moteur ou mixte entraîne dans les muscles correspondants, à l'absence d'action motrice du nerf, à l'inactivité fonctionnelle des muscles. Voici les principaux arguments sur lesquels les partisans de cette hypothèse se basent.

1° Les muscles ne se nourrissent régulièrement qu'à condition d'être soumis aux alternatives de repos et d'activité. Un muscle qui ne travaille pas s'atrophie, il meurt par inaction. Ainsi, les muscles réduits à l'impuissance, à l'immobilité prolongée, à la suite d'ankylose, de paralysie cérébrale, de paralysie fonctionnnelle, hystérique, etc., les muscles condamnés au repos forcé, par exemple dans les gouttières vertébrales, à la suite de rachitisme, du mal de Pott, de fractures consolidées de la colonne vertébrale, ou bien par un appareil hypno-arcétique à la suite d'une fracture rebelle à toute consolidation, les muscles paralysés par ces différentes causes subissent à la longue, mais à la

longue seulement, un amaigrissement progressif. Or, cela
suffit-il pour rattacher les amyotrophies nerveuses à la même
cause que celle d'où dérivent les précédentes, à l'inactivité
fonctionnelle? Certainement non, et la preuve, c'est que les
altérations musculaires, produites par lésions des nerfs, diffèrent essentiellement de celles qui résultent de leur immo-
bilisation ; d'abord la nature du processus anatomique,
ensuite la rapidité d'apparition et d'évolution de ce processus sont entièrement différentes. Ainsi, les amyotrophies
par inaction surviennent tardivement; tandis que les autres
succèdent presque immédiatement à la suppression de l'influence nerveuse, et cette différence d'apparition est trop
grande pour qu'on puisse la justifier par le degré variable
de l'inactivité fonctionnelle. Certes, celle-ci est plus complète
et plus grande à la suite d'une section nerveuse que dans les
maladies précédemment citées; mais la différence n'est pas
suffisante pour nous expliquer comment il se fait que l'amyotrophie se développe si vite, dans le premier cas, tandis que,
dans le second cas, elle attend un si long laps de temps, souvent des mois et des mois. Les amyotrophies par inaction se
caractérisent par une atrophie simple de tous les éléments
anatomiques dont le muscle se compose *(regressive Ernäh-
rungsstorungen)*, sans altération proprement dite de structure. D'après Hayem (1), cependant, prise dans le sens strict
du mot, l'atrophie simple n'existe pas. « La distinction
établie par Virchow entre les processus actifs et les processus passifs n'a rien d'absolu, elle n'est que relative, et,
quelles que soient les conditions défavorables de la nutrition,
on voit toujours les éléments anatomiques être subordonnés à une évolution organique dans laquelle certains actes

(1) Hayem, *ouvrage cité;* p 154

d'ordre vital viennent démentir l'hypothèse de la passiveté absolue. » Quoi qu'il en soit, et d'après Hayem lui-même, les altérations musculaires, consécutives aux sections nerveuses (dystrophies irritatives), offrent un cachet inflammatoire trop accentué pour pouvoir être assimilées aux amyotrophies par inaction. Dans celles-ci les lésions passives prédominent sur les lésions actives ; dans celles-là, au contraire, et quoiqu'en disent Brown-Séquard et Charcot, les lésions actives prédominent sur les lésions passives. Ainsi donc, eu égard aux différences qui portent sur la nature du processus et sur la rapidité d'apparition de celui-ci, on est autorisé à rejeter l'hypothèse de l'inertie fonctionnelle pour expliquer la genèse des amyotrophies d'origine nerveuse.

2° Reid et Brown-Séquard, en galvanisant tous les jours des muscles, qu'une section complète avait préalablement séparés de leurs nerfs, ont pu empêcher pendant deux mois l'atrophie de se produire ; dans les cas où celle-ci existait déjà, mais à un faible degré seulement, l'électrisation réveilla et activa le processus régénérateur. Ce résultat prouve assurément que la galvanisation, en déterminant des mouvements artificiels, peut compenser les effets désastreux que la section complète du nerf, en abolissant les mouvements volontaires et réflexes, tend à produire dans le tissu musculaire. Mais faut-il en conclure que par la galvanisation les effets de l'inactivité sont seuls compensés, et partant que la section nerveuse n'atrophie le muscle qu'en vertu seulement de l'abolition des mouvements qu'elle détermine ? Je ne le crois pas, et voici pourquoi : l'électrisation des muscles, pour autant qu'on la répète suffisamment, produit une activité exagérée ; or la physiologie pathologique démontre que les muscles, dont l'énergie fonctionnelle est accrue, subissent une exaltation de leur vie nutritive et formative, et qu'ils s'hypertrophient. Dans les expériences de Reid et Brown-Séquard, les muscles ne se sont pas hypertrophiés, ils ont conservé tout simplement leur état normal. Pourquoi l'hypertrophie n'a-t-elle pas lieu? A mon avis, mais ce n'est qu'une simple opinion personnelle, il faut en chercher la raison dans ce fait, que l'électrisation n'a pas seulement à vaincre l'effet nuisible de l'inertie fonctionnelle, mais encore et surtout le vice nutritif que la suppression de l'influence trophique des centres nerveux tend à produire. En d'autres mots, l'absence de toute trace d'hypertrophie au sein des muscles soumis à l'électrisation, dans les expériences de Reid et Brown-Séquard, prouve que la section nerveuse agit sur la nutrition autrement encore qu'en vertu de l'inactivité fonctionnelle.

3° Hermann Joseph (1) et, quelque temps après lui, Hermann Schulz (2), de Barten, ont institué des expériences extrêmement ingénieuses, en vue de prouver que les altérations musculaires, observées à la suite des sections nerveuses, ne diffèrent en rien de celles qui reconnaissent l'immobilité prolongée comme origine exclusive, et partant que la suppression de l'influence trophique du système nerveux n'a rien à voir dans la pathogénie des premières.

Contentons-nous de résumer brièvement ces expériences : Hermann Schulz, après avoir immobilisé des grenouilles, à l'aide d'un appareil construit ad hoc, excise du nerf scia-

---

(1) HERMANN JOSEPH, *Uber den Einfluss der Nerven auf Ernährung und Regeneration*; in *Archiv von Reichert und Du Bois-Reymond*, 1872, 2 Heft, p. 206 et suiv.

(2) H. SCHULZ, *Ueber den Einfluss der Nerven-Durschneidung auf die Gewebe. (Inaugural Dissert.* Königsberg, 1874.)

tique droit un segment long de 2 à 3 millimètres, en évitant
soigneusement que le rein ne fasse hernie dans la plaie,
cet accident, au témoignage de Joseph, annihilant le succès
de l'expérience. Il est à remarquer que cette plaie et les
phénomènes inflammatoires qui lui succèdent irritent vivement l'extrémité du nerf sectionné; les effets de cette irritation s'ajoutent donc à ceux de la section. C'est pourquoi
Schulz pratique du côté gauche une blessure identique à la
première et au niveau du nerf homologue. De ce chef, il y a
égalité de conditions des deux côtés. Il enveloppe ensuite
d'une couche plâtrée le corps tout entier, à l'exception de
quelques parties, telles que l'anus, les plaies, etc. Après
desséchement, la grenouille se trouve complètement immo-
bilisée. Ces expériences donnèrent entre les mains de Schulz
des résultats en tous points conformes à ceux que Joseph
avait obtenus avant lui. Or les unes et les autres n'accusèrent
aucune différence quelque peu notable dans les altérations
musculaires des deux membres; mais en examinant de près
ces ingénieuses expériences, on aperçoit assez vite que les
conclusions qu'en tirèrent Joseph et Schulz, sont loin d'être
à l'abri de sérieuses objections. En voici quelques-unes :

a.) Les expériences de Joseph et Schulz ont exclusivement
porté sur des grenouilles; or, nous savons que ces animaux
(à nul autre pareils) jouissent d'une haute dose de vitalité;
nous savons que chez eux les troubles trophiques se développent avec une rare lenteur. Dans les expériences de
Joseph (1), elles n'ont survécu à l'opération que 35 jours en
moyenne, et dans les vingt-cinq opérations réussies de
Schulz, c'est après une époque variable de 2 à 19 jours, en
moyenne 10 1/16 jours; qu'elles ont succombé (1). Comme

(1) JOSEPH, *ouvrage cité*; p. 217; 2° SCHULZ, *ouvrage cité*; p. 12.

le fait remarquer Vulpian (1), les muscles séparés des centres
nerveux ne s'altèrent que fort tardivement chez les grenouilles, et pour obtenir des résultats significatifs il faudrait
attendre plusieurs mois.

b.) On pourrait objecter, en second lieu, que plusieurs
facteurs secondaires ont probablement aidé à la production
des altérations musculaires, et cela dans les deux membres ; qu'ils ont masqué ce qu'il y avait de particulier du
côté correspondant à la section nerveuse, dans les lésions
qui appartenaient exclusivement à l'influence de cette section : telles sont les plaies faites des deux côtés par H. Schulz,
et la compression par le bandage plâtré, celle-ci pouvant
modifier l'énergie histogénétique des éléments musculaires,
soit directement, soit par l'intermédiaire des nerfs compri-
més eux-mêmes. Il n'est pas jusqu'à l'inanisation à laquelle
les grenouilles se trouvaient condamnées qu'on ne puisse
alléguer pour lui attribuer une certaine part dans la production des amyotrophies consécutives.

c.) Ajoutons en dernier lieu qu'à l'époque, où Joseph et
Schulz instituèrent leurs expériences, le microscope n'avait
pas encore suffisamment révélé ce qu'il y avait de particulier dans les altérations histologiques des amyotrophies
nerveuses. On ne se doutait même pas qu'elles pussent se
caractériser autrement que par une passivité absolue. Bien
plus, H. Schulz reconnaît avoir négligé plusieurs fois l'examen microscopique, souverain juge dans la question, pour
se contenter d'une simple mensuration comparative à l'aide
de fils (2).

Ainsi donc les preuves invoquées par les partisans de

(1) VULPIAN, *ouv cité;* t. II, p. 331.
(2) H. SCHULZ, *Inaugural Dissertation,* etc., p. 16

l'inertie fonctionnelle, loin de confirmer cette hypothèse, ne font que plaider contre elle et la rendre insoutenable. Cette conclusion me semble encore justifiée par ce fait, que les altérations musculaires précédemment décrites, ou du moins des altérations presqu'identiques à celles-là, peuvent se produire dans les cas, comme nous le verrons plus loin, où la conductibilité motrice du nerf n'a subi aucune interruption ou qu'un très faible degré d'interruption seulement, comme par exemple dans l'atrophie musculaire progressive protopathique; et d'autre part qu'elles peuvent manquer complètement dans les cas où cette conductibilité est entièrement supprimée, par exemple : dans les paralysies traumatiques légères du nerf radial et dans la forme légère de la paralysie faciale rhumatismale. On peut admettre tout au plus que l'inactivité prolongée joue un rôle secondaire, une action adjuvante dans la production des amyotrophies nerveuses.

Après avoir écarté l'hypothèse de l'inertie fonctionnelle, examinons maintenant si ces altérations musculaires ne peuvent pas être attribuées, comme Mantegazza (1) et tant d'autres l'ont fait, aux modifications sanguines, aux troubles vaso-moteurs dont les muscles deviennent le siège.

Nous ne savons pas préciser au juste en quoi consistent ces troubles vaso-moteurs; ceux notamment qu'entraînent les diverses irritations soit expérimentales, soit pathologiques des nerfs, donnent lieu à bien des controverses. Une solution exacte est encore à trouver. Ce que nous pouvons affirmer, c'est que ces troubles consistent soit dans une dilatation des vaisseaux par paralysie des vaso-constricteurs ou excitation des vaso-dilatateurs, soit dans une contraction

(1) MANTEGAZZA, *Schmidt's Jahrbucher;* 130 Bd, p. 275.

des vaisseaux, une ischémie sanguine par spasme des vaso-
constricteurs ou peut-être encore par paralysie des vaso-
dilatateurs. Je ne crois pas que les anomalies qui affectent
les nerfs vaso-moteurs puissent amener d'autres altérations
que celles-là dans le département des vaisseaux qu'ils desservent. Or, ni la dilatation, ni la contraction, ne peuvent
nous rendre compte des amyotrophies. La dilatation des
vaisseaux est évidemment trop faible pour produire une
modification de structure par compression des faisceaux
primitifs ; elle ne le peut davantage, à mon avis, je l'ai dit
plus haut, en modifiant les échanges moléculaires qui s'ef-
fectuent, à l'état normal, entre le sang et la trame musculaire. La section du cordon cervical du sympathique, avec
ou sans extirpation concomitante du ganglion cervical supérieur, ne produit jamais, d'après Claude Bernard lui-
même, les moindres traces d'atrophie dans les muscles
superficiels ou profonds de la moitié correspondante de la
tête. Je puis en dire autant de l'ischémie, comme le prouvent les expériences de Weber et W. Mitchell, expériences
qui avaient pour but de maintenir le cordon cervical dans
un état continu d'excitation. Les deux objections de Vulpian (1) ne me semblent pas moins décisives ; elles renver-
sent aussi bien l'hypothèse de l'ischémie que celle de la
congestion. La première a déjà été invoquée précédemment,
quand il s'agissait de nous rendre compte de la dégénération wallérienne. La section du nerf facial, pratiquée au
niveau du masséter ne produit pas dans les muscles de la
face des altérations plus rapides et plus accentuées que
lorsqu'elle est faite près de son origine, au-dessous du
plancher du 4ᵐᵉ ventricule. Une différence notable devrait

(1) VULPIAN, *ouv. cité*; t. II, p. 335.

cependant exister, d'après la théorie vaso-motrice, puisque
le nerf, au niveau du masséter, est beaucoup plus riche en
vaso-moteurs qu'au niveau du 4me ventricule. La seconde
objection est puisée dans la comparaison des effets produits
sur les muscles de la langue, suivant qu'on coupe le nerf
lingual ou le nerf hypoglosse. Le nerf lingual contient,
d'après Vulpian, plus de vaso-moteurs destinés à la langue
que le nerf hypoglosse. Cependant, la section de ce dernier
nerf est seule suivie d'une atrophie musculaire de la langue,
tandis que la section du nerf lingual, de même que l'extirpation du ganglion cervical supérieur d'où émanent également de nombreux vaso-moteurs destinés à la langue, n'entraîne jamais aucune trace d'altération.

Que penser de la théorie ingénieuse de Friedreich (1),
d'après laquelle le travail inflammatoire, subi par le nerf
dans un point quelconque de sa longueur, se propage de
proche en proche jusqu'aux plaques de Rouget et de là au
tissu musculaire?

Qu'il existe certains cas, Friedreich (2) en a observés et
les a soigneusement décrits, dans lesquels on peut voir des
altérations musculaires consécutives à une blessure nerveuse s'étendre par propagation inflammatoire aux muscles
environnants, sans que ces derniers soient sous la dépendance du nerf primitivement lésé, je veux l'admettre volontiers, contrairement à Vulpian (3) qui, considérant ces
atrophies de voisinage d'origine réflexe, les rattache à une
modification produite par action centripète dans une région
de la substance grise de la moelle épinière, d'où émane

(1) Friedreich, *Ueber progressive Muskelhypertrophie*, etc , p. 149.
(2) Friedreich,   »   »   »   » p. 152.
(3) Vulpian (*Voir la préface du livre de W. Mitchell, déjà cité*, p. xxxii.)

l'influence nutritive des muscles secondairement affectés. Mais, ce que je ne puis pas admettre, c'est que les altérations des muscles directement en rapport avec le nerf lésé dépendent exclusivement ou principalement d'une propagation de la névrite *(neuritis descendens)*, puisqu'il existe des cas, dont nous parlerons plus loin, d'amyotrophies nerveuses, malgré l'intégrité absolue du nerf.

Après avoir reconnu ainsi l'insuffisance de ces différentes théories, il me semble rationnel de rattacher les altérations musculaires aux modifications apportées dans la transmission de l'influence directe que les centres nerveux exercent normalement sur la nutrition intime des muscles. Nous verrons bientôt que ces centres trophiques doivent être localisés dans les cornes antérieures de la substance grise.

Mais ces modifications consistent-elles dans une exaltation ou bien dans une suppression de l'influence nutritive, en d'autres termes, y a-t-il irritation ou paralysie? Remarquons derechef que la section et les irritations nerveuses tant physiologiques que pathologiques, agissent plus que probablement suivant une seule et même loi, à en juger par l'identité de leurs effets. La doctrine de l'irritation prônée par Brown-Séquard et Charcot, ne compte plus guère de partisans. Charcot lui-même, dans ces dernières années, ne la défend plus avec autant de ferveur qu'autrefois. C'est qu'en effet il n'est pas possible d'admettre l'existence de l'irritation dans les cas de sections nerveuses complètes; comment le bout périphérique pourrait-il encore transmettre l'influence trophique, si ses relations avec les centres trophiques étaient entièrement rompues et si le cylindre axile participait à la destruction? Le cylindre axile n'est-il pas indispensable au fonctionnement du nerf? Il

n'est guère plus possible de l'admettre pour les cas de
simple lésion irritative, car celle-ci n'entraîne l'atrophie
musculaire que pour autant qu'elle soit destructive. Aussi,
croit-on presque unanimement aujourd'hui que la section
complète, comme la section incomplète et comme les autres
lésions irritatives, ne produit l'amyotrophie qu'en vertu de
la diminution ou de la suppression de l'action trophique
que le système nerveux exerce, à l'état normal, sur le tissu
musculaire. On comprend dès lors qu'il ne puisse exister
aucune opposition entre les effets obtenus par les sections
et ceux qu'entraînent les irritations, et que, si une différence
existe au point de vue du nombre des faisceaux musculaires
envahis, elle doit être tout entière en faveur de la section, attendu que cette dernière détruit plus complètement
l'influence nutritive qu'une simple irritation. Dans celle-ci,
je le répète, le nombre des faisceaux musculaires en voie
de dégénérescence est subordonné au nombre des fibrilles
nerveuses lésées et détruites (Vulpian) (1).

On éprouve des difficultés plus grandes encore, quand on
cherche à pénétrer plus avant dans la question, à déterminer la nature même de l'influence trophique. Est-elle
excitatrice ou simplement modératrice de la nutrition
intime des muscles ? Que l'intervention soit modératrice
pour la plupart des éléments anatomiques dont le muscle
se compose, le caractère inflammatoire du processus amyotrophique me paraît une preuve suffisante. En effet, les
altérations musculaires consécutives aux lésions des nerfs
ne consistent pas, comme on l'a cru fort longtemps, en une
dégénérescence graisseuse, mais en une espèce de myosite
hyperplastique, de cirrhose atrophique, et on ne saurait

(1) VULPIAN, *ouv. cité*; t. II, p. 343.

considérer, ainsi que Vulpian (1) l'a fait, les lésions irritatives comme secondaires des lésions passives, puisqu'elles
évoluent en même temps, voire même avant l'apparition de
ces dernières. D'un autre côté, la nature exclusivement passive de certaines altérations concomitantes trahit une intervention stimulante pour d'autres éléments anatomiques.
Nous insisterons plus longuement, dans un chapitre suivant,
sur cette double action du système nerveux sur la nutrition
des muscles, suivant qu'on a affaire à tel ou tel élément.

Quant à la question de savoir par quelle voie la transmission de cette influence s'opère, si c'est par les nerfs sensitifs ou moteurs ou bien par des fibres spéciales, nerfs
trophiques de Samuel, nous la réservons, afin d'éviter les
redites, pour un chapitre suivant.

On peut donc conclure de tout ce qui précède que les
amyotrophies liées à une section ou à une lésion d'un nerf
dépendent d'une diminution ou d'une suppression de l'influence régulatrice que les centres nerveux exercent directement, et non par l'intermédiaire des vaso-moteurs, sur la
nutrition intime des muscles. Quant à l'inertie fonctionnelle,
aux troubles vaso-moteurs, à l'extension progressive de
l'inflammation initiale, ils ne jouent qu'un rôle absolument
secondaire. Il est possible, on peut même dire qu'il est probable que l'inertie fonctionnelle et les modifications vaso-
motrices n'agissent qu'en préparant le terrain, en facilitant
l'action de la cause principale. Quant au modus agendi de
l'intervention trophique du système nerveux, je suis assez
enclin à penser qu'elle est excitatrice, pour quelques-uns
des éléments musculaires; modératrice, au contraire, pour
les autres.

(1) VULPIAN, *ouvrage cité;* t. II, p. 341.

CHAPITRE IX.

SOMMAIRE : Le spedalskhed. — La trophoneurose faciale : définition symptomatique. — Origine nerveuse; justification clinique de cette origine. — Hypothèse de Landen. — Hypothèses de Stilling, Hüter, Bærwinkel, Brünner, Poincarré, Vulpian, etc. — Opinion la plus acceptable. — Troubles vaso-moteurs et troubles de l'influence directe. — Desiderata.

Parmi les affections spontanées des nerfs, d'où dérive l'atrophie musculaire à titre de conséquence directe, il en est deux qui méritent une mention spéciale : le spedalskhed et la trophonévrose faciale.

Le spedalskhed ou *elephantiasis græcorum* affecte tantôt la forme tuberculeuse (*lepra tuberculosa*), tantôt la forme anesthésique (*lepra anesthesica*). Il résulte des travaux de Virchow que la lésion caractéristique de la dernière consiste dans un processus granulaire du tissu interstitiel des nerfs (*perinevritis chronica leprosa*). Or, parmi les lésions trophiques qui affectent la plupart des organes, souvent avec une intensité inusitée (*lepra mutilans*), on constate souvent une atrophie musculaire plus ou moins étendue. Il n'est donc pas étonnant qu'on rattache cette atrophie à une perversion de l'influence nutritive provenant des centres nerveux et transmise par les nerfs.

La trophonévrose faciale ou mieux l'*hémiatrophie faciale progressive* se caractérise cliniquement par « l'atrophie d'une moitié de la face, à marche chronique, débutant d'ordinaire par les parties superficielles et envahissant successivement les tissus profonds. » La pathogénie de cette singulière affection est diversement interprétée; cette diversité s'explique d'autant plus facilement que l'anatomie pa-

thologique n'a pu jusqu'ici nous renseigner sur la localisation précise des lésions originelles, pas plus que sur le
caractère intime du processus atrophique dont la face est
le théâtre.

L'examen clinique a seul servi de base aux différentes
hypothèses pathogéniques. La plus imposée et la plus vraisemblable parmi ces hypothèses est sans contredit celle qui
rattache l'hémiatrophie faciale à des lésions nerveuses. En
admettant cette origine, il n'est pas un seul symptôme qui
ne puisse être expliqué d'une façon satisfaisante ; si, au
contraire, on refuse de l'admettre, tout reste obscur et inexplicable. Évidemment, ce n'est là encore qu'une présomption, mais une présomption rationnelle que l'examen microscopique est seul capable de convertir en vérité. Je crois
donc pouvoir conclure, à l'exemple d'Eulenbourg (1) et de
Samuel (2), que l'explosion fréquente de la maladie sous
l'action d'un traumatisme localisé à la face, l'apparition dès
le début et souvent même avant toute autre symptomatologie d'altérations profondes dans la sensibilité et la motricité du côté des organes innervés par le trijumeau ou la
préexistence d'autres troubles psychiques (épilepsie), la délimitation exacte de l'affection à des parties dépendant d'un
ou de plusieurs nerfs, l'analogie de ses symptômes avec
ceux d'autres maladies nerveuses, etc., sont autant de preuves qui militent en faveur de l'origine névropathique. Non,
l'hypothèse de Lande (3) n'est pas probable : la trophoné-

---

(1) EULENBOURG et GUTTMAN, *Die Pathologie des Sympathicus*, p. 75.
Berlin, 1873. Voir encore EULENBOURG, in *Ziemssen's Handbuch*, etc.,
XII Bd, 2 Hälfte, p. 56 et suiv. Leipzig, 1877.

(2) SAMUEL, *Die trophischen Nerven*; p. 70.

(3) LANDE, *Essai sur l'aplasie lumineuse progressive, celle de la face
en particulier*. Paris, 1870.

vrose faciale ne consiste pas dans une atrophie idiopathique et primitive du tissu cellulaire graisseux (*aplasie lami-
neuse progressive*).

L'embarras devient plus grand, quand on cherche à localiser la lésion nerveuse. D'après Stilling, il s'agirait d'un
trouble fonctionnel du côté des nerfs vasculaires qui émanent du trijumeau ; ces vaso-moteurs seraient dans un
état de contraction, d'où résulterait une moindre activité
vasculaire dans les régions desservies par ces nerfs. Hüter et
Moriz Rosenthal les localisent également dans le trijumeau,
tandis que Barwinkel met en cause tantôt le ganglion sphé-
nopalatin, tantôt le ganglion de Gasser. D'après Brünner
et Friedenthal, il faudrait l'attribuer à une excitation permanente du sympathique. D'après Poincarré et Moore, le
fait qu'il existe quelquefois une paralysie des muscles faciaux prouverait l'intervention morbide de la septième
paire, comme l'atrophie de la moitié correspondante de la
langue trahirait celle du nerf hypoglosse. Citons encore
pour finir l'opinion de Vulpian, qui rattache l'hémiatrophie
faciale à une lésion intra-cranienne qu'il ne localise pas.

La discussion de chacune de ces opinions m'entraînerait
trop loin ; qu'il me suffise de signaler ma préférence
pour l'hypothèse qui rattache la trophonévrose faciale (*die
Einseitige, fortschreitende Gesichts-Atrophie*) à des lésions
affectant simultanément plusieurs nerfs, mais tout spécialement le trijumeau et le facial, que ces lésions portent soit
en un point quelconque de leur trajet, soit, comme l'admet
Hammond (1), sur les cellules trophiques qui constituent
les noyaux d'origine de ces nerfs. « Je suis d'avis, dit Ham-

---

(1) HAMMOND, *Traité des maladies du système nerveux;* traduit en
français par Labadie; p. 640. Paris, 1879.

mond, que l'atrophie faciale progressive est une affection des cellules trophiques qui constituent les noyaux d'origine des nerfs faciaux hypoglosses et spinaux ; qu'ordinairement la lésion ne s'étend pas au delà du facial, mais que quelquefois, si la langue est intéressée, elle atteint le noyau du nerf hypoglosse et plus rarement celui du spinal, etc. »

Quoi qu'il en soit, ces lésions nerveuses, à localisation encore indécise, n'agissent pas par l'intermédiaire des vaso-moteurs, contrairement aux assertions de Bergson, Brunner, Stilling et autres. En effet, à en juger par l'exploration clinique, il est impossible d'admettre que les vaso-moteurs aient subi quelques modifications, puisque les vaisseaux visibles ont conservé leur diamètre normal; la température n'est en rien modifiée et les excitations psychiques continuent à pouvoir déterminer des rougeurs et des pâleurs passagères. Il ne reste donc, me semble-t-il, qu'à recourir à l'hypothèse d'une perversion de l'influence trophique exercée directement par le système nerveux.

Quant à scruter plus avant dans la question, afin de déterminer exactement le mécanisme suivant lequel cette perversion agit, si c'est en paralysant ou en excitant l'influence trophique, et si cette perversion retentit sur les tissus de la face par les fibres ordinaires, motrices ou sensitives, ou bien, comme le prétend Guttmann (1), à l'aide de fibres spéciales, de nerfs trophiques, ce sont là des questions difficiles à résoudre. Certes, il est permis de croire que les muscles de la face ne se conduisent pas autrement que les autres muscles de la vie animale, c'est-à-dire que le système

(1) GUTTMANN, *Ueber Einseitige Gesichts-Atrophie durch den Einfluss trophischer Nerven* (*Grisinger's Archiv für Psychiatrie*, 1868, Bd I, p. 170, etc.)

nerveux agit sur ceux-là comme sur ceux-ci par action modératrice ou excitatrice, suivant qu'on a affaire à tel ou tel de ses éléments anatomiques, et cela probablement par l'intermédiaire de fibres spéciales. Mais l'étude de la trophonévrose faciale ne renferme pas en elle-même des preuves intrinsèques suffisantes pour corroborer ces conclusions. Le peu de connaissances que nous possédons sur cette étrange affection, et, par-dessus tout, l'absence de données anatomo-pathologiques, nous impose de grandes réserves.

CHAPITRE X.

SOMMAIRE : a) Amyotrophies cérébrales. — b) Amyotrophies spinales. — Lésions expérimentales de la moelle. — Opinion de Brown-Séquard. — Pourquoi les sections médullaires non suivies de méningo-myélite ne produisent-elles pas des lésions musculaires ? — Comment les sections suivies d'inflammation produisent-elles ces lésions ? — L'atrophie musculaire comme base de classification des maladies spinales. — 1o La sclérose en plaques disséminées. — Tabes dorsal spasmodique. — Ataxie locomotrice, etc. — Dans quels cas l'atrophie musculaire survient-elle ? — 2o Myélite aiguë diffuse ; l'hématomyélite. — 3o Poliomyélite antérieure chronique ; forme moyenne. Amyotrophie saturnine. — Atrophie musculaire progressive. — Paralysie infantile. — Paralysie pseudo-hypertrophique. — Paralysie glosso-labio-laryngée — Subordination de l'atrophie musculaire aux lésions des cornes antérieures. — Nature du processus amyotrophique. — Inertie fonctionnelle. — Troubles vaso-moteurs. — Extension inflammatoire. — Perversion de l'influence trophique provenant du système nerveux. — Doctrine de l'irritation et de la suppression. — Nature de l'influence trophique. — Cellules motrices et trophiques des cornes grises. — Centres et nerfs trophiques spéciaux pour les nerfs et les muscles. — Conclusion.

Les affections pathologiques de l'encéphale, pas plus que les lésions expérimentales faites sur cet organe, ne

paraissent retentir directement sur la nutrition des muscles. Ceux-ci cependant subissent quelquefois un certain
degré d'atrophie, mais ce n'est qu'à la longue seulement,
fort longtemps après l'apparition de la lésion originelle,
sous la seule influence de l'inactivité fonctionnelle.

Il n'en est pas de même des affections de la moelle.
Parmi celles-ci, il en est plusieurs qui entraînent l'atrophie
musculaire après un très court laps de temps, après quelques jours seulement. L'étude des amyotrophies spinales
mérite une attention toute particulière, car il existe peu de
lésions trophiques qui soient capables de nous donner autant de renseignements clairs et précis au sujet de la nature de l'innervation sur la nutrition des muscles et, par
extension, sur la nutrition des tissus en général.

Nous avons vu, dans le chapitre précédent, la physiologie expérimentale contribuer pour une part importante à l'histoire et à l'éclaircissement pathogénique des
amyotrophies nerveuses. Lorsqu'il est question des amyotrophies spinales, au contraire, la physiologie expérimentale ne nous renseigne que fort peu, et ce peu est même très
imparfait. Brown-Séquard (1), en pratiquant des sections
complètes ou des hémisections chez les animaux : cochon
d'Inde, lapin, etc., n'a vu se développer qu'une atrophie
peu étendue et d'ordinaire tardive, dans les mucles paralysés de la motricité volontaire ; mais dans les cas où le traumatisme expérimental était suivi d'une inflammation médullaire, d'une myélo-méningite, les lésions musculaires
étaient plus étendues et se développaient à bref délai.
D'où Brown-Séquard conclut : 1° que l'absence d'action

(1) BROWN-SÉQUARD, *Journal de physiologie de l'homme et des animaux*, 1859. t. II, p. 108

de la moelle n'entraîne aucune atrophie dans les muscles
correspondants, sauf à la longue par inertie fonctionnelle;
2° que le travail morbide de ce système est seul capable d'en
provoquer, grâce à l'irritation qui en résulte. Cette distinction, établie par l'éminent physiologiste entre l'abolition et
la perversion irritative de l'action médullaire, au point de
vue des résultats qu'elles déterminent dans la nutrition de
la musculature, n'est guère plus admissible que celle établie par le même auteur pour les amyotrophies par lésions
des nerfs périphériques. Que les lésions musculaires soient
nulles ou peu intenses après une section totale ou une
hémisection, cela n'a rien qui doive étonner, attendu que
ces sections ne sont capables de détruire qu'une minime
portion de la substance grise des cornes antérieures. Or la
désorganisation d'un nombre plus ou moins considérable de cellules de ces régions constitue la condition *sine
quâ non* de la production des amyotrophies. La section d'un
tronçon notable de la moelle constituerait seule une expérience décisive. Malheureusement pareille opération est
très grave : elle entraîne inévitablement une inflammation
consécutive et presque toujours la mort à bref délai.

L'inflammation traumatique, disons-nous, est seule capable d'entraîner l'atrophie des muscles. Agit-elle par irritation? Je ne le crois pas. Elle agit probablement en détruisant les cellules grises auxquelles est dévolu le rôle de
présider à la nutrition musculaire; de la même manière
qu'un processus phlegmasique d'un nerf périphérique agit
en supprimant la transmission de cette action trophique.
La clinique, d'ailleurs, est là pour justifier notre manière
de voir.

La pathologie humaine, au contraire, nous fournit une

riche moisson de faits dont la plupart, au point de vue qui nous intéresse, conduisent à des conclusions nettes et précises. Il s'en faut de beaucoup cependant, que l'atrophie musculaire soit la conséquence inévitable et immédiate de toutes les affections de la moelle. En prenant ce symptôme comme base de classification, nous pouvons diviser ces dernières en trois catégories.

La première comprend les maladies qui ne produisent jamais des lésions musculaires, aussi longtemps que leur substratum anatomique reste confiné dans ses régions habituelles.

La seconde comprend celles qui entraînent presque toujours l'atrophie musculaire; mais celle-ci fait partie d'une symptomatologie complexe : elle accompagne d'autres phénomènes aussi fréquents et aussi caractéristiques qu'elle, telles que les convulsions, les contractures, etc.

La troisième, la plus importante, est formée par ce petit groupe d'affections systématiques dans lesquelles l'atrophie musculaire domine le tableau clinique et dont elle constitue quelquefois l'unique expression symptomatique.

Parmi les principales affections dont se compose le premier groupe se trouvent les dégénérations secondaires, la sclérose en plaques disséminées, le tabes dorsal spasmodique, l'ataxie locomotrice, etc.

Nous avons déjà parlé précédemment des dégénérations secondaires; on ne les voit se compliquer d'atrophie musculaire que dans les cas d'envahissement des cornes grises antérieures ou des racines motrices.

Sclérose en plaques disséminées. — La sclérose en plaques disséminées se caractérise anatomiquement par la production de plaques grisâtres, nettement circonscrites, pouvant

occuper la moelle épinière (sclérose spinale), ou l'encéphale (sclérose cérébrale ou bulbaire), ou enfin la moelle
et l'encéphale simultanément (sclérose cérébro-spinale).
Ces plaques sclérosées consistent principalement en une
prolifération de la névroglie. En outre, les cellules sont
agrandies et les noyaux sont plus nombreux qu'à l'état
normal. Les capillaires sont épaissis. Ce processus hyperplasique comprime les tubes nerveux et entraîne leur atrophie. Le cylindre axile se désagrège et finit d'ordinaire par
disparaître, après avoir présenté quelquefois des traces
évidentes d'hypertrophie (Charcot) (1).

Or, aussi longtemps que ces îlots respectent les cornes
antérieures de l'axe gris et les racines antérieures, on n'observe jamais de l'atrophie musculaire, bien qu'à la longue
un léger degré d'amaigrissement puisse se produire sous
l'influence de la paralysie motrice ; tandis que l'atrophie se
produit aussitôt que les cornes antérieures ou les racines
motrices se trouvent envahies par le travail morbide. C'est
ainsi que Erbstein (2) relate l'observation d'une sclérose en
plaques avec atrophie de la partie antérieure de la langue :
à l'autopsie, il découvrit des foyers nombreux de dégénérescence à l'origine du nerf hypoglosse. Schultz (3), a observé
récemment une sclérose en plaques avec une atrophie isolée des muscles interosseux droits ; l'autopsie révéla une
altération manifeste du côté droit de la substance grise antérieure, dans le quart inférieur du gonflement cervical ;

(1) CHARCOT, *Leçons sur les maladies du système nerveux;* t. I,
2e édit. (1875), p. 207.

(2) ERBSTEIN, *Deutsches Archiv für klinische Medicin;* t. X, p. 595;
1872.

(3) SCHULTZ, *Archiv für Psych. u. Nervenkrankh.* 1880, XI Bd, 1 Heft,
Ueber die Beziehungen der multip. Scler., etc., p. 229.

nouvelle preuve, ajoute Schultz, que les centres trophiques des petits muscles de la main sont situés dans la partie inférieure du gonflement cervical.

Tabes dorsal spasmodique. — Charcot (1) et Erb (2) ont décrit sous le nom, le premier, de tabes dorsal spasmodique, le second, de *Spatische Spinal-Paralyse,* une affection dont l'expression symptomatique, parfaitement connue en clinique, se caractérise « par une parésie et une paralysie débutant d'ordinaire par les membres inférieurs, pour envahir progressivement les supérieurs, accompagnées de tension, de contractions réflexes, de contractures des muscles et d'un accroissement du réflexe tendineux (*sehnen Reflexe*). La sensibilité et la nutrition restent intactes; il en est de même du fonctionnement du cerveau, de la vessie et des organes génitaux. »

Il est probable que cette entité clinique — c'est l'opinion des deux précédents auteurs — répond à une lésion systématique de la moelle, décrite pour la première fois par Türck, à la sclérose symétrique des faisceaux latéraux, et plus particulièrement de la région postérieure de ces faisceaux (*Pyramidenseitenstrangbahnen*, Pys.) Cependant R. Schultz (3) relate deux observations de *spatische spinallähmung*, dans lesquelles l'autopsie révéla : dans la première, une tumeur du cervelet; dans la seconde, une hydroencéphalie interne avec intégrité parfaite des faisceaux latéraux. Mais ces cas restent encore isolés dans la science, et toutes les observations faites par différents auteurs con-

---

(1) CHARCOT, *Leçons sur les maladies du système nerveux,* 1877, 4e fascicule, p. 275.

(2) ERB, in *Ziemssen's Handbuch;* 1878, XI Bd, 2 Hälfte, p. 627.

(3) R. SCHULTZ, *Deutsches Archiv für klin. Medicin;* 23 Bd, 3 Heft, 1879. — *Wiener mediz. Wochenschrift;* 1879, n° 15, p. 404.

cordent à voir dans la sclérose de ces organes le substratum anatomique de l'affection. Ce qui est plus controversé, c'est la question de savoir si cette lésion des faisceaux latéraux est primitive ou secondaire. Erb et Charcot opinent dans le premier sens; tandis que Weiss, Mikulicz (2) et bien d'autres encore plaident en faveur de l'origne deuteropathique. En tout cas, il n'existe aucune observation, que je sache, qui n'ait accusé simultanément une autre lésion distincte de celle des faisceaux latéraux. Ainsi Strümpell (3) a relaté récemment deux observations de tabes dorsal spasmodique, dans lesquelles l'autopsie révéla, à côté d'une sclérose des faisceaux latéraux, dans l'une, une myélite diffuse de la région dorsale supérieure, et dans l'autre, une hydromyélie. L'auteur croit cependant que dans le dernier cas la dégénération des faisceaux latéraux a été primitive.

Quoi qu'il en soit, ce qui nous intéresse davantage, c'est de savoir que la maladie décrite sous le nom de tabes dorsal spasmodique, par Charcot, et de *spastiche Spinallâhmung*, par Erb, ne s'accompagne jamais d'altérations musculaires caractéristiques, sauf à la longue d'un léger amaigrissement paralytique et que l'autopsie, dans ce cas, révèle constamment l'intégrité parfaite des cornes antérieures de la substance grise, tandis que la dégénération des cordons latéraux avec participation des cornes grises, dans la sclérose latérale amyotrophique, que nous verrons bientôt, entraîne fatalement une atrophie très prononcée et très rapide dans le système musculaire.

(1) WEISS und MIKULICZ, *Zur Nervendehnung bei Erkrankungen des Rückenmarkes*, in der *Wiener mediz. Wochenschrift*, n° 37, p. 1045; 1881.

(2) STRÜMPELL, *Archiv für Psychiatrie u Nervenkrankheiten*. Berlin, X Bd, 3 Heft. p. 695.

Ataxie locomotrice. — Le processus qui caractérise
l'ataxie locomotrice est de nature inflammatoire, analogue
à celui de la myélite chronique et de la sclérose en plaques.
D'après Flechsig, cette sclérose est parenchymateuse ; d'après
Adamkiewicz, au contraire, elle est interstitielle. Peut-être
faut-il admettre, avec Remak, qu'elle est à la fois de nature
parenchymateuse et interstitielle.

Il semble résulter des récentes recherches dues à Charcot
et Pierret, contrairement à l'opinion exprimée naguère par
Adamkiewicz (1), que la lésion caractéristique et primordiale, le substratum anatomique de la maladie consiste
dans la sclérose des bandelettes latérales ou externes des
cordons postérieurs. Ces bandelettes, encore désignées du
nom de faisceaux radiculaires postérieurs, sont limitées
extérieurement par la corne postérieure de la substance
grise et intérieurement par le cordon de Goll. La sclérose
des colonnes cunéiformes ou cordons de Goll, accompagne
d'ordinaire, il est vrai, les lésions anatomiques précédentes
(dégénération secondaire ascendante de la zone médiane,
d'après Pierret) ; mais elle n'entre pour rien dans la production des symptômes essentiels et caractéristiques de l'ataxie.
La sclérose des cordons de Goll, prise isolément, qu'elle soit
protopathique (2) ou deutéropathique, par exemple dans
les cas de sclérose ascendante, à la suite d'une myélite partielle, ne produit jamais des symptômes tabétiques, incoordination motrice, douleurs fulgurantes, etc. Outre les cordons de Goll, la lésion originelle envahit souvent, surtout
dans les stades avancés, les faisceaux latéraux, les racines

(1) A. ADAMKIEWICZ, *Die feineren Veränderungen, etc.*, in *Archiv für
Psychiatrie* Bd X, Heft 3, p. 767, etc., 1880.

(2) PIERRET, *Note sur un cas de sclérose primitive du faisceau médian des cordons postérieurs* (*Archives de Physiol.*; p. 74; 1873).

postérieures et même la substance grise des cornes postérieures.

Or, jamais dans ces conditions, c'est-à-dire quand les
lésions restent limitées aux précédentes parties, l'ataxie
locomotrice n'entraîne une atrophie dégénérative des muscles. Les cornes antérieures deviennent-elles, au contraire,
le siège d'un processus morbide sous l'influence duquel
les cellules nerveuses s'altèrent et disparaissent, on voit
aussitôt l'atrophie musculaire de telle ou telle partie du
corps compliquer les symptômes habituels de l'ataxie locomotrice progressive. Dans l'observation de la femme Moli,
relatée par Pierret, aux symptômes provenant de la lésion
des zônes radiculaires postérieures s'ajouta une atrophie
musculaire profonde du côté gauche, et l'autopsie révéla
une dégénérescence avec disparition notable des cellules
nerveuses dans les cornes antérieures de la substance
grise (1). Hammond cite un cas analogue et non moins
intéressant (2) : les symptômes ataxiques se compliquèrent,
à la fin de la seconde année, d'une atrophie musculaire
très prononcée qui débuta dans la jambe gauche, puis
envahit la jambe droite, le bras gauche et enfin le bras
droit.

L'atrophie musculaire se greffe sur les symptômes habituels du tabes dorsal, par simple coïncidence, sans connexité entre ceux-ci et celle-là, ou bien, et c'est l'opinion
la plus vraisemblable, le travail morbide des zônes radiculaires postérieures se propage aux cornes antérieures, grâce

---

(1) PIERRET, *Sur les altérations de la substance grise de la moelle
épinière dans l'ataxie locomotrice, considérées dans leurs rapports avec
l'atrophie musculaire.* (*Archives de physiol.*; 1870, p. 570).

(2) HAMMOND, *Traité des maladies du système nerveux* (traduction
française, 1879), p. 707.

à la connexité anatomique indiquée par Kölliker et Gerlach, et qui unit ces deux régions.

Les considérations précédentes s'appliquent également à la sclérose primitive des cordons antérieurs dont l'existence a été démontrée par Türck, à la leucomyélite chronique corticale ou diffuse (Vulpian), ainsi qu'à toute myélite partielle, protopathique ou deutéropathique, limitée aux faisceaux blancs. Bref, nous pouvons affirmer que toutes les affections systématiquement confinées dans la substance médullaire ne s'accompagnent jamais d'atrophie musculaire analogue à celle que nous avons vue se développer à la suite d'une lésion nerveuse, bien qu'à la longue, mais à la longue seulement, il puisse se produire un léger amaigrissement paralytique. L'atrophie dégénérative, au contraire, devient inévitable dans les muscles, dès que la lésion originelle se complique d'une altération des fibres nerveuses qui à travers les faisceaux blancs relient les cornes antérieures aux racines motrices ; mais elle devient surtout inévitable, quand elle se complique d'une lésion des cornes elles-mêmes de la substance grise. Il ne suffit pas, en effet, qu'il y ait une lésion quelconque de l'axe gris, que la lésion porte indistinctement sur telle ou telle région pour qu'il y ait amyotrophie, il faut de toute nécessité que les cornes antérieures soient envahies. En effet, la myélite périépendymaire (Hallopeau) qui se complique souvent, pour ne pas dire toujours d'une inflammation chronique de la substance grise ne produit presque jamais l'amyotrophie, précisément parce que les cornes antérieures sont si rarement envahies.

La seconde catégorie se compose de ces affections dans lesquelles l'atrophie des muscles se produit simultanément

avec d'autres symptômes : telles sont la myélite aiguë diffuse
et l'apoplexie spinale ou l'hématomyélie.

Myélite aiguë diffuse. — Pour que la myélite soit en état
de produire une amyotrophie plus ou moins prononcée, il
faut qu'elle occupe une grande étendue de l'axe gris, soit
isolément comme dans la myélite aiguë centrale, soit concurremment avec la substance blanche. Ces altérations
musculaires ont été observées par Mannkopf, Engelken et
Charcot, dans les cas sub-aigus, c'est-à-dire quand le malade ne succombe pas trop rapidement. Elles ne diffèrent
pas des amyotrophies consécutives aux lésions des nerfs
périphériques, si l'on excepte la prolifération plus abondante des noyaux du sarcolemme, signalée par les deux
premiers auteurs. Mankopf a observé, dès le 7me jour, une
diminution de l'irritabilité faradique dans les nerfs et les
muscles, et Erb(1) a pu constater maintes fois tous les caractères de la réaction dégénérative. Mannkopf fait remarquer
encore que les nerfs ne s'altèrent pas toujours en proportion
des muscles auxquels ils se distribuent. Nous aurons plus
tard à revenir sur ce dernier fait, qu'on rencontre encore,
et à un degré plus prononcé, dans d'autres maladies.

Hématomyélie. — L'hématomyélie ou l'apoplexie spinale
qui, d'après Hayem, ne se développe que lorsque la substance grise a été préalablement modifiée par un processus
inflammatoire, tandis que Erb, Vulpian et Goltsdam la considèrent comme pouvant se produire primitivement, quoique
plus rarement, entraîne parfois l'atrophie et la réaction
dégénérative des muscles, à condition que le sang soit
épanché dans une grande étendue de l'axe gris et détruise
une région notable des cornes antérieures.

(1) ERB, *ouvrage cité*; XI Bd, 2 H., p. 431.

La troisième catégorie nous intéresse le plus; chacune des affections dont elle se compose mérite que nous nous y arrêtions quelques instants.

Polyomyélite antérieure chronique. — Sous le nom de paralysie générale spinale antérieure subaiguë, Duchenne a décrit le premier une affection essentiellement caracté- risée en clinique par une paralysie atrophique des muscles, à évolution lente et progressive. Erb (1) se croit autorisé à lui reconnaître, comme substratum anatomique, une inflam- mation chronique des cornes antérieures de la substance grise : polyomyélite antérieure chronique. Elle relèverait donc de la même lésion spinale, à la chronicité près, que la paralysie infantile. Aussi, ce qui caractérise le tableau clinique de cette maladie, c'est l'atrophie avec réaction dégé- nérative des muscles et dégénérescence avec diminution de la réaction électrique du côté des nerfs moteurs.

A cette affection se rattache, d'après Petit-Fils (2) et Ham- mond (3), celle décrite par les auteurs sous le nom de ·paralysie ascendante aiguë, contrairement à Westphal et Hayem (4), qui la considèrent comme l'expression sympto- matique d'un état général toxémique. Toujours est-il que l'ab- sence d'altérations histologiques dans la moelle et même dans le système musculaire ne justifie pas la première opinion, quoiqu'on puisse objecter que cette absence ne résulte peut- être que de l'imperfection de nos procédés d'investigation.

Erb (5), le savant névriste, de Heidelberg, a décrit une

(1) ERB, *Von Ziemssen's Handb.*, XI Bd, 2 Hälfte, 2 aufl., 1878, p. 718.
(2) PETIT-FILS, *Considérations sur l'atrophie aiguë des cellules mo- trices*. Paris, 1873, p. 83.
(3) HAMMOND, *ouvrage cité*; p. 534.
(4) WESTPHAL et HAYEM, d'après Vulpian, *Maladies du système ner- veux*, Paris, 1879, p. 193.
(5) ERB, *ouvrage cité*; p. 718.

forme anormale de Polyomyélite antérieure chronique sous
le nom de *mittelform der chronischen Polyomyélitis ante-
rior.* Cette forme moyenne diffère de la précédente par
une paralysie moins complète; c'est plutôt une parésie. Les
mouvements réflexes n'y sont qu'en partie abolis et l'irritabilité électrique des nerfs reste souvent intacte, tandis que
les muscles sont atrophiés et présentent la réaction dégénérative (*Partielle Entartungsreaction*).

Une question très importante et vivement agitée de nos
jours, est celle de savoir si l'amyotrophie saturnine, atrophie
des faisceaux musculaires avec prolifération cellulaire
(Dehove et Regnault), reconnaît une origine spinale, et si
celle-ci se caractérise par les lésions de la polyomyélite
antérieure chronique.

Gusserow (1) et plus récemment Friedlander (2), le premier s'appuyant sur ses propres recherches qui semblent
démontrer que le système musculaire absorbe la majeure
partie du plomb introduit dans l'organisme, le second prenant pour point de départ les expériences de Harnack, considèrent la paralysie et l'atrophie saturnine d'origine primitivement myopathique et les rattachent à une action
directe du plomb sur la fibre musculaire. J'admets volontiers que les substances plombiques ne se déposent pas
impunément dans les éléments musculaires sans troubler
leur vie nutritive, mais je ne saurais admettre que cette
cause soit la seule d'où dérive l'amyotrophie saturnine. En
effet, Heubel (3), en prenant pour base l'évaluation relative,

(1) GUSSEROW, d'après MONAKOW, *Archiv. für Psych. u. Nerven.
Krank*, etc., X Bd, 2 Heft 1880, p. 502.

(2) FRIEDLANDER, *Virchow's Arch. für path. Anat.*, Bd 75, 1 Heft, p. 24.

(3) HEUBEL, *Pathogenese und Symptome der chron. Bleivergiftung.*
Berlin, 1871. (VOIR aussi MONAKOW.)

est arrivé à des résultats diamétralement opposés à ceux obtenus par Gusserow (cerveau 0,004, moelle 0,01, foie et reins 0,01, intestins 0,001, muscles 0,002, os 0,018). En outre, la paralysie précède l'apparition de l'atrophie dans les muscles, et Erb (1) a découvert dans ces derniers tous les signes de la réaction dégénérative. Voilà autant de raisons qui ne justifient pas une opinion aussi exclusive, mais plaident, au contraire, en faveur d'une intervention névropathique.

Me paraît bien moins soutenable encore l'opinion de Hitzig et Henle (2), suivant laquelle la paralysie saturnine relève d'une viciation du sang par la présence du plomb, et d'une contraction des vaisseaux sanguins. Elle ne me paraît pas même soutenable, alors qu'on n'attribuerait à cette cause qu'une action adjuvante, puisque Heubel a démontré que le sang ne contient qu'une minime quantité de ce métal, et sous la forme d'un albuminate plombique dépourvu de toute action astringente.

L'action neurotique s'imposant ainsi, il reste à localiser la lésion nerveuse originelle. Charcot, Heubel, Westphal et Leyden rattachent l'amyotrophie saturnine à une lésion primitive du système nerveux périphérique, du nerf radial notamment. Des lésions ont été trop souvent observées dans ces régions, et cela malgré l'intégrité, du moins apparente, de la moelle, pour ne pas être forcé de croire à l'efficacité de cette cause. Qu'il me suffise de mentionner les observations de Lancereaux, Gombault, Westphal et celles plus récentes du d^r Déjérine (3). Celui-ci relate trois

(1) ERB, XII, Bd, 1 Hälfte, 2 aufl., p. 521.
(2) HITZIG und HENLE. (Voir ERB, XII Bd, 1 Hälfte, p. 515, et MONA-KOW, Arch., etc., p. 504).
(3) DEJERINE, Gazette médicale de Paris, février 1879.

cas d'amyotrophie saturnine avec dégénération des racines
médullaires et intégrité complète des cornes antérieures. Il
est donc probable que l'empoisonnement par le plomb, à
l'instar de l'asphyxie par la vapeur de charbon (Leudet), se
trouve en état de déterminer des névrites périphériques
avec altérations musculaires consécutives.

En résulte-t-il que l'atrophie saturnine doive être considérée comme complètement indépendante d'une lésion
nerveuse centrale? Je ne le crois pas. L'autopsie, il est
vrai, n'a pas révélé des exemples nombreux d'altération des
cornes grises antérieures. Nous connaissons celui de Vulpian (1) et celui plus récent, longuement décrit, de Monakow (2). Mais remarquons que l'intégrité des cornes antérieures peut n'être qu'apparente et échapper à l'œil, fait
d'autant plus explicable que la paralysie atrophique des
saturnins, en raison de sa facile curabilité, ne saurait relever de lésions très profondes. D'ailleurs l'analogie de
l'atrophie saturnine avec celle qui est l'apanage de la polyomyélite antérieure chronique, et principalement la présence de la réaction dégénérative, la conservation de la
sensibilité, la délimitation de l'atrophie aux muscles qui
possèdent les mêmes attributions physiologiques (Remak),
l'intégrité de certains faisceaux à côté d'autres entièrement
dégénérés dépendant du même tronc nerveux, le long supi-
nateur, par exemple, sont autant de raisons qui me conduisent à croire que les lésions centrales agissent efficacement
et sûrement dans la production de l'amyotrophie saturnine.
Ce n'est pas à dire cependant, je le répète, que je refuse

(1) VULPIAN, *Maladies du système nerveux*, etc., p. 158. Chez un
chien, Vulpian a vu survenir une myélite subaiguë des plus nettes, à la
suite de l'intoxication saturnine.

(2) MONAKOW, *Arch. für Psych. u. Nervenk.*, 1880, X Bd, 2 Heft, p.507.

complètement de croire à l'influence concomitante produite par l'altération des nerfs périphériques, et à la modification que la présence du plomb apporte dans la vie nutritive des éléments musculaires. L'amyotrophie saturnine reconnaît donc probablement, à mon avis, une triple origine.

Atrophie musculaire progressive. — L'atrophie musculaire progressive constitue, me paraît-il, l'affection par excellence des centres trophiques des muscles. Il s'en faut cependant que tous les auteurs jugent la chose comme telle. Il suffit de jeter un coup d'œil sur son histoire pour se convaincre aussitôt de l'incertitude qui a si longtemps régné sur la genèse organique de cette maladie, incertitude que le temps actuel, malgré ses progrès, n'a pu entièrement dissiper. Toutefois, l'opinion de l'école de la Salpétrière, qui rattache l'atrophie musculaire progressive à une lésion systématiquement limitée aux cornes grises antérieures avec intégrité des faisceaux médullaires, ainsi que des autres parties de l'axe gris, cette opinion fait son chemin dans le monde scientifique et gagne constamment des adhérents. Benedikt (1) avait déjà conclu à son origine neurotique; mais le fait qu'il invoque à l'appui, c'est-à-dire la diminution de la contractilité électro-musculaire, constatée par l'excitation directe dans certains muscles, malgré l'absence d'atrophie et la conservation de la motricité volontaire, n'est pas une preuve absolue, car, comme le dit Friedreich (2), cette diminution peut provenir d'une infiltration graisseuse, d'une dégénérescence soit cirrheuse, soit autre, qui masque, à l'œil nu,

(1) BENEDIKT, *Nervenpathologie und Electrotherapie*, II Bd, p. 384.
(2) FRIEDREICH, *Ueber progressive Muskelatrophie*, etc., p. 249.

l'atrophie musculaire et empêche le courant direct d'exercer
toute son action. Il n'en est pas de même de la réaction dégénérative qui, au témoignage de Erb et Schultz (1), existe
souvent; or, en Allemagne, les névropathologistes sont
presque unanimes à considérer l'existence de ce symptôme
comme un signe certain de l'origine névropathique de l'atrophie musculaire progressive. Mais la présence de la réaction
dégénérative, nous l'avons dit précédemment, ne tranche
pas la question qui concerne la localisation de la lésion
nerveuse; elle n'est pas en état de nous révéler si la lésion
nerveuse est centrale ou périphérique. Aussi une grande
divergence d'opinions règne encore parmi les auteurs. Nous
voyons, entre autres, Cruveilhier, Bouvier et Valentin rechercher dans les racines antérieures la lésion causale,
tandis que Jaccoud et Schneevogt la localisent dans le
grand sympathique, et Guérin dans les nerfs périphériques.
Ces différentes opinions sur le siége périphérique de la lésion nerveuse originelle ne me paraissent guère soutenables,
quand on songe à la diversité et à l'inconstance qu'affectent
les lésions des nerfs; elles me paraissent d'autant moins
soutenables que l'origine périphérique expliquerait difficilement ce qu'il y a de caractéristique dans le facies de la
maladie : sa marche envahissante, sa généralisation à la
plus grande partie du système musculaire, d'où la qualifi-
cation de progressive dont on l'a baptisée en France. Au
surplus, il est possible, je dirai même probable que
l'intégrité des cornes grises antérieures, constatée plusieurs
fois par Bamberger, Friedreich, Delbove et autres, intégrité
qui a servi de base à ces auteurs pour localiser, à l'exemple
de Aran et Duchenne, l'altération principale et primitive

(1) ERB, *ouvrage cité*; XI Bd, 2 Hälfte, etc.. p. 727.

dans le tissu musculaire, les lésions du système nerveux n'étant que des stades successifs de ce processus initial, il est probable, dis-je, que cette intégrité n'ait été qu'apparente, car depuis que Lockhardt Clarke nous a enseigné comment il faut procéder dans les recherches histologiques des centres nerveux, on a toujours constaté des lésions dans la substance grise antérieure, dans tous les cas d'atrophie musculaire progressive où la moelle épinière a été examinée suivant cette méthode.

Je crois donc pouvoir conclure que l'atrophie musculaire progressive n'est pas primitivement une maladie des muscles, ni des nerfs rachidiens, ni du grand sympathique, mais bien des cellules qui se trouvent dans les cornes antérieures de la substance grise de la moelle épinière.

Quant à la nature du processus sous l'influence duquel les cellules nerveuses se détruisent, on peut croire légitimement qu'il est inflammatoire et analogue à celui qui caractérise la paralysie infantile, avec cette différence que dans celle-ci il est aigu, de même que l'évolution clinique qui lui correspond ; dans celle-là, au contraire, il est chronique. Cependant la chronicité et l'envahissement progressif du processus morbide ne me paraissent pas suffire pour nous expliquer ce qu'il y a de différentiel dans le tableau symptomatique des deux affections; cette différence trouve probablement son explication, non seulement dans l'intensité inégale, mais bien plus dans la répartition variable des lésions originelles. En effet, il est assez rationnel, comme nous le verrons dans quelques instants, d'attribuer, avec Erb et Hammond, l'atrophie musculaire progressive à une lésion portant exclusivement sur les cellules des cornes antérieures qui président à la nutrition du système musculaire, centres trophiques des muscles, tout en respectant, du moins au début, les cellules avoisinantes qui président à la motricité de ces organes ; tandis que dans la paralysie infantile les deux ordres de cellules trophiques et motrices sont affectées simultanément et pour ainsi dire au même degré.

Ajoutons encore que l'atrophie musculaire progressive peut être protopathique et deutéropathique. Nous avons déjà vu les cornes antérieures s'envahir secondairement, à la suite de la sclérose en plaques disséminées, de l'ataxie locomotrice, de dégénérations secondaires, etc. ; nous pouvons y ajouter la pachyméningite spinale hypertrophique. Mais la forme deutéropathique la plus fréquente est sans contredit la sclérose latérale amyotrophique, dans laquelle l'altération des cornes grises antérieures complique la sclérose symétrique et primitive des faisceaux latéraux. Cet envahissement se fait-il soit par l'intermédiaire de la névroglie, soit par l'intermédiaire des fibres nerveuses qui relient les cornes antérieures avec les faisceaux latéraux (Charcot)? Je ne saurais me prononcer là-dessus, la question est loin d'être élucidée, et on peut même se demander si les cornes antérieures ne s'altèrent pas individuellement, pour leur propre compte, indépendamment des faisceaux blancs (Affections systématiques combinées (*combinirte Systemerkrankungen*).

Les affections musculaires qui dérivent, à titre de conséquence directe, de ces lésions spinales ont été magistralement décrites par Friedreich (1), dans sa savante monographie. Elles portent le même cachet, la même physionomie, peu importe la complexité des lésions spinales dans la

(1) Friedreich, *Ueber progressive Muskelatrophie*, etc.; p. 46, etc.

forme deutéropathique; c'est pourquoi on les décrit sous la dénomination commune d'atrophie musculaire progressive. Contentons-nous d'en donner un court résumé.

L'atrophie des faisceaux musculaires ne s'effectue pas d'une manière identique. Tantôt elle est simple, avec conservation plus ou moins nette de la striation transversale. Il n'est pas rare de voir cette atrophie simple succéder à une division des faisceaux, soit dans le sens longitudinal en fibrilles fusiformes *(spindelförmige Zerklüftung)*, soit dans le sens transversal sous forme de cylindres ou de disques *(transversale, scheibenförmige Zerklüftung)*. Tantôt elle est granuleuse : Robin attache une grande importance à cette forme d'atrophie, les fines granulations qu'on y rencontre, se distinguent, d'après cet auteur, des granulations graisseuses par ce fait qu'elles se dissolvent dans l'acide acétique et résistent à l'éther : atrophie granulo-protéique. Tantôt elle est cirrheuse; tantôt enfin elle est graisseuse. La métamorphose graisseuse ne constitue donc pas la lésion histologique caractéristique et constante, comme l'avait cru Duchenne, qui donna à la maladie le nom impropre d'atrophie musculaire graisseuse progressive; elle est même plus rare que l'atrophie simple, malgré qu'elle puisse constituer la lésion unique et s'établir dès le début sans être précédée, quoi qu'en dise Cruvelhier, de l'atrophie par macilence.

Le noyau des cellules ou des corpuscules musculaires se gonfle, prolifère et se multiplie; le protoplasma qui les entoure devient plus abondant, s'opacifie et quelquefois même participe à la prolifération des noyaux, au point que le sarcolemme, vide de son contenu strié, se remplit de cellules *(Muskelzellenschläuche)*. Cette multiplication des corpuscules musculaires constitue, selon l'expression de

Hayem (1), un retour vers l'état embryonnaire ou fœtal.

Le périmisium interne s'hyperplasie, et ce travail hyperplasique peut devenir tel que le processus mérite à juste titre le nom de cirrhose musculaire. Le tissu conjonctif de nouvelle formation peut subir ultérieurement la transformation graisseuse, et celle-ci prendre quelquefois les proportions d'une vraie lipomatose luxuriante. La dégénération graisseuse peut donc être à la fois parenchymateuse et interstitielle.

En résumé, le processus dont les muscles deviennent le siége dans l'atrophie musculaire progressive est de nature atrophique inflammatoire.

Polyomyélite antérieure aiguë. — Parmi les affections de la moelle, celles du moins qui doivent nous intéresser le plus, il en est peu qui possèdent au même titre que la paralysie infantile le privilège de voir les auteurs se mettre unanimement d'accord, quand il s'agit de localiser leur substratum anatomique. Or, les conclusions ont d'autant plus de valeur que les faits pathologiques dont on les dégage sont à l'abri de toute contestation sérieuse.

A la définition symptomatique de paralysie atrophique infantile (Duchenne), je crois préférable de substituer la définition anatomique de polyomyélite antérieure aiguë (Kussmaul), d'autant plus que la maladie spinale, dont le substratum anatomique consiste en une altération aiguë des cornes grises antérieures, et dont l'expression symptomatique se résume en une atrophie précédée de la paralysie des muscles qui appartiennent à la vie animale, n'est pas l'apanage exclusif de l'enfance, mais peut affecter, quoique plus rarement, l'âge adulte et même un âge plus avancé.

(1) HAYEM, *ouvrage cité*; p. 44.

L'examen microscopique, fait du deuxième au vingtième mois, d'après Damaschino, Roger, Leyden et autres, a découvert des foyers de ramollissement inflammatoire dans les cornes antérieures de la substance grise, notamment au niveau des renflements cervical, lombaire et dorsal. Outre la prolifération des noyaux et de la névroglie, ainsi que la distension des vaisseaux sanguins, on y constate une atrophie plus ou moins avancée des grandes cellules multipolaires avec ou sans pigmentation. Les fibres nerveuses et les racines antérieures participent à l'atrophie. A une époque plus éloignée, Charcot, Lockhardt, Clarke, etc., ont été à même de constater, dans les foyers circonscrits ou diffus, des noyaux, de la névroglie passée à l'état fibrillaire, des corpuscules amyloïdes, une dégénérescence graisseuse des parois des vaisseaux, une dégénérescence pigmentaire ou une atrophie simple soit totale, soit partielle des cellules ganglionnaires multipolaires. Il existe en outre un certain degré de sclérose des faisceaux antéro-latéraux et des racines antérieures.

L'atrophie des mucles, dont l'innervation dépend de la substance grise sclérosée, est un fait constant dans les cas où la guérison des lésions nerveuses ne se produit pas. Elle se trahit dès le début par l'exploration électrique. Elle ne diffère pas, du moins dans ses caractères essentiels, de celle que nous venons d'étudier dans l'atrophie musculaire progressive.

Paralysie spinale pseudo-hypertrophique. — Je crois légitime, dans l'état actuel de nos connaissances, de rattacher la paralysie spinale pseudo-hypertrophique, au même titre que l'atrophie musculaire progressive, à une lésion des cornes grises antérieures de la moelle épinière. Quand il s'agit de cette dernière maladie, nous voyons Charcot (1) ne pas attribuer une grande valeur aux résultats négatifs qu'obtinrent Bamberger, Friedreich et autres dans l'examen de la substance grise; les faits positifs lui paraissent plus concluants. Cette appréciation n'a rien d'irrationnel, car il est plus difficile de voir que de ne pas voir des lésions aussi délicates que l'atrophie plus ou moins prononcée des cellules nerveuses des cornes antérieures. Pour le même motif, dans la paralysie pseudo-hypertrophique, les résultats positifs, obtenus par Müller, Bart et Lockhardt, sont bien plus concluants que les résultats négatifs de Charcot et de Cohnheim.

D'ailleurs, les considérations cliniques sont nombreuses pour justifier cette manière de voir (Knoll) (2). En effet, la paralysie pseudo-hypertrophique est héréditaire : Barsichow en a observé vingt-quatre cas dans deux familles, elle coïncide fréquemment avec d'autres maladies nerveuses chez le même individu. La paralysie précède l'altération anatomique des muscles; elle présente en outre avec l'atrophie musculaire progressive des analogies frappantes, à tel point que Friedreich (3) la considère comme une forme modifiée de cette dernière. Dans les deux maladies, à la vérité, les altérations musculaires sont presque identiques, à ne considérer que leurs caractères essentiels, sauf que, dans la paralysie pseudo-hypertrophique, une stéatose abondante, luxuriante, est la règle (*atrophia musculorum lipomatosa*), tandis qu'elle est exceptionnnelle dans l'atrophie musculaire progressive. Les deux maladies peuvent se

(1) CHARCOT, *Maladies du système nerveux*, 2e édition, 1877; 3e fascicule, p. 207.

(2) PH. KNOLL, *Medizinische Jahrbücher*; *von* S. STRICHER; Wien, 1872, 1 Heft. (*Ueber Par. pseudohyp.*; p. 35).

(3) FRIEDREICH, *ouvrage cité*, chap. VIII, p. 306 et suiv.

rencontrer chez le même individu, d'après Eulenbourg (1), et elles apparaissent souvent comme l'expression d'une même diathèse nerveuse. Russel cite trois frères, dont deux furent atteints d'atrophie musculaire progressive, et le troisième d'une pseudo-hypertrophie bien caractérisée. Si nous passons à la marche et au tableau symptomatique, les ressemblances ne sont pas moins frappantes. Certes, il existe quelques différences entre les deux maladies, mais elles trouvent leur explication, comme dit Friedreich (2), dans les dispositions individuelles et dans les différences d'âges où ces affections se manifestent habituellement.

Je pense donc, avec Hammond (3), que, dans l'état actuel des connaissances que nous possédons sur cette maladie, nous pouvons accepter, comme la plus plausible, l'opinion que les cornes antérieures de la substance grise servent de substratum anatomique originel à la paralysie pseudo-hypertrophique.

Paralysie bulbaire progressive. — Les affections du bulbe n'entraînent pas davantage que les affections de la moelle épinière une atrophie musculaire, aussi longtemps que les lésions anatomo-pathologiques restent confinées dans la substance blanche. Il n'en est pas de même dans la maladie désignée sous le nom de paralysie bulbaire progressive ou paralysie glosso-labio-laryngée. Or, dans celle-ci, qu'elle soit primitive ou consécutive soit à l'atrophie musculaire progressive spinale protopathique, soit à la sclérose latérale amyotrophique, ces deux affections pouvant aussi se produire secondairement à la paralysie bulbaire (Weiss) (4), la

(1) EULENBOURG, *Von Ziemssen's Handbuch*, XII Bd, 2 Hälfte, p. 167.
(2) FRIEDREICH, *ouvrage cité*; p. 310.
(3) HAMMOND, *ouvrage cité*; p. 545.
(4) WEISS, *Ueber progressive bulbar Paralyse* (*Wiener mediz. Wochenschrift*, 1879, n° 35, p. 931.)

lésion initiale se caractérise par une dégénération atrophique des noyaux gris disséminés en forme de mosaïque
sur le plancher du 4ᵐᵉ ventricule. Les racines nerveuses et
les nerfs qui émanent des noyaux bulbaires sont presque
toujours le siège d'une dégénération prononcée. Les altérations portent principalement sur le nerf hypoglosse et
sur le facial ; elles sont moins prononcées du côté du nerf
accessoire, du nerf vague et du glosso-pharyngien ; l'oculo-
moteur externe et le trijumeau sont plus rarement atteints,
et le nerf acoustique ne l'est qu'exceptionnellement.

Une question importante, tranchée affirmativement par
Hammond et Duchenne, consiste à savoir si la paralysie bulbaire peut exister sans atrophie concomitante des
muscles paralysés. La plupart des pathologistes penchent
plutôt à croire que l'atrophie des muscles est un symptôme
constant, bien qu'elle puisse ne se manifester que tardivement et sans être proportionnelle à l'intensité de la paralysie. Il faut avouer que les muscles peuvent apparaître
intacts à l'œil nu, et que cette intégrité ne soit qu'apparente.
La fibre musculaire, dit quelque part Grasset, n'est pas
altérée en apparence dans la langue, le pharynx, etc., mais
le microscope montre la dégénération granulo-graisseuse,
la disparition de la substance active dans les gaînes restées
vides, la prolifération des noyaux du sarcolemme. On peut
croire aussi, avec Poincarré, que la préexistence de la paralysie n'est pas réelle non plus, mais résulte, d'un côté, de
la précision et de la délicatesse des contractions qu'exigent
les phénomènes mécaniques de la prononciation et de la
déglutition, et de l'autre, de la souplesse et de la mobilité
de la langue qui rendent difficile l'appréciation de son
atrophie. Quoi qu'il en soit, nous ne devons accepter

qu'avec réserve l'opinion de Charcot, Erb et Leyden,
d'après laquelle l'atrophie musculaire progressive et la
paralysie glosso-labio-pharyngée relèvent d'un processus
identique, avec nulle autre différence que la localisation
variable des lésions originelles. Certes, il existe des ressemblances très frappantes entre les deux maladies : d'un
côté, les altérations musculaires, au point de vue histologique, sont absolument les mêmes ; d'un autre côté, les
lésions médullaires ne diffèrent pas davantage : elles consistent dans une hyperplasie de la névroglie avec atrophie
souvent pigmentaire des cellules multipolaires des cornes
antérieures, quand il s'agit de la première affection ; des
noyaux moteurs du bulbe, quand il s'agit de la seconde. Or,
ces noyaux gris du bulbe, ne sont que les prolongements
des colonnes antérieures de la moelle épinière. Toutefois,
l'identité n'est pas absolue. En effet, dans la paralysie bulbaire, la paralysie des muscles, alors même qu'on est
autorisé à croire qu'elle ne préexiste pas, ce qui n'est pas
encore suffisamment démontré, du moins, accompagne toujours l'atrophie, qui n'existe jamais isolément ; mais il en est
tout autrement dans l'atrophie musculaire progressive, dans
laquelle l'atrophie musculaire préexiste toujours et qui,
d'ordinaire, pendant tout le cours de la maladie, est beaucoup plus prononcée que le symptôme paralysie. Cela étant,
je me demande s'il ne serait pas plus rationnel d'assimiler
la paralysie bulbaire à la polyomyélite antérieure subaiguë
ou chronique.

L'étude analytique qui précède nous donne tous les matériaux nécessaires pour aborder maintenant avec fruit différentes questions dont l'importance me paraît de nature à

justifier les développements dans lesquels j'ai cru devoir entrer.

Nous avons vu, d'une part, la production des amyotrophies coïncider constamment avec une altération des cellules multipolaires des cornes antérieures de l'axe gris. Une affection spinale, de quelque nature qu'elle puisse être, n'entraîne jamais immédiatement des lésions musculaires à sa suite, que lorsque son substratum anatomique intéresse ces régions de la moelle soit exclusivement, soit conjointement avec d'autres parties. Toute affection spinale, au contraire, qui laisse les cornes antérieures en parfaite intégrité, quelqu'étendue que prenne d'ailleurs son substratum anatomique, n'est jamais suivie de troubles trophiques du côté de la musculature; ce n'est qu'à la longue, et à la longue seulement, que se déclare un amaigrissement progressif, sous l'influence de l'inactivité fonctionnelle.

Nous avons vu, d'autre part, le processus amyotrophique présenter les mêmes caractères essentiels, quelle que fût la maladie, c'est-à-dire l'atrophie du contenu strié et la prolifération des cellules musculaires, ainsi que du périmisium. Les lésions qui caractérisent l'amyotrophie ne sont donc pas celles d'une simple atrophie ou d'une dégénérescence quelconque, car la plupart des éléments musculaires accusent une véritable suractivité cellulaire; il s'agit donc plutôt d'une myosite chronique ou d'une cirrhose musculaire. Non pas cependant que ce processus ne puisse présenter quelques variations soit dans sa marche, soit dans ses caractères anatomiques; mais ces variations sont accessoires et se rattachent, soit à des différences accessoires aussi, mais dont la nature nous reste cachée, portant sur les lésions dont la moelle est le siège, soit plutôt à des diffé-

rences d'action du génie morbide. Le génie morbide, c'est-
à-dire l'état primordial qui constitue l'essence de la maladie,
ne nous échappe malheureusement que trop souvent.

Nous pouvons, nous devons donc reconnaître une filiation
étroite, un lien causal incontestable entre la dégénérescence
musculaire et les lésions de la zône antérieure de la substance grise, celle-là dérivant de celle-ci à titre de conséquence directe. Nous devons reconnaître également que,
dans ces différentes affections spinales, une même loi pathogénique, un même mécanisme de physiologie pathologique, préside plus que probablement à la production de
l'amyotrophie consécutive. Or, de quelle nature est ce lien?
Pourquoi et comment agissent les lésions spinales?

Les théories de l'inertie fonctionnelle des troubles vaso-
moteurs et de la propagation de proche en proche du foyer
inflammatoire primitif me paraissent insoutenables. Les
muscles condamnés au repos forcé, à la suite par exemple
d'une paralysie hystérique, d'une hémiplégie cérébrale ou
d'une ataxie locomotrice, peuvent bien, comme nous l'avons
dit, subir une émaciation plus ou moins grande, mais celle-
ci est fort tardive et ses caractères histologiques ne portent
pas, au même degré que les amyotrophies nerveuses, l'empreinte d'un processus inflammatoire. D'ailleurs, comment
pourrait-on rattacher les lésions de l'amyotrophie à la seule
influence du défaut de fonctionnement, attendu que l'atrophie musculaire peut exister malgré l'intégrité complète de
la motricité volontaire et réflexe, comme dans l'atrophie
musculaire progressive, et que réciproquement, dans la
paralysie infantile, l'altération, au début, consiste uniquement dans la paralysie des mouvements, l'atrophie des
muscles paralysés n'apparaissant qu'après un certain laps

de temps qui peut être de six mois et plus encore. En outre, dans la plupart des maladies, la paralysie et l'atrophie ne suivent pas une marche parallèle; elles se montrent, au contraire, dans la plupart des cas, complètement indépendantes l'une vis-à-vis de l'autre, au point que, dans la paralysie infantile et dans la paralysie labio-laryngée, on peut rencontrer des régions musculaires où il existe de l'atrophie sans paralysie, à côté d'autres où il existe de la paralysie sans atrophie (Benedikt, Erb).

Les troubles vaso-moteurs que présentent les muscles en voie de subir la dégénération irritative sont loin d'être nettement formulés. On a tantôt constaté une dilatation des vaisseaux sanguins avec constriction dans la suite, et quelquefois dès le début; mais d'autres fois, et notamment dans la paralysie infantile et l'atrophie musculaire progressive, les vaso-moteurs ont paru, du moins dans les premiers stades, conserver leur état normal. Cela ne suffit-il pas à rejeter, ou tout au moins à n'accepter que sous de grandes réserves la théorie vaso-motrice, d'autant plus que des maladies spinales, la sclérose latérale par exemple, peuvent très bien s'accommoder avec l'existence de désordres vasculaires, sans qu'il en résulte la moindre trace de modifications musculaires? Il est plus rationnel de croire que les troubles sanguins de même que les altérations que subissent les parois des vaisseaux sont, non pas une cause, mais un effet du processus amyotrophique.

Quant à l'opinion de Friedreich, suivant laquelle les lésions des centres nerveux se propagent de proche en proche le long des nerfs jusqu'aux plaques de Rouget, et de là aux faisceaux musculaires, je ne la crois pas plus admissible que les deux précédentes hypothèses de l'inertie fonctionnelle et des troubles vaso-moteurs, puisque, pour ne citer qu'une seule objection, l'atrophie des muscles se produit très souvent malgré l'intégrité histologique des nerfs afférents, comme, par exemple, dans l'atrophie musculaire progressive.

Ces différentes hypothèses étant reconnues insuffisantes, il ne reste plus qu'à recourir à une quatrième hypothèse, la seule que nous puissions encore invoquer dans l'état actuel de nos connaissances, et à rattacher l'amyotrophie spinale aux modifications apportées par la lésion morbide dans l'influence trophique que les centres nerveux exercent, à l'état normal, sur la nutrition intime du système musculaire. Cette solution s'impose, à mon avis, d'une façon indéniable. Il n'en est malheureusement pas de même d'une foule d'autres questions qui surgissent autour de cette solution comme autant de problèmes auxquels, dans l'état actuel, il est impossible de répondre autrement que par des hypothèses plus ou moins plausibles.

Et d'abord, le processus morbide, dont les cellules multipolaires de la zône grise antérieure sont le siége, agit-il en exaltant ou en supprimant l'action physiologique de ces centres nutritifs? La doctrine de l'irritation que bon nombre de physiologistes français ont défendue, à la suite de Brown-Séquard, est d'autant plus séduisante que le fait sur lequel elle repose ne saurait être contesté, c'est-à-dire la nature inflammatoire ou irritative des altérations nerveuses dans les différentes affections citées, que le processus morbide envahisse originellement soit les cellules, soit la névroglie, soit encore, comme d'aucuns le prétendent, les cellules et la névroglie simultanément. Mais en examinant de près, on se laisse convaincre bien vite que le pro-

cessus irritatif dont les cornes grises deviennent le théâtre
ne sauraient entraîner, dans les attributions physiologiques
de ces dernières, autre chose qu'une simple paralysie, une
absence d'action, car les cellules nerveuses, auxquelles est
dévolu le rôle important, peut-être exclusif, de présider à la
nutrition des tissus musculaires, s'atrophient et finissent souvent par disparaître complètement. Quelquefois, il est vrai,
on a constaté, quoiqu'au début seulement (Charcot-Fro-
mann), une tuméfactiou des cellules et des cylindres-axiles ;
mais si l'amyotrophie eût été l'expression périphérique de
cet état irritatif, il faudrait, comme le remarque judicieu-
sement Erb (1), qu'avec l'atrophie progressive dont les cellules multipolaires deviennent plus tard et nécessairement
le siége, marchât parallèlement la restauration des fibres
musculaires, c'est-à-dire la rétrocession de l'amyotrophie.
Ce qui contribue encore et puissamment à plaider en
faveur de l'hypothèse d'une suppression de l'activité trophique des cornes antérieures, c'est que le plus souvent
il règne simultanément une paralysie du mouvement, et
que l'amyotrophie s'accentue d'autant plus que la destruction des cellules est plus complète, au même titre que,
dans les amyotrophies d'origine périphérique, nous avons
vu les lésions des nerfs agir d'autant plus efficacement
qu'elles sont plus destructives et remplissent davantage les
conditions d'une section complète.

Voyons maintenant par quel mécanisme agissent les centres trophiques des muscles que nous venons de localiser
dans les cornes antérieures de la substance grise. Sommes-
nous en état d'élucider ou du moins d'éclaircir quelque
peu cette question si importante, en mettant à profit les

(1) ERB, *Von Ziemssen's Handbuch*, XI Band, 2 Hälfte, 1878, p. 131.

résultats obtenus dans la structure anatomique des muscles
par les lésions expérimentales ou pathologiques, soit des
nerfs, soit du système nerveux central? D'après Vulpian,
cette action serait de nature excitatrice, nous l'avons vu
dans le chapitre précédent, et les troubles trophiques seraient le résultat du ralentissement, de l'affaiblissement
que l'absence d'action nerveuse produit dans la vie nutritive des tissus. D'après d'autres, au contraire, les centres
trophiques exercent, à l'état physiologique, un pouvoir modérateur, une action d'arrêt sur la nutrition intime. Aussi,
dès que les éléments dont se compose le muscle se trouvent
privés de leur frein normal et abandonnés à leur propre
activité, on voit aussitôt la nutrition y devenir suractive et
prendre des allures désordonnées. J'avoue que, si je n'a-
vais à choisir qu'entre ces deux hypothèses seulement, je
prendrais bien vite parti pour la seconde, car bien mieux
que sa congénère elle se trouve justifiée par l'ensemble du
processus amyotrophique. Celui-ci, en effet, ne consiste
pas, comme on l'a cru longtemps, en une dégénérescence
graisseuse, mais en une espèce de myosite hyperplastique,
de cirrhose atrophique, sans qu'on puisse considérer, avec
Vulpian, les lésions irritatives comme une production secondaire, subséquente des lésions passives, puisqu'elles
évoluent en même temps, voire même avant ces dernières.
Mais chacune de ces hypothèses, prise isolément, me paraît
trop exclusive et insuffisante. C'est qu'en effet, le processus
amyotrophique n'est pas un processus inflammatoire dans
toute l'acception du mot, car à côté de lésions actives
existent manifestement des lésions passives. Les fibres musculaires subissent l'atrophie simple, quelquefois la dégénérescence graisseuse, voire même la dégénérescence vitreuse.

Or, ces différents processus sont passifs d'emblée. Je dis
d'emblée, car, comme l'a justement remarqué Virchow (1),
ces processus, la dégénérescence graisseuse notamment,
peuvent n'être qu'une terminaison d'un état actif, d'un
stade d'irritation (tuméfaction, trouble). Je me représente
plus volontiers l'action trophique des centres nerveux
comme étant à la fois excitatrice et modératrice, suivant la
nature des éléments anatomiques qui entrent dans la structure du muscle. Ces éléments musculaires ne se comportent
pas tous de la même façon. Il en est qui ont une vie quasi-
indépendante, complète; sur eux les centres nutritifs n'a-
gissent qu'en vertu de leur pouvoir modérateur, en empêchant l'activité nutritive de franchir des limites normales.
D'autres, au contraire, possèdent une vitalité plus faible,
et leur force plastique (Burdach) s'éteint facilement dès
que les centres nerveux cessent de l'exciter. A la première
catégorie appartiennent les éléments très voisins de l'état
primitif, très voisins des cellules lymphatiques (Ranvier),
tels que les noyaux inter-annulaires des faisceaux primitifs,
ainsi que le protoplasma qui les entoure; à la seconde appartiennent les éléments les plus élevés de l'organisme, le
plus en rapport avec le système central, comme le cylindre
axile et le contenu strié du sarcolemme. L'action nerveuse
vient-elle à être supprimée, qu'on voit le tissu connectif, les
noyaux, le protoplasma, etc., autant de tissus dont la vitalité très énergique a besoin d'être refrénée, devenir le siége
d'une suractivité nutritive désordonnée et anormale. Celle-
ci cependant ne persiste pas indéfiniment. La vitalité momentanément accrue s'épuise insensiblement et finit à la
longue par s'éteindre; les lésions passives se substituent

(1) Virchow, *Pathologie cellulaire*, etc., p. 447.

aux lésions actives. D'autre part, le contenu strié du sarcolemme, le cylindre axile, etc., dont la faible vitalité a
besoin d'être constamment relevée, ne tardent pas à dégénérer, à s'atrophier, dès que l'action excitatrice du système
nerveux se relâche et se perd.

Une autre question très importante à nous poser est celle
de savoir si les cellules multipolaires des cornes antérieures
sont motrices en même temps que trophiques, si les mêmes
cellules jouissent de la faculté de présider à la motilité et à
la fonction nutritive des muscles, ou bien si cette double
faculté se trouve réglée par des cellules distinctes, et enfin
si les nerfs moteurs ou des nerfs spéciaux transmettent
l'influence trophique.

Beaucoup d'auteurs, Hayem (1) entre autres, résolvent
la première question affirmativement, et les idées anatomiques de Schultze, si elles venaient à se confirmer complètement, ne contribueraient pas peu à justifier cette opinion.
D'après Schultze, en effet, les cellules nerveuses sont formées par un agrégat de fibrilles nerveuses entrecroisées et
recouvertes d'une substance granuleuse. Les prolongements
axiles et protoplasmatiques de même que le cylindre axile
des nerfs périphériques sont également constitués par des
fibrilles. Il ne serait donc pas étonnant que les cellules
multipolaires, de même que les nerfs moteurs, présidassent
à deux fonctions physiologiques différentes, motricité et
trophicité. Mais l'hypothèse de Schultze a besoin de
confirmation, qui lui manque encore, et pour ce qui concerne en particulier la structure fibrillaire du cylindre
axile, des auteurs très autorisés l'ont formellement niée.
Quoi qu'il en soit de cette donnée anatomique, l'hypothèse
de Hayem se concilie difficilement avec la disproportion,

(1) HAYEM, *ouvrage cité*, p. 108.

l'absence de parallélisme qu'on remarque à chaque instant
dans les troubles que subit cette double propriété, sous
l'influence des lésions des cellules multipolaires. Si l'hypothèse de Hayem, Charcot, etc., était vraie, les altérations
de nutrition et les troubles de motilité ne devraient-ils pas
évoluer parallèlement? Or, nous avons vu qu'il est loin d'en
être ainsi, puisque l'atrophie et la paralysie, pouvant exister
isolément, chacune d'elles peut être l'écho périphérique de
l'affection des cornes antérieures. Attribuera-t-on ce manque de parallélisme à l'inégalité de résistance que présentent les propriétés fonctionnelles des cellules ganglionnaires
vis-à-vis des processus morbides? Impossible, car cette inégalité de résistance n'est pas toujours la même, elle n'obéit
pas à une loi fixe, puisque nous voyons tantôt l'atrophie,
tantôt la paralysie exister isolément ou prédominer sur sa
congénère. Cette objection n'a pas échappé non plus à
Charcot (1), quand il cite le cas d'une paralysie glosso-labio-
laryngée, dans laquelle les divers mouvements de la langue,
et notamment ceux qu'exigent l'articulation des mots et
la déglutition, étaient considérablement affaiblis, quoiqu'à
l'autopsie on ne pût constater dans les muscles paralysés
que de très faibles lésions, nullement en rapport avec le
degré d'abolition de la motilité. Ces considérations me paraissent suffisantes pour rejeter ou du moins pour n'accepter qu'avec de grandes réserves l'hypothèse d'après laquelle
les cellules antérieures de la substance grise possèdent une
double propriété physiologique, motrice et trophique. Ces
considérations plaident aussi en faveur de l'existence de
nerfs trophiques spéciaux, d'autant plus que les anomalies
que subit la transmission du fluide moteur et du fluide

(1) CHARCOT, *Leçons sur les maladies du système nerveux,* 4e fascicule,
1879, p. 438.

trophique sous l'action des lésions du côté des nerfs périphériques, manquent également de ce parallélisme, de cette
proportionnalité dont nous venons de parler.

Je crois pouvoir être tout aussi sévère à l'égard de l'hypothèse qui considère ces mêmes cellules multipolaires
comme exerçant une action trophique, à la fois, sur les
muscles et sur les nerfs moteurs eux-mêmes. Explique qui
pourra comment, dans l'atrophie musculaire progressive,
les nerfs périphériques restent intacts ou du moins ne présentent que des altérations insignifiantes. Explique qui
pourra comment, dans la forme moyenne de la paralysie
fasciale et dans la forme moyenne de la polyomyélite antérieure chronique (Erb, Schultz), les nerfs ont conservé l'intégrité de leur structure, alors que les muscles innervés
par ces nerfs sont atrophiés et accusent la réaction dégénérative (*partielle Entartungsreaction*). Rumpf (1), il est vrai,
dans un travail que nous avons déjà eu l'occasion de citer
plusieurs fois, a tenté une explication de ces faits. D'après
lui, l'intégrité des nerfs n'est pas absolue dans l'atrophie
musculaire progressive, mais les altérations dont ils sont
le siége sont peu apparentes, à cause de la dissémination et
du faible degré des altérations centrales ; elles passent d'autant plus facilement inaperçues que les nerfs, à l'état normal, offrent toujours, s'il faut en croire les recherches de
Kuhnt et Sigmund Mayer, des fibres nerveuses en voie de
dégénération et de régénération. Dans les formes moyennes
ou frustes, l'intégrité des nerfs moteurs s'explique, d'après
le même auteur, par ce fait que les plaques terminales
exercent aussi, beaucoup moins cependant que les organes
centraux, une action conservatrice sur le nerf; or ces pla-

(1) Rumpf, *Zur Function der grauen Vordersäulen des Rückenmarkes* (*Archiv. f. Psych. u Nerv.*, 1879, X Bd, 1 H., p. 120.)

ques terminales peuvent rester longtemps à l'abri de toute altération. Elle s'explique encore, et mieux que par l'action des plaques terminales, toujours d'après Rumpf, par la suppression plus lente, sous l'action des lésions nerveuses soit périphériques, soit spinales, de l'influence trophique destinée aux nerfs, suppression plus lente et plus difficile que celle de l'influence trophique destinée aux muscles. Mais ces explications, quelque ingénieuses qu'elles soient, ne sont pas de nature à me convaincre, pas plus que celles qu'on invoque pour attribuer à ces mêmes cellules multi-polaires la double propriété de présider à la motilité et à la vie nutritive des muscles.

Aussi, ce n'est pas sans raison, à mon avis, que Hammond, Duchenne, Joffroy et tant d'autres admettent dans le tractus antérieur de la substance grise, deux sortes de cellules nerveuses, les unes motrices et les autres trophiques, avec des fibres conductrices spéciales. En admettant cette hypothèse, on n'éprouve plus guère de difficultés à se rendre compte de la nature des diverses affections spinales. L'atrophie musculaire progressive, par exemple, relèverait exclusivement d'une altération des cellules trophiques, tandis que dans la paralysie infantile le substratum anatomique se localiserait principalement et exclusivement au début dans les cellules motrices. Que, dans la plupart des affections de la substance grise antérieure, comme dans la paralysie infantile, à une époque plus ou moins éloignée du début, le processus morbide envahisse simultanément les deux espèces de cellules, cela n'est pas étonnant, puisque ces cellules sont étroitement juxta-posées.

Erb est sans contredit celui qui a le plus efficacement contribué à l'édification de cette ingénieuse hypothèse, en mettant largement à profit la clinique ; c'est à lui aussi que

nous devons la théorie de deux appareils trophiques distincts pour les nerfs et les muscles. Voici le dessin sché-
matique à l'aide duquel le célèbre médecin allemand se
représente la figuration des différentes cellules dans les
cornes antérieures de la substance grise, ainsi que la classification des affections dont ces cellules peuvent devenir le
substratum (1).

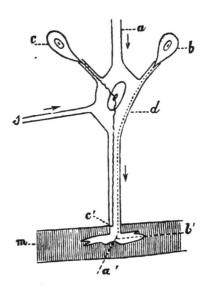

a Représente les fibres motrices qui se rendent du cerveau à la
moelle, probablement par les cordons latéraux, traversent les cellules
multipolaires des cornes antérieures, les racines antérieures et les
nerfs moteurs, pour s'épanouir dans le muscle *m*.

b Le centre trophique du muscle.

c Le centre trophique des nerfs moteurs.

b-b' Les fibres qui émanent du centre *b* et s'unissent au point *d*
avec les fibres motrices.

c-c' Les fibres qui émanent du centre *c*, s'unissent en *d* avec les fibres
motrices et les fibres trophiques musculaires, et se distribuent aux
éléments nerveux moteurs.

d Les cellules motrices. Les cellules trophiques des muscles, les cellules trophiques des nerfs moteurs et les cellules motrices sont, comme
on voit distinctes et juxta-posées.

s Les fibres réflexes qui émanent des sphères sensibles.

(1) ERB, *ouvrage cité*, XI Bd, 2 H., p. 929 et suiv.

Si la voie *a* vient à être frappée d'une lésion morbide, malgré l'intégrité persistante des autres régions — *sclérose latérale primitive* — il y a paralysie par suspension de la motricité cérébrale, mais sans atrophie et sans réaction dégénérative ni des muscles ni des nerfs.

Si la lésion de *a* s'accompagne d'une lésion de *b* qui est le centre trophique des muscles, nous constatons une paralysie motrice cérébrale, comme précédemment, mais avec atrophie et réaction dégénérative des muscles. Les nerfs moteurs ont conservé l'intégrité de leur structure et de leurs propriétés électriques : *sclérose latérale amyotrophique.*

Si la lésion ne dépasse pas le centre *b*, les muscles ne présentent pas autre chose qu'un degré plus ou moins prononcé d'atrophie avec la réaction dégénérative partielle ; mais ils ne sont pas paralysés. Les nerfs moteurs sont restés intacts et les mouvements réflexes sont conservés : *paralysie bulbaire et atrophie musculaire progressive protopathique.* Nous avons remarqué plus haut qu'au témoignage de la plupart des médecins, de Erb notamment, la paralysie glosso-labio-laryngée est le pendant de l'atrophie musculaire progressive. Quant à moi, je lui trouve plus de similitude avec la polyomyélite antérieure chronique.

Lorsque le processus envahit à la fois *a*, *b*, *c* (ou *d* seulement, à supposer que les fibres trophiques qui émanent de *b* et de *c* passent toutes par les cellules motrices, question que le Dr Erb laisse ouverte), on voit alors les muscles et les nerfs se paralyser, s'atrophier et présenter tous les caractères de la réaction dégénérative complète ; l'on constate également l'abolition des mouvements réflexes : *polyomyélite antérieure aiguë et chronique.*

Quant à la forme moyenne de la *polyomyélite antérieure*

chronique, caractérisée par de la parésie et de l'atrophie des muscles avec intégrité des nerfs moteurs, elle résulte probablement d'une lésion morbide qui porte exclusivement sur le centre trophique *b*, la parésie n'étant qu'une simple conséquence de l'atrophie des faisceaux musculaires. Il se pourrait cependant qu'il y ait une lésion concomitante des fibres motrices *a ;* dans ce cas, la *forme moyenne* de la polyomyélite antérieure chronique se rapprocherait de la sclérose latérale amyotrophique plutôt que de l'atrophie musculaire progressive protopathique.

Il n'est pas jusqu'aux différentes formes de paralysies périphériques dont on ne puisse éclairer la genèse, à l'aide de cet arrangement hypothétique des cellules nerveuses et des fibres qui en émanent.

Si les voies motrices *d a* sont seules altérées, il existe de la paralysie musculaire sans atrophie : *forme légère de la paralysie faciale.*

Si les fibres trophiques des muscles *b b'* le sont en même temps que *d a'*, il existe de la paralysie atrophique des muscles, mais avec intégrité des nerfs moteurs : *forme moyenne de la paralysie faciale.*

Si la lésion envahit simultanément *d a'*, *b b'* et les fibres trophiques des nerfs *c c'*, nous constatons la paralysie atrophique avec réaction dégénérative aussi bien du côté des nerfs que des muscles : *forme grave de la paralysie faciale.*

Tel est, en abrégé, l'ingénieux tableau à l'aide duquel le savant médecin de Heidelberg se représente la localisation du substratum anatomique dans les affections des cornes antérieures de l'axe gris. La grande simplicité de ce tableau me paraît une preuve de plus en faveur de sa vraisemblance. Ajoutons-y, pour le compléter, que la paralysie spi-

nale pseudo-hypertrophique n'est très probablement qu'une
forme modifiée de l'atrophie musculaire progressive protopathique, et qu'elle relève par conséquent des mêmes lésions anatomiques, lésions des centres *b*. Ajoutons-y encore,
pour le rectifier, que, si la lésion de *b* est l'unique lésion
du début dans l'atrophie musculaire progressive protopathique, il n'en est probablement pas de même dans les
stades avancés, au moins dans la plupart des cas; les régions
avoisinantes se prennent secondairement.

Ainsi donc l'hypothèse suivant laquelle il existe dans les
cornes grises antérieures un appareil moteur et un appareil
trophique, celui-ci étant distinct, suivant qu'il s'agit des
muscles et des nerfs, cette hypothèse me paraît sinon définitive, au moins très acceptable, car, dans l'état actuel de
nos connaissances, aucune autre ne nous met mieux à
même d'expliquer les faits pathologiques. Définitive, certes
elle ne l'est pas et elle ne le sera pas aussi longtemps que
la physiologie ne l'aura confirmée davantage et que l'examen microscopique n'en aura pas éclairci un peu mieux le
secret anatomique.

Conclusion : les affections de la moelle ne s'accompagnent de lésions musculaires que lorsqu'elles affectent soit
primitivement, soit secondairement les cornes antérieures
de l'axe gris. Il est vraisemblable que ces amyotrophies, de
même que celles qui succèdent à des lésions des nerfs périphériques, dépendent d'une diminution ou d'une suppression complète, plutôt que d'une exaltation de l'influence
trophique exercée par les cellules grises sur la nutrition
des muscles. Il me paraît vraisemblable aussi : d'abord, que
cette influence s'exerce à l'aide d'un appareil trophique —
centres et nerfs trophiques — distinct de l'appareil moteur

et même de l'appareil trophique des nerfs moteurs; ensuite,
qu'elle est excitatrice et modératrice à la fois, suivant qu'il
s'agit de tel ou tel élément musculaire.

CHAPITRE XI.

**SOMMAIRE : Les affections cutanées se rattachent fréquem-
ment à des observations nerveuses. — S'y rattachent-elles
toujours ? — Affections érythémateuses (Glossy-skin). —
Affections humides : eczéma, zona. — Affections pemphigoïdes. — Pathogénie nerveuse du zona. — Troubles vaso-
moteurs. — Modification des muscles lisses intra-cutanés.
— Extension inflammatoire. — Influence directe du système nerveux. — Nerfs trophiques de la peau. — Opinion
de Samuel sur l'origine des nerfs trophiques cutanés. —
Modus agendi du système nerveux dans la production du
zona. — Conclusion.**

L'action trophique des nerfs ne saurait rester étrangère à
la nutrition de la peau, puisque c'est là qu'ils se portent et
s'épanouissent le plus naturellement. Aussi peut-on affirmer,
sans crainte de se tromper, qu'il n'est pas un seul élément
entrant dans la composition de cet organe qui ne puisse
subir, non seulement dans ses propriétés fonctionnelles,
mais aussi dans sa structure intime, l'empreinte d'une affection nerveuse.

Occupons-nous d'abord de la peau proprement dite.
Les œuvres de Bärensprung, Jarisch, W. Mitchell, Charcot
et d'autres ont mis si bien en évidence, à l'aide de faits
incontestables, la relation étroite qui existe entre les lésions
du système nerveux et diverses affections cutanées, qu'on
aurait mauvaise grâce à la nier aujourd'hui. En effet, la
symétrie qu'affectent fréquemment les maladies cutanées, et

qu'on se plaît à reconnaître comme une expression caractéristique des lésions médullaires; la concomitance avec d'autres troubles nerveux; l'apparition de certaines dermatoses
à la suite de substances médicamenteuses qui agissent par
prédilection sur le système nerveux, telles que la belladone,
les vapeurs de charbon, les champignons; la guérison ou
l'amélioration qu'on obtient dans plusieurs d'entr'elles à
l'aide de certains médicaments, comme l'arsenic, dont le
rôle essentiel consiste à modifier le système nerveux; l'influence étiologique des émotions morales et de l'hérédité,
ainsi que l'alliance fréquente du tempérament névropathique avec la diathèse dartreuse; l'existence de lésions
anatomo-pathologiques fréquemment révélée par l'examen
nécroscopique dans l'appareil nerveux central ou périphérique, voilà autant de raisons qui plaident puissamment en
faveur de cette corrélation. Mais, s'il est permis d'affirmer
que la plupart des dermatoses peuvent dériver, à titre de
conséquence directe, d'une altération soit des nerfs, soit du
système nerveux central, rien n'autorise cependant, dans
l'état actuel, de prétendre que cette cause soit unique et
qu'en dehors d'elle aucune maladie de la peau ne puisse se
manifester. Croire, avec Lewin (1), que la dermatologie n'est
qu'une simple dépendance de la névropathologie, me paraît
une présomption prématurée et injustifiable.

L'étude des éruptions cutanées, d'après la méthode nosologique, aboutit à les classer en deux grandes catégories :

La première renferme les affections locales, soit que l'agent
morbide agisse primitivement et directement sur la peau,
comme dans la gale et l'eczéma des épiciers, soit que la peau

---

(1) LEWIN, d'après ARNOSAN, *Des lésions trophiques*, etc., p. 112,
1880.

ne s'altère que secondairement à la suite d'une action locale qui porte sur des organes dont l'influence est très grande sur la circulation et la nutrition de la peau, c'est-à-dire sur les nerfs.

La seconde renferme les affections qui ont pour cause première un état général soit diathésique, soit virulent, soit toxique. Dans celle-ci comme dans celle-là l'agent morbide peut frapper directement ou indirectement la peau par l'intermédiaire des nerfs. Ainsi donc, l'action nerveuse agit tantôt comme cause primitive, tantôt, et c'est le cas le plus fréquent, comme cause prochaine seulement, servant d'intermédiaire et de propagateur au génie morbide.

Quoi qu'il en soit, passons sommairement en revue les principaux types d'affections cutanées, dans lesquels l'action pathogénique du système nerveux paraît le moins sujette à contestation. Tâchons ensuite de découvrir comment et par quelle voie l'action nerveuse agit, en d'autres termes, suivant quelles lois agit le système nerveux sur la nutrition de la peau, à l'état sain et à l'état pathologique.

Il est superflu d'ajouter que les dermatoses qui seules nous intéressent, sont celles qui se caractérisent par des lésions de structure intime, les dermatoses qu'Auspith, dans son ouvrage récent, range dans la 3ᵉ classe, sous le nom de *Neuritische Dermatosen* (*System der Hautkrankheiten*, Wien, 1881).

A. Les affections érythémateuses. — Les érythèmes d'origine centrale sont l'apanage pour ainsi dire exclusif de l'ataxie locomotrice, dans laquelle ils coïncident d'ordinaire avec les accès de douleurs fulgurantes et suivent le trajet des nerfs le long desquels ces douleurs s'irradient. Ils sont beaucoup plus fréquents dans les affections des nerfs périphériques, notamment dans celles qui reconnaissent une lésion traumatique.

Leur apparition débute assez fréquemment au bout d'une semaine; cependant, quand elle coïncide avec l'exacerbation d'une névrite préexistante, elle peut ne survenir qu'à une époque plus ou moins éloignée de l'accident primitif. Dans les cas cités par Couyba (1), des plaques rouges, dans l'un de ces cas, se dessinèrent sur les deux genoux cinq jours après le traumatisme; dans l'autre, six jours avaient suffi pour qu'on pût en voir une multitude disséminées sur les deux jambes.

Accompagnés d'hyperesthésie et atteignant toujours le domaine du nerf affecté, ces érythèmes se disposent tantôt sous forme de plaques circulaires séparées par des intervalles de peau saine, tantôt en surface plus ou moins étendue; ils prennent parfois la forme de l'érythème noueux ou simulent des engelures. Il n'est pas de régions où on ne les ait rencontrés; Couyba les a même observés à la plante des pieds.

Il est à remarquer que les affections érythémateuses, dont il est question en ce moment, ne sont pas de simples congestions, ce sont des lésions dûment inflammatoires, quoique du premier degré seulement. Dans les cas étudiés au microscope, Fischer (2) a toujours observé un grand nombre de leucocytes et une infiltration de très petites cellules analogues à celles que Volkmann et Steudiner ont décrites dans l'érysipèle.

Les traumatismes nerveux peuvent entraîner une forme

---

(1) COUYBA, *Des troubles trophiques consécutifs aux lésions traumatiques de la moelle et des nerfs*, p. 14 et 15. Paris, 1871.
(2) COUYBA, *ouvrage cité*, p. 16.

particulière d'érythème à laquelle les chirurgiens américains ont donné le nom de *Glossy Skin*, à cause de l'état lisse de la peau. Celle-ci s'amincit, s'atrophie, perd ses plis, ses sillons, ses poils et paraît comme couverte d'une couche de vernis. Elle est d'un rouge vif ou marbrée de taches rouges et blanches. L'épithélium disparaît par places et le derme se fendille. Il existe souvent une sensation de cuisson très vive (*Burning-Pains*) (1). Il s'agit là, dit Charcot (2), d'une inflammation particulière de la peau qui aboutit à l'atrophie du derme et qui rappelle ce qu'on voit dans l'affection désignée sous le nom de sclérodermie.

B. Affections humides. — L'eczéma a été plusieurs fois observé comme complication de plaies nerveuses. W. Mitchell, entre autres, en relate plusieurs cas très intéressants.

Un jeune soldat est grièvement blessé à l'aisselle par un coup de feu. Quelques jours après un eczéma se développe à la face palmaire des deux mains. En même temps, des symptômes de paralysie et d'atrophie gagnent les muscles des membres supérieurs (3).

Un autre soldat, blessé au nerf sciatique, admis vers la même époque, présentait, environ deux semaines après l'accident, un vaste eczéma au-dessus du genou.

Chez un troisième blessé, trois pouces et demi au-dessous du condyle interne de l'humérus, à la suite d'une balle qui pénétra profondément et intéressa particulièrement le nerf cubital, le dos de la main ne tarda pas à devenir eczémateux et à prendre une teinte tachetée de marbrures (4).

---

(1) W. MITCHELL, *ouvrage cité*, p. 174. — Observation 28°, p. 177.
(2) CHARCOT, *Maladies du système nerveux*, t. I, 2e édition, p. 24.
(3) W. MITCHELL, *ouvrage cité*, p. 333 (51° observation.)
(4) D'après COUYBA, observations XVII et XVIII, p. 58 et 59.

D'autres exemples non moins intéressants ont été observés et relatés par les chirurgiens américains. Mais il importe de remarquer que, sous la dénomination commune d'eczéma, ces auteurs désignent moins cette affection, dans le sens restreint du mot dont se servent les dermatologistes, que l'ensemble des éruptions vésiculeuses et bulleuses. « Un trait constant de cet état de la peau, dit W. Mitchell (1), est l'apparition d'éruptions eczémateuses sous forme de petites vésicules, nées simultanément sur l'épiderme ou sous forme de larges vésicules arrivant par poussées successives ; les unes et les autres sont disposées autour des parties altérées, et spécialement dans le voisinage du trajet nerveux. » Ajoutons encore les cas d'eczéma observés fréquemment par Duplay (2) sur le moignon des amputés et attribués, non sans motifs, à une névrite, ainsi que l'observation, faite par Brouardel (3), d'un homme de 60 ans qui, après avoir reçu un violent traumatisme à l'épaule, fut atteint d'un eczéma limité d'abord au trajet du nerf radial, mais qui devint rapidement confluent.

Le zona est une complication autrement fréquente des affections nerveuses, et les relations de cause à effet qui existent entre elles sont rendues tellement évidentes par la multiplicité des faits bien constatés, qu'il est permis de se demander, à bon droit, si jamais le zona peut se manifester en dehors d'une intervention du système nerveux. On concevra cependant qu'on ne soit pas sans éprouver de sérieux embarras, quand il s'agit de trancher une question étiologique aussi délicate ; mais ce qu'on peut affirmer avec plus

(1) W. MITCHELL, *ouvrage cité* ; p. 175.
(2) Voyez FABRE : *Les relations pathogéniques des troubles nerneux*, etc., p. 510. Paris, 1880.
(3) D'après ARNOZAN, *ouvrage cité* ; p. 24.

de certitude, j'ose même dire avec une certitude complète,
c'est qu'un grand nombre de zona sont tributaires d'une
altération soit des nerfs, soit du système nerveux central.
La clinique, mais surtout la clinique chirurgicale, appuyée
par les lésions anatomo-pathologiques que révèle l'examen
nécroscopique, confirme pleinement cette conclusion.

Le zona ne constitue pas une entité morbide spéciale, il
n'est qu'une forme, une variété du genre herpès ; ses lésions
anatomiques sont celles de l'herpès, c'est-à-dire des surfaces érythémateuses plus ou moins bien limitées, sur lesquelles s'étalent des groupes de vésicules. Celles-ci, d'abord
transparentes, puis opalines, sont remplacées dans la suite
par des croûtes brunâtres. Le siége de prédilection de cette
maladie est la base du thorax. Quelle que soit la région où il
se développe, il n'envahit jamais que la demi-circonférence
du tronc et des membres. Il suit d'ordinaire la direction des
nerfs sensitifs. Ainsi, sur la poitrine, par exemple, il est
parallèle aux espaces intercostaux, et, comme le fait remarquer Arnozan (1), lorsqu'il occupe le second ou le troisième
espace, il présente en outre, le long de la face interne du
bras, un prolongement qui s'en va suivre l'anastomose que
le deuxième et le troisième nerf intercostal envoient au brachial cutané interne. Ajoutons encore que le plus souvent
des douleurs lancinantes plus ou moins intenses, une vraie
névralgie, accompagnent, précèdent et même suivent son
évolution. Ces douleurs constituent le caractère subjectif le
plus frappant du zona.

Voici brièvement quelques exemples choisis parmi les
plus importants. Charcot (2) relate, dans le *Journal de phy-*

(1) ARNOZAN, *ouvrage cité;* p. 125.
(2) CHARCOT, *ouvrage cité;* t. 1, 2e édition, p. 22 (note).

siologie, l'observation d'un individu blessé par une balle, à
la partie inférieure et externe de la cuisse. Quelque temps
après la guérison de la plaie, se manifeste une névralgie des
plus intenses, accompagnée de plusieurs poussées successives d'herpès zoster, au niveau des parties hypéresthésiées.
Brown-Séquard (1), dans le même journal, rapporte le fait
observé par Rouget, chez un cultivateur qui avait reçu, à la
chasse, une charge de plomb à la face moyenne et interne
du bras gauche. Au fond de la plaie, on voyait le brachial
cutané interne fortement contusionné ; bientôt après, sur la
région innervée par la branche postérieure de ce nerf, on vit
se développer une éruption d'herpès. Bouchard, Verneuil,
Reynaud et Oppolzer citent des cas analogues. Il est donc
incontestable, malgré l'opinion contraire de Fischer, que le
zona peut se développer à la suite d'un traumatisme quelconque sur le trajet du nerf blessé (zona traumatique.)

Quant aux cas de zona non traumatique, mais consécutif
à des lésions spontanées du système nerveux, il n'en manque
pas d'exemples, et quelques-uns d'entre eux méritent d'autant plus d'être signalés que l'autopsie, dans les cas où elle
a pu être pratiquée, a révélé des signes non équivoques d'altérations nerveuses. Le zona non traumatique est une complication assez rare des affections cérébrales.

Ducan, Payne et Charcot (2) l'ont vu survenir chez des
individus frappés d'hémiplégie, et, d'après Leudet (3), il se
manifeste quelquefois dans les méningites de la base.

Il est plus fréquent dans les affections de la moelle et

---

(1) CHARCOT, *ouvrage cité*; t. I, 2ᵉ édition, p. 23 (note).
(2) Voyez ARNOZAN, *ouvrage cité*, p. 128. — CHARCOT, *Maladies du
système nerveux*, t. I, p. 81.
(3) LEUDET, d'après FABRE, *ouvrage cité*; p. 501.

principalement dans l'ataxie locomotrice. Cependant Charcot l'a observé dans un cas de paralysie spinale subaiguë.

Rare dans les affections cérébrales, moins rare dans les affections médullaires, le zona atteint sa plus grande fréquence dans les lésions qui portent sur les racines postérieures, les ganglions spinaux et même les nerfs périphériques. Charcot (1) et Cotard, chez une femme atteinte d'un cancer de la colonne vertébrale, à la région du cou, virent une éruption zonatique envahir les régions cutanées innervées par le plexus cervical, à la suite de la compression des ganglions spinaux et des troncs nerveux d'où émane ce plexus. A l'examen nécroscopique, le microscope révéla dans ces différents organes des altérations inflammatoires du premier degré. Chez l'enfant observé par Barensprung, six semaines avant qu'il ne succombât à sa phtisie pulmonaire, se déclara un zona gangréneux de la région dorso-pectorale droite. Ce zona guérit après environ seize jours; mais, quelque temps après, les cicatrices se rouvrirent pour guérir derechef, quatre jours avant la mort. A l'autopsie, qui fut faite par Recklinghausen, le sixième, le septième et le huitième nerf intercostal, avec leurs ganglions spinaux correspondants, présentaient une rougeur inflammatoire, et par l'examen microscopique on put se convaincre que cette rougeur en avait envahi aussi bien l'intérieur que l'enveloppe externe. En outre, entre les cellules et les fibres nerveuses, existait une accumulation de globules blancs plus ou moins altérés et une multiplication des noyaux embryonnaires. Les cellules et les fibres avaient conservé leur inté-

(1) La plupart des observations qui suivent sont empruntées à la monographie de FRIEDREICH : *Ueber progressive Muskelatrophie*, etc., p. 164 et suiv.

grité histologique, sauf en certains endroits où les fibres nerveuses étaient devenues variqueuses et avaient même subi des solutions de continuité. Chez le malade de Danielsen, atteint d'un zona intercostal, l'autopsie révéla de la rougeur et du gonflement dans le sixième nerf intercostal gauche, jusque dans ses ramifications cutanées. Chez le malade d'Esmarch, l'herpès, qui s'étendait sur la jambe gauche, depuis la fesse jusqu'au pied, coïncidait avec des altérations inflammatoires du sciatique, comme l'autopsie le démontra dans la suite. L'observation de Bahrdt et Wagner, nous présente un jeune homme atteint de pthisie pulmonaire et de carie de la colonne vertébrale, chez lequel s'était développé, quelques jours avant l'issue fatale, un zona de la neuvième et de la dixième côte gauche. A l'autopsie, les ganglions intervertébraux des nerfs qui correspondaient au zona, étaient injectés et tuméfiés; les cellules nerveuses se trouvaient dans un stade très avancé de dégénérescence. Des trois faits, cités par Neidner, deux furent suivis d'autopsie. Chez l'un, atteint d'un zona de l'épaule et du bras du côté gauche, un foyer néoplasique de forme ellipsoïde, caractérisé essentiellement par des corpuscules calcaires et des cellules fusiformes pourvues de noyaux, s'était substitué au tissu normal de la racine postérieure du premier nerf thoracique. Dans le second cas, un zona douloureux de la région innervée par la première branche du trijumeau droit avec inflammation oculaire du même côté, l'autopsie, pratiquée environ cinq ans après, révéla une injection très intense du trijumeau droit, immédiatement après son émergence de la moelle allongée, ainsi qu'une atrophie avec infiltration d'une sérosité jaunâtre, du côté de la grosse branche, au niveau du ganglion de Gasser. A l'examen microscopique, les cellules nerveuses dont ce ganglion se compose étaient abondamment pourvues de granulations très fines, dont les unes étaient de nature pigmentaire; le tissu connectif dont elles étaient englobées était riche en noyaux et présentait çà et là des cellules graisseuses. O. Wyss rapporte le fait intéressant d'un zona ophthalmique, à la suite duquel l'autopsie découvrit les lésions suivantes : en arrière du ganglion de Gasser, le trijumeau était resté intact, mais la partie de ce ganglion, d'où émerge la branche ophthalmique, était très altérée : infiltration purulente et cellules plus ou moins atrophiées. La gaîne de l'ophthalmique était aussi le siège d'une infiltration purulente, et le nerf lui-même présentait, jusque dans ses expansions ultimes, des altérations semblables, d'après l'auteur, à celles que nous offre la dégénération wallérienne.

Mais le zona n'est pas la seule variété d'herpès qu'on ait rencontrée à la suite d'affections nerveuses soit spontanées, soit traumatiques. Citons, pour exemple, les éruptions herpétiques, observées par Leudet (1) sur le trajet de certains nerfs, consécutivement à l'asphyxie par la vapeur de charbon. L'auteur n'hésite pas à les rattacher à une lésion inflammatoire des nerfs. Il lui fut possible, dans un cas, de constater une névrite interstitielle évidente du nerf sciatique, s'étendant sur une hauteur d'un pouce environ, détail très important à noter et sur lequel nous reviendrons dans la discussion pathogénique; c'est qu'au-dessus comme au-dessous de ce foyer inflammatoire le nerf était resté sain. Citons encore le cas remarquable publié récemment par

_____

(1) LEUDET, *Recherches sur les troubles des nerfs périphériques et surtout des vaso-moteurs. (Arch. gén. de méd.*, p. 513, etc., 1865.)

Berthold Stiller (1). Il s'agit d'une dame de sa clientèle, âgée d'une trentaine d'années, d'une constitution physique excellente, quoique d'une grande irritabilité nerveuse. Depuis sa première enfance, elle est sujette à des éruptions herpétiques des lèvres et des ailes du nez, dès que la moindre émotion la prend, que cette émotion soit de nature excitative ou déprimante. Les émotions de joie jouissent surtout du privilège d'amener leur apparition. Il lui était impossible, disait-elle, de fréquenter un bal ou une fête quelconque sans porter sur la figure les traces de son émotion; il suffisait même pour cela qu'elle lût ou apprît une invitation à un bal. D'après Stiller, il s'agit là d'un phénomène réflexe de nature psychique, car, dans tous les cas qu'il lui fut possible d'examiner soigneusement, jamais ni catarrhe, ni gastricisme, ni fièvre n'étaient venus compliquer l'éruption herpétique. Je me hâte d'ajouter que cette observation me laisse quelque peu incrédule. J'ai rencontré un exemple analogue dans ma clientèle. Un jeune homme, d'une vingtaine d'années, n'éprouvait jamais la moindre émotion sans qu'aussitôt celle-ci ne se traduisît sur les lèvres par une éruption boutonnée. J'ai cru longtemps, à l'exemple de Stiller, que je me trouvais devant une trophonévrose; mais, en examinant très attentivement, en m'entourant de toutes les précautions possibles, j'ai fini par constater que l'éruption était l'expression d'un appareil fébrile, très léger, il est vrai, mais qui n'existait pas moins. Je me demande donc, sans vouloir en aucune façon mettre en suspicion ni la bonne foi, ni le tact du médecin allemand, si l'exemple d'herpès qu'il relate n'est pas non plus l'écho d'un appareil fébrile qui,

(1) B. STILLER, *Zur Frage der trophischen Nerven* (*Wiener mediz. Wochenschrift;* N° 5, 29 Jänner, p. 113, 1881.)

grâce à l'insignifiance de ses symptômes, a pu passer inaperçu.

C. — Affections pemphygoïdes. — Le pemphigus se caractérise par des bulles de volume très variable, se développant sur une surface érythémateuse et remplies d'un liquide qui, d'abord séreux et transparent, devient quelque temps après épais et opalin. D'ordinaire, les bulles finissent par se rompre et le liquide qu'elles renferment se concrète en croûtes foliacées dont la chute laisse à nu de simples excoriations superficielles. Quelquefois, au lieu de ces dernières, le pemphigus entraîne à sa suite, dans les formes gangréneuses et hémorrhagiques, par exemple, des ulcérations très étendues et très rebelles. C'est surtout au bras, remarque Vulpian (1), que ces éruptions pemphigoïdes s'observent.

Il n'a été que très rarement constaté dans les affections nerveuses centrales. Déjérine (2) relate un cas de sclérose symétrique latérale, avec production de bulles au sacrum, aux bras et aux jambes. A l'autopsie, il constata des altérations manifestes dans les extrémités nerveuses, au niveau des bulles. On l'observe le plus souvent à la suite de plaies des nerfs, et comme le fait observer W. Mitchell (3), ce n'est pas immédiatement, mais après une quinzaine de jours qu'il fait son apparition. Charcot (4) croit qu'il peut se développer à la suite de cicatrices vicieuses, par tiraillement continu des filets nerveux en contact avec la cicatrice. Earl (5)

(1) VULPIAN, d'après FABRE, *ouvrage cité;* p. 508.
(2) DÉJÉRINE, *Paralysie générale; troubles trophiques cutanés,* etc , (*Archives de physiologie,* etc., p. 307, 1876.)
(3) W. MITCHELL, d'après ARNOZAN, p. 136.
(4) CHARCOT, *Maladies du système nerveux,* t. I, p. 23.
(5) EARL, d'après ROMBERG, *Lehrbuch der Nervenkrankheiten,* Band I, p. 16.

cite l'observation d'une femme qui se piqua le nerf cutané externe. Trois semaines après la piqûre, une rougeur érysipélateuse s'était produite avec apparition de grosses bulles semblables à celles du pemphigus. Fabre (1) a observé un cas analogue chez une jeune fille qu'un chien avait mordue à l'avant-bras. Cela suffit : si je voulais citer d'autres exemples encore, je n'aurais qu'à puiser dans le livre de W. Mitchell et dans les thèses intéressantes de Couyba et de Mougeot (2).

Je crois inutile aussi d'énumérer les autres affections de la peau où le système nerveux apparaît comme facteur causal. Cette énumération nous entraînerait trop loin : car, je l'ai dit plus haut, il n'est peut-être aucune dermatose qui ne puisse dépendre d'une altération nerveuse. En tout cas, les affections érythémateuses, vésiculeuses et pemphigoïdes sont les plus importantes, et, dans les faits que nous venons de citer, il n'est pas douteux qu'elles ne soient sous la dépendance directe du jeu morbide des nerfs.

Recherchons maintenant en quoi consiste cette influence pathogénique et, pour résoudre la question, prenons le zona comme exemple. Plus que pour tout autre éruption cutanée, on peut se demander si tous les faits de zona ne relèvent pa sd'un processus nerveux ? Ce qui, à mon avis, en dehors de la sanction clinique, n'est pas sans plaider efficacement en faveur de l'affirmative, c'est que partout où l'autopsie a pu se faire, les nerfs périphériques, les ganglions spinaux ou la moelle ont toujours présenté, mais dans des endroits variables il est vrai, des altérations

---

(1) FABRE, *ouvrage cité;* p. 508.

(2) MOUGEOT, *Recherches sur quelques troubles de nutrition consécutifs aux affections des nerfs.* (Thèse. Paris, 1867.)

non équivoques. Il est infiniment probable que, comme dit Fabre (1), si l'on pouvait procéder à l'autopsie dans tous les cas de zona, l'on trouverait des névrites partout, et que ce qui a été vérifié, dans les quelques cas où elle a été pratiquée, se vérifierait pour tous.

Peut-on incriminer un trouble fonctionnel des vaso-moteurs qui accompagnent les nerfs sensitifs et se distribuent avec eux à la surface cutanée? Je ne le crois pas. Admettre, avec Sigmund Mayer (2) que le zona relève d'une ischémie, d'un resserrement des vaisseaux par irritation réflexe des vaso-constricteurs, c'est baser l'hypothèse sur un fait qui n'existe pas, car jamais aucun auteur, que je sache, n'a observé de la pâleur et de l'anémie dans les régions cutanées où l'éruption doit se produire; bien au contraire, il existe une rougeur congestive. Admettre l'action de l'hypérémie vaso-motrice, à l'exemple d'Eulenbourg (3), cela ne me paraît pas plus rationnel : car la préexistence d'une congestion est loin d'être un phénomène constant et, en tout cas, lors même que la chose serait ainsi, la congestion est bien trop faible pour qu'on puisse sérieusement songer à lui attribuer une action pathogénique aussi puissante.

Nous ne pouvons pas davantage incriminer les fibres nerveuses qui s'en vont innerver les muscles lisses intra-cutanés. Aucune raison sérieuse ne milite en faveur d'une pareille hypothèse.

D'après Friedreich (4), il s'agirait tout simplement d'un

(1) FABRE, *Les relations pathogéniques, des troubles nerveux,* etc. p. 503. Paris, 1880.
(2) S. MAYER, *Hermann's Handbuch d. Physiologie,* Bd. II, Th. 1, p. 215.
(3) EULENBOURG et LANDERS, d'après FRIEDREICH, *Ueber progresive Muskelatrophie,* p. 169.
(4) FRIEDREICH, *ouvrage cité;* p. 163-171.

processus inflammatoire qui, du point primitivement envahi, gagne de proche en proche les extrémités cutanées
des nerfs sensitifs et finit par se communiquer aux éléments
de la peau où elle engendre le travail inflammatoire de
l'herpès. Si toutes les affections névralgiques n'ont pas le
privilège de produire des vésicules, c'est que, dit l'auteur
allemand, la plupart des névralgies consistent uniquement
en un trouble fonctionel, quelques-unes seulement se rat-
tachant à une névrite. Les faits de Wyss et de Danielsen
semblent confirmer cette hypothèse : nous y voyons les terminaisons ultimes des nerfs envahies par la lésion morbide.
Mais il n'en est pas toujours ainsi. Pour nous contenter
d'un seul exemple, celui de Leudet, nous voyons le sciatique, entre la portion nerveuse, qui est malade, et la peau
herpétisée, conserver l'intégrité parfaite de sa constitution
anatomique.

Puisque ni les troubles vaso-moteurs, ni les modifications des muscles lisses intra-cutanés, ni la propagation de
proche en proche du foyer primitivement envahi par un
processus inflammatoire, ni aucune autre cause ne peuvent
nous rendre compte de la genèse du zona, je ne crois pouvoir mieux faire que de mettre en accusation l'altération
subie par l'influence trophique, soit dans sa source, soit
dans sa transmission, que le système nerveux exerce directement sur la nutrition de la peau.

Mais cette influence trophique se transmet-elle par les
nerfs sensitifs ou bien par des fibres spéciales ? La question, pour autant qu'elle concerne la nutrition de la peau,
est délicate et difficile à résoudre. Les considérations qui
précèdent ne nous fournissent pas des arguments décisifs.
La solution de la question est plus difficile que lorsqu'il

s'agissait des muscles et des nerfs, pour la nutrition desquels nous n'avons pas hésité à reconnaître le grand cachet
de vraisemblance qu'avait l'hypothèse des fibres trophiques.
Ce n'est pas parce que les nerfs sensitifs agissent naturellement dans le sens centripète qu'on a le droit de leur refuser une action centrifuge sur la nutrition, car il est prouvé
physiologiquement que les nerfs sensitifs, ainsi que les
nerfs moteurs, peuvent agir dans les deux directions. Les
expériences de Vulpian et de Philippeaux sur les réunions
du nerf hypoglosse avec le nerf lingual ont démontré la
possibilité de provoquer une sensation, en excitant le nerf
hypoglosse, et un mouvement, en excitant le lingual. Dans
l'expérience de Paul Bert sur la greffe de la queue du rat,
nous voyons l'irritation suivre, le long des nerfs sensitifs,
une voie opposée à celle qu'elle prenait autrefois, c'est-à-dire
la voie centrifuge. L'hypothèse, qui attribue aux nerfs sensitifs la mission de gouverner la nutrition des éléments cutanés, ne contient par conséquent, de ce chef, rien d'absurde.
Aussi, la plupart des auteurs, à l'exemple de W. Mitchell (1),
regarde le zona comme une production trophique consécutive
à la perversion de l'influence transmise, à l'état physiologique, au tégument cutané, par les fibres sensitives ordinaires. Cette manière de voir se prévaut principalement de
ce fait, que l'éruption herpétique est presque toujours escor-
tée d'altérations du côté de la sensibilité. Quoi qu'il en soit,
je me sens, pour ma part, entraîné à opter en faveur de l'hypothèse des nerfs trophiques. C'est que cette hypothèse bien
mieux que sa congénère se concilie avec les symptômes
cliniques du zona ; elle justifie, par exemple, la rareté du
zona, malgré la multiplicité des névrites et des névralgies ;

(1) W. MITCHELL (Préface par VULPIAN, p. XXXV.)

Erb (1) sur 139 cas de névralgies n'en a vu que trois qui
étaient accompagnés d'herpès. Elle nous explique aussi,
d'une manière satisfaisante, pourquoi l'affection peut se
développer, malgré l'intégrité parfaite de la sensibilité;
pourquoi la névralgie tantôt cesse à l'instant où l'éruption
se produit, tantôt, au contraire, subsiste pendant un laps
de temps souvent fort long après la guérison de cette dernière. Non, l'éruption herpétique et les altérations de la
sensibilité ne sont pas deux phénomènes qui marchent toujours parallèlement, et ce manque de parallélisme n'obéit
pas à une loi fixe et fatale, puisque nous voyons le zona se
produire tantôt avec hyperesthésie, tantôt avec anesthésie,
tantôt sans troubles de la sensibilité; or, ce parallélisme
ou du moins cette loi fixe et invariable devrait régner, si le
zona était tributaire d'un trouble des nerfs sensitifs. En
admettant, au contraire, l'existence de fibres trophiques
spéciales, on lève ces difficultés d'interprétation. Les fibres
trophiques, quoiqu'elles soient intimement unies aux
fibres sensitives dans des faisceaux ou des troncs communs, peuvent souffrir isolément : zona sans névralgie ; elles
peuvent échapper d'autres fois aux altérations dont souffrent leurs congénères : névralgie sans éruption ; d'autres
fois encore, en vertu de leur connexion intime, les fibres
trophiques et les fibres sensitives sont simultanément
atteintes : zona et névralgie. L'observation de Wyss, que
nous avons résumée plus haut, n'est pas, comme le fait
remarquer Vulpian (2), sans donner quelque crédit à cette
hypothèse. Le zona s'y rattachait à des altérations manifestes du nerf ophthalmique et de la partie du ganglion de

---

(1) ERB, *Von Ziemssen's Handbuch*, Band XII, Hälfte 1, p. 55.
(2) VULPIAN, *Leçons sur les vaso-moteurs*, etc., t. II, p. 551 (Note.)

Gasser d'où émerge cette branche; or, nous verrons plus loin, en parlant de la kératite neuro-paralytique consécutive à la section intra-cranéenne du trijumeau, que les expériences de Schiff et surtout de Meissner tendent à démontrer que, dans la partie interne du ganglion de Gasser et du nerf trijumeau d'où provient la branche ophthalmique de Willis se trouvent logées les fibres trophiques de l'œil.

Quant à considérer la lésion des ganglions spinaux comme condition *sine quâ non* de la production du zona et de là à localiser dans ces organes l'origine des nerfs trophiques de la peau, comme le fait Samuel (1), c'est une simple hypothèse qui manque encore de preuves décisives. Cependant, la lésion des ganglions spinaux a été presque constamment observée à l'autopsie; elle suffit même à elle seule pour produire le zona, malgré l'intégrité complète des fibres nerveuses en aval et en amont de ces ganglions.

Nous avons vu précédemment que le zona se produit quelquefois à la suite de certaines affections encéphaliques; mais il est impossible de tirer de ces différentes observations des déductions pouvant établir le lien rationnel qui existe entre cette éruption et la lésion encéphalique, car dans la seule où l'autopsie a été soigneusement conduite (2), on a trouvé un caillot embolique qui oblitérait une artériole spinale, au niveau de la queue de cheval; or, pendant la vie, le zona avait siégé sur le membre inférieur. On est donc autorisé, jusqu'à preuve du contraire, à considérer le zona et la maladie cérébrale comme des affections simplement coïncidentes.

Une question, autrement difficile encore, est de savoir si,

(1) SAMUEL, *Die tropischen Nerven*, etc., p. 180 et suiv. 307 et 330.
(2) CHARCOT, t. 1er, p. 81.

dans la genèse du zona, la lésion nerveuse agit en vertu de l'exaltation ou de l'abolition de l'influence nutritive. Les deux opinions trouvent leurs adhérents et chacun de ceux-ci cherche, par des arguments plus ou moins plausibles, à faire prévaloir la sienne. La question, à mon avis, n'est pas actuellement assez mûre pour être résolue d'une façon définitive. Aucune raison, aucune preuve qu'on a fait valoir jusqu'ici ne me paraît mériter toute l'importance qu'on lui a attribuée. Ainsi, par exemple, à l'absence du zona consé-cutivement aux sections complètes des nerfs chez les animaux W. Mitchell et les autres partisans de la doctrine de l'irritation attribuent une valeur exagérée, car il est infiniment probable que la lésion nerveuse n'a de l'effet que lorsque le patient se trouve imprégné du vice herpétique; or, cette diathèse herpétique, agissant à titre de cause prédisposante, est bien plus prononcée chez l'homme que chez l'animal, et on conçoit que la facilité, avec laquelle elle s'éveille sous l'action du traumatisme soit en raison directe de l'intensité de celui-ci. Toutefois, la seconde hypothèse, celle qui rattache le zona à la suppression de l'influence trophique exercée par les fibres spéciales de la peau, cette influence étant de nature modératrice, me paraît la plus rationnelle; mais je le répète, les matériaux ne sont pas suffisants, des faits contradictoires existent trop nombreux encore pour qu'on puisse légitimer sa préférence.

En résumé, le zona est souvent, sinon toujours une affection trophique de la peau, une trophonévrose cutanée. Il est probable que cette affection se trouve sous la dépendance d'une altération des fibres trophiques spéciales, sans qu'il soit possible de décider s'il y a irritation ou paralysie de ces nerfs.

CHAPITRE XII.

**SOMMAIRE : Lésions de l'épiderme — Ichthyose ; épaississe-
ment avec desquamation — Anomalie de pigmentation —
Maladie bronzée; siége. — Lésions originelles. — Interprétation fournie par Addison. — Opinion de Brown-Séquard
sur la fonction physiologique des capsules surrénales. —
Expériences contradictoires. — Hypothèse de Holmgreen.
— Opinion la plus rationnelle. — Lésion des plexus abdominaux. — Preuves cliniques et anatomiques. — Genèse de la
mélanodermie.—Troubles vaso-moteurs. — Nerfs et centres
trophiques.**

Dans la première partie de l'onzième chapitre, nous avons
rencontré des affections dans lesquelles l'épiderme n'est
atteint que secondairement et accessoirement; la lésion
primitive et essentielle y a pour siége le derme. Mais il n'en
est pas toujours ainsi : plus d'une lésion peut rester limitée
à l'épiderme. Ainsi, il n'est pas rare, à la suite de maladies
nerveuses, de voir la peau prendre un aspect ichthyosique
ou subir un épaississement notable avec desquamation
soit par écailles comme dans le psoriasis, soit par larges lamelles comme dans la scarlatine. Fischer prétend avoir
observé une desquamation épidermique qui suivait exactement le trajet des nerfs irrités. Un autre phénomène
quelquefois constaté, c'est l'anomalie de la pigmentation.
Personne n'ignore qu'à la suite de violentes impressions du
système nerveux, on a vu la pigmentation noire de la peau
éclater brusquement. Rostan relate le cas d'une femme
qui, condamnée à la mort, sous le régime de la Terreur,
se vit, après quelques jours, toute la surface cutanée envahie

par une coloration noire. Bourneville et Poirier (1) citent
un cas de coloration cutanée, à la suite d'une tumeur cérébrale ; Couyba (2) rapporte plusieurs observations de taches
pigmentaires, à la suite d'un traumatisme nerveux. D'après
ce dernier auteur, les anomalies que présente la coloration
cutanée, dans ces conditions, tient non pas à une différence
dans la qualité de la sécrétion pigmentaire, mais bien dans
sa quantité.

Une remarquable anomalie de pigmentation nous est of-
ferte par la maladie bronzée. Le rôle pathogénique qu'exerce
le système nerveux sur la production de cette étrange maladie me paraît trop certain et trop important pour ne pas
me permettre d'entrer dans quelques détails à son sujet.

La maladie bronzée ou maladie d'Addison, ainsi appelée
du nom de l'auteur qui le premier la décrivit en 1855, présente au milieu de sa symptomatologie très complexe, une
teinte brune et comme enfumée de la peau. Cette coloration a pour siége la couche muqueuse, le réseau de Malpighi. Elle se localise de préférence sur la face, le cou et le
voisinage de l'ombilic.

La coexistence si fréquente d'une altération des capsules
surrénales inspira bien vite aux auteurs l'idée d'une relation de cause à effet entre cette altération et la maladie
tout entière, d'autant plus que Brown-Séquard (3), à la suite
de ses expériences sur les animaux, se crut en droit d'attribuer à ces organes la fonction physiologique de détruire
une certaine substance organique qui est douée de la propriété de se métamorphoser en pigment, grâce à une série

---

(1) BOURNEVILLE et POIRIER, *Tumeur du lobe fronto-pariétal gauche.*
(*Progrès médical*, n° 24, 1879.)
(2) COUYBA, *ouvrage cité*, p. 21 et suiv.
(3) BROWN-SÉQUARD, *Journal de physiologie*, t. I, p. 160, 1858.

successive de mutations chimiques. Brown-Séquard a vu
les lapins ne survivre en moyenne que neuf heures après
l'extirpation des deux capsules, et cette mort si prématurée
il l'attribue aux troubles circulatoires que détermine l'accumulation du pigment, la matière première de celui-ci
n'étant plus détruite et son insolubilité ne lui permettant
pas de s'échapper à travers les émonctoires de l'économie.

Ces expériences, auxquelles il faut ajouter la découverte
faite par le même auteur de la maladie pigmentaire chez
les lapins, dans laquelle on rencontre pour ainsi dire toujours des lésions graves du côté des capsules surénnales,
ne sont pas sans confirmer, au premier abord, la précédente
théorie. Mais les expériences si soigneusement faites par
Philippeaux (1) et autres ont donné des résultats tout à fait
contradictoires. Philippeaux et Harley ont vu survivre des
animaux pendant plusieurs mois à l'extirpation des capsules surrénales, sans qu'ils présentassent la moindre trace
de colorotion bronzée, et le premier de ces physiologistes
a été assez heureux et assez habile pour constater la survie,
alors même que le pancréas et la rate avaient été également
extirpés. Cette dernière expérience est d'autant plus démon-
strative qu'elle refute l'objection de Brown-Séquard suivant
lequel la rate et le pancréas, en cas d'absence ou d'affection
des capsules surrénales, peuvent suppléer au rôle destruc-
teur de ces dernières. D'après ces mêmes expérimentateurs,
si l'ablation de ces organes est suivie d'une mort à bref délai, il faut en chercher la cause dans la gravité de l'opération, péritonite et blessures des plexus nerveux. Ainsi s'explique pourquoi Gratiolet a vu l'extirpation de la capsule

(1) PHILIPPEAUX, *Comptes rendus*, t. XLIII, p. 904, et XLIV, p. 396,
1856.

droite devenir plus souvent et plus rapidement mortelle
que celle de la gauche, attendu que de ce côté les organes
avoisinants sont plus importants : foie, veine-cave, et que
le ganglion semi-lunaire y est plus volumineux.

L'interprétation fournie par Addison et adoptée par plus
d'un auteur ne saurait donc se prévaloir des expériences
de Brown-Sequard ; le peu de crédit dont elle commence à
jouir actuellement se justifie encore par ce fait clinique que
les altérations capsulaires peuvent se produire, même à un
degré très intense, sans être suivies de la mélanodermie
(53 sur 220), tandis que réciproquement celle-ci existe
souvent sans lésion concomitante du côté des capsules
surrénales.

L'hypothèse de Holmgreen (1) est moins acceptable encore. L'acide taurocholique constaté dans le tissu capsulaire par Vulpian, Clöz et Virchow subirait une formation
exagérée à la suite d'une lésion des capsules, et, s'accumu-
lant dans le torrent circulatoire, finirait par altérer les
corpuscules rouges du sang et mettre en liberté la matière
colorante qui entre dans la composition de ces derniers et
qui se convertit ultérieurement en pigment.

L'interprétation la plus vraisemblable me paraît celle qui
rattache la maladie bronzée à un trouble morbide des
plexus sympathiques abdominaux et particulièrement des
plexus cœliaque et semi-lunaire, probablement aussi du
plexus mésentérique supérieur. Cette localisation des foyers
morbides originels nous explique aisément le complexus
symptomatique de la maladie. La congestion si fréquente
des organes de l'abdomen se rattache à une paralysie soit

(1) HOLMGREEN (Voir *Virchow's und Hirsch's Jahresbericht*, t. II,
p. 309, 1868.)

directe, soit réflexe des nerfs vaso-moteurs contenus dans
les viscères, et cette dérivation sanguine, au profit de ces
derniers, nous met à même d'expliquer la faiblesse générale,
la pâleur, la petitesse et la dépressibilité du pouls, de même
que cette prostration si profonde qu'Addison avait déjà
rapportée à une affection du ganglion semi-lunaire. Quant
à l'anémie cérébrale, elle entraîne directement la céphalalgie, le vertige, les convulsions et la plupart des symptômes
psychiques. Les douleurs gastriques, hypochondriaques,
intestinales et lombaires, les vomissements et les nausées
trahissent une anomalie morbide des plexus stomachiques,
hépatiques et mésentériques. En un mot, tous les symptômes trouvent leur raison d'être dans une lésion des
plexus nerveux de l'abdomen. Il n'est pas jusqu'à la mort
subite, occasionnée quelquefois par cette maladie, qui ne
puisse trouver sa justification. Des expériences de Brown-
Séquard et Flourens il résulte en effet que les irritations
traumatiques du ganglion semi-lunaire, du droit surtout,
peuvent amener l'arrêt complet du cœur. L'excitation, d'a-
près Brown-Séquard, part des ganglions semi-lunaires,
gagne la moelle épinière, particulièrement par l'intermédiaire du nerf grand splanchnique, monte à la moelle allongée
d'où elle descend vers le cœur le long du pneumogastrique.

La constatation fréquente de lésions anatomo-pathologiques dans ces différents plexus ne fait que confirmer
davantage encore cette hypothèse ; sur 29 cas, où le grand
sympathique a été examiné à l'autopsie, on l'a trouvé
19 fois atteint de lésions importantes. Passons brièvement
en revue ces derniers cas (1).

(1) D'après EULENBOURG et GUTTMANN. *Die Pathologie des Sympathicus*, 1873, p. 171 et suiv.

1° Queckett. Dégénérescence graisseuse du plexus solaire.

2° Mouro. Rougeur et tuméfaction du nerf petit splanchnique, ainsi que des ganglions dont se compose le plexus solaire.

3° Washington-Lovegrow. Atrophie complète des filets nerveux qui émanent des ganglions semi-lunaires et se rendent aux capsules surrénales.

4° Schmidt. Atrophie du sympathique au voisinage de l'aorte abdominale.

5° Andel. Atrophie du sympathique et du plexus solaire.

6° Gull-Wilks. Le ganglion semi-lunaire droit et les filets nerveux qui en émanent sont enveloppés dans un tissu albuminoïde.

7° Hubershou. Le ganglion semi-lunaire gauche est enveloppé dans un tissu qui est de nature en partie caséeuse, en partie calcaire.

8° Von Recklinghausen. Rougeur du ganglion cœliaque et des nerfs qui se rendent aux capsules surrénales.

9° Virchow. Tuméfaction du plexus solaire.

10° Greenhow. Les nerfs qui du ganglion semi-lunaire se rendent aux capsules sont doublés de volume.

11° Meinhoudt. Les fibres nerveuses et les cellules ganglionnaires en contact avec les capsules sont entièrement effacées.

12° Bartsch-Perls. Dégénérescence graisseuse et atrophie des ganglions semi-lunaires, ainsi que des nerfs correspondants.

13° Sanderson. Le ganglion semi-lunaire et les nerfs qui en émanent sont enveloppés dans un tissu adénoïde.

14° Guttmann. Les ganglions semi-lunaires sont tuméfiés et endurcis.

15" Wolff. Les nerfs du plexus solaire, les ganglions
semi-lunaires, ainsi que les nerfs destinés aux capsules sont
entourés de tissu conjonctif et présentent quelques dilatations ampulliformes.

16° Kuhlmann. Dégénérescence graisseuse partielle de
deux petits troncs nerveux au milieu des adhérences de
l'enveloppe capsulaire.

17° Frankel. Envahissement d'un foyer purulent du volume d'un noyau de cerise dans la partie externe du plexus
solaire.

18° Burresi. Les ganglions semi-lunaires, le plexus solaire et les nerfs correspondants sont tuméfiés. Le microscope révèle des granulations opalines dans les cellules ganglionnaires et l'hypertrophie du névrilème.

19° Southey. Dégénérescence caséeuse des ganglions
semi-lunaires.

Parmi les dix autres cas dans lesquels le grand sympathique fut trouvé intact, nous les voyons cités dans l'ouvrage d'Eulenbourg et Guttmann ; il en est huit avec altérations plus ou moins avancées des capsules surrénales :
Martineau, Child, Williams, Chatin, Vandencorput, Hes-
lop, Schüppel et Virchow. Or, les capsules surrénales, eu
égard au grand nombre de nerfs dont elles sont pourvues,
ressemblent à de véritables ganglions nerveux (Bermann'.
Ces nerfs émanent du plexus semi-lunaire, et surtout du
plexus rénal. Aussi Kölliker (1) considère la substance
médullaire comme un plexus ganglionnaire sympathique.
Par conséquent, des 29 cas, il n'en existe que deux qui
aient réellement donné des résultats négatifs.

Je crois donc rationnel, eu égard aux considérations

(1) KÖLLIKER, *Gewebelehre*, 5ᵗᵉ auflage, p. 520, etc., Leipzig, 1867.

précédentes, de regarder la maladie d'Addison comme une
affection du grand sympathique abdominal ayant son foyer
principal et primitif soit dans les capsules surrénales,
soit dans les ganglions semi-lunaires , soit dans les
différents plexus viscéraux, ces lésions pouvant exister
isolément, mais le plus souvent se combinant diversement entre elles. Quant aux deux faits négatifs de
Rossbach et Wolff, je ne suis pas d'avis de leur accorder une
grande importance, d'abord, parce que le nombre en est
très restreint, ensuite, parce que les recherches de ce genre
sont difficiles et délicates, de petites lésions pouvant échapper facilement dans le vaste système ganglionnaire. Au surplus, on peut se demander si un simple trouble dynamique,
læsio sine materiâ, ou bien une lésion quelconque de la
moelle au foyer originel du grand sympathique, examen
qu'on a trop souvent négligé ou qu'on n'a fait que très
superficiellement, ne suffit pas à produire la maladie.

Quant à la coloration bronzée, la mélanodermie, je ne
crois pas qu'on puisse, pas plus que pour les autres symptômes, contester son origine nerveuse, et ne pas la regarder comme le résultat d'une hypergenèse pigmentaire,
contrairement à Risel (1), qui l'attribue à une altération de
l'hémoglobine. Il est assez probable que cette action nerveuse est due aux nerfs trophiques contenus dans le grand
sympathique, car dans la maladie d'Addison les téguments
cutanés ne trahissent généralement pas une modification
suffisante dans le système vaso-moteur pour qu'on puisse
incriminer ce dernier, et les expériences de Goltz et Hering (2), qu'on pourrait invoquer à l'appui, n'ont pas con-

---

(1) RISEL. *Deuts. Archiv für klin. Medicin*, 1870, Bd VII, p. 33
et suiv.
(2) GOLTZ et HERING, d'après VULPIAN, *vaso-moteurs*, t. I, p. 318.

verti un grand nombre de physiologistes aux conclusions tirées par ces auteurs, c'est-à-dire que les modifications de la pigmentation cutanée chez les grenouilles, consécutives aux lésions des nerfs et de la moelle épinière, dépendraient des modifications circulatoires produites par ces lésions.

Pour ce qui regarde la localisation des centres trophiques, il est assez probable, d'après l'idée que nous nous faisons du siége de la maladie, qu'ils résident dans les ganglions semi-lunaires, les capsules surrénales et peut-être aussi dans les autres plexus abdominaux.

Quant à la question de savoir si l'hypergenèse pigmentaire résulte de l'abolition ou de l'exaltation de l'influence physiologique exercée par ces centres, je ne crois pas, à moins de vouloir affirmer sans preuves, qu'il soit possible de la trancher, pas plus que précédemment, lorsqu'il s'agissait des éruptions cutanées.

CHAPITRE XIII.

SOMMAIRE : Lésions trophiques des annexes cutanées : des poils; pelade nerveuse. — Lésion des ongles. — Valeur à attribuer à l'arret des ongles, au point de vue du diagnostic des paralysies nerveuses.

Disons quelques mots de l'action morbide du système nerveux sur les annexes de l'épiderme.

Les poils présentent souvent, à la suite de lésions nerveuses, des altérations dont les plus importantes concernent leur croissance; mais ces altérations sont loin de se produire toujours de la même manière. Beaucoup d'auteurs, Couyba (1) et Schieffendecker entre autres ont observé

(1) COUYBA, *ouvrage cité*, p. 23.

leur développement exagéré à la suite de lésions traumatiques de la moelle, et surtout à la suite de névrites traumatiques ou spontanées. Crampton notamment, rapporte le cas d'une lésion nerveuse, causée par une piqûre de lancette, provoquant dans le bras correspondant une grande abondance de poils, tandis que W. Mitchell (1) a vu le plus souvent les cheveux tomber dans des conditions analogues. D'après Arnozan (2), la section du nerf sciatique chez les animaux entraîne presque toujours la chute des poils, et ceux-ci repoussent, que le nerf régénère ou ne régénère pas. La coloration peut également se modifier. Ainsi, il n'est pas rare de voir les cheveux grisonner sur les régions atteintes de névralgies rebelles, et l'on raconte partout ces histoires d'accès de frayeur à la suite desquels on a vu les cheveux blanchir subitement.

Quant à la pelade nerveuse sur laquelle, il y a quelques années, j'ai entendu feu Hebra, de Vienne, tant insister, elle perd de jour en jour de ses adhérents, et bien des cas jugés tels autrefois sont rattachés aujourd'hui à la pelade parasitaire.

Les lésions des ongles ont particulièrement attiré l'attention de W. Michell (3). « Les ongles, dit l'auteur américain, croissent encore après la section des nerfs, tandis que dans les cas de paralysie cérébrale leur croissance est suspendue. » Tous les auteurs sont d'accord avec W. Mitchell pour admettre qu'à la suite d'une section complète des nerfs la croissance des ongles ne fait que se ralentir; mais ils ne le sont pas, il s'en faut, quand il s'agit de leur arrêt com-

(1) W. MITCHILL, *ouvrage cité*; p. 181.
(2) ARNOZAN, *ouvrage cité*; p. 155.
(3) W. MITCHELL, *ouvrage*; *cité* p. 182.

plet à la suite de la paralysie d'origine cérébrale. On ne saurait donc puiser dans ce signe de quoi faire le diagnostic différentiel des paralysies au point de vue de leur origine. A la suite de plaies nerveuses, W. Mitchell a vu les ongles se déformer, s'incurver soit dans le sens longitudinal, soit dans le sens latéral, et d'autres fois s'épaissir en forme de masse ou bien se dessécher et s'atrophier.

CHAPITRE XIV.

SOMMAIRE : Influence trophique du système nerveux sur le tissu conjonctif sous-cutané. — Œdème nerveux. — Pseudophlegmon. — Vrai phlegmon. — Sclérodermie. — Opinion de Vidal. — Mal perforant : caractères. Lésion des vaisseaux et des nerfs. — Opinion de Duplay et Morat. — Maladies dans lesquelles le mal perforant à été observé. — Abolition de l'action trophique — Causes adjuvantes. — Observations de Paget.

L'œdème nerveux, que les recherches de Ludwig et Ranvier ont tant contribué à mettre en relief, ne nous intéresse guère, car ce n'est pas une lésion de structure proprement dite ; je crois donc inutile de m'y arrêter.

Il n'en est pas de même des pseudo-phlegmons signalés pour la première fois par Hamilton comme complications des traumatismes nerveux (1), pseudo-phlegmons qui, d'après Couyba (2), peuvent également survenir dans les névralgies faciales, quelle qu'en soit l'origine. La peau d'ordinaire érythémateuse se tuméfie au point de simuler un véritable phlegmon, mais l'incision, quelque profondeur qu'on

(1) HAMILTON, d'après SAMUEL, *Die trophischen Nerven*, etc., p. 152.
(2) COUYBA, *Ouvrage cité*; p. 27.

lui donne, ne laisse pas écouler du pus. Watson (1) cite un
cas analogue à celui qu'observa Hamilton : après une saignée du bras, une plaque rouge avec tuméfaction se produisit sur le muscle pectoral, cinq incisions très profondes
faites au-dessus de la cicatrice guérirent le faux abcès. Arnozan (2) regarde aussi comme de faux phlegmons « ces petites tumeurs, du volume d'une noisette, dures, légèrement
enflammées et acuminées, mais ne se résorbant pas et ne
suppurant pas, » qui surviennent quelques fois à la suite
d'injections hypodermiques, si en vogue aujourd'hui. J'ai
été à même dans deux cas différents de voir des injections
hypodermiques de l'abdomen entraîner des nodosités semblables. Je n'oserais cependant, pour ma part, affirmer à
l'instar d'Arnozan que ce sont là des lésions trophiques
d'origine nerveuse.

Le vrai phlegmon peut aussi se manifester. Fischer
signale l'apparition fréquente de panaris aux doigts et aux
orteils sous l'influence de lésions nerveuses, et Couyba (3) a
vu de vastes abcès dans les régions dorsale et fessière consécutivement à un traumatisme de la moelle. Ce dernier
auteur a vu aussi quelques cas de névralgie faciale entraîner une vaste abcédation de la joue.

La sclérodermie, que le professeur Forget, de Strasbourg,
considère comme une inflammation du chorion et qu'il
désigne, de ce chef, du nom de chorionitis, jouit encore
d'une pathogénie très obscure. Voici ce qu'en dit Vidal, de
Paris : « Troubles des nerfs vaso-moteurs, asphyxie locale,
œdème consécutif àla zone de circulation et, dans le tissu

---

(1) WATSON, d'après SAMUEL, *Die trophischen Nerven*, etc., p. 155.
(2) ARNOZAN, *ouvrage cité*; p. 119.
(3) COUYBA, *ouvrage cité*; p. 26 et 27.

conjonctif œdématié chroniquement, prolifération d'éléments fibreux et élastiques. Quant à l'origine de cette trophonévrose, je suis de ceux qui pensent que c'est dans une lésion du système spinal, et vraisemblablement de la substance grise des cordons antérieurs, qu'on doit la chercher. Je sais qu'on pourra opposer aux présomptions, je dirais volontiers aux démonstrations fournies par la physiologie pathologique, les résultats négatifs des autopsies faites jusqu'à ce jour. Ces autopsies sont peu nombreuses ; malgré le soin avec lequel elles ont été faites, malgré l'autorité des histologistes qui ont fait l'examen de la moelle épinière, je crois que la science n'est pas assez avancée pour que la question anatomique puisse être définitivement tranchée. Il ne faut pas oublier que, dans une observation de MM. Chalvet et Luys, nos savants collègues ont trouvé, à l'autopsie d'une sclérodermie généralisée, une sclérose des cordons antérieurs de la moelle (1). »

Parmi les ulcérations de la peau et du tissu conjonctif sous-cutané, ulcérations à marche lente et très limitées, il faut ranger l'affection désignée communément du nom de *mal perforant*. Un durillon indolent se forme à la face plantaire du pied, fréquemment au niveau des bourses séreuses de la tête soit du premier, soit du cinquième métatarsien. Après un laps de temps variable, le tissu corné du durillon se détache et laisse à nu une ulcération arrondie et creusée comme à l'emporte-pièce. L'ulcère chronique gagne peu à peu en profondeur, finit souvent par atteindre la bourse séreuse enflammée, voire même les articulations et les os. Dans les cas graves, il en résulte des arthrites et des ostéites de mauvaise nature, se compliquant facilement d'éruptions

(1) VIDAL, *Union médicale*, 11 mars 1879, p. 405.

cutanées, d'œdèmes inflammatoires, de phlegmons et de gangrènes plus ou moins étendues. L'anesthésie est un épiphénomène quasi constant, et non seulement elle occupe le niveau ou le voisinage de l'ulcère, mais une zone plus ou moins grande et parfois même toute la face plantaire. Elle peut être très prononcée au point d'épargner toute souffrance dans les cas d'amputation nécessitée quelquefois par les progrès envahissants de l'ostéite.

Péan, Dolbeau, Delsol et Montaignac ont été les premiers à signaler dans les vaisseaux contigus des lésions consistant principalement en une endartérite plus ou moins prononcée. C'est une inflammation secondaire, par propagation; aussi la voit-on s'atténuer au fur et à mesure qu'on s'éloigne de l'ulcère; on aurait donc tort de la considérer comme cause génésique de celui-ci.

Du côté des nerfs on observe la dégénération des tubes nerveux et l'inflammation de leur tissu conjonctif environnant. D'après Duplay et Morat, qui ont étudié d'une manière spéciale le mal perforant, ces lésions nerveuses ne diffèrent en rien de celles qui se produisent dans le bout périphérique des nerfs sectionnés. Aussi ces deux auteurs n'hésitent pas à affirmer que la plupart des cas de mal perforant, sinon tous, relèvent d'une altération nerveuse, celle-ci siégeant originellement soit dans les nerfs périphériques, soit dans la moelle, soit même dans les ganglions spinaux.

Le mal perforant a été observé à la suite d'une section du nerf sciatique par une balle ou par un autre traumatisme à la suite des plaies ou commotions de la moelle et dans les cas d'ataxie locomotrice (1) ou d'atrophie muscu-

(1) B. BALL et G. THIBIERGE, *Du mal perforant du pied chez les ataxi*

laire progressive. Il est plus que probable, à mon avis, que les deux ulcérations observées par Bouilly, l'une au niveau de la tête du 5me métatarsien, l'autre à l'extrémité de la pulpe du gros orteil, consécutivement à la résection du nerf sciatique, à l'effet d'extirper une tumeur sarcomateuse développée aux dépens de ce nerf, il est probable, dis-je, que chacune de ces altérations n'était rien autre qu'un véritable mal perforant (1).

Mais, s'il devient de plus en plus certain que le mal perforant est le plus souvent, sinon toujours, une affection trophique qui relève d'une altération nerveuse soit centrale, soit périphérique, cette altération agissant probablement par abolition et non par exagération de l'influence nutritive, à en juger par ce fait, qu'une section complète la produit plus facilement qu'une section incomplète ou une simple lésion, il n'en est pas moins vrai qu'on peut attribuer à d'autres agents une action adjuvante plus ou moins efficace, tels que le traumatisme, la pression et les troubles vaso-moteurs.

Citons encore, pour en finir avec les lésions trophiques du tissu cellulaire sous-cutané, l'intéressante observation de Paget. La fracture de l'extrémité inférieure avait produit, chez un individu, un cal extrêmement volumineux qui comprimait le nerf médian. Il en résulta des ulcérations sur le pouce, l'index et le doigt médian, ulcérations qui guérirent, mais par suite seulement de la flexion prolongée du poignet, de manière à faire cesser la compression ; aussitôt que le patient cessa la flexion pour se servir

ques. (*Archives générales de médecine*, etc., septembre 1881, p. 369.— *Compte rendu du Congrès international de Londres*.)

(1) BOUILLY et MATHIEU, *Archives gén. de médecine*; t. I, 1880, p. 655.

de la main, les ulcérations ne tardèrent pas à se reproduire.
Il me semble assez rationnel d'attribuer l'ulcération trophique, non pas à l'exaltation (Paget, Charcot), mais à la
suppression de l'influence nutritive déterminée par la compression du nerf médian. Il me paraît rationnel aussi de
croire que la compression agit sur des fibres trophiques
spéciales renfermées dans le nerf médian, car la flexion
n'empêche pas les doigts d'exécuter de légers mouvements,
à moins d'admettre que la conductibilité de la motricité et
celle de la trophicité, quoique immanentes aux mêmes fibres
nerveuses, s'y comportent comme deux propriétés distinctes et indépendantes l'une de l'autre. Toutefois, on ne
doit pas exagérer la valeur de cette distinction, car, si celle-
ci était réelle, on devrait toujours voir les anomalies subies
par cette double propriété évoluer dans une même direction; or, nous avons vu dans les chapitres précédents qu'il
est loin d'en être ainsi.

CHAPITRE XV.

**SOMMAIRE : Les eschares. — Division : 1° eschare d'origine
spinale : a) aiguë : signes; siége. — Affections spinales
qui la déterminent. — Mécanisme pathogénique. — Opinion
de Vulpian. — Troubles vaso-moteurs : dilatation sanguine. — Eschares dans les hémiparaplégies. — Ischémie.
— Action directe du système nerveux : hypothèse de l'irritation et de la suppression. — Localisation des centres
trophiques. — Fibres spéciales. — b) Chronique. — Genèse.
2° Eschare d'origine cérébrale : a) chronique; b) aiguë.
— Localisation des lésions cérébrales qui la déterminent.
— Sa valeur au point de vue du pronostic. — Siège d'élection
de l'eschare. — Pathogénie. — Hypothèse de Joffroy. — Remarque de Brown-Séquard. — 3° Eschare d'origine phéri-
phérique. — Opinion de Samuel. — Expériences de Vulpian.
— Observation de Charcot et de Reynaud. — Pathogénie.
— Opinion de Brown-Séquard.**

Les eschares ou sphacèles sont aussi des ulcérations, du

moins au début, du tissu conjonctif sous-cutané, mais elles sont plus étendues et plus dangereuses que celles que nous venons de voir. Leur importance est trop grande, au point de vue qui nous occupe, pour ne pas leur consacrer une place à part.

Samuel les divise en trois classes, sous les nom de *decubitus acutus*, *subacutus* et *chronicus*. Mais, avec Charcot et la plupart des auteurs, il suffit de les diviser en deux : le *decubitus acutus* : l'eschare aiguë ou le sphacèle aigu, c'est-à-dire l'eschare à développement rapide, et le *decubitus chronicus*, l'eschare et le sphacèle à développement lent. Nous pouvons aussi les distinguer, d'après le siége des lésions qui les déterminent, en eschares d'origine cérébrale, spinale ou périphérique.

A. *Eschare d'origine spinale; b) aiguë*. — L'eschare aiguë apparaît peu de temps, deux à quatre jours d'ordinaire, après le début de l'affection spinale ou à la suite d'une exacerbation aiguë subie par cette dernière. On voit apparaître une plaque érythémateuse, à couleur le plus souvent légèrement foncée, unique ou multiple, sur des régions variables de la peau, à étendue variable aussi et aux contours souvent irréguliers. Le derme sous-jacent est infiltré de nombreux leucocythes et présente parfois une tuméfaction phlegmoneuse. La plaque ne tarde pas à se couvrir de vésicules ou de bulles renfermant un liquide qui, d'abord clair et transparent, devient plus tard d'une coloration rougeâtre ou brunâtre. Dans les conditions favorables, ces phlyctènes se flétrissent, le processus morbide s'arrête et insensiblement tout rentre dans l'ordre. D'autres fois, et malheureusement il en est presque toujours ainsi, elles se dessèchent et laissent à nu des plaques noirâtres autour

desquelles le tissu cellulaire prend un aspect phlegmo-
neux. Ces plaques s'étendent de plus en plus, se réunissent
entre elles et finissent par s'ulcérer; l'eschare est formée
et fait des progrès rapides aussi bien en profondeur
qu'en superficie. Dans quelques cas heureux, mais rares,
l'ulcération s'arrête, une inflammation salutaire s'établit,
élimine l'eschare, et on voit un travail réparateur, progressif, si rien ne l'entrave, procéder à la cicatrisation de la
plaie. Mais d'ordinaire l'eschare devient gangréneuse, épuise
profondément le patient et finit par entraîner rapidement
la mort de celui-ci, si déjà il n'a pas été enlevé par la maladie originelle. Elle constitue parfois de puissants foyers
d'infection d'où peuvent résulter l'intoxication putride,
l'infection purulente avec abcès métastatiques et des em-
bolies gangréneuses. D'autres fois, elle menace la vie à cause
des larges décollements qui se produisent à sa suite, elle
ronge les os, les articulations et peut perforer le canal vertébral, provoquant dans ce dernier cas soit une méningite ascendante purulente simple, soit une méningite ascendante ichoreuse.

L'eschare aiguë qui survient dans le cours des affections
spinales s'établit d'ordinaire sur la région sacrée, mais elle
peut s'établir aussi, quoique plus rarement, sur les régions
trochantériennes, au niveau des malléoles, des talons, des
épines iliaques antérieures et supérieures, etc. Il est à remarquer d'ailleurs que l'attitude à laquelle le malade se
trouve forcément condamné n'est pas sans influence sur sa
production, en vertu de la pression qui agit sur les parties.
Mais l'eschare peut se développer aussi spontanément,
nous le verrons à l'instant, en dehors de toute pression ou
irritation quelconque. Parmi les affections spinales qui

la produisent de préférence les plus importantes sont :

1° Les traumatismes de la moelle, les fractures et les luxations. Samuel (1) en cite des exemples nombreux. Suivant Gurlt, c'est du quatrième au cinquième jour après l'accident que se montrent les premières traces du décubitus; tandis que, d'après Charcot, Brodie et Jeffrey, elles peuvent se manifester plus tôt, dans les vingt-quatre heures (2). D'après Brodie, l'eschare apparaît d'autant plus vite que la lésion médullaire siége plus haut dans la région cervicale; Ashurst la croit d'autant plus fréquente que la lésion siége plus bas dans la région lombaire.

2° La myélite aiguë résultant non plus, comme précédemment, d'un traumatisme portant directement, sur la moelle épinière, mais d'un traumatisme indirect, à la suite d'un effort violent par exemple. Gull (3) cite le cas remarquable d'un ouvrier qui, en soulevant un lourd fardeau, éprouva subitement dans le dos une douleur très vive. Le lendemain, il était paralysé, et quatre jours plus tard une eschare se développa. A l'autopsie on découvrit un ramollissement inflammatoire de la moelle, au niveau de la 5e et de la 6e vertèbre dorsale.

3° La myélite aiguë spontanée la produit aussi fréquemment, les exemples de Charcot, Engelken, Voisin et Cornil en font foi. Elle est très rare dans la myélite aiguë partielle, d'origine non traumatique.

4° On l'observe aussi dans l'hématomyélie et même, d'après Charcot (4), dans les maladies spinales, à évolution

---

(1) SAMUEL, *Die trophischen Nerven*, etc., p. 239.
(2) Voyez CHARCOT, *ouvrage cité*, t. I, p. 99.
(3) SCHMIDT'S, *Jahrbucher*, Band 103, 1859, n° 8, p. 167.
(4) CHARCOT. t. I, p. 108.

lente, lorsqu'une nouvelle poussée inflammatoire aiguë se surajoute à la lésion primitive.

Je ne crois pas qu'on l'ait jamais rencontrée, ni dans l'atrophie musculaire progressive, ni dans la paralysie spinale infantile.

Suivant quel mécanisme, suivant quelle loi de physiologie pathologique les affections spinales déterminent-elles l'apparition de ces eschares?

Vulpian (1) est d'avis que la véritable cause déterminante du sphacèle aigu qui survient dans ces différentes affections consiste dans une pression exagérée que supportent les parties, pression exercée tantôt par le lit sur lequel le patient est forcément étendu, tantôt par les saillies osseuses. Ici la pression agit de l'intérieur vers l'extérieur, là au contraire de l'extérieur vers l'intérieur. On s'explique ainsi comment il est possible que l'eschare puisse se produire là où la compression du lit n'agit pas. Cette cause principale serait, toujours d'après Vulpian, singulièrement favorisée par l'immobilité du malade, l'insensibilité des parties, l'incontinence d'urine et de matières fécales. Mais remarquons, en réfutation de cette hypothèse, que bien des maladies qui condamnent le malade au repos prolongé et presque absolu, telles que la paralysie hystérique, les fractures non consolidées, etc., dans lesquelles la pression, à peu de chose près, agit avec autant d'efficacité que dans les maladies spinales, ne déterminent le décubitus qu'à la longue seulement. En outre, Jeffreys (2) et Lebert (3) ont vu l'eschare se produire alors même que le malade avait de fréquents

---

(1) VULPIAN, *Leçons sur les vaso-moteurs*, etc., t. II, p. 424.
(2) JEFFREYS, voir SAMUEL, *Die trophischen Nerven*, p. 239.
(3) LEBERT,   »   »   »   p. 245

accès de convulsions, et Charcot l'a constatée sans qu'il fût possible de découvrir la moindre trace de pression externe qu'il pût incriminer, et cela dans des régions du corps où des saillies osseuses n'existent pas, et qui étaient à l'abri du contact de l'urine, ainsi que des matières fécales. Dans les faits expérimentaux de Brown-Séquard, ne voyons-nous pas les eschares se produire sur la région fessière et sacrée, lors même que ces régions n'avaient été exposées ni à la compression ni au contact des matières irritantes, puisque l'animal opéré tombe sur le ventre et conserve cette attitude?

Elle peut se produire aussi dans les parties où la sensibilité est restée intacte; que dis-je? Serres et Ollivier citent des cas où ils l'ont vue se produire au milieu des régions hypéresthésiées. Toutefois, il ne saurait être douteux que l'immobilité, la compression, l'affaiblissement de la sensibilité et le contact des matières souillées, là où ils se rencontrent, ne puissent constituer des circonstances adjuvantes, mais adjuvantes seulement.

Peut-on l'attribuer aux troubles vaso-moteurs, à la dilatation vasculaire par exemple? Dans les cas d'hémiplégie consécutive à une lésion unilatérale de la moelle, que cette lésion soit expérimentale, comme dans les cas décrits par Brown-Séquard (1), ou qu'elle soit d'ordre pathologique, il est fréquent d'observer des eschares du côté opposé à la lésion. Or, voyons brièvement comment les différents symptômes et tout spécialement les troubles vaso-moteurs se répartissent dans ces cas :

Du côté correspondant à la section existe une paralysie des mouvements de la jambe, du bras et de la moitié du

(1) BROWN-SÉQUARD, *Vaso-moteurs*, etc., 201, etc.

tronc, ces différentes régions pouvant être paralysées isolé-
lément ou toutes à la fois, suivant le siège plus ou moins
élevé de la lésion. Il y a accroissement notable de la température et paralysie vaso-motrice, c'est-à-dire hypérémie
neuro-paralytique. Le sens musculaire, ainsi que la sensibilité musculaire, est diminué, voire même aboli. Par
contre, il existe de l'hyperesthésie cutanée avec une zone
contiguë d'anesthésie à la limite supérieure; quelquefois
au-dessus de cette petite zone d'anesthésie, avant de passer
à l'intégrité de la sensibilité de la peau, s'ajoute une seconde zone où il y a de nouveau hyperesthésie. Le pouvoir
réflexe est exagéré au début, mais déprimé dans la suite.

Du côté opposé à la lésion, on peut constater la conservation de la motilité et de la sensibilité musculaire, mais par
contre il existe de l'anesthésie et celle-ci atteint la sensibilité
cutanée dans ses différents modes, tantôt uniformément,
tantôt d'une manière inégale et avec des nuances variées.
Les vaso-moteurs ne sont pas troublés et la température
conserve son degré normal. Il n'est pas rare qu'immédiatement au-dessus des parties anesthésiées se trouve une
zone contiguë d'hyperesthésie. Le pouvoir réflexe n'est pas
altéré.

Or, il résulte des observations de Charcot, Vignès, Joffroy et Solmon que l'eschare se montre presque toujours,
chez l'animal en expérience comme chez l'homme malade,
du côté opposé à la lésion, c'est-à-dire dans les régions où
la paralysie vaso-motrice fait défaut, tandis que là où cette
dernière existe, l'eschare ne se produit jamais (1). Nous
pouvons par conséquent en tirer la conclusion que dans
les hémiparaplégies, comme dans les autres affections mé-

(1) CHARCOT, ouvrage cité, t. I, 2e édition, p. 103.

dullaires, les deux phénomènes morbides : apparition de
l'eschare et dilatation vasculaire, sont complètement indépendants l'un de l'autre. On ne peut pas davantage, à
l'exemple de Brown-Séquard (1), les attribuer à la contraction des vaisseaux sanguins dans les régions où l'eschare se
montre, qu'on fasse provenir cette ischémie soit d'une constriction permanente, soit d'une dérivation au profit des
membres dans lesquels les vaso-constricteurs sont paralysés, car il est impossible d'admettre que cette ischémie
existe, ou du moins, si elle existe, qu'elle ait atteint un
degré suffisant pour les produire.

D'autres auteurs, avec Charcot, la rattachent à une irritation de la moelle et mettent en cause la suractivité,
l'exaltation de l'influence trophique que le système nerveux
exerce sur les tissus où l'eschare peut se produire. Cette
hypothèse est d'autant plus séduisante que d'ordinaire les
symptômes concomitants trahissent un état d'irritation fonctionnelle et que la lésion anatomique de la moelle, d'où
dérive directement l'eschare, porte un cachet évident de
phlegmasie : ce sont les lésions de la myélite aiguë. D'autre
part, les sections médullaires pratiquées en physiologie
expérimentale ne déterminent pas d'eschare, à moins peut-
être que les causes adjuvantes précédemment citées — pression, contact de matières irritantes, anesthésie, etc. —
n'aient atteint un degré suffisant pour la produire à elles
seules, ou bien qu'une méningite ou une myélite ait succédé au traumatisme expérimental.

Erb (2) opine dans le sens contraire. D'après lui l'eschare

---

(1) BROWN-SÉQUARD. *Vaso-moteurs*, p. 74.
(2) ERB, *Von Ziemssen's Handbuch d. Krankheiten des Rückenmarks; Zweite Auflaye*, Bd XI, H. 2ᵗᵉ, p. 138.

dépend de la suppression des centres trophiques ou de l'abolition qu'éprouve la transmission de leur influence. Cette opinion me paraît aussi rationnelle que la précédente, bien qu'il soit difficile de légitimer ma préférence par des faits décisifs. En tout cas, l'absence d'eschare à la suite d'une simple section médullaire ne prouve pas plus en faveur de l'une que de l'autre hypothèse, car, comme nous l'avons déjà remarqué à propos des atrophies spinales, une simple section n'est capable de détruire qu'un nombre très restreint de centres trophiques, et par conséquent les eschares n'ont pas grande chance de se produire.

En étudiant de près les maladies spinales dans lesquelles nous voyons l'eschare aiguë se produire le plus fréquemment, nous remarquons que les lésions anatomiques qui leur servent de substratum affectent une étendue transversale plus ou moins considérable, telles que la myélite centrale, l'hématomyélie, etc. ; tandis que les maladies qui se limitent systématiquement aux cornes antérieures, telles que la paralysie infantile et l'atrophie musculaire protopathique, ne l'entraînent peut-on dire jamais. En outre, dans les expériences de Brown-Séquard et dans les cas de traumatisme accidentel de la moelle signalés par Müller, Joffroy, Solomon et Vignès, il n'est par rare de voir les eschares se manifester simultanément avec l'atrophie musculaire et l'arthropathie; or, presque jamais l'eschare ne se montre du même côté que ses deux congénères, c'est d'ordinaire du côté opposé à la lésion qu'elle se manifeste, tandis que l'atrophie musculaire et l'arthropathie envahissent, au contraire, le côté correspondant. Cela étant, ne doit-il pas paraître rationnel d'admettre que, si l'atrophie musculaire et même l'arthropathie, comme nous verrons dans le chapitre suivant, relèvent d'une altération des cornes antérieures, les eschares, elles, de leur côté, se rattachent à une altération de l'axe gris aussi, mais d'une altération qui se localise soit dans les cornes postérieures, soit de préférence dans la partie centrale de la substance grise?

Quant à la question de déterminer par quelle voie les centres trophiques, localisés comme nous venons de le faire, transmettent leur puissance à la périphérie, j'incline à croire que ce n'est pas, quoiqu'en dise plus d'un auteur, par l'intermédiaire des nerfs sensitifs, mais par des fibres spéciales, car l'apparition de l'eschare n'est pas fatalement · liée aux troubles de la sensibilité. Chez un de ses malades, Fabre (1) a vu une immense eschare aiguë coïncider avec la conservation quasi-complète de la sensibilité, et Jeffrey en a vu une apparaître au moment du retour de la sensibilité.

Le *decubitus chronicus* et *subacutus*, se produisant, celui-ci après quelques semaines, celui-là après plusieurs mois, constituent des complications fréquentes et toujours graves des maladies spinales qui imposent au patient l'obligation de garder un repos prolongé. Les causes productrices peuvent se ramener à deux principales : la pression exercée sur les régions où l'eschare va se produire plus tard, et l'altération de nutrition par crase sanguine déterminée par la maladie initiale, altération de nutrition à laquelle participent les régions soumises à la pression au même titre que toutes les autres régions du corps. Ces deux causes principales trouvent de puissants auxiliaires dans l'immobilité absolue, la pression s'exerçant sur des points toujours les mêmes; l'anesthésie, le malade n'ayant pas

(1) FABRE, *ouvrage cité;* p. 329.

conscience de l'épine inflammatoire et par conséquent ne cherchant pas à s'y soustraire; le contact de matières souillées et la production d'embolie ou de thrombus autour du foyer. La première des causes principales, la pression, peut agir isolément, et dans ce cas le décubitus est dûment chronique, comme il arrive par exemple dans les fractures non consolidées et dans toutes les maladies spinales et autres où le repos permanent est de nécessité sans que la nutrition soit autrement viciée. D'autres fois, les deux agissent simultanément et la pression restant un facteur constant, plus l'altération de nutrition est profonde et plus l'eschare se rapprochera du type *subacutus*. Inutile d'insister plus longuement sur le décubitus chronique : le jeu de l'appareil nerveux n'entre pour rien dans sa genèse.

B. *Eschare d'origine cérébrale.* — Le *decubitus chronicus* s'observe fréquemment dans les affections cérébrales, mais il relève des mêmes causes pathogéniques que celui des affections spinales, sans qu'on puisse incriminer l'action directe du système nerveux.

Il n'en est pas de même du *decubitus acutus*. L'élément nerveux joue dans la genèse de celui-ci une action trop certaine et trop importante pour ne pas arrêter notre attention pendant quelques instants. Il est permis d'affirmer que son apparition est presque toujours consécutive à une attaque apoplectique, surtout quand celle-ci dépend d'une hémorrhagie cérébrale ou d'un ramollissement du cerveau, bien qu'on puisse l'observer aussi, mais moins souvent, à la suite d'une attaque qui complique l'hémorrhagie méningée, la pachyméningite, l'encéphalite, les tumeurs cérébrales, et même, d'après Arnozan, la paralysie générale (1).

(1) ARNOZAN, *ouvrage cité*; p. 144.

D'après Charcot (1), sa valeur pronostique est aussi fâcheuse
que l'abaissement notable de la température constaté dès
le début de l'attaque, *decubitus ominosus.*

Le centre de la région fessière du côté hémiplégié, s'il
s'agit d'une lésion unilatérale du cerveau, est le lieu d'élection de l'eschare, tandis que, dans les maladies spinales,
nous l'avons vu se produire habituellement au sacrum.

La question pathogénique est loin d'être élucidée. S'il
fallait en croire Vulpian, l'eschare de cause cérébrale dépendrait des mêmes causes que celles qu'il invoque pour
l'eschare consécutive aux lésions spinales, c'est-à-dire : sensibilité obtuse, paralysie des vaso-moteurs, pression constante exercée par le lit sur la fesse paralysée, contact des
urines et des matières fécales ; l'affaiblissement de l'influence trophique, émanant de la moelle épinière, existerait
aussi d'après Vulpian, mais il ne constituerait qu'une condition d'ordre secondaire. Cette opinion ne me paraît guère
admissible, puisque l'eschare se produit malgré les précautions les plus minutieuses en vue d'éviter les pressions insolites et le contact des matières souillées. Quant à l'hypérémie neuro-paralytique, qui se trahit sur les membres
paralysés par l'élévation notable de la température, il est
difficile de l'incriminer après les remarques que nous venons de faire précédemment. Quant à lui attribuer un rôle
adjuvant, c'est autre chose.

Charcot (2) croit qu'elle dépend de l'irritation subie par
certaines régions de l'encéphale. A la moelle exclusivement
ne serait donc pas dévolu le rôle de présider à la nutrition
de la peau et des tissus sous-jacents, elle partagerait ce

(1) CHARCOT, *Maladies du système nerveux*, etc., p. 94.
(2) CHARCOT, ibid , p. 95.

privilége concurremment avec le cerveau. Mais Charcot n'a
pas cherché à localiser les lésions encéphaliques, à déterminer d'une façon précise les régions de l'encéphale auxquelles correspond l'eschare fessière, lacune que Joffroy (1)
a tenté de combler. D'après celui-ci, l'anomalie trophique
qui nous occupe en ce moment trouve sa raison d'être dans
les lésions du lobe occipital et de la couche optique. Mais
cette hypothèse est réfutée par Arnozan (2) bien à même
de réunir un grand nombre de faits dans lesquels ou bien
l'eschare s'était produite sans qu'il y eût des lésions saisis-
sables du côté de la couche optique et du lobe occipital, ou
bien inversement, lorsque des lésions existaient dans ces
organes, mais sans avoir entraîné la moindre trace d'ulcération. Le cas remarquable, publié récemment par William
Alexander (3), est aussi en opposition formelle avec l'hypothèse de Joffroy : il s'agit d'un homme âgé de 48 ans qui,
à la suite d'un coup reçu sur la tête, contracta une eschare
à la partie droite du nez et sur la joue du même côté.
L'eschare persista jusqu'à la mort, pendant 13 ans, en présentant des alternatives de cicatrisation et d'ulcération. A
l'autopsie on découvrit sur la partie interne du pariétal
gauche une saillie dure qui comprimait la circonvolution
pariétale ascendante du lobe pariétal et la partie postérieure des circonvolutions frontales. Sur la circonvolution
pariétale du côté droit aussi bien que du côté gauche existait un foyer de ramollissement. L'auteur ne put constater
aucune lésion ni dans le lobe occipital, ni dans la couche

---

(1) JOFFROY, *L'eschare fessière.* (*Archiv. de méd.*, janvier 1876). Voir
aussi CHARCOT, ERB, ARNOZAN, HAMMOND, etc., etc.

(2) ARNOZAN, *ouvrage cité;* p. 146.

(3) WILLIAM ALEXANDER, dans *Archives générales de médecine*, septembre 1881, p. 357.

optique. Ainsi donc, la théorie qui traite de la localisation des lésions cérébrales, d'où dérive l'eschare fessière à titre de conséquence directe, et non par l'intermédiaire des vaso-moteurs troublés, n'existe encore qu'à l'état d'ébauche. Il n'est pas permis de préciser exactement, dans l'état actuel de nos connaissances, et d'attribuer à telle ou telle partie du cerveau une influence directe sur la nutrition de tel ou tel tissu.

Au surplus, je me demande avec Brown-Séquard (1) s'il n'y a pas lieu de faire intervenir directement l'action de la moelle dans le développement de l'eschare cérébrale. Il importe qu'à l'avenir les observations et les autopsies soient dirigées dans ce sens ; dans le cas où cette présomption viendrait à se confirmer, la pathogénie du *decubitus acutus*, d'origine cérébrale, s'identifierait complètement avec celle du décubitus d'origine spinale.

C. *Eschare d'origine périphérique.* — Les lésions des nerfs périphériques, eux aussi, peuvent entraîner directement la formation d'eschares plus ou moins étendues ; mais il est absolument erroné, les considérations précédentes le prouvent, de croire avec Samuel (2) que, partout et toujours, l'eschare d'origine nerveuse relève uniquement d'une alté-ration des ganglions spinaux ou des nerfs périphériques.

Vulpian (3), après avoir sectionné le sciatique chez un cochon d'Inde, a vu les deux orteils externes tomber en gangrène, et chez un autre, où le nerf sciatique avait été sectionné concurremment avec le nerf crural, tous les orteils du pied, ainsi qu'une partie des métatarsiens, s'étaient

---

(1) BROWN-SÉQUARD, voir Arnozan, *ouvrage cité;* p. 146.
(2) SAMUEL, *Die trophischen Nerven,* etc., p. 252.
(3) VULPIAN, *Appareil vaso-moteur,* etc., t. II, p. 346.

ulcérés et gangrenés. Charcot (1) a constaté chez une femme,
à la suite d'une tumeur fibreuse qui comprimait dans le
bassin les origines des nerfs sciatique et crural, deux
eschares développées du côté correspondant, l'une au voisinage de la région sacrée, l'autre à la face interne du
genou. Maurice Reynaud (2) signale des faits de phlegmons
gangréneux chez des blessés dont le nerf sciatique avait été
sectionné.

Quant à la question pathogénique de l'eschare que déterminent les lésions des nerfs périphériques, elle est plus
obscure encore que celle de l'eschare d'origine cérébrale,
et beaucoup plus, à coup sûr, que celle de l'eschare d'origine spinale. On l'a diversement interprétée. Brown-Séquard (3) a montré que, si l'animal dont on a sectionné le
nerf sciatique était entouré de toutes les précautions nécessaires, afin de le protéger de tout contact nuisible, de toute
pression, en le confinant par exemple dans une caisse
soigneusement garnie de coton, et, pour ce qui regarde le
cochon d'Inde, si on le mettait dans l'impossibilité de se
ronger, en enveloppant, par exemple, le membre d'une couche de ouate, Brown-Séquard a montré, dis-je, que, dans ces
conditions, il était impossible de constater la moindre modification, dans la nutrition du membre paralysé, si ce n'est,
à la longue, une atrophie plus ou moins prolongée. Aussi,
pour l'auteur anglais, l'eschare reconnaît comme causes, la
dilatation des vaso-moteurs, la compression, le contact des
corps étrangers plus ou moins offensifs et la tendance souvent irrésistible qu'éprouve l'animal à se ronger les mem-

(1) CHARCOT, *ouvrage cité;* t. I, p. 111.
(2) MAURICE REYNAUD, voy. Arnozan, p. 149
(3) BROWN-SÉQUARD, *Comptes-rendus de la Société de biologie,* 1869,
p. 340 et suiv.

bres. Dans le membre paralysé, se produit une stase sanguine par suite de l'immobilité absolue et de la section des vaso-moteurs. Cette stase sanguine vient-elle à se compliquer de pressions prolongées, de contacts nuisibles, d'épanchement urinaire ou fécal, on comprend aisément qu'il puisse se produire ou bien un thrombus avec gangrène consécutive, ou bien une inflammation avec toutes ses conséquences : ulcération, nécrose, etc.

Il est à remarquer, toutefois, que l'apparition d'ordinaire si précoce de l'eschare prouve assez que les causes précé-dentes, quelque efficaces qu'elles soient, n'agissent pas seules, mais qu'autre chose encore entre en jeu pour la produire ou contribuer à la produire. Or, je ne crois pas qu'on puisse trouver cette autre chose ailleurs que dans une anomalie, peut-être une interruption dans la transmission de l'in-fluence nutritive qui émane des centres nerveux, d'autant plus que l'idée d'une intervention directe du système ner-veux s'impose, comme nous venons de voir, quand il s'agit de se rendre compte de l'eschare d'origine cérébrale et surtout d'origine spinale.

CHAPITRE XVI.

SOMMAIRE : Influence du système nerveux sur la nutrition des os. — A. Lésions osseuses après la section des nerfs. — Après les affections spontanées des nerfs. — Pathogénie : Inertie fonctionnelle, expériences de Schiff. — Dilatation vasculaire. — Traumatisme. — Anomalie de l'influence tro-phique qui émane du système nerveux. — Nature de cette influence trophique. — B. Lésions osseuses d'origine spi-nale. — Pathogénie. — Opinion de Erb et Arnozan. — Ostéo-malaxie dans diverses affections spinales. — Difficultés d'interprétation.

L'étude des lésions trophiques des os est de date récente

et n'est guère avancée. La section complète des nerfs, en vue d'étudier leur influence sur la nutrition intime des os, a été pratiquée par un bon nombre de physiologistes, particulièrement par Schiff, Mantegazza et Vulpian. Le premier (1) a vu, dans ses nombreuses expériences pratiquées sur des chiens, des chats et des grenouilles, la section du nerf sciatique et du crural, quand elle était faite sur des animaux adultes, entraîner, après une époque variable de trois à six semaines, la diminution, la raréfaction du tissu osseux, le périoste au contraire étant hypertrophié. Chez une chienne qui avait mis bas, Schiff trouva, six semaines après la section des nerfs, les os complètement flexibles. Mais, il existe une différence très remarquable, suivant que l'animal est jeune ou adulte. Ainsi, quand l'animal est très jeune, au lieu d'une raréfaction, on a constaté une véritable hypertrophie du tissu osseux aussi bien que du périoste; plus l'animal est jeune, et plus aussi les altérations hypertrophiques sont prononcées. Les précédents physiologistes ont été à même de voir plusieurs fois se développer à la longue des ostéophytes, et Kassowith a obtenu récemment des résultats tout à fait analogues (2).

. La clinique, elle aussi, nous fournit, quoique plus rarement, des faits d'hypertrophie osseuse consécutifs à des affections spontanées des nerfs. Romberg (3) a vu l'os nasal gauche se tuméfier à la suite d'une paralysie du nerf maxillaire du côté correspondant, et Henrot (4) relate l'observa-

(1) SCHIFF, *Comptes rendus de l'Académie des sciences*, juin, 1854, p. 1050.
(2) KASSOWITZ, *Centralblatt für die mediz. Wissenschaft*, 1878, p. 790.
(3) ROMBERG, voir Vulpian, *vaso-moteurs*, etc., t. II, p. 354.
(4) HENROT, voir Arnozan, p. 99.

tion d'un malade dont les mains, les pieds et la mâchoire inférieure s'étaient progressivement hypertrophiés, et à l'autopsie duquel on trouva une hypertrophie très intense du grand sympathique dorsal.

Certes, l'inertie fonctionnelle, bien qu'elle me paraisse jouer un rôle auxiliaire très efficace, ne saurait suffire à elle seule, il s'en faut de beaucoup, pour produire les lésions trophiques que je viens de décrire et qui se manifestent à la suite d'une section nerveuse. Cette hypothèse avait cependant séduit un grand nombre d'auteurs, en se prévalant tous du fait observé par Schiff (1) qui, par la galvanisation journalière, durant quatre mois, d'une patte de grenouille dont le plexus sciatique avait été préalablement coupé, avait réussi à empêcher l'apparition des altérations osseuses, de même que nous avons vu Reid et Brown-Séquard, dans des conditions analogues, préserver le membre, privé d'innervation, de toute lésion du côté des muscles et du tissu cellulaire. Mais bâtons-nous de faire remarquer que presque toujours les lésions trophiques des os portent un cachet inflammatoire ou du moins les traces d'une suractivité hypertrophique ; or, pareilles lésions sont difficilement conciliables avec l'idée d'une inertie fonctionnelle ; d'autre part, Schiff a vu le maxillaire inférieur s'hypertrophier après la section préalable du nerf maxillaire inférieur, quoique l'os eût continué tout le temps à fonctionner régulièrement comme auparavant.

Je crois pouvoir en dire autant de la dilatation des vaisseaux par paralysie vaso-motrice. J'admets cependant vo-

(1) SCHIFF, *loco cittao;* voir aussi *Handbuch der Physiologie; von Hermann*, Bd II, 1 theil, 1879, p. 202.

lontiers que cette cause puisse agir, à l'instar de l'inertie fonctionnelle, d'une façon secondaire et adjuvante ; mais je ne saurais admettre, avec Schiff, qu'elle soit la cause principale, ni surtout la cause exclusive, car jamais l'excision du ganglion cervical supérieur, malgré la dilatation sanguine très intense qu'elle détermine, n'a été suivie d'altérations ni du maxillaire inférieur, ni des autres os de la face.

Vulpian, se basant sur la nature d'ordinaire irritative subinflammatoire des altérations osseuses et sur leur coïncidence presque habituelle avec des ulcérations et des sphacèles aux régions correspondantes, est d'avis qu'elles relèvent, tout comme ces dernières, d'un acte traumatique, et pour ce qui regarde en particulier le maxillaire inférieur dans l'expérience citée, le traumatisme consisterait peutêtre uniquement dans la pression exercée sur le périoste alvéolo-dentaire et les alvéoles par les dents, pendant l'acte de la mastication (1). Nous venons de voir précédemment ce qu'il faut penser de la valeur pathogénique de la pression dans la production de l'eschare aiguë d'origine nerveuse, je n'ai pas à y revenir : elle ne me paraît guère plus grande, quand il s'agit de l'hypertrophie osseuse ; et pour l'os maxillaire inférieur en particulier, ne serait-il pas étrange de le voir si sensible aux pressions, après la section des nerfs qui s'y distribuent, alors qu'il est habitué à les subir continuellement sans le moindre inconvénient ?

L'insuffisance de ces causes étant reconnue, pour autant du moins qu'on veuille leur attribuer une importance de premier ordre, une action prédominante, il ne reste plus qu'à recourir à l'hypothèse d'une perversion de l'influence

(1) VULPIAN, *vaso moteurs*, etc., t. II, p. 388.

exercée par le système nerveux sur la nutrition des os. Or, les lésions osseuses étant le plus souvent consécutives à une section complète des nerfs, on peut raisonnablement, à mon avis, les rattacher à une suppression plutôt qu'à une exaltation de l'influence trophique. D'un autre côté, la nature irritative, subinflammatoire de ces lésions, tend à prouver qu'à l'état physiologique l'influence exercée par l'appareil nerveux sur la nutrition des os est modératrice et non excitatrice. Il est vrai que, dans quelques-unes des expériences, quand il s'agissait d'un animal adulte notamment, le tissu osseux proprement dit s'était atrophié. Mais cette atrophie se justifie ou bien, si on admet que sollicité par deux actions contraires qui tendent l'une à lui faire subir une atrophie par défaut de fonctionnement, l'autre à exalter la vie nutritive de ces éléments, à les engager dans un travail d'hypertrophie par suppression de son frein physiologique, le tissu osseux, en vertu de la faible vitalité qu'il présente à un âge avancé, est plus disposé à subir l'action atrophiante de l'inertie fonctionnelle; ou bien, ce qui me paraît tout aussi vraisemblable, mais à titre d'hypothèse seulement, si on admet qu'à cet âge le système nerveux exerce sur le tissu osseux une action plutôt excitatrice, le périoste seul subissant une influence modératrice.

B. *Lésions osseuses d'origine spinale.* — Parmi les lésions osseuses que déterminent les affections de la moelle, il faut citer en première ligne les arrêts de développement que subissent fréquemment les os, consécutivement à la paralysie infantile. D'après Erb (1), les jambes du côté malade peuvent avoir de 3 à 20 centimètres de moins en longueur

(1) ERB, *ouvrage cité*; Band XI, Hälfte 2, p. 700 et 701.

que celles du côté sain. La différence en épaisseur peut
être tout aussi grande. En outre, les os deviennent souvent
spongieux, friables et fragiles. Ces arrêts de développement ne se bornent pas exclusivement aux os des membres,
mais ceux du thorax peuvent être également atteints, d'où
résultent des déviations rachidiennes. Les difformités connues sous le nom de pied bots reconnaissent souvent la
paralysie infantile comme cause. Il est fâcheux qu'on n'ait
pas pu, jusqu'ici, recourir à l'examen microscopique pour
nous fournir quelques renseignements sur la nature des
altérations de structure intime que présentent les os en
retard de formation. Cette lacune se conçoit d'ailleurs,
attendu que ces arrêts se manifestent uniquement dans les
cas heureux.

Sommes-nous en état de trouver la corrélation intime
qui existe entre la paralysie infantile et ces lésions osseuses?
Et d'abord, pouvons-nous affirmer que la lésion des cornes
antérieures de la substance grise est la cause commune de
l'atrophie musculaire et du retard de développement des
os? A cette dernière question je crois que nous pouvons
répondre par un non catégorique, car il est prouvé que les
extrémités des membres ne s'arrêtent pas dans leur accroissement en raison directe de l'atrophie des muscles. Volkmann et Erb (1) ont vu des cas de paralysie infantile dans
lesquels, malgré une atrophie musculaire très prononcée,
les os des régions correspondantes avaient conservé leur
développement normal, et réciproquement des cas où un
retard de formation osseuse avait existé sans atrophie des
muscles. Aussi Erb, ainsi qu'Arnozan, incline à penser que

(1) ARNOZAN, *ouvrage cité*; p. 81.

les centres trophiques des os sont entièrement distincts de ceux des muscles et sont situés à côté de ces derniers. Cette hypothèse, à vrai dire, n'est pas sans présenter quelque cachet de vraisemblance. Avec elle, aucune difficulté n'existerait plus pour se rendre compte de la coexistence fréquente, quoique non constante, de l'atrophie musculaire et de l'arrêt du développement des os. Toutefois, il faut attendre que les faits à l'appui soient plus nombreux et plus précis, avant qu'on puisse l'accepter sans la moindre arrière-pensée. Quoi qu'il en soit, la subordination de l'affection osseuse à l'affection spinale n'en reste pas moins, je crois, un fait établi (1).

Quant à l'ostéomalaxie, au ramollissement du squelette fréquemment observé dans la paralysie générale qui se complique de lésions de la moelle, à cette même affection constatée du côté des vertèbres, des trochanters, de la tête du tibia, etc., dans la troisième période de la sclérose en plaques disséminées de forme spinale, avant de rechercher la nature du lien qui unit cette ostéomalaxie aux lésions spinales, il faut prouver d'abord que ce lien existe réellement, sans qu'on puisse la rattacher à des causes indépendantes de l'action nerveuse, telles que le défaut ou la viciation de l'alimentation. A mon avis, il est préférable de renoncer au désir de trouver une interprétation pathogénique que de s'aventurer dans des hypothèses peu plausibles.

(1) La doctrine vaso-motrice a été défendue naguère par Rupprecht (*Deutsche medizinische Wochenschrift*, 1880, n° 33.)

CHAPITRE XVII.

SOMMAIRE : Influence trophique du système nerveux sur les articulations. — Divisions des arthropathies nerveuses. — Analogies de ces arthropathies avec les arthrites rhumatismales. — A. Arthropathies aiguës. — Affections cérébrales qui les déterminent. — Affections spinales qui les déterminent. — Etude des caractères anatomiques. — Pathogénie. — Opinion de Scott Alison. — Origine nerveuse. Localisation des lésions spinales d'où dérivent directement les arthropathies. — Opinion de Charcot. — Mécanisme pathogénique des lésions articulaires d'origine cérébrale. — Opinion de Charcot. — Opinion personnelle. — B. Arthropathies chroniques, dans l'ataxie locomotrice; caractères; siège. — Conclusions de J. Michel. — Traumatisme. — Opinion de Volkmann. — Opinion de Charcot. — Localisation du foyer causal d'après Charcot. — Théorie de Buzzard.

Nous abordons maintenant un terrain mieux éclairé que celui des lésions trophiques des os, c'est-à-dire les arthropathies de cause spinale et cérébrale. L'école de la Salpétrière, et particulièrement son éminent maître Charcot, ont puissamment contribué à l'étude de ces singulières affections trophiques. Avec ce dernier auteur, nous pouvons les diviser en deux catégories, les arthropathies aiguës ou subaiguës et les arthropathies chroniques.

L'état inflammatoire dont les articulations sont frappées dans ces affections ressemble, sous tant de rapports, à l'arthrite rhumatismale que bien souvent l'examen clinique se trouve dans l'impuissance de les différencier et que des auteurs, à l'exemple de J.-K. Mitchell, de New York, se demandent, mais à tort assurément, s'il ne faut pas envisager les analogies qui existent entre elles comme une similitude complète, et par conséquent rattacher l'une comme l'autre à une affection de la moelle.

A. *Arthropathies aiguës.*—On rencontre assez souvent les arthropathies aiguës sur les membres paralysés des malades qu'une cause cérébrale a frappés d'hémiplégie. D'après Charcot (1), on les rencontre plus souvent, à la suite d'un ramollissement cérébral, en foyer qu'après une hémorrha-gie intra-encéphalique. Elles surviennent beaucoup plus rarement dans les hémiplégies consécutives à l'encéphalite.

C'est d'ordinaire du 15ᵉ au 30ᵉ jour après l'attaque apo-plectique qu'elles se manifestent, au moment de l'appari-tion de la contracture tardive. Des altérations articulaires peuvent, il est vrai, se produire à une époque beaucoup plus éloignée, mais ce ne sont pas alors des arthropathies trophiques, c'est-à-dire produites par lésion nerveuse, elles proviennent probablement du déplacement des surfaces articulaires occasionné par la paralysie des muscles.

Parmi les affections spinales qui les entraînent assez fré-quemment citons :

1° Les compressions lentes de la moelle, et tout particu-lièrement le mal vertébral de Pott (J.-K. Mitchell) ;

2° Les lésions traumatiques de la moelle épinière (Jof-froy, Vignès, Alexandrini) ;

3° La myélite spontanée (Gall et Moynier) ;

4° D'après Arnozan (2), on les observerait également dans les tumeurs de la moelle, dans diverses myélites chroni-ques et même dans la paralysie infantile.

Il est important de remarquer que l'arthropathie, dans les différentes affections spinales, se montre presque tou-

(1) CHARCOT, *ouvrage cité;* t. I, p. 116.
(2) ARNOZAN, *ouvrage cité;* p. 106.

jours ensemble avec l'arthropathie musculaire et l'eschare, avec cette différence nettement constatée dans les cas de lésion unilatérale, qu'elle apparaît du même côté que l'atrophie musculaire, mais du côté opposé à l'eschare. La synoviale est injectée, épaissie, dépolie, et est le siége d'une véritable végétation avec multiplication nucléaire et fibroïde de la séreuse. Une hypérémie intense envahit d'ordinaire les gaines synoviales tendineuses; les ligaments articulaires peuvent se disloquer et se dissocier. Les cartilages diarthrodiaux ne participent que rarement aux altérations environnantes, mais, dans l'intérieur de la jointure, se produit souvent un épanchement de nature et d'abondance variable. Celui-ci est tantôt citrin, séreux, analogue à celui de l'hydartrose, tantôt purulent, tantôt encore, mais exceptionnellement, il est hémorrhagique. Dans les cas heureux où la maladie primitive guérit, l'arthrite peut disparaître sans laisser aucune trace, d'autres fois cependant elle se termine par une semi-ankylose.

Avant de rechercher quelle est la nature du lien pathogénique qui unit l'arthropathie aux affections cérébrales et spinales, il faut se demander d'abord si ce lien existe réellement, s'il ne faut pas plutôt admettre, avec Scott Alison(1), que l'arthropathie relève d'un état diathésique rhumatismal, celui-ci se réveillant de son état latent et se localisant sur les jointures par suite de la diminution de vitalité que subissent ces organes sous l'influence de la paralysie. Certes, j'admets volontiers la réalité de cette origine pour certains cas, car il n'est douteux pour personne que plusieurs des maladies nerveuses précédemment citées ne re-

_____
(1) SCOTT ALISON, d'après CHARCOT, _ouvr. cité_; t. I, p. 114 (note), 2ᵉ édit.

lèvent fréquemment d'une diathèse arthritique, les affections à forme hémiplégique surtout sont très souvent liées à l'arthritisme; il n'est pas moins douteux que cette diathèse préexistante s'éveille avec la plus grande facilité sous la seule influence de l'affaiblissement dans la vitalité de l'articulation, celle-ci se trouvant de ce chef dans une récepti-vité morbide toute particulière ou bien sous l'action du plus léger traumatisme qui, par lui-même, ne saurait produire que des désordres insignifiants. En outre, mes observations personnelles m'ont donné la conviction que l'apparition de ces maladies cérébrales ou spinales peuvent, en dehors de toute autre intervention, devenir une cause d'explosion pour la diathèse arthritique qui est restée latente jusqu'alors, car, maintes fois, après la production du ramollissement cérébral, j'ai été à même de constater des signes non équivoques de cette diathèse, tels que hémorrhoïdes, éruptions cutanées, migraine, douleurs rhumatismales, etc., alors qu'antérieurement les patients en étaient restés complètement indemnes. Mais il s'en faut de beaucoup que tous les faits d'arthropathie puissent bénéficier de cette interprétation pathogénique. L'absence non douteuse des diathèses rhumatismales, tuberculeuse ou scrofuleuse, ainsi que de toute cause traumatique, la localisation aux articulations des membres paralysés avec intégrité parfaite des autres, l'apparition de l'arthropathie dans les cas d'hémiplégie coïncidemment avec la contracture tardive, et la coexistence fréquente d'autres troubles trophiques, par exemple les eschares et les amyotrophies, voilà autant de caractères, les uns négatifs, les autres positifs, qui ne peuvent m'empêcher d'établir entre ces deux ordres de phénomènes, arthropathies d'un côté, maladies cérébrales et

spinales de l'autre côté, une loi de succession, une corrélation évidente, l'affection articulaire n'étant qu'une conséquence directe de la lésion du système nerveux.

Or, quelle est, dans le système cérébro-spinal, la région
précise qui possède le privilége, une fois qu'elle est altérée,
de provoquer l'arthropathie? Pour résoudre cette question
occupons-nous séparément des affections suivant qu'elles
sont d'origine spinale ou cérébrale.

Lorsque, dans le cours des maladies spinales, l'arthropathie, soit seule, soit concurremment avec d'autres troubles
trophiques, s'ajoute au syndrome symptomatologique,
l'examen nécroscopique et microscopique révèle constamment des altérations du côté des cornes antérieures de la
substance grise; il est donc assez rationnel de croire, avec
Charcot, que c'est à ces altérations que se rattache la lésion
trophique des jointures. Cette opinion s'impose d'autant plus
que l'examen clinique nous montre fréquemment que, dans
les lésions unilatérales de la moelle, l'affection articulaire
se produit du même côté que l'atrophie musculaire et du
côté opposé à l'eschare; or, nous avons vu précédemment
qu'il est infiniment probable que l'atrophie musculaire et
le décubitus aigu sont imputables, la première à une
altération des cornes antérieures, le second à une altération des cornes postérieures.

Je crois aussi, avec Charcot, que la lésion nerveuse
agit directement et non par l'intermédiaire des vaso-moteurs, quoique, il faut bien l'avouer, les preuves intrinsèques
soient trop insuffisantes pour que la démonstration puisse
se faire d'une façon péremptoire.

Quant à mettre en cause, avec ce même auteur, une irritation de la substance grise, irritation se transmettant par

les fibres ordinaires, les nerfs moteurs, je ne crois pas qu'il y ait plus de motifs à le faire que précédemment lorsqu'il s'agissait de l'eschare spinale.

Si nous passons maintenant aux arthropathies de cause cérébrale, la première question que nous avons à résoudre, c'est de savoir si nous devons, à l'exemple de Charcot, localiser la lésion dont elles relèvent dans le cerveau lui-même, et dans l'affirmative, demandons-nous si la lésion nerveuse agit directement ou par l'intermédiaire des vaso-moteurs.

Les expériences d'Albertoni (1) semblent au premier abord militer en faveur de la localisation dans le cerveau ; elles nous montrent les lésions profondes du girus sigmoïde, en arrière du sillon crucial, provoquant chez le chien des lésions articulaires dont les unes ne consistaient, il est vrai, qu'en un simple état congestif, mais dont les autres, au contraire, offraient des traces non douteuses d'inflammation. Celles-ci cependant n'étaient jamais aussi prononcées que dans celles qui se présentent chez l'homme malade. Ces expériences prouvent assurément que les altérations de certaines lésions cérébrales peuvent provoquer des lésions articulaires, mais est-il juste d'incriminer l'action directe de la substance cérébrale? La question me paraît plus que douteuse. Avant de répondre affirmativement, il faudrait prouver tout d'abord que l'arthropathie cérébrale ne saurait résulter d'une hyperémie vaso-motrice et d'une irritation traumatique, la première agissant comme cause prédisposante, la seconde comme cause déterminante. Qu'il soit difficile, voir même impossible d'éviter les traumatismes, les tiraillements des articulations, cela se conçoit sans peine en présence de l'agitation extrême qu'éprouve l'animal,

(1) ALBERTONI, d'après Arnozan; p. 104.

quand on lui fait subir une opération sanglante à la tête. Jusqu'à preuve donc du contraire, j'admets cette hypothèse comme tout aussi probable que la première. Quant aux faits cliniques chez l'homme, peuvent-ils aussi bénéficier de cette interprétation : comme les arthropathies expérimentales, peuvent-ils aussi reconnaître comme causes génésiques l'hypérémie vaso-motrice et les violences extérieures ? Hammond (1) n'hésite pas à répondre par l'affirmative. Toujours est-il qu'à la suite d'une hémorhagie ou d'un ramollissement cérébral les régions hémiplégiées deviennent le siège d'une congestion plus ou moins intense, se trahissant aisément par l'élargissement des vaisseaux veineux cutanés et sous-cutanés, par la coloration plus vive et l'élévation calorique plus grande de la peau. Toutefois cette hypothèse de Hammond ne me paraît acceptable que sous de grandes réserves. Ne serait-ce pas étrange, par exemple, de ne voir les arthropathies se produire que dans un nombre de cas, relativement très restreint, alors que dans ces maladies du cerveau, l'hypérémie vaso-motrice existe si souvent, pour ainsi dire toujours ? Répondra-t-on que c'est parce que le traumatisme n'a pas eu lieu ou n'a pas l'intensité voulue ? Mais, dans maints cas où l'arthropathie s'était produite, le traumatisme non plus n'avait pas existé ou du moins n'avait été que très insignifiant.

Au reste, je me demande si les arthropathies cérébrales ne relèvent pas plutôt d'une lésion secondaire de la moelle, de l'envahissement de la substance grise par la sclérose descendante des cordons latéraux. Ce qui me suggère cette présomption, c'est la coïncidence de l'arthropathie avec la contracture tardive ; or, il est plus que probable que cette

(1) HAMMOND, *ouvrage cité*; p. 155.

contracture tardive se rattache à la dégénération secondaire des fibres motrices pyramidales qui, rayonnant de la région fronto-pariétale du centre ovale de chaque hémisphère, gagnent la région postérieure du cordon latéral du côté opposé et la région interne du cordon antérieur du côté correspondant, après avoir traversé la capsule interne, au troisième quart postérieur de celle-ci, d'après Flechsig, dans les deux tiers antérieurs, au contraire, d'après Charcot. La sclérose descendante produit-elle la contracture, parce qu'elle est une cause permanente d'irritation, soit pour les cellules motrices des cornes antérieures, soit pour les fibres destinées aux racines antérieures et qui se trouvent en contact des faisceaux dégénérés? La chose est difficile à dire. En tout cas, on peut affirmer avec une quasi-certitude que la contracture tardive dépend d'une sclérose descendante de la moelle dont elle constitue l'expression symptomatique, tandis que l'hémiplégie trahit plus que probablement une lésion de la capsule interne. Or, l'apparition de l'arthropathie coïncidant toujours avec la contracture tardive des membres, n'est-il pas rationnel de se demander si celle-ci comme celle-là n'est pas due à une lésion médullaire, la sclérose descendante envahissant progressivement les cornes antérieures de la substance grise?

B. *Arthropathies chroniques.* — Les lésions articulaires que nous voyons quelquefois se produire dans le cours de l'ataxie locomotrice appartiennent à la forme chronique, arthropathies des ataxiques (Charcot). Elles se manifestent d'ordinaire dans le premier stade de la maladie et plus particulièrement, d'après Charcot, à une époque intermédiaire entre la période dite prodromique et la période d'incoordination.

Son début est brusque, imprévu. Un beau matin, sans cause appréciable, sans qu'il y ait ni traumatisme ni refroidissement, le malade constate une tuméfaction considérable à l'entour de l'articulation, tuméfaction produite par un épanchement séreux dans l'intérieur de l'article (hydarthrose). Il n'y a ni fièvre, ni douleur, ni rougeur. Après quelque temps, deux semaines environ, le gonflement disparaît et l'articulation guérit, c'est la forme bénigne. D'autres fois, des désordres irrémédiables se produisent, des craquements se font entendre dans la jointure ; les cartilages, les ligaments et les extrémités osseuses s'atrophient, d'où résultent des dislocations et des luxations. En règle générale, on peut affirmer que l'ostéite rarifiante forme la lésion fondamentale et caractéristique. D'après Macnamara (1), ces altérations articulaires seraient analogues à celles de l'arthrite sèche ; cependant il existe cette différence capitale, que, dans cette dernière, la production de bourrelets osseux, de stalactites prédomine sur l'atrophie, tandis que l'inverse a lieu dans l'arthropathie ataxique.

Les lieux d'élection sont les genoux, puis, par ordre décroissant de prédisposition, les épaules, les coudes, la hanche et les articulations de la main.

J. Michel (2), dans sa thèse inaugurale, s'est livré à une étude très approfondie des arthropathies qui surviennent dans le cours de l'ataxie locomotrice progressive. Voici ses conclusions :

1° L'arthropathie existe chez les ataxiques ; elle est une complication et non une simple coïncidence.

(1) MACNAMARA, d'après Arnozan, p. 91.
(2) J. MICHEL, *Des Arthropathies qui surviennent dans le cours de l'ataxie locomotrice progressive.* (Thèse de doctorat), 1877.

2° Cette complication présente des caractères anatomiques et cliniques bien tranchés.

3° Ces caractères permettent, dans la grande majorité des cas, de la distinguer facilement des affections articulaires locales et des autres arthropathies dépendant d'une affection générale, particulièrement de celles qui résultent d'une lésion des centres nerveux autres que l'ataxie.

4° Ces lésions articulaires influent peu sur la marche de la maladie première; elles ne présentent qu'une gravité relative, bien moindre que celle d'autres troubles trophiques, l'eschare rapide par exemple chez les hémiplégiques.

5° La lésion médullaire décrite par Charcot (atrophie des cellules des cornes antérieures) est loin d'être constante; elle ne se rencontre que dans la minorité des cas.

6° Ces arthropathies sont sous la dépendance du système nerveux : ou bien c'est la paralysie vaso-motrice, sinon un léger traumatisme, qui produit la cause adjuvante et la cause efficiente; ou bien elles naissent par irritation et exagération de l'acte trophique; ou bien le système nerveux manifeste, dans ces cas, son action par voie réflexe.

Comme on le voit, J. Michel ne résout pas la question du *modus agendi* du mécanisme suivant lequel l'affection spinale détermine la lésion articulaire. Sans avoir la prétention de la résoudre complètement, je crois cependant que nous pouvons faire un pas dans cette voie et sortir du vague dans lequel s'enferme le précédent auteur. Et d'abord, il est difficile de faire entrer en ligne de compte l'acte traumatique, car il existe des cas authentiques d'arthropathies, sans qu'il se soit produit le moindre traumatisme préalable auquel on puisse les rattacher, et sans qu'il y ait ni diathèse goutteuse, ni diathèse rhumatismale. Je me souviens d'avoir vu, un jour, en 1876, à la Salpêtrière, dans le service de Charcot, une femme ataxique qui souffrait de lésions articulaires au genou droit; aucun acte traumatique, aucune expression diathésique quelconque ne put justifier le mal dont elle souffrait. Nous ne pouvons donc pas non plus incriminer une diathèse quelconque.

Volkmann invoque, en vue d'expliquer la genèse des arthropathies ataxiques, les tiraillements, la distension des articulations consécutivement à la maladresse des mouvements exécutés par le patient. Charcot (1) réfute cette manière de voir, se prévalant de ce fait que l'arthropathie peut se développer avant l'apparition de l'incoordination motrice, et quelquefois même sur les membres supérieurs.

Il me paraît plus rationnel d'invoquer, à l'instar de Charcot, l'influence directe du système nerveux ; je dis directe, et non par l'intermédiaire des vaso-moteurs, bien que je n'ose contester l'action adjuvante de ces derniers, mais adjuvante seulement.

Quant à la question de savoir s'il faut mettre en cause soit une exaltation, soit une suppression de l'influence trophique, je n'oserais me prononcer, faute de faits précis, ni pour l'une ni pour l'autre de ces hypothèses.

Charcot a cherché à localiser le foyer causal, le point de départ des arthropathies ataxiques. D'après lui, il faudrait incriminer les grandes cellules nerveuses des cornes antérieures et particulièrement les cellules du groupe externe. Cette manière de voir, Charcot l'appuie sur trois observations personnelles et une quatrième de Westphal. Mais, comme le fait remarquer Michel dans sa cinquième conclusion,

---

(1) CHARCOT, *Leçons sur les maladies du système nerveux;* t. II, 1er et 2e fascicules, p. 58.

l'atrophie des cellules des cornes antérieures est loin d'être constante; dans un cas notamment, Charcot ne parvint à constater rien autre chose qu'une altération des ganglions spinaux, et dans un autre, Joffroy trouva uniquement des lésions du côté des filets articulaires du genou. Cette localisation variable des lésions originelles ne tendrait-elle pas à prouver que l'arthropathie, qui survient dans l'ataxie locomotrice, ne relève pas d'une lésion unique, invariablement la même, mais qu'elle peut se développer à la suite de lésions qui portent soit sur les centres trophiques des articulations, soit sur les organes de transmission, c'est-à-dire sur la moelle, les ganglions spinaux ou les nerfs périphériques.

La théorie de Buzzard (1) — citons la brièvement — est plus ingénieuse que vraisemblable. D'après cet auteur, les arthropathies ataxiques relèvent d'une lésion de la moelle allongée, au voisinage du noyau de la dixième paire, où résident les centres trophiques du système osseux et articulaire. Il base son opinion sur la coexistence fréquente des arthropathies et des douleurs gastriques; or celles-ci dépendent, à son avis, d'une sclérose des fibres radiculaires du pneumogastrique. Sans entrer dans la question de savoir si les crises gastriques dépendent réellement d'une altération du nerf vague, ou bien si elles reconnaissent la même origine que les douleurs fulgurantes du tronc et des membres, c'est-à-dire la sclérose des bandelettes externes des faisceaux postérieurs, contentons-nous de faire remarquer que l'hypothèse de Buzzard, n'a jamais été, que je sache, sanctionnée par l'examen anatomo-pathologique.

(1) BUZZARD, d'après ARNOZAN, ouvrage cité; p. 93.

CHAPITRE XVIII.

SOMMAIRE : Influence du système nerveux sur la nutrition du tissu cardiaque. — Maladies cardiaques à la suite de lésions pathologiques chez l'homme. — Difficultés de faire la part de l'élément nerveux. — Lésions expérimentales, Rossanoff, Eichhorst Soltmann et Wassilieff. — La section ou l'excision des nerfs pneumogastriques détermine des altérations cardiaques. — Troubles fonctionnels et anatomiques du cœur chez le pigeon, le lapin. — Pathogénie : hypothèses a) de l'inanition; b) de l'abaissement de la température; c) de la gêne respiratoire. — Travaux de Frankel. — Formation de la graisse au dépens de l'alimentation albuminoïde et au dépens de l'albumine des tissus. — La raréfaction de l'oxygène produit-elle la stéatose parenchymateuse? — Opinion de Rosenthal, Voit, Rauber et Valentin sur la diminution de l'oxygène à la suite de la section du nerf vague; — d) de l'accélération et de l'irrégularité des battements cardiaques. — Expériences de v. Bezold, Bloebaum et Eichhorst. — Hypothèse d'Eichhorst. — Y a-t-il irritation ou suppression de l'influence trophique? — Dégénérescence graisseuse à la suite d'irritations (Wassilieff). — Conclusions.

Il n'est pas douteux que les lésions nerveuses puissent retentir sur le cœur et le troubler non seulement dans ses propriétés fonctionnelles, mais encore dans sa structure intime. La clinique nous en fournit des exemples nombreux qui, pour la plupart, concernent la paralysie bulbaire et les affections du pneumogastrique. D'après Botkin, les altérations musculaires que subit l'organe central de la circulation, dans l'anémie pernicieuse, dépendraient aussi d'une altération du système nerveux central, celle-ci, d'après l'illustre clinicien de St-Pétersbourg, constituant le substratum anatomique de l'anémie pernicieuse. Nous n'aurions que l'embarras du choix si nous voulions citer les exemples les plus intéressants. Contentons-nous de résumer celui qui est publié par Riegel (1). Il s'agit d'un serrurier de 53 ans atteint d'une forte dyspnée. Les poumons n'offraient rien d'anormal, sauf un léger catarrhe bronchique. Le cœur était fortement accéléré et le pouls à peine perceptible. La matité n'avait pas augmenté dans le sens transversal. Les sons étaient restés purs quoique très affaiblis. Les autres organes étaient intacts. A l'autopsie, Riegel trouva le cœur augmenté de volume, le ventricule gauche considérablement distendu, les parois épaissies et les valvules intègres. Les poumons renfermaient des infarctus, les glandes bronchiques étaient tuméfiées, le pneumogastrique gauche entièrement comprimé par une tumeur lymphatique. La partie inférieure de ce nerf était dégénérée.

Quant à la question de savoir si, dans ces différentes affections cliniques et dans l'observation de Riegel en particulier, l'altération des muscles cardiaques dépend directement de la lésion nerveuse, et jusqu'à quel point elle en dépend, je ne crois pas que la clinique seule puisse suffire à nous donner une réponse exacte, car les cas sont d'ordinaire trop compliqués et, partant, la filiation des troubles morbides difficile à saisir. Il faut donc de toute nécessité s'adresser à l'expérimentation.

Rosanoff (2) est un des premiers qui soit entré dans cette voie et, dans sa dissertation sur les effets consécutifs à la double section du pneumogastrique chez les grenouilles, il s'exprime comme suit : « L'activité du cœur se relâche

(1) RIEGEL, Berlin Klinische Wochenschrift, 1875, n° 31.
(2) ROSANOFF, d'après WASSILIEF, Die trophischen Beziehung, d. Nervi vagi zum Herzmuskel. (Zeitschrift für klinische Medicin; herausgegeben von FRERICHS u. LEYDEN, Berlin, 1881, Bd III, 2ᵗˡᵉ Helft, p. 324.)

longtemps après la section du pneumogastrique et ce relâchement dépend probablement de la dégénérescence graisseuse que le microscope révèle dans les muscles cardiaques. »
Dans ces dernières années, des expériences plus nombreuses et plus précises ont été instituées par Eichhorst (1) Soltmann (2) et Wassilieff (3). Ces expériences du plus haut intérêt paraissent devoir ouvrir un horizon nouveau à l'étude pathogénique des affections cardiaques. Tous les animaux auxquels est faite la double section du pneumogastrique ne succombent pas fatalement à l'inflammation pulmonaire. Il en est, les pigeons notamment, chez qui, grâce à certaines particularités anatomiques, les poumons restent intacts. Toutefois, le dénoûment fatal, pour être plus tardif, ne succède pas moins à l'opération, déterminé qu'il est, dans ces conditions, par la paralysie cardiaque; or cette paralysie du cœur, les expériences des précédents auteurs en font foi, trouve sa raison d'être dans les altérations de structure qu'éprouve cet organe. Résumons brièvement ces expériences et tâchons de découvrir la raison pathogénique des altérations anatomiques qu'elles entraînent.

Eichhorst ne se contente pas d'une simple section, mais excise le plus souvent une portion de 2 à 3 centimètres des deux nerfs vagues, tantôt immédiatement au-dessous de la tête, tantôt au milieu du cou. La différence du lieu d'opération n'a d'ailleurs aucune importance au point de vue du résultat final.

La respiration accuse une angoisse instantanée, ses mouvements s'accompagnent d'efforts violents et saccadés, ils

---

(1) Eichhorst, *Die troph. Beziehungen der Nervi vagi zum Herzmuskel.* Berlin, 1879.
(2) Soltmann, *Breslauer ärztl. Zeitschrift,* 1879, nº 1.
(3) Wassilieff, *Zeitschrift,* etc., p. 317-356.

se ralentissent au point de n'être plus qu'au nombre de 20, 10 et fréquemment de 5 seulement, alors qu'à l'état normal ils sont de 40 à 60. Les battements du cœur prennent une rapidité extraordinaire, souvent telle qu'on éprouve un véritable embarras pour les compter ; le minimum des pulsations observées par Eichorst est de 250; or, à l'état normal, la moyenne n'est que de 150, chez les pigeons bien entendu ; les expériences faites sur cet oiseau nous intéressent seules pour le moment. D'autres symptômes encore se manifestent, entre autres, la difficulté d'avaler et la salivation, mais leur importance n'est que très secondaire ; d'ailleurs, ils n'ont rien de constant. Remarquons que ces différents phénomènes dépendent principalement de la section du pneumogastrique droit. Pour ce qui concerne l'action suspensive exercée par ces nerfs sur le cœur, nous savons, grâce aux travaux de Arloing et Tripier, grâce surtout aux recherches antérieures à ces derniers, faites par notre compatriote M. Masoin (1), qu'une différence notable existe entre le nerf vague gauche et le droit, entièrement en faveur de celui-ci.

Dès le second jour, les troubles fonctionnels s'amendent, les pulsations cardiaques et la respiration reprennent leur type normal. Mais cette amélioration n'est qu'apparente et trompeuse : d'ordinaire, et on peut dire toujours, quand il s'agit d'une excision et non d'une simple section, l'oiseau succombe vers la fin du premier septenaire, souvent même au milieu des meilleures apparences de santé.

Les lésions de la broncho-pneumonie qui surviennent, comme nous verrons dans le chapitre suivant, chez la plupart des animaux mammifères, font absolument défaut

(1) MASOIN, *Expériences concernant l'action suspensive différente des deux nerfs pneumogastriques sur le cœur*, 1872.

chez les oiseaux, tout au plus constate-t-on, d'après quelques auteurs, une hypérémie pulmonaire. Eichhorst n'a jamais trouvé celle-ci, et il en est de même des autres organes; tous conservent l'intégrité de leur structure, le cœur seul fait exception.

A l'œil nu, les muscles cardiaques ont tantôt un aspect absolument normal, tantôt ils sont pâles et d'une friabilité plus grande, tantôt encore, et c'est ce qui arrive le plus fréquemment, la pâleur et la friabilité s'accompagnent d'une coloration jaunâtre en forme de stries où de tâches visibles à la surface tant interne qu'externe, ainsi qu'aux surfaces de section. Ces anomalies sont le plus prononcées au ventricule gauche et au septum ventriculaire; elles présentent d'ailleurs des degrés variables; ainsi les taches peuvent atteindre la grandeur d'une lentille, et les stries se disposent quelquefois en forme d'un réseau finement strié.

Les altérations étudiées au microscope sont plus intéressantes : elles sont très prononcées, même dans les cas où l'œil nu est incapable de dévoiler la moindre modification. Les faisceaux musculaires, en nombre variable, présentent la dégénérescence graisseuse. Il s'y accumule des granulations de graisse souvent très volumineuses, prenant une coloration noire très intense sous l'action de l'acide osmique. La striation transversale a disparu. Les noyaux, contrairement à ce que nous avons vu pour les amyotrophies d'origine nerveuse, ne prolifèrent pas; ils semblent, au contraire, s'atrophier et se détruire. Le tissu interstitiel, lui aussi, ne participe pas au processus morbide. Ces lésions ne sont, par conséquent, pas identiques à celles que présentent les muscles de la vie de relation, dans les mêmes conditions.

Des altérations analogues peuvent s'observer chez d'autres animaux, chez les lapins notamment. Quant on réussit chez ces derniers à éviter la broncho-pneumonie, soit par la trachéotomie préalable et l'application exactement faite de la canule trachéale contre les parois internes de la trachée (Eichhorst), soit en maintenant forcément l'animal dans la position dorsale (Steiner) (1), de façon, par l'un comme par l'autre procédé, à empêcher l'introduction de substances salivaires dans les voies aériennes, on voit survenir des accidents cardiaques auxquels l'animal finit par succomber fatalement, et à l'autopsie le microscope trahit des altérarations manifestes dans les muscles du cœur. La striation transversale est presque entièrement perdue, le contenu protoplasmatique s'est coagulé et segmenté en petites masses fort irrégulières et de volume variable, le contenu de chaque fibrille ne se présente plus sous forme d'une ligne droite, mais il est irrégulier et bosselé; les noyaux ne se sont pas multipliés et nulle part il n'existe la moindre trace qui dénote l'existence d'un processus phlegmasique. Telles sont les lésions cardiaques constatées par Eichhorst chez le lapin ; il ne s'agit donc pas d'une dégénérescence graisseuse comme chez les oiseaux, et rien n'autorise, dit le même auteur (2), à présumer qu'elle se fût développée, si la mort eût pu être retardée davantage. D'après Wassilieff (3), au contraire, la dégénérescence graisseuse existe presque constamment. Voilà donc un point qui est encore en litige.

Différentes hypothèses ont été émises pour expliquer la dégénérescence graisseuse que la double section des nerfs

---

(1) STEINER, *Ueber partielle Nervend*, etc. (*Arch. f. Anat. und Phys.* 1878.) Voir aussi WASSILIEFF, *loco citato*, p. 326.

(2) EICHHORST, *ouvrage cité*; p. 29.

(3) WASSILIEFF, *ouvrage cité*; p. 327 et suiv.

vagues entraîne dans le tissu musculaire du cœur : 1° l'ina‑
nition; 2° le refroidissement; 3° la gêne respiratoire et la
diminution de l'oxygène absorbé qui en résulte; 4° l'accélé‑
ration, l'irrégularité des battements cardiaques, les lésions
du cœur étant une simple conséquence des troubles fonc‑
tionnels; 5° la suppression de l'influence trophique exercée
par le système nerveux.

1° Wassilieff, après avoir institué ses premières expé‑
riences, opta pour l'hypothèse de l'inanition (1). Le pigeon,
en effet, ne mange plus d'ordinaire, quand on lui a coupé
les pneumogastriques, et encore les quelques aliments
qu'il accepte ne descendent pas dans l'estomac, par suite
de la paralysie des premières voies digestives. A l'appui
de son opinion, Wassilieff invoqua les faits observés par
Falk, Manassein et lui-même, faits qui tendent à démontrer,
qu'à la suite d'une diète prolongée, le cœur des animaux
et des pigeons notamment subit la dégénérescence grais‑
seuse. Nous voyons Wassilieff abandonner plus tard cette
hypothèse, car, comme il le dit lui-même, « les recherches
ultérieures instituées, les unes sur des pigeons soumis sim‑
plement à la diète, les autres sur des pigeons auxquels
les nerfs vagues avaient été coupés, m'ont appris que la
dégénérescence graisseuse du muscle cardiaque survint plus
vite et était plus prononcée dans les dernières expériences
que dans les premières, d'où il résulte que la section des
nerfs n'est pas par elle-même indifférente au précédent
processus morbide (2). »

2° Quant à l'hypothèse de l'abaissement de la tempéra‑

---

(1) WASSILIEFF, *St-Petersburger med. Wochenschr.*, n° 7, 1879. (Voir
aussi *Wiener med. Woch.*, n° 19, 1879, p. 526.)
(2) WASSILIEFF, *Zeitschrift für klin. Med.* etc., p. 336.

ture qu'éprouve souvent l'animal à la suite de l'opération, abaissement de température résultant du défaut de mouvements musculaires (Adamkiewicz), du rayonnement plus grand de la chaleur interne par suite de l'extension forcée qu'on imprime au lapin pour le lier dans la position convenable (Wassilieff), de l'irritation des filets sensitifs de la peau (Horwath), je crois que nous pouvons la passer sous silence, n'étant appuyée par aucune raison sérieuse.

3° Voyons maintenant la 3e hypothèse : faut-il incriminer la gêne respiratoire? Les partisans de l'affirmative se prévalent des travaux de Frânkel (1), d'après lesquels il semblerait résulter que, lorsque l'apport d'oxygène dans les tissus de l'économie diminue, ces tissus subissent la dégénérescence graisseuse. Arrêtons-nous quelques instants devant cette ingénieuse et savante théorie.

Nous savons aujourd'hui, grâce aux nombreuses recherches biologiques faites dans ces derniers temps, et tout particulièrement par l'école de Munich, que la graisse, aussi bien celle qui est déposée dans la trame des organismes supérieurs que celle qui se décompose, se dédouble sans cesse sous l'action vitale des cellules (Voit), trouve sa source formatrice bien plus dans l'alimentation albuminoïde que dans les hydrocarbures et même dans les graisses ingérées en nature. Liebig avait déjà entrevu la possibilité de cette métamorphose, se basant sur ses recherches chimiques, dans lesquelles il parvint à produire des acides gras par fermentation de matières albuminoïdes ou en faisant agir sur ces dernières des agents destructeurs, la potasse, par exemple, sur la caséine. D'ailleurs la démonstration directe

(1) FRANKEL, *Archiv für pathol. Anat.; von* VIRCHOW, 1876, LXVII Bd, p. 273-327.

n'a pas fait défaut. Voit et Pettenkoffer soumirent deux chiens au régime exclusif de la chair musculaire à haute dose, et trouvèrent, en mettant en regard la quantité d'azote et de carbone excrétée par les urines, les selles et la respiration de celle qu'avait contenue l'alimentation donnée, que, dans le premier cas, 14 % de carbone était retenu dans l'économie sous forme de 57 grammes de graisse, c'est-à-dire que 9 % de l'albumine s'était converti en graisse, dans le second cas, 18 % de carbone était resté sous forme de 58 grammes de graisse, c'est-à-dire que 12 % de l'albumine s'était converti en graisse (1). Kemmerich (2) constata que le lait d'une chienne, qu'il avait privée, autant que faire se pouvait, de graisses et d'hydrocarbures, renfermait, pendant les vingt-deux jours que dura l'expérience, 68 grammes plus de graisse que celle fournie par l'alimentation. L'expérience de Hoffmann (3) est tout aussi convaincante. Il dépose des œufs de vers à soie dans une certaine quantité de sang défibriné, après avoir exactement évalué le contenu graisseux et des œufs et des nerfs. Les vers qui ne tardèrent pas à se produire, après quelque temps, renfermaient 0,6328 grammes de graisse ; or, la quantité de graisse renfermée par les œufs et le sang absorbé ne s'élevait pas à plus de 0,0599 grammes. Ces exemples suffisent pour nous autoriser à considérer comme une vérité définitivement établie la production de la graisse animale aux dépens de l'alimentation albuminoïde. L'albumine des aliments, après avoir subi un travail d'élaboration qui en assure la solubilité et la diffusibilité, passe dans les différents liquides nourriciers

---

(1) VOIT, *Handbuch der Physiologie; von* HERMANN, VI Bd, 1ster Theil, p. 250,
(2) KEMMERICH, *Centralblatt für die med. Wissenschaft.*, 1867, p 127.
(3) HOFFMANN, *Zeitschrift für Biologie*, 1872, VIII, Bd, p. 159.

de l'économie. Cette albumine de circulation (*Circulirendes Eiweiss*), quand elle n'est pas destinée à s'organiser (*organ Eiweiss*) en vue de réparer l'usure des organes ou d'accroître les tissus, cette albumine de circulation, dis-je, se dissocie et se dédouble, sous l'action vitale des éléments anatomiques, en divers fragments, dont les uns contiennent de l'azote, dont les autres, au contraire, en sont dépourvus. Les produits azotés s'éliminent par différentes voies sous forme d'urée, d'acide urique ou d'autres dérivés analogues ; les produits non azotés continuent à se décomposer et finissent par se transformer, l'oxygène aidant, soit en graisse, soit en eau et acide carbonique. Le dédoublement se termine de préférence par des produits graisseux, lorsque la quantité d'oxygène est diminuée au sein de l'économie, car la graisse est un produit d'oxydation moins élevé que l'eau et l'acide carbonique. Nous ne voulons pas dire par là que l'oxygène de l'économie est l'acteur principal dans les opérations physico-chimiques de la nutrition ; comme nous l'avons dit dans le premier chapitre, il n'y joue qu'un rôle absolument accessoire. Une autre circonstance, non moins favorable à la production de la graisse, consiste dans l'affaiblissement de l'énergie tropho-plastique des cellules organisées ; cet affaiblissement vital agit non seulement en diminuant le pouvoir assimilateur de ces éléments, et partant, en augmentant la masse d'albumine circulante, mais aussi et plus encore, à mon avis, en diminuant leur pouvoir désassimilateur. Nous avons vu, en effet, au commencement de cette étude, que c'est dans la cellule vivante elle-même que réside la force désassimilatrice, la faculté de décomposer, de brûler, pour parler un langage fréquemment employé, quoiqu'il soit impropre, de brûler, dis-je, les ali-

ments non assimilés. Plus cette force dégénère et plus aussi
le dédoublement, au lieu de produire des produits ultimes,
s'arrêtera à des produits moins avancés. La métamorphose
graisseuse ne nécessite pas, il s'en faut, un travail de dissociation aussi énergique que la production de l'eau et de
l'acide carbonique.

La formation de la graisse aux dépens des principes
albuminoïdes n'a rien d'anormal, aussi longtemps du moins
que la polysarcie n'est pas poussée jusqu'à l'extrême et ne
devient pas une gêne pour le fonctionnement des organes
dans les interstices desquels la graisse se dépose. Il n'en est
pas de même quand la graisse se développe aux dépens de
l'albumine organisée, quand le protoplasma des cellules
ou des fibres perd sa composition azotée et subit la stéatose :
il s'agit alors d'un état franchement pathologique. A Rein-
hard, Virchow et Vogel revient le mérite d'avoir les premiers attiré l'attention sur la dégénérescence graisseuse
parenchymateuse, non seulement des organes normaux,
mais aussi des tissus pathologiques. Voici comment Virchow (1) résume un travail des plus intéressants inséré
dans le premier tome de ses *Archives* :

a) Les cellules qui ont atteint un certain âge renferment
de la graisse à l'état granuleux ;

b) Cette apparition de graisse à l'état granuleux dénote
chez les cellules et les fibres un stade déterminé de développement qui, le plus souvent, se trouve immédiatement
suivi de leur destruction spontanée ;

c) Certaines anomalies nutritives, soit un défaut, soit un
excès de nutrition, favorisent ce développement et cette
régression ;

(1) *Virchow's Archiv.* p. 147, Band. I.

d) Ceux-ci prennent leur point de départ dans le contenu des cellules, dans les noyaux ou dans les nucléoles.

D'après Fränkel, comme d'après Voit, l'albumine vivante ou organisée n'est décomposable qu'à la condition de passer à l'état de mort ou de circulation. D'après Fränkel, albumine vivante et albumine organisée sont deux expressions synonymes. Il appelle albumine morte celle qui n'est pas parvenue à l'état d'organisation, soit qu'elle provienne directement des aliments ingérés, soit qu'elle constitue déjà un produit de désassimilation des tissus; c'est l'albumine qualifiée de circulante par Voit, de Munich. Or, l'albumine vivante ou organisée se transforme en albumine morte (*abgestorbenes Eiweiss*) ou en albumine circulante (*Circulerendes Eiweiss*), et celle-ci se décompose, se dédouble rapidement, toujours d'après Fränkel, si la quantité d'oxygène vient à diminuer au sein de l'économie. En expérimentant sur des chiens soumis à la diète, et chez lesquels l'introduction de l'air était considérablement diminuée par suite de l'application de la canule trachéale de Trendelenbourg, l'auteur allemand réussit à recueillir, après six heures, 17 grammes d'urée, au lieu de 9 grammes. Ce dernier chiffre est celui qu'il obtenait lorsque l'animal, *cœteris paribus*, conservait sa respiration intacte. C'est aussi grâce à la pénurie d'oxygène que les produits non azotés, provenant de la décomposition de l'albumine organisée, passent à l'état graisseux et non pas à l'état d'eau et d'acide carbonique, et cela d'après le même mécanisme que celui que nous avons invoqué pour la transformation physiologique de l'albumine circulante en graisse.

La raréfaction d'oxygène serait la cause prochaine, immédiate de la stéatose parenchymateuse du cœur qui sur-

vient à la suite de divers processus pathologiques autres que
celui qui provoque de la gêne respiratoire. L'empoisonnement par le phosphore et l'arsenic, l'élévation de la température dont les résultats désastreux ont été constatés expérimentalement par Litten (1) sur les dauphins, et cliniquement par Liebermeister (2) sur des sujets fébriles; les
saignées, faites à des chiens par Tschudnowsky, Tolmat-
scheff et Perl (3), ne paraissent pas agir autrement, au témoignage de Fränkel, qu'en déterminant un appauvrissement
d'oxygène. Nous savons en effet, grâce aux recherches de
M. Schultze (4) et d'autres, que l'élévation de la température, aussi bien que les pertes sanguines et les empoisonnements par le phosphore ou l'arsenic, diminue la quantité des globules rouges; or, les globules rouges sont les vé-
hicules de l'oxygène : ils transportent celui-ci dans tous les
coins et replis de l'économie. Mais cela suffit-il pour légitimer
l'affirmation de Fränkel et pour faire croire que la diminution de l'oxygène produit directement la stéatose parenchymateuse du cœur? Je ne le crois pas. Pourquoi le
phosphore et l'arsenic n'agiraient-ils pas plutôt en empoi-
sonnant directement les cellules vivantes elles-mêmes?
Pourquoi les pertes sanguines n'agiraient-elles pas en diminuant la masse d'albumine circulante et, par conséquent,
en sollicitant la destruction de l'albumine organisée? Enfin
pourquoi l'hyperthermie n'agirait-elle pas dans les maladies

---

(1) LITTEN, *Ueber die Enwirkung erhohter Temperaturen auf den
Organismus.* (*Virchow's Archiv*; 70 Bd, p. 10.)

(2) LIEBERMEISTER, *Ueber die Wirkungen der febrilen Temperaturs-
teigerung.* (von *Ziemssen's Deuts. Archiv für klin. Medizin*, I Bd,
p. 208, 461, 543.)

(3) PERL, *Virchow's Archiv*; 59 Band, p. 39.

(4) SCHULTZE, *Archiv für mikroskopische Anatomie*; I Band, p. 1.

fébriles, comme Friedreich (1) incline à le croire, par l'action toxique des. matières pyrogènes? Aussi Voit (2) me paraît avoir grandement raison quand il dit que la diminution de la quantité d'oxygène est très probablement étrangère au dépérissement, à la liquéfaction graisseuse de l'albumine organisée qui survient dans le cours de différentes maladies; ce dépérissement, cette liquéfactioa reconnaissant, d'après l'éminent biologiste allemand, d'autres causes qui sont inhérentes à ces états pathologiques. Au surplus, pour en revenir à la dégénérescence graisseuse du cœur consécutive à la double section du pneumogastrique, avant qu'on ait le droit d'accuser une disette d'oxygène, il faut d'abord se demander si réellement l'opération précédente entraîne une diminution dans l'absorption de l'oxygène; or, cette question est très contestée et même des auteurs autorisés la tranchent par la négative. Les échanges gazeux opérés dans l'acte respiratoire ne paraissent guère se modifier quand on permet à l'animal de respirer librement en lui faisant au préalable la trachéotomie. Rosenthal (3) a conclu, de ses expériences faites sur le lapin, qu'après la section des pneumogastriques la quantité de gaz inspiré est la même que dans l'état normal; ce que les poumons perdent par la moindre fréquence des mouvements respiratoires, ils le regagnent par la plus grande profondeur de chaque inspiration. Voit et Rauber ont précisé davantage encore : ils ont trouvé qu'après la section des nerfs vagues, chez les lapins, aucun changement ne se produisait ni dans l'absorption de l'oxygène, ni dans l'inhalation de l'acide car-

(1) FRIEDREICH, *Sammlung klinischer Vorträge*, 1874, n° 75.
(2) VOIT, *Hermann's Handbuch der Physiologie*, Bd VI, Theil I, p. 307.
(3) ROSENTHAL, d'après EICHHORST, etc., p. 21.

bonique. Valentin (1) est arrivé à des conclusions analogues
à la suite d'expériences identiques aux précédentes. D'après
cet auteur, que l'animal soit trachéotomisé ou non, la
quantité d'oxygène absorbé, mais surtout la quantité d'a-
zote et de vapeur d'eau exhalée, n'est pas seulement restée
normale, comme dans les expériences des précédents auteurs, mais elle est augmentée, tandis que l'exhalation d'a-
cide carbonique est moindre qu'à l'état normal. Par conséquent, si les données fournies par Fränkel sont même
vraies, il est superflu de les invoquer lorsqu'il s'agit de se
rendre compte des altérations du cœur consécutives à la
double section des pneumogastriques, puisque dans ces
expériences l'absorption du gaz vital n'est en rien modifiée
au sein de l'économie.

4° Que penser de l'accélération, de l'irrégularité des battements cardiaques comme cause pathogénique?

A Ed. Weber revient l'honneur d'avoir découvert dans le
nerf vague un nerf modérateur du cœur, et Waller a trouvé
que cette action modératrice n'appartient pas en propre à
ce nerf lui-même, mais à la branche interne de Willis.
Chez le lapin, un rameau sensitif naissant du tronc du
pneumogastrique et du rameau laryngé supérieur, joue,
d'après E. Cyon, ce rôle suspensif; c'est le nerf dépresseur
du cœur. L'accélération des battements cardiaques, après
la section des pneumogastriques, reconnaît probablement
une double cause : d'un côté l'action modératrice, exercée
par la moelle allongée, est supprimée et le cœur n'obéit
plus qu'à l'influence excito-motrice, libre de tout frein, qui
émane de la moelle épinière et du grand sympathique;

(1) VALENTIN, d'après LONGET, *Traité de physiologie*, t. III, p. 507
(note.)

d'un autre côté, opinion invoquée peut-être à tort, par
beaucoup d'auteurs (1), la section du pneumogastrique
cervical paralyse un nombre plus ou moins grand de vaso-
moteurs qui se rendent par ce nerf aux vaisseaux pulmonaires, d'où résulte la distension de ces vaisseaux et le passage plus facile du courant sanguin ; le cœur devant, de
ces chefs, déployer moins de force et devant envoyer une
plus grande quantité de sang aux poumons, bat plus faiblement et plus vite. Mais l'accélération et l'irrégularité des
battements cardiaques peuvent-elles produire la dégénérescence musculaire ou autres lésions de structure dans le
tissu musculaire du cœur ? Je ne le crois pas. Certes, je ne
conteste pas, quoique la clinique ne soit pas encore à même
de nous en fournir une preuve décisive, que, chez l'homme,
le trouble fonctionnel ne puisse par lui-même amener à la
longue un désordre nutritif dans les muscles du cœur ; mais
combien de fois cela arrive-t-il ? Très rarement, et encore
faut-il que le trouble fonctionnel date de loin. Or, après la
double section du pneumogastrique, le désordre fonctionnel est passager, et chez l'oiseau nous l'avons vu se
dissiper dès la fin du premier jour, ou tout au plus tard le
surlendemain. Au reste, nous pouvons invoquer d'autres
preuves encore pour réfuter cette hypothèse. Des expériences instituées par von Bezold et Bloebaum (2), il
résulte que l'atropine exerce une action paralysante sur
le pouvoir modérateur du pneumogastrique ; il est pro-

(1) Nous verrons, dans le chapitre suivant, qu'il est plus que probable
que les nerfs vaso-moteurs, destinés aux poumons, ne passent pas par
les pneumogastriques.

(2) v. BEZOLD et BLOEBAUM, *Ueber die physiologischen Wirkungen
des schwefelsauren Atropins.* (*Untersuchungen aus d. phys. Lab. in
Würzburg*, Heft 1, p. 27 et suiv., 1867.)

bable, aussi, comme quelques-uns le prétendent, que l'atropine agit sur le cœur en excitant le grand sympathique. Eichhorst, en injectant par la méthode sous-cutanée du sulfate d'atropine, trois fois par jour chez des oiseaux, le matin à 10 heures, plus tard à 12 heures, chaque fois gr. 0,0005, et la dernière fois à 5 heures du soir, gr. 0,001, provoqua pendant dix jours une accélération des battements du cœur; au lieu de 150 battements qui représentent le chiffre de la moyenne, il parvint à en produire 300 ou 350 et même 400 à la minute. Or, jamais, dans aucune expérience, l'autopsie, faite après dix jours, ne permit de découvrir la moindre lésion cardiaque.

Nous pouvons donc conclure que la double section du pneumogastrique ne détermine pas les altérations cardiaques en vertu de l'accélération et de l'irrégularité des battements, pas plus qu'en produisant la gêne respiratoire, et puisque ni l'inanition, ni le refroidissement, ni aucune autre cause ne peuvent être incriminées davantage, il ne reste plus qu'à recourir à l'hypothèse d'Eichhorst (1) qui les rattache à la suppression de l'influence nutritive exercée, à l'état normal, par les pneumogastriques sur la structure intime du cœur.

Que cette intervention se fasse directement, immédiatement et non par l'intermédiaire des vaso-moteurs, cela n'est pas douteux, puisque l'examen microscopique ne trahit jamais ni des modifications dans le calibre des vaisseaux sanguins, ni des altérations de structure dans les parois de ces derniers; on n'a jamais constaté la moindre trace de diapédèse. D'ailleurs, l'atropine qui n'est pas sans action sur les vaso-moteurs n'entraîne jamais des altérations analogues à celles que je viens de décrire.

(1) EICHHORST, *ouvrage cité;* p. 24.

J'incline également à souscrire aux idées d'Eichhorst, concernant l'existence de fibres trophiques spéciales, quoiqu'il soit difficile de se prononcer définitivement, à ce sujet, dans la question actuelle. La conservation de l'intégrité du cœur, malgré la paralysie des fibres motrices, sous l'influence de l'atropine, à dose toxique, ne me paraît pas une preuve aussi décisive que le croit Eichhorst; elle prouve tout au plus que la conductibilité motrice et l'action trophique sont deux propriétés entièrement distinctes et indépendantes, se conduisant différemment vis-à-vis de l'atropine. Mais on ne peut pas en conclure que ces deux propriétés soient incompatibles dans une seule et même fibre nerveuse.

Quant à la question de savoir si cette action trophique est de nature excitatrice ou modératrice, ou bien excitatrice et modératrice à la fois, suivant la nature et la dignité des éléments anatomiques (cette dernière hypothèse nous l'avons admise comme très vraisemblable pour les muscles de la vie de relation), c'est difficile à dire, bien que l'absence de toute lésion inflammatoire semble plaider plutôt en faveur d'une action exclusivement excitatrice. Mais, il est nécessaire de contrôler ces résultats avant de tirer une conclusion définitive; car on peut se demander, et non sans motifs, si au moment de l'examen microscopique le stade inflammatoire n'était pas déjà complètement épuisé, un processus passif s'étant substitué à un processus actif, d'autant plus que Wassilieff (1), dans l'examen microscopique, fait chez les lapins, a constamment observé une tuméfaction parenchymateuse.

Quoi qu'il en soit, nous pouvons affirmer avec certitude

(1) N.-P. WASSILIEFF, *Zeitschrift*, etc., p. 328.

que, dans les expériences instituées par les auteurs, la dégénérescence graisseuse du cœur est le résultat de l'absence d'action des pneumogastriques et non pas celui de l'irritation que subissent ces nerfs dans leur propriété de transmettre l'influence trophique des centres nerveux. Il est vrai que Wassilieff, en soumettant les pneumogastriques à différentes espèces d'irritation, en vue d'y déterminer une névrite circonscrite, a presque toujours vu le cœur présenter, à peu de chose près, les mêmes lésions qu'après une section complète. Mais, dans ces cas, un plus ou moins grand nombre de fibres nerveuses avaient été détruites, et plus grand était le nombre de fibres détruites, mieux les conditions de la section complète avaient été remplies, et plus aussi la dégénérescence graisseuse était précoce et développée.

Conclusions : 1° La physiologie expérimentale est seule capable jusqu'ici, quoique incomplètement encore, d'élucider la question pathogénique des affections cardiaques que la clinique nous présente comme complications fréquentes des lésions nerveuses soit centrales, soit périphériques.

2° A la double section des pneumogastriques, succède toujours chez les oiseaux, et quelquefois chez d'autres animaux si, en la pratiquant on prend certaines précautions, non seulement des troubles fonctionnels, mais aussi des lésions de structure, du côté de l'organe central de la circulation. Ces lésions de structure consistent d'ordinaire en une dégénérescence graisseuse du tissu musculaire, à laquelle succède inévitablement la mort par paralysie cardiaque.

3° La cause pathogénique de cette dégénérescence grais-

(1) WASSILIEFF, *Zeitschrift*, etc., p. 346 et suiv.

seuse ne se trouve ni dans l'inanition, ni dans l'élévation
de la température, ni dans la gêne respiratoire, ni dans
l'accélération et l'irrégularité des battements cardiaques.

4° Elle réside probablement dans la suppression de l'influence trophique, exercée par le système nerveux sur la
nutrition du cœur, directement et non par l'intermédiaire
des vaso-moteurs.

5° Quant à la question de savoir si l'influence trophique
se transmet par des fibres spéciales, et si elle est de nature
excitatrice ou modératrice, ou bien de l'une et de l'autre à
la fois, suivant qu'il s'agit de tel ou tel élément anatomique,
il n'est pas possible de la résoudre, dans l'état actuel de nos
connaissances, à moins de vouloir l'affirmer sans preuves à
l'appui.

CHAPTRE XIX.

SOMMAIRE : Influence trophique du sytème nerveux sur le
tissu pulmonaire. — Altérations pulmonaires consécutives
à la double section des pneumogastriques. — Description
de ces lésions anatomiques. — Discussion pathogénique :
1°) Rétrécissement de la glotte. — 2°) Action mécanique ou
théorie de Traube. — Principaux arguments à l'appui. —
Objections.— 3°) Paralysie des fibres vaso-constrictives ou
irritation des vaso-dilatateurs. — Objections. — Fausse interprétation des expériences de Genzmer et de Schiff. —
4°) Paralysie des fibres lisses. — 5°) Troubles cardiaques.
— 6°) Théorie de M. Boddaert. — 7°) Caillots sanguins. —
8°) Théorie de Vulpian ou suppression de l'influence trophique. — Desiderata. — Pneumonies chez l'homme : —
1°) d'origine cérébrale. — Indépendance de toute action
nerveuse. — 2°) d'origine spinale. — Voies suivant lesquelles les lésions spinales retentissent sur le tissu pulmonaire. — Influence vaso-metrice; objections. — Suppression de l'influence directe. — Théorie de Fernet. — Conclusions.

Les altérations pulmonaires, consécutives à la double sec-

tion des nerfs vagues, ont été pour la première fois observées par Valsava et soigneusement décrites par son disciple
Morgagni. Depuis lors, elles ont été l'objet de recherches
actives de la part d'un grand nombre d'observateurs, parmi
lesquels il faut citer, en première ligne, Legallois, Longet,
Traube, Frey, Genzmer et Schiff. Nous ne pouvons pas
oublier M. Boddaert, de Gand, qui leur a consacré un travail des plus savants. Quoique je ne partage pas sa manière
de voir, quant à la question pathogénique, il est juste de
remarquer que notre compatriote, ajoutant aux résultats
obtenus par ses devanciers les siens personnels, est certainement un de ceux qui ont le plus puissamment contribué à éclaircir cette question qui intéresse la pathologie
non moins que la physiologie. Ce n'est pas sans quelque
satisfaction patriotique que nous voyons le travail de notre
distingué confrère si favorablement apprécié à l'étranger et
surtout dans les pays au delà du Rhin.

Les expériences ont été faites sur des lapins, rats, dauphins, marmottes, chiens, renards, chats, chèvres, veau,
cochon, cheval, etc. Quand l'animal parvient à survivre
pendant quelques jours à l'opération, on trouve constamment à l'autopsie des altérations plus ou moins prononcées
du côté des poumons. D'après Blainville et Eichhorst, comme
nous venons de voir dans le chapitre précédent, les poumons restent intacts chez les oiseaux. Il en est de même,
d'après Bidder (1), chez les grenouilles. Le lapin, lui aussi,
grâce à certaines précautions précédemment indiquées,
peut conserver l'intégrité de ses poumons pour succomber
plus tard et non moins fatalement à la paralysie du cœur.

Les lésions, dont les bronches et le tissu pulmonaire pro-

(1) BIDDER, *Archiv für Anatomie und Physiologie*, 1868, p. 1.

prement dit deviennent le siége, ressemblent fort à celles
qu'on reconnaît comme le substratum anatomique de la
broncho-pneumonie chez l'homme. La muqueuse est rouge
et congestionnée, les alvéoles sont infiltrées d'un liquide
séreux·qui renferme un grand nombre de leucocythes, les
cellules épithéliales sont devenues troubles et tuméfiées,
une plus ou moins grande quantité d'entre elles subissent
la desquamation. Certaines régions des poumons présentent quelquefois un degré variable de collapsus, d'atélec-
tasie ou d'emphysème vésiculaire. Au dire de Frey (1), quand
l'animal a survécu assez longtemps, il n'est pas rare de voir
le tissu interstitiel participer au processus inflammatoire.
Presque toujours on y trouve des parcelles alimentaires, des
mucosités, des cellules épithéliales provenant de la bouche
et du pharynx..

Les lésions pulmonaires peuvent s'observer, alors même
qu'on n'a sectionné qu'un seul nerf pneumogastrique, et,
d'après Schiff, elles peuvent dans ce cas affecter également
les deux poumons, en raison des anastomoses que se donnent mutuellement les deux nerfs vagues dans le plexus
pulmonaire.

La pathogénie des altérations pulmonaires, qui succèdent
à la double section des pneumogastriques, a soulevé de
nombreuses et intéressantes discussions. Différentes hypothèses ont été émises, les unes comme les autres ayant leurs
adhérents et leurs détracteurs. Occupons-nous brièvement
de chacune d'elles et voyons quelle est, d'après nous, celle
qui mérite de rallier le plus de suffrages.

Elles dépendraient, d'après Mendelsohn (2), du resserre-

(1) O. FREY, *Die pathologischen Lungenveränderungen nach Läh-
mung der Nervi vagi*, p. 80. Liepzig, 1877.
(2) MENDELSOHN, *Archiv für phys. Heilkunde*, 1845, IV Band, p. 642.

ment de la glotte par paralysie musculaire, hypothèse qu'il est impossible d'admettre, puisqu'en liant ou en bouchant la trachée-artère, comme cela a été pratiqué par divers physiologistes, notamment par Genzmer (1), on a pu trouver, il est vrai, une hypérémie légère et de l'emphysème vésiculaire, mais jamais les lésions caractéristiques de la broncho-pneumonie. Ce qui est non moins convaincant, quand il s'agit de réfuter cette hypothèse, c'est que la section des nerfs récurrents, comme l'a prouvé Schiff, est parfaitement bien supportée par les chiens, sans qu'il y ait la moindre trace d'altérations pulmonaires. Or, nous savons que la section des nerfs récurrents, chez les jeunes animaux notamment, entraîne l'occlusion plus ou complète de la glotte, grâce à la paralysie des muscles crico-aryténoïdiens, ainsi que de tous les autres muscles intrinsèques du larynx, les crico-thyroïdiens exceptés. Nous savons, en effet, que ces muscles et tout particulièrement les crico-aryténoïdiens, en se contractant, maintiennent à l'état normal la glotte forcément ouverte pendant l'inspiration ; or, viennent-ils à se paralyser, la pression de l'air extérieur agit en toute liberté et la glotte se ferme.

Traube (2) invoque une influence exclusivement mécanique. D'après lui, grâce à l'occlusion imparfaite de la glotte pendant l'acte de la déglutition et à la paralysie de de l'œsophage, les mucosités buccales et les parcelles alimentaires s'introduisent dans les voies aériennes, irritent le tissu pulmonaire et l'enflamment (*Fremdkörperpneumonie*).

---

(1) GENZMER, *Archiv für die ges. Physiologie*, Bd VIII, p. 101, 1874.
(2) TRAUBE, *Beiträge zur Pathologie und Physiologie. — Die Ursachen und die Beschaffenheit derjenigen Veränderungen welche das Lungenparenchym nach Durchs. a. N. v. erl.*, Berlin, 1871, Bd I, p. 1-134.

A l'état physiologique, la glotte se ferme pendant la déglutition, comme pendant l'acte du vomissement et de la rumi-
nation. Cette constriction, d'après Longet et autres, se produit sans le concours et malgré la paralysie de tous les
muscles intrinsèques du larynx ; elle se fait sous l'influence
des muscles palato-pharyngiens, mais particulièrement des
constricteurs inférieurs du pharynx. Les premiers de ces
muscles sont innervés par les filets du nerf facial, anastomo-
sés avec le glosso-pharyngien. Quant aux muscles constricteurs inférieurs, voici ce qu'en dit Longet : « Il est animé
non seulement par des filets indirects ou ganglionnaires des
trois ou quatre premières cervicales ; mais encore par d'autres qui, venus des derniers, traversent le ganglion cervical
inférieur pour n'aboutir, en général, au pharynx qu'après
s'être adjoint aux rameaux récurrents ; et comme ceux-ci se
détachent des pneumogastriques seulement au-dessous de
ses anastomoses avec les deux premiers nerfs cervicaux et
avec le nerf hypoglosse, il est permis de croire que ces dernières fibres anastomotiques ne sont étrangères ni à la composition des récurrents, qui se ramifient en partie dans le
constricteur inférieur, ni par conséquent à la transmission
du principe nerveux à ce muscle si important (1). » La glotte
laisse donc pénétrer les matières qui étaient destinées aux
voies digestives, pour autant du moins que ces matières
réussissent à franchir l'épiglotte ; elle les laisse pénétrer
d'autant plus facilement que l'abolition de la sensibilité ne
provoque plus des efforts réflexes d'expectoration. Une seconde condition, non moins indispensable, consiste dans la
paralysie de l'œsophage, la salive et les matières alimentaires refluant facilement vers l'entrée du larynx, grâce à

(1) LONGET, *Traité de physiologie*, etc.; t. III, p. 491.

la suppression des mouvements péristaltiques. L'extrémité supérieure de l'œsophage, composée de fibres musculaires striées, est animée par les filets du nerf spinal, tandis que les deux tiers inférieurs, de même que l'estomac, composés de fibres lisses, empruntent leurs filets moteurs à la portion cervicale et dorsale supérieure du grand sympathique, et qui leur arrivent par l'intermédiaire du pneumogastrique.

Voici, en abrégé, les principaux arguments que Traube et ses nombreux adhérents invoquent à l'appui de leur hypothèse :

1° Dans l'intérieur du tissu pulmonaire qui s'est enflammé consécutivement à la double section des deux nerfs vagues, on constate toujours la présence de mucosités buccales et pharyngiennes, de cellules épithéliales et de parcelles alimentaires. D'après Traube, les mucosités buccales seraient plus aptes à produire les lésions pulmonaires que les matières simplement alimentaires. Il a vu ces lésions se produire, alors même que l'animal se trouvait soumis à la diète complète. Toutefois, il serait difficile de nier que l'introduction de ces substances alimentaires puisse favoriser l'intensité et la rapidité d'explosion du processus phlegmasique.

2° L'injection artificielle de mucosités buccales suffit souvent à elle seule pour provoquer les accidents pulmonaires. D'après Frey (1), l'écoulement progressif de ces matières, comme après la section des deux pneumogastriques, est plus nuisible qu'une injection passagère; voilà pourquoi certaines expériences, dans lesquelles on se contente d'une simple injection, peuvent ne pas être suivies d'accidents pulmonaires.

(1) FREY, *ouvrage cité;* p. 148.

3° Traube, en produisant une fistule externe de l'œsophage, de manière à favoriser l'écoulement, en grande partie, de ces substances nuisibles, a été fréquemment à même d'empêcher l'apparition de l'inflammation.

4° Après la section du pneumogastrique, si l'on introduit une canule dans la trachée-artère, de façon à empêcher, autant que faire se peut, l'écoulement des mucosités buccales, il n'est pas rare de voir le poumon rester complètement intact ; et, dans les cas où l'inflammation catarrhale se produit quand même, on peut très rationnellement l'attribuer à l'introduction du pus, du muco-pus et du sang qui proviennent de la plaie trachéale. Aussi, d'après Sigmund Mayer (1), l'inflammation pulmonaire qui survient dans ces dernières conditions n'est pas absolument identique à celle qui est consécutive à l'introduction des parcelles alimentaires et des mucosités buccales.

5° Il est possible que différents auteurs, après leurs expériences, aient constaté l'intégrité des poumons ; mais cela provient, d'après Traube et ses adhérents, de ce que le hasard a voulu que les substances étrangères ne s'introduisissent pas dans les voies aériennes. Ainsi, Steiner (2) a vu récemment des lapins, auxquels il avait sectionné les deux nerfs vagues, vivre assez longtemps et succomber sans qu'il y eût la moindre trace de lésions inflammatoires du côté des poumons. Aussi, lui fut-il impossible de constater des corps étrangers dans l'intérieur de ces organes, les mucosités buccales s'étant probablement écoulées par la bouche et le nez.

6° Nous venons de voir précédemment que deux condi-

(1) MAYER, *Handbuch der Physiologie;* von L. HERMANN, Bd II, 1ster Theil, p. 266.

(2) STEINER, *Archiv für Anatomie und Physiologie,* 1878, p. 218.

tions sont essentiellement requises pour obtenir sûrement
l'inflammation des poumons : l'inocclusion de la glotte
et la paralysie de l'œsophage. L'une d'elles vient-elle à
manquer que l'effet ne se produit pas ou du moins ne se
produit que très imparfaitement. C'est pour avoir négligé
la coexistence de ces deux conditions que bon nombre
d'expériences, invoquées par les adversaires de la théorie de
Traube, n'ont pas réussi à produire les lésions espérées.
C'est ainsi que Schiff et Frey, malgré la section des deux
nerfs récurrents, chez des chiens, ont trouvé les poumons
parfaitement intacts. Schiff (1) est même parvenu, après
une pareille expérience, à prolonger la vie d'un chien pendant trois ans encore. Or, la section des récurrents ne réunit pas les deux conditions requises, elle ne paralyse pas
l'œsophage. Remarquons, en outre, pour diminuer encore
plus la valeur attribuée par Schiff à ces expériences, que la
section des récurrents pratiquée sur un chien n'entraîne
qu'une faible inocclusion de la glotte. Cette inocclusion est
bien plus forte chez le lapin ; aussi, celui-ci présente souvent des accidents pulmonaires à la suite de la section des
nerfs récurrents. Pourquoi, chez les oiseaux, la section des
nerfs vagues n'entraîne-t-elle pas la broncho-pneumonie?
Précisément, répondent les partisans de la théorie de
Traube, parce que, chez les oiseaux, les nerfs qui président au fonctionnement de la glotte ont plus que probablement leur origine au-dessus de l'endroit que l'on choisit
d'ordinaire pour sectionner les nerfs vagues (2).

Inutile d'insister plus longuement. Des quelques considérations qui précèdent, il me semble ressortir à l'évidence

(1) Schiff, (voir O. Frey, p. 27.)
(2) Zander, *Centralblatt für die med. Wissenschaft,* 1879, p. 99.

que l'action irritante des mucosités buccales et des parcelles alimentaires doit être prise en sérieuse considération, quand il s'agit de fixer la loi pathogénique du processus en question? Mais, faut-il pousser l'exclusivisme au point de la considérer comme la seule cause déterminante? Je ne le crois pas, et voici pourquoi : dans les expériences de Schiff et d'autres, les altérations pulmonaires se sont produites, alors même que l'examen le plus minutieux était incapable de découvrir la moindre trace de matières étrangères, et il me paraît impossible, dans le cas où la trachéotomie avait été faite, pour prévenir l'introduction de ces dernières, d'accuser toujours l'action irritante que cette opération provoque à sa suite, puisque chez les animaux, la trachéotomie, sans section des deux nerfs vagues, n'entraîne l'inflammation des poumons que d'une façon tout à fait exceptionnelle.

Je crois donc qu'une autre cause encore entre en jeu et s'ajoute à l'action des substances irritantes pour contribuer, avec celle-ci, au développement de la broncho-pneumonie; mais cette cause quelle est-elle?

Schiff la croit trouver dans la paralysie des fibres vaso-constrictives contenues dans les nerfs vagues et destinées au tissu pulmonaire; tandis que, pour Zander, il s'agit plutôt d'une dilatation des vaisseaux sanguins par irritation des nerfs vaso-dilatateurs. L'hypothèse des troubles vaso-moteurs, quelle que soit la manière dont on l'interprète, est généralement abandonnée aujourd'hui, car il est permis de croire que très peu de vaso-moteurs se trouvent contenus dans le pneumogastrique. Vulpian (1), en effet, après avoir coupé les pneumogastriques chez des chiens curarisés, et

(1) VULPIAN, *Vaso-moteurs;* t. II, p. 43.

mis à nu leurs poumons, n'a vu se produire aucune modification de coloration dans le parenchyme pulmonaire, et
pas davantage en électrisant les deux bouts périphériques.
Frey (1) a répété six fois cette même expérience, dont il en
décrit deux qui ont été faites sur des lapins, et dans les six
cas les résultats ne différèrent pas de ceux obtenus par Vulpian. Non pas que les poumons soient dépourvus de vaso-
moteurs, mais ceux-ci, Badoud et Lichtheim (2) l'ont
prouvé expérimentalement, ne se rendent pas à ces organes
par la voie des nerfs vagues, mais ils descendent de la
moelle allongée, le long de la moelle cervicale. Schiff lui-
même se trouve forcé, par ses propres expériences, d'avouer
que le pneumogastrique tantôt renferme une grande quantité de vaso-moteurs, tantôt, au contraire, n'en renferme
pas ou très peu seulement. D'ailleurs, pour justifier et
fortifier leur hypothèse, Schiff et Genzmer se prévalent
principalement de l'impossibilité qu'il y a d'admettre la
théorie de Traube; or, nous venons de voir que les objections, qu'ils soulèvent contre cette théorie, ne sont pas toujours des plus fondées. Il en est de même des deux expériences suivantes dont l'interprétation ne me paraît pas très
heureuse. Genzmer, ayant coupé sur un animal le pneumogastrique gauche, au niveau du cou, et le pneumogastrique
droit au-dessous du récurrent, croit de cette façon pouvoir
empêcher l'introduction de parcelles alimentaires et de
mucosités buccales dans les voies aériennes, les cordes vo-
cales n'étant paralysées que d'un côté seulement, et obtenir ainsi l'influence exclusive de la paralysie des filets du
nerf vague destinés aux poumons; or, les lésions pulmo-

(1) FREY, ouvrage cité; p. 119 et 120.
(2) FREY, ouvrage cité, p. 120 (note) et p. 140 (note)

naires ne font jamais défaut. Mais Frey (1), au contraire,
qui a répété cette expérience a toujours constaté la présence d'épithéléons buccaux et parfois même de substances
alimentaires; d'où il conclut, et à juste titre, que la paralysie d'une seule corde vocale suffit pour laisser pénétrer
ces matières étrangères. La seconde expérience émane de
Schiff. Celui-ci coupe, dans le plexus ganglioforme, la substance grise, c'est-à-dire celle qui appartient en propre au
nerf vague, et laisse intacte la substance blanche qui appartient à la branche interne du spinal, croyant ainsi ne détruire que les fibres destinées aux poumons. Or, Schiff obtint des lésions pulmonaires dans ces cas aussi bien qu'en
sectionnant les deux nerfs vagues par la méthode et à la région ordinairement choisies. Mais remarquons que, par ces
sections, on ne peut empêcher la paralysie de l'œsophage,
au moins dans ses deux tiers inférieurs; remarquons, en
outre, qu'au témoignage de Longet le spinal n'exerce aucune influence sur l'occlusion glottique pendant l'acte de
la déglutition. D'ailleurs, à supposer même que ces expériences fussent de nature à infirmer la théorie de Traube,
ce que les précédents expérimentateurs avaient seuls pour
but, qu'on ne pourrait pas pour cela arguer en faveur
d'une influence médiate vaso-motrice, pas plus qu'en faveur d'une perversion de l'action trophique, exercée directement, immédiatement par les pneumogastriques.

Une quatrième cause a été invoquée par Longet (2) : la paralysie des fibres lisses qui, d'après Kölliker, se trouvent dans
les plus petits ramuscules bronchiques et s'étendent jusqu'aux lobules des poumons, sans entrer néanmoins dans

(1) FREY, *ouvrage cité*; p. 138.
(2) LONGET, *ouvrage cité*; t. III, p. 508.

la constitution des vésicules elles-mêmes. D'après Longet,
ces fibres musculaires concourent, dans les expirations forcées, à chasser les mucosités de l'intérieur des vésicules pulmonaires et à renouveler l'air d'une façon complète, inté-
grale. Viennent-elles à se paralyser, qu'aussitôt les mucosités
s'accumulent lentement, l'air ne se renouvelant plus se
charge de plus en plus d'acide carbonique, augmente de
volume, distend les alvéoles et finit même par en rompre
quelques-unes. Le sang qui circule dans la trame pulmonaire
ne se vivifie plus, mais s'altère au contact d'un air saturé
d'acide carbonique, et l'animal succombe fatalement. Nous
avons vu précédemment, quand il était question des lésions
cardiaques consécutives à la double section des pneumogastriques, ce qu'il faut penser des altérations physico-
chimiques qu'entraîne cette opération dans les échanges
gazeux de la respiration. D'ailleurs, quand même ces altérations existeraient, l'on pourrait difficilement leur attribuer les lésions inflammatoires de la broncho-pneumonie, tout au plus pourraient-elles nous rendre compte de
l'emphysème.

L'hypothèse de Fowelin, d'après laquelle les troubles
cardiaques entraînent la stase dans la circulation pulmonaire, avec transsudation consécutive et modifications des
phénomènes physico-chimiques de la respiration, n'est
guère plus admissible. En effet, nous savons, grâce aux
expériences de Waller, confirmées par Schiff et Heiden-
bain, que c'est aux branches internes des nerfs accessoires
que revient le pouvoir modérateur sur le cœur, dont jouissent les pneumogastriques. Or, d'après Genzmer, comme
d'après Frey (1), si on coupe le nerf Willis à gauche, et le

(1) FREY, *ouvrage cité;* p. 105.

pneumogastrique à droite, au-dessous du point d'émergence du récurrent, on ne voit pas les lésions pulmonaires se produire.

Quant à la théorie préconisée par M. Boddaert (1), dans son savant travail, il est juste de faire remarquer que, si les preuves directes manquent, comme l'avoue l'auteur lui-même, pour établir l'influence qu'une amplitude exagérée de l'inspiration et une forte diminution dans le nombre des respirations exercent sur l'état anatomique des poumons, il est juste de faire remarquer également que les preuves directes manquent aussi pour refuser à cette influence ne fût-ce qu'une action adjuvante et secondaire.

Il est des auteurs qui attribuent une certaine part d'influence pathogénique aux caillots sanguins qui se forment, d'après Boddaert et Mayer (2), dans les vaisseaux pulmonaires et dans le cœur, consécutivement à la double section des pneumogastriques. D'après Traube et Frey, ces coagulations sont des effets cadavériques, mais Schiff et Longet ont fait des expériences qui tendent à prouver qu'elles peuvent se produire également avant la mort. En tout cas, elles ne peuvent avoir qu'une action insignifiante dans la production des lésions pulmonaires, puisque Longet a vu ces dernières se produire malgré l'absence complète de caillots (3).

Comme on le voit, la cause qui s'ajoute à l'introduction de matières étrangères et irritantes, pour coopérer ensemble au développement de la broncho-pneumonie, ne se trouve ni dans les troubles vaso-moteurs, ni dans la gêne méca-

---

(1) BODDAERT, *Recherches expérimentales sur les lésions pulmonaires consécutives à la section des nerfs pneumogastriques*. Bruxelles, 1862.
(2) MAYER, *Zeitschrift für Physiologie*; Band II, p. 74.
(3) LONGET, *ouvrage cité*; t. III, p. 509.

nique de la respiration, ni dans les altérations des échanges
gazeux résultant soit de cette gêne mécanique, soit des modifications cardiaques, ni dans la paralysie des fibres lisses
alvéolaires, ni dans la formation de caillots sanguins.

Cela étant, n'est-il pas légitime de conclure, avec Vulpian (1), que la seconde cause pathogénique n'est autre que
la suppression de l'influence nutritive, exercée par le
pneumogastrique sur le tissu pulmonaire?

Quant à la nature excitatrice ou modératrice, ou bien
excitatrice et modératrice à la fois, suivant la dignité et l'importance des éléments anatomiques, quant à la question
des fibres trophiques spéciales, je ne crois pas que les considérations précédentes puissent justifier une réponse acceptable.

La pathologie humaine nous fournit plusieurs exemples
de pneumonies nerveuses. Ollivier a attiré l'attention sur
les relations qui existent entre l'apoplexie et l'hémorrhagie
cérébrale; mais ces faits, quelque intéressants qu'ils soient,
au même titre que les hémorrhagies des capsules surrénales
observées dans un cas de myélite aiguë par Bouchard et
que Brown-Séquard a provoquées expérimentalement chez
les cobayes en lésant la moelle épinière, ne peuvent nous
occuper, car ces altérations ne sont pas à considérer comme
des lésions de nutrition intime des lésions trophiques. Il
n'en est pas de même des pneumonies qui surviennent fréquemment dans les maladies cérébrales et spinales. Elles
constituent une complication fréquente et toujours grave
de l'hémorrhagie et du ramollissement intra-encéphaliques,
à tel point qu'un auteur s'est cru en droit d'affirmer quelque
part, je ne sais plus où, que la plupart des apoplectiques

(1) VULPIAN, *ouvrage cité*; etc., t. II, p. 391.

meurent par les poumons. Des recherches de Durand-Fardel
il résulte que le plus souvent il s'agit dans ces cas d'une
pneumonie hypostatique. Mais les troubles circulatoires et
respiratoires, les altérations vasculaires et l'affaiblissement
du malade sont des causes suffisantes pour les provoquer
sans qu'il soit nécessaire, en vue d'expliquer leur apparition, de recourir à une perversion de l'influence trophique
qui émane du système nerveux. En est-il de même de la
pneumonie fibrineuse qui peut survenir aussi dans le cours
des maladies cérébrales, quoique beaucoup plus rarement
que la forme catarrhale? C'est assez probable, car les auteurs
sont d'accord pour affirmer que la prédisposition seule, en
absence de toute autre cause, est suffisante pour déterminer
l'explosion de cette affection. Quoique nous ne sachions
rien ou peu de chose sur l'essence, la nature intime de cette
prédisposition, l'observation clinique nous apprend que
cette prédisposition atteint son apogée chez les personnes
affaiblies par l'âge ou par les maladies intercurrentes. Il est
donc permis de supposer que les maladies du cerveau, au
même titre que les maladies rénales par exemple, peuvent
produire les pneumonies, en portant à son maximum la
prédisposition à les contracter.

Quant à la pneumonie qui succède fréquemment aux maladies spinales, nous ne pouvons pas invoquer pour elle les
causes pathogéniques précédentes. Sa grande fréquence, son
apparition prédilective dans les myélites cervico-bulbaires
et son absence dans les myélites lombaires, sa fréquence
proportionnelle à l'acuité de l'affection spinale sont autant
de causes qui militent en faveur d'une intervention nerveuse
(pneumonie nerveuse). D'ordinaire la phlegmasie du poumon
se caractérise par les lésions de la broncho-pneumonie.

Il n'est pas possible de tracer exactement la voie suivant laquelle les lésions médullaires retentissent sur le tissu pulmonaire. Vulpian (1) est assez disposé à incriminer la racine intra-médullaire des filets sympathiques destinés aux poumons, et cette présomption il la justifie par l'observation d'un homme atteint deux fois d'une bronchopneumonie unilatérale, précédée chaque fois d'un redoublement d'intensité de la névralgie intercostale, qui elle-même avait succédé à une éruption de zona. Pneumonie, névralgie intercostale et zona étaient vraisemblablement, d'après Vulpian, trois conséquences d'une seule et même affection spinale. D'autres auteurs accusent tantôt les nerfs accessoires de Willis, tantôt les pneumogastriques. Desnos (2) cite trois observations de tumeurs œsophagiennes, avec complication consécutive de pneumonie. A l'autopsie le microscope révéla des altérations manifestes du pneumogastrique, au niveau de la tumeur. Ces assertions, concernant les voies par où se transmettent les lésions spinales, sont trop contradictoires pour qu'on puisse en tirer une conclusion définitive.

Quoi qu'il en soit, je ne saurais admettre que les troubles vaso-moteurs déterminés dans le tissu pulmonaire puissent agir autrement qu'en qualité de cause adjuvante et accessoire. Des auteurs cependant n'ont pas hésité à leur attribuer une influence plus grande, se prévalant principalement de ce fait, que l'ablation du ganglion cervical inférieur ou du premier ganglion thoracique, chez les animaux, a fréquemment donné lieu à une pleurésie consécutive. Mais Vulpian a prouvé que la pleurésie, dans ces cas, est la conséquence du traumatisme opératoire, attendu que là où elle

(1) VULPIAN, *Maladies du système nerveux (de la moelle)*; p. 186. Paris, 1879.

(2) DESNOS, *Revue mensuelle*, p. 49. Paris, 1879.

s'est produite, il a été à même de suivre les lésions inflammatoires, depuis la région où l'opération a eu lieu jusqu'à la
plèvre. D'un autre côté, d'après le même auteur, en faisant
l'expérience par le procédé de Carville et de Bochefon-
taine, qui consiste à chercher le premier ganglion thoracique entre la tête de la première côte et celle de la seconde
par une plaie faite au niveau de l'aisselle, on réussit à empêcher la propagation de l'inflammation, et la pleurésie
dans ces cas ne se produit pas. La lésion du système nerveux, dit Vulpian, n'a probablement pas d'autre influence
que de déterminer un certain degré de dilatation vasculaire
et de rendre ainsi peut-être plus rapide l'évolution des divers phénomènes du processus inflammatoire. Vulpian croit
que c'est par le même mécanisme qu'il faut expliquer la
péritonite, que d'aucuns ont constatée chez les animaux
auxquels ils avaient extirpé le ganglion semi-lunaire, ainsi
que la méningite constatée par Goujon après la double section des cordons cervicaux du grand sympathique (1).

Je crois plutôt que la broncho-pneumonie d'origine spinale est tributaire de la perversion — est-ce une exaltation
ou une suppression? je n'oserais me prononcer — que subit
l'influence trophique exercée par le système nerveux sur le
tissu pulmonaire. Toutefois, je me garderai bien, jusqu'à
preuve du contraire, de nier le rôle que peut jouer la prédisposition individuelle à contracter la pneumonie, prédisposition qui ne peut que s'accroître sous l'influence débili-
tante de l'affection primitive.

Que penser de la théorie de Fernet (2), au sujet de la pa-

(1) VULPIAN, *ouvrage cité*; t. II, p. 570, 571 et 572.
(2) FERNET, *Pneumonie aiguë et névrite du pneumogastrique*, etc.,
(*France médicale*, nos 23 et 24, 1878.)

thogénie de la pneumonie fibrineuse? D'après cet auteur,
« la pneumonie franche, aiguë, dite fibrineuse, est un herpès
du poumon, et cet herpès est un trouble trophique placé
sous la dépendance d'une névrite du pneumogastrique. »

Je ne veux pas discuter la question de savoir - cela m'entraînerait trop loin — s'il est permis d'assimiler la pneumonie à une éruption herpétique. Cette manière de voir, soutenue déjà par Parrot et Lagout, repose sur ce fait que les
herpès aigus fébriles se rapprochent de la pneumonie par
les causes étiologiques, par leur évolution clinique et par
leur coïncidence fréquente. Certes, si l'on pouvait démontrer, sans appel, l'identité de nature entre la pneumonie
et l'herpès, on pourrait, avec quelque raison, rattacher la
pneumonie à une névrite du pneumogastrique, au même
titre qu'Ollivier rattache l'herpès guttural ou le zona de la
gorge à une névrite du trijumeau, au même titre que nous
avons cru pouvoir établir précédemment que le zona est
fréquemment, sinon toujours, subordonné à une inflammation, soit de la moelle, soit des nerfs sur le trajet desquels il se développe. Mais cette identité est loin d'être à
l'abri de toute contestation, et les plus autorisés de nos
anatomo-pathologistes la nient formellement.

Quoi qu'il en soit, alors même que la pneumonie fibrineuse ne soit pas de nature herpétique, pourrions-nous la
considérer quand même comme une trophonévrose? Il
existe, à vrai dire, plus d'une raison qui milite en faveur
de l'affirmative. Si l'on presse avec le doigt sur le trajet des
pneumogastriques, au cou, on provoque, du côté correspondant au poumon hépatisé, une douleur passablement
vive, tandis que du côté sain on ne provoque tout au plus
qu'une tension, une gêne. Depuis que la théorie de Fernet

a attiré mon attention sur ce symptôme, j'ai été à même de
le vérifier dans maintes occasions. Quant aux données anatomo-pathologiques, nous voyons Fernet citer trois observations dans lesquelles il a constaté des lésions irritatives du
nerf vague. Arnozan (1) trouve à cette théorie une objection
dans ce fait, que les névrites du pneumogastrique par compression ne produisent d'ordinaire que des pneumonies
catarrhales. Cependant il est à remarquer que la prédisposition individuelle influe énergiquement sur la production de telle ou telle forme de pneumonie. Aussi, sans vouloir partager l'enthousiasme du petit nombre de partisans
de la théorie de Fernet, et surtout sans vouloir généraliser
celle-ci à tous les cas de pneumonie, je suis néanmoins
d'avis qu'elle doit être prise en considération. Les faits allé-
gués par l'auteur français me semblent assez importants
pour qu'on la soumette à un contrôle sérieux, d'autant plus,
comme le fait remarquer Fernet, que la névrite ne peut
être regardée comme secondaire à la pneumonie, parce que
jusqu'à présent on ne connaît pas encore des cas de névrite ascendante consécutive à la maladie d'un viscère. Pour
juger avec fruit cette théorie, il importe qu'à l'autopsie
l'examen porte avant tout sur l'état des nerfs pneumogastriques.

Conclusions. — 1° La double section des pneumogastriques
entraîne, chez la plupart des animaux, des altérations pulmonaires analogues à celles qui constituent le substratum
anatomique de la broncho-pneumonie chez l'homme.

2° Ces altérations pulmonaires ne sont tributaires ni du
resserrement de la glotte (Mendelsohn), ni des troubles
vaso-moteurs (Schiff, Zander), ni de la paralysie des mus-

(1) ARNOZAN, *ouvrage cité*; p. 201 et 202.

cles lisses alvéolaires (Longet), ni des troubles cardiaques
(Fowelin), ni des troubles fonctionnels de la respiration
(Boddaert), ni de la formation de caillots sanguins dans le
cœur et les vaisseaux pulmonaires.

3° Elles reconnaissent probablement une double cause :
d'abord l'introduction de parcelles alimentaires et de mucosités buccales et pharyngiennes dans les voies aériennes,
introduction occasionnée par l'occlusion imparfaite de la
glotte et favorisée par l'insensibilité du larynx et de la
trachée ; ensuite, la suppression de l'influence trophique
exercée par le système nerveux sur la trame pulmonaire
par l'intermédiaire des pneumogastriques.

4° L'étude des altérations pulmonaires ne permet pas,
dans l'état actuel, d'affirmer que l'influence nerveuse, qui
s'exerce directement et non par l'intermédiaire des vaso-
moteurs, se transmet par des fibres spéciales, et que cette
influence est de nature excitatrice ou modératrice ou les
deux à la fois.

5° La fréquence des pneumonies catarrhales, dans le cours
des affections cérébrales, ne reconnaît probablement pas
d'autre cause que l'augmentation de la prédisposition créée
par ces maladies. Dans différentes affections spinales, au
contraire, l'intervention nerveuse paraît assez manifeste.
Quant à la théorie proposée par Fernet sur la genèse de la
pneumonie fibrineuse en général, elle n'a pas été suffisamment contrôlée pour qu'on puisse se prononcer en
pleine connaissance de cause.

CHAPITRE XX.

Déjà en 1823, Fodera et Herbert Mayo avaient pratiqué la section intra-cranienne du trijumeau, en vue d'étudier les altérations que cette section entraîne dans le globe oculaire; mais leur procédé avait le grand inconvénient de produire des contusions et des déchirures trop graves dans les organes contenus dans la boîte cranienne. Quelque temps après, Magendie perfectionna le procédé. Il coupa aussi le trijumeau dans l'intérieur du crâne, mais de manière à ménager la protubérance annulaire au côté externe de laquelle le nerf prend son origine apparente, et de manière à conserver l'animal en vie, pendant plusieurs jours au moins. « Quand le tronc de la cinquième paire est coupé

dans le crâne, dit Magendie (1), un peu après son passage
sur le rocher, 24 heures après la section, la cornée devient
trouble à sa surface ; il s'y forme une large taie. Après 48
ou 60 heures, cette partie est complètement opaque, la
conjonctive s'enflamme ainsi que l'iris. Il se dépose dans la
chambre antérieure un liquide trouble et des fausses membranes provenant de la face intérieure de l'iris ; le cristallin lui-même et l'humeur vitrée commencent à perdre leur
transparence et finissent, au bout de quelques jours, par la
perdre entièrement. Huit jours après la section du nerf, la
cornée se détache de la sclérotique et les humeurs de l'œil
qui sont restées liquides s'échappent par l'ouverture. L'organe diminue de volume, tend à s'atrophier, et finit en
effet par devenir une sorte de tubercule rempli d'une matière analogue à du fromage pour l'aspect, etc., ... » Telle
est la description que nous donne Magendie des altérations
oculaires consécutives à la section intra-cranienne du trijumeau, description dont la plupart des physiologistes qui
ont répété l'expérience — et ils sont nombreux — ont vérifié
l'exactitude, au moins dans ce qu'elle a de plus essentiel.
Les quelques différences qu'on a signalées sont toutes de
détail. C'est ainsi que, d'après Longet et Valentin, le cristallin et l'humeur vitrée ont conservé une transparence parfaite. D'après ces mêmes auteurs, ainsi que d'après V. Gräfe,
Schiff et autres, la section du trijumeau entraîne le rétrécissement de la pupille ; mais ce rétrécissement n'est que
temporaire, et la pupille ne tarde pas à retrouver ses dimensions normales. A ce moment, dit Schiff (2), la pupille

(1) MAGENDIE, *Précis élémentaire de physiologie*, t. II, p. 495,
Paris, 1825.
(2) SCHIFF, *Untersuchungen zur Physiologie der Nervensystems*,
etc., Frankfurt am Main, 1855, p. 22.

est redevenue, comme auparavant, sensible à la lumière, tandis que V. Gräfe et Senftleben prétendent, au contraire, que la sensibilité reste diminuée. Les troubles de la nutrition qui se manifestent dans l'iris et spécialement du côté de la cornée, kératite neuro-paralytique, nous intéressent davantage. Nous n'avons que quelques mots à ajouter à la description qu'en fait Magendie. Les vaisseaux de la conjonctive bulbaire se dilatent, quelques heures après l'opération ; bientôt les vaisseaux sous-conjonctivaux se dilatent à leur tour, et, après trois à quatre jours, les vaisseaux gonflés s'étendent jusqu'à la cornée malade, autour de laquelle ils forment un anneau proéminent. La sécrétion des larmes est diminuée ou même abolie. Récemment Senftleben (1) s'est occupé tout particulièrement des caractères microscopiques dont jouissent les altérations oculaires. L'opacité qu'on constate dès le début se caractériserait, d'après cet auteur, par la disparition des corpuscules étoilés de la cornée (*Hornhautkörper*) et des cellules épithéliales. On n'y rencontrerait pas des cellules de pus. Aussi, d'après Senftleben, l'opacité primordiale est due à une nécrose circonscrite. Ce qui le confirme davantage encore dans cette idée, c'est que la région opacifiée se colore en jaune sous l'influence de la bile, réaction qui paraît être le privilège exclusif des tissus nécrosés. Plus tard, une inflammation secondaire se produit dans le voisinage de la nécrose, celle-ci agissant à l'instar d'un corps étranger.

Feuer et Decker (2) partagent entièrement les idées de Senftleben sur la nature du processus initial.

(1) SENFTLEBEN, *Archiv für pathologische Anatomie*, Bd LXXII, p. 278; 1878.
(2 D'après SIGMUND MAYER, vou L. HERMANN, *Handbuch*, II Band, 1er Theil, p. 244.

Tâchons maintenant de nous rendre compte du mécanisme suivant lequel ces altérations oculaires se développent,
et parmi les diverses théories proposées par les physiologistes, demandons quelle est celle qui paraît se concilier le
mieux avec les faits observés?

Budge attribue, en grande partie, l'opacité de la cornée à
la perte sanguine, invoquant, à l'appui de son hypothèse,
l'expérience de la section de la veine ophtalmique dans l'intérieur de l'orbite, à travers la conjonctive sectionnée. Mais
la section intra-crânienne du trijumeau, quand elle est faite
par la méthode de Magendie, n'est guère sanglante ; au
surplus, Schiff (1) a pu remarquer souvent que les altérations de l'œil sont d'ordinaire plus intenses, dans les cas où
peu de sang a coulé que, lorsque la perte sanguine a été
abondante. Aussi, l'hypothèse de Budge est généralement
abandonnée aujourd'hui.

D'après Snellen (2), il faudrait en chercher la véritable
cause dans le traumatisme auquel l'œil est exposé et qu'il
subit inévitablement, grâce à l'anesthésie de la cornée et de
la conjonctive. Cette hypothèse est le pendant de celle que
Traube invoque pour expliquer les lésions pulmonaires
qui succèdent à la double section des pneumogastriques.
A l'état normal, la cornée et la conjonctive agissent sur les
paupières d'une façon réflexe, en vue d'éviter ou d'écarter
les mille et mille corps étrangers qui flottent dans l'atmosphère ambiante et qui tendent sans cesse à s'introduire dans
l'œil. La sensibilité vient-elle à se supprimer et partant les
paupières cessent-elles d'obéir aux sollicitations réflexes,

---

(1) SCHIFF, *ouvrage cité;* p. 15.
(2) SNELLEN, *Arch. für die Holl. Beitrage zur natur-und Heilkunde,*
Band I, 206, etc., 1858.

qu'aussitôt ces corps étrangers, ces corpuscules microscopiques viennent se heurter et se frotter au globe largement ouvert et inconscient du mal qui lui est fait comme du danger dont il est menacé. Aussi, sous l'influence de ces irritations nombreuses, la kératite neuro-paralytique se développe.

Des expériences très ingénieuses ont été instituées dans le but de démontrer la vraisemblance de cette hypothèse. Snellen, à l'exemple de Schiff, unit entre elles les paupières de l'œil opéré, à l'aide de quelques points de suture, ou bien à l'aide de bandelettes agglutinatives. Le traumatisme se trouve ainsi empêché de se faire, c'est pourquoi la kératite neuro-paralytique fait souvent défaut. Je dis souvent et non toujours ; en effet, l'expérience précédente ne réussit pas toujours à prévenir les lésions de l'œil, et cela se conçoit, l'animal ne sent plus le choc et le contact des corps étrangers, les paupières étant anesthésiées, et partant il ne cherche pas à les esquiver. Aussi, Snellen a ingénieusement modifié son procédé ; voici le résumé de sa nouvelle expérience. Chez un jeune lapin, il coupe le nerf trijumeau et constate une insensibilité complète. Il ramène ensuite l'oreille du côté correspondant devant l'œil et la fixe à la peau par deux points de suture. De cette façon l'animal est averti de la présence des corps étrangers qui viennent heurter l'oreille et cherche à les éloigner, car l'oreille innervée par le plexus cervical, n'a rien perdu de sa sensibilité après la section du nerf trijumeau. Tous les jours Snellen défait les points de suture et enlève les mucosités qui se sont entassées derrière les paupières. La cornée reste transparente et intacte jusqu'au cinquième jour ; il n'existe aucune trace d'hypérémie conjonctivale, l'œil entier n'a subi aucun changement. Au sixième jour, les points de suture tombent par l'inflammation éliminatrice, et si l'œil insensible reste ouvert dans la suite, il ne tardera pas à subir tous les accidents de la kératite neuro-paralytique. Snellen a pu de cette façon conserver l'œil en parfaite intégrité, pendant huit à dix jours, c'est-à-dire aussi long-temps qu'il a observé la condition essentielle, l'adaptation et le maintien de l'oreille devant l'œil énervé.

Büttner (1) est arrivé à des résultats identiques à l'aide d'expériences analogues à celles de Snellen ; seulement, au lieu de se servir de l'oreille de l'animal opéré, il se contenta de garantir l'œil, au moyen d'une plaque de cuir épais.

Schiff, lui aussi, a confirmé l'exactitude de ces résultats. Voici comment il a opéré :

Chez un jeune lapin, il pratiqua la section intra-crânienne des deux trijumeaux ; il ferma un œil par une simple suture, comme il avait fait dans ses premières expériences ; l'autre, au contraire, il le protégea, à l'instar de Snellen, à l'aide de l'oreille correspondante qu'il replia sur elle-même. L'animal succomba le cinquième jour. L'œil que l'oreille avait protégé était resté intact, il n'accusait tout au plus qu'une légère hypérémie ; tandis que l'autre œil présentait de l'opacité et des accidents inflammatoires plus ou moins prononcés.

Une objection importante peut être faite à l'hypothèse de Snellen : la kératite neuroparalytique, dira-t-on, ne se produit pas à la suite de la section du nerf facial, quoique celle-ci empêche l'œil de se fermer. Enumérons briève-

---

(1) Büttner, *Ueber die nach Durchschneidung des Trigeminus auf-tretenden Ernährungstörungen am Auge und am and. Org. (Zeit-schrift für rat. Med.*, 5 Reihe., Band, XV, p. 254. 1863).

ment les phénomènes consécutifs à cette section. Le muscle orbiculaire palpébral étant paralysé, les paupières ne savent plus se fermer, lagophthalmos paralytique, il existe un léger ectropion de la paupière inférieure, le point lacrymal inférieur est dévié en dehors et incapable d'absorber les larmes qui s'écoulent sur la joue. L'excitation ne provoquant plus la contraction réflexe des paupières, l'œil reste exposé aux chocs et aux irritations des corps ambiants; en outre les larmes, n'obéissant plus qu'à la loi de la pesanteur, ne lubréfient plus l'œil, d'une façon aussi uniforme qu'auparavant; elles ne s'étalent plus comme à l'état normal sur la conjonctive et la cornée, et l'œil tend par conséquent à se dessécher par places. Telles sont les principales anomalies que la section du facial entraîne du côté de l'organe visuel; or ces anomalies ne sont presque jamais accompagnées de lésions de nutrition intime; je dis presque jamais, car il existe quelques rares exceptions. C'est ainsi que Ch. Bell rapporte un cas d'altération cornéenne à la suite d'une section partielle de ce nerf.

Toutefois, il serait injuste d'exagérer outre mesure l'importance de la précédente objection, car il s'en faut que la section du facial réunisse toutes les conditions obtenues par celle du trijumeau. La sensibilité de l'œil est restée presque entièrement intacte, l'animal opéré continue à sentir les chocs et les frottements, et par conséquent cherche à éloigner les corps étrangers qui les produisent; ensuite, comme le fait remarquer Ch. Bell, l'œil peut encore tourner en haut, derrière la paupière supérieure, par l'action du muscle petit oblique innervé par la branche inférieure du nerf oculo-moteur commun; la paupière inférieure peut en outre s'abaisser légèrement par relâchement volontaire du muscle élévateur des paupières. L'œil peut ainsi se protéger encore, le cas échéant, et prévenir son dessèchement.

Feuer (1) attache une grande importance à ce dessèchement de l'œil, produit par la diminution de la sécrétion lacrymale et la suppression du clignement, à tel point qu'il le considère comme la cause pathogénique la plus efficace, dans la production des lésions oculaires consécutives à la section du trijumeau. Si l'œil a pu conserver son intégrité, dans quelques-unes des expériences faites par Snellen, Schiff et Büttner, c'est, dit Feuer, parce que les paupières glissent de temps à autre sur le globe oculaire et préviennent ainsi la sécheresse de l'œil. Il est difficile d'évaluer la part d'influence qui revient à cet accident; je suis assez enclin à croire, avec von Gräfe, qu'il n'agit que comme cause prédisposante seulement, en bâtant, en favorisant l'explosion de la kératite. Mais, qu'il suffise à lui seul pour la produire, je ne saurais que difficilement l'admettre, en présence de ce fait signalé par Schiff (2), que l'ablation de la glande lacrymale et des paupières ne provoque pas de lésion inflammatoire.

Que le traumatisme, agissant sur l'œil anesthésié et desséché, exerce une action pathogénique très efficace, la plus efficace entre toutes les causes qu'on puisse invoquer, cela ne me paraît guère douteux, mais je ne crois pas qu'il soit seul pour agir. Précédemment, quand il s'agissait de fixer la pathogénie de la broncho-pneumonie consécutive à la section des nerfs vagues, nous avons été forcé d'admettre, à côté de l'intervention irritante des matières étrangères, l'action résultant, à mon avis, de la suppres-

(1) Feuer, *Hermann's Handbuch*, Band II, 1ᵉ theil, 247.
(2) Schiff, *ouvrage cité*; p. 4.

sion de l'influence trophique, exercée par le système nerveux sur la nutrition du tissu pulmonaire. Je me crois en droit d'en faire autant, maintenant qu'il s'agit de la kératite consécutive à la section de la cinquième paire. Puisqu'il existe des cas avérés où, malgré la persistance de la sensibilité, les altérations oculaires se sont produites, et réciproquement, qu'en l'absence de la sensibilité, ces altérations ont fait défaut, il faut comme le disent Meissner, Schiff et Merkel, que le traumatisme ne puisse produire son action nuisible que pour autant que celle-ci soit favorisée et aidée par une autre cause encore. Or, je crois que cette seconde cause est la même que celle qui a été invoquée pour la broncho-pneumonie, c'est-à-dire la suppression de l'influence exercée par le système nerveux sur la nutrition du globe oculaire. Cette hypothèse se justifie non seulement par des preuves directes, mais encore et surtout par l'impossibilité qu'il y a de recourir à toute autre hypothèse. Voyons d'abord les autres théories.

D'après Schiff, il faudrait incriminer la dilatation des vaso-constricteurs contenus dans le trijumeau et émanant de la moelle allongée. D'autres physiologistes émettent la même opinion, avec cette différence, peu importante à notre point de vue, qu'au lieu de sortir de la moelle avec les autres fibres du trijumeau, les vaso-moteurs destinés à l'œil dériveraient, d'après eux, du grand sympathique ou plutôt par l'intermédiaire du grand sympathique, pour venir se joindre au trijumeau, à une distance plus ou moins éloignée de son origine centrale. Nous savons, en effet, que le rameau carotidien du ganglion cervical supérieur envoie de nombreux filets sympathiques au ganglion de Gasser et à la branche ophtalmique du trijumeau. D'après Chaussier

et Ribes, des fibres sympathiques accompagnent les artères
ciliaires et l'artère centrale de la rétine jusque dans le globe
oculaire, et Langenbeek les a suivies jusque dans les divisions de l'artère centrale. Cette dernière opinion, pour ce
qui concerne l'influence du grand sympathique, se prévaut
principalement de la différence des résultats qu'on obtient,
suivant qu'on sectionne la cinquième paire, entre le ganglion de Gasser et la protubérance annulaire, ou bien au
delà de ce ganglion, du côté de la périphérie. « Un fait
signalé, dit Longet (1), mais non-expliqué par Magendie et
dont nous avons encore vérifié l'exactitude, c'est que les
altérations de nutrition de l'œil, bien apparentes quand on
coupe le trijumeau dans la fosse temporale et au niveau
du ganglion semi-lunaire, se manifestent moins quand on
a pratiqué la section de ce nerf avant son passage sur le
rocher et près de son origine... » Claude-Bernard (2), qui
s'était d'abord rallié à cette manière de voir, l'a combattue
dans la suite; elle est niée également par Schiff (3). D'après
celui-ci, la section du trijumeau entre le ganglion et la protubérance est toujours suivie d'une kératite; mais cette
kératite survient plus tardivement et, au lieu de débuter au
centre, elle débute au haut de la cornée. Ce retard, d'après
Schiff, provient de la difficulté plus grande qu'on a de
couper exactement le nerf en cet endroit. Quoi qu'il en soit,
le rôle pathogénique, attribué à la dilatation des vaso-moteurs, me paraît très douteux. Claude-Bernard (4) a fait

---

(1) LONGET, *Traité de Physiologie*, t. III, p. 462, 3ᵐᵉ édit. Paris, 1873.
(2) CLAUDE-BERNARD, *Comptes rendus de la Société de Biologie*, 1873,
p. 150.
(3) SCHIFF, *ouvrage cité*; p. 85 et suiv.
(4) CLAUDE-BERNARD, *Leçons sur la physiologie et la pathologie du
système nerveux*, t. II, p. 64, 1868.

remarquer, le premier, que l'ablation du ganglion cervical supérieur, quoiqu'elle produise une suractivité circulatoire plus ou moins intense du globe oculaire, n'entraîne jamais des lésions inflammatoires dans cet organe, qu'elle semble même retarder les désordres de nutrition que la section du trijumeau tend à produire. Sinitzin (1) confirme pleinement les assertions fournies par Claude-Bernard. D'après lui aussi, l'extirpation du ganglion cervical supérieur entraîne constamment une dilatation très apparente des vaisseaux de la conjonctive et même du fond de l'œil. Or, cette extir-pation loin d'entraîner des altérations inflammatoires dans l'œil correspondant, semble plutôt fournir à celui-ci des éléments de résistance plus grande vis-à-vis des corps étrangers et irritants. Il introduisit un fil de verre dans la cornée d'un lapin, après ablation préalable du ganglion cervical supérieur du côté correspondant, sans qu'il fût possible de constater la moindre trace inflammatoire ; tandis qu'en faisant la même opération dans l'autre œil, en lais-sant le ganglion correspondant complètement intact, il a vu se produire de la conjonctivite, de la kératite et de l'iritis avec abcédation de la cornée. Sinitzin a constaté aussi que la section intra-cranienne du trijumeau ne pro-duit pas la kératite neuro-paralytique, lorsqu'avant l'opé-ration ou immédiatement après, on a extirpé le ganglion cervical supérieur. Bien plus, il a constaté que la kératite qui est survenue après la section du trijumeau disparaît, de deux à quatre jours, dès qu'on enlève le ganglion sympathi-que, à condition toutefois que les altérations ne soient pas trop avancées et que la cornée ait conservé son humidité et sa

(1) SINITZIN, *Zur frage über den Einfluss des Nervus sympathicus auf das Gesichsorgan. (Mediz Centralblatt*, n° 11, p. 161, 1871.)

transparence. Si les altérations ont déjà fait de notables progrès, l'extirpation de ee ganglion, lors même qu'elle n'est pas
en état de les guérir complètement, au moins elle parvient
à les arrêter dans leur marche progressive et tend même à
les amender. Il est juste cependant de faire remarquer que
bon nombre d'expérimentateurs qui ont répété ces expériences n'ont pu vérifier l'exactitude des conclusions fournies
par Claude Bernard et Sinitzin ; mais du moins, et cela doit
nous suffire, la plupart d'entre eux s'accordent pour affirmer que l'extirpation du ganglion cervical supérieur est incapable par elle-même de déterminer des lésions oculaires.
Eckhard (1) a trouvé que ces dernières n'offrent aucune
différence ni dans leur moment d'apparition, ni dans leur
intensité, que la section intra-cranienne du trijumeau soit
accompagnée ou non de l'extirpation du ganglion cervical
supérieur. Ajoutons encore qu'au témoignage de Büttner
et Meissner, aucune rougeur, aucune injection ne se déclare
dans l'œil après la section du trijumeau, quand on a soin,
immédiatement après l'opération, de protéger l'œil à l'aide
de la capsule préservatrice. Je crois donc pouvoir conclure
de ce qui précède que la dilatation des vaisseaux par paralysie vaso-motrice, si tant est qu'elle existe, n'exerce pas
une action bien importante dans la production de la kératite
neuro-paralytique consécutive à la section intra-cranienne du
trijumeau. Nous avons dit, en commençant cette étude, que
l'hypérémie neuro-paralytique ne peut que favoriser l'explosion des lésions inflammatoires, sans pouvoir les produire directement par elle-même, si une cause étrangère
ne vient la seconder ; elle peut tout au plus imprimer un

_____

(1) ECKHARD, *Bemerkungen zu dem Aufsatz*, etc.. (*Centralblatt für
die medizinische Wissenchaft*, 1873, p. 548, etc.)

surcroît d'énergie à l'irritabilité nutritive et formative des éléments anatomiques, et la rendre plus sensible aux agents qui jouent le rôle d'irritants.

Claude Bernard (1) a émis une autre hypothèse : d'après cet éminent physiologiste français, il ne s'agirait pas d'une paralysie des vaso-constricteurs avec dilatation consécutive des vaisseaux sanguins, mais d'une paralysie des vaso-dilatateurs qui, d'après lui, ainsi que d'après Schiff et Eckhard, existent incontestablement dans la 5ᵉ paire. Cette paralysie des vaso-dilatateurs a pour conséquence une suractivité des vaso-constricteurs qui sont privés de leur frein normal, d'où résulte le rétrécissement des vaisseaux. Il est superflu de discuter cette théorie et de faire voir combien l'ischémie est peu capable de produire la kératite; car jamais aucun auteur, que je sache, n'a constaté un rétrécissement des vaisseaux oculaires après la section intra-cranienne du trijumeau.

Bien plus probable me paraît l'hypothèse que la kératite neuro-paralytique relève de la perversion de l'influence trophique que la moelle allongée exerce sur le globe oculaire par l'intermédiaire du trijumeau. Que cette influence émane de la moelle allongée, et non du grand sympathique, quoiqu'en dise Longet, cela n'est pas douteux, puisque nous venons de voir que les troubles oculaires ne diffèrent en rien, que la section soit faite en deça ou au delà du ganglion de Gasser, et que les sections ou les extirpations du grand sympathique cervical ne sont suivies d'aucun effet appréciable.

Que cette influence émane directement de la moelle al-

_____

(1) CLAUDE BERNARD, *Comptes rendus*, etc , déjà cités, voir aussi *Gazette médicale de Paris*, 1874, p. 207.

longée et non du ganglion de Gasser, cela n'est pas douteux non plus, puisque la section du trijumeau, entre la protubérance annulaire et le ganglion de Gasser, entraîne les altérations oculaires, malgré l'intégrité absolue de ce dernier. Le ganglion est exclusivement le centre trophique de la grosse portion ou portion sensitive du trijumeau, comme le démontre la dégénération wallérienne des branches sensitives à la suite de leur interruption avec le ganglion ou à la suite de lésions de celui-ci.

L'influence que la moelle allongée exerce sur la nutrition intime du globe oculaire se transmet-elle par des fibres spéciales, nerfs trophiques, ou bien par les fibres sensitives du trijumeau? Les expériences de Meissner (1) et celles de Schiff lui-même n'ont pas peu contribué à éclaircir cette difficile question. Meissner, en faisant des sections incomplètes du trijumeau dans la cavité du crâne, en prenant toutes les précautions nécessaires, a vu l'œil correspondant tantôt rester complètement intact, tantôt devenir le siége des lésions précédemment décrites. Or, l'autopsie révéla que, dans les cas où la kératite s'était déclarée, la section avait porté exclusivement sur les fibres internes du trijumeau, tandis que dans ceux-là, où l'œil était conservé sain et sauf, les fibres externes avaient été seules sectionnées. D'où Meissner conclut, et à juste titre, me semble-t-il, que la partie interne du trijumeau contient seule les fibres trophiques qui président à la nutrition de l'œil, et que c'est à leur section que sont dues les altérations de cet organe. Cette conclusion, Meissner la croit d'autant plus légitime

_____

(1) Meissner, *Ueber die nach der Durchschneidung der Trigeminus am Auge des Kaninchens eintretende Ernährungstörung. (Zeitschrift für rat. Med.*, 3 Reihe, XXIX, p. 96, etc., 1867.)

que, dans les expériences suivies de succès, l'anesthésie et l'hypérémie avaient fait complètement défaut ; tandis que dans les expériences non suivies de succès, c'est-à-dire lorsqu'on avait coupé les fibres externes et respecté les internes, l'anesthésie avait toujours existé à un degré plus ou moins prononcé. Schiff (1) lui-même, ai-je dit, confirme l'opinion de Meissner ; il cite une expérience dans laquelle la section partielle du trijumeau, portant seulement sur les fibres internes, avait produit les lésions de la kératite. Cependant, l'interprétation qu'en donne Schiff est tout différente de celle de Meissner, car, au lieu d'attribuer ces lésions à la section des nerfs trophiques, nous avons vu qu'il met en accusation la dilatation des vaisseaux sanguins par section des vaso-moteurs qui parcourent les régions internes du trijumeau.

Meinert et Merkel (2) ont récemment soutenu, pour des raisons analogues, l'opinion de Meissner.

Il est probable aussi que les sections incomplètes, comme les autres lésions pathologiques dont nous verrons plus loin quelques exemples, qu'elles soient de nature irritative ou non, agissent aussi bien que les sections complètes par suppression, par absence d'action et nullement par exaltation des propriétés dont jouissent les nerfs trophiques ; car il serait assez étrange de voir des résultats identiques produits par deux causes entièrement opposées, d'un côté suppression de l'influence trophique par section complète, d'un autre côté, exaltation de cette même influence par

(1) SCHIFF, *Untersuchungen*, etc., p. 90 et suiv.. (*Zeitch. f. rat. Med.*, 3 R. Bd XXIX, p. 219, 1867.)
(2) MEINERT et MERKEL, voir VULPIAN, *vaso-moteurs*, t. II, p. 372, voyez aussi *Hermann's Handbuch der Physiologie*, II Bd, 1ster Theil 1879, p. 246.

irritation. Samuel, cependant, prétend le contraire ; il affirme que les lésions trophiques de l'œil surviennent en conséquence d'une irritation des nerfs trophiques, se prévalant principalement des résultats obtenus par la faradisation de la cinquième paire (1). Voici le résumé de l'expérience instituée par Samuel et longuement relatée dans son ouvrage : *Die trophischen Nerven*. Chez un lapir., il introduit deux aiguilles mousses jusque sur le ganglion de Gasser. Pour faire cette introduction si difficile, comme bien on peut penser, il prend pour point de repère d'un côté le sommet du rocher et de l'autre la selle turcique. Ces précautions sont très importantes, car l'application exacte des aiguilles en dépend. Quand, dès le début, les aiguilles n'ont pas leur direction voulue ou quand elles viennent à se déranger pendant l'expérience, celle-ci ne réussit pas. Les bouts libres de ces aiguilles sont mis en rapport avec un appareil d'induction. D'ordinaire, l'animal pousse un cri très intense dès que l'électrisation commence, èt le répète souvent à chaque fois que le courant gagne en intensité. Au début, il se déclare une constriction de la pupille; cette constriction est variable : dans quelques cas, elle l'est au point que la pupille ne présente plus que les dimensions d'une tête d'épingle. Quand les courants sont très intenses, la contraction fait place à une forte dilatation; on voit apparaître en même temps une légère hypérémie conjonctivale, une augmentation de la sécrétion lacrymale, une hyperesthésie de la cornée, de la conjonctive et des paupières qui se contractent convulsivement. Ces divers symptômes durent tout le temps de l'opération. Quelquefois cependant, au lieu d'une hyperesthésie, c'est une anes-

(1) SAMUEL, *Die trophischen Nerven*, etc., p. 61.

thésie qui se manifeste, produite probablement par extra-vasation sanguine ou par épuisement nerveux. Après l'opération, la contraction pupillaire persiste encore pendant quelque temps, mais à un degré beaucoup plus faible ; tandis que l'hyperesthésie, au contraire, ne fait que s'exagérer le plus souvent. Le processus qui succède à la faradisation du ganglion de Gasser varie en intensité d'après la force et la durée du courant. Il commence d'ordinaire après vingt-quatre heures, augmente jusqu'au troisième jour, pour diminuer ensuite graduellement. La conjonctive est le siége d'une hypérémie plus ou moins prononcée et d'une sécré-tion de consistance variable. On peut observer tous les de-grés inflammatoires depuis la conjonctivite légère jusqu'à la blennorrhée des plus intenses. L'hyperesthésie s'exagère de plus en plus et proportionnellement à l'intensité de l'in-flammation ; elle peut devenir tellement forte, qu'au moindre attouchement l'animal se contracte convulsivement. La cornée présente des ulcérations à dimensions très variables, en même temps elle est opaque ; elle ne se perfore jamais, probablement parce que l'électrisation a été supprimée en temps opportun. Une petite collection de pus se produisit à l'intérieur de la chambre antérieure dans la première expérience qui fut faite et dans laquelle l'inflammation prit un caractère très aigu. Dans les cas de faible intensité, l'in-flammation de la cornée diminue, à partir du troisième jour, et une cicatrice se produit sur la cornée. D'ordinaire, l'iris est fortement hypérémié mais ne présente aucune modifi-cation pathologique, ni synéchies, ni changement de colo-ration.

Dans cette expérience, qui malheureusement n'a pas abouti

entre les mains de Tobias (1), il est clair que les altérations oculaires ne peuvent être attribuées à la perte de la sensibilité, puisqu'il existe une hyperesthésie très notable. Les attribuer, à l'exemple de Samuel, à une irritation des nerfs trophiques, cela ne me paraît pas plus admissible, puisque leur section complète les produit aussi bien et même plus sûrement. Les irritations soit expérimentales, la faradisation par exemple, soit pathologiques du nerf trijumeau, agissent plus que probablement en interrompant la continuité de ces nerfs. C'est pourquoi elles agissent d'autant plus sûrement et d'autant plus vite que les interruptions sont plus complètes et que les fibres interrompues sont plus nombreuses.

Si maintenant nous cherchons à pénétrer plus avant encore dans la question, si nous voulons déterminer, comme nous l'avons fait à propos d'autres lésions trophiques, quel est le *modus agendi* des nerfs trophiques de l'œil, sont-ils modérateurs ou excitateurs de la nutrition, ou bien sont-ils modérateurs et excitateurs à la fois, suivant qu'il s'agit de tel ou tel élément anatomique, nous éprouvons des embarras sérieux, je dirai même insurmontables. Je ne crois pas qu'on soit en état de donner une solution satisfaisante, aussi longtemps qu'on n'aura pas tiré au clair la question de savoir si l'opacité de la cornée, au début, est de nature nécrosique ou inflammatoire. Les auteurs sont en désaccord complet sur ce point; il est donc nécessaire, avant de conclure définitivement, qu'on fasse de nouvelles recherches. En effet, suivant qu'au début les altérations de la cornée sont nécrosiques ou phlegmasiques, il faudrait en conclure que les

(1) TOBIAS, *Archiv für pathologische Anatomie; von* VIRCHOW, Band XXIV, p. 579, etc., 1862.

nerfs trophiques, qui président à la nutrition de la cornée, sont ou excitateurs ou modérateurs des processus nutritifs. Les mêmes difficultés n'existent pas, quand il s'agit des autres membranes, conjonctive et iris ; car je ne crois pas qu'on puisse considérer les lésions dont elles sont le siège comme des effets de la nécrose cornéenne, puisque celles-là, comme celle-ci, semblent faire explosion simultanément. On peut donc croire avec quelque raison que les nerfs trophiques de la conjonctive et de l'iris jouissent d'un pouvoir modérateur.

Divers processus pathologiques du trijumeau, qu'ils soient de nature inflammatoire ou passive, qu'ils soient traumatiques ou spontanés, peuvent avoir pour conséquence des troubles oculaires analogues à ceux qu'entraîne la section expérimentale de ce nerf. Choisissons quelques exemples entre mille.

Déjà, en 1823, Herbert Mayo a relaté dans le journal de physiologie, publié par Magendie, l'observation d'un homme atteint d'une lésion grave du trijumeau. Outre l'immobilité du côté de la pupille et des paupières, il s'était déclaré une inflammation dans l'œil avec des ulcérations de la cornée.

Serrès (1) cite le cas suivant : une femme épileptique, âgée de 26 ans, éprouva, au mois de décembre 1823, une inflammation aiguë de l'œil, avec œdème des paupières et opacité commençante de la cornée. L'hypérémie disparut au douzième jour, tandis que l'opacité ne fit que gagner en intensité. En janvier, l'œil était devenu insensible. Au mois de juin suivant, Serrès constata en outre la perte de l'odorat du côté de la narine droite et la perte de la sensibilité dans la moitié droite de la langue. Plus tard, il constata encore

(1) SERRÈS, d'après Schiff, *Untersuchungen*, etc., p. 51.

une altération scorbutique des gencives. Il est à remarquer que la sensibilité du côté droit, l'œil et la langue exceptés, était restée aussi intacte que du côté gauche. A l'autopsie, faite en présence de Magendie, Serrès constata que le ganglion de Gasser du côté droit était devenu grisâtre, gonflé et imbibé de sérosité. La portion ganglionnaire d'où émerge le nerf ophtalmique, était rouge et injectée. En arrière du ganglion, les nerfs afférents et les racines étaient séparées par de la sérosité; la racine interne était, en outre, d'un blanc mat très intense, et toutes trois avaient une couleur foncée sale, contrastant avec l'aspect sain de la petite portion ou portion motrice. Les trois nerfs efférents étaient d'un jaune mat, coloration qui avait disparu à leur issue du crâne.

Bock (1) cite le cas suivant : une femme de 57 ans ressentait depuis environ un an des douleurs intenses dans le côté droit du visage, intermittentes au début, continues plus tard. *La sensibilité n'était pas abolie*, une forte injection avait envahi la conjontive, et la cornée, dans sa partie inférieure, était le siége d'une ulcération hypertrophique d'environ deux lignes de diamètre. Plus tard, cette ulcération s'accrut, devint opaque et finit par la perforer. La pression provoquait l'écoulement d'une sérosité puriforme sortant de l'intérieur de l'orbite. A l'autopsie, on trouva le ganglion de Gasser du côté droit tuméfié et très dur, ainsi que les trois branches efférentes.

Schiff (2) relate une observation des plus intéressantes : sur une grenouille *(Rana agilis)*, dit Schiff, j'observai une

---

(1) BOCK, voir CHARCOT et SCHIFF, p. 62 dans l'ouvrage.
(2) SCHIFF, *Untersuchungen zur Physiologie des Nervensystems.* Frankfurt am Main, 1855, p. 101.

légère opacité de la cornée droite, avec gonflement de la paupière inférieure du même côté. L'œil droit était insensible, mais toute la face de ce coté-là était restée intacte; en quelque point qu'on la touchât, l'œil malade se fermait aussitôt. Le pouvoir moteur du trijumeau et du facial n'avait rien perdu. L'œil gauche était clair, mais quelque peu privé de sa sensibilité. L'animal traînait la patte par intervalles plus ou moins longs. Vers la troisième semaine, l'œil gauche, resté jusqu'alors quasi intact, devint malade à son tour, la paupière très congestionnée gonfla considérablement; la cornée était trouble dans son milieu, tandis que ses bords restaient transparents; vers la sixième semaine, elle se perfora. Pendant ce temps, les altérations de la cornée droite continuèrent à progresser. Au troisième jour de la deuxième semaine, la grenouille succomba au milieu de convulsions. A l'autopsie, Schiff trouva les méninges congestionnées au niveau de la moelle allongée, et découvrit dans cette dernière une petite tumeur formée de cellules et de vaisseaux sanguins. Toutes les autres régions cérébro-spinales, de même que les nerfs trijumeaux, étaient intactes.

Ces exemples, dont je pourrais aisément grossir le nombre, suffisent à faire voir que les expériences du trijumeau ne sont pas les seules qui produisent les troubles oculaires, désignés sous le nom de kératite neuro-paralytique. Ces faits pathologiques plaident encore puissamment en faveur de l'influence trophique qu'on attribue à la moelle allongée, puisque dans quelques-uns d'entre eux la kératite s'était déclarée malgré la conservation de la sensibilité et des mouvements palpébraux.

En outre, ce qui confirme, à mon avis, l'hypothèse de

Meissner, d'après laquelle cette influence se transmet par des fibres spéciales, c'est que toutes les lésions qui intéressent le trijumeau ou le ganglion de Gasser ne sont pas fatalement suivies de troubles morbides dans la nutrition de l'œil. F. Müller a insisté sur ce point dans le dernier Congrès international de Londres. On peut croire que ces lésions n'entraînent la kératite que lorsqu'elles atteignent les fibres ou les centres trophiques.

Conclusions :

1° La section de la cinquième paire, qu'elle soit faite entre le ganglion de Gasser et la protubérance annulaire ou au delà du ganglion, du côté périphérique, est constamment suivie de lésions oculaires, surtout dans la cornée, kératite neuro-paralytique.

2° Cette kératite ne dépend ni des troubles vaso-moteurs (Schiff, Claude Bernard), ni de la perte sanguine (Budge), ni du déssèchement de l'œil (Feuer).

3° Elle reconnaît une double origine : *a*) absence de clignement, avec action irritante de corps étrangers (Snellen); *b*) suppression de l'influence exercée à l'aide du trijumeau sur la nutrition oculaire (Vulpian).

4° L'influence trophique de la moelle allongée s'exerce probablement par l'intermédiaire de fibres spéciales situées du côté interne du nerf.

5° Il est probable que ces nerfs spéciaux jouissent d'un pouvoir modérateur sur la nutrition de la conjonctive et de l'iris ; quant à ceux de la cornée, il est difficile de se prononcer sur leur mode d'action, aussi longtemps qu'on n'aura pas tranché la question de savoir si les altérations dont cette membrane devient le siége sont primitivement nécrosiques ou inflammatoires.

6° La faradisation du trijumeau dans l'expérience de Samuel, de même que les lésions pathologiques dont ce nerf et son ganglion de Gasser sont atteints, ne paraît pas agir autrement qu'une section complète, faite expérimentalement.

CHAPITRE XXI.

SOMMAIRE : Origine des nerfs rénaux. — Expériences en vue d'établir l'action du système nerveux sur la nutrition des reins. — Pathogénie. — Opinion de Vulpian. — Constriction des vaisseaux. — Opinion de Charcot — Réserves. — Paraplégies urinaires. — Altérations de l'urine consécutives aux affections de la moelle. — Néphrocystites. — Pathogénie. — Opinion de Rosenstein. — Opinion de Traube. — Intervention directe du système nerveux.

Les nerfs rénaux émanent pour la plupart du grand nerf splanchnique, par l'intermédiaire du plexus solaire; d'autres proviennent directement du petit nerf splanchnique. Des expériences physiologiques ont été instituées en vue d'établir leur influence sur la nutrition intime des organes auxquels ils se distribuent, mais les résultats auxquels elles ont abouti sont tellement en désaccord les uns avec les autres, qu'il est difficile de se prononcer définitivement. J. Müller et Peipers lièrent fortement les vaisseaux rénaux, de façon à ménager les uretères, mais de façon à englober tous les nerfs qui se rendent au rein; la ligature était assez forte pour interrompre la conductibilité nerveuse. Or, dans tous les cas, Müller et Peipers prétendent avoir constaté, outre la suppression de la sécrétion, le ramollissement du tissu rénal. Arm. Moreau a vérifié l'exactitude de ces résultats; tandis que d'autres physiologistes non moins habiles, tels que P. Bert, Ranvier, Brown-Séquard et Vulpian, malgré les soins les plus minutieux qu'ils ont mis à couper tous les filets nerveux destinés aux reins, n'ont jamais aperçu la moindre trace de ramollissement.

Faut-il admettre, avec Vulpian (1), que, dans les expériences réussies de J. Müller et autres, la ligature et les contusions, qu'il est impossible de prévenir, ont produit des coagulations intra-vasculaires qui troublent ou même empêchent la circulation rénale? Mais alors il faudrait commencer par prouver que ces coagulations existent réellement ; or, cela n'a pas été constaté, que je sache.

Faut-il admettre que la ligature produit la constriction des vaso-moteurs? Mais, après avoir sectionné au préalable le grand nerf splanchnique, si on soumet le bout périphérique à une galvanisation prolongée, on n'a jamais pu produire des altérations histologiques, malgré l'ischémie notable que l'électrisation produit dans les reins.

D'après Charcot (2), les altérations des reins ne peuvent se produire que dans les cas d'irritation des nerfs rénaux, à la suite d'une névrite produite, par exemple, par une section incomplète, des contusions ou des cautérisations. Elles ne se produisent pas après une section complète, parce que celle-ci n'entraîne pas une irritation suffisante. A vrai dire, l'hypothèse de Charcot me paraît légitime, car elle se concilie le mieux avec les faits observés jusqu'aujourd'hui. Toutefois, je n'oserais l'accepter sans faire des réserves, aussi longtemps que les preuves invoquées à l'appui ne seront pas plus décisives, car il serait surprenant de voir les troubles trophiques des reins faire seuls exception

(1) VULPIAN, *Leçons sur l'appareil vaso-moteur*, t. I, p. 528, 1875.
(2) CHARCOT, *ouvrage cité*; t. I, 2e éd., p. 132.

à cette loi générale que nous avons été forcé d'admettre, par l'évidence des choses, quand il s'agissait de la plupart des autres altérations trophiques, consécutives aux différentes lésions nerveuses, à savoir que la section complète est bien plus efficace à produire des troubles de nutrition qu'une section incomplète ou autres lésions irritatives, et que celles-ci agissent d'autant mieux qu'elles sont plus destructives. Je ne crois pas qu'on puisse justifier suffisamment l'exception faite à cette loi, quand il est question des troubles rénaux, d'autant plus que les expériences instituées par les auteurs se contredisent entièrement. Avant d'adopter l'une ou l'autre hypothèse il est nécessaire de refaire ces expériences et de reprendre la question *ab ovo*.

Les recherches de Leroy d'Etioles sont trop démonstratives pour ne pas admettre qu'il existe des paraplégies urinaires, c'est-à-dire des paraplégies consécutives à des lésions portant primitivement sur les voies urinaires; réciproquement, il est hors de doute que ces dernières peuvent survenir à la suite de lésions de la moelle. Les chirurgiens avaient constaté depuis longtemps que, dans les lésions traumatiques de la moelle épinière, l'urine subit fréquemment des altérations rapides et profondes, aussi bien sous le rapport de la quantité que de la qualité. Il existe d'ordinaire un abaissement, une diminution de l'excrétion urinaire, dépendant le plus souvent d'une rétention de l'urine dans la vessie. Cependant, la diminution peut être réellement due à une diminution dans la sécrétion; Brodie n'a pu retirer que 4 onces d'urine, au bout de 24 heures, après une fracture de la colonne vertébrale, et Diday l'a vue complètement supprimée, après une luxation de la troisième vertèbre cervicale. A l'état normal, l'urine de l'homme est acide, ce n'est que passagèrement qu'elle peut offrir une réaction alcaline, à la suite de l'ingestion de substances acalines ou d'aliments tels que des végétaux contenant des sels à acide organique et transformables en carbonates alcalins. L'alcalinité persistante de l'urine trahit toujours un état pathologique, et parmi les affections où on l'observe assez fréquemment, il faut citer certaines lésions des centres nerveux. Après des lésions traumatiques graves de la moelle, Brodie, Stanley, etc., on trouvé rapidement la réaction alcaline, et Duckworth, Mannkopf et autres l'ont constatée dans des cas de myélites aiguës spontanées. Dans ces différentes affections, l'urine contenait fréquemment aussi du mucus, du pus, des caillots sanguins, des vibrions, etc.

Concurremment avec ces modifications quantitatives et qualitatives de l'urine, existent des lésions plus ou moins prononcées de la néphro-cystite qui s'accompagne de ses symptômes habituels et apparaît souvent parallèlement avec des eschares à la région sacrée. D'après Rayer, les bassinets n'échappent pas à l'inflammation, mais les cystites sont de loin les plus fréquentes. Dupuytren avait déjà remarqué que les sondes, laissées à demeure pour obvier à la rétention d'urine qui survient dans les maladies spinales, se recouvrent très facilement et très rapidement d'incrustations calcaires (1).

A quelle cause pouvons-nous rattacher ces inflammations des voies urinaires? Impossible de les attribuer, à l'exemple de Rosenstein (2), à la rétention urinaire qui les

(1) Voycz CHARCOT, VULPIAN, ERB, etc.
(2) ROSENSTEIN, *Die Neirenkrankheiten*, 2te Auflage, p. 280, etc., Berlin, 1870.

complique le plus souvent et dont la fermentation ammo-
niacale produirait l'irritation inflammatoire, car Smith a
prouvé que l'alcalinité est déjà accusée avant que l'urine
soit arrivée dans la vessie. Il fit des injections d'eau tiède
dans la vessie jusqu'à ce que le liquide sortant n'eût plus
aucune réaction, or, 20 à 30 minutes plus tard, l'urine éva-
cuée par le cathétérisme était franchement alcaline.

Quant aux vibrions dont l'action pathogénique est invoquée par Traube, ils n'ont pas toujours été constatés, il s'en
faut ; leur introduction n'est probablement qu'accidentelle (1).

Il est donc plus rationnel d'incriminer le jeu anormal de
la substance grise.

CHAPITRE XXII.

**SOMMAIRE : Lésions trophiques moins importantes. —
Atrophie choroïdienne, etc. — Ulcérations des lèvres et de
la cavité buccale. — Lésions trophiques des glandes. —
Atrophie des testicules. — Atrophie de la crête et des
appendices jugulaires. — Cancer. — Hystérie.**

Il nous reste encore à passer en revue quelques autres
altérations trophiques d'origine nerveuse. Nous pouvons
être bref, car elles sont loin d'avoir l'importance des précédentes, bien que plus d'un renseignement utile, au point
de vue qui nous occupe, puisse en être tiré.

Nous venons de voir que les paralysies du trijumeau, soit
expérimentales, soit pathologiques, entrainent des altérations oculaires très prononcées ; mais elles peuvent déterminer, quoiqu'exceptionnellement, d'autres troubles trophiques : atrophies choroïdiennes et rétiniennes, synéchies

(1) TRAUBE, *Berliner klinische Wochenschrift*, n° 1, p. 19, 1864.

du corps vitré (Hutchinson), atrophie des muscles mastica-
teurs. Les ulcérations des lèvres et de la cavité buccale sont
plus fréquentes, mais, dans celles-ci, le traumatisme causé
par les dents joue probablement le rôle pathogénique le
plus efficace.

Nous avons vu, en commençant cette étude, que l'action
immédiate des nerfs sur la sécrétion ne saurait guère être
contestée. Il résulte encore de quelques expériences dues à
Claude Bernard, Bidder et Heidenhain que cette action s'é-
tend aussi à la structure intime des glandes. C'est ainsi que,
lorsqu'on coupe le grand sympathique cervical, en même
temps que le nerf lingual au-dessus de l'émergence de ses
rameaux glandulaires, ou bien la corde du tympan, au moment où elle se sépare du lingual, on voit la glande sous-
maxillaire diminuer considérablement de volume. Après
quelques semaines, elle devient jaunâtre et perd sa consistance. Bidder (1) a constaté sur un chien pesant 25 kilogrammes que la glande sous-maxillaire, vingt jours après
la section réunie du lingual et du grand sympathique, ne
pesait plus que 8 gram., 7 cent. ; tandis que du côté sain le
poids de la glande s'élevait à 15 gram., 5 cent.

Il n'est guère douteux que l'abolition du fonctionnement
ne prenne une part très grande dans la production du processus atrophique qu'affecte la glande sous-maxillaire. Il
est cependant probable, à mon avis, que cette atrophie dépend également de la suppression de l'influence nerveuse
exercée sur la nutrition de la glande, car, comme cela
résulte des expériences de Bidder, c'est bien plus la section
du grand sympathique que celle du lingual qui produit
l'atrophie structurale de la glande sous-maxillaire, quoique

(1) BIDDER, *Archiv für Anatomie und Physiologie*, 1867, I Bd, p. 28.

le fonctionnement de celle-ci dépende plus du lingual que du grand sympathique. Le grand sympathique agit-il par des fibres spéciales ou par ses vaso-moteurs? J'incline plutôt pour la première hypothèse.

Nélaton avait eu l'occasion de voir les testicules s'atrophier à la suite de la section chirurgicale du nerf spermatique. Ce fait clinique détermina Obolensky (1) à recourir à quelques expériences des plus intéressantes : il fit des sections ou plutôt des excisions au nerf spermatique, tantôt sur des chiens, tantôt sur des lapins, en prenant la précaution de ne blesser ni les vaisseaux sanguins, ni le canal déférent. Vers la fin de la seconde semaine, le testicule correspondant commença à diminuer de volume et, après quatre mois, il était complètement atrophié. Le bout périphérique du nerf spermatique était également dégénéré. Obolensky met en regard de ces expériences l'observation d'un homme âgé de 40 ans, à l'autopsie duquel il trouva la dégénérescence du nerf spermatique et du testicule du côté droit avec un foyer de ramollissement dans le cône médullaire. Des observations analogues ont été publiées par d'autres. Curling et Klebs, entre autres, ont constaté la dégénérescence testiculaire consécutivement à des lésions du cerveau et de la moelle, notamment après des plaies de cette région médullaire dans laquelle on localise le centre génito-spinal. Il est probable, dit Vulpian, que l'altération du testicule était due, soit dans les expériences faites sur les animaux, soit dans les faits cliniques observés chez l'homme, à l'abolition de l'influence trophique des centres nerveux sur le testicule (2).

(1) OBOLENSKY, *Centralb. für die med. Wissens.*, p. 974, etc., 1867.
(2) VULPIAN, *Vaso-moteurs*, t. II, p. 392.

Schiff (1) et Legros (2) ont fait des expériences sur les nerfs qui se distribuent à la crête et aux appendices jugulaires chez les coqs et les dindons. Legros, après avoir extirpé le ganglion cervical supérieur sur un jeune coq, a vu la crête s'atrophier du côté correspondant, et Schiff a observé un résultat identique du côté des appendices jugulaires chez les dindons, après avoir sectionné la plupart des nerfs qui se rendent à ces organes. Dans ces expériences, il est assez difficile de faire la part exacte de l'influence due à l'abolition des centres nerveux et celle qui revient au resserrement vasculaire, ce resserrement se trahissant manifestement par une grande pâleur.

Les affections cancéreuses reconnaissent souvent pour point de départ une altération dépressive du système nerveux, un chagrin profond et concentré. Différents auteurs n'hésitent pas à voir là le résultat d'une perturbation dans l'influence trophique du système nerveux. Cependant l'action des émotions morales sur la nutrition intime est difficile à formuler, et je me demande si les désordres nutritifs qui surviennent dans ces conditions, et notamment le cancer, ne sont pas plutôt l'effet de troubles circulatoires, digestifs, etc. L'hystérie peut aussi, me semble-t-il, donner quelques renseignements sur l'influence trophique du système nerveux. N'est-il pas étonnant de voir quelquefois des jeunes filles hystériques conserver les meilleures apparences de la santé, quoiqu'elles mangent à peine et vomissent presque continuellement? J'ai actuellement en traitement une jeune fille, Th. V..., atteinte d'hystérie depuis bientôt quatre ans.

(1) SCHIFF, *Leçons sur la physiologie de la digestion*, *rédigées par E. Lenir*, t. II, p. 539.

(2) LEGROS, *Des nerfs vaso-moteurs*, (*thèse de concours*, Paris, 1875), p. 43, etc.

Elle vomit tous les jours et plusieurs fois par jour, ne mange que peu ou point, et il ne se passe pas une semaine qu'elle n'ait deux ou trois hématémèses. Cependant, malgré la puissance de ces causes perturbatrices, on la voit à peine maigrir. N'est-il pas rationnel de croire que l'aberration dont est atteint le système nerveux agit sur le mouvement vital de la nutrition pour l'abaisser et le ralentir, qu'elle agit sur le pouvoir désassimilateur des cellules vivantes (Voit) pour le diminuer, le restreindre?

CHAPITRE XXIII.

SOMMAIRE : Troubles trophiques réflexes : ophthalmies; orchite, etc. — Mécanisme pathogénique : opinion de Brown-Séquard; opinion de Duménil; opinion de W. Mitchel. — Réserves à faire, quand il s'agit de considérer ces troubles comme le résultat du jeu réflexe des centres trophiques.

Les actes morbides d'ordre réflexe peuvent affecter toutes les modalités de l'action nerveuse et s'exprimer également par des actions motrices, par des anomalies de la sensibilité, voire même par des troubles trophiques.

L'étude de ces derniers n'est guère avancée; la question pathogénique, particulièrement, est très obscure. Cependant je crois utile d'en dire quelques mots.

Brown-Séquard (1) range parmi les lésions trophiques d'origine réflexe les conjonctivites provoquées par l'excitation de la cornée, les ophtalmies consécutives aux plaies du sourcil et en général toutes les ophtalmies sympathi-

(1) BROWN-SÉQUARD, *Leçons sur les nerfs vaso-moteurs* (traduction française, Paris, 1872, p. 44)

ques, les orchites liées aux névralgies iléo-scrotales et celles
qui succèdent à l'irritation de l'urèthre par un calcul (Paget).
Paget invoque également le mécanisme réflexe pour expliquer l'action sympathique qu'éprouve quelquefois, chez les
travailleurs au microscope, l'œil qui reste étranger au travail. Il croit que cette sympathie se transmet par le nerf
optique, tandis que Brown-Séquard en accuse les ramifications du trijumeau. Brown-Séquard cite encore, comme
exemple d'inflammation réflexe, les phlegmasies provoquées
par la dentition, les pneumonies et les coryzas *a frigore*,
ainsi que les lésions déterminées dans les viscères par les
brûlures étendues des téguments. Weir Mitchell (1) relate l'observation d'un homme chez lequel il s'était produit, quinze
jours après une lésion du plexus brachial droit, un eczéma
de la main gauche, et Verneuil a communiqué à la Société
de biologie (1872) des faits analogues, montrant des éruptions
d'herpès qui s'étaient développées consécutivement à des
lésions traumatiques dans des régions fort éloignées de la
blessure. Fournier considère comme une lésion réflexe
l'arthrite aiguë qui complique si souvent la blennorrhagie
uréthrale. Les altérations musculaires réflexes sont moins
fréquentes; cependant on en cite plusieurs exemples dans
les auteurs (Hayem) (2).

L'interprétation pathogénique, ai-je dit, est très obscure.
Brown-Séquard et Vulpian (3) font remonter l'irritation
centripète jusque dans la substance grise de la moelle, où
elle détermine des altérations plus ou moins profondes,
qui retentissent vers les organes périphériques par l'inter-

---

(1) W. MITCHELL, *ouvrage cité*; p. 333 (51e observation.)
(2) HAYEM, *ouvrage cité*; p. 109.
(3) VULPIAN, préface du livre de W. MITCHELL, p. XXXII.

médiaire des nerfs centrifuges. Hayem partage également cette manière de voir, quand il s'agit des amyotrophies réflexes, invoquant à l'appui ses expériences sur les animaux, expériences dont nous avons parlé précédemment. Cette hypothèse me paraît assez hasardée.

Je crois pouvoir en dire autant de celle qui considère les troubles précédents comme le résultat de l'action réflexe du système nerveux, sans lésion matérielle de la moelle, ramenant ainsi l'action trophique du système nerveux aux lois des actes réflexes. Il faut se demander d'abord s'ils ne dépendent pas plutôt de névrites multiples qui frapperaient çà et là divers troncs nerveux (Duménil), ou bien du passage de l'inflammation du cordon nerveux, directement atteint, aux autres branches voisines ou même aux autres nerfs du plexus que ce cordon concourt à former (Weir Mitchell). Il faut se demander également si l'action nerveuse entre réellement en jeu, et si d'autres circonstances ne peuvent pas être rendues responsables de la genèse de ces trophonévroses. Pour ce qui regarde l'ophtalmie sympathique, que la plupart des oculistes envisagent comme le résultat d'une transmission nerveuse, sans qu'on soit d'accord sur la question de savoir par quelle voie cette transmission s'opère, si c'est par le trijumeau ou par le nerf optique, nous voyons Snellen, dans le dernier Congrès de Londres, appuyé par Samelsohn, pencher plutôt à voir dans ces inflammations bilatérales une métastase spécifique par laquelle les éléments inflammatoires parasitiques seraient conduits d'un œil à l'autre, par les canaux dilatés de la lymphe intra et péri-nerveuse (1). Pour l'arthrite blennor-

(1) *Compte rendu de la séance du 5 août* (*Journal de Louvain*, n° 9, p. 474.)

rhagique, nous voyons Swediani et autres faire intervenir
un processus métastatique, ce qui expliquerait pourquoi
l'apparition de l'arthrite coïncide si fréquemment avec la
suppression du flux blennorrhagique. Pour d'autres encore,
l'uréthrite provoque dans l'organisme une prédisposition à
contracter des inflammations articulaires : il suffirait de la
moindre cause pour que ces dernières fassent explosion. Il
en est de même pour la plupart des autres lésions trophiques réflexes que certains auteurs rattachent, comme
l'ophtalmie sympathique et l'arthrite blennorrhagique, à des
circonstances pathogéniques étrangères à toute action nerveuse. Nous aurions conséquemment grand tort d'établir
sur ces faits, si obscurs encore, une hypothèse quelconque
en faveur de l'action trophique du système nerveux.

CHAPITRE XXIV.

Me voici arrivé au terme de ma tâche : je me résume et
je conclus.

Après avoir passé en revue, dans le premier chapitre,
quelques idées générales concernant la nutrition des tissus
animaux, en vue d'établir les lois de l'autonomie vitale dont
jouissent les éléments anatomiques, les cellules vivantes,
en vue surtout de fixer, autant que faire se peut, la part
qui revient à ces éléments, à ces cellules, dans le processus
compliqué de la nutrition, je me suis efforcé de résoudre
les trois questions suivantes :

a) Le système nerveux exerce-t-il quelque influence sur
la nutrition intime des éléments anatomiques ?

b) Cette influence trophique est-elle médiate ou immédiate, ou bien les deux à la fois, et l'influence immédiate se transmet-elle par les fibres ordinaires, nerfs sen-

sibles et moteurs, ou bien existe-t-il un appareil trophique spécial et distinct?

c) Quelle est la nature de cette influence, est-elle excitatrice ou modératrice, ou bien excitatrice et modératrice à la fois, suivant les besoins et suivant qu'il s'agit de tel ou tel élément?

Je ne crois pas que, de nos jours, un physiologiste puisse encore éprouver quelque scrupule, quand il est question d'admettre l'intervention active du système nerveux, de ce grand appareil de perfectionnement sur les échanges moléculaires qui s'établissent entre la cellule vivante et les liquides qui l'entourent, ou, pour nous exprimer conformément à la doctrine de Voit, sur l'activité nutritive de la cellule. Cette intervention trophique, dans l'état normal, ne se trahit pas, à l'instar de la motricité et de la sensibilité; pour qu'elle paraisse au grand jour, il faut que le système nerveux soit soumis à des expériences spéciales, ou bien qu'il soit envahi par un processus pathologique. Les désordres nutritifs, qui surviennent dans ces conditions, prouvent qu'à l'état physiologique le système nerveux agit sur la nutrition des organes, lorsque, bien entendu, aucune circonstance étrangère et autre que l'action nerveuse ne peut être rendue responsable de ces désordres. Cette conclusion est légitime, car les influences expérimentales et pathologiques ne créent pas des institutions nouvelles dans l'organisme, elles ne peuvent que modifier les institutions qui existent déjà. On ne saurait imaginer un état morbide qui ne soit un dérivé de l'état physiologique et dont on ne puisse trouver la filiation avec celui-ci. Le pathologiste est conséquemment en droit de conclure à l'existence de certaines lois physiologiques, quoiqu'il n'ait

d'autres raisons pour agir de la sorte que celles qui lui sont
fournies par les anomalies morbides. En cela, il ressemble
à l'astronome ; celui-ci conclut également à l'existence de
nouveaux corps célestes, lors même qu'il n'est pas en état
de les découvrir ; il suffit pour cela que dans la voûte étoilée
il aperçoive des anomalies qui ne peuvent se justifier autrement qu'en admettant ces nouveaux corps.

Quand un nerf est sectionné en travers ou devient le siége
d'un processus morbide qui.altère profondément sa structure, on voit survenir, dans le bout périphérique, les lésions
caractéristiques de la dégénération wallérienne, et quand
il s'agit d'un nerf moteur, on voit survenir du côté des muscles correspondants une espèce de myosite hyperplastique,
de cirrhose atrophique. Ces altérations nerveuses et musculaires surviennent quand le système nerveux est lésé, non
seulement dans ses cordons périphériques, mais aussi dans
ses organes centraux. Ainsi, les affections des cornes antérieures de la substance grise, dans la moelle épinière et
des amas cellulaires dans le bulbe et la protubérance annulaire, entraînent la dégénéiation des muscles de la vie de
relation et des nerfs moteurs, les affections des ganglions spinaux ou crâniens et des ganglions du grand sympathique, celle des nerfs sensitifs ou des fibres sympa-
pathiques. Or, ni l'inertie fonctionnelle, ni la propagation
de proche en proche du foyer inflammatoire primitif, ni
toute autre cause, ne peut être incriminée, quand il s'agit
de fixer la loi pathogénique de ces modifications ; il est
donc rationnel de les attribuer à une perversion apportée à l'influence trophique du système nerveux, soit dans
ses foyers, soit dans ses organes de transmission. C'est la
seule hypothèse qui soit possible. Les dégénérations secon-

daires de la moelle ne reconnaissent probablement pas
d'autre cause, le défaut de fonctionnement, l'extension inflammatoire n'ont qu'une importance secondaire. Nous
avons vu, soit des névrites, soit des myélites spontanées ou
traumatiques entraîner fréquemment des lésions morbides
du côté de la peau, du côté du tissu sous-cutané et des
annexes de ce tégument : herpès, eczéma, glossy-skin, maladie bronzée, mal perforant, etc. Il n'est pas jusqu'au décubitus et à l'arthropathie, survenant dans les affections
nerveuses, soit centrales, soit périphériques, qui ne puissent
être considérés comme tributaires de l'action nerveuse,
puisque l'immobilité, l'insensibilité, le contact de matières
souillées ne suffisent pas pour déterminer l'eschare aiguë,
et que l'arthropathie peut se manifester malgré l'absence
complète des diathèses rhumatismale, tuberculeuse ou scrofuleuse, ainsi que de toute cause traumatique. La dégénérescence graisseuse des fibres musculaires du cœur et la
broncho-pneumonie qui surviennent, l'une comme l'autre,
après la section des pneumogastriques, la kératite neuro-
paralytique après la section intra-crânienne du trijumeau
fournissent aussi plus d'une preuve en faveur de l'action
trophique du système nerveux, quoique, à propos de chacune de ces lésions, on puisse se demander, à juste titre, si
l'altération nerveuse doit être seule incriminée ou concurremment avec d'autres causes, telle que la raréfaction de
l'oxygène, pour la dégénérescence cardiaque (Fränkel),
l'introduction des liquides irritants dans les voies aériennes,
pour la broncho-pneumonie (Traube), et le traumatisme,
pour la kératite neuro-paralytique (Snellen). D'autres faits
encore, telles que les altérations osseuses, les néphro-cystites,
l'atrophie des testicules, des appendices jugulaires et de la

crète, l'hystérie, etc., plaident en faveur de l'intervention trophique du système nerveux.

Il m'eût été facile d'invoquer encore d'autres lésions trophiques, d'autres tropho-névroses, n'était ma préférence de m'en tenir à celles qui permettent des conclusions peu sujettes à contestation.

Passons à la seconde question. Par quelle voie, à l'aide de quels nerfs agit cette influence trophique ?

Il est infiniment probable que les vaso-moteurs, par l'action qu'ils exercent sur le calibre des vaisseaux sanguins et, partant, sur la distribution des matériaux nutritifs, ne sont pas sans quelque influence, quoique toujours passive, sur le degré de nutrition des éléments anatomiques. Mais cette action ne saurait être que très minime : les vaso-moteurs n'exercent qu'un très faible pouvoir sur l'activité nutritive de la cellule vivante ; ils peuvent bien lui faire subir quelques variations, quelques fluctuations, mais ces variations et ces fluctuations ne dépassent pas les limites normales. Les désordres nutritifs, les troubles inflammatoires qui sont la conséquence de lésions expérimentales ou pathologiques, spontanées ou traumatiques soit du système nerveux central, soit des nerfs périphériques, ne peuvent en aucune façon, je crois l'avoir démontré suffisamment, être rattachés aux anomalies du gouvernement vaso-moteur. La théorie vaso-motrice, qui a trouvé partout de brillants défenseurs, Claude Bernard et Robin en France, Schiff, Stricker et autres en Allemagne, a fait son temps. Elle perd journellement de ses adhérents.

En 1860, Samuel fonda sa théorie des nerfs trophiques, appuyée sur de nombreuses expériences physiologiques et de nombreux faits cliniques. Plus tard, en 1879, dans son

Allgemeine Pathologie, il la reprit, mais en la modifiant légèrement. Ainsi, il ne croit plus, contrairement à ce qu'il avait professé jadis, que l'irritation des nerfs trophiques puisse produire un état inflammatoire, à moins qu'il n'y ait simultanément une altération matérielle des parois vasculaires; cette altération constituerait, d'après l'auteur allemand, la condition essentielle et indispensable de tout processus phlegmasique. Quoi qu'il en soit, cette modification n'a guère d'importance ni au point de vue de l'existence des nerfs trophiques qu'elle ne met aucunement en doute, ni même au point de vue du *modus agendi* de ces nerfs. Comme je l'ai dit au commencement de cette étude, tout en ayant une foi très grande dans l'existence des nerfs trophiques, je suis loin d'adopter en entier la théorie de Samuel; elle me paraît renfermer des erreurs et des conclusions prématurées. La plupart des expériences instituées sur les animaux n'ont pu être vérifiées par d'autres observateurs; telles sont celles notamment du nerf sciatique, du nerf récurrent et de la moelle épinière, qui ont donné, entre les mains de Tobias et Weber, des résultats tout différents de ceux observés par Samuel. Quant aux faits cliniques, ils sont souvent faussement interprétés. Au reste, cela n'a rien qui doive étonner, quand on réfléchit au peu de progrès qu'avait faits vers cette époque (1860), l'étude des maladies nerveuses et particulièrement de celles de la moelle. On n'avait alors qu'une idée très vague des lésions systématiques des cornes antérieures de la substance grise. Les opinions sur le trajet des nerfs trophiques et sur la localisation de leurs centres dans les ganglions spinaux ou crâniens me paraissent tout aussi peu fondées, car elles sont en opposition manifeste avec les faits les mieux établis. L'hypothèse des nerfs centripètes est une vue d'esprit ingénieuse, si l'on veut, mais peu fondée. Samuel invoque en sa faveur la facile production de vésicules ou autres éruptions sur certains membres anesthésiés, sans qu'on puisse en attribuer la cause à l'anesthésie elle-même, puisque la même action irritante, qui suffit dans ces cas spéciaux à déterminer l'explosion d'éruptions cutanées, peut facilement, sur d'autres régions également anesthésiées, n'être suivie d'aucun effet appréciable. Les nerfs centripètes, d'après les idées que s'en fait Samuel, entretiennent les organes dans une sympathie mutuelle; une action morbide agit-elle sur un point déterminé de l'organisme, qu'aussitôt tous les autres points, tous les autres organes qui ont échappé lui viennent en aide, en s'appropriant pour leur propre compte une partie des effets nuisibles. On comprend dès lors comment il se fait que la paralysie de ces nerfs produise une diminution de la résistance vitale, favorise la production d'un processus inflammatoire, sous l'action des moindres irritants qui par eux-mêmes seraient incapables d'agir à l'état sain, la dérivation salutaire, l'acte libérateur ne pouvant plus se faire. Les états inflammatoires qui surviennent dans de pareilles conditions, Samuel les désigne du nom d'asthéniques, parce qu'ils trouvent leur raison d'être dans l'asthénie des nerfs trophiques centripètes. A mon avis, besoin n'est pas de s'adresser à une hypothèse aussi compliquée pour trouver l'explication de certaines éruptions inflammatoires qui peuvent survenir à la suite de l'anesthésie; on peut tout aussi facilement et beaucoup plus simplement, s'en rendre compte en se contentant d'admettre la paralysie des nerfs centrifuges, à condition toutefois qu'on leur reconnaisse une action modératrice sur la nutrition des éléments cutanés.

Ces restrictions étant faites, voyons quels sont les motifs qui me portent à croire à l'existence de nerfs spéciaux, plutôt que d'admettre, avec Weir Mitchell, Vulpian et tant d'autres physiologistes, que l'action trophique des centres nerveux se transmet par les nerfs ordinaires, moteurs ou sensitifs. Nous avons vu qu'aucune loi physiologique, à la rigueur, n'empêche de considérer les fibres ordinaires comme les seules dépositaires de l'influence trophique à exercer sur les tissus qu'ils desservent et d'admettre que, d'une part, la trophicité, si je puis m'exprimer ainsi, d'autre part la motricité et la sensibilité, suivant qu'il s'agit d'un nerf moteur ou sensitif, puissent, malgré leur coexistence, être distinctes et indépendantes l'une de l'autre. Je dis: à la rigueur, car je ne puis me défendre d'avoir *a priori* quelque doute à ce sujet. Il me paraît étrange, en effet, qu'une seule et même fibre nerveuse jouisse de deux propriétés entièrement opposées, l'une consciente, l'autre inconsciente. Toutefois, à supposer que cela soit possible, à supposer même qu'on ait le droit d'admettre que les résultats, déterminés par toute cause perturbatrice de ces propriétés, puissent manquer de parallélisme et que, par exemple, les lésions nerveuses périphériques ou centrales puissent déterminer plus vite et plus facilement une altération du pouvoir trophique ou de la conductibilité trophique qu'une altération du pouvoir moteur et sensible ou de la conductibilité motrice et sensitive, ou même qu'elles puissent déterminer la première à l'exclusion de la seconde, il faudrait admettre, alors que l'absence de parallélisme, l'indépendance réciproque, se fasse toujours dans le même sens, suivant une loi fixe et invariable, c'est-à-dire, pour reprendre l'exemple précédent,

qu'à la suite des lésions nerveuses, les modifications nutritives soient toujours plus précoces que les modifications
de la motilité et de la sensibilité. Certes, il pourrait se
faire, quand la lésion nerveuse possède l'intensité voulue,
que les deux ordres de modifications existassent ensemble;
mais jamais le phénomène inverse ne pourrait avoir lieu,
jamais les modifications de la motilité ou de la sensibilité
ne pourraient précéder les modifications nutritives et
encore moins exister pendant tout le temps, sans être accompagnées de ces dernières. Or, en est-il ainsi ? Évidemment non; pour s'en convaincre, il suffit de rappeler ce
que nous avons dit dans différents chapitres de notre étude.
Tantôt la paralysie motrice coexiste avec l'atrophie musculaire, les deux symptômes évoluant parallèlement; tantôt
la paralysie motrice existe seule, précède ou prédomine
sa congénère; tantôt c'est l'inverse qui se produit : l'atrophie existe seule ou s'accuse plus vite et d'une manière
plus intense que la paralysie motrice. L'inégalité dans l'apparition et l'intensité de ces deux phénomènes ne se trahit
pas seulement suivant qu'il s'agit de telle ou telle maladie,
mais encore dans la même maladie, sur des régions différentes du corps, comme, par exemple, dans l'atrophie musculaire progressive. La même bizarrerie se produit, avons-
nous vu, pour d'autres trophonévroses, qu'elles soient
tributaires d'une lésion des nerfs moteurs ou des nerfs sensitifs, telles que les éruptions cutanées, le décubitus aigu,
les arthropathies, etc. Nous avons vu ces différentes
affections trophiques, telles que les éruptions dermatosi-
ques, se déclarer : tantôt concurremment et parallèlement
avec les anomalies de la sensibilité, soit l'anesthésie, soit
l'hyperesthésie; tantôt en l'absence complète de ces anoma-

lies; tantôt encore, et c'est le cas le plus fréquent, la lésion cutanée fait défaut, bien que l'altération de la sensibilité soit manifeste. Cette absence de loi fixe et invariable, dans la production des lésions trophiques consécutives aux lésions nerveuses, constitue, à mon avis, quoique je ne l'aie trouvé nulle part, que je sache, mentionné par les partisans des nerfs trophiques, l'argument le plus puissant qu'on puisse alléguer contre la doctrine de l'immanence de la propriété trophique aux nerfs ordinaires de la vie de relation.

La clinique nous impose donc la croyance aux nerfs trophiques, et Duchenne (de Boulogne) ne me semble pas avoir exagéré en disant quelque part : « si nous ne connaissions pas de tels nerfs, nous serions obligés de les inventer. » Au surplus, la physiologie expérimentale est loin de refuser le concours de son autorité, quand il s'agit de plaider l'impérieuse nécessité de cette hypothèse. Il est étrange de voir écrire W. Mitchell, à l'instar de Charcot, que l'existence des nerfs trophiques n'a reçu aucune consécration physiologique, quand on se rappelle les belles expériences de Meissner et de Schiff. Ces savants expérimentateurs, avons-nous vu, en faisant des sections, non pas complètes, mais incomplètes du trijumeau dans la cavité du crâne, ont vu l'œil correspondant tantôt s'enflammer, tantôt rester intact. Or, dans tous les cas où la kératite neuro-paralytique s'était déclarée, on put se convaincre, à l'autopsie, que la section avait porté exclusivement sur les fibres internes du trijumeau ; tandis que, dans les cas non suivis de succès, les fibres externes avaient seules été coupées. N'est-il pas légitime, conséquemment, de conclure, comme Meissner l'a fait, que la région interne de la por-

tion intra-crânienne du trijumeau contient des fibres trophiques de l'œil, d'autant plus que, dans les expériences
suivies de kératite, les troubles de la sensibilité, du côté
des vaso-moteurs, avaient presque toujours fait défaut. Il
est vrai, et nous l'avons remarqué plus d'une fois dans le
cours de notre travail, la physiologie expérimentale n'a pas
autant que la clinique le mérite de mettre en évidence la
réalité des nerfs trophiques; mais cela n'a rien d'étonnant,
car le physiologiste expérimentateur ne saurait avoir la
prétention de reproduire artificiellement, avec la même
précision, la même délicatesse, les lésions variées dont le
génie morbide est capable.

Qu'on ne vienne pas non plus exagérer la valeur de l'objection, que l'on ne néglige jamais de faire aux partisans des
nerfs trophiques : le physiologiste n'a pas encore réussi à
découvrir anatomiquement les nerfs trophiques. On ne
distingue pas non plus anatomiquement les fibres du sentiment de celles du mouvement; leurs fonctions seules les
différencient. En effet, pourquoi admet-on les nerfs moteurs?
C'est parce que la contractilité prouve une motilité; et
pourquoi les nerfs sensitifs? Parce qu'une impression
prouve une sensation. Pourquoi donc ne pourrait-on pas
admettre alors des nerfs trophiques, quand on voit une action
nerveuse entraîner directement une altération trophique?
Évidemment, c'est une lacune regrettable que de ne pas
avoir pu jusqu'ici, le scalpel à la main, isoler les nerfs trophiques et les poursuivre jusqu'aux éléments anatomiques.
Cependant, on ne doit pas perdre de vue les notables
progrès qui ont été réalisés dans cette dernière voie, grâce
aux récents travaux de Rouget, Kranse, Langerbans, Pflügger et tant d'autres histologistes. D'ailleurs, le jour où cette

lacune sera comblée, où l'on aura pleinement satisfait à ce desideratum, la science ne se trouvera plus en face d'une hypothèse dont la vraisemblance est à démontrer, mais devant une vérité définitivement établie. J'ai l'espoir, même la conviction, qu'un jour la pleine lumière se fera sur cette question anatomique, quelque difficile que cela paraisse aujourd'hui.

Quant à la question de savoir où se localisent les centres, les foyers dont les nerfs trophiques émergent, en suivant, pour la plupart, le trajet des autres nerfs de l'organisme, avec les filets desquels ils sont étroitement entremêlés, ce que nous en savons de plus précis, au moment actuel, c'est qu'ils paraissent se trouver, presque tous, dans la moelle épinière, dans le bulbe et même dans la protubérance annulaire. Les nerfs sensitifs et certains faisceaux postérieurs de la moelle épinière, le cordon de Goll particulièrement, sont peut-être les seuls qui aient les leurs dans les ganglions spinaux et crâniens, ou dans les régions qui avoisinent immédiatement ces ganglions. Rien de positif n'autorise à croire qu'il en existe également dans le cerveau, sauf, peut-être, pour certaines fibres motrices des nerfs encéphaliques, et pour quelques faisceaux médullaires. Les centres trophiques pour les muscles striés et les nerfs moteurs se localisent dans les cornes antérieures de la moelle épinière, et dans les cellules grises du bulbe et de la protubérance annulaire; d'après les remarquables travaux d'Erb, il faudrait croire que ces nerfs et ces muscles ont des appareils trophiques spéciaux et distincts, quoique juxtaposés. Dans ces organes semblent résider également les centres trophiques des os et des articulations. Quant à ceux de la peau et de ses annexes, il faut probablement les chercher,

ceux du moins de la moelle épinière, dans la substance grise
centrale, ou même dans les cornes postérieures. Les centres trophiques des viscères, des organes des sens, etc., pour
la plupart desquels nous n'avons pas hésité à reconnaître
l'existence des nerfs trophiques spéciaux, je ne crois pas
qu'il existe des raisons suffisantes pour chercher leur domicile ailleurs qu'à l'origine de leurs nerfs moteurs ou sensitifs. La presque totalité de la substance blanche que renferment le cerveau et la moelle trouve dans les cellules
grises de ces derniers organes de quoi suffire à régulariser
leur nutrition ; quant à ces cellules grises elles-mêmes, elles
sont dépositaires de forces suffisantes pour maintenir leur
vitalité à la hauteur voulue.

Vient maintenant la troisième et la dernière question :
comment agissent les nerfs trophiques ?

Nous avons vu que Samuel leur attribue une action stimulante. L'irritation des nerfs trophiques produit des inflammations ; leur paralysie, au contraire, déterminent
des lésions passives, des atrophies. Que faut-il en penser ?
Les lésions trophiques, que nous avons passées successivement en revue, résultent ou bien d'une perturbation
irritative, ou bien d'une suppression apportée à l'action
nutritive dont jouit le système nerveux. Autrement dit :
les altérations nerveuses, capables d'entraîner des lésions trophiques, agissent soit par irritation, en exaltant
la propriété nutritive inhérente aux nerfs et aux centres ;
c'est la doctrine de l'irritation prônée par Brown-Séquard,
soit par simple diminution ou suppression complète de cette
propriété. La principale raison qui m'a fait pencher pour la
dernière hypothèse, c'est que la plupart des trophonévroses,
sinon toutes, éclatent d'autant plus vite et acquièrent un

degré d'intensité d'autant plus élevé que la lésion nerveuse est plus destructive et plus intense; nous avons vu qu'une section complète entraîne des anomalies trophiques plus rapidement et plus sûrement qu'une simple lésion irritative. D'autre part, la plupart des lésions trophiques, pour ne pas dire encore une fois toutes, portent, à l'évidence, le cachet phlegmasique. Samuel, dans son dernier ouvrage précédemment cité, divise les trophonévroses en deux grandes classes : l'une comprend les lésions trophiques proprement dites (*trophische Ernährungstörungen*); la seconde, les lésions inflammatoires (*trophische Entzündungen*). Cette distinction me paraît naturelle et peu sujette à critique, si l'on veut simplement par là établir une différence, suivant que le désordre vasculaire est manifeste ou peu accusé. En effet, dans la dégénération secondaire de la moelle, dans la dégénération wallérienne des nerfs et dans les amyotrophies, la circulation est à peine compromise, le processus tout entier se passe dans les éléments anatomiques. Dans les éruptions cutanées, au contraire, les eschares aiguës, la kératite névro-paralytique et même dans les arthropathies, le désordre vasculaire est des plus manifestes. Mais si l'on veut entendre par là que parmi les trophonévroses les unes sont actives, les autres passives, la distinction alors me paraît des plus fausses, car les troubles trophiques de la première classe portent aussi bien que ceux de la seconde, le caractère d'une suractivité nutritive. Peu importe qu'on doive les considérer, avec Samuel, les unes comme inflammatoires, les autres comme non inflammatoires, suivant que les altérations vasculaires existent ou manquent. Cela étant, si l'on admet que le système nerveux joue un rôle modérateur sur la nutrition des éléments anatomiques, on n'a pas de peine à comprendre que les désordres nutritifs qui résultent de son absence d'action doivent être de nature irritative; mais si l'action était, au contraire, de nature excitatrice, les lésions trophiques seraient essentiellement passives. Cependant, en examinant de près, on constate que, dans quelques-unes des trophonévroses, la dégénération wallérienne, les dégénérations secondaires, les amyotrophies, par exemple, les lésions passives s'entremêlent intimement avec les lésions actives, sans qu'on puisse considérer celles-ci comme un état secondaire de celles-là (Vulpian). Il me paraît légitime, par conséquent, de croire que l'influence du système nerveux sur la nutrition des nerfs, des cordons blancs de la moelle et des muscles striés, est à la fois modératrice et excitatrice, suivant qu'il s'agit, pour me servir des expressions de Ranvier, d'éléments les plus voisins de l'état primitif ou les plus élevés dans l'organisme. Mais est-elle également excitatrice et modératrice simultanément sur d'autres tissus, tels que la peau, la cornée, la conjonctive, etc.? Je ne saurais me prononcer, la question n'est pas élucidée ; en tout cas l'action modératrice m'y paraît prédominante.

Nous avons vu, et au premier abord cela paraît très étrange, que les lésions trophiques sont toujours la conséquence de l'absence d'action des nerfs trophiques, quelles que soient la nature et l'intensité des modifications dont ces derniers deviennent le siége. Quel est donc le résultat de l'exaltation des nerfs trophiques? Ni la physiologie expérimentale ni la clinique pathologique ne peuvent résoudre cette question. Le ralentissement, qui s'observe quelquefois dans le mouvement nutritif chez certaines filles hystériques, chez certains aliénés, est peut-être le seul cas qu'on puisse jusqu'ici attribuer à l'irritation, à l'exaltation des nerfs trophiques. Cela prouve, à mon avis, et contrairement aux assertions de Samuel, que la propriété nutritive s'épuise et s'éteint facilement.

Quant à ramener l'action trophique du système nerveux aux lois des actes réflexes, c'est une présomption prématurée.

Il ne nous est pas davantage permis de scruter à fond le mécanisme intime en vertu duquel ces nerfs trophiques agissent soit pour exciter, soit pour modérer l'activité vitale des cellules, pas plus que nous ne pouvons savoir comment les nerfs moteurs déterminent les combustions musculaires qui se transforment en leurs équivalents mécaniques, pas plus que nous ne pouvons savoir comment le travail de la pensée agit sur le mouvement moléculaire du cerveau.

Je conclus : l'intervention trophique exercée directement, immédiatement par le système nerveux nous apparaît comme une vérité définitivement établie. L'existence d'un appareil spécial, au contraire, distinct des appareils moteur sensitif et vaso-moteur, agissant sur la nutrition des éléments anatomiques pour exciter les uns et modérer la plupart des autres, n'est qu'une simple hypothèse, mais une hypothèse très plausible dans l'état actuel de nos connaissances.

FIN.

DES

PSYCHO-NÉVROSES

DYSCRASIQUES

PAR

Le docteur F. SEMAL,

Correspondant de l'Académie royale de médecine de Belgique,
Médecin-directeur de l'asile d'aliénées, de l'État, à Mons, etc., etc.

(Mémoire présenté à l'Académie, le 27 novembre 1880.)

TOME VII. (3ᵉ fasc.)

INTRODUCTION

La psychiatrie, sous peine de perdre un indispensable soutien et de s'agiter dans le vide, ne peut s'isoler des sciences dont elle constitue le terme de transition : la psychologie et la médecine générale.

Rameau détaché de cette dernière partie des connaissances humaines, elle a besoin, pour subsister, de s'étayer aussi sur la constitution morale de ceux qu'elle a mission de soulager.

Cette notion lui est aussi nécessaire, que la connaissance des tempéraments l'est à la médecine ordinaire.

De la fusion de ces deux ordres de recherches, se dégagent d'utiles enseignements pour le diagnostic et le traitement des affections mentales.

Il est rationnel, en effet, que l'étude d'entités morbides, qui se trahissent par des caractères physiques tout autant que par des troubles moraux, se préoccupe de la prédominance positive de tel ou tel tissu, organe ou appareil, qui a déterminé le tempérament individuel, et établisse avec non moins de précision les rapports proportionnels des pensées, des sensations, des instincts, qui constituent l'expression morale.

Ces considérations essentielles n'ont, à la vérité, jamais été complètement perdues de vue ; certaines théories s'appuient même exclusivement sur l'une d'elles, mais au détriment des autres, et leur union a été rarement fructueuse.

Actuellement, il n'est pas une seule partie des sciences qui soit aussi influencée, par les préjugés et les théories préconçues, que la psychiatrie.

Sans compter l'opinion vulgaire qui voit dans la folie un état mystérieux au-dessus des ressources de la médecine et contre lequel les moyens moraux et mystiques échouant, il n'y a plus d'autres recours que l'isolement coercitif, ne voyons-nous pas dans les sphères administratives se produire parfois l'opinion paradoxale que l'action scientifique doit s'effacer devant les moyens matériels de comfort et de distraction ?

Il faut au surplus l'avouer, l'attitude *de la plupart* des praticiens a, de tous temps, un peu encouragé le crédit donné à ces erreurs ; l'indifférence la plus complète, chez les uns, est remplacée chez d'autres par l'emploi systématique et abusif de certaines médications ; la saignée, l'opium, les douches et actuellement le bromure de potassium ont été successivement substitués au classique grain d'ellébore, selon les temps et les théories régnantes. D'un autre côté, généralement on se fait, des états de raison et de folie, une idée purement métaphysique en les regardant comme s'excluant réciproquement.

Cependant, il est facile de reconnaître que ces appellations qui ont la prétention de délimiter des objets distincts, des situations différentes, sont nées, comme tant d'autres définitions, de l'implacable nécessité où se trouve l'esprit humain de ne saisir les choses que pour autant qu'elles s'offrent à lui avec des caractères tranchés, et il faut convenir que les faits se chargent tous les jours de renverser ces frontières conventionnelles, en se refusant à y trouver place. La folie sort de la raison par des transformations parfois si lentes qu'il est impossible de trouver le point de sa naissance.

Nous avons eu déjà l'occasion de préciser notre opinion à cet égard ; qu'on nous permette de la rappeler ici puisqu'elle est toujours l'expression d'une conviction inébranlée : « Quoique nous regardions, disions nous, la raison » et la folie comme très distinctes, il suffit de s'élever au- » dessus du point de vue ordinaire pour inférer que toute » ligne de démarcation tirée entre elles est essentiellement » arbitraire. A la vérité, si l'on se borne à contempler les » formes extrêmes, cette assertion paraîtra inexacte ; mais » il est néanmoins incontestable qu'entre l'acte posé en » toute liberté de conscience par l'homme raisonnable, et » les impulsions irrésistibles de l'aliéné, on pourrait dis- » tinguer une série d'actions s'enchaînant de telle façon » qu'il soit impossible de dire à un certain moment : ici » finit la raison, là commence la folie.

» Si, cessant de considérer les actes, les manifestations » extérieures, nous n'envisageons que leurs mobiles inté- » rieurs, nous retrouvons encore la même indécision, car » toutes les altérations de la sensibilité ou plutôt toutes les » manifestations sensibles qualifiées d'anormales et énumé- » rées, comme inhérentes aux troubles mentaux, sont com-

» patibles avec l'intégrité la plus complète des facultés
» intellectuelles. Mais, dira-t-on, entre les actes raisonna-
» bles et leurs mobiles, s'interpose toute une série de juge-
» ments associés et coordonnés, et leur absence caractérise
» précisément ce critérium de la folie que d'autres recher-
» ches n'ont pu dévoiler. »

Certains troubles de l'esprit se traduisent, en effet, par
une ataxie intellectuelle évidente; mais, pour beaucoup
d'entre eux nous invoquerions en vain l'assistance de ce
fait incontesté, car les idées délirantes des mélancoliques,
par exemple, n'offrent pas la dissociation et les erreurs syllogistiques qu'on rencontre chez les déments ou les maniaques.

A quelque école que l'on s'adresse pour obtenir, non
une définition de la folie, ce qui serait trop exiger, puisque
la science n'a même pu en donner une de la santé d'esprit,
mais seulement un signe distinctif quelconque qui permît
de la reconnaître, on n'obtient qu'une réponse évasive, que
l'énonciation d'un fait applicable à tel cas déterminé, mais
absolument étranger aux autres, ou bien on se heurte à des
subtilités insoutenables.

Les spiritualistes affirment que la folie est une maladie
de l'âme; mais en se mettant à leur point de vue, on ne
trouve pas encore le critérium qui la fera distinguer des désordres moraux et intellectuels, et rien n'empêche dès lors
de la confondre avec le péché, comme l'a fait Heinroth, ou
avec l'erreur, comme l'a fait Leuret. Il est vrai que les partisans du siége psychologique de la folie ne sont pas plus
embarrassés pour cela, et répondent que si l'âme est susceptible de deux sortes de désordres aussi différents l'un de
l'autre que le péché et l'erreur, ils ne voient pas pourquoi

elle n'en admettrait pas une troisième, à savoir la folie (1).

Nous n'y verrions aucun inconvénient, si cela résolvait la question; mais, du propre aveu des partisans de cette théorie, il est impossible de distinguer la folie de ce qui l'avoisine et notre embarras n'a fait qu'augmenter.

Serons-nous plus heureux en nous adressant aux écoles positivistes? Nous aurons en tous cas une réponse catégorique, nette, sans le moindre ambage : *la cellule cérébrale est l'officine de la pensée,* dit M. Auguste Voisin, et par conséquent quand le tissu cérébral est altéré, la pensée l'est également.

Rien ne s'oppose à admettre cette assertion, mais un diagnostic ne peut se faire *post mortem*, et si de l'altération de la pensée on conclut à l'altération de son substratum, on sera toujours privé de cette pierre de touche qui permettra de dire, en présence de telles individualités psychiques vivantes :

Voilà un aliéné, voici un sage!

En se tournant vers les chefs de l'école à laquelle appartient M. Voisin, on trouve encore le même positivisme dans les affirmations, mais il s'en faut de beaucoup que les données aient un égal cachet de certitude.

Dans un article sur le sujet qui nous préoccupe, inséré dans la *Philosophie positive* (2), M. Littré est amené à déclarer que la caractéristique de la folie est celle-ci : dans un individu malade cérébralement, un motif actuel ne peut pas être vaincu par un motif plus fort ; *c'est là ce qui caractérise la maladie.*

Dans un individu sain d'esprit, un motif plus fort peut

(1) JANET, *Le cerveau et la pensée*, 79.
(2) Année 1868, p. 249 et suivantes.

toujours vaincre un motif actuel ; *c'est là ce qui caractérise la santé cérébrale.*

S'il fallait s'en tenir à ces définitions pour saisir la pensée de l'illustre philosophe auquel nous les empruntons, il est incontestable qu'elle serait radicalement incompréhensible. En effet, par cela même qu'un motif est vaincu ou a été vaincu, il est manifeste qu'il a été le plus faible, de sorte qu'à ce point de vue il n'y aurait pas de différence entre l'aliéné et l'homme raisonnable.

Mais il est facile de voir que la définition de M. Littré a, comme beaucoup de ses congénères, le tort de vouloir définir une chose qui n'est guère définissable, parce que ses limitations sont totalement arbitraires.

En effet, dans le cours de ses développements, il fait suffisamment voir que son intention a été de démontrer que les mobiles assez puissants pour déterminer la conduite de la généralité des hommes perdent cette prépondérance dans l'état de folie, où un motif faible d'ordinaire devient victorieux.

Ainsi traduite, la thèse de M. Littré rencontrera certainement plus de crédit chez les aliénistes ; mais elle semble devoir démontrer de plus en plus l'inanité des efforts faits par les meilleurs esprits pour aboutir à une définition de la *folie.* Il ne faut pas de longues réflexions pour comprendre que les motifs qui guident la généralité des hommes sont le résultat de simples conventions variant avec les agglomérations d'individus, avec les sociétés, les pays, les latitudes, et que par conséquent *le sens commun,* car c'est le vrai nom de ce juge de nos idées, n'est pas une entité déterminée. *Le sens commun,* dit W.-B. Carpenter (1), *est*

(1) *Revue des cours scientifiques,* 26 septembre 1868.

pour ainsi dire une intuition acquise, car c'est la résultante (1) *de toute l'activité antérieure de l'esprit jointe à celle du cerveau qui en est l'instrument. Sa valeur dépendra conséquemment de la nature de l'éducation et de la discipline qu'ont reçues les facultés intellectuelles, et l'on peut affirmer sans hésitation que lorsque ces facultés ont été bonnes en principe et ont été parfaitement cultivées et exercées, le jugement du sens commun sera probablement supérieur à tout jugement élaboré par un travail complet de raisonnement.*

Une chose doit frapper dans ces paroles du savant physiologiste anglais, c'est que la rectitude du sens commun est en réalité subordonnée à deux conditions : d'une part, la valeur intrinsèque de ces facultés intellectuelles, de ce terrain qui doit être mis en culture, et de l'autre la nature de l'éducation à laquelle ces facultés seront soumises, ainsi que la discipline à laquelle elles obéiront.

Ces deux conditions n'ont évidemment pas la même origine : d'un côté l'aptitude individuelle, de l'autre une influence collective, et le résultat que l'on cherche à obtenir est, en somme, un compromis entre les deux. Or, l'aptitude individuelle de penser de quoi dépend-elle? Mais de ce dont dépend déjà l'aptitude individuelle de sentir, de l'action moléculaire du tissu nerveux modifiée par les événements extérieurs (2).

(1) Ce que nous avons désigné par le mot *cénesthésie spéciale ou psychique.*

(2) Qu'on n'aille pas croire que nous voulions ici rajeunir cet axiome matérialiste : la pensée est une sécrétion du cerveau. Nous admettons simplement, comme hypothèse la plus probable, que tout acte de conscience, que ce soit dans le domaine des sensations, des pensées ou des émotions, correspond à un certain état défini du cerveau, *que ce rapport de la physique à la conscience,* comme dit Tyndall, existe invariablement, de telle sorte qu'étant donné l'état du cerveau et des nerfs,

Nous concédons que ces événements extérieurs, ne se pliant pas à nos exigences, à nos convenances, aient forcément imprimé une direction aux idées, et que cette force se soit percé des voies matérielles dans le tissu cérébral des ascendants et se soit perpétuée chez les descendants sous cette forme d'appréciation et de jugement uniforme que nous nommons sens commun. Mais, ce sera là un sens commun général, et personne ne mettra en doute qu'il y ait une certaine résistance manifestée par les individus, surtout dans la jeunesse, à adopter cette manière de voir les choses et de les juger; il y a une espèce de rébellion instinctive qui peut même se perpétuer dans l'âge mûr et qui se traduit par des manifestations auxquelles nous donnons les noms d'excentricité, d'originalité, etc. Nous ne voulons pas parler ici de ces faits isolés, de ces bizarreries momentanées qui se montrent dans les intelligences les mieux constituées, mais bien de cette tendance à coordonner les idées de manière à leur imprimer toujours le même cachet.

En sorte qu'on pourrait fort bien admettre que s'il y a un sens commun *général collectif*, propre à la masse . moyenne des individus vivant dans les mêmes milieux, il y a en outre, un sens commun *individuel* propre à chacune des personnalités composant une famille, une société, une race; car, ainsi que l'affirme Laycock, toutes les preuves de la prétendue vie de l'esprit ne sont que des *représentations du travail cérébral qui se manifeste à la conscience.* C'est pour-

on pourrait en déduire la pensée ou la sensation correspondante. Mais il n'y a là, en somme, qu'une simple association et rien de plus. Quant à dire quel est le lien entre cet état physique et les faits de conscience, nous ne l'essaierons point, car à nos yeux il y a entre ces deux ordres de phénomènes un abîme infranchissable à l'esprit humain.

quoi ni la volonté des autres, ni la nôtre n'ont de pouvoir absolu sur le mode habituel de nos pensées et de nos sensations; il y a là, quoi qu'on fasse, quelque chose de fatal dans les unes et les autres.

Tout ce que pourra faire la culture la plus appropriée, c'est chercher à développer ces tendances naturelles quand elles sont conformes aux vues de la généralité, au but social, ou chercher à les mitiger, à les enrayer par une sorte de compromis entre les impulsions individuelles et les intérêts sociaux, et développer ainsi un sentiment mixte désigné ordinairement par le nom très impropre de *sens moral*, et qui est aux actes ce que le sens commun est aux idées.

Lui seul est réellement acquis : *Le médecin psychologiste doit, pense Maudsley* (1), *estimer que le meilleur de ses arguments, relativement à l'origine du sens moral, est d'établir qu'il a été acquis. Que le sentiment des intérêts communs dans les familles et les tribus primitives, et que la réprobation habituelle contre certains actes nuisibles à la famille et à la tribu aient fini par engendrer un sentiment du bien et du mal, par rapport à de tels actes, et que ce sentiment, dans une suite de générations, se soit transmis héréditairement à l'état de sentiment instinctif plus ou moins prononcé, cela est tout à fait d'accord avec ce que nous savons des résultats de l'éducation et de l'action de l'hérédité.*

Que conclure de tout ce qui précède et quelle application faire de ces conclusions à la recherche d'un critérium de la folie? D'abord, qu'il n'y a ni conscience, ni raison *universelle* ou *commune*; que la raison et la conscience sont tout à fait individuelles et que les individualités psychiques

(1) *Revue scientifique*, octobre 1872, p. 327.

sont aussi nombreuses que les individualités physiques;
que n'ayant, par conséquent, pas de critérium pour la
raison, il est illusoire d'en poursuivre un à l'égard de la
folie.

Que tout en étant obligé d'accorder une certaine influence
produite par les tendances de la généralité sur les tendances
des individualités (un grand nombre de faits psychologiques ayant leur source dans cette pression, soit qu'elle se
manifeste au moment présent, soit qu'elle tarde à se produire), il est néanmoins hors de doute que l'organisme ne
soit en dernière analyse le principal instigateur de nos
idées et de nos actes, comme il l'est de nos sensations.
Partant de ce principe, on peut affirmer que le vrai moyen
d'arriver à une appréciation quelque peu approximative
d'un état mental quelconque, c'est de procéder méthodiquement en prenant pour base la constitution physique de
l'individu, son tempérament, son caractère, son degré de
culture intellectuelle, le milieu où il vit et celui où ont vécu
ses ascendants. Toutes ces circonstances particulières connues et étudiées ne fourniront pas des formules de psychologie morbide, mais aideront seulement à déduire les manifestations pathologiques de l'évolution physiologique.

*Quæ faciunt in homine sano actiones sanas, eadem in
ægroto, morbosas* (1).

II

Ce n'est pas le cerveau, c'est l'homme qui pense, dit Lewès,
et ces mots résument la doctrine féconde qui nous guide,

(1) SEMAL. — *De la sensibilité générale et de ses altérations dans les
affections mélancoliques*. Paris. (Prix Aubanel), 1875.

en légitimant les efforts de ceux qui cherchent dans les déviations pathologiques de l'organisme entier l'origine et le point de départ des altérations psychiques.

Cette théorie semble incontestable aux yeux de la généralité des auteurs modernes qui se sont occupés de psychiatrie; mais il n'est cependant pas sans intérêt de rappeler brièvement quelques faits cliniques qui lui apportent l'appui le plus formel et corroborent l'opinion du Dr John Gray, affirmant que la folie a plus fréquemment son origine première dans les états pathologiques, en dehors du cerveau, que dans les maladies primitives de cet organe.

Bien que la symptomatologie |des psychoses liées à l'état inflammatoire n'ait rien de caractéristique, d'après Griesinger, elle n'en est pas moins considérée comme réelle par ce dernier auteur, ainsi que par le Dr Simon et par Calmeil.

Marcé admet la psychose dyspeptique, dont Pellock décrit nettement les symptômes chez la femme, où elle est le plus fréquente. Schrœder van Derkolk pense, avec le docteur Holthoff, que les lésions duodénales engendrent l'hypochondrie, et ce dernier auteur relate le fait frappant d'une dame dont l'humeur et l'état mental variaient selon l'état de plénitude ou de vacuité des voies digestives. Le Dr Witkowski affirme la relation de cause à effet entre les phases dépressives et les lésions mitrales, d'une part, et entre les excitations maniaques et les lésions valvulaires, de l'autre. Milner Fothergil croit par contre que les affections thoraciques s'associent toujours à l'hypérémie cérébrale et surexcitent la faculté émotive. Les malades atteints d'affections cardiaques se signalent en effet par une grande instabilité morale; il y a imperfection et inégalité dans leur modalité psychique, leur appréciation des hommes et des choses revêt un cachet de méfiance, de critique sévère, contrastant avec une évidente pusillanimité personnelle. ·

Il suffit de rappeler les troubles nerveux liés à la menstruation dont la nomenclature exacte a été présentée par Berthier, pour admettre sans conteste que les maladies des organes de la génération ont un retentissement sur les sphères intellectuelles, non d'une manière vague et générale, mais en donnant aux préoccupations morbides un caractère particulier de mysticisme et de désespoir auquel un praticien un peu exercé se laisse rarement tromper.

Les exemples sont trop nombreux et trop connus pour qu'il faille en citer ici.

Tout médecin connaît aussi par expérience le contraste qu'il y a entre la quiétude des phthisiques, leurs profondes illusions et le sombre découragement des malades atteints d'affections abdominales, aussi bien que la résignation farouche du cancéreux, l'indifférence du pyohémique, la langueur des diabétiques, etc. (1).

Quel beau livre il y aurait à faire, sous ce titre aussi piquant que nouveau : symptômes moraux des maladies, s'est écrié un médecin dont nous apprécions l'esprit élégant et le style attrayant sans en partager les convictions et les tendances (2).

_____

(1) Citons encore les troubles nerveux qui se développent sous l'influence du goître exopthalmique, qu'Hammond regarde peut-être trop complaisamment comme procédant d'une lésion des centres cérébraux; toutefois, il est impossible de méconnaître que ceux qui sont atteints de cette singulière affection présentent tous un affaiblissement intellectuel, caractérisé en outre par la défiance, le soupçon, la violence et autres indices d'une surexcitation et d'une hyperesthésie nerveuse voisine de l'état moral des vieillards. (HAMMOND).

(2) TESTE : *comment on devient homœopathe.*

En effet, la symptomatologie morale des entités pathologiques est à faire, et c'est surtout la psychiatrie qui serait
appelée à en recueillir les plus grands bénéfices; mais il
ne faut pas recourir aux explications mystérïeuses des dis-
ciples d'Hahnemann pour trouver dans les données physiologiques une hypothèse plausible du retentissement marqué
des lésions viscérales sur la sphère intellectuelle : ainsi, par
exemple, sous le nom de *synestésie* (1), M. Vulpian désigne
la production d'une double sensation, sous l'influence d'une
impression partie d'une région sensible limitée. Une de
ces sensations, perçue comme ayant cette région pour point
de départ à l'autre qui correspond à un point plus ou moins
éloigné de la précédente, et qui n'a subi aucune espèce
d'excitation directe. Ce phénomène, qui se présente normalement, s'expliquerait ainsi : « Une impression portant sur
» les extrémités d'un nerf et transmise à certains éléments
» récepteurs dans le foyer d'origine de ce nerf, va mettre
» en activité soit d'autres éléments de ce même foyer, soit
» des éléments d'un autre amas de substance grise dans
» lequel se terminent des fibres sensitives en rapport avec
» une autre région de surfaces tégumentaires.

» Les éléments récepteurs, ainsi stimulés d'une façon
» secondaire, sont modifiés de la même façon que s'ils
» avaient reçu une impression provenant de la périphérie
» des fibres nerveuses, avec l'extrémité centrale desquelles
» ils sont en rapport; et il y a par conséquent production
» d'une sensation semblable à celle qui eût été provoquée
» par l'excitation de ces fibres mêmes. »

Mais, est-ce seulement sur la surface tégumentaire, qu'une

(1) *Dictionnaire encyclopédique des sciences médicales;* tome 8e,
2e série, page 519.

sensation peut être déterminée ainsi, sans provocation extérieure par une transmission d'excitation d'un foyer central de réception d'impressions à un autre foyer central, au moyen des voies de communication qui existent entre ces deux amas de substance grise, et ne serait-il, pas admissible d'étendre la possibilité du phénomène à l'ensemble de l'organisme?

Pourquoi les sensations douloureuses ou non, perçues dans d'autres points, ne relèveraient-elles pas de la même loi? Cette hypothèse qui rendrait non seulement compte des altérations de la sensibilité dans certaines affections hypochondriaques (1), ou des sensations douloureuses généralisées à l'ensemble de l'organisme, ou localisées dans un appareil seulement, n'ont d'autre siége apparent qu'une altération organique nettement limitée, et serait aussi de nature à jeter un certain jour sur les troubles si obscurs de la sensibilité générale et sur les aberrations psychiques qui en dérivent.

Il ressort, en effet, de l'ensemble de nos connaissances physiologiques, que chaque organe étant représenté dans les centres nerveux supérieurs, et intervenant ainsi dans l'expression intellectuelle et morale qui résulte du consensus vital, on pourrait considérer les sensations perçues par l'encéphale, comme la résultante des sensations disséminées dans tout le réseau nerveux.

Il en résulterait que toute lésion, même éloignée, pour-

(1) LUYS, dans son récent *traité des maladies mentales,* (page 108, attribue aussi au transfert de la sensibilité interne et viscérale, dans les régions centrales et supérieures, le fait de certains hypochondriaques dont le cerveau est primitivemeut intéressé et qui reportent à la périphérie des sensations subjectives qui sont primitivement centrales et comparables aux sensations des amputés.

rait avoir et devrait avoir un retentissement marqué sur la modalité psychique.

Cette assertion ne rencontrera point de résistance aussi longtemps qu'il s'agira d'une lésion manifeste, localisée, tangible pour ainsi dire, mais elle pourra soulever certaine opposition par rapport à ces modifications morbides dont la caractéristique anatomo-pathologique n'a pu être définie, comme par exemple l'empoisonnement miasmatique et les états complexes auxquels on a donné le nom de chlorose, anémie, dyscrasie, etc.

Toutefois, qu'il y ait des cas où les troubles psychiques soient les symptômes prédominants de ce qu'on est convenu de nommer fièvre intermittente larvée, c'est ce que personne ne songe à mettre en doute ; en outre, que ces troubles soient, par suite de leur nature, justiciables de l'action des antipériodiques, cela n'est point douteux encore ; mais il ne faut pas oublier que cette forme cérébrale de la fièvre paludéenne n'a pas de caractères ni de symptômes originaux et qu'elle reproduit le délire incohérent des fébricitants ordinaires.

En 1849, cependant, Focke, en Allemagne, tenta d'en faire une entité morbide, une psychose typique, ayant ses prodromes, sa marche, sa terminaison, sous prétexte que l'identité du traitement dans tous les cas, devrait nécessairement correspondre à une identité pathogénique. Cette manière de voir n'a pas prévalu et les critiques de l'époque mirent en avant l'argument alors puissant, que parmi les cas cités par Focke, se trouvaient des manies et des mélancolies, c'est-à-dire deux états admis comme contradictoires et présentant toutes les conditions pour en faire des types morbides bien caractérisés. De nos jours, il est peu d'aliénistes qui abriteraient de leur responsabilité une telle argumentation; car manie et mélancolie n'ont plus, en médecine mentale, que la valeur des termes correspondants d'excitation et de dépression, d'ataxie et d'adynamie, de sthénie et d'asthénie, admis en pathologie générale, et sont regardés comme des symptômes et non plus comme des formes morbides. Néanmoins, le principal argument de Focke est sans valeur; on cherche vainement, dans des exemples qu'il cite, une physionomie particulière du délire miasmatique, et depuis qu'on connaît l'action sédative que le sulfate de quinine exerce sur le système nerveux, on y a recours avec succès dans bien des cas où l'élément paludéen semble faire totalement défaut, et notamment dans les psychoses dépendant d'une affection utérine.

S'il est peu rationnel de chercher à introduire dans la nosologie une psychose paludéenne, les rapports pathologiques de la fièvre intermittente et de la folie n'en restent pas moins hors de doute depuis les travaux de Sydenham, soit que le délire intervienne dans le cours des crises périodiques en prenant la place d'un des stades, le plus ordinairement du stade de chaleur, soit, ou ce qui est plus admissible encore, que les perturbations mentales se produisent sous l'influence de la cachexie anémique consécutive.

Or, dans ce cas, elle ne paraît pas, à nos yeux, pouvoir constituer un épiphénomène de la maladie fébrile, car elle emprunte sa raison d'être et sa physionomie symptomatique aux modifications survenues dans la crase sanguine, et rentre par conséquent de plein droit dans le sujet que nous nous proposons de traiter aujourd'hui.

Toutefois avant de l'aborder, il nous reste à justifier le titre même que nous lui avons donné.

III

Qu'est-ce qu'une psycho-névrose?

Pourquoi employer ce terme assez inusité, au lieu des appellations plus usuelles de folie, aliénation mentale ou délire et même simplement névrose?

Notre intention n'est pas de tenter une nouvelle classification des affections mentales, ni même de relever les côtés défectueux que présentent toutes celles offertes jusqu'ici. Nous nous bornerons à faire observer que les termes folie, aliénation mentale, n'éveillent aucune idée pouvant guider sur la nature du trouble dont on veut parler, et il semble désirable que le nom donné à une chose en reflète plus ou moins l'essence et les caractères. Or, on considère *comme névrose*, dit M. Brochin, *toutes les maladies intéressant spécialement les fonctions nerveuses et ne dépendant nécessairement d'aucune lésion anatomique appréciable.*

Plus loin, le même auteur forme, des troubles intellectuels, moraux et affectifs, un ordre de névroses qui, à raison de leur caractéristique spéciale, sont l'objet d'une classe nosologique à part. Cela veut nécessairement dire que cette catégorie de névroses se caractérise par la prédominance des troubles psychiques et constituent par conséquent des psychoses.

Or, les états pathologiques qui nous occupent doivent être considérés comme le lien de transition entre les névroses et les psychoses; ils tiennent des premières certains caractères qui les rangent dans ces affections essentiellemens nerveuses, et des secondes, parce qu'atteignant la sphère intellectuelle assez profondément pour fixer et même absorber l'attention sur les désordres qui s'y produisent, ils ne relèvent cependant d'aucune lésion appréciable du tissu nerveux encéphalo-rachidien.

Toutes les névroses n'ont pas un retentissement sur l'expression morale et intellectuelle de ceux qui en sont atteints : ainsi les névroses locales qui constituent le premier groupe établi par Brochin, n'influencent l'expression personnelle des patients que d'une manière vague, générale et sans offrir de caractère particulier.

Il en est autrement des névroses secondaires ou sympathiques qui peuvent, selon les cas et selon les individus, perturber nettement les fonctions psychiques; mais ici la cause première des deux ordres de phénomènes, nerveux et psychiques, réside dans une lésion permanente des viscères abdominaux ou thoraciques. Sous le nom de psycho-névroses diathésiques, on pourrait ranger celles qui reconnaissent pour origine les différents états diathésiques complexes, tels que la syphilis, le rhumatisme, la goutte, l'herpétisme, etc., où se rencontrent parfois également une physionomie particulière de trouble moral.

Certains états physiologiques ont, au cours de leur évolution, le triste privilège d'amener chez quelques individualités une perversion des sentiments affectifs, une altération des fonctions intellectuelles qui, sans aller toujours jusqu'à mériter l'intervention médicale, n'en constituent pas moins une véritable psycho-névrose, telles la puberté, la grossesse, la ménopause, etc.

L'état mental des épileptiques, des hystériques, est déjà par lui-même empreint d'un cachet spécial et sort facilement des limites compatibles avec l'état de raison, sans cependant se confondre avec l'entité pathologique à laquelle on a donné le nom de folie, de démence épileptique, mais déjà suffisant pour déterminer une psychose.

En somme, les psycho-névroses, qui forment le premier terme de la classification préconisée par Schule, le savant directeur d'Illenau, se caractérisent par des *lésions essentiellement psychiques ; l'activité psychique seule est atteinte, le fonctionnement ou le mécanisme cérébral reste intact, le cerveau travaille normalement, mais avec des éléments faussés, avec des données erronées* (1).

Nous ajouterons que, pour saisir la véritable physionomie de ces affections, il est indispensable de tenir compte également des troubles nerveux proprement dits, qui se lient étroitement aux perturbations morales et psychiques.

Leur ensemble constitue un sujet bien digne d'étude, mais plus complexe néanmoins dans la plupart des cas énumérés plus haut que celle à laquelle nous désirons nous borner aujourd'hui et qui se résume à mettre en relief le contingent des symptômes psychiques qui caractérise l'influence de l'état dyscrasique sur ces organisations préalablement disposées par la prédominance de l'élément nerveux. Ce sujet nous paraît spécialement intéressant et opportun, par la raison bien simple que le sang subit de si promptes et si fréquentes altérations chez les personnes prédisposées aux troubles psychiques, qu'on pourrait se demander si ce symptôme ne préside pas au début de toutes les maladies mentales ; d'un autre côté, nulle situation ne permet d'apprécier plus facilement la filiation nécessaire des phénomènes conduisant au naufrage de la raison et enfin la possibilité de s'en rendre maître par des moyens thérapeutiques à la portée de tout médecin, et par conséquent d'éviter ces traitements perturbateurs et funestes qui

(1) Voir *Bulletin de la Société de médecine mentale de Belgique*, n° 13, 1879.

conduisent fatalement à l'incurabilité; ces considérations n'ont pas été d'un moindre poids dans notre résolution.

En résumé, si les psycho-névroses peuvent être considé-rées comme servant de lien de transition avec les névroses proprement dites, on peut ajouter avec non moins de fon-dement qu'elles occupent, au point de vue clinique, cette zône mitoyenne qui s'étend entre la raison et la folie.

DES PSYCHO-NÉVROSES DYSCRASIQUES

CHAPITRE Ier.

HISTORIQUE ET DIVISION DU SUJET.

L'influence des altérations du sang sur le cours et la production des folies a été depuis longtemps affirmée; on
pourrait en faire remonter le pressentiment initial à Hippocrate, dont l'aphorisme *sanguis fricat nervos* est suffisamment significatif. Mais une cause aussi matérielle n'a
pu nécessairement trouver sa véritable place dans l'étiologie aussi longtemps que l'étude des affections mentales
restait enveloppée des entraves métaphysiques.

On se bornait à noter les cas où le rôle de l'anémie semblait dessiné, et sous ce rapport, un des plus curieux est
rapporté par M. le d^r Dagron, en 1844.

Il s'agit d'une jeune fille de 17 ans, de constitution forte,
d'intelligence droite et précoce jusque vers 13 ans, et qui,
à cette époque, donna successivement des signes d'aberration mentale et de nervosisme hystérique frappés au coin
d'une mélancolie profonde, qui résistèrent pendant cinq
ans à tous les traitements antispasmodiques pour céder

ensuite, *en quelques semaines*, à l'influence des ferrugineux.

Plus probant encore est le cas relaté par M. le dr Baret, dans les *Annales médico-psychologiques,* en 1845, et que je me permets de reproduire in extenso, parce qu'il est en plusieurs points intéressant :

« Au mois d'avril 1838, je fus appelé en toute hâte auprès
» d'une jeune dame, pour la saigner, me disait-on, dans
» un de ses accès de folie. Je la trouvai blottie dans un coin
» de son appartement, promenant sur toute sa famille qui
» l'entourait, des regards effarés, criant qu'on voulait l'em-
» poisonner et refusant toute nourriture, excepté du lait,
» dont elle usait abondamment toute la journée.

» Après l'avoir ramenée à son lit au moyen de paroles de
» persuasion et de douceur, on me communiqua les ren-
» seignements suivants :

» Mme..... s'était mariée à 15 ans; à 16, elle accouchait
» heureusement; à 17 ans, survint une nouvelle grossesse
» qui ne dérangea nullement sa santé. Le second accou-
» chement fut aussi heureux que le premier; mais quel-
» ques jours après la délivrance, dans l'état puerpéral
» encore, la malade se découvrit brusquement étant en
» pleine sueur. Dès cette imprudence, les lochies et la
» transpiration cutanée se supprimèrent, le sein s'engorgea
» et, le soir du même jour, il y eut du délire. Un traitement
» antiphlogistique énergique, la glace sur le front, les sina-
» pismes promenés sur les extrémités ne purent la calmer
» un seul moment.

» La faiblesse du sujet, au bout d'une semaine, ne per-
» mettant la continuation des émissions sanguines, on
» recourut au calomel à haute dose, qui détermina, après

» cinq jours de son emploi, une salivation tellement abon-
» dante, qu'elle dura tout un mois.

» Dans cet intervalle, de larges vésicatoires furent placés
» à la nuque, aux cuisses, sans plus de succès.

» Une nouvelle médication, basée sur les purgatifs salins
» et huileux n'amena également aucune modification dans
» le délire, bien que la fièvre eût cessé. Un instant, je crois,
» j'en juge du moins par les formules qu'on me donna à
» lire, on eut la pensée que ce délire pouvait être pure-
» ment nerveux et, conséquemment, être calmé par les nar-
» cotiques.

» L'opium, à dose assez élevée, ne fit que l'accroître.

» Lassée de la longueur d'une pareille maladie et plus
» encore de l'inefficacité des remèdes, la famille laissa la
» jeune femme livrée à elle-même, délirant et divaguant à
» son aise, ne voulant pour toute nourriture que du lait
» froid.

» C'est dans cet état d'abandon que j'eus occasion de
» visiter Mme...; quatre mois alors s'étaient écoulés depuis
» son accouchement. Sa maigreur, une toux fréquente,
» quelques accès de fièvre, le soir, de la toux pendant la
» nuit, me firent craindre d'abord une tuberculisation pul-
» monaire.

» La poitrine explorée avec soin, dissipa en partie mes
» doutes.

» Mais je fus frappé de la pâleur excessive de la malade.
» Ses lèvres, toute la muqueuse buccale, présentaient une
» complète décoloration.

» La sclérotique avait déjà cette teinte bleuâtre si ordi-
» naire aux anémiques, chlorotiques, scrofuleux.

» Pour confirmer mes prévisions d'une chlorose avancée,

» il n'y avait plus qu'à examiner le cœur. Il était le siége
» de palpitations prononcées; de plus, un bruit de souffle
» remarquable se continuait dans les carotides.

» Mon opinion arrêtée désormais, je proposai à la famille
» un traitement tonique, composé de ferrugineux, de
» viandes rôties, de bouillons gras, de vin de Bordeaux, etc.,
» persuadé que si je parvenais à rendre au sang les prin-
» cipes fibrineux et chimiques, qui lui manquaient, une
» complète révolution s'ensuivrait.

» Le mari, déjà ennuyé, me signifia très positivement
» que sa femme étant complètement folle, il préférait la
» confier à la maison de santé de M. Esquirol. Cette réso-
» lution avait quelque chose de sage et de prudent dans ce
» moment, car la malade manifestait une aversion insur-
» montable pour son fils aîné, éprouvait de la terreur à
» l'approche de tout étranger et même de son mari. Ses
» cris, son costume, ses évasions exigeaient une continuelle
» surveillance.

» Le mari finit cependant par se rendre à ce raisonne-
» ment que quinze jours suffisaient pour juger la valeur du
» traitement proposé.

» Le lait fut sévèrement interdit, malgré la colère de la
» malade, qui ne voulut ni boire ni manger de toute une
» journée. Dans le courant de la nuit, elle consentit à
» prendre quelques tasses de bouillon, et le lendemain on
» lui fit avaler quelques grains de lactate de fer, par sur-
» prise. Avec beaucoup de précautions, de détours adroits
» on parvint à lui faire manger du rôti dans lequel on glis-
» sait toujours du lactate de fer. Enfin, à vingt jours de
» date, l'embonpoint était assez évident, l'appétit excellent
» et indifférent sur toute substance; la coloration des tégu-

» ments et des muqueuses était rosée; les règles avaient
» reparu en même temps qu'au délire avaient succédé le
» bon sens, la tendresse pour son fils aîné et son mari.
» Une nouvelle grossesse compléta la guérison.

» Quelle a été la nature de ce délire, de cette aliénation?
» Dans le principe nul doute qu'il n'ait été inflamma-
» toire (1), c'est-à-dire le résultat d'une méningite occa-
» sionnée par une brusque suppression de transpiration.

» On sait combien, dans l'état puerpéral, le cerveau et
» ses enveloppes se congestionnent et s'enflamment facile-
» ment. Par l'effet des divers traitements, des antiphlogis-
» tiques, du calomel, des purgatifs, l'économie fut changée
» au point de faire perdre au sang ses qualités ferrugi-
» neuses et de le rendre tout à fait séreux. C'est à cette
» époque que le délire sembla passer à l'état chronique
» pour prendre la forme de la folie.

» Évidemment les médicaments débilitants dont fit usage
» la malade déterminèrent artificiellement une chlorose.
» Cette dernière affection s'allie bien souvent à des névral-
» gies frontales, des hémicranies, etc. On dirait que le sys-
» tème nerveux a une prédominance d'action en raison
» directe de l'affaiblissement du système sanguin.

» Ceci, du reste, est loin d'être une supposition. La
» santé n'est que le balancement, l'équilibre, pour ainsi
» parler, de ces deux systèmes à la fois. Tout l'art du mé-
» decin consiste à les maintenir dans leurs limites et à ne
» point permettre, autant que faire se peut, du moins que
» l'un l'emporte sur l'autre en puissance.

(1) Cette opinion ne serait probablement plus émise en présence des
données acquises sur le mécanisme physiologique des phénomènes
d'excitation et de dépression.

» Dans le sujet de cette observation, l'encéphale attirait à
» lui toute la vitalité, tandis que le système sanguin, dans
» une sorte d'inertie, n'avait plus faculté de réaction.

» L'indication était dès lors naturelle : rendre à celui-ci
» ses éléments chimiques, et pour cela faire interdire le
» lait, prescrire le fer et une nourriture azotée. »

Nous avons tenu à reproduire *in extenso* cette observation, malgré les réserves qui pourraient être apportées sur
les opinions de l'auteur, parce qu'en y réfléchissant elle est
en réalité fort instructive ; elle montre, en effet, combien,
sous certains rapports, les idées sont restées stationnaires
dans le monde médical, trop souvent encore nous recevons
dans nos asiles de malheureuses victimes de ces traitements perturbateurs ou débilitants et dont la situation se
fût si facilement amendée et même transformée sous l'influence d'une médication tonique et ferrugineuse. On ne
saurait, à ce propos, trop éveiller l'attention des praticiens
et chercher à leur démontrer que des altérations qualitatives du sang suffisent dans certaines conditions pour déterminer des troubles intellectuels, en amenant des modifications dans la nutrition du système nerveux central ou
périphérique. Cette opinion, Buchez l'exprimait déjà nettement en 1857, et, en 1866, le dr Dupouy, dans un travail sur
les maladies diathésiques et constitutionnelles, dans leurs
rapports avec la folie, affirmait, après Marcé, que même
les accidents nerveux de toute sorte qui se développent
sous l'influence de l'état puerpéral, n'avaient d'autre cause
que l'appauvrissement du sang. Cette assertion se corro-
bore de l'autorité du dr Batty Tuke, qui n'hésite pas à
grouper, sous le nom de folies anémiques, les délires
puerpéraux, de lactation et d'inanition, d'accord en cela

avec Morel et Griesinger; ces différents auteurs n'ont pas
donné suffisamment à ces situations pathologiques toute
leur physionomie, car c'est plutôt comme cause prédisposante de folie que l'anémie y est admise; mais les symptômes psychiques qui sont propres à l'état dyscrasique et
qui le caractérisent sont vaguement indiqués.

Il y a donc quelque chose à faire, dans cet ordre d'idées,
qui justifie les efforts que nous tentons aujourd'hui.

Suffit-il, en effet, de signaler la fréquence simultanée des
désordres intellectuels et de l'anémie, d'admettre celle-ci à
titre de facteur dans l'étiologie de la folie, s'il est possible
de démontrer que les phénomènes intellectuels, qui précèdent la plupart des aliénations mentales déclarées, sont
concomittants d'une altération physique imprégnant l'organisme plus ou moins complètement, et faire voir ainsi
que les modifications psychiques qui s'observent dans cette
période initiale ont déjà une physionomie caractéristique
qui est comme l'ébauche véritable de la folie? Ne serait-ce
pas établir fructueusement qu'à ce moment surtout, il est
possible de conjurer les progrès d'une maladie qui touche
le plus directement à tous les intérêts matériels et moraux
de la famille et de la société?

Voici l'ordre dans lequel les différentes parties de la
question seront envisagées :

1° Il est désirable, en premier lieu, de définir nettement
ce qu'il faut entendre par état dyscrasique, en quoi celui-ci
se rapproche ou s'éloigne des altérations sanguines auxquelles on a donné les noms de chlorose, anémie, chloro-
anémie, aglobulie, etc...;

2° La recherche de l'influence exercée par les modifications dyscrasiques sur la texture et les fonctions du système

nerveux, nous occupera ensuite, concurremment avec le point de savoir si l'anémie cérébrale peut exister isolément;

3° Puis viendra l'étiologie des psycho-névroses dyscrasiques, à laquelle se rattachera comme étude préalable la recherche de l'influence de la constitution physique et du caractère moral sur l'expression des troubles psycho-nerveux;

4° Ces éléments nous permettront d'esquisser une classification, d'établir la pathogénie de ce genre d'affections et de développer la symptomatologie des psycho-névroses dyscrasiques;

5° La recherche et l'évaluation des divers moyens thérapeutiques qu'il convient d'y opposer, soit dans le traitement hospitalier, soit dans la pratique ordinaire, en donnant une place spéciale à l'action de l'alimentation et de l'hygiène, seront suivies :

6° De quelques conclusions pratiques et d'un court exposé statistique, qui nous permettront de jeter un coup d'œil sur l'ensemble de cette évolution morbide.

CHAPITRE II.

DE L'ÉTAT DYSCRASIQUE.

Il semblerait, à première vue, qu'il n'est besoin d'aucune explication sur la valeur du terme mis en tête de ce chapitre; mais les altérations du sang sont nombreuses, et si aucun doute n'est permis quand on prononce les mots aglobulie, diminution d'hémoglobine, hydrémie, anoxémie, etc., il en est tout autrement quand on a recours aux

appellations syndromiques de chlorose, de chloro-anémie,
et même d'anémie, etc. Quelques auteurs modernes cherchent, avec raison, à confondre ensemble la chlorose et
l'anémie ; le d^r Rabuteau, entre autres, arrive, par des recherches physiologiques à identifier manifestement les
altérations physico-chimiques du sang dans les deux cas.
Le d^r Luton parvient au même but en présentant les pertes
sanguines des chlorotiques comme le résultat d'une exsudation gastro-intestinale.

Cependant Potain a cru devoir, récemment, dans le *Dic-*
tionnaire encyclopédique des sciences médicales, conserver la
distinction entre l'anémie et la chlorose, en donnant cette
dernière dyscrasie comme apanage au sexe féminin.

Cette manière de voir se rapproche, en somme, de celle
partagée par un assez grand nombre de médecins, qui
regardent la chlorose comme une affection primitivement
nerveuse, dans laquelle une modification particulière du
système nerveux, qui préside à l'assimilation et à la digestion, déterminerait l'appauvrissement du sang et imprime-
rait aux malades ce caractère à la fois moral et physique
impossible à méconnaitre et à oublier quand on en a été
témoin.

Cependant ne peut-on opposer à cette assertion l'absence
de troubles moraux caractéristiques dans l'anémie pernicieuse qui dépend plus évidemment d'une lésion cérébrale,
dont l'existence se démontre (Schule) par de nombreuses
observations nécroscopiques? Si donc les troubles moraux
sont impuissants à établir le diagnostic différentiel de la
chlorose et de l'anémie — et, disons-le en passant, ils existent
dans les deux cas et ont une expression différente par suite
de l'influence du caractère et de la constitution physique

des individualités qu'ils atteignent, comme nous le verrons plus tard — est-il plus rationnel de rechercher la caractéristique différentielle dans le nombre ou la composition chimique des globules?

Les travaux qui ont été faits sur la question posée en ce sens, ne semblent laisser aucun doute sur l'identité des deux affections. Les recherches de Malassez et Hayem prouvent que les globules diminuent de volume dans l'anémie, dans la proportion d'un cinquième environ, et que de plus leur forme et leur couleur sont altérées.

Ces auteurs sont amenés à conclure que la diminution du pouvoir colorant du sang est le caractère le plus essentiel de l'anémie, et qu'à côté de ce caractère se range le défaut de concordance entre le pouvoir colorant du sang et le nombre des globules.

Sorensen a trouvé le chiffre des globules réduit du tiers et même de la moitié, et a noté leur décoloration également. Or, la coloration des globules dépend, sans conteste, de la quantité plus ou moins grande d'hémoglobine qui s'y trouve, et les premiers auteurs que nous citions ont constaté la diminution de ce principe dans le sang de chlorotiques avec boursoufflement et décoloration des globules. L'analyse spectrale du sang, par le procédé de Hope Seyler, a fait voir que la dilution sanguine étant plus étendue chez les chlorotiques et anémiques, par suite de la diminution de l'hémoglobine, pouvoir colorant du sang, il en résultait comme conséquence l'état de pâleur verdâtre qu'on constate chez ces malades.

L'explication de ce phénomène est même des plus ingénieuses : la solution concentrée d'hémoglobine, telle qu'elle se trouve chez une personne saine, absorbe tous les rayons du spectre, excepté les rouges; mais à mesure que la dilution augmente, on voit passer les rayons rouges d'abord, puis les verts. En sorte que le sang qui circule dans les téguments des chlorotiques se trouverait précisément dans les conditions à laisser passer les rayons verts, d'où leur teinte analogue, et ne reprendraient passagèrement leur coloration rosée qu'au moment où les capillaires, se paralysant sous le coup d'une émotion quelconque, permettraient au sang de s'accumuler en quantité suffisante pour redevenir franchement rouge. Mais il en est de même chez les anémiques, surtout à un certain degré d'avancement, et nous sommes bien forcé d'admettre que la différence cherchée entre la chlorose et l'anémie repose sur une base peu solide, du moment qu'on s'en tient exclusivement aux altérations pathologiques, et il suffit de lire un peu attentivement les observations données à l'appui, pour s'assurer que la chlorose n'est qu'une anémie compliquée d'accidents nerveux, la plupart du temps de nature hystérique, ou liés à la puberté et à l'hypochondrie, quand ils s'observent chez l'homme. En dégageant les éléments étrangers, on ne trouve plus qu'une situation caractérisée par des altérations de diverses natures dans le sang, soit que l'attention se porte sur les globules, soit qu'on ait en vue le sérum.

D'un autre côté, les analyses du sang, l'étude de la circulation et de la respiration, chez les aliénés, n'ont pu faire découvrir chez ces malades un élément symptomatique nouveau; la grande majorité des affections mentales, toutes celles qui se caractérisent par la dépression, s'accompagnent d'altérations analogues à celles observées chez les anémiques. Aucun succès n'a couronné les recherches

faites jusqu'ici en vue de trouver une caractéristique spéciale des maladies psychiques dans la disparition ou l'accumulation de certains éléments constitutifs du liquide
sanguin. La constitution chimique du sang, dans les affections névropathiques, n'a fait, il est vrai, l'objet d'aucun
ouvrage bien important, à part Erlenmayer, qui, en 1847,
constate entre autres modifications, la fréquence de la crase
séreuse chez les aliénés à type dépressif, et Marchand, qui,
un peu plus tard, fait de l'aglobulie la raison primordiale
des névroses hystériformes et hypochondriaques.

Sutherland publia, en 1873, les conclusions de ses
recherches sur le sang de 143 aliénés ; elles lui permirent
de noter que principalement chez les femmes mélancoliques et les hommes atteints de paralysie générale, il y avait
prédominance des globules blancs et diminution des globules rouges, qui étaient déformés et ne présentaient point
ces rouleaux, ces piles que l'on observe dans le sang normal.
Mais ces phénomènes ne constituent nullement des conditions particulières au sang des aliénés; ce sont les altérations communes à toutes les anhématies prononcées dans
lesquelles non seulement la charge hémoglobique a diminué, mais où la fibrine a perdu de sa coagulabilité et permet la désagrégation des globules. C'est, en effet, à la présence de la fibrine que Dogiel, en 1878, attribuait la formation des globules en pile d'écus.

On a voulu faire de l'élimination exagérée du phosphore
un des signes caractéristiques des altérations cérébrales et
psychiques, par suite de la présence plus marquée de cet
élément dans le tissu nerveux, que dans les autres tissus de
l'organisme.

Le sang à l'état normal contient du phosphore en quan-

tité très appréciable, ainsi qu'il résulte des analyses de Weber et de Schmidt, et surtout des recherches de Thudichum
et Kingzett. Or Mendel, contrairement à l'opinion de Lom-
broso, a trouvé chez les malades atteints d'affection chronique des centres nerveux, une élimination moindre de
phosphates que chez les bien portants, et l'on sait que normalement la proportion s'abaisse pendant les heures de
nuit, c'est-à-dire *pendant la période de repos cérébral.*

Ces résultats concordent avec ceux obtenus par Willis-
ford, qui affirme que seulement dans les formes aiguës de
folie, *comme dans tous les cas d'exercice intellectuel exagéré,*
on trouve un excès de matière phosphatique dans l'urine,
et l'auteur pense avec raison, selon nous, qu'il existe un
rapport évident entre l'épuisement constitutionnel et la
plus grande élimination du phosphore. Dans les cas de
torpeur intellectuelle, dans les formes dépressives, il y a
diminution du chiffre normal de sécrétion phosphorée.
Mais ni l'augmentation, ni la diminution ne sont caractéristiques des affections psychiques et se remarquent dans
d'autres maladies, telles que l'ostéomalacie, la phtisie, et,
sauf dans les cas où la déperdition s'explique, on peut dire
que les variations sont proportionnelles chez les aliénés
comme chez les bien portants à l'exercice des fonctions du
système nerveux.

Relativement à l'urée et aux chlorures, qui diminuent
dans l'urine des aliénés à type dépressif, il n'y a également
rien de caractéristique, puisque le fait s'observe dans l'anémie ordinaire.

En résumé, les modifications pathologiques relevées dans
l'état du sang des aliénés, soit qu'on les observe au moyen
de l'examen direct du liquide nourricier, soit indirectement

par l'analyse des urines, n'ont révélé de spécial à charge des maladies psychiques que la fréquence notable de leur existence.

La similitude la plus évidente existe avec celles observées dans l'anémie, et c'est à tort qu'on a prétendu que les folies déterminaient un état d'épuisement constitutionnel *particulier*. Mais, si la plupart des aliénés présentent un certain degré d'anémie, est-ce à dire que tous les anémiques puissent être aliénés?

Évidemment non, l'anémie n'est qu'un des facteurs constitutifs du syndrome auquel nous avons conservé le nom d'état dyscrasique et, pour trouver la relation de cause à effet, il faut se préoccuper largement de l'influence matérielle et dynamique produite par elle sur le système nerveux.

Et bien que l'anémie du centre nerveux produise déjà des troubles déterminés de la sphère psycho-morale, il faut encore, pour qu'ils s'élèvent à l'état d'entité pathologique, la condition préalable d'une prédisposition de ce nervosisme physiologique, connu sous le nom de tempérament nerveux.

CHAPITRE III.

DE L'ISCHÉMIE DES CENTRES NERVEUX.

Depuis longtemps les troubles circulatoires du cerveau, soit qu'ils proviennent d'un amoindrissement de la quantité de sang se rendant à cet organe, soit qu'ils reconnaissent pour cause une altération qualitative du liquide nourricier, fixèrent l'attention des aliénistes. Griesinger ne donnait pas d'autre origine au délire survenant dans les pneumonies, et l'on s'accorde généralement à attribuer à la même cause les perturbations psychiques survenant dans la période décroissante des maladies aiguës, notamment dans les affections qui ont pour siége les organes contenus dans l'abdomen, comme le prouvent et l'état dépressif de l'organisme, et la petitesse du pouls. La panophobie serait même, au dire de plusieurs médecins recommandables, exclusivement due à une extrême ischémie cérébrale et l'emploi du nitrite d'amyle qui dilate les artères méningées en paralysant les centres vaso-moteurs, a, dans les mains de Meynert, prouvé que les affections mélancoliques étaient, à ses yeux, tributaires de l'anémie cérébrale.

Par contre, on a essayé de nier la possibilité d'une variation dans la masse totale du sang contenu dans la boîte cranienne par suite de diverses actions compensatrices; mais l'argument tombe en présence de la certitude acquise par les expériences de Schram, notamment, que les vaisseaux de l'encéphale sont susceptibles de contraction spasmodique et de dilatation paralytique, qui forcent les capillaires à recevoir des quantités variables de sang. Or, le cerveau supporterait si mal la privation de sang, qu'il résulte des expériences de Kusmaul et Tenner, que deux minutes de suspension suffiraient à amener la mort, par syncope ou par apoplexie nerveuse. Nous n'avons pas à faire ici l'histoire, même raccourcie, de l'anémie cérébrale, qui formerait hors d'œuvre dans l'étude que nous entreprenons; nous nous bornerons seulement à esquisser rapidement ceux de ses éléments symptomatiques qui confinent directement au sujet qui nous occupe; c'est pourquoi nous laisserons de côté les anémies cérébrales par obstacle artériel et par atrophie sénile des capillaires.

Nous ne ferons que mentionner celle qui est sous l'influence de l'insuffisance de l'ondée cardiaque, parce que
fréquemment dans ce cas le défaut de tonicité des muscles
n'est pas bornée au cœur, et l'on peut se convaincre de l'existence d'une affection dyscrasique généralisée en présence
de la flaccidité et de la sécheresse de la peau ainsi que de la
pâleur des tissus, souvent masquée à des regards inhabiles
par des stases veineuses et les infiltrations qui en résultent.
Il en est de même des causes générales d'hypoglobulie par
suite de trouble dans les fonctions hématopoiétiques, qui
n'épargnent nécessairement pas le système circulatoire encéphalique, et dans ces cas la dénutrition organique marche graduellement avec la dyscrasie sanguine.

L'anémie cérébrale peut-elle se montrer isolément, constituer le phénomène principal et exister en dehors de
l'altération des éléments constitutifs du sang?

La chose est mise hors de doute depuis les expériences
montrant que l'excitation des nerfs pneumogastriques
abaisse la tension artérielle ; mais elle était pressentie depuis longtemps, et c'est à la contraction spasmodique des
artérioles cérébrales, c'est-à-dire à une action vaso-motrice
réflexe, que l'on doit attribuer la pâleur du visage, les vertiges et l'ébranlement qui se produisent sous l'empire des
émotions. Or, ce point est très important, puisqu'il donne,
jusqu'à un certain point, le motif de la fréquence de l'anémie cérébrale dans les affections à type dépressif et rend
compte de l'influence d'autant plus funeste des émotions
pénibles chez un sujet déjà affaibli à l'avance.

Non seulement alors la quantité du sang diminue dans
la circulation cérébrale, mais la qualité fait en outre défaut, et ces deux conditions ont une action dénutritive sur
laquelle il est inutile d'insister.

L'anémie cérébrale se produit mécaniquement, pour ainsi dire, dans le passage du décubitus horizontal à la station verticale ou dans le prolongement abusif de cette position qui amène la syncope; Bricheteau raconte le cas d'un jeune homme qui ne travaillait convenablement qu'à la condition d'avoir la tête dans une position déclive par rapport au reste du corps, et Andrew Combe cite un exemple qui doit nous intéresser au plus haut point : celui d'un jeune homme dont le caractère devenait gai et enjoué lorsqu'il était couché et se montrait morose et apathique dès qu'il se levait ou restait assis.

Comme l'action plus ou moins complète de l'irrigation cérébrale se faisait sentir par une modification dans la modalité morale et psychique du malade, on est en droit de se demander si ce n'est pas instinctivement que certains de nos malades mélancoliques cherchent à se coucher pour trouver un soulagement à leur situation pénible. Il est incontestable que c'est en leur laissant suivre leur penchant à quitter la position verticale, qu'on obtient souvent du calme chez des malades de l'espèce; forcez-les à se lever, à circuler et l'agitation anxieuse se reproduit immédiatement. De plus, il est notoire également que le décubitus amène une certaine vivacité intellectuelle chez quelques malades somnolents et hébétés, et ce phénomène n'est, en somme, que la reproduction de ce qu'on observe chez la plupart des convalescents à la suite d'une affection de longue durée qui a amené une débilitation constitutionnelle et surtout un état dyscrasique.

L'anémie cérébrale peut donc, en dehors des conditions de compression mécanique des gros troncs artériels, en dehors des altérations athéromateuses des vaisseaux, en dehors même de l'état d'anémie généralisée, se produire isolément et déterminer ainsi un trouble nutritif et fonctionnel des centres nerveux.

Mais il va de soi que les mêmes troubles se remarqueront chez un individu anémié préalablement et occasionneront même une désorganisation plus rapide encore en suscitant une aggravation des lésions fonctionnelles.

Et ces lésions fonctionnelles, qui s'affirment autant dans la sphère morale que dans la sphère intellectuelle, résultent de l'ischémie plus ou moins rapide, plus ou moins prolongée des centres nerveux, sous l'influence des altérations qualitatives ou quantitatives du sang. Pour se convaincre du fondement de cette assertion, il suffit de jeter un coup d'œil sur les phénomènes décrits par les auteurs, tels que Hammond, Grasset, Rosenthal, Luys, comme constituant la symptomatologie de l'anémie cérébrale et celle des centres nerveux.

Ce qui vient d'être dit suffirait déjà à établir l'état dyscrasique, non seulement comme cause déterminante de la folie, mais comme facteur capable à lui seul d'en produire l'évolution dans un sens déterminé.

Toutefois, un point resterait obscur et, comme il suffirait aux partisans de la classification des maladies mentales en manies et en mélancolies pour rejeter une telle prétention, sous prétexte que l'anémie s'observe chez les malades maniaques et mélancoliques, c'est-à-dire présentant ces états constitutifs, à leurs yeux, de deux entités pathologiques distinctes, force nous est de nous arrêter un instant pour secouer une fois pour toutes le préjugé qui enserre depuis si longtemps la pathologie des affections mentales et lui impose, comme point de départ de ses conceptions, une caractéristique que répudie la physiologie aussi bien que l'observation clinique.

On sait que c'est à Hippocrate que la nomenclature médicale est redevable de ces deux termes, et il est inutile de rappeler sur quelles idées fausses s'appuyaient ces acceptions. Depuis, la bile, il est vrai, a perdu de son prestige et est tombée dans l'oubli avec l'humorisme qu'elle personnifiait, et les mots manie et mélancolie sont restés comme synonymes d'*excitation et de dépression.*

Pour démontrer ce qu'il y a d'illusoire dans la prétention de baser une classification psychiatrique sur deux symptômes réduits et acceptés à leur juste valeur dans la pathologie ordinaire, il suffit de reproduire succinctement l'explication physiologique généralement professée pour plaider leur maintien.

En 1873, le dr Frese, de Kasau, après avoir déclaré qu'au point de vue physiologique, il n'y a pas de différence entre la manie et la mélancolie, cherche à déterminer le rapport exact qui existerait entre ces termes et les états prétendument correspondants de dépression et d'excitation.

Relativement au système nerveux, dit-il, *dépression* veut dire *diminution*, et exaltation, *augmentation* de l'activité physiologique de cet appareil. Or, on distingue en physiologie, deux sortes de dépressions : celle qui suit un travail excessif ou de trop longue durée, et celle qui, succédant à une inaction prolongée, résulte d'un défaut d'excitabilité. Quant à l'exaltation, elle n'implique qu'une suractivité psychique, dont nous n'apprécions l'intensité que par les mouvements musculaires, ceux-ci réduits même au seul appareil phonateur sous forme de loquacité. Voilà donc le critérium nécessaire pour se renseigner sur la véritable nature de la dépression et de l'exaltation. Or, si dans la mélancolie il y a dépression musculaire indubitable, il est loin d'être prouvé qu'elle s'accompagne aussi nécessairement de dépression psychique, que la manie de suractivité psychique. Telle n'est pas la conviction de l'auteur que nous citons, qui n'en veut pour preuve que l'identité des moyens thérapeutiques mis en œuvre dans les deux cas.

Ce serait, il est vrai, un piètre argument s'il n'ajoutait que,les sentiments du mélancolique, telles que, la terreur, la crainte, la douleur morale, etc., loin de se rapporter à une des deux formes de dépression qu'il a indiquées, semble plutôt révéler une hyperesthésie des centres nerveux entraînant l'atonie de l'ensemble du système musculaire.

Personne ne contredira cette assertion du professeur russe ; mais où les divergences vont surgir, c'est quand il affirmera que, dans la manie, il y a encore hyperesthésie des centres nerveux, que c'est le même organe qui est affecté, mais que la différence gît exclusivement dans la qualité du contenu : dans la mélancolie, les sentiments sont désagréables, et ils sont agréables dans la manie.

Franchement, nous n'aurions jamais cru au plaisir intime que ressentaient les pauvres maniaques de nos asiles, en voyant leur physionomie refléter la colère, le dédain et autres sentiments qui sont loin de réjouir l'homme sain.

Mais où nous trouvons l'explication plus problématique encore, c'est quand l'auteur, empruntant l'action des centres retentifs de Setschenow, prétend que l'hyperesthésie du centre nerveux s'étend tantôt aux dits centres pour déterminer le *ralentissement* de l'activité musculaire, comme dans la mélancolie, et tantôt que la même irritation s'irradie au centre réflexe général, d'où résulte l'*accroissement* de l'activité musculaire, comme dans la manie. En résumé, l'hyperesthésie d'un même organe aurait tantôt tel effet, et tantôt tel autre! Malgré tout le désir que nous avons de nous rendre compte du mécanisme physiologique qui préside à l'évolution psychique, désir qui nous fera admettre provisoirement toute explication basée sur les données généralement admissibles, nous avouons que celle du dᴿ Frèse manque complètement de solidité.

Moins fragile est à nos yeux la théorie similaire élaborée, en 1874, par le dᴿ Erlenmayer, qui suppose aussi la mise en jeu des centres de Setschenow, par les fibres du système sympathique dont l'épanouissement périphérique a lieu dans les viscères, et qui, par la voie des vaso-moteurs, remontent au cerveau. Sous l'empire de l'irritation des expansions viscérales, s'établirait un état de dépression générale avec hyperesthésie, contraction exagérée des artères cérébrales engendrant l'anémie des centres psychiques, et déterminant la lenteur des opérations psychiques et des mouvements musculaires, c'est-à-dire la mélancolie. Les fibres viscérales, en s'anesthésiant, provoqueraient le relâchement des muscles artériels et la dilatation consécutive des vaisseaux, d'où résulterait l'hyperémie cérébrale et l'excitation psychique de la manie.

Il y a dans l'argumentation du savant médecin de Rendorf, une très grande apparence de fondement, et si l'on remplace les centres problématiques de Setschenow, par les centres moteurs dont les expériences de Ferrier, Hitzig et Charcot ont démontré l'existence dans l'écorce des hémisphères, et qui mettent en relation les parties réceptrices de la sensibilité avec celles qui président aux mouvements, on se rendra un compte satisfaisant du rapport de

la suractivité psycho-musculaire avec la plénitude exagérée
des vaisseaux encépaliques, d'une part, et de l'autre, entre
la vacuité, l'atonie relative de ces mêmes vaisseaux déterminant l'anémie cérébrale et la dépression hyperesthésique
de tout l'organisme.

Mais hâtons-nous d'ajouter que, si nous obtenons ainsi
une explication qui paraît rationnelle, de ces deux phénomènes opposés, nous n'en avons que plus de raison de re-
pousser l'existence de la manie et de la mélancolie, en tant
que types morbides définis, et nous nous associons complètement à l'opinion qui ne voit dans ces deux situations
qu'une expression symptomatique secondaire de l'état circulatoire de l'encéphale.

Au surplus, les observations cliniques ont surabondamment démontré que la dépression mélancolique existe au
début de presque toutes les maladies mentales, et que même
chez celles qui affectent en permanence le type asthénique,
il y a des moments et des phases de surexcitation qui s'expliquent comme la réaction hyperémique qui suit les anémies locales, ou comme la congestion dérivative dans les
parties non anémiées qui ont reçu le surplus sanguin.

Maintenant, comment concilier la susceptibilité hyperesthésique, qui accompagne les premières manifestations des
affections mélancoliques et qui, dans les psycho-névropa-
thies dyscrasiques, constituent le principal élément morbide, comme nous aurons l'occasion de le signaler dans la
description des symptômes; comment concilier, disons-
nous, cette impressionnabilité douloureuse du système nerveux avec l'atonie du restant de l'organisme? Il semble
qu'il y ait là une certaine incompatibilité, un certain degré
de contradiction physiologique.

Rien n'est cependant plus simple à concevoir, et fort du silence gardé par les auteurs sur la nature de ce symptôme, nous nous permettons de reproduire ici ce que nous avons eu l'occasion de formuler ailleurs, à cet égard, en parlant du mouvement nerveux (1), car *c'est dans l'intensité de la propagation des impressions nerveuses que gît l'explication du phénomène.*

La nature d'un phénomène, disions-nous, se déduit rationnellement des conditions qui accompagnent, facilitent ou entravent sa production; et en examinant les conditions essentielles du fonctionnement nerveux, on trouve comme indispensable les conditions suivantes :

1° La continuité dans la substance nerveuse; car, quelle que soit la nature de la force mise en jeu dans le tissu nerveux, il lui faut nécessairement un substratum.

2° De plus, il faut non seulement ininterruption de la matière nerveuse, mais aussi un certain degré de cohésion, car on sait que les nerfs ramollis, quoique continus dans leur étendue, perdent selon le degré de ramollissement, tout ou partie de leur aptitude conductrice.

3° On a constaté, d'un autre côté, que la cohésion requise pour la propagation du mouvement nerveux est détruite par une forte pression, ainsi qu'il arrive pour un nerf auquel on applique une ligature et pour un centre, quand un corps étranger, une esquille osseuse, ou un liquide pathologique comprime la pulpe nerveuse.

4° Enfin, l'action nerveuse, comme les autres actions vitales, nécessite un certain degré de chaleur du milieu où elle s'effectue, et le tissu nerveux est tributaire, au même titre que les autres tissus organiques, d'un sang convenable

(1) SEMAL, *Sensibilité générale*, page 19.

et régulièrement dispensé. On peut déduire de ces faits que
la force nerveuse n'est pas de nature exclusivement électrique, comme l'ont pensé longtemps certains physiologistes ; car si la continuité des conducteurs est nécessaire
pour la propagation du fluide électrique, ce n'est toutefois
qu'à un degré inférieur à celle exigée pour la conduction
des mouvements nerveux, puisque ceux-ci cessent de se produire par une simple pression exercée sur le parcours des
filets nerveux. On sait du reste que M. Dubois Reymond et
plus récemment, M. Marey, ont élucidé cette question par
leurs beaux travaux sur la vitesse du courant nerveux, qui
n'est nullement comparable à celle du courant électrique.

L'opinion la plus accréditée est celle qui envisage le
processus nerveux comme un mouvement vibratoire moléculaire, accompagné, comme tout mouvement naturel, de
dégagement de chaleur et d'électricité. Si donc il y a modification moléculaire dans le tissu nerveux excité, il est naturel que la propagation de ce mouvement d'une molécule à
une autre et ainsi successivement, soit entravée par une
compression ou tout autre obstacle mécanique. On conçoit
de même qu'une certaine cohésion du tissu soit requise et
que cette cohésion soit influencée non seulement par l'état
du tissu nerveux et de ses enveloppes, *mais aussi par la
tonicité plus ou moins grande des tissus circonvoisins.*

On peut donc admettre qu'il y a un minimum de tension
nécessaire et, qu'entre cette limite et celle où la densité du
tissu nerveux est telle que la vibration moléculaire est la
moindre possible, il y a des nuances qui expliquent les
susceptibilités individuelles.

Il s'ensuit aussi que la susceptibilité nerveuse, qui n'est
en somme que la facilité plus ou moins grande avec laquelle

les impressions reçues à la périphérie cheminent et parviennent aux centres réceptifs, sera plus grande chez les
individus dont les tissus offrent une laxité constitutionnelle
ou sont relâchés par une ou plusieurs causes débilitantes.
C'est au surplus ce que l'observation clinique confirme tous
les jours; les personnes de complexion délicate, offrent les
signes du tempérament dit nerveux, *caractérisé* par une
grande susceptibilité aux impressions; *de même l'hyperesthésie s'observe particulièrement à la suite des maladies chez
les anémiques, les chlorotiques ou bien chez les personnes dont
la constitution s'est affaiblie par les douleurs morales ou physiques.*

Étant admis que l'excitation transmise le long d'un trajet
nerveux, est constituée par des vibrations ondulatoires se
communiquant de proche en proche, de molécule à molécule, on peut sans difficulté admettre aussi que ces éléments
ne seront susceptibles d'entrer de nouveau en vibration
qu'après être revenus à leur position première, et que, si
une série d'excitations nouvelles tend à parcourir la fibre
avant ce retour des molécules à leur état primitif, l'effet
sera moindre graduellement et pourra même finir par ne
plus se produire. Cette diminution coïncidera naturellement avec une altération nutritive de l'organe et si nous
admettons l'opinion généralement accréditée que cette altération du tissu nerveux, qui nécessairement se propage
dans les circonstances que nous venons de relever, non
seulement le long des fibres, mais finit par atteindre les
centres et détermine la douleur, on comprendra facilement
que, chez les personnes nerveuses déjà, mais surtout chez
les malades et les anémiques, les sensations naissent douloureuses. En effet, dans l'état dyscrasique, le défaut de toni

cité des tissus favorise l'évolution rapide du processus nerveux, et il est évident que cette susceptibilité, cette facilité
à recevoir et à percevoir les impressions se manifestera en
présence d'excitations qui, à l'état normal, eussent peu
dérangé les éléments moléculaires de leur statique habituelle, ou n'auraient pas franchi beaucoup les limites des
expansions périphériques et se seraient résolues en légers
mouvements réflexes dès les premiers centres échelonnés.

Par conséquent, en comparaison de l'état normal, les
causes d'excitation seront multipliées, il en résultera une
fréquence inusitée de sensations *perçues* par les centres
supérieurs, le tissu nerveux n'aura pas le temps de réparer
suffisamment ses pertes matérielles et, se trouvant dans un
état permanent d'altération, facilitera l'éclosion de la douleur aux moindres ébranlements sensitifs.

Cette hypothèse scientifique permet de comprendre le
rôle des altérations sanguines sur le fonctionnement du
système nerveux : au milieu d'un état d'atonie générale, se
remarquent une hyperesthésie psychique et une susceptibilité morale, variables suivant les individus affectés, traversées
par des phases réactionnelles, mais passagères, d'excitation
et d'irritation, qui contrastent avec le ton général de l'organisme, avec la langueur habituelle des pensées, et ont souvent donné le change sur la nature essentiellement asthénique de l'affection.

Ici s'arrêtent les développements nécessaires à l'étude du
facteur syndromique désigné sous le nom d'état dyscrasique,
comprenant non seulement l'élément dyshémique proprement dit, mais encore et surtout le retentissement si puissant qui s'opère sur le fonctionnement du système nerveux.
Est-il utile de répéter encore que cette condition complexe

est cependant insuffisante à produire la psychose, qu'il faut l'appoint primordial de conditions particulières pour en déterminer l'évolution complète, et. que ces conditions se trouvent seulement dans un second facteur essentiel, le tempérament nerveux. C'est en effet dans la connaissance des tempéraments que la psychiatrie puisera des éléments d'appréciation pour les situations complexes soumises à son étude, bien mieux que dans l'expression psychique ou la modalité délirante qui ne constitue en réalité qu'une face secondaire de la question.

CHAPITRE IV.

RÔLE DU TEMPÉRAMENT ET DU CARACTÈRE DANS L'ÉVOLUTION DES PSYCHO-NÉVROSES DYSCRASIQUES.

Dans le chapitre précédent, nous avancions que l'expression psychique des maladies ne constituait en somme qu'un symptôme secondaire. Cette affirmation étonnera au premier abord, car il semble péremptoire qu'en fait d'affections mentales, le délire soit pris comme point de départ de la classification nosologique et qu'il en constitue par conséquent l'élément principal.

Il s'agit de bien préciser notre pensée : l'existence même du délire n'est pas, à proprement parler, l'indice nécessaire de l'existence simultanée d'une affection psycho-cérébrale, et ce point reste incontestable, en présence des états transitoires de l'espèce développés par les maladies fébriles ordinaires. D'un autre côté, des auteurs très recommandables font entrer dans le cadre de la pathologie mentale des situations auxquelles ils donnent le nom de folie sans

délire (folie morale, mélancolie sans délire, etc.); Par
contre, il existe encore dans la littérature médicale des récits plus ou moins épisodiques, passionnant et séduisant en
raison même de leur insignifiance scientifique, qui les
rendent accessibles aux intelligences superficielles, et qui
classent les psychoses sous une rubrique empruntée au symptôme qui a le plus frappé et qui néanmoins n'en est point
pour cela le plus important. Sous l'influence de ces conceptions, plus instinctives que raisonnées, sont sorties ces entités
puériles connues sous le nom de folie blasphématoire, de
Girolami, manie de questionner, de Meschède, etc., etc.,
sans compter la liste élastique de monomanies fantaisistes.

Chaque médecin se laisse guider par un ensemble doc-
trinal, qui règle toute sa pratique, et l'expérience journalière prouve à l'évidence que tels praticiens qui, dans le
cours ordinaire, cherchent à adapter leurs vues et leurs
applications aux données physiologiques les plus récentes,
procèdent néanmoins en fait de psychiatrie d'une toute
autre manière, et professent des opinions qui sont comme
un pâle reflet de l'enseignement métaphysique des siècles
passés. Or, depuis Broussais, il semble tellement admis que
les phénomènes de la maladie ne diffèrent que par leur intensité des phénomènes de la santé, que, récemment encore,
Michael Faster, au congrès de l'Association médicale britan-
nique, tenu en août 1880 à Cambridge, résumant les
tendances actuelles, inscrivait, non sans orgueil, à l'actif
de nos bilans scientifiques, la notion *a priori* indiscutable
de l'identité des phénomènes physiologiques et des phénomènes pathologiques. Il n'existe pas de différences essentielles entre les deux, affirme-t-il, mais seulement une modification accidentelle qui permet de comparer la santé et

la maladie aux beaux jours et aux jours pluvieux. Or, existe-t-il une météorologie particulière pour le bon ou le mauvais temps?

Ces paroles du professeur anglais sont suffisamment éloquentes pour se passer de commentaires, et quand nous voyons ainsi unanimement reconnue la nécessité de connaître préalablement l'état normal pour en déduire la connaissance des anomalies, il semblera plus aisé d'admettre, comme première manifestation des psychoses dyscrasiques, l'exagération ou l'affaiblissement des tendances naturelles; pour le cerveau, comme pour tout autre organe, c'est toujours par une altération de l'activité fonctionnelle que se trahit le trouble de l'évolution physiologique. L'histoire d'un homme est évidemment la plus fidèle révélation sur son caractère : car ce qu'il a fait indique ce qu'il a voulu, et ce qu'il a voulu révèle ce qu'il a pensé et senti, et ses sentiments, comme ses pensées, sont la résultante de conditions héréditaires, d'une part, et de circonstances actuelles, de l'autre. En d'autres termes, sa constitution morale consiste dans le développement et les rapports proportionnels des pensées, des sentiments et des sensations; de cette harmonie, entre l'activité nerveuse encéphalique et l'activité nerveuse médullo-ganglionnaire qui président respectivement à ces phénomènes, sortira la modalité morale de chaque individu. Or, en une certaine et évidente mesure les caractères moraux se déduisent de la constitution physique de chacun, et s'il est vrai que les anomalies fonctionnelles des organes inférieurs retentissent sur les sphères psychiques, il est évident que, dans ses appréciations des choses, le malade ne procédera pas autrement que s'il était en état de santé. Soit qu'il fût auparavant dominé par des ten-

dances égoïstes ou altruistes, par des penchants sociables
ou misanthropiques, porté à scruter le fond des choses ou
à assister indifférent à ce qui l'entoure, ce seront toujours
ces tendances et ces sentiments qui rendront compte de la
direction que prendront les idées morbides, des phases
qu'elles subiront et des actes qu'elles provoqueront. En
résumé, qu'il soit sain d'esprit, aliéné ou en voie de le
devenir, l'homme reste conséquent avec sa nature ; son
individualité perce toujours au milieu des obscurations
morbides qui cherchent à l'éclipser ; et, s'il est exact, en
hygiène intellectuelle, de respecter et de développer les tendances naturelles, il est non moins exact, en pathologie
mentale, de s'inspirer de ces mêmes éléments pour poser
un diagnostic et pour rechercher les moyens curatifs.
Cette nécessité semble s'imposer d'autant plus, qu'il y a
concordance intime entre l'expression morale et le tempérament physique ; ce dernier influence même si directement le caractère, qu'à lui seul il constitue parfois la cause
primordiale des psychoses. Considérés sous les aspects différents qu'ils revêtent par le fait de leur origine et l'action
des vicissitudes qui les modifient, les tempéraments abon-
dent en enseignements utiles pour la pathologie mentale ;
à l'étude du tempérament se rattache non seulement la
question si capitale des prédispositions héréditaires, mais
aussi les conditions bonnes ou mauvaises dans lesquelles
l'organisme s'est développé.

Relativement au sujet qui nous occupe spécialement, on
prévoit facilement quel est le tempérament qui prédispo-
sera le plus à la perturbation psycho-névrosique, sous le
choc des ébranlements nerveux facilités par l'état dyscrasique. Car il est à peine nécessaire de le faire observer, si

nous tendons à prouver qu'il existe une perturbation mentale qui prend sa source dans les conditions complexes de
l'état dyscrasique, il est bien entendu qu'il n'entre nullement dans notre pensée d'établir la nécessité de la psychose
chaque fois qu'il y aura altération dans la composition du
sang. Les anémiques présentent tous, il est vrai, une susceptibilité morale plus manifeste, mais il faut l'appoint
d'un autre élément pour qu'il y ait psychose : il faut l'ensemble des conditions qui constitue le tempérament dit
nerveux. *Mais nous n'hésitons pas à le déclarer, chaque fois
que chez un individu il y aura prédominance de cet élément,
on verra, sous l'empire des causes débilitantes qui amènent et
déterminent l'état dyscrasique, se produire graduellement une
évolution morbide qui, de simples bizarreries et hyperesthésies morales et psychiques, pourra s'élever aux plus incontestables manifestations délirantes.* Ces situations ne constituent d'abord que de véritables maladies mentales au début;
mais l'action du temps, l'incurie des moyens mis en usage
pour les combattre, peuvent leur faire aisément franchir
les limites si fragiles de la raison et les rendre incompatibles avec la vie de famille, avec l'existence sociale.

C'est chez nous une sincère conviction qu'en abandon-
nant de funestes errements, en fondant de déplorables
préjugés et en appliquant uniquement les principes généraux de la médecine, on pourra arracher de nombreuses
victimes à ces naufrages incessants, qui détruisent la paix
des familles, préjudicient à l'avenir des générations et rui-
nent les finances publiques.

Nous avancions dans les premières pages de cette étude
que, pour arriver à une appréciation exacte d'un état mental
quelconque, il fallait procéder méthodiquement en prenant
pour base la constitution physique de l'individu à examiner,

son tempérament, son caractère, son degré de culture individuelle, le milieu où il vit et celui où ont vécu ses ascendants. Ces données ne permettent pas encore, vu l'état
actuel de nos connaissances, de formuler des principes de
psychologie morbide, mais on peut être néanmoins persuadé qu'ils y sont en germe. On s'en assurera par la
lecture des lignes suivantes, qui résument brièvement ce
qu'il faut entendre par tempérament nerveux, et qui montrent le caractère habituel dérivant de cette condition physiologique, ainsi que l'influence que le caractère a sur la
direction des idées morbides ; tandis que l'expression et la
manifestation de ces mêmes idées sont plus spécialement
empruntées aux sources déjà indiquées : le degré d'instruction et le rang social du malade.

Cette opinion a été exprimée dans un travail antérieur
qui a reçu une sanction formelle ; ce qui nous engage à la
reproduire dans la forme qu'elle a revêtue.

« La constitution physique de l'homme est la disposition
générale de son organisme au point de vue de la structure,
du développement harmonique et de la prédominance relative des tissus, organes et appareils dont cet organisme est
constitué. La structure bonne ou mauvaise des tissus, l'organisation défectueuse des appareils qu'ils concourent à
former, ont des conséquences tellement connues sur la
santé qu'il est inutile d'insister davantage sur ce sujet.

» Quant aux tempéraments, qui consistent dans ce défaut
d'équilibration harmonique des tissus, organes et appareils,
dans la prédominance relative de l'un d'eux au sein de
l'organisme, ce qui a motivé leur classification, il y a lieu
de s'y arrêter un moment.

» Le tempérament offre en effet une influence si profonde
sur la détermination du caractère, aussi bien à l'état normal

qu'à l'état pathologique, qu'à lui seul il est parfois la seule cause des affections mélancoliques et de la folie en général. Considérés dans leurs causes primitives, dans les modifications qu'ils éprouvent, sous les profondes et continuelles vicissitudes auxquelles l'homme est soumis pendant la vie, les tempéraments sont la source d'enseignements féconds pour la pathologie mentale.

» A l'étude du tempérament se rattache en effet non seulement la question d'hérédité, mais aussi les conditions bonnes ou mauvaises dans lesquelles l'organisme s'est développé, car l'éducation détermine souvent le caractère, le cachet particulier de tel tempérament dont l'homme n'apportait en naissant que les éléments préparatoires. Il est même remarquable qu'à l'égard de ces causes l'homme n'ait dans aucun âge de la vie d'immunité bien marquée, et des faits, qui se révèlent chaque jour de la manière la plus incontestable, démontrent que ces transformations physiologiques s'opèrent non seulement dans la première enfance, mais encore dans les périodes subséquentes de l'expérience humaine. De sorte qu'il arrive parfois, au milieu des pénibles agitations de *la lutte pour l'existence,* un changement total dans la constitution physique et morale de l'homme. Mais qu'on ne s'y trompe point, ce changement est souvent plus apparent que réel, et dans ces explosions qui contrastent si fort avec la physionomie antérieure du caractère, il n'y a en réalité que l'exagération, déterminée par les circonstances, d'un élément qui s'y trouvait à l'état latent et dont le germe remontait assez loin dans l'ascendance. »

Le tempérament qui, de l'aveu de tous les médecins, prédispose le plus à la folie est le tempérament nerveux ; aussi dans l'énumération des troubles de la sensibilité générale, qui faisait l'objet du travail dont nous extrayons ces

lignes, avons-nous eu soin de mettre en évidence que, à
l'état normal, presque toutes les sensations décrites étaient
ressenties par les personnes à tempérament nerveux.

La simple exagération de ses manifestations constitue
une anomalie voisine de la folie, ainsi que l'ont fort bien
démontré **MM.** Bouchut et Sandras. Ce dernier auteur
surtout est très explicite à cet égard : « Les personnes qui
souffrent de situations pareilles, dit-il, ne vont pas jusqu'à
se livrer sans le savoir à des écarts que repousseraient leur
raison, leur éducation et leurs habitudes; mais dans des
limites encore raisonnables, elles se montrent beaucoup
plus impressionnables, plus expansives et plus changeantes
que les autres; un rayon de soleil les égaie, un nuage les
assombrit, l'état électrique de l'atmosphère les tourmente,
les excite ou les accable; les affections douces et gaies,
aussi bien que les plus tristes et les plus vives, les trouvent
éminemment accessibles; les occupations les plus sérieuses,
les choses trop continues les effrayent, les repoussent ou
les fatiguent à l'excès. Elles se livrent aux entraînements de
leur cœur, de leur sens, de leur esprit avec passion; elles
se dévouent avec courage; mais ce n'est que dans les
grandes occasions, quand leur système nerveux est monté
à un haut diapason, qu'elles peuvent soutenir l'effort
qu'elles ont commencé. Et alors on est étonné de la puissance que la volonté leur donne, des efforts qu'elles peuvent faire, des épreuves de toute sorte qu'elles peuvent
supporter. »

On conçoit facilement, après un pareil tableau, que l'état
nerveux se transforme en folie sous l'influence de la moindre
cause intercurrente, et qu'un grand nombre de névropathiques franchissent cette limite qui sépare la raison de la folie.

Bien que le système nerveux ne fasse en réalité qu'un,

et que toute division qu'on puisse y tracer soit arbitraire, on peut admettre néanmoins trois variétés, selon la prédominance de certaines manifestations. Ces distinctions, dont deux ont été mises en relief par M. Lepelletier, de la Sarthe (1) ne sont pas inutiles au point de vue qui nous intéresse spécialement.

1° *Variété encéphalique*. — Les caractères essentiels du tempérament nerveux encéphalique se trouvent dans la prédominance physiologique du système nerveux sensitif intellectuel et moteur, mais moteur volontaire. Les causes qui le développent sont : la culture excessive de l'intelligence et l'abus des travaux de l'esprit. Trop souvent en fouillant dans la vie de nos malades, on rencontre, comme manifestations de leurs premières années, cette perception facile, cette imagination brillante, ces succès du jeune âge, payés si cher dans la suite par le froissement des vaniteuses prétentions qu'ils entraînent à leur suite. Ces talents éphémères viennent s'échouer au contact des premières difficultés de la vie et, faisant un triste retour sur eux-mêmes, incapables de suivre le courant modéré qui les entraînerait au bonheur de la médiocrité, les victimes de ces études funestes et opiniâtres sont bientôt déclassées parmi leurs semblables plus modestes, qu'elles dédaignent, autant que parmi les intelligences d'élite qu'elles envient et qui passent à côté sans les apercevoir.

Ce n'est pas seulement dans l'enfance que, quand on surmène l'intelligence, l'on vicie l'avenir de l'homme, dans la maturité même, on conduit celui qui est surmené à un abîme. En effet, dit l'auteur de la plus remarquable étude sur la mélancolie qui ait été produite dans ces derniers temps, « une contention d'esprit exagérée

(1) *Traité de physiognomonie.*

» et prolongée, les incessantes préoccupations dans les-
» quelles vivent les hommes qui s'adonnent passionnément
» aux travaux intellectuels, leurs perceptions toujours en
» émoi, déterminent chez eux une organisation nerveuse
» et délicate, une surexcitation cérébrale habituelle qui les
» prédispose à ressentir vivement les contrariétés inhé-
» rentes à toute existence et le contact brutal des réalités.
» Entraînés par l'habitude du travail et l'ardeur des re-
» cherches, ils négligent le soin élémentaire d'exercer à la
» fois l'esprit et le corps, pour maintenir l'équilibre de
» toutes les fonctions que leur passion exclusive tend con-
» tinuellement à détruire (1). »

Que d'exemples on pourrait citer de l'altération progressive de la constitution physique, du moral et de l'intelligence sous l'empire de ces causes !

Quand on a le rare bonheur de pouvoir sonder avec certitude le passé des mélancoliques, on peut s'assurer que
grand nombre d'entre eux offraient cette susceptibilité aux
impressions qui n'est pas exempte d'une certaine douleur,
cette facilité à comprendre comme à oublier, cette inconstance, cette versatilité, cet amour du futile et du clinquant
qui caractérise la variété de tempérament nerveux encéphalique, et qui prédomine chez les femmes et chez les
hommes dont les habitudes et les travaux s'éloignent des
fatigues corporelles imposées à leur sexe.

2° *Variété ganglionnaire.* — Peu différente de la précédente, en principe, puisqu'elle repose comme elle sur l'hyperesthésie nerveuse, elle s'en éloigne en ce qu'ici il y a
prédominance des sensations sur les idées, et que leur siège
est principalement dans le système médullo-ganglionnaire.
Cependant, cette ligne de démarcation ne peut être tirée

(1) DE SMETH. *De la mélancolie.*

que très approximativement, puisqu'il est prouvé que le système des nerfs ganglionnaires est intimement lié au système encéphalo-rachidien. Sous cette réserve de la dépendance indiscutable des idées et des sensations, on peut admettre que le tempérament nerveux ganglionnaire se caractérise par une susceptilité manifeste de la sensibilité des organes internes, par conséquent de la sensibilité médullaire. Aussi les troubles qui l'atteignent se traduisent-ils par des altérations fonctionnelles des voies digestives, par de l'anxiété précordiale, un malaise dans la respiration, des perturbations et des bizarreries des sens génésiques, des passions désordonnées. Les conséquences morales que ces conditions entraînent, à l'état normal, peuvent se résumer ainsi : développement excessif de l'émotivité et de la sensibilité affective, sentiments exaltés, explosions soudaines et exagérées, tantôt dans un sens, tantôt dans l'autre, susceptibilité et vanité, irrascibilité ou résignation, plaintes faciles, en résumé versatilité et exagération des sensations et des sentiments.

Pour compléter cette conception particulière qui, tout en respectant l'unité du système nerveux, l'envisage, au point de vue fonctionnel, comme constitué par la fusion de deux ordres d'organes, nous constaterons qu'une troisième distinction peut être établie, en ce sens que plusieurs organes répandus à la périphérie, ont pour mission d'entrer en relation avec le milieu ambiant par le moyen de leurs expansions terminales et de modifier leur activité intrinsèque sous l'influence des phénomènes développés dans ce milieu cosmique, soit que ces phénomènes affirment les propriétés générales des corps (mouvement, chaleur, électricité), soit qu'ils en reflètent les aptitudes plus complexes auxquelles on donne le nom de lumière, son, odeur, sa-

veur. Or, l'expérience clinique prouve qu'il est des sujets
qui présentent un développement remarquable, exagéré
même, à l'état normal, de l'activité sensorielle et de la sensibilité générale externe, chez lesquels les modifications,
dans la crase sanguine, déterminent un état auquel s'applique légitimement le nom de *psychose dyscrasique sensorielle*, correspondant assez exactement à la variété physiologique qui vient d'être énoncée.

En second lieu, ce n'est pas seulement de la périphérie,
mais surtout des profondeurs de l'organisme, que s'irradient ces sensations indéfinies dont la perception confuse,
connue sous le nom de *cénesthésie*, reste vague et indécise,
à l'état normal, tout en exerçant une notable et capitale influence sur le caractère, sous forme de sentiments et d'émotions, et qui acquièrent, sous l'empire des influences
dyscrasiques, une acuité suffisante pour donner à l'expression morale une physionomie toute particulière que nous
étudierons sous le nom de *psychose dyscrasique émotive*,
correspondant à la variété ganglionnaire de M. Lepelletier.

3° *Variété cérébrale.* — D'autres fois, le tempérament
nerveux s'affirme par une prédominance presqu'exclusive
de l'activité cérébrale proprement dite, qui, à elle seule,
attire l'attention chez certains individus dont les sentiments
et les sensations sont relativement peu développés, de manière à mettre encore plus en relief la prépondérance de
l'activité intellectuelle qui les caractérise.

Chez les sujets ainsi préparés, la psychose dyscrasique
prend une tournure spéciale, par suite de l'apparition possible du délire, qui restait absent dans les deux autres
formes et constituera la *psycho-névrose cérébrale*, que nous
envisagerons en dernier lieu et qui dérive de la variété encéphalique du tempérament nerveux.

Les distinctions que nous venons d'établir ont, il faut l'avouer, le défaut d'être un peu arbitraires, comme toutes leurs congénères qui ont pour but de faciliter une étude. Il y a dans la vie un consensus qui se laisse rarement déborder, et, relativement au sujet qui nous occcupe, il faut reconnaître que le plus fréquemment la psychose dyscrasique se présente à l'état simple, c'est-à-dire caractérisée par la simple exagération des signes moraux et psychiques qui accompagnent le tempérament nerveux. Il convient même d'ajouter que l'élément lymphatique se mêlant au tempérament nerveux, apportera souvent à la maladie un cachet d'apathie et d'asthénie pouvant aller jusqu'à la stupeur.

Il résulte des considérations précédentes que la psychose dyscrasique, à quelque variété qu'elle appartienne, est la résultante de deux facteurs ayant entre eux une certaine similitude dans leurs manifestations, envisagées isolément, et dont la fusion provoque seule l'exagération morbide. Ces relations, sur lesquelles de longues discussions pourraient être établies, apparaîtront bien plus manifestement en les présentant sous forme de tableaux synoptiques, où les phénomènes propres au tempérament nerveux, ainsi que la symptomatologie des accidents morbides dûs à l'état dyscrasique et à la résultante de leur fusion en psychose dyscrasique simple ou psychose sensorielle, émotive ou cérébrale, sont groupés de manière à mettre en relief leur subordination.

Il est utile d'ajouter que la série de phénomènes dont l'énumération méthodique va suivre est empruntée aux sources les plus authentiques, notamment aux travaux si remarquables de Spring, Morel, Kraft-Ebing, Griesinger, etc., aussi bien qu'aux données fournies par notre expérience personnelle.

SIGNES DU MPÉRAMENT NERVEUX.	SYMPTÔMES DE L'ÉTAT DYSCRASIQUE.	PHÉNOMÈNES GÉNÉRA DES PSYCHO- NÉVROSES DYSCRASIQU
		Sensibilité gé
Susceptibilité particulière ystème nerveux périphé- e.	1. Eréthisme nerveux.	1. Nervosisme morbide
Impressionnabilité réveil- ar de légères stimulations.	2. Impressionnabilité même pour des impressions ordi- nairement indifférentes. Exci- tabilité excessive facilement douloureuse. Hyperesthésie fréquente dépendant de l'al- tération sanguine.	2. Impressionnabilité loureuse et hyperesthésie bituelle dépendant du de de nutrition du tissu nerv
Vive et exquise sensibilité peau, parfois voisine de uleur.	3. Prolongation et diffusion des impressions cutanées avec production de réflexes plus fréquents. Horripilations, pi- cotements, chatouillements.	3. Hyperesthésie rép au contact de certains co (soie, métaux, etc.)
Douleurs nerveuses.	4 Douleurs décrites sous le nom de douleurs anémiques, dyshémiques et dyscrasiques, et dont le retour fréquent et parfois périodique est dû à l'hyperesthésie du système cérébro-spinal ou ganglion- naire.	4. Douleurs habituelle névralgies fréquentes.
Abaissement du ton de la bilité générale et tactile s les impressions prolon- ou trop fortes.	5. Diminution de la sensibi- lité générale et tactile, quand les troubles dystrophiques ont amené un abaissement de la tonicité normale permanent ou consécutif aux crises hype- resthésiques.	5. Anesthésies plus moins prononcées, persis tes et provoquées par l'e sement et l'énervation h tuels ou consécutifs aux hyperesthésiques.
		Sensibilité
rilosité assez fréquente au ordinairement sèche lde.	1. Frilosité habituelle, avec extrémités froides et absence de transpiration.	Frilosité habituelle a extrémités froides et par insensibilité à l'action du lorique rayonnant.
ouffées de chaleur, sous re des émotions, des même légers.	2. Bouffées congestives al- ternant avec la frilosité habi- tuelle.	2. Sensations de chale la tête résultant de la con. tion passagère des cou cérébrales superficielles. Dégagement anormal calorique dans certains po: et notamment à la peau q est parfois le siège d'une . deur passagère.

e.

ns subjectives, se t en l'absence de la n qui les provoque ent.	Sensations subjectives, amenant des préoccupations hypochondriaques ou des idées de persécution.	

	Douleurs émotives sous l'influence de troubles passionnels même légers.	Douleurs, périodiques o non, par la concentration de l'esprit.
	Anesthésies émotives par la fréquence et l'intensité inusitées des sentiments pénibles.	Anesthésies phrénopathiques, dues à la concentration de l'esprit sur des sujets pénibles.

que.

	2. Sensation de chaleur à l'occiput et à la nuque sous l'influence des impressions émotives ou passionnelles (sexualité, religiosité). Cuisson à la peau (Hypoch.).	2. Sensation de chaleur dans les régions pariéto-frontales par concentration de la pensée.

SIGNES DU MPÉRAMENT NERVEUX.	SYMPTÔMES DE L'ÉTAT DYSCRASIQUE.	PHÉNOMÈNES GÉNÉRAUX DES PSYCHO-NÉVROSES DYSCRASIQUE
		Sensibilité thern
Susceptibilité aux chan-nts atmosphériques.		3. Excitabilité ou dépa-sion, sous l'influence de c-tains mouvements atm-phériques.
		Sensibil
Développement, finesse uité des sens ; sensations et parfois voisines de la eur.	Vive et douloureuse impres-sionnabilité des sens.	Hyperesthésie sensor
nsations éveillées par de es stimulations, mais fa-assez prompte avec lé-atonie fonctionnelle.	Prolongation des sensations avec augmentation du pou-voir excito-moteur ; fatigue douloureuse suivie d'inapti-tude fonctionnelle.	Persistance des imp-sions et par suite produ-de sensations subjectives
ie. — 1. Ordinairement vi-développée, œil vif, re-pénétrant et incisif.	1. Diminution de l'acuité visuelle, regard plus ou moins voilé et languissant.	1. Œil ordinairement v-regard atonique, et dans-tains moments devenant-ou moins fixe et hagard.
obilité des pupilles.	2. Dilatation pupillaire (my-driase dyshémique).	2. Mydriase habituelle, s-l'influence de l'atonie du-oculo-moteur commun, -que par l'excitation des-ches et ganglion du sy-thique au cou.
Bluettes, légère photo-ie.	3. Troubles visuels divers, tels que : bluettes, photopho-bie et faiblesse de la vue pou-vant aller jusqu'à l'amblyopie et l'amaurose hydroémique (olighémie rétinienne pendant la digestion).	3. Troubles visuels, tels-faiblesse douloureuse d-vue, apparition de scot-lumineux.
Inaptitude, fonctionnelle uite de fatigue ou dans nes conditions atmos-ques.	4. Inaptitude fonctionnelle produite par l'atonie des or-ganes et déterminant non seu-lement une fatigue plus prom-pte, mais encore un retard au retour aux conditions physio-logiques qui permettent la perception d'une impression nouvelle.	4. Perversion fonctionne-illusions sur la distance e-forme des objets pouvant-terminer des pseudo-ha-nations.

PHÉNOMÈNES PARTICULIERS AUX VARIÉTÉS

;ENSORIELLE,	ÉMOTIVE,	CÉRÉBRALE.

rique (suite).

ʋe impressionnabilité riations atmosphéri- tions d'ennui, d'an- ʋu d'anxiété, unies à un ʋt de dépression géné-	3. Excitation des instincts passionnels sous l'influence des variations atmosphéri- ques. Parfois secousses et four- millements pouvant détermi- ner des préoccupations hypo- chondriaques ou des idées de persécution.	3. Excitation et tendance au mouvement sous les mêmes influences avec loquacité pou- vant aller jusqu'au délire.

:iale.

2. Mydriase par excitation du sympathique.

ʼrédominance des trou-
ʋisuels. Visions lumi-
s.

llusions et pseudo-hallu-
ons. Sensations subjec-

SIGNES DU TEMPÉRAMENT NERVEUX.	SYMPTÔMES DE L'ÉTAT DYSCRASIQUE.	PHÉNOMÈNES GÉNÉ DES PSYCHO-NÉVROSES DYSCRAS
		Sensi
Ouïe.—1. Ouïe ordinairement développée, mais variable.	1. Dureté de l'ouïe.	1. Acuité auditive riable.
2. Bourdonnements et tintements.	2. Bourdonnements fréquents surtout dans la station verticale. Battements et bruits de souffle de cloche, etc. Surdité passagère (Spring).	2. Bourdonnements tants et agaçants. Sifflements et tin métalliques, bruits etc.
Goût. — Impressionnabilité assez vive; goûts bizarres, dégoûts faciles et mouvements réflexes pouvant aller jusqu'aux vomissements.	Sensation de fadeur répugnante, goûts bizarres (stimulants, epices, acides). Anesthésie buccale, souvent unilatérale.	Exagération ou pe du goût. Répugnan tinctives. Anesthésie buccale
Odorat. — Susceptibilité de l'odorat, pouvant produire la céphalalgie, la défaillance ou des mouvements réflexes du côté des organes digestifs et génitaux.	Impressionnabilité plus grande, un peu pénible. Prolongation des sensations suivie d'inaptitude fonctionnelle.	Hyperesthésie et subjectives ordin désagréables. Inaptitude fonc pouvant aller ju parosmie passagère.
		Sensibili
Le système musculaire est ordinairement peu développé.		Le système muscul ordinairement peu loppé.
1. Faiblesse musculaire habituelle, mais susceptible de 'élever à un degré remarquable, exagéré même, sous l'empire des stimulants moraux. (Plaisir, danger, passions, etc.)	1. Faiblesse et atonie musculaire, surtout quand l'anémie des centres nerveux tient à une altération lente de la masse totale du sang ou à une lésion ancienne de l'innervation vaso-motrice.	1. Faiblesse irrita système moteur, av sion dans certaines co émotives.
2. Mouvements brusques, rapides, ordinairement exagé-	2. Mouvements alourdis ou présentant le caractère brusque des réflexes.	2. Lenteur dans les ments, alternant av excitation parfois vio la motilité.
3. Tressaillements et tremlements musculaires; crampes après les efforts, avec lassitude et inquiétudes dans les jambes.	3. Tremblements dans les muscles qui ont fortement agi, avec augmentation du pouvoir excito-moteur, d'où réflexes fréquents, jactation, crampes, myalgies diverses, myoparalysie (Spring).	3. Soubresauts m maladresse et tira des muscles, con spasmodiques, mouv choréiques.

PHÉNOMÈNES PARTICULIERS AUX VARIÉTÉS

SENSORIELLE,	ÉMOTIVE,	CÉRÉBRALE.

lale (suite).

ations subjectives, don-rétexte à des idées de ution active.		
	Sensations subjectives et vo-missements émotifs, donnant prétexte à des idées hypochon-driaques et de persécution pas-sive.	
ars subjectives, pouvant r prétexte à des idées de ution.	Impressionnabilité et odeurs subjectives suivies de mouve-ments et d'émotions réflexes du côté des organes digestifs et génitaux.	

vité musculaires.

	3. Douleurs musculaires, et contractions spasmodiques des muscles ou faisceaux de mus-cles.	

SIGNES DU TEMPÉRAMENT NERVEUX.	SYMPTÔMES DE L'ÉTAT DYSCRASIQUE.	PHÉNOMÈNES GÉNÉ DES PSYCHO-NÉVROSES DYSCRASI
		Sensibilité et
4. Fatigue rapide, quand le sujet n'est pas excité par un obile un peu fort, d'où arche inégale, saccadée.	4. Fatigue ordinaire surtout dans les membres inférieurs, d'où marche indécise et crainte de tomber. Propension à l'inertie et au repos.	4. Fatigue et tenda décubitus ou besoin d vements toujours emj d'un sentiment de las Marche vacillante, ve
		Sensibilité et fonc
		A.
1. Appétit instable, caprieux et parfois bizarre.	1. Faim morbide ou anorexie, satiété rapide, goût pour les acides et les épices, pica.	1. Boulimie ou an dégoût de la viande, pi
2. Soif habituelle.	2. Soif habituelle.	2. Soif habituelle.
3. Dégoûts faciles et parfois vomissements.	3. Dégoûts, nausées et vomissements fréquents.	3. Éructations, p soda, vomissements e fois dysphagie.
4. Digestions fatigantes.	4. Dyspepsies.	4. Digestions difficile pepsies.
5. Pneumatose des voies digestives avec coliques nerveuses.	5. Pneumatose des voies digestives, avec coliques nerveuses.	5. Pneumatose gas tinale; coliques nerv
6. Constipation habituelle, coupée par des diarrhées passagères; flatuosités, borborygmes.	6. Constipation ou diarrhée et fréquemment proctalgie.	6. Défécation difficil gulière; catarrhe gastr tinal.
7. Sensibilité et susceptibiité du centre épigastrique.	7. Douleurs et névralgies dans la région du centre épigastrique.	7. Hyperesthésie de glions épigastriques.
		B. C
1. Accélération facile du ur sous l'influence des émoions de la chaleur ambiante ou de la tension électrique de 'atmosphère.	1. Palpitations tumultueuses sous l'influence des émotions, de la chaleur ambiante, de la tension électrique de l'atmosphère ou du moindre effort musculaire.	1. Palpitations éré dans les mêmes condi
2. Anxiété précordiale fréquente.	2. Anxiété précordiale et cardiodynie nerveuse.	2. Anxiété préco cardiodynie nerveuse.

PHÉNOMÈNES PARTICULIERS AUX VARIÉTÉS

SENSORIELLE,	ÉMOTIVE,	CÉRÉBRALE.
musculaires (suite).		
ertiges agoraphobiques les espaces et du vide).		
organes splanchniques.		
pepsie sensorielle.	Dyspepsie suite d'émotions.	Dyspepsie cérébrale.
	Douleurs, fourmillements et chaleur à l'anus.	
m.	Palpitations hypochondriaques, sympathiques de l'éréthisme des organes sexuels et en général dans l'exaltation passionnelle. Palpitations hémorrhoïdaires Cardiodynie et sternalgie nerveuses.	

SIGNES DU ÉRAMENT NERVEUX.	SYMPTÔMES DE L'ÉTAT DYSCRASIQUE.	PHÉNOMÈNES GÉNÉRAUX DES PSYCHO-NÉVROSES DYSCRASIQUES.
		Sensibilité et fonction des
		B. *Circu*
ugeurs et chaleurs fu- à la tête.	3. Rougeur et pâleur alternative du visage, par suite du trouble de l'action vaso-motrice.	3. Pâleur habituelle du sage avec chaleur et rou. plus ou moins persis par suite du trouble moteur déterminant la tion de la circulation laire. D'où encore plé abdominale et stases guines des organes sp chniques.
sations artérielles très bles.	4. Accélération et petitesse du pouls, qui est ordinairement plein et dépressible et devient lent, petit et filiforme dans l'anémie et l'adynamie prononcée.	4. Pulsations plus prononcées ; pou gastrique, pouls abdo
Syncopes suite d'émo-	5. Syncopes par le passage rapide du décubitus à la station verticale.	5. Mêmes conditions nant la propension à l'' et au repos.
	6. Epanchements séreux.	6. Epanchements dans le crâne, dé une stupeur plus ou m prononcée avec tendanc décubitus.
		C. *Resp*
Phénomènes corrélatifs ux observés par la fonc- circulatoire, tels que an- on facile, toux et hoquet ux, dyspnée sous l'in- e des émotions, de la ur ambiante, de la ten- électrique de l'atmos-	1. Respiration faible et accélérée, dyspnée dyshémique presque continuelle.	1. Phénomènes corré des troubles circulatoir prenant naissance dans mêmes circonstances. pnée, sensation de poids la poitrine; toux et hoq nerveux.
Douleurs nerveuses au ; baillements et soupirs nts.	2. Douleurs névralgiques, baillements, soupirs, gémissements, voix éteinte.	2. Soupirs, baillements missements, rarement apl nie.
		D. *Sécr*
es pâles et abondantes.	Diminution de l'urée et de l'acide urique, augmentation des phosphates.	Urine pâle, limpide et pl abondante. Diminution principes fixes. Augmenta des phosphates; dissolu des éléments azotés. Al mité et dépôt abondant.

PHÉNOMÈNES PARTICULIERS AUX VARIÉTÉS

IELLE,	ÉMOTIVE,	CÉRÉBRALE.

splanchniques (suite).

	ÉMOTIVE	CÉRÉBRALE
	Pléthore abdominale; hémorrhoïdes, stases sanguines dans différents organes : le foie qui à la longue s'hyperémie et dont la substance s'atrophie, la rate qui s'hypertrophie.	Hyperémie plus ou moins intense et subite des couches cérébrales superficielles, déterminant de l'excitation et même le délire.
	Pouls épigastrique et abdominal, source d'idées hypochondriaques.	
	Étouffements et hoquet après les repas.	
	Soupirs; gémissements; baillements.	Soupirs; baillements; gémissements.

SIGNES DU TEMPÉRAMENT NERVEUX.	SYMPTÔMES DE L'ÉTAT DYSCRASIQUE.	PHÉNOMÈNES GÉ DES PSYC NÉVROSES DYSC
		Sensibilité et fonc
Impressionnabilité et viva-·té de l'instinct génésique ; ésirs tantôt érotiques, tantôt l'état d'aspirations vagues.	Anaphrodisie dyshémique ; pollutions chez les hommes, troubles de la menstruation et leucorrhée chez les femmes.	Affaiblissement tude fonctionnelle, mentation des dés ques ; pollutions hommes ; dysm aménorrhée, l cuisson et hyperes les femmes.
		Se
1. Excitabilité nerveuse ; ptibilité et amour propre xagérés ; impressions dispro-ortionnées; humeur extrême-nent mobile.	1. Dépression compliquée d'excitation passagère, sur-tout quand l'altération s'est développée lentement.	Excitabilité ner ritabilité surtout l jeûn ; exagération ments et de leur tion.
2. Volonté peu soutenue, obilité dans les projets, etc.; pathie ou activité fébrile.	Inertie de la volonté, avec faiblesse irritable.	Inertie de la v blesse irritable.
3. Malaises fréquents avec ndances mélancoliques.	3· Tristesse irritable, hu-meur sombre.	Ennui, tristess humeur sombre, la dépréciation
4. Antipathies et sympa-ies exagérées. Aspirations gues et sensibilité exquise. stincts et passions vifs, pré-, désordonnés. Explo-ns de sentiments affectifs uvent plus démonstratifs ie réels. Amour du change-ent, des plaisirs, de la so-iété, etc. Egoïsme.	4. Indifférence affective, plai-sir amoindri et faiblesse sub-séquente à la satisfaction des instincts et des passions. Tendance à l'isolement. Développement des senti-ments égoïstes.	4. Les sentimen sont très mobiles, rents que réels et n la fusion ou l'exag sentiments propre pérament nerveux, accrus par l'actio sique. Sentiments égoïs
5. Pharyngisme suite d'é-motions, avec rires nerveux et pleurs faciles. Sensiblerie.	5. Pharyngisme suite d'émo-tions.	5. Aura, pleurni
		Fon
1. Perceptions promptes et iles, plutôt que profondes et actes. Esprit brillant, super-iel; jugement ordinairement u sérieux.	1. Perceptions rapides, mais fugaces et faibles, surtout le matin à jeûn et dans la station verticale.	1. Perceptions sou rapides et par cela fuses.

PHÉNOMÈNES PARTICULIERS AUX VARIÉTÉS

SENSORIELLE,	ÉMOTIVE,	CÉRÉBRALE.

ιes splanchniques (suite).

	Affaiblissement de l'aptitude fonctionnelle des organes générateurs, avec augmentation des désirs. Sources d'idées hypochondriaques et de persécution.	Désirs vagues; imagination érotique plutôt que beso⁀ réel.

ιle.

⁀ndance exagérée à la ⁀e ; instincts curieux, ⁀eurs, soupçonneux.	1. Exagération particulière des sentiments de tristesse, d'anxiété, de douleur, etc.	1. Exagération dans la ma nière d'envisager les choses la situation, les infortunes découragement, tendance à dépréciation personnelle.
	2. Inertie de la volonté par faiblesse des sensations. Apathie habituelle.	2. Inertie de la volonté par afflux d'idées contradictoires. Apathie ou excitation.
	3. Tristesse et anxiété par hyperesthésie du système ganglionnaire ; mélancolie sexuelle, religieuse.	3 Tristesse irascible par la morosité des idées.
		4. Indifférence affective.
	4. Exagération des sentiments affectifs. Sensibilité affective exagérée, hyperesthésie douloureuse. Explosions passionnées de sentiments contradictoires.	
⁀erche de la société, des ⁀.	Recherche des plaisirs sensuels suivis de faiblesse et de fatigue.	Tendance à l'isolement.
	5. Aura fréquente.	Sentiments égoïstes p noncés; sensiblerie, mais a sence de larmes.

ιhiques.

		1. Perceptions rapides con fuses, pour ainsi dire inach vées, d'où langage incohéren et parfois délire.

SIGNES DU TEMPÉRAMENT NERVEUX.	SYMPTÔMES DE L'ÉTAT DYSCRASIQUE.	PHÉNOMÈNES GÉNÉRAU DES PSYCHO-NÉVROSES DYSCRASIQUI
		Fonction
Conceptions rapides et tes. Éclairs, mais aussi d'imagination. Prédistion au délire.	2. Imagination suractivée. Délire rare, quand l'altération s'est produite lentement, intense et passager, quand la dyscrasie est extrême ou rapide ou bien encore par hyperémie de retour.	2. Imagination exaltation pseudo-hallucination, de rare et ne devenant inteque par hyperémie de rea
. Inattention et distraction, volonté peu soutenue; instance et versatilité.	3. Absence de volonté, peut-être par faiblesse des impressions ou leur trop grande rapidité.	3. Inertie, indécision, solution, crainte du chment, défiance, etc.
. Mémoire facile plutôt que de, en rapport avec la fuga- des impressions.	4. Mémoire troublée et affaiblie.	Pseudo-hallucination citées.
. Sommeil léger; rêves fré-nts.	5. Rêves idéaux fréquents, de nature souvent agréable.	5. Rêves reflétant les pations et préoccupa habituelles, troublant quemment le sommei.
		Physionomie; ma
hysionomie vive mobile, ressive, spirituelle et intel-nte, peu colorée en dehors émotions.	Physionomie altérée, pâleur de la face, teint plombé, ver-dâtre.	Altération de la phys mie, qui est retractée et sée, avec accentuation des oculo-frontaux.
aintien un peu prétentieux, niéré. Gestes fréquents, nbreux suppléant et aidant expression du langage ar-lé. Parole vive, précipitée, ois empêchée par le bre-iillement ou un bégaiement otif pouvant aller jusqu'au tisme (Spring.)	Au début maintien animé, vif, impatient, mobile. Plus tard, alanguissement et mollesse s'accentuant jus-qu'à l'affaissement. Parole vive au début, plus tard elle devient saccadée, pénible, la voix s'éteint.	Impulsions plutôt que cité dans les gestes, pui dance à pencher en ava s'asseoir, à se coucher. Exagération habituelle langage, loquacité par acc et parfois taciturnité.

PHÉNOMÈNES PARTICULIERS AUX VARIÉTÉS

SENSORIELLE.	ÉMOTIVE,	CÉRÉBRALE.
hiques (suite).		
do-hallucinations sen- 3s ou cénesthésiques. ns et hallucinations des : de la sensibilité géné- .re).	Pseudo-hallucinations émo- tives par la confusion d'une émotion dont le souvenir seul existe.	
ertie.	Inertie et indécision par afflux de sentiments contra- dictoires (aveu d'un malade).	Inertie, indécision, scru- pules, parfois stupeur plu ou moins prononcée av afflux d'idées pénibles. Exci tation délirante parfois in tense.
nsomnie avec malaise, ient de vertiges, de excité par des sensa- :éelles des sens (surtout .	5. Insomnie avec sentiment de malaise, avec rêves et illu- sions cénesthésiques, ou pro- venant des organes internes, agréables ou pénibles, selon l'hyperesthésie plus ou moins prononcée du système gan- glionnaire. Rêves érotiques très fréquents.	5. Insomnie par afflu d'idées, puis sommeil lége traversé de rêves idéaux s rapportant aux pensées e aux souvenirs habituels.
; langage.		
ration de la physiono- ui reflète un sentiment iétude pouvant aller à la terreur.	Altération de la physiono- mie, reflétant plutôt un senti- ment de tristesse anxieuse et d'ennui profond. Impulsions alternant avec la langueur.	Altération de la physiono- mie qui trahit le mécontente- ment, la défiance et l'obses- sion, des idées, des souvenirs et parfois reflète les id délirantes.
ole saccadée, pénible, et is taciturnité allant jus- . mutisme.		Exagération du langage e tendance à la loquacité, pou vant aller jusqu'au délire dif fus.

L'examen des tableaux précédents nous dispense d'entrer dans de plus amples détails sur la symptomatologie des affections psycho-dyscrasiques. Pour achever ce qui a trait à leur évolution nous esquisserons rapidement l'influence exercée sur elles par le caractère du sujet, par le milieu où il vit et par le degré de culture intellectuelle auquel il est parvenu.

D'après J. Stuart Mill, il existerait des lois universelles de la formation du caractère, quoiqu'il admette cependant que le genre humain n'a pas un caractère universel, et cette science toute nouvelle, à laquelle il donne le nom d'éthologie, serait appelée à devenir le but unique des recherches de la psychologie future.

Jusqu'ici la prédiction du philosophe anglais ne s'est que très imparfaitement et très incomplètement réalisée, si tant est qu'elle soit réalisable dans l'état actuel de nos connaissances. Ces recherches échappent en effet à la vérification expérimentale; l'observation n'aboutit qu'à des généralisations purement approximatives, et c'est à la méthode déductive, à celle qui part des lois, que l'on devrait s'arrêter en dernier ressort, puisque ces lois, combinées avec les circonstances, produisent les mobiles directeurs de la conduite de chaque être humain (1). Mais sera-t-il jamais possible de pénétrer dans le for intérieur d'un autre, d'arriver *exactement* à la connaissance des ressorts qui le poussent au milieu des vicissitudes si complexes de la vie? Oui, si l'on se borne à étudier les divers types de la nature humaine, à en noter les conditions d'existence et les particularités caractéristiques; car ici ce ne sont plus les *faits* qui préoccupent, mais uniquement les *tendances*. Ces tendances ont fait l'ob-

(1) STUART MILL, in *Logique*, liv. VI, ch. V.

jet d'études très étendues et très variées, sous le nom de phénomènes affectifs, bases de la constitution morale de l'homme, fondement de son caractère; mais il est juste d'ajouter que l'on n'a pas encore jusqu'ici trouvé une classification satisfaisante, et que l'on en est toujours réduit à présenter des types plus ou moins bien définis par un élément prépondérant.

L'infructuosité de ces recherches s'explique par le fait qu'elles ont été pratiquées par des écoles philosophiques, dédaigneuses, pour la plupart, des enseignements physiologiques; tandis qu'il semblerait tout naturel de s'inspirer de ceux-ci dans la détermination des facultés morales, puisqu'en admettant un aphorisme métaphysique, célèbre par son exclusivisme, et prétendant que dans l'homme il n'y a qu'une intelligence servie par des organes, on est bien obligé de reconnaître que cette intelligence ne peut, en réalité, que ce que peut l'organisme auquel elle commande, et que, si sa puissance est limitée par celle des agents qui lui sont subordonnés, rien n'empêche de regarder ceux-ci comme l'expression *sensible* et *appréciable* de l'énergie morale de l'être entier.

C'est pourquoi la modalité actuelle d'un homme, c'est-à-dire les mobiles qui règlent généralement sa conduite, se déduit plus sûrement des incitations organiques qu'il subit, que des considérations syllogistiques qu'il égrène en apparence.

Cette assertion, toute choquante qu'elle puisse paraître dans la forme présente, est tellement admise instinctivement, que personne ne se récrie à l'idée qu'il existe des *vertus de tempérament.*

Or, ce sont les seules à qui il faille faire appel pour se

convaincre que le tempérament nerveux se trahira par une physionomie toute différente, dans les mêmes conditions que les tempéraments sanguins ou bilieux, par exemple, quoiqu'il soit très difficile de formuler par un mot la tendance qui les *caractériserait* respectivement. Le caractère n'est autre en effet que la tendance particulière qui résulte naturellement de la prédominance positive d'un ou de plusieurs des éléments d'action, fournis par les sensibilités périphériques et organiques ou ganglionnaire, d'une part, et ceux irradiés de la sphère psycho-motrice, de l'autre.

Or, sans recourir à la théorie évolutionniste qui assigne à la présence d'un organe, à sa naissance et à son développement, les incitations du milieu, il reste avéré que les aptitudes physiologiques sont en raison directe des stimulations et des impressions : qu'une grande susceptibilité des sens, par exemple, exige un apport incessant d'impressions nouvelles et variées et que celles-ci s'élèvent progressivement à la hauteur d'un besoin physiologique. Mais ce qui est vrai pour les sens, l'est pour la sensibilité en général, et ainsi s'explique la genèse des tendances instinctives tout autant que la direction habituelle des idées, dans le consensus harmonique de la vie.

Sans entrer dans de plus longs développements sur un sujet qui fera l'objet d'une étude ultérieure et approfondie, essayons d'en appliquer, dès maintenant, les principes à la détermination de la caractéristique morale du tempérament nerveux et de ses variétés.

A l'éveil facile des sens qui s'observe chez les gens nerveux, coïncide nécessairement une fréquence notable d'impressions, ainsi qu'une tendance à les rechercher, à les interpréter, à faire appel à l'imagination, à s'élever par conséquent rapidement à l'enthousiasme, mais aussi à faire montre d'une versatilité et d'une mobilité en rapport avec cette vive impressionnabilité sensorielle. Ces conditions sont précisément celles que M. Lepelletier assigne au caractère *curieux*, appellation du reste assez impropre et prêtant à l'équivoque; mais le nom importe peu, pourvu que l'on s'accorde sur la valeur des éléments constitutifs du groupement qu'il a la prétention de résumer, et sous ce rapport la physionomie *intellectuelle* du tempérament nerveux paraît nettement saisie.

Le côté instinctif, moral et actuel, est par contre laissé dans l'ombre, et pourtant il dérive tout aussi logiquement, des conditions physiologiques invoquées précédemment; seulement, il faut les reporter dans le domaine de la sensibilité interne, d'où naissent et s'irradient les sentiments et les émotions. A l'éveil facile des impressions émotives correspond également une tendance à rechercher les conditions qui les font naître et à apporter dans leur expression extérieure une exagération aussi remarquable que l'extrême versatilité qui les caractérise aussi.

De ce flux mobile naît une irrésolution correspondante des actes, qui restent empreints d'une certaine timidité inquiète, avec absence de la continuité et de la persévérance constitutives de la véritable énergie morale, dont l'expression calme et puissante contraste avec les élans explosifs, peu mesurés et peu durables qui illuminent momentanément la physionomie indécise et changeante du tempérament nerveux. Rien d'étonnant, au surplus, à cette différence, si l'on envisage le côté ordinairement généreux et philanthropique des grandes résolutions morales; tandis qu'il est facile de s'apercevoir que les préoccupations

égoïstes forment en somme le fonds du tempérament nerveux, et cela malgré les émotions sympathique qui l'embel-
lissent en apparence bien plus qu'en réalité. La vivacité, la
fréquence et le peu de durée des impressions forcent pour
ainsi dire les personnes nerveuses à rester confinées dans
une sphère presque entièrement limitée par des nécessités
et des appétits personnels.

Cet ensemble de défauts et de qualités n'est pas exclusif
d'un certain charme attrayant qui subsiste aussi longtemps
que rien ne vient entraver le cours régulier de la vie; mais
incapables de résister victorieusement aux vicissitudes, les
gens nerveux sont plus accessibles que d'autres aux causes
d'affaiblissement physique. Chez eux, l'état dyscrasique,
par exemple, s'établit rapidement et se trahit par l'exagération des aspérités de leur caractère habituel. Mais, chose
essentielle à noter, au milieu de la santé la plus florissante,
comme aux prises avec les malaises multiples de la dyscrasie, ils restent conséquents avec les tendances propres à
leur caractère; dans l'un et l'autre cas, c'est ce dernier qui
imprime à leurs actes et à leurs pensées une direction uniforme et nettement appréciable. A la vérité, ce n'est pas
uniquement dans les impulsions de son organisme, mais
aussi dans le milieu social où il vit et où il a vécu que
l'homme puise les éléments de ses croyances, de ses goûts,
de ses mœurs et par conséquent de ses pensées. Toutefois,
ce nouvel emprunt est moins important qu'on ne se l'imagine et se limite le plus ordinairement à l'expression extérieure, aux détails, à la forme qui habille, voile ou défi-
gure même sa véritable physionomie. Le milieu cosmique,
dont l'action si puissante s'exerce par le temps sur les organismes qu'elle transforme, semble perdre une partie de

cette irrésistible influence quand il se réduit à la réaction réciproque des individualités sociales les unes sur les autres, par le motif bien compréhensible que la vie sociale se limite souvent à l'énoncé de formules qui laissent indemne la sphère émotive et que cette dernière seule a qualité pour modifier l'expression morale des individus.

Bien moindre encore est la part afférente au langage dans la manifestation des sentiments, car ceux-ci n'empruntent ni force nouvelle, ni intensité plus grande à la manière dont ils sont traduits ; pour l'observateur impartial et calme, la richesse et l'abondance des termes, ou le discernement des phénomènes extérieurs qui les expriment, restent absolument sans valeur, dans la persuasion où il se trouve que la culture intellectuelle du sujet détermine seule la différence d'expression.

Or, n'est-il pas évident que ce principe s'applique également aux situations pathologiques, et est-il légitime de s'efforcer, comme d'aucuns l'ont voulu, à prendre, pour point de départ d'une appréciation morbide quelconque, la forme extérieure qui trahit le trouble moral ?

Le délire lui-même n'enfante pas ; il se borne à reproduire, à refléter une situation intellectuelle et morale préexistante ; ce qui diffère ou peut différer c'est le fonds sur lequel il germe et qui reste la propriété exclusive du sujet ; toutes les autres influences : milieu, éducation, instruction, ne servent qu'à produire une discipline intellectuelle imprimant un cachet particulier à la manifestation extérieure des tendances et des aptitudes individuelles.

Nous bornerons ici ces considérations qui sont plutôt du domaine de la psychiatrie générale et que leur peu de diffusion, de vulgarisation, si j'ose m'exprimer ainsi, légitiment dans une étude limitée à un sujet bien déterminé. Elles auront servi à éclairer encore le point de vue où nous nous plaçons, en envisageant les modifications pathologiques comme découlant graduellement des phénomènes normaux, dont la connaissance préalable semblera plus évidente encore, à ceux qui auront bien voulu nous comprendre.

CHAPITRE V.

PARTIE CLINIQUE.

Dans l'énumération symptomatologique qui a été présentée précédemment, nous avons suffisamment montré l'enchaînement, dans le processus pathogénique, des deux facteurs qui concourent à former la névro-psychopathie qui nous occupe; mais avant d'aborder l'énoncé de quelques-unes des observations qui ont été le point de départ de nos conceptions, et sans revenir sur l'énumération symptomatologique, il convient de présenter un résumé moins aride, ce qui nous donnera au surplus l'occasion de développer certaines considérations qui n'ont pas encore trouvé leur place. C'est naturellement par le plus simple que nous commencerons.

A. DE LA PSYCHO-NÉVROSE DYSCRASIQUE SIMPLE.

La physionomie des malades atteints de ce genre d'affection est ordinairement facile à saisir; les troubles somatiques qui s'y réflètent lui imprimant un cachet de morosité et d'affaissement, marqué par l'accentuation des plis oculo-frontaux et une certaine rigidité des traits qui s'unit à la pâleur habituelle des appauvrissements hématiques et qui altère, sans l'effacer, la mobilité expressive de l'état normal.

Le maintien est aussi reconnaissable et se modifie d'après les progrès de la maladie ; au début encore vif, animé, impatient et mobile, il s'alanguit bientôt, pour progressivement atteindre au complet affaissement, si l'adynamie fonctionnelle poursuit son évolution en rapport direct avec la dénutrition générale du système nerveux. Cet état n'est cependant pas complètement indemne de crises réactionnelles, mais elles deviennent de plus en plus brèves, de plus en plus rares, et le langage du malade donne, à cet égard, une mesure bien exacte de la situation, car il peut perdre ses caractères habituels au point d'être, mais rarement, remplacé par une taciturnité plus ou moins persistante.

Cette marche progressive, qui rappelle encore les phénomènes normaux antérieurs, s'observe pour l'ensemble comme pour les détails ; l'impressionnabilité habituelle, avec ses hyperesthésies douloureuses et ses bizarres manifestations du côté de la sensibilité générale et spéciale, n'est, en somme, que l'exagération plus ou moins prononcée de la susceptibilité normale des gens nerveux ; ce n'est réellement qu'au moment où l'organisme s'est affaibli au point d'annihiler, pour ainsi dire, les réactions vitales, que l'on rencontre la persistance des symptômes adynamiques. Ce fait caractérise, pour ainsi dire, la psycho-névrose dyscrasique et la différencie nettement des états mélancoliques survenus sous l'empire de l'anémie, chez des malades présentant antérieurement les dehors et les tendances du tempérament lymphatique, par exemple, et chez qui l'abattement moral et physique s'établit pour ainsi dire d'emblée (1).

(1) Ou tout au moins sans fortes secousses. (*Mots ajoutés par l'auteur après l'adoption des conclusions du rapport de la commission qui a examiné le travail. — 26 septembre 1882.*)

L'essence même de la psycho-névrose qui nous occupe est de toujours rappeler les facteurs qui ont concouru à sa formation et dont les phénomènes respectifs se renforcent en s'unissant réciproquement; cette similitude sur laquelle nous avons déjà insisté a, selon nous, sa raison d'être évidente dans ce fait que les symptômes décrits par les auteurs et que nous avons reproduits comme caractérisant l'anémie des centres nerveux, ne se présentent en réalité de cette manière que si l'anémie atteint une personne chez qui l'élément nerveux préexistait et prédominait déjà; le tableau change au contraire sous bien des points, quand l'anémie vient s'enter sur un sujet préalablement indemme de cette acuité fonctionnelle du système nerveux.

Chez un tel malade, il n'y a pas à craindre l'apparition d'agitation bruyante, d'hallucinations expansives ou d'idées de persécution (1), et bien que chez lui la nature du délire soit également dépressive, elle revêt un cachet de passivité exclusif des manifestations réflexes observées dans la psycho-névrose dyscrasique, et cela uniquement parce que l'élément lymphatique prédominant chez le sujet, lui enlève cette vivacité réflexe qui caractérise (2) le tempérament nerveux.

L'observation suivante nous met en présence d'un cas qui peut être considéré comme typique.

Observation I. — *Psycho-névrose dyscrasique simple.*

(1) active du moins ; car cette affirmation vise uniquement les troubles déterminés par l'altération sanguine, sans chercher à exclure la possibilité de ces phénomènes dans le cours des maladies psychiques qui atteindront les gens à tempérament même essentiellement lymphatique. (*Note ajoutée par l'auteur après l'adoption des conclusions du rapport de la Commission qui a examiné le travail.* — 26 septembre 1882.)

(2) Caractérise, *au lieu de* : empreint. (*Même observation qu'au renvoi précédent.*)

— B... (C.), 51 ans, ménagère, entre pour la première fois à l'asile, en 1874, et y revient successivement à cinq reprises différentes, dans l'espace de huit ans. Elle présente à chacune de ses réintégrations des phénomènes identiques que nous allons résumer succinctement.

Du côté des antécédents héréditaires, il n'y a rien à signaler autant que l'on peut en juger par les renseignements fournis par la famille, rien d'anormal dans la manière dont se sont passés l'enfance et l'âge adulte de la malade, qui s'est mariée assez jeune et a élevé deux enfants présentant toutes les apparences de la santé la plus robuste.

La constitution physique de Catherine B... a dû être assez forte; il n'a existé chez elle aucune tendance maladive; à part l'anémie très prononcée, avec dénutrition générale, dont elle porte actuellement les signes évidents, elle n'a jamais été malade avant son entrée à l'asile. Toutefois l'état des fonctions nerveuses trahissait la mobilité et l'impressionnabilité habituelle du tempérament nerveux : elle se montrait vive, irritable, d'humeur changeante, prompte dans ses résolutions, mais manquant de fermeté pour l'exécution.

Le caractère était indécis, sociable en ce sens qu'il y avait recherche des plaisirs que produisait la fréquentation de quelques voisins, mais en réalité tendances égoïstes dissimulées par des dehors sociables.

L'intelligence n'était pas développée, moins par défaut d'aptitude que par manque de culture, l'éducation s'étant bornée aux principes élémentaires de lecture et d'écriture dont les premiers subsistent seuls, ce qui s'explique par suite des occupations constantes auxquelles Catherine B... se livrait pour subvenir à son existence.

Celle-ci s'est assombrie pour elle à l'époque de la mort de son mari ; la misère s'est introduite dans la famille, avec son cortége de privations, de chagrins, de surmenage physique, d'altérations nutritives et finalement de troubles psychiques divers : la mémoire s'est fatiguée ; les soucis de la famille ont diminué ; le caractère, de vif qu'il était, est devenu irascible, chagrin, agressif en paroles, car il se développa en même temps une loquacité notable avec besoin de déplacement, activité un peu immodérée, mais n'ayant plus pour objet les soins du ménage ; en outre, le sommeil fut troublé au début et remplacé parfois par de longues et bruyantes insomnies. Telles étaient les circonstances qui nécessitèrent une première fois la collocation de la malade et qui se reproduisirent identiquement de la même manière, à chaque rentrée.

L'examen corporel à son admission dans l'asile nous montre une femme grande, mince, élancée, pâle et maigre, à la physionomie mobile et expressive, ne présentant aucun signe de dégénérescence, mais paraissant plus vieillie que son âge réel ne le comporte et donnant tous les signes d'un nervosisme morbide nullement lié à une évolution utérine quelconque, puisque l'époque de la ménopause, qui s'est effectuée très normalement, remonte déjà à quelques années.

Du côté de la sensibilité générale et tactile, il y a impressionnabilité douloureuse de la peau et quelques douleurs fugitives de nature névralgique, frilosité habituelle, avec bouffées de chaleur à la face et sensation passagère de chaleur au sommet de la tête. On s'aperçoit bientôt que la malade est sensible aux variations atmosphériques, car les dépressions du baromètre et d'autres conditions telluriques, dont la nature exacte nous échappe encore, amènent un redoublement d'agitation.

La sensibilité spéciale n'offre rien de particulier à noter. L'activité musculaire est affaiblie, la malade est paresseuse ou bien en proie à une activité fébrile et désordonnée; elle s'aperçoit elle-même de la chose et s'en irrite.

Les fonctions digestives sont languissantes et doulou-reuses; il y a fréquence d'éructations, dégoût de la viande et digestions pénibles. Le creux épigastrique est sensible à la pression.

Le système circulatoire trahit l'altération profonde du sang par la pâleur du visage et les palpitations cardiaques aux moindres impressions; tandis que les rougeurs fugi-tives de la face, l'accélération de la circulation capillaire et certaine tendance à la syncope révèlent un trouble marqué de l'innervation vaso-motrice, qui retentit corréla-tivement du côté de la respiration.

La sensibilité morale est hyperesthésiée; l'humeur est irritable surtout quand la malade est à jeûn; elle s'excite facilement jusqu'à l'injure en ayant parfaitement conscience de l'inertie de la volonté qui pèse sur elle et, obéissant en outre à une tendance morbide à la dépréciation de soi-même, elle demande qu'on la tue, puisqu'elle n'est plus qu'une bête bonne à boire et à manger.

D'autres fois, elle tient des propos grossiers ayant trait à la politique et à la religion, échos de prédications entendues au village qu'elle habitait, le tout accompagné de pleurnicheries plus ou moins sincères. Cependant il n'y a pas de délire, mais la loquacité en prend facilement chez elle les apparences incohérentes, d'autant plus qu'elle s'accompagne de certaine fixité dans les idées, n'a pas besoin d'interlocuteur pour se produire et ne s'interrompt même pas pendant la nuit, ordinairement sans sommeil.

Tel est en raccourci le tableau symptomatique qu'il nous a été donné d'observer cinq fois chez la même malade et que la première fois nous décorâmes du nom élastique de démence au début avec excitation maniaque, diagnostic facile qui fut facilement renversé par une guérison radicale obtenue par un traitement tonique — les ferrugineux — et le repos physique, sauf un exercice modéré avec abstention de toute excitation morale. Plus tard, quand la simplicité du traitement, qui dans notre pensée s'adressait à la complication anémique, nous eût mis sur la trace de la cause si simple qui déterminait l'évolution pathogénique, nous n'hésitâmes pas à surseoir à l'établissement du diagnostic et ce n'est qu'à la troisième fois que, convaincu, nous fîmes choix d'une appellation qui avait l'extrême avantage de fixer l'attention non seulement sur la nature de la maladie, mais pour ainsi dire sur la thérapeutique qu'elle exigeait. Il n'y avait du reste plus à hésiter, puisque cinq fois consécutives la même cause perturbatrice, ayant amené les mêmes conditions de misère physiologique, cédait devant les mêmes ressources thérapeutiques et corroborait l'opinion instinctive que nous caressions de voir, dans les phénomènes psychiques morbides, la conséquence manifeste du trouble psychique apparent.

Il est même évident à nos yeux que les mots de *récidive* ou de *rechute* que nous avons employés, ne sont pas l'expression qui convient pour désigner la situation d'un malade se représentant cinq fois à l'obtention de nos soins, puisque l'apparition des phénomènes morbides, la seconde fois, n'avait nul lien avec la première manifestation, celle-ci n'ayant pas même amoindri la résistance à l'action nocive. Il en fut de même des reproductions subséquentes. (Semal).

Observation II.—*Psycho-névrose dyscrasique simple à retour périodique.* — Il s'agit d'un homme de 48 ans, dont la mère a été atteinte de mélancolie sans délire; lui-même a, depuis 1851, des attaques périodiques de mélancolie, durant de 4 à 11 mois et alternant avec des intervalles de santé relative de 2 à 5 mois. Les attaques apparaissent sans motif et commencent par un léger changement de caractère, qui arrive en quelques jours à la dépression psychique la plus intense. Ce malade, très intelligent et qui a parfaitement conscience de son état, se plaint, quand on l'interroge avec insistance, de perte d'énergie, de crainte, etc. Il y a en même temps, anorexie, sommeil rare et troublé, faiblesse et amaigrissement. Tous ces symptômes s'accroissent jusqu'à un degré insupportable; puis tout à coup, après une nuit passée sans sommeil, il est tout étonné de se trouver reposé, bien portant; l'attaque est terminée; elle se reproduira dans quelques mois.

Grâce à la répétition des attaques, il a pu constater les symptômes de la mélancolie qui ne manquent jamais : 1° il tombe, en poids, pendant l'accès, de 65 à 60 kilogrammes, pour reprendre dans l'intervalle le premier poids; 2° il débute par une anémie générale subaiguë : peau et muqueuses pâles, pouls petit, concentré, ralenti, veines dilatées; tout cela disparaissait avec la crise; 3° furoncles, éruptions, démangeaisons, chute des cheveux, qui deviennent secs et cassants; 4° pendant l'attaque, sécrétions diminuées, rougeur alternant avec la pâleur du visage, frissons, refroidissement des extrémités, anxiété précordiale.

Réflexions. — Cette observation, malheureusement incomplète dans l'ouvrage où nous la puisons (1), est cepen-

(1) *Revue des sciences médicales*, tome VI, page 228; d'après un article de Neftel, dans le *Centralblat*, 1875, n° 22, page 339.

dant fort intéressante, car elle nous montre nettement l'influence de l'anémie dans la production d'une mélancolie
qui offre tous les dehors de l'affection psycho-névrosique
que nous avons essayé de décrire, et dont des exemples se
trouvent également relatés dans les auteurs, sous le nom de
mélancolie sans délire. Mais hâtons-nous de faire observer
qu'il n'y a aucune confusion à faire entre les deux : la mélancolie sans délire est une appellation qui a abrité des situations morbides identiques aux psycho-névroses dyscrasiques, il est vrai, mais elle sert également d'étiquette à des
cas de dépression psychique survenant chez des sujets préalablement lymphatiques et présentant un ensemble de
symptômes bien différents, par ce fait même, puisque l'élément nerveux et toutes les conséquences, qui déterminent
sa présence, restent étrangers à la scène pathologique.

L'observation suivante, que nous empruntons au travail,
du reste très remarquable, du Dr Dupouy, sur les rapports
des maladies constitutionnelles et diathésiques avec les névroses et les folies, prouve nettement que, bien que pres-
senties, ces idées avaient besoin d'être l'objet d'une étude
plus approfondie.

Observation III. — *Lypémanie ; chlorose, suite de
couches*. — V... (épouse B...), âgée de 26 ans, admise à
l'asile le 3 juin 1865, est atteinte de lypémanie voisine de
la stupeur. Cette affection coïncide avec un affaiblissement
général de l'économie, un amaigrissement très prononcé,
la décoloration de la peau, etc.

. 20 août 1865. — Cette malade, depuis son entrée, est
soumise à un régime tonique; son état mental est bien
meilleur. Elle parle un peu et son état de stupeur a fait
place à un certain chagrin, manifesté par des larmes abon-

dantes. Il y a lieu de porter un pronostic favorable. Le délire a succédé à l'accouchement d'un second enfant.

On attribue généralement le délire des femmes en couches à l'état puerpéral. Ce qu'il y a d'intéressant dans cette observation et dans presque toutes celles de cette nature, c'est que l'état puerpéral se manifeste presque toujours par la chlorose.

En effet, dans le courant de la gestation, les qualités du sang diminuent et entraînent des accidents nerveux de diverses sortes. Pendant l'accouchement, il se fait une perte de sang assez considérable, et la lactation est aussi une cause certaine d'anémie.

Cette opinion a été défendue par Marcé. « Si l'on vient dire, a-t-il écrit, que des accidents nerveux de toute sorte se développent sous l'influence de l'état puerpéral, on est porté à en chercher la cause dans cet appauvrissement du sang qui facilite la mobilité nerveuse, dans ces hémorrhagies, ces douleurs si vives, liées d'une manière inévitable à l'acte de l'accouchement. » C'est donc sous l'influence de cet état général chloro-anémique que se développe ce qu'on appelle la folie puerpérale, soit qu'il ait pour caractère essentiel la diminution des globules protéiques du sang, soit qu'il y ait, par ce fait, rupture d'équilibre entre la masse sanguine et le système nerveux (1).

Réflexions. — La femme V... qui fait l'objet de cette relation est présentée comme atteinte d'une lypémanie voisine de la stupeur, et ce n'est que sous l'influence du traitement ferrugineux et réparateur, que des larmes abondantes se font jour. Qu'il y a loin de cette tristesse, que j'appellerais volontiers négative, à la *tristesse irritable*, exhu-

(1) *Annales médico-psychologiques*, p. 213, 8ᵉ vol, (1866).

bérante qui caractérise la psycho-névrose que nous avons
décrite, et cependant c'est à l'occasion de ce cas, où il y a
purement dépression morale et physique, sans aucune apparence de troubles nerveux dynamiques, que l'auteur cite
les paroles si précises et si caractéristiques de Marcé, qui,
sauf la distinction bien capitale que nous avons mise en
relief, avait nettement pressenti le rôle de l'anémie dans
toute une série d'affections groupées indûment sous le nom
de folies puerpérales.

Observation IV. — Le 14 août 1878, entre à l'asile
de Mons une dame G... (V.), âgée de 64 ans, qui, depuis
l'époque de la ménopause, arrivée vers 55 ans, et qui avait
coïncidé avec de vifs chagrins causés par la mort d'un enfant particulièrement aimé, avait présenté à plusieurs reprises des troubles physiques et moraux divers débutant
par une inertie qui obligeait la malade à rester au lit, l'é-
loignait de toute occupation, engourdissait son intelligence
et affaiblissait ses sentiments affectifs; mais qui, loin de la
jeter dans la torpeur, semblait, au contraire, avoir développé
un éréthisme nerveux qui se manifestait par des plaintes
continuelles, des récriminations, le désir du changement,
la fuite du logis habituel, une impatience irritable, une
persistance à réclamer des autres le retour d'une énergie
que la malade déclarait perdue à jamais, tout en en donnant
des preuves encore assez péremptoires; seulement la malade n'était pas maîtresse d'en diriger les efforts. Le médecin de la famille, guidé par les idées qui ont malheureusement cours presque généralement, prit les manifestations
nerveuses pour des signes d'hypérémie cérébrale et institua
un traitement débilitant : sangsues, purgatifs, antispasmodiques, etc., dont les résultats, de l'aveu même du prati-

cien fort honorable, furent complètement nuls, aggravèrent même la situation et nécessitèrent un court séjour dans une maison de santé, puis à la campagne et enfin, à la demande de la malade, la collocation dans notre asile.

A son entrée, nous notons les signes manifestes de l'état dyscrasique combattu immédiatement par les modificateurs nutritifs, tels que ferrugineux, strychnées, opiacés, affusions froides unis à un régime franchement tonique.

Les effets bienfaisants ne s'en firent pas attendre, et, malgré la longueur de l'affection et l'âge de la malade, trois mois de traitement amenèrent une guérison, qui ne s'est pas encore démentie actuellement, après trois ans révolus.

Ce que le cas précité offre de plus remarquable, c'est la persistance des caractères distinctifs du tempérament nerveux aux prises avec la tendance dépressive amenée par l'anémie et produisant cette fusion imparfaite et changeante de l'état dyscrasique (Semal).

Observation V. — Une première fois, à la suite de la mort de sa mère, puis successivement à deux reprises, par suite de couches, la nommée J... (Alb.) dut être colloquée. Le premier certificat, daté de 1872, la présente comme atteinte d'une *manie qui consiste dans un besoin de se déplacer* ; la malade, en effet, s'appesantit beaucoup sur ce sentiment impulsif qu'elle ne s'explique pas et qui se rattache, du reste, à l'éréthisme général causé par un état dyscrasique bien manifeste. La deuxième crise ne fut pas l'objet de nos soins, et c'est en 1880 que la femme J... nous revint, cette fois avec une déclaration médicale plus mûrie, puisqu'elle reflétait le rôle joué par l'élément nerveux en désignant l'affection sous le nom de *folie nerveuse*.

A l'examen se révèlent de nouveau les signes de la dyscrasie, avec sentiment impulsif, tendances tristes et irritables.

L'indication thérapeutique était nettement dessinée et réussit à amener la guérison après deux mois de traitement (Semal).

Observation VI. – Le sujet de cette observation est une femme de 36 ans, célibataire, n'ayant jamais été atteinte d'aucune maladie avant celle qui nécessite son admission à l'asile. Son affeciion avait débuté insidieusement par une dysménorrhée accompagnée d'anémie franche. A la suite de fatigues auxquelles elle n'était pas habituée, cette femme tomba brusquement dans un état d'excitation intense, de nervosisme aigu, avec légère réaction fébrile qui s'éteignit le second jour de son entrée. Le symptôme le plus marquant de l'affection fut une dilatation pupillaire marquée surtout à l'œil gauche, qui ne disparut complètement qu'aux premiers signes certains de guérison ; jusque-là ce symptôme reparut momentanément à la moindre émotion et provoqua des illusions sur la distance des objets, avec mouvements répulsifs (Semal).

Observation VII. — Le 27 août 1880, entre à notre asile la nommée Léonie H..., transférée d'un établissement étranger et qu'un état de prostration extrême avait forcée à séjourner un mois environ dans un hospice situé aux frontières du royaume. Le certificat de transfert portait qu'elle était atteinte de manie hystérique avec agitation périodique. Or, pendant les dix mois que cette malade passa dans l'asile, confié à notre direction, elle ne donna aucun signe d'hystérie caractérisée, et si quelques moments de surexcitation se montrèrent, ce fut à de si rares intervalles et si peu intenses qu'ils passèrent inaperçus et n'offrirent jamais trace de périodicité. En revanche, les troubles de la nutrition et ceux des appareils splanchniques se montrèrent avec une opiniâtreté remarquable, et l'état adynamique était tel, lors de l'entrée, que la malade ne put être soumise au régime commun et fut immédiatement portée à l'infirmerie, où nous la trouvâmes couchée, pâle et exsangue, dans un état de résolution complète. Voici le résumé des phénomènes constatés. Semi-anesthésie ou plutôt paresse de la sensibilité cutanée, qui ne répond que très faiblement aux piqûres légères et aux pincements, bien que le regard de la malade et ses paroles témoignent de la perception des impressions.

Les extrémités sont froides et il y a frilosité habituelle, ainsi que légère insensibilité à l'action du calorique rayonnant.

Le regard est voilé, faible et souvent fixe; la vue est affaiblie et les organes de la vision sont l'objet d'une certaine hyperesthésie douloureuse.

Du côté de l'ouïe, on note des bourdonnements persistants, avec légère hyperacousie; il y a indifférence complète du goût, cependant l'examen de la langue ne révèle aucune trace d'anesthésie. Rien du côté de l'odorat, si ce n'est une assez notable diminution de ce sens.

Extrême lenteur dans les mouvements, maladresse musculaire, fatigue et tendance invincible au décubitus, marche vacillante.

Troubles dyspeptiques et sensations douloureuses de l'épigastre à la pression, palpitations au moindre effort, à la moindre émotion ressentie, bien entendu, car il y a indifférence morale; pouls épigastrique; inertie très prononcée, ce qui s'explique au surplus par l'imminence de la syncope quand la malade fait un certain effort. Les symptômes respiratoires sont corrélatifs de ceux qui viennent d'être

décrits, mais, bien que l'examen ne fasse reconnaître aucune lésion pulmonaire, il y a eu, à deux ou trois reprises,
une légère hémoptysie.

Quant aux organes génito-urinaires, ils sont le siège
d'une légère cuisson avec leucorrhée et, autant qu'on en
peut juger, légère hyperesthésie. Il y a aménorrhée. La
sensibilité morale est en rapport très net et très intime
avec la situation physique qui vient d'être esquissée : inertie
de la volonté, ennui, tristesse et morosité irritable ; affaiblissement des sentiments affectifs assez prononcé pour
que la malade n'offre aucun signe d'émotion quand on lui
parle de son mari et de ses enfants ; elle semble, au contraire, portée à un égoïsme naïf qui la pousse à désirer
qu'on s'occupe beaucoup d'elle.

Les fonctions intellectuelles sont assez nettes, mais paresseuses ; il n'y a aucune trace de délire ; à peine peut-
on relever quelques appréciations peu exactes, résultat
d'un caractère enfantin plutôt que d'une faiblesse intellectuelle (Semal).

Réflexions. — Évidemment, dans tout ceci, il n'y a
pas occasion de poser le diagnostic de *manie hystérique*, qui
n'a dû être posé qu'à défaut d'autre et pour satisfaire à
l'obligation de baptiser l'enfant, comme on dit vulgairement ;
car les troubles hystériques sont de nature nerveuse, et il
est précisément à remarquer que les troubles nerveux, proprement dits, sont peu marqués dans le cas cité, ce que
nous attribuons volontiers à un certain degré de lymphatisme présenté par la malade.

La situation pathologique s'amenda assez rapidement
sous l'influence des ferrugineux unis à certains modificateurs de l'innervation, tels que la strychnine, et aux phos-

phates alcalins, et vers la fin de janvier la malade put, non seulement prendre part à la vie commune de l'asile, mais s'y rendre utile. Son séjour se prolongea néanmoins jusqu'en mai, autant à sa demande que par le désir bien naturel que nous avions de légitimer notre diagnostic par un examen prolongé. Sous ce rapport toute satisfaction fut donnée, car ni dans l'ordre physique, ni dans l'ordre moral, rien ne fit soupçonner l'hystérie.

Observation VIII. — Une fille de 16 ans (1), extrêmement délicate, dont la mère était *sujette à des attaques de nerfs*, présentant tous les attributs d'un tempérament lymphatique et même scrofuleux (2), qui toute sa vie a été sujette à des palpitations, à des douleurs névralgiques, entre dans le service de M. Sandras, le 7 juin 1851, pour des accidents nerveux qu'elle avait déjà éprouvés plusieurs fois, quoique moins intenses et qui avaient été calmés, mais jamais entièrement guéris, par un traitement ferrugineux et tonique, toujours incomplet.

En mai 1851, tous les accidents prirent une nouvelle intensité : faiblesse, palpitations, étouffements, essoufflements, douleurs vagues, inappétence, constipation, règles irrégulières, leucorrhée, gastralgie, etc.

A son entrée, outre les symptômes précédents, je constatai ce qui suit : faiblesse extrême du système musculaire, mais aucun phénomène paralytique réel, parfois de petites convulsions passagères des muscles de la face et une sorte de frémissement fibrillaire de ceux des membres ; fourmillements aux extrémités ; douleurs vagues dans les parois

---

(1) BOUCHUT, *Du nervosisme.*
(2) La lecture de l'observation prouve suffisamment la présence de l'élément nerveux.

thoraciques et dans la tête; hyperesthésie, analgésie en d'autres points; aphonie; affaiblissement et fréquentes aberrations de la vue; hallucinations dont elle a cons- cience et qui ne troublent pas l'intelligence; surdité fugi- tive; bourdonnement d'oreilles; vertiges; étourdissements; jamais d'accès convulsifs ni de sensation de boule hystéri- que; pas de fièvre; face et peau très pâle; pouls petit, mou, dépressible; bruits du cœur secs, rapides, petits; le premier est quelquefois soufflé à la base; souffle intense dans les carotides; sang des règles très pâle, presque aqueux.

« *Traitement.* — Quatre pilules de Vallet; magnésie cal- cinée, 2 grammes après chaque repas; affusions d'eau froide le long du rachis.

» *30 août.* — Le même traitement a été continué. Les fonc- tions digestives se sont améliorées rapidement; les forces générales se sont rétablies; tous les phénomènes nerveux ont graduellement disparu.

» Aujourd'hui la santé de cette jeune fille est excellente; elle a pris un embonpoint et un teint rosée qu'elle n'avait jamais eus. Le souffle des carotides est presque nul. Elle quitte l'hôpital. »

Dans un ouvrage, datant de vingt ans environ, M. Bou- chut, dans l'intention de démontrer que « *tous les indi- vidus nerveux ne sont pas nécessairement des hystériques ou des hypochondriaques,* » a groupé, sous un nom nouveau, toute une série de faits épars dans la littérature médicale, sous une autre étiquette. Or, de tout cet échafaudage assez péniblement érigé, le nom seul de nervosisme est resté, non pour désigner, comme le croyait l'auteur, une névrose bien définie, mais pour caractériser, au contraire, un symp-

tôme commun à la plupart des névroses, à bien d'autres
entités pathologiques et même, dans une certaine mesure,
le reflet d'une situation physiologique qui n'est autre que le
tempérament nerveux. Aussi, ne nous faisons-nous aucun
scrupule de citer, à l'appui de notre thèse, l'observation
qu'il empruntait *aux recherches sur les maladies nerveuses de
Landry* pour étayer la sienne. C'est au même titre que
nous reproduisons l'observation suivante qui clôture
l'exposé clinique relatif à la psycho-névrose dyscrasique
simple, persuadé que de plus longues citations de faits, em-
pruntés ou à notre pratique personnelle ou dus à d'obli-
geants emprunts, ne jetteraient pas un jour nouveau sur
cette partie de la question que nous avons tenté de résoudre.

Observation IX. — « M. le baron de G..., âgé de
45 ans, taille moyenne, constitution vigoureuse, système
musculaire très développé, facies coloré, tempérament nerveux, remplissait les fonctions de sous-préfet dans une ville,
où de longues courses à la campagne, alternant avec le travail de cabinet, entretenaient un équilibre parfait dans la
santé.

Appelé à des fonctions plus importantes, les grands travaux administratifs, des recherches historiques, des écrits
littéraires absorbèrent complètement la vie de M. de G..,
et le confinèrent dans un cabinet bas, étroit, où l'air était
difficilement renouvelé. Il fallut renoncer aux longues promenades qui étaient autrefois si salutaires, et ce changement brusque dans les habitudes hygiéniques de M. de G...
ne tarda pas à altérer profondément sa constitution vigoureuse.

Ce fut donc au milieu de ces circonstances, vers le commencement de l'année 1855, que M. de G... fut pris d'accès

de fièvre tierce qu'on traita par le sulfate de quinine. Mais cette fièvre se manifesta bientôt avec irrégularité, et le sulfate de quinine resta sans effet; il s'établit une fièvre lente, nerveuse, continue, avec un dépérissement notable et rapide, tel qu'on l'observe au début des affections tuberculeuses.

Le malade maigrissait à vue d'œil; une faiblesse générale s'empara de lui et se fit principalement sentir dans la moitié inférieure du corps.

On eut recours pendant plusieurs mois à la médecine des symptômes. Le mal empirait chaque jour. Bientôt la faiblesse des membres inférieurs fut telle qu'ils refusèrent complètement le service.

Le malade, étendu sur une chaise longue, traitait les affaires de son département avec une intelligence dont le mal physique n'a jamais affaibli l'activité ni la sûreté.

Cette paralysie du mouvement dans la moitié inférieure du tronc fit soupçonner l'existence d'une lésion de la moelle épinière. On dirigea dans ce sens un nouveau traitement qui fut sans résultat.

Cet état grave dura plusieurs mois, pendant lesquels de rares moments d'amélioration se produisirent de loin en loin. Quand le malade voulait essayer ses forces, souvent les jambes fléchissaient subitement et il s'affaissait tout à coup. Consulté par le malade, j'explorai tous les organes avec une minutieuse attention. Je ne trouvai rien qui pût rendre compte d'un tel état. La respiration était pure et sans troubles dans toute l'étendue de la poitrine.

Les battements du cœur étaient un peu mous, et il y avait un faible bruit de souffle dans les carotides.

La chloro-anémie était la seule affection qu'on pût reconnaître dans cet état singulier. Le malade consulta plus tard

M. Bretonneau, de Tours, qui confirma mon diagnostic et expliqua les divers accidents observés par des congestions partielles résultant de l'irrégularité de la circulation.

Un traitement ferrugineux et le séjour sur les bords de la mer pendant deux mois furent prescrits au malade.

La convalescence ne tarda pas à s'établir; on combattit les accidents de paraplégie par des applications de ventouses sur le trajet de la colonne vertébrale, dans le but· de diminuer la congestion des vaisseaux rachidiens.

Le sulfate de quinine fut administré à petites doses et d'une manière continue toutes les deux heures. Le malade se rendit au Pouligneu et s'y installa dans une maison de pêcheurs.

Vers la fin de l'année 1856, M. de G... était complètement rétabli, et depuis cette époque sa santé n'a subi aucune atteinte.

B. Psychose dyscrasique sensorielle.

Comme nous avons eu l'occasion de le dire déjà et comme on a pu s'en assurer par l'examen de l'exposé symptomatologique, cette variété de la psycho-névrose dyscrasique, se caractérise en outre par des symptômes propres au type simple et par l'accentuation de certains d'entre eux. La sphère intellectuelle et morale reste plus indemne et c'est dans le domaine de la sensibilité générale et spéciale que s'accuse principalement le trouble pathogénique. Ainsi, l'éréthisme nerveux est suffisant pour amener des sensations subjectives, c'est-à-dire se produisant en l'absence des stimulations qui les provoquent d'habitude, et pour déterminer non seulement les illusions sensorielles que nous avons déjà eu l'occasion de citer, mais même de véritables phénomènes

hallucinatoires. D'un autre côté, les réactions de la sensibilité générale se montrent plus facilement sous l'impression des variations atmosphériques, et c'est dans cette
catégorie principalement que l'on trouve ces malades susceptibles, irritables, inquiets, turbulents, soit à l'approche
de l'orage, soit sous l'influence d'une température élevée et
dans d'autres circonstances qui ont avec les perturbations
telluriques un lien dont les recherches scientifiques n'ont
encore pu donner une idée bien exacte. Une chose qu'il
importe de noter, c'est que l'impressionnabilité manifestée
par ces malades se rattache principalement à la sensibilité
périphérique, telle que la sensibilité tactile, thermique,
électrique, auditive et visuelle; tandis que les sens qui ont
leurs appareils récepteurs des impressions moins superficiellement situés, comme le goût et l'odorat, restent relativement indifférents.

Nous verrons, lorsqu'il sera question de la variété émotive, que c'est elle qui développe principalement les perturbations de l'odorat et du goût. Cette différence tient non
seulement à la nature de l'agent impressionnant, qui est
manifestement d'un autre ordre, mais aussi aux relations
intimes que les organes de l'odorat et du goût ont avec les
appareils splanchniques.

Dans l'un et l'autre cas, ces troubles sensoriels peuvent
donner naissance à des idées de persécution, mais beaucoup plus rarement et avec cette différence que, dans la
variété sensorielle, les malades sont plutôt persécuteurs que
persécutés; l'impressionnabilité de leurs sens externes les
porte à une mobilité inquiète et curieuse qui s'exerce sur
tout ce qui les environne; tandis que la nature intime des
émotions qui caractérisent la variété émotive, entraîne avec

elle une concentration qui facilite la dépréciation de soi-
même et la tendance à se croire l'objet d'une préoccupation étrangère et malveillante.

Arrêtons ici ces préliminaires. Les observations qui vont
suivre achèveront de jeter sur la question un jour suffisant,
et pour ne pas encombrer cette étude de détails et de répé-
titions inutiles, nous aurons soin de laisser sous-entendus
les phénomènes des psychoses dyscrasiques simples, qui
seraient communs également aux variétés sensorielle,
émotive et cérébrale, pour n'insister naturellement que sur
les points propres à ces dernières.

Observation X, — P... (J.), âgée de 25 ans, non
mariée, brodeuse, d'une constitution délicate et d'un tempérament lymphatico-nerveux, est originaire du département des Vosges. Elle n'a jamais été malade. Ses mœurs
ont toujours été très bonnes et ses habitudes régulières.
Elle ne compte pas d'aliénés parmi les membres de sa famille; son éducation était nécessairement fort restreinte,
comme l'est d'ordinaire celle des habitants de la campagne.
On avait remarqué cependant une certaine délicatesse de
sentiments au-dessus de sa condition.

Il y a deux ans, il se manifesta chez elle tous les symptômes de la chlorose. Le sang menstruel perdit de sa consistance, de sa quantité et de sa couleur. Les menstrues duraient
moins longtemps et ne tardaient pas à disparaître complètement. La peau était pâle et sèche, les chairs étaient flasques,
la langue, les gencives, les lèvres décolorées. Les forces
étaient diminuées, le sommeil suspendu. Sous l'influence
de cet état chlorotique, on ne tarda pas à remarquer une
certaine excitabilité nerveuse, des prétentions à la toilette
et une coquetterie inaccoutumée. Elle se prévalut de ses

avantages physiques et en conçut des espérances matri-
moniales exagérées. Elle montra un grand désir de s'in-
struire; aussitôt qu'elle disposait d'un moment, elle se livrait à
la lecture de livres qui étaient au-dessus de son intelligence.
A cette disposition studieuse, s'ajouta une piété exagérée.
Bientôt il se développa chez elle de l'hystéricisme, et des
idées érotiques se manifestèrent.

Sous cette influence, une nuit, au moment où elle venait
de se coucher, elle sentit une main se glisser sous sa cou-
verture, et entendit en même temps une voix qui lui disait de
se laisser faire et d'abandonner son esprit. Quelque temps
après, Mlle P... éprouva un frisson suivi d'une agitation extrême. Elle parla avec volubilité et incohérence, se mit à
chanter et à faire des grimaces. A cet accès, on opposa les
saignées, les purgatifs et les bains prolongés, que l'on continua pendant six semaines à Plombières. La maladie ne
faisant que s'aggraver sous l'influence de ce traitement, on
résolut de placer la malade à Mareville, où elle fut admise
le 9 février 1857.

A notre premier examen, nous voyons tant de trouble
dans les idées de cette malade, qu'il est impossible de rien
comprendre de ce qu'elle dit et de fixer un instant son
attention.

L'éther est prescrit à la dose d'un gramme et continué
ainsi pendant quelques jours. Sous l'influence de cette médication, de l'isolement et du régime, la malade ne tarde pas
à se calmer. Mais si ses actes sont devenus réguliers, ses
idées continuent, au contraire, à être d'une incohérence
extrême. La menstruation est toujours absente. Le fer,
réduit par l'hydrogène est, ordonné.

L'hallucination de l'ouïe ne s'est plus renouvelée; mais

les hallucinations et les illusions de la vue se sont multipliées et établies en permanence. Pour la malade, les caractères étaient écrits sur le mur; ils s'effaçaient et se succédaient rapidement sans qu'elle pût y rattacher aucun sens, et aujourd'hui encore, au moment de se mettre au lit, ce phénomène se reproduit constamment. Ces mêmes phénomènes étaient entretenus par l'insomnie permanente, qui datait de l'administration des bains prolongés.

« Au mois de mars 1857, dit M. Bouchut, Mlle P... est prise d'un nouvel accès d'agitation des plus intenses, le plus grand désordre règne dans ses idées et dans ses actes. L'éther, à la dose d'un gramme, est administré de nouveau et réussit comme la première fois. Le fer réduit est continué.

» Au mois d'avril, la malade s'occupe et nous montre dans ses rapports des idées d'un bon caractère. L'amélioration va en progressant, la menstruation s'est rétablie régulièrement, et elle en éprouve un grand soulagement. Toutefois, il reste encore l'état hallucinatoire entretenu par l'insomnie et produisant encore des conceptions délirantes auxquelles la malade s'abandonne, quoiqu'elle commence déjà à en apprécier la valeur. C'est surtout le matin et le soir qu'elle est le jouet de ces erreurs de perception, dont elle rend compte dans la journée, mais qu'elle n'est pas maîtresse de ne pas considérer comme des réalités, quand elle est sous leur influence.

» Une dernière indication restait à remplir, et elle a été saisie avec empressement. Les opiacés, en ramenant le repos de la nuit, ont produit une notable amélioration. Le retour du repos, joint aux modifications avantageuses survenues dans la constitution, hâte la convalescence et fait entièrement disparaître toute trace d'hallucination et de délire. L'amélioration fait de jour en jour des progrès sensibles, et Joséphine peut quitter l'asile pour être rendue à sa famille (Bouchut). »

Observation XI. — Mlle S..., âgée de 29 ans, blonde, d'une constitution nerveuse, d'une imagination très vive, et n'ayant eu aucune maladie antérieure à celle qui fait le sujet de cette observation, fut réglée à 15 ans et n'éprouva aucun dérangement dans sa menstruation jusqu'au 29 juin 1847, époque du décès de sa mère. Alors un profond chagrin s'empara d'elle et ses règles revinrent tous les quinze jours en abondance; l'écoulement durait de cinq à six jours. Au reste, je vais transcrire une note qui me fut remise par la malade, et dans laquelle celle-ci raconte très exactement la succession des accidents qu'elle a éprouvés. Je ferai seulement remarquer que la crainte dont parle la malade et qui fut suscitée par la mort d'un de ses concitoyens, arrivée dans les mêmes circonstances, vint la saisir, alors que déjà la tristesse et l'abondance des règles avaient altéré sa constitution et exalté sa sensibilité.

« Ma maladie, dit-elle, a commencé par une préoccupation ou plutôt par une frayeur (celle d'être atteinte du tétanos, à la suite d'une piqûre qu'elle s'était faite au doigt le 20 mai 1848).

» L'image de ma mère, dont la perte m'a été si douloureuse, vint plus souvent encore m'attrister; je ne savais ce qui se passait en moi : il me semblait qu'un mauvais génie s'attachait à mes pas. Je pleurai beaucoup, et cela me soulagea un peu. Le lendemain, l'inquiétude se fit sentir de nouveau et je fus tourmentée, comme la veille, par la crainte du tétanos.

» De fortes palpitations de cœur me firent beaucoup souf-

frir; *mon gosier se serra tellement* que cela m'empêcha parfois d'avaler ma salive et de respirer; la terreur s'empara
de moi aussitôt; je sentais comme une gerbe qui me montait au cerveau. Cette gerbe partait tantôt du cœur, tantôt
du bas ventre, et la nuit je fus dans une si grande agitation
qu'on fut obligé d'appeler le médecin.

» Une crise nerveuse se déclara : mon œil droit se renversa
et il me semblait que ma bouche se contractait; j'eus aussi
les bras et la jambe droite endormis assez longtemps. La
crise était si violente, que je ne pouvais fermer les yeux; et
lorsque je voulais le faire, je divaguais intérieurement. Je
fus deux jours dans cet état, je ne me levai que le troisième.

» Un chatouillement insupportable se fit sentir dans tout
mon corps, mais particulièrement dans le fondement, ce
qui m'occasionnait de fortes envies d'aller à selle. Le
toucher, pour moi, n'était plus le même, la vue me semblait plus faible; depuis ce moment, j'eus de petits points
noirs devant les yeux, ce qui me fatiguait beaucoup.

» Ma maladie a varié plusieurs fois : je croyais quelquefois
que je ne pouvais plus marcher; on aurait dit que j'étais
arrêtée par quelque chose; parfois aussi, une suffocation
survenait, qui me faisait croire que j'allais me jeter, soit
sur un meuble, soit même par la fenêtre. Par exemple,
si je regardais un livre, une chaise (je dis cela, comme je
dirais autre chose), j'avais peur; mais ce n'était pas une
crainte naturelle; il faut que l'imagination soit bien malade pour ressentir de semblables effets.

» J'ai aussi éprouvé, comme douleur, des névralgies, c'est-
à-dire que je ne souffrais pas; cela me faisait l'effet d'un
mal qu'on ne peut supporter plus longtemps. De là m'est

venu le dégoût de la vie, le découragement s'est emparé de moi, les angoisses ou plutôt un *désespoir intérieur* est venu se joindre à cela.

» Ma position me semblait ressembler à un cauchemar duquel je ne pouvais sortir. Dès le commencement de cette maladie, il me semblait que j'étais doublée ou dédoublée, je ne puis pas très bien expliquer cela. Je sentais une chaleur sur les bras, mais habituellement sur le front, ce qui me faisait croire à une congestion cérébrale.

» Depuis quelque temps, la terre semble marcher sous mes pas; il y a deux jours que je ne puis m'expliquer à moi-même ce que j'éprouve; mais tout ce que je puis dire, c'est que je ne suis plus ce que j'étais autrefois.

» J'entends aussi parfois du bruit dans ma tête, et je vois comme des points lumineux. »

Observation XII. — F... (H.), femme d'une quarantaine d'années, malade depuis un an environ, présentant tous les dehors de l'état nerveux dyscrasique, pâleur terreuse de la peau, flaccidité des tissus, etc., offrant comme particularité à noter, une vive impressionnabilité aux variations atmosphériques, avec accès d'angoisses et d'anxiété; hyperesthésie de la peau avec augmentation de l'action réflexe; légères secousses, semblables à des décharges électriques.

La malade a des hallucinations de l'ouïe qui n'ont déterminé aucune autre idée délirante que la croyance à deux âmes qui conversent en elle; toutefois, c'est sans grande conviction qu'elle exprime cette pensée et elle en fera rapidement l'abandon à mesure qu'elle s'acheminera vers une guérison obtenue par les toniques analeptiques, les ferrugineux et l'hydrothérapie (Semal).

Observation XIII. — La nommée Van de W... (M), qui fait l'objet de cette observation, est une jeune fille de 26 ans, que des faits d'indélicatesse, commis au préjudice des personnes qu'elle servait en qualité de femme de chambre, ont amenée à subir une détention cellulaire pendant laquelle elle fut atteinte d'une affection gastro-intestinale remarquable par une excitation délirante, accompagnée de sensations douloureuses à la gorge, de crainte de mourir, de croyance à sa mort (*sic*), etc.

L'amendement rapide des accidents physiques n'amène aucun changement dans la nature des idées délirantes. Lorsqu'on s'approchait de la malade, elle paraissait saisie d'une grande frayeur, se cachait sous ses couvertures et poussait des cris aigus quand on la touchait, prétendant qu'on la brûlait, puis elle s'irritait au point de se porter à des actes de violence contre ceux qui l'entouraient. C'est dans cette situation qu'elle est confiée à nos soins, et il ne faut pas un long examen pour constater un délabrement constitutionnel avec anémie profonde et susceptibilité nerveuse poussée jusqu'à l'éréthisme.

Le traitement se borna aux prescriptions habituelles et bientôt le délire panophobique, les troubles visuels et l'hyperesthésie tactile s'apaisèrent, non sans que la malade se montrât cependant soupçonneuse, défiante et tracassière envers son entourage. Ce n'est que lorsque la guérison fut complètement obtenue que cette tendance s'évanouit pour faire place aux manifestations normales du tempérament nerveux.

Il est très présumable que la peine morale ressentie par une condamnation et le régime débilitant de la prison ont été les vraies causes de la situation morbide qui vient d'être esquissée, en déterminant l'évolution dyscrasique chez un sujet franchement nerveux. Ce n'est pas, au surplus, le seul cas que nous ayons à citer ; les deux observations suivantes en témoignent également (Semal).

Observation XIV. — Il s'agit d'un homme de 35 ans environ, d'un tempérament nerveux, ancien réfractaire de l'armée, passé au service des Indes Orientales, où il fit un terme de cinq à six ans, et qui, à son retour, vint purger sa contumace. Habitué à une vie confortable relativement au régime essentiellement végétal de la prison, il ne tarda pas à tomber dans un état d'anémie manifeste, en même temps que se développèrent des accidents nerveux caractérisés, outre ceux habituels aux psychoses dyscrasiques simples, par un besoin irrésistible de mouvement avec hallucinations de l'ouïe, bruits de voix injurieuse, déterminant des idées de persécution avec désir d'aller au devant des auteurs de ces tracasseries. On crut d'abord à une réminiscence d'alcoolisme subaigu, mais sur mon conseil, un traitement tonique, le régime de l'infirmerie consistant en viande, pain blanc, bière forte, ainsi que l'usage d'un élixir à base de protochlorure de fer, amenèrent une prompte et radicale guérison (Semal).

Observation XV. — S... (G.), anglais, à peine débarqué en Belgique, se rend aux abords de la Bourse de Bruxelles et se trouve compromis dans un vol de valeurs et frappé d'une peine de 2 ans d'emprisonnement. Pendant le cours de sa détention, il ne cesse de protester contre sa condamnation et rien dans sa conduite ni dans ses paroles ne laisse supposer un trouble mental durant le cours de la première année ; mais vers cette époque la santé s'étant altérée graduellement, S... présenta bientôt les signes d'un état anémique bien prononcé, en même temps que se faisaient jour des troubles nerveux caractérisés par de l'insomnie, une loquacité distraite et continuelle, ainsi que certains accès d'exaltation pendant lesquels le malade affirmait l'existence de visions lumineuses, de lettres de feu ayant rapport à sa justification, le tout accompagné de récriminations faites cependant en termes convenables, mais laissant percer un certain degré de défiance soupçonneuse et agressive.

Même traitement que pour le sujet de la précédente observation, même résultat favorable et actuellement le condamné achève sa peine aussi patiemment que le permet sa nature essentiellement nerveuse et mobile (Semal).

Observation XVI. — Mme C.... (L.), appartient à la classe aisée de la société, est âgée de 54 ans, d'un tempérament nerveux, n'a jamais fait de maladie sérieuse, a vu se passer sans inconvénient particulier, l'époque de la puberté et de la ménopause, ainsi que deux grossesses; sa vie s'est passée à l'abri des soucis d'affaires, dans une honnête aisance; néanmoins son caractère fut toujours enclin à la tristesse, avec tendance à la taciturnité. La malade se montrait singulièrement préoccupée, dans un sens peu obligeant et personnel, des faits et gestes de son entourage. Tout cela n'avait rien d'incompatible avec la vie de famille ni avec les apparences de la santé morale, quand survinrent les signes d'un affaiblissement progressif qui dégénéra à la longue en un état dyscrasique manifeste, avec exagération des dispositions défectueuses accusées antérieurement par la malade, qui, de plus, offrait une hyperesthésie douloureuse de la peau avec fourmillements, picotements, sensations de reptation, susceptibilité aux

variations de température, etc. Ces divers sentiments pénibles déterminèrent une véritable nosomanie qui disparut
en six mois de traitement, ainsi que les troubles qui l'avaient
provoquée. La malade retourna dans sa famille mieux
portante physiquement et moralement qu'elle ne l'avait été
pendant les dernières années qui avaient précédé son placement à l'asile (Semal).

Nous croyons inutile de prolonger l'énumération des cas
se rapportant à la variété sensorielle et qui feraient double
emploi avec ce qui a déjà été dit; nous passerons donc à la
description sommaire et aux faits à l'appui de la variété
émotive.

C. Psychose dyscrasique émotive.

Cette variété se rapproche sensiblement d'une situation
déjà signalée sous le nom d'état hypochondriaque, d'*hypo-
chondria sine materiâ*, d'hypochondrie simple, dont nous
avons eu l'occasion de tracer un tableau que nous demandons l'autorisation de rappeler succinctement, en vue de
préciser les similitudes et les différences, qui s'expliquent
du reste d'emblée par le fait que les préoccupations hypochondriaques n'envahissent pas seulement les gens à tempérament nerveux. Bien qu'il s'agisse toujours, quel que
soit le tempérament du sujet atteint, d'une hyperesthésie
cénesthésique, l'évolution pathogénique diffère par l'entrée
en scène des sentiments passionnels et explosifs, qui caractérisent la variété ganglionnaire du tempérament nerveux.

C'est ainsi que, dans les psychoses dyscrasiques émotives,
les malades au lieu de laisser les sensations générales dans
le vague et l'indécision où elles naissent, ont aussi une ten-

dance à les distinguer, en concentrant sur elles une attention soutenue et en associant ces sensations nouvelles ou exagérées à leurs pensées, leurs souvenirs et leurs connaissances intellectuelles. Mais ils n'ont pas autant de propension que l'hypochondriaque véritable à rapporter, à l'état de tel ou tel viscère, les souffrances qu'ils endurent et qui ont du reste moins le caractère de la douleur que celui d'un sentiment pénible souvent indéfinissable. C'est même la difficulté de trouver des expressions propres à la description de ces malaises divers, qui engendre une terminologie nouvelle et pousse le malade à croire qu'il *ressent autrement que les autres* et à faire appel à des influences étrangères et malveillantes pour les expliquer, d'où parfois l'évolution d'un véritable délire systématisé, revêtant le caractère d'une persécution passive.

Dans le tableau synoptique des symptômes, nous avons suffisamment indiqué les phénomènes morbides du côté des organes splanchniques, ainsi que de la sensibilité générale et spéciale, déterminant chez les malades de cette catégorie l'exagération des sentiments de tristesse et d'anxiété avec développement de mouvements passionnels concentrés parfois et fréquemment aussi à des explosions impulsives par suite de l'éréthisme du système ganglionnaire.

Observation XVII. — Gh... (M.), âgée de 58 ans, d'un caractère doux et serviable, mais très impressionnable, d'un tempérament nerveux avec prédominance des sentiments affectifs, après avoir amassé une petite fortune au service de maîtres reconnaissants, épouse, vers l'âge de 45 ans, un homme plus jeune qu'elle, et à qui elle voua une affection presque désordonnée, jusqu'au jour où la mort vint brusquement briser cette union qui faisait tout son bonheur.

Au chagrin ressenti vint s'adjoindre des embarras d'affaires, des pertes d'argent et des privations matérielles qui occasionnèrent une détérioration profonde de l'organisme, et pour comble de misère la malade, réfugiée en Belgique chez un neveu, près de qui elle espérait trouver repos et protection, s'aperçut rapidement que son parent n'avait désiré ce rapprochement qu'en vue de s'approprier les épaves de son aisance.

Incapable de résister à ces chocs répétés, elle donne des signes d'égarement moral, tombe dans une prostration farouche, cherche, paraît-il, à se suicider, devient dangereuse, puis finalement est amenée à l'asile.

Dès l'abord, elle nous regarde avec méfiance, répond lentement et comme à regret à nos questions, dissimule les motifs de ses larmes silencieuses, semble indécise dans ses projets et ses résolutions, est agitée d'un besoin incessant de marcher ou s'affaisse exténuée dans un coin, se nourrit mal, dort mal et s'éloigne de ses compagnes. Progressivement toutefois, cette humeur farouche s'amende, les conseils sont écoutés, sinon toujours suivis, et quand l'influence bienfaisante d'un traitement, enfin accepté, commence à se produire, un revirement s'opère rapidement chez la malade, qui devient expansive, affectueuse et pousse même ces sentiments jusqu'à une certaine obsession fatigante pour le personnel hospitalier, de service dans le quartier où elle se trouve, et surtout pour le médecin qui la traite et qui a cherché à aider à la guérison en lui procurant le bénéfice d'une protection légale de ses intérêts matériels. Aussi, en quatre mois, la guérison est-elle obtenue; mais pendant deux mois encore cette femme séjourne volontairement à l'asile et retourne dans la localité où elle avait vécu heureuse avec son mari.

Le souvenir de ce bonheur perdu, l'isolement, l'oisiveté relative de sa nouvelle situation et de réelles privations matérielles compromettent de nouveau son état physique, et cette fois sans attendre l'explosion des troubles moraux qu'elle pressent prochains, la malade quitte Amiens, accourt en Belgique et sollicite son entrée volontaire à l'asile, où elle semble toute heureuse d'être admise. Mais, ce premier mouvement passé, elle regrette sa liberté, se montre de nouveau farouche, hésitante, soupçonneuse, s'irrite d'être maintenue à l'asile, manifeste l'intention de mettre fin à ses jours, est sujette à des explosions de colère et reproduit enfin, avec plus d'énergie, les scènes de son premier séjour parmi nous, semées d'alternatives bienveillantes ou hostiles. Cependant la malade se soumet plus rapidement que la première fois au traitement prescrit et dont l'influence ne tarde pas à se faire sentir; aussi la guérison s'affirme-t-elle bientôt; mais en vue d'en assurer le bénéfice à notre intéressante pensionnaire, nous parvenons, de concert avec le neveu de ses anciens maîtres, à la mettre complètement à l'abri de la misère; nous l'engageons à suivre un régime hygiénique et réparateur et, depuis plus de deux ans qu'elle a quitté l'asile, Marie Gh... témoigne du succès de nos efforts en se rappelant périodiquement au souvenir de ceux qui l'ont aidée, sans que ses lettres pèchent par autre chose qu'un sentiment un peu exagéré de reconnaissance (Semal).

Observation XVIII. — S... (Id.) est une forte femme de 45 ans, d'un tempérament nerveux très marqué, mère de cinq enfants, femme d'un honnête mais pauvre ouvrier. Le ménage laborieux a bien de la peine à subvenir aux besoins de la famille; deux hivers rigoureux surtout ont amené un cortége de privations et de soucis aggravés, chez cette femme par des menstrues douloureuses, extrêmement abondantes, au point de simuler de véritables hémorrhagies utérines. Ces causes étaient suffisantes pour déterminer l'évolution du nervosisme dyscrasique, dont deux premières crises se répétèrent à un an d'intervalle et débutèrent chaque fois par une turbulence incroyable : la malade bouleversait tout dans la maison, se levait la nuit, se livrait à des scènes d'attendrissement envers ses enfants, puis courait les rues à peine vêtue, cherchait à se précipiter par la fenêtre, à s'enfoncer un couteau dans le ventre, voulait incendier la maison, devenait un sujet de crainte pour l'entourage qui, deux fois, réclama et obtint sa collocation dans une maison de santé, où elle fit un séjour de trois mois, suivi d'une sortie d'un mois et d'une réintégration qui dura un an. A peine rentrée chez elle, soumise de nouveau à des causes débilitantes et mal affermie physiquement, Id. S..., présentant de nouveaux signes de trouble moral, est conduite dans un petit asile privé d'où l'on se hâte de provoquer son transfert, après avoir inutilement tenté d'apaiser les symptômes alarmants de sa maladie.

Entrée à l'asile de Mons, nous constatons chez elle une agitation très vive, une loquacité incessante, une gaieté insolite ou des pleurs intarissables, un besoin perpétuel de mouvement. La malade est prolixe dans ses explications pour peindre les douleurs qu'elle ressent à chaque trouble émotif, même léger, qui lui survient et qui est accompagné de bouffées de chaleur congestive à l'occiput et à la nuque. Sa turbulence augmente très sensiblement sous l'influence des perturbations atmosphériques et, dans ces moments, on remarque chez elle une mydriase très prononcée. Parfois elle se jette à vos genoux, implorant sa sortie, dans des élans passionnés, ou se répand en menaces enfantines. Mais, chose digne de remarque, il n'y a jamais chez cette malade de trouble intellectuel proprement dit, ni de tendance à une systématisation délirante quelconque. Il ne serait pas impossible qu'il y eût chez elle une prédisposition héréditaire, qui cependant ne nous a pas été signalée. La guérison a été obtenue en quatre mois et ne s'est pas démentie depuis dix-huit mois (Semal.)

Observation XIX. — Cette observation, qui sera la dernière de cette série, nous montre une jeune fille de 24 ans, d'une constitution robuste, d'un tempérament nerveux, légèrement mêlé de lymphatisme, et qui est dépeinte, par le médecin qui nous l'envoie, comme étant d'un caractère bon, expansif, très gaie ou très triste, comme ayant manifesté en plusieurs circonstances un développement passionnel assez intense, de courte durée et du reste très compatible avec la vie de famille. Mais depuis quelques mois, ces tendances avaient augmenté en même temps que s'établissait un état franchement anémique, coïncidant avec un assombrissement d'humeur très marqué.

A son entrée, il y a apathie morale et physique, insouciance et indifférence pour ce qui l'entoure, pas d'idées délirantes, pas de troubles convulsifs pouvant, en quoi que ce soit, donner l'idée d'une affection hystérique, qui cependant, nous l'avouons, se présenta à notre esprit par suite d'un reste d'obéissance à un préjugé trop répandu, en voyant la facilité avec laquelle s'éveillait l'instinct génésique chez notre jeune malade. Il suffit ou de lui prendre la main, ou de lui faire respirer une fleur, un parfum quelconque, de la fixer même un peu longuement, pour que son regard devienne humide et voilé, que ses narines se dilatent et que pressée de questions elle finisse par avouer le sentiment qui l'envahit. Elle en avait conscience, en déplorait l'existence et s'excitait parfois, à cette occasion, au point de présenter une certaine exaltation religieuse. Il reste manifeste que la débilitation physique avait surexcité chez cette jeune fille un éréthisme particulier qui diminuait la résistance morale qu'elle pouvait offrir aux séductions des sens, puisqu'une médication modificatrice de la nutrition, ainsi que les ferrugineux et l'hydrothérapie, eurent l'avantage de transformer radicalement cette situation. Aujourd'hui encore, il résulte des renseignements fournis par la malade elle-même, par sa famille et par son médecin, que, . tout en restant légèrement expansive, elle est d'ordinaire gaie et laborieuse, et qu'elle n'a plus manifesté l'hyperesthésie génésique (Semal).

D. DE LA PSYCHOSE DYSCRASIQUE CÉRÉBRALE.

La variété pathologique qu'il nous reste à décrire se confond presque complètement avec une situation dont nous avons donné dans un autre travail une description détaillée sous le nom d'*état mélancolique*, et que pour ce motif nous croyons pouvoir reproduire.

La tristesse, dit un Père de l'Église (1), est sœur du doute, de l'indécision, de la colère; et ces mots résument admirablement l'état mélancolique.

Au rebours de l'hypochondriaque, le mélancolique n'exhale pas de plaintes, sa douleur se tait, les larmes lui manquent pour l'épancher avec fruit. Sans cesse plongé dans de sombres et silencieuses méditations, les regards tournés vers le passé, il semble demander aux ans de reve-

(1) *Le vasteur d'Hermas,* cité par Donaldson.

nir sur leurs pas ; car ce qui le domine, c'est le regret des
heures perdues dans l'inaction ou le doute sur la valeur
morale de ses agissements antérieurs. Indifférent à ce qui
l'entoure, le plaisir est sans attrait pour lui, il s'en dé-
tourne et le fuit ; la joie des autres l'irrite, aussi s'éloigne-
t-il de la société de ses semblables. Cependant ses idées
sont encore justes, ses jugements sains, la préoccupation
du moment, l'ennui et le dégoût de tout travail affaiblissent
progressivement la mémoire et obscurcissent l'intelligence.
Si dans les commencements un rayon d'espérance, un effort
énergique, vient parfois dérider son front soucieux, ces
éclaircies, ces embellies morales se font de plus en plus
rares et la tristesse passe à l'état de chagrin. L'humeur
s'aigrit, la colère ou le découragement couvent sous chaque
parole, sous chaque geste ; l'énergie morale s'éteint, les
forces se dépriment, les réactions vitales s'affaiblissent et,
dans l'indécision morale et physique qui en résulte, le malade choisit invariablement le parti le plus propre à aggraver sa situation. Indifférent à ses propres intérêts, comme
à ceux des êtres qui lui étaient chers, il se confine dans la
solitude, néglige sa personne, ses affaires et parfois appelle à son aide les excès vénériens ou de honteuses et
solitaires pratiques, qui l'entraînent plus sûrement à l'apathie, à la stupeur, à l'obtusion intellectuelle. Cependant
celle-ci fait souvent défaut à cette phase de la maladie, et
par une sorte de réaction, moins volontaire que motivée
par son caractère antérieur, le mélancolique recherche avec
une curieuse avidité la cause et les motifs de ses tourments;
il scrute le passé, fouille le présent, pressent l'avenir sous
de sombres aspects. Tour à tour repentant, agressif ou
découragé, il éprouve un penchant irrésistible à la dépréciation de soi-même; ou bien méconnaissant qu'il a été

l'artisan involontaire et parfois habile de son malheur, il plonge un regard irrité et soupçonneux dans la conduite et les actes de ceux qui l'entourent, et se demande si ce n'est pas là qu'il doit trouver les fauteurs ou artisans d'une situation devenue insoutenable, que le suicide ou la vengeance viendra trancher, si le malade ne s'arrête pas sur cette pente où la chute est souvent d'une vertigineuse rapidité.

Telle est bien l'expression habituelle de la psychose dyscrasique cérébrale. Nous trouvons peu à retrancher à ce tableau, mais hâtons-nous d'ajouter qu'il laisse cependant dans l'ombre un point sur lequel il importe d'insister : l'apparition possible, mais passagère, d'excitation délirante, qui forme pour ainsi dire la caractéristique de cette variété. Celle-ci peut, à la vérité, se limiter aux symptômes de l'état mélancolique, mais des faits cliniques très probants nous autorisent à ajouter à ceux-ci l'explosion de certaines phases délirantes, espèce d'exaltation loquace reflétant des préoccupations habituelles du malade ou se rapportant à une situation récente qui l'aurait fortement impressionné.

Nous bornerons nos citations à ces faits et nous serons sobres de détails par la raison qu'ils seraient, ou la répétition de ce qui a déjà été dit au cours de ce travail, ou le reflet des observations qu'il est donné aux aliénistes de faire dans leur pratique journalière.

Observation XX. — H... (M.-E.), femme de 46 ans, mariée, mère de trois enfants, d'une constitution robuste, mais affaiblie, d'un tempérament nerveux, a ressenti de cuisants chagrins causés par l'inconduite de son mari d'abord, par la mort de son plus jeune enfant ensuite et enfin par la misère qui l'étreignait de plus en plus. Il se développa chez elle un véritable état mélancolique qui restait néanmoins compatible avec la vie de famille, jusqu'au mo-

ment où des prédications peu mesurées, auxquelles elle avait
cru devoir assister, vinrent exalter sa douleur et provoquer de véritables accès délirants. Les autorités administratives se décidèrent alors à colloquer dans un asile cette épouse
abandonnée, cette mère désormais incapable, paraissait-il,
de veiller sur ses enfants et de pourvoir à leurs besoins.

A son arrivée à l'asile, la malade est dans un moment de
calme et présente même tous les signes d'une dépression morale, très prononcée, ainsi qu'un alanguissement des fonctions
physiologiques et une profonde altération de l'organisme.

Les réponses que nous obtenons d'elle sont correctes,
mais l'attention est fugace; la malade est distraite par des
préoccupations pénibles; le sort de ses enfants l'inquiète et
bientôt, s'exaltant au récit de ses malheurs, elle en arrive à
une loquacité vraiment délirante, reproduisant des phrases
emphatiques manifestement empruntées aux prédications
récemment entendues; cependant le calme se rétablit assez
facilement et la malade retombe dans son apathie douloureuse. Ces alternatives de dépression pénible, de tristesse
irritable et d'excitation délirante se reproduisent longtemps,
et dix mois se passent sans présenter d'amendement; mais
aussi la malade se nourrit mal, refuse même parfois les
aliments et cherche à se soustraire à toute médication.
Ce n'est que vers le douzième mois qu'une certaine amélioration dans l'état physique est bientôt suivie d'une détente
lente, mais sensible, de l'éréthisme nerveux. Ce n'est pas
encore la guérison cependant, et c'est à regret que, cédant
aux instances de la malade et aux sollicitations de membres de sa famille, nous nous décidons à la laisser sortir.

Nos prévisions ne tardent pas à se réaliser : la malade
nous revient au bout de quelques jours, presque volontairement, et cette fois l'excitation délirante ne se produisant

plus, le traitement prescrit est régulièrement suivi. Après cinq mois de séjour, cette personne, définitivement guérie, est rendue à sa famille (Semal).

Observation XXI. — R... (J.), 39 ans, mariée depuis cinq ou six ans, sans enfant, constitution délicate, tempérament essentiellement nerveux, anémique depuis longtemps, mais à un degré moindre qu'aujourd'hui. Elle a présenté déjà, quand l'appauvrissement sanguin était le plus prononcé, quelques crises névropathiques légères, du genre de celles décrites sous le nom d'état mélancolique ; mais la malade, n'ayant point été régulièrement traitée, n'avait jamais été qu'imparfaitement guérie. A l'occasion d'un jubilé de prières publiques et de prédications politico-religieuses il se déclare chez elle, une surexcitation plus intense, qui nécessite sa collocation. A son entrée, nous notons une exaltation délirante roulant sur des sujets religieux, une altération constitutionnelle très prononcée, avec amaigrissement et tous les autres signes d'un état dyscrasique entretenu certainement par les difficultés qu'elle oppose à l'alimentation, qui est parfois nettement refusée. Sauf une légère potion au chloral, le soir, le traitement prescrit, mais peu suivi, se borne à des modificateurs nutritifs et à l'emploi du protochlorure de fer à dose minime. Vers la fin du premier mois, l'agitation cesse assez brusquement pour ne plus laisser à la malade qu'un profond sentiment de lassitude uni à une dépression morale douloureuse.

Toutefois, cette situation s'amende progressivement et rapidement, sous l'influence d'un traitement tonique, des ferrugineux et de l'hydrothérapie ; au bout de trois mois, Joséphine R..., notablement engraissée et présentant un teint coloré, sort de l'asile, considérée comme radicalement guérie (Semal).

Observation XXII. — Le malade, sujet de cette observation, qui sera la dernière que nous rapporterons, est un jeune homme de 15 ans, bien constitué, mais de complexion délicate, fils d'un père nerveux, lui-même essentiellement doué du même tempérament. L'éducation un peu molle, raffinée et précautionneuse qu'il a reçue, loin de contribuer à en affaiblir les effets, a développé tout au contraire un appauvrissement sanguin d'autant plus regrettable qu'il coïncidait avec l'évolution de la puberté. Aussi, à la suite d'une indisposition légère et de peu de durée, le nervosisme dyscrasique se montra-t-il sous des signes tellement évidents que la famille dût recourir à nos soins.

Nous nous trouvâmes en présence d'un jeune homme, habituellement taciturne et morose, plongé dans des méditations silencieuses, ennuyé, dont l'humeur s'aigrissait facilement jusqu'à la colère, avec explosions parfois remarquablement violentes, qui scrutait avec malveillance l'attitude de ses parents, de son père principalement qu'il semblait prendre en désaffection, et qui, dans d'autres moments, était dominé par un besoin incessant de marcher, suivi d'une extrême lassitude, de découragement avec dépréciation de soi-même et tendances soupçonneuses envers tous ceux qui l'entouraient.

Deux fois, chez ce jeune malade, l'excitation s'éleva jusqu'au délire, empreint d'une loquacité incessante, où les idées amoureuses bien plus que des désirs érotiques se faisaient largement sentir et qui reflétaient également l'éducation étroitement mystique qu'il avait reçue de sa mère. Malgré l'opinion du médecin qui avait donné les premiers soins et qui inclinait à voir, dans les crises violentes dont il avait été témoin, les manifestations de l'épilepsie larvée, nous parvînmes à faire accepter un traitement exclusivement dirigé en vue d'une reconstitution du liquide sanguin et des autres désordres somatiques reconnus du côté des voies digestives, uni naturellement à une hygiène morale en rapport avec la susceptibilité nerveuse du sujet. Or, après six mois de traitement nous pûmes le déclarer guéri. Depuis cinq ans, cet état favorable ne s'est pas compromis; la constitution s'est affermie en même temps que, sur nos conseils, le système d'éducation tendait à diminuer les inconvénients d'un tempérament essentiellement nerveux. Mais nous avons la conviction intime que, si pour une cause quelconque, il se produisait de nouvelles altérations dyscrasiques, elles deviendraient le point de départ d'une évolution pathogénique semblable à celle dont nous avons été témoin et qui était due, sans conteste, à la réaction de l'état dyscrasique sur un sujet essentiellement nerveux.

Nous inclinons même à penser que la plupart des crises analogues qui s'observent autant chez les jeunes filles que chez les jeunes garçons, à l'époque de la croissance, ne reconnaissent pas d'autre cause déterminante.

CHAPITRE VI.

DIAGNOSTIC DIFFÉRENTIEL.

Nous pourrons être assez bref sur ce qui a rapport au diagnostic différentiel, puisque dans le cours du travail il nous a été donné de toucher incidemment à ce sujet qui est par cela même déjà éclairci. L'examen attentif des facteurs qui concourent à former l'affection que nous avons décrite, et son évolution qui les rappelle sans cesse, aussi bien que l'identité du traitement dans les différents cas aboutissant presque toujours à un résultat favorable, tout donne à penser que c'est à une entité pathologique bien définie que nous avons affaire. Cependant des méprises seraient encore possibles, et nous tenons à déclarer immédiatement qu'elles auraient en quelque sorte une excuse bien légitime, si l'on considère les points de ressemblance que la psycho-névrose dyscrasique a avec certaines situations groupées sous le nom de mélancolie sans délire (1), d'hypochondrie sans délire, de nervosisme chronique, d'hystérie, d'anémie cérébrale, d'anémie des centres nerveux, etc., etc. Nous ne faisons même aucune difficulté de reconnaître qu'il y a plus que de la ressemblance, mais parfois identité complète, en ce sens que les auteurs ont fait entrer dans le cadre des sujets qu'ils traitaient respectivement, des cas que nous revendiquons comme caractérisant spécialement la psycho-névrose dyscrasique. Celle-ci n'est pas, en effet, une maladie nouvelle, mais seulement la spécialisation, la définition d'un état déjà observé, qui diffère nettement des situations avec lesquelles il est resté jusqu'ici confondu. Ainsi, la mélancolie sans délire s'en rapproche, mais elle atteint aussi bien les individus à tempérament lymphatique bilieux ou sanguin, que ceux à tempérament nerveux, et ne revêt alors nullement les mêmes caractères. Elle reste, chez les premiers, à l'état de psychose dépressive, pure et simple, et l'apathie physique et morale en constitue le phénomène fondamental. De sorte que si l'on prétend que la psycho-névrose dyscrasique est une mélancolie sans délire, nous accédons, en ajoutant que c'est

(1) La psycho-névrose dyscrasique serait dans cette occurrence une variété de la *mélancolie sans délire*; mais, sans revenir sur les inconvénients qu'il y a à maintenir en psychiatrie une appellation syndromique dépourvue des éléments positifs qui concourent à l'établissement d'une nomenclature régulière, nous estimons qu'il est utile de chercher à distraire de ces groupes nosologiques conventionnels toute situation pathologique dont les causes, la marche, le traitement et la terminaison pourraient être plus nettement établis. (*Note ajoutée par l'auteur après l'adoption des conclusions du rapport de la commission qui a examiné le travail. — 26 septembre 1882*).

la mélancolie sans délire des gens préalablement nerveux.

Même réponse à ceux qui y trouveraient les caractères d'une hypochondrie. Quant au nervosisme chronique, avec lequel elle sera nécessairement rapprochée, nous confessons l'identité avec elle de tous les cas reconnaissant l'altération dyshémique, comme point de départ, comme cause déterminante et surtout comme indication formelle d'un traitement aboutissant à une guérison presque infaillible.

Resterait l'hystérie. Mais nous avons eu l'occasion de citer des observations se rapportant au sexe masculin, et s'il est permis de regarder comme encore sujette à caution la prétention de présenter l'homme comme atteint d'hystérie, nous nous refusons également à admettre comme authentiques ces affections dîtes larvées dont la scène pathologique serait si différente du type, que les phénomènes essentiels lui feraient défaut.

Une objection en apparence beaucoup plus sérieuse serait celle qui identifierait la psycho-névrose dyscrasique avec l'anémie des centres nerveux (1). Mais ici encore la

_____

(1) La littérature médicale contient encore d'autres descriptions pathologiques analogues à la psycho-névrose dyscrasique et relatant des cas qui lui sont applicables; c'est ainsi qu'on peut la trouver dans les cachexies nerveuses de Lorry, dans les fièvres nerveuses de Pomme, dans la névrospasmie de Brochet, dans la névropathie protéiforme de Cerise, dans l'état nerveux de Sandras. Ces modalités pathologiques si diversement désignées ont néanmoins une étroite parenté qui échappait, par suite de l'impossibilité où se sont trouvés les auteurs de maintenir leur sujet dans des limites circonscrites; c'est en ne tenant pas suffisamment compte du rôle accessoirement joué, tantôt par l'hystérie ou l'hypochondrie, tantôt par les influences héréditaires, qu'ils ont obscurci les types qu'ils essayaient de définir. C'est en écartant ces divers éléments, pour n'envisager que deux facteurs nettement définis, que nous sommes arrivé à reconnaître dans la psycho-névrose dyscrasique, telle que nous l'avons décrite, le lien commun qui unit, ou plutôt la base qui soutient les diverses thèses citées plus haut. (*Même observation qu'au renvoi précédent.*)

réfutation est facile : une personne lymphatique a plus que toute autre une tendance à subir l'altération hématique désignée sous le nom de chlorose, d'anémie, d'hydroémie, etc., et il ne viendra à personne l'idée de soutenir que le tissu nerveux des centres médullaires ou encéphaliques ne participe pas du défaut de nutrition générale et que le sang qui y circule ait conservé ses qualités normales. Cependant cette anémie cérébrale, cette anémie des centres nerveux ne revêt pas les caractères décrits par les auteurs.

Qu'y a-t-il donc de différentiel? Simplement le fonds constitutif du sujet, et quoi d'étonnant si le produit se ressent du sol où il germe?

Les symptômes décrits comme étant ceux de l'anémie des centres nerveux sont bien exacts, *mais seulement quand elle atteint des sujets préalablement nerveux*. En toute autre occurrence, l'anémie des centres nerveux est exempte de perturbations morales et psychiques; mais elle est empreinte de la mobilité indécise sur laquelle nous avons insisté et qui est un point capital de notre sujet. Et pour enlever tout doute à cet égard, nous définissons la psycho-névrose dyscrasique, *l'état de trouble moral et intellectuel qui se développe chez les individus à tempérament nerveux, sous l'influence de l'appauvrissement du sang et des altérations du tissu nerveux qui en sont la conséquence*. Ces troubles peuvent aller de la simple exagération des défectuosités inhérentes au tempérament nerveux, jusqu'aux manifestations délirantes transitoires les plus marquées et suivant une marche progressive ou rétrograde en rapport avec celle suivie par la modification dyscrasique qui a déterminé leur évolution.

CHAPITRE VII.

TRAITEMENT, PRONOSTIC ET TERMINAISON.

La rapidité et la facilité avec laquelle se guérissent les affections mélancoliques, prouve déjà que la lésion qui les caractérise n'est pas profonde et doit, selon toute apparence, être plutôt fonctionnelle qu'anatomique. Beaucoup arrivent à une terminaison heureuse et pour ainsi dire spontanément, sous l'influence de modificateurs hygiéniques et nutritifs, légitimant ainsi l'opinion de ceux qui prétendent que la plupart d'entre elles reconnaissent pour cause une altération générale de l'organisme, due à des troubles circulatoires, soit sous l'influence de l'action vaso-motrice, soit par modification dans la crase sanguine.

Nécessairement, les psycho-névroses dyscrasiques rentrant dans le cadre des mélancolies, sont justiciables des mêmes indications thérapeutiques, et l'on pourrait s'en référer aux principes fondamentaux que nul, mieux que Guislain, n'a mis en évidence. Toutefois, il ne paraît pas attacher une suffisante importance à la constitution morale et physique du patient, puisqu'il met cette préoccupation en dernière ligne; or, pour nous, et dans l'espèce particulière d'affection que nous étudions, ce point doit principalement attirer l'attention, puisqu'il facilitera la recherche des causes de la maladie et mettra en évidence les indications thérapeutiques à remplir.

Examinons rapidement maintenant, en tenant compte de ces principes, la valeur et l'opportunité de divers moyens à employer.

L'isolement dans une maison de santé, si indispensable qu'il puisse paraître dans certaines circonstances,

n'est pas cependant de rigueur, et selon nous, il n'y faut
recourir qu'autant que le malade ne puisse trouver au sein
de la famille, le bien-être, le confort et le calme nécessaire
au traitement. Dans toute autre occurrence il est nuisible.

Le repos moral, le décubitus, une salutaire hygiène,
sont évidemment en situation, mais contrairement à l'avis
de Guislain, nous pensons qu'il faut faire à l'expectation la
part la moins large possible et avoir, au contraire, recours
le plus tôt que faire se pourra, aux modificateurs nutritifs
parmi lesquels nous comptons non seulement les aliments, mais encore tous les agents médicamenteux destinés
à rendre à l'organisme les éléments qu'il a perdus, tels que
le fer, les phosphates, les chlorures, etc.; en un mot, tous
les principes dont la disparition ou l'élimination a été dûment constatée.

Telle est la dominante du traitement, et sous ce rapport
on ne saurait assez engager les praticiens à ne pas se laisser
aveugler par des symptômes secondaires, dont l'exubérance gênante et même dangereuse parfois n'exige que de
moindres soins et envers lesquels il faut s'armer de pa-
tience. Toutefois, la nécessité de ramener le sommeil, si
utile à la nutrition, oblige à avoir recours aux narcotiques,
parmi lesquels l'opium, les alcaloïdes surtout, le chloral
et l'hyosciamine peuvent trouver place; mais il est un agent
thérapeutique contre lequel on doit se mettre essentiellement en garde : c'est le bromure de potassium, qui apaise,
il est vrai, l'hyperesthésie réflexe des centres nerveux, mais
comme l'ont notamment prouvé les travaux de Hammond,
au détriment de la substance nerveuse elle-même, et si l'on
croit devoir user de l'action sédative du brôme, il est bien
préférable de l'employer sous forme de bromure de sodium,
la soude se trouvant à un titre plus élevé dans l'organisme

que la potasse et n'ayant pas, comme celle-ci, l'inconvénient de produire une saturation dangereuse, vu la facilité avec laquelle elle s'élimine en entraînant la base à laquelle elle était associée.

Nous ne discuterons pas ici quelle est la préparation ferrugineuse à laquelle il faut donner la préférence, ce qui importe, c'est qu'elle soit soluble ; ni sous quelle forme le phosphore sera administré, pourvu que ce ne soit pas en nature. Nous recommanderons principalement un régime alimentaire fortifiant, comme celui que nous avons été assez heureux de pouvoir introduire dans l'asile important dont la direction nous est confiée et dont le gouvernement, par une mesure sagement éclairée, a conseillé l'adoption aux autres établissements.

Relativement au pronostic, qui est essentiellement favorable, et à la terminaison plus ou moins heureuse, nous renvoyons à l'examen des tableaux statistiques qui terminent ce travail et qui sont suffisamment explicites. Relativement aux décès, qui se sont produits dans une proportion assez notable, puisque sept sur cent malades ont succombé, il suffit de remarquer que quatre d'entre elles sont décédées après sept, quinze ou vingt jours de séjour à l'asile, ce qui indique suffisamment dans quel état de dépérissement elles y étaient entrées. Les trois autres n'ont séjourné que deux mois, trois mois ou sept mois ; elles se sont éteintes dans le marasme, l'action thérapeutique n'ayant eu aucune prise sur elles.

CHAPITRE VIII.

STATISTIQUE.

La fréquence de l'anémie chez les aliénés, avait depuis longtemps attiré notre attention, et comme l'appauvrisse-

ment du sang était la cause primordiale sinon essentielle
des psycho-névroses dyscrasiques, nous avons noté ce
symptôme avec soin chez les malades, entrées à l'asile de
Mons, pendant une période assez longue—du 1er janvier 1878
au 30 septembre 1881 — pour pouvoir estimer qu'il se rencontre, en moyenne, de quarante à cinquante fois sur cent
malades admises. C'est ce qui ressort de l'examen du tableau
suivant :

ANNÉES.	Malades admises en traitement.	Nombre de fois que l'anémie a été notée.	Nombre de malades totalement incurables ou reconnues non aliénées.	Malades présumées curables.	Nombre de malades atteintes de psycho - névroses dyscrasiques.
1878	93	39	48	45	23
1879	109	48	70	39	.10
1880	271	87	144	30	49
1881	104	40	39	45	25
Totaux.	577	214	301	159	107

Si du chiffre des admissions on défalque les malades
atteintes d'affections incurables, comprenant la démence,
l'épilepsie, l'idiotie, l'imbécillité, ainsi que celles reconnues
non aliénées, on se trouve en présence d'un total de 259
malades, parmi lesquelles 106, c'est-à-dire 41 pour cent,
présentaient la forme psycho-névropathique

Ces malades dont quelques-unes ont déjà fait l'objet d'observations particulières, sont reprises dans les tableaux suivants, qui permettent de se faire une idée nette de la marche et de la terminaison de l'entité pathologique mise en
relief dans le cours de ce travail.

N° d'ordre.	NOMS.	N° matricule.	PSYCHO-NÉVROSES DYSCRASIQUES				Age au début.	Durée De la maladie avant l'admission.			tr
			Simple.	Sensorielle.	Emotive.	Cérébrale.		J.	M.	A.	J.
	— 1879 —										
1	R... (R.).	840	1	»	»	»	57	»	»	1	15
2	G... (M.).	842	»	»	1	»	59	»	6	»	»
3	C... (J.).	848	1	»	»	»	30	20	»	»	»
4	D... (J.).	849	»	1	»	»	40	»	2	»	»
5	P... (C.).	850	1	»	»	»	59	»	»	1	»
6	D... (B.)	861	»	»	1	»	43	»	9	»	»
7	R... (J.)	864	»	1	»	»	69	»	6	»	»
8	L... (L.).	866	»	1	»	»	62	»	»	4	»
9	V... (M.).	870	»	1	»	»	41	»	2	»	»
10	P... (M·.).	875	1	»	»	»	27	»	1	»	»
11	D... (A.).	878	1	»	»	»	39	»	3	»	»
12	B... (L.).	884	1	»	»	»	40	»	4	»	20
13	G... (J.).	901	1	»	»	»	25	»	1	»	»
14	L... (M.).	903	1	»	»	»	40	»	2	»	»
15	G... (V.).	905	1	»	»	»	62	»	3	»	»
16	B... (C.).	908	1	»	»	»	51	»	6	»	»
17	S... (L.).	910	»	1	»	»	42	»	»	1	»
18	M... (M.).	917	1	»	»	»	69	»	»	2	»
19	C... (A.).	923	»	»	1	»	52	21	»	»	»
20	G... (C.).	926	»	»	1	»	57	»	3	»	»
21	V... (I.).	934	1	»	»	»	47	8	»	»	»
22	B... (O.).	940	»	»	»	1	46	»	1	»	»
23	D... (L.).	942	1	»	»	»	45	»	6	»	»
24	M... (J.).	967	»	»	1	»	21	»	3	»	»
25	H .. (M.).	982	»	»	»	1	46	»	2	»	»
26	T... (E)	983	1	»	»	»	58	»	6	»	»
27	H... (C.).	994	1	»	»	»	63	»	4	»	»
28	F... (H.)	995	»	1	»	»	42	»	»	1	»
29	R... (V.).	1011	»	»	1	»	24	»	6	»	»
30	G... (M.).	1012	»	»	1	»	60	»	6	»	»
31	V... (M.).	1013	1	»	»	»	45	»	6	»	»
32	D... (H.).	1021	1	»	»	»	35	»	1	»	»
33	V... (M.).	1033	»	1	»	»	26	»	1	»	»
34	J... (A.).	1046	1	»	»	»	52	»	»	»	»
	— 1880 —										
35	H... (M.).	1069	1	»	»	»	56	»	»	1	»
36	E .. (C.).	1071	»	1	»	»	32	»	1	»	»
37	D... (J.).	1079	»	»	1	»	38	»	»	1	»
38	S... (R).	1082	1	»	»	»	54	»	»	1	»
39	C... (L.).	1083	»	1	»	»	35	»	»	»	»
40	B... (D).	1085	1	»	»	»	50	»	»	»	»
41	L... (A.).	1090	»	1	»	»	31	»	3	»	»
42	B... (D.).	1094	1	»	»	»	51	»	3	»	»
43	L... (E.).	1096	1	»	»	»	44	»	3	»	»

Rasée en réite-ment et présu-mée incurable.	Sortie avec amé-liorat. notable.	Sortie avec guérison.	Retirée non guérie.	Décédée.	Observations.
				1	Entrée en état de marasme.
			1		
?e		1			Diagnostic douteux, vu certaines tendances hys
			1		Idem idem idem.
			1		
		1			
		1			
				1	
			1		Diagnostic douteux, vu la complication d'hystéri
			1		
		1			Complication de faiblesse intellectuelle congéni
				1	
?e		1			Complication d'hystérie.
?e			1		
		1			
				1	
		1			
			1		
			1		
			1		
	1		1		
	1		1		
			1		
			1		
			1		Complication de faiblesse intellectuelle congéni
		1			
			1		
?e			1		
					1	Décédée subitement.
		1			
			1		
					1
		1			
			1		
	1				Evolution tuberculeuse aux poumons.
				1	
			1		
			1		
			1		
?e			1		

N° d'ordre.	NOMS.	N° matricule.	PSYCHO-NÉVROSES DYSCRASIQUES				Age au début.	Durée			tr
			Simple.	Sensorielle.	Émotive.	Cérébrale.		De la maladie avant l'admission.			
								J.	M.	A.	
	— 1880 —										
44	L... (A.).	1097	»	»	1	»	35	15	»	»	
45	B... (M.).	1101	1	»	»	»	43	»	10	»	
46	E... (M.).	1102	1	»	»	»	37	»	1	»	
47	L... (B.).	1105	1	»	»	»	36	»	1	»	
48	H... (S.).	1111	1	»	»	»	40	»	1	»	
49	B... (J.).	1114	»	1	»	»	64	»	»	1	
50	C... (J.).	1115	1	»	»	»	52	»	»	6	
51	V... (F.).	1119	»	»	»	1	32	15	»	»	
52	R... (Z.).	1120	1	»	»	»	30	»	8	»	
53	D... (R.).	1150	1	»	»	»	32	»	8	»	
54	B... (M.).	1141	1	»	»	»	30	»	6	»	
55	S... (I.).	1170	»	»	1	»	54	15	»	»	
56	H... (P.).	1179	1	»	»	»	30	»	»	»	
57	V... (B.).	1190	1	»	»	»	42	»	»	5	
58	V... (A.).	1220	1	»	»	»	37	»	2	»	
59	J... (A.).	1222	1	»	»	»	46	»	6	»	
60	D... (J.).	1223	1	»	»	»	20	»	1	»	
61	H... (A.).	1228	1	»	»	»	64	»	3	»	
62	D... (V.).	1250	»	1	»	»	46	»	2	»	
63	D... (L.).	1251	1	»	»	»	41	»	3	»	
64	H... (M.).	1256	»	»	»	1	47	»	»	1	
65	V... (E.).	1262	1	»	»	»	31	»	3	»	
66	P... (A.).	1264	»	»	»	1	16	»	3	»	
67	D... (F.).	1268	»	»	1	»	52	»	7	»	
68	S... (P.).	1273	»	1	»	»	43	»	»	2	
69	S... (J.).	1274	»	1	»	»	37	»	»	1	
70	H... (L.).	1287	1	»	»	»	33	»	2	»	
71	M... (M.).	1290	1	»	»	»	38	»	2	»	
72	R... (M.).	1292	1	»	»	»	42	»	6	»	
73	G... (J.).	1294	1	»	»	»	27	»	»	»	
74	D... (F.).	1296	»	1	»	»	58	»	6	»	
75	M... (M.).	1314	»	»	1	»	32	»	6	»	
76	V... (S.).	1315	»	»	1	»	43	»	2	»	
77	R... (F.).	1316	»	»	»	1	24	»	»	»	
78	G... (M.).	1324	»	»	»	1	39	»	»	1	
79	G... (M.).	1325	1	»	»	»	30	»	5	»	
80	D... (A)	1338	1	»	»	»	40	»	3	»	
81	C... (C.).	1344	1	»	»	»	30	»	6	»	
82	L... (P.).	1349	1	»	»	»	28	»	6	»	
	— 1881 —										
83	B... (A.).	1350	»	»	1	»	34	»	2	»	
84	H... (M.).	1355	1	»	»	»	45	»	6	»	
85	C... (A.).	1360	1	»	»	»	63	»	«	1	
86	J... (A.).	1366	»	»	»	1	35	»	2	»	

	Résultat :					Observations.
	Restée en traitement et présumée incurable.	Sortie avec amélior. notable.	Sortie avec guérison.	Retirée non guérie.	Décédée.	
»	»	»	1	»	»	
»	»	»	»	»	»	
»	»	»	»	»	»	
»	»	»	1	»	»	
»	1	»	1	»	»	Diagnostic douteux, vu l'état congénital défectue
»	»	»	1	»	»	Guéri. mais resté volontairement à l'asile.
»	»	»	1	»	»	
»	»	»	1	»	»	
»	»	»	1	»	»	
3e	»	»	1	»	»	
5e	»	»	»	1	»	Diagnostic douteux.
»	»	»	»	»	»	Guérie, mais restée volontairement à l'asile.
»	»	»	1	»	»	
4e	»	»	1	»	»	
»	»	»	1	»	»	
»	»	»	1	»	»	
»	»	1	»	»	»	
»	»	»	1	»	»	
»	»	»	1	»	»	
»	1	»	»	»	»	
»	»	»	»	1	»	
»	1	»	»	»	»	Légère améliorat., mais trop lente pour espérer l
»	»	»	1	»	»	
»	»	»	1	»	1	
»	»	»	1	»	»	
4e	»	»	1	»	»	
»	»	1	»	1	»	
»	1	»	»	»	»	
»	»	»	1	»	»	
»	1	»	»	»	»	
le	»	1	»	»	»	Incurabilité probable, véritable démence au déb
»	»	»	1	»	»	Complication de faiblesse intellectuelle congéni
»	»	»	1	»	»	
»	»	»	1	»	»	Légèrement compliquée d'hystérie.
»	»	»	»	»	1	
»	»	»	1	»	»	
»	»	»	1	»	»	

N° d'ordre.	NOMS.	N° matricule.	PSYCHO-NÉVROSES DYSCRASIQUES				Age au ébut	Durée		
			Simple.	Senso-rielle.	Emo-tive.	Céré-brale.		De la maladie avant l'admission.		tra
								J.	M.	
	— 1880 —									
87	L... (M).	1372	1	»	»	»	31	»	6	
88	V... (M.).	1374	»	»	1	»	42	»	6	»
89	I... (A.).	1375	1	»	»	»	19	»	6	»
90	M... (M).	1378	»	»	»	1	60	»	2	»
91	D... (J.).	1381	1	»	»	»	37	»	2	»
92	C... (L.).	1382	1	»	»	»	58	»	»	2
93	R... (C.).	1384	1	»	»	»	81	5	»	»
94	C... (A.).	1393	1	»	»	»	35	»	6	»
95	P... (P.).	1397	»	»	1	»	32	»	2	»
96	D... (A.).	1402	»	»	1	»	39	»	6	»
97	B... (P.).	1410	»	»	1	»	31	»	2	»
98	O... (T.).	1414	»	»	1	»	67	»	»	4
99	C... (M.).	1417	1	»	»	»	32	»	2	»
100	R... (J.).	1425	»	»	»	1	41	»	3	»
101	D... (C.).	1432	1	»	»	»	52	»	1	»
102	V... (C.).	1433	»	»	»	1	24	»	1	»
103	G... (F.).	1441	»	»	»	1	42	5	»	»
104	D... (H.).	1447	1	»	»	»	37	»	3	»
105	D... (A.).	1449	1	»	»	»	40	8	»	»
106	P... (E.).	1456	»	»	»	1	29	»	1	«
107	B... (C.).	1457	»	»	1	»	54	8	»	»

Restée en traitement et présumée incurable.	Sortie avec amélior. notable.	Sortie	Retirée non guérie.	Décédée.	Observations.
»	»	1	»	»	
»	»	1	»	»	
»	»	1	»	»	
»	»	1	»	»	
»	1	»	»	1	
»	»	1	»	»	
1	»	»	»	»	
»	1	»	»	»	Sortira prochainement
»	1	»	»	»	
»	1	»	»	»	
»	»	1	»	»	
»	»	1	»	»	
»	»	1	»	»	
1	»	»	»	»	Pronostic fâcheux; il y a là une complic.qui nous
»	»	1	»	»	
»	1	»	»	»	
»	»	1	»	»	
»	»	1	»	»	

L'examen des tableaux précédents nous révèle la fréquence notable de la psycho-névrose dyscrasique simple sur les trois variétés qui en dérivent; c'est en effet sous la forme simple qu'elle s'observe habituellement et nous en avons donné la raison dans l'exposé pathogénique.

Si, du chiffre total des psycho-névroses dyscrasiques, nous défalquons les six malades perdues de vue par suite de leur départ prématuré de l'asile, nous nous trouvons en présence d'un total, en chiffres ronds, de cent cas observés pendant une période de près de trois ans et dont la terminaison se décompose comme suit :

| | PSYCHO-NÉVROSES | | | | Total général et proportion sur cent. |
	Simple.	Senso-rielle.	Émotive.	Céré-brale.	
Guérison.	35	9	12	10	66
Amélioration.	12	1	5	1	19
Incurabilité.	3	1	3	2	9
Décès.	7	—	—	—	7
	57	11	20	13	101

Les guérisons, auxquelles on peut ajouter les améliorations notables, puisque celles-ci ont été suffisantes pour permettre la mise en liberté des malades, s'élèvent au chiffre très respectable de 85 pour 100.

Les motifs, qui ont déterminé à déclarer neuf malades incurables, sont, outre la longueur de l'affection, certaines complications, telles que l'insuffisance intellectuelle antérieure n'allant pas, bien entendu, jusqu'à l'imbécillité, et résultant plutôt de l'absence de culture et d'éducation; ou bien la persistance des troubles moraux et intellectuels, malgré l'amélioration persistante de l'état dyscrasique ou même aussi la résistance de ce dernier à l'action des moyens curatifs.

A la vérité, les malades peuvent présenter une susceptibilité plus ou moins grande et rapide à l'action thérapeutique, de même qu'ils sont plus ou moins réfractaires à l'influence perturbatrice qui détermine le trouble psychique.

C'est ce qui ressort du reste de l'examen des deux tableaux suivants.

	AMÉLIORATIONS.		GUÉRISONS.		Total des guérisons et améliorations.
	Durée de la maladie avant l'admission.	Durée du traitement.	Durée de la maladie avant l'admission.	Durée du traitement.	
Moins de 15 jours .	—	—	1	—	—
De 15 jours à 1 mois.	1	—	7	1	1
De 1 mois à 2 "	4	—	12	10⎫	10⎫
De 2 " à 3 "	3	—	19	18⎬47	18⎬56
De 3 " à 6 "	2	9⎫	13	19⎭	28⎭
De 6 " à 1 an.	3	6⎬15	10	11	17
De 1 an à 2 ans.	3	4	3	7	11
De 2 ans et plus.	3	—	1	—	—
Totaux. . .	19	19	66	66	85

Un des traits caractéristiques des psycho-névroses dyscrasiques franches est de se modifier très rapidement, puisqu'il
appert du tableau précédent que le maximum des guérisons se produit endéans les six premiers mois de traitement, dans la proportion de 70 pour 100 ; tandis que pour
les cas où une amélioration notable a seulement pu être
obtenue, le maximum oscille entre six mois et un an de
traitement.

Quant à la période d'incubation de la maladie, qui comprend également le temps qui s'écoule entre l'éclosion de
la psychose et le placement du malade à l'asile, c'est également dans le terme de six mois qu'elle évolue le plus ordinairement.

FIN.

DE

L'ALCOOLISME

ET DE SES

DIVERSES MANIFESTATIONS,

CONSIDÉRÉES

AU POINT DE VUE PHYSIOLOGIQUE, PATHOLOGIQUE, CLINIQUE
ET MÉDICO-LÉGAL ;

Par le docteur F. LENTZ,

Médecin-directeur de l'asile d'aliénés de l'État, à Tournai.

Faisons de la clinique exacte et nous ferons de
la médecine légale vraiment utile et absolument
à l'abri de toute controverse.

LEGRAND DU SAULLE.

———————

Mémoire adressé à l'Académie royale de médecine de Belgique,
en réponse à la question suivante du concours de 1881-1883 :

« Déterminer, en s'appuyant sur des observations précises, les effets de l'alcoolisme, au point de vue matériel et psychique, tant sur l'individu que sur sa descendance. »

(Le prix — médaille de la valeur de 1500 francs — a été décerné à l'auteur.)

TOME VII (4ᵉ fasc.).

DIVISIONS PRINCIPALES.

INTRODUCTION.

DIVISIONS PRINCIPALES.

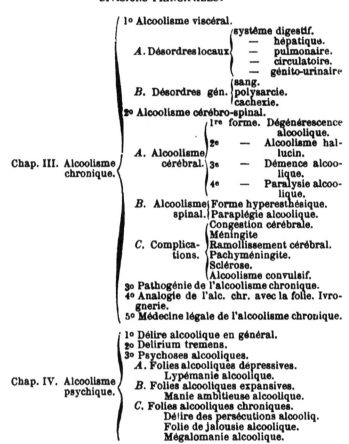

Chap. III. Alcoolisme chronique.

1º Alcoolisme viscéral.

    A. Désordres locaux { système digestif.
                     — hépatique.
                     — pulmonaire.
                     — circulatoire.
                     — génito-urinaire

    B. Désordres gén. { sang.
                   polysarcie.
                   cachexie.

2º Alcoolisme cérébro-spinal.

    A. Alcoolisme cérébral. {
        1re forme. Dégénérescence alcoolique.
        2e — Alcoolisme hallucin.
        3e — Démence alcoolique.
        4e — Paralysie alcoolique.

    B. Alcoolisme spinal. { Forme hyperesthésique.
                  Paraplégie alcoolique.

    C. Complications. { Congestion cérébrale.
               Méningite
               Ramollissement cérébral.
               Pachyméningite.
               Sclérose.
               Alcoolisme convulsif.

3º Pathogénie de l'alcoolisme chronique.
4º Analogie de l'alc. chr. avec la folie. Ivrognerie.
5º Médecine légale de l'alcoolisme chronique.

Chap. IV. Alcoolisme psychique.

1º Délire alcoolique en général.
2º Delirium tremens.
3º Psychoses alcooliques.
    A. Folies alcooliques dépressives.
        Lypémanie alcoolique.
    B. Folies alcooliques expansives.
        Manie ambitieuse alcoolique.
    C. Folies alcooliques chroniques.
        Délire des persécutions alcooliq.
        Folie de jalousie alcoolique.
        Mégalomanie alcoolique.

Chap. V. Alcoolisme héréditaire. — Dipsomanie.

DE L'ALCOOLISME.

INTRODUCTION.

La question de l'alcoolisme est peut-être une des plus vastes de la pathologie mentale. Là où le liquide alcoolique ne donne pas aux manifestations morbides des caractères spéciaux une individualité propre, elle imprime aux formes pathologiques un cachet particulier, une teinte à part, qui décèle toujours son origine première ; chaque jour, son influence pathogénique devient d'autant plus vaste que son usage se répand davantage, et que, pour certaines classes de la population surtout, il est à peine une manifestation morbide qui soit exempte de son influence.

L'alcool est devenu un facteur dont il n'est pas plus permis de négliger la funeste action que celle de la scrofule, de l'herpétisme, de la syphilis ou d'autres diathèses, et il est d'autant plus dangereux que, tout en ne se bornant pas à atteindre la constitution de l'individu, mais en transmettant à sa descendance ses néfastes effets, il s'offre à lui sous les attraits séducteurs d'une boisson souvent agréable et hygiénique.

Ce sont les effets de l'alcool, tant sur l'homme lui-même que sur sa descendance, qui feront l'objet du travail qui va suivre.

La variabilité excessive des manifestations qu'il produit dans l'organisme humain, soit en agissant d'une manière brusque et énergique, soit en s'infiltrant d'une manière lente et insensible, rend l'étude de ces manifestations d'autant plus difficile qu'elles offrent, dans leurs combinaisons, une variété plus grande, tantôt bornant leurs atteintes à quelques organes, tantôt portant leur action destructive sur l'ensemble de l'organisme. Ces lésions n'ont, en général, par elles-mêmes, aucun caractère propre ; elles n'acquièrent de spécificité que par leur évolution et la coordination qui préside à leur développement, ce qui donne à la classification et à la pathogénie de différents désordres alcooliques une importance considérable dans l'étude de l'intoxication.

Les divisions multiples admises par les auteurs, de même que les dénominations diverses qu'ils ont attribuées aux nombreuses formes morbides, sont trop variées pour ne pas avoir jeté quelque obscurité sur la nature même de ces manifestations.

Si l'admission des trois formes d'alcoolisme (aigu, subaigu et chronique) est absolument insuffisante à caractériser les nombreux types que l'alcool, aidé des éléments étrangers, est parvenu à créer dans le domaine pathologique, l'acception trop étendue et trop variable que l'on a donnée au terme lui-même d'alcoolisme aigu, qui tantôt désigne l'ivresse, tantôt la folie alcoolique, tantôt le delirium tremens, a notablement contribué à obscurcir une matière où la netteté des types et la clarté des définitions est une condition essentielle de progrès.

Dans la classification qui servira de base à notre étude, nous prendrons exclusivement pour guide la pathogénie, aidée de la clinique, aimant mieux suivre les procédés qu'emploie la nature dans son travail pathologique que ceux dont se sert le théoricien dans son cabinet.

Quels sont les premiers phénomènes que l'on observe chez l'homme qui commence par user des alcooliques, à dose quelque peu élevée ? Il s'enivre, et plus d'un d'entre eux n'en éprouve jamais d'autres effets. L'action plus ou moins passagère de l'alcool sur l'organisme constitue donc l'intoxication aiguë, vulgairement appelée ivresse. Quand celle-ci atteint un degré très élevé, elle forme l'empoisonnement véritable ou intoxication suraiguë. La première partie de notre travail traitera donc de l'ivresse ou alcoolisme aigu et aura pour annexe l'empoisonnement suraigu par l'alcool.

A mesure que l'ivresse se répète ou que de petites quantités d'alcool sont absorbées, d'une manière assez continue pour que le poison puisse faire sentir ses funestes effets, il en résulte une imprégnation de toute l'économie, une véritable saturation de l'organisme, qui se traduit au dehors par une modalité particulière constituant l'état d'intoxication lent et progressif. Cette situation se révèle par diverses lésions organiques et une modalité particulière de la nutrition et du système nerveux, dont l'affaiblissement intellectuel, et surtout moral et une tendance aux troubles sensoriels et émotifs forment les éléments principaux. Tel est le véritable alcoolisme chronique, dont l'étude constituera la seconde partie de notre travail.

Que maintenant les excès persistent et se multiplient, qu'il intervienne d'autres éléments physiques ou moraux agissant sur le système nerveux ainsi morbidement altéré, et celui-ci réagira d'une façon spéciale contre les divers excitants, en donnant lieu à des désordres nombreux et variés de l'être psychique, parmi lesquels le delirium tre-

mens et la folie alcoolique occupent le premier rang. Ce
sont de véritables épiphénomènes, se produisant sur un fonds
spécialement disposé, qui ne sauraient éclore, tels qu'ils
sont, sur un terrain qui n'a pas été préalablement préparé
par l'alcool, mais qui peuvent naître en dehors de sa coopé-
ration directe; ce ne sont pas des symptômes d'alcoolisme
aigu, comme on les a très imparfaitement dénommés : ce
sont des épiphénomènes de l'alcoolisme chronique, et ils
constitueront, sous le nom d'alcoolisme psychique, la
troisième partie de notre travail.

Ces trois parties seront précédées de considérations générales sur l'action physiologique de l'alcool, les transformations qu'il subit dans l'organisme et la nature de son
action. L'étude de l'alcoolisme héréditaire, de la dipsomanie et de quelques questions accessoires, terminera notre
travail.

Avant d'entrer en matière, nous ne pouvons nous défendre d'un certain sentiment de méfiance de nous-même,
tant est grande la difficulté de l'œuvre que nous entreprenons. Malgré les nombreux et importants travaux qui, depuis
plus de trente ans, ont été publiés sur l'alcoolisme, peut-
être même à cause d'eux, la question de l'alcool, tant dans
ses manifestations physiologiques que dans ses expressions
pathologiques, offre encore de trop nombreuses obscurités,
et les matériaux trop souvent incomplets ou défectueux que
nous offre la science sont loin de suffire à l'édification d'une
pathologie définitive.

Si encore la science était seule en jeu; mais l'alcoolisme
a franchi les limites de l'hôpital comme celles du laboratoire de chimie et de physiologie : les questions sociales,
les vues personnelles et des préoccupations, parfois tout

autres que celles de la science pure, semblent vouloir dominer les recherches et les travaux dans le vaste domaine
des désordres alcooliques. L'alcoolisme est devenu une
plaie sociale à guérir, un vice général à réformer, bien plus
qu'une étude morbide à faire ; et ces préoccupations, qui
se sont fait jour jusque dans le laboratoire du savant et
dans le cabinet du médecin légiste, se reflètent malgré eux
dans tous leurs travaux. L'alcoolisme constitue aujourd'hui
une calamité tellement funeste et hideuse que dans un but
philantropique, louable peut-être, beaucoup de médecins
ont, malgré eux, enlevé à l'alcool le peu de propriétés favorables qu'il posséde, en le chargeant de tous les inconvénients qu'il n'a pas. Cette tendance perce dans nombre
d'écrits, et il est quelquefois difficile de ne pas s'y laisser
entraîner soi-même.

Dans l'état d'incertitude où se trouve aujourd'hui encore
plus d'un point de l'alcoolisme, il est préférable de sus-
pendre son jugement sur la question, plutôt que d'introduire dans la science des données fausses ou tout au moins
inexactes.

CHAPITRE Ier.

CONSIDÉRATIONS GÉNÉRALES SUR L'ACTION PHYSIOLOGIQUE DE L'ALCOOL.

1° DE L'ALCOOL ET DES LIQUIDES ALCOOLIQUES.

L'alcool est trop connu pour qu'il soit nécessaire d'en
décrire ici les propriétés physiques. Il n'est cependant pas
inutile de rappeler qu'il existe de nombreuses espèces
d'alcool dont le type est l'alcool éthylique, qui constitue

l'élément principal de l'eau-de-vie de vin ; c'est l'alcool vinique, celui qui est sensé former la base des différentes eaux-de-vie et, par conséquent, celui auquel s'applique tout ce qui a rapport à l'alcoolisme.

Malheureusement, par suite de la production excessivement variée des eaux-de-vie à laquelle servent aujourd'hui les matières les plus disparates, l'alcool éthylique devient de plus en plus rare, et se trouve remplacé dans la plupart des liquides alcooliques par des alcools plus haut placés dans la série atomique, tels que l'alcool propylique, l'alcool butylique, l'alcool amylique.

D'après des expériences faites par divers auteurs français, ces alcools paraissent jouir de propriétés toxiques beaucoup plus prononcées, et l'on a même été jusqu'à prétendre que c'est à eux seuls qu'étaient dus les funestes effets de l'alcoolisme ; car il ne faut pas oublier qu'il est rare de trouver aujourd'hui une eau-de-vie du commerce qui n'en contienne en quantité plus ou moins considérable.

C'est à ce point de vue que nous croyons utile de donner un léger aperçu de leur composition.

Eaux-de-vie. — *Eau-de-vie de marcs de raisin.* — Elle s'obtient par la distillation des résidus de la fabrication du vin, contient une huile essentielle hydrogénée, appelée huile de raisin et, en fait d'alcool, renferme de l'alcool œnanthylique, de l'alcool caprylique et caproïque, enfin de l'alcool amylique et propylique.

Eau-de-vie de cidre ou de poirée. — Elle provient de la distillation du cidre ou de la poirée. On y trouve, en outre de l'alcool éthylique, une certaine quantité d'alcool propylique, butylique et amylique.

Eau-de-vie de grains. — Communément appelée genièvre,

schiedam, whysky, elle est le produit de la fermentation du grain. Les premières distillations donnent un liquide très impur appelé flegmes; les flegmes soumis à de nouvelles distillations livrent encore un alcool assez impur renfermant, en proportion variable, des alcools propylique, butylique et amylique ainsi que les éthers et les acides de ces alcools; de plus, on y trouve de l'éther œnanthique, des acides œnanthique, caprylique, caprique.

Eau-de-vie de pommes de terre. — Les flegmes de pommes de terre sont très impurs et contiennent des alcools butylique, amylique et d'autres alcools plus hydro-carburés, des acides gras et volatils et des produits huileux qui leur donnent une odeur et un goût très désagréables. Cette huile essentielle, connue en Allemagne sous le nom de *Füsel Oel*, constitue un poison violent. De toutes les eaux-de-vie, celles de pommes de terre sont les plus nuisibles à la santé.

Eau-de-vie de betteraves, de mélasse. — Produit de la fermentation de la mélasse de betteraves, cette eau-de-vie renferme, en outre de l'alcool propylique, butylique et amylique, des acides gras libres, pélargonique, caprylique, caprique et les éthers correspondants. Le rhum, le tafia, l'arak sont des alcools de mélasse de cannes à sucre.

Boissons alcooliques. — *Vin.* — On y trouve encore des traces d'aldéhyde et d'acide acétique, ainsi que certains éthers, notamment l'éther acétique et butyrique et l'éther œnanthique.

Bière. — L'alcool que renferme la bière est de même de l'alcool éthylique. La quantité en est aussi variable que dans les vins; on y trouve, outre la dextrine et le sucre de fruits, quelques matières albumineuses, des acides lactique et acétique, de l'essence de houblon, de la résine de houblon et de la lupuline.

Koumis. — Le lait de certaines juments des Kirghiz, très riche en sucre, donne par fermentation une liqueur alcoolique enivrante, d'une couleur blanchâtre, dont ces populations usent comme nous le faisons de la bière. Cette liqueur contient, en dehors des éléments du lait, 1 à 2 % d'alcool.

2° ACTION PHYSIOLOGIQUE EN GÉNÉRAL.

L'action physiologique et surtout pathogénique de l'alcool est encore, malgré les nombreuses et minutieuses études dont elle a été l'objet, une des parties les plus obscures de son histoire ; les expériences, que ces dernières années ont vu se multiplier, ont peut-être plus contribué à obscurcir le mode d'action intime de cet agent, qu'elles n'ont aidé à en élucider la pathogénie. D'une science d'observation qui n'est pas encore mûre l'on semble vouloir tirer des conclusions prématurées, et l'on fait servir à l'édification de théories, dès lors incomplètes ou fausses, des faits non encore définitivement acquis ; il en résulte que, non seulement ces théories sont hasardées et incohérentes, mais que les faits eux-mêmes, observés dans des conditions mauvaises ou incomplètes, sont trop souvent contradictoires.

La science ne nous semble avoir rien à gagner à des généralisations trop précoces et surtout faites avant que la base de la généralisation soit unanimement admise et sérieusement prouvée ; aussi, serons-nous sobre de théories qui, dans ce cas, ne sont que trop souvent synonymes d'hypothèses, et ferons-nous plutôt ressortir l'insuffisance de la science que de nous livrer à de nouvelles spéculations.

A. Chimie et physiologie pathologique de l'alcool.

Les divers trajets que suit l'alcool dans son parcours à travers l'économie humaine, ainsi que les différentes transformations qu'il y subit, les organes où il séjourne de préférence et les voies par où il s'élimine feront le sujet de ce chapitre.

Voies et mode d'introduction de l'alcool. — L'absorption de l'alcool est en général très rapide, et c'est bien peu de temps après qu'il a été mis en contact avec l'une ou l'autre des surfaces absorbantes, qu'on le voit apparaître dans le torrent circulatoire. D'après Dogiel, il suffit d'une minute et demie pour en constater la présence dans le sang ou dans les divers organes de l'économie (1).

L'absorption par l'intermédiaire de l'enveloppe cutanée n'est pas encore absolument démontrée, bien qu'elle ait été admise, et, si des ivresses ont pu être réellement constatées à la suite d'applications de larges compresses imbibées d'eau-de-vie, il est probable que l'absorption pulmonaire, mise en activité par la vaporisation de l'alcool, n'aura pas été sans influence sur le résultat produit.

La faculté absorbante du derme dénudé et des différentes plaies semble plus réelle, et aujourd'hui que les pansements à l'alcool sont si fréquents, les chirurgiens ont rapporté des cas d'ivresse consécutive bien manifeste. Il est toutefois prudent de ne pas négliger la possibilité de supercheries dont les plus méfiants ne sont pas toujours à l'abri.

L'introduction par la voie pulmonaire est plus générale-

---

(1) H. SCHULINUS. *Untersuchungen ueber die Vertheilung des Weingeistes.* (Archiv für Heilkunde ; VII, 1866, p. 97.)

ment admise, et elle peut se faire sous forme de vapeur :
tel est le cas des ouvriers qui transvasent le vin ou de ceux
qui travaillent l'alcool. Orfila a empoisonné des chiens en
leur faisant inspirer de l'air chargé de vapeurs alcooliques.
L'absorption par la muqueuse des poumons se fait, du reste,
facilement, même avec de l'alcool à l'état liquide; c'est ainsi
que l'injection d'une certaine quantité de poison dans les
bronches de chiens a été rapidement suivie d'ivresse.

Les séreuses peuvent faire le même office, et des injections
d'alcool dans le péritoine ou les plèvres ont produit des
effets généraux pareils à ceux qui suivent son introduction
gastrique.

L'absorption par injection sous le derme est aussi énergique que rapide; mais c'est la muqueuse gastrique et intestinale qui, dans les conditions de la vie usuelle, forme
la voie principale d'introduction des liquides alcooliques
dans l'organisme; les veines et, peut-être dans une limite
fort restreinte, les chylifères se chargent de cette fonction.

Une fois pénétré dans l'organisme, l'alcool éprouve une
véritable affinité pour certains organes qui s'en emparent
avec tant d'avidité qu'on n'en trouve plus que quelques
traces dans le sang; c'est seulement quand tous les organes
sont saturés d'alcool et que de nouvelles doses continuent
à être fournies par l'absorption, c'est-à-dire dans les périodes ultimes de l'empoisonnement, que la richesse du
sang en alcool subit de l'augmentation.

C'est vers le cerveau que, dès le début, l'alcool se porte
avec le plus d'activité; c'est dans son parenchyme qu'on en
trouvera les quantités les plus considérables. Pour les
autres organes, l'on n'est généralement pas d'accord sur la
priorité à accorder à l'un plutôt qu'à l'autre; tandis que

Schulinus cite d'abord les muscles, les poumons et les reins comme se chargeant d'alcool avec une prédilection particulière et pense que le foie ne viendrait qu'en dernier lieu, Lallemand et Perrin rangent au contraire le foie sur le même rang que le cerveau pour son affinité alcoolique, et ils signalent cette particularité : que le foie absorbe le premier l'alcool introduit dans l'économie par l'estomac, tandis que c'est le cerveau qui s'en empare immédiatement, quand le liquide pénètre dans le sang par injection veineuse.

Citons cependant, comme correctif à ces différentes manières de voir, l'opinion de Baer, qui rejette absolument cette affinité élective de l'alcool pour certains organes et affirme que le liquide alcoolique se disperse d'une façon uniforme à travers toute la masse sanguine et, par conséquent, à travers tout l'organisme; s'il arrive 'qu'on en rencontre plus dans tel organe que dans tel autre, c'est que cet organe renferme plus de sang.

Quoi qu'il en soit et quels que soient les organes où l'alcool se loge de préférence, l'expérience ne parvient jamais à déceler qu'une bien faible quantité de celui qui a été ingéré.

Voies et mode d'élimination. — Il serait assez difficile de déterminer la durée du séjour de l'alcool dans l'organisme; ce temps dépend, du reste, d'une foule de circonstances tant internes qu'externes, parmi lesquelles il convient de citer l'état de vacuité ou de réplétion de l'estomac, la température ambiante, l'exercice ou le repos du corps, etc., etc. L'élimination de l'alcool est, en général, assez rapide : elle commence peu après l'ingestion, et, selon Schulinus et Buchheim, un quart au moins et probablement une bien plus

grande partie a disparu de l'organisme, deux à trois heures
après le début de son usage. Cependant Parkes et Wollowicz ont encore retrouvé, cinq jours après l'absorption
d'une forte quantité d'alcool, des traces de cette substance
dans l'urine, bien que l'élimination pulmonaire eût absolument cessé.

Les voies d'élimination les plus ordinaires de l'alcool sont
les reins, les poumons, la peau ; on en retrouve aussi dans
d'autres sécrétions, notamment la sécrétion biliaire, la
salive, le lait. D'après Lallemand et Perrin, les poumons
éliminent l'alcool pendant huit heures, les reins pendant
quatorze heures, et cette élimination diminue progressivement en quantité, à mesure que l'on s'éloigne du moment
de l'ingestion. Voigt et Subbotin admettent que, cinq heures
après l'absorption du liquide alcoolique, 2 % de la quantité ingérée ont abandonné l'organisme à travers les reins,
5 % à travers les poumons et la peau, 7 % à travers les
poumons et les reins ; ce qui fait, d'après un simple calcul,
qu'une quantité à peu près nulle est éliminée par la peau, et
que la quantité relativement la plus grande est rejetée par
les poumons ; en vingt-quatre heures, 16 % de l'alcool
ingéré aurait abandonné l'organisme par l'organe respiratoire. D'après Binz et Heubach, ces nombres sont exagérés,
surtout ceux qui se rapportent à l'élimination par les poumons : la quantité expirée dans les cinq premières heures
ne serait pas même appréciable.

Il résulte de toutes ces contradictions que la question
n'est pas mûre et que des expériences complémentaires sont
indispensables pour donner aux faits actuellement acquis
une valeur réelle.

Transformations chimiques de l'alcool. — Les modifications que subit l'alcool au sein de l'organisme, pendant tout le temps qu'il y séjourne, ont été l'objet de nombreuses études qui ont parfois passionné leurs auteurs, mais dont les résultats n'ont pas toujours été en rapport avec les travaux qu'elles ont nécessités.

Il nous semble inutile d'insister longuement sur l'historique de la question ; qu'il nous suffise de rappeler que Liebig, un des premiers, établit la théorie de l'oxydation de l'alcool qui, pénétré en nature au sein de l'organisme, y subit une destruction complète dont les produits sont rejetés par les divers émonctoires, sous forme d'eau et d'acide carbonique. Duchek, examinant de plus près la transformation admise par Liebig, détermina la série successive des décompositions qui font passer l'alcool à l'état d'aldéhyde d'abord, d'acide acétique, d'acide oxalique ensuite, et finalement d'acide carbonique et d'eau. Seulement, à part de rares auteurs, personne n'était jamais parvenu à démontrer l'existence dans le sang d'aucun de ces différents produits que la théorie semblait y indiquer.

Les études de Lallemand, Perrin et Duroy vinrent opérer une véritable révolution dans le domaine de nos connaissances relatives à la chimie physiologique de l'alcool. Ces auteurs démontrèrent, tant par des expériences directes que par des expériences contradictoires, que l'alcool ne subit dans le sang aucune des transformations admises jusqu'alors ; qu'il séjourne indécomposé dans nos tissus, dont il s'élimine en nature par les multiples émonctoires de l'économie. La présence de l'alcool fut expérimentalement constatée tant dans le sang que dans les divers organes et sécrétions ; on ne put, en revanche, y démontrer l'existence d'aucun composé intermédiaire, quelle qu'en fût la nature,

et l'aldéhyde introduit dans le torrent circulatoire ne donna
lieu à aucun produit de décomposition. La réaction fut
complète.

D'aliment hydrocarboné, respiratoire qu'il avait été jusqu'alors, l'alcool devient un véritable poison, ou tout au
moins, un simple agent thérapeutique, pouvant tout au plus
répondre à certaines indications nutritives. '

La première période d'engouement passée, de nouvelles
expériences, des observations, le raisonnement même ne
tardèrent pas à modifier et à adoucir ce que l'une et l'autre
de ces théories avaient d'excessif.

Si Lallemand, Perrin et Duroy ont rendu un service réel
en démontrant matériellement l'existence de l'alcool dans
le sang et les divers organes, ils n'ont cependant pu en
retirer qu'une si faible quantité, eu égard à celle qui y avait
été introduite, que leurs études laisseront toujours un doute
sérieux sur l'exactitude des conclusions trop exclusives
qu'ils en ont déduites.

Du reste, ce n'est pas la quantité d'alcool dont on constate la présence au sein de l'organisme qui prouve que cet
agent n'y subit aucune espèce de transformation, cet alcool
pouvant parfaitement bien se décomposer ultérieurement
encore; car il est évident que la destruction est non pas
instantanée, mais lente et insensible. Ce n'est donc que la
quantité éliminée de l'organisme qui vient réellement à
l'appui de la théorie des auteurs français ; or, en faisant
bien large la part des déchets éprouvés pendant les opérations, l'on doit encore se demander si les minces résultats
des expériences justifient bien complètement des conclusions aussi catégoriques.

Il suffit de jeter les yeux sur le tableau suivant qui résume

les travaux de Lallemand et de Perrin pour se convaincre
de la légitimité de ces défiances (1).

	Alcool ingéré.	Alcool recueilli.
1re expérience	120	0
2e —	50	2 cent. cubes.
3e —	185	2
4e —	15	traces.
5e —	10	traces.

Une question aussi grave ne saurait être définitivement
résolue en présence de faits aussi peu concluants.

Dans vingt-deux expériences personnelles, Baudot ne
trouva que deux fois une quantité appréciable d'alcool et
vingt fois de simples traces. Binz et Schmidt, chez un
individu qui en avait absorbé 50 cent. cubes, ne parvinrent
pas à constater la moindre élimination en nature (Nothnagel
et Rossbach.) Schulinus (2), dans des expériences soigneusement instituées et exécutées, combat absolument les travaux de Lallemand et arrive à cette conclusion que, relativement aux doses ingérées, la quantité d'alcool éliminée,
quelques heures après l'absorption, est absolument insignifiante.

Du reste, il n'est pas sans intérêt de noter ici le résultat
des recherches de Rajewski et de Hopp Seiler, qui ont
trouvé, dans des organes parfaitement à l'état normal
(cerveau, foie, moelle) chez des animaux qui n'avaient pas
reçu la moindre trace d'alcool, soit certains éléments qui
donnaient de l'alcool par distillation dans l'appareil le plus

(1) BAUDOT (*Union médicale*, 1863; 4e trimestre, p. 273.)
(2) *Ueber de Wirkung des Alkools*, in *Archiv der Heilkunde*, 1856.

exactement clos, soit même de faibles quantités d'alcool tout formé (1).

D'un autre côté, malgré des démonstrations isolées, la présence de produits de décomposition intermédiaire ne peut encore être considérée que comme absolument hypothétique ; et si réellement le processus oxydatif de l'alcool donnait lieu à un dégagement final d'acide carbonique, la quantité de celui-ci et la température du corps qui lui est corrélative devraient être notablement accrues ; or, c'est le contraire de ce que prouve l'expérience.

Il est vrai qu'à ce dernier argument l'on peut facilement objecter que la portion d'oxygène qui sert à brûler l'alcool, ne brûle pas une portion correspondante de matière protéique et qu'il n'en résulte qu'un simple déplacement d'effets. Resterait pourtant encore à expliquer la diminution de production de l'acide carbonique. La théorie de Duchek, qui prétend que l'alcool subit une première transformation en aldéhyde par la fixation de l'oxygène, lequel aldéhyde s'empare à son tour, avec énergie, d'une nouvelle quantité d'oxygène, expliquerait mieux la diminution de l'acide carbonique qui suit la première absorption d'alcool. Enfin, dans la production de la chaleur animale, interviennent tant de facteurs, qu'il serait difficile de conclure de sa diminution à une diminution absolument corrélative des processus nutritifs.

Nous pourrions notablement allonger cette discussion, mais les résultats n'en seraient ni plus précis ni plus concluants ; il est évident que la science renferme encore de nombreuses lacunes que les expériences de l'avenir combleront certainement, mais qu'il serait téméraire de vouloir

(1) NOTHNAGEL et ROSSBACH. *Éléments de thérapeutique*, p. 320.

combler actuellement par des suppositions gratuites. Nous
ne pourrons donc que nous rallier, avec Jaccoud (1), à l'opinion des auteurs allemands et anglais, qui admettent que,
quand l'alcool est ingéré dans l'organisme à dose non
toxique, une partie est plus ou moins rapidement éliminée
en nature et sans éprouver aucune décomposition, par les
divers émonctoires ; tandis qu'une autre partie subit certaines transformations encore peu connues et dont les produits ultimes sont l'eau et l'acide carbonique, ou plus exactement, que cette partie subit une décomposition complète
dont les éléments échappent encore à la science. Il serait
prématuré de vouloir fixer la valeur proportionnelle de ces
deux quantités. Jaccoud croit la portion d'alcool éliminée
en nature beaucoup inférieure à celle brûlée dans l'organisme. Baer, avec les auteurs anglais, suppose que, dès que
l'oxydation ne suffit plus à débarrasser l'organisme de la
quantité d'alcool qui y a été introduite, les émonctoires
commencent leurs fonctions et éliminent le surplus. La portion d'alcool qui constitue la quantité que la vie peut normalement brûler est considérée par les anglais comme quantité
physiologique. Elle est, du reste, fort sujette à varier et dépend surtout de la dose d'alcool ingéré. Quand celui-ci
arrive en quantité massive dans le torrent circulatoire, une
plus grande partie en est éliminée sans avoir subi la combustion respiratoire, que quand il n'y pénètre qu'à petite
dose et progressivement, cas où la majeure partie est probablement détruite par les processus oxydatifs. Quoi qu'il
en soit, il reste toujours acquis que l'alcool, en opposition
avec nombre de poisons, ne fait qu'un séjour passager dans
l'économie et, qu'un temps plus ou moins long après son

(1) JACCOUD. *Traité de pathologie interne.* Appendice, p. 360.

ingestion, temps qui varie en moyenne de 24 à 48 heures,
il n'en reste plus de traces.

B. Action physiologique.

Nous n'étudierons ici que l'action physiologique proprement dite, réservant pour un chapitre spécial son action toxique, c'est-à-dire celle qui se produit à l'aide de doses excessives d'alcool très concentré et qui constitue un véritable empoisonnement, dans l'acception que l'on donne aujourd'hui à ce mot. Il ne sera question ici que de l'alcool assez dilué pour ne pas porter atteinte à l'intégrité des tissus, et en quantité trop petite pour occasionner des lésions rapidement mortelles.

Action locale. — L'alcool plus ou moins dilué n'a qu'une action locale assez insignifiante sur les tissus organiques; cette action dépend d'abord de sa facilité de s'évaporer rapidement, même à une basse température, ensuite de son avidité à s'emparer de l'eau, même de celle des tissus, puis de sa propriété de précipiter de leur dissolution toutes les substances albumineuses : les peptones, le mucus et la gélatine, enfin de son pouvoir dissolvant sur les graisses et de ses propriétés antifermentescibles.

S'il peut s'évaporer facilement, il fait naître sur la surface où on l'applique un fort abaissement de température, une sensation de froid; les vaisseaux cutanés se contractent et la peau pâlit notablement. Si l'on empêche l'évaporation en recouvrant d'un drap la partie baignée par l'alcool, il se produit, au contraire, une sensation de chaleur, de brûlure; la peau rougit, s'enflamme et l'épiderme se desquamme. Cette activité est le résultat de la dilatation des vaso-moteurs produite par l'irritation réflexe de l'alcool sur les expansions nerveuses de la peau. Plongée dans l'alcool refroidi à 5°, la main n'éprouve aucune des sensations douloureuses que l'on constate quand la même opération se fait dans l'eau froide ; et, s'il préexistait de la douleur, celle-ci disparaît ; l'alcool agit donc localement comme anesthésique.

Les lotions faites sur la peau avec de l'alcool dilué empêcheraient la sécrétion de la sueur. Le fait mérite cependant confirmation.

Sur les muqueuses, l'alcool produit une sensation de brûlure, de cuisson assez vive, quand il est dilué à 25 %; à 50 %, il provoque une inflammation assez forte. Il enflamme la conjonctive. Sur les ulcérations et les plaies, il s'oppose, comme les acides salicylique et phénique, mais avec moins d'intensité, aux décompositions putrides; c'est un antiseptique : il tue les organismes inférieurs; il agit en même temps en excitant les plaies, provoque l'apparition de bourgeons charnus, amoindrit et améliore la suppuration.

Action générale. — Système digestif. — De petites quantités, quelques grammes d'un alcool de 30 à 60 % déterminent, au moment de la déglutition, une sensation de chaleur et de cuisson le long des muqueuses sur lesquelles elles passent ; cette sensation est due, en partie, à une influence nerveuse locale, de nature particulière et inconnue; en partie, à une hyperémie réflexe. Chez les personnes peu habituées aux alcooliques, quelques vapeurs, formées rapidement dans l'arrière-bouche, produisent une contraction réflexe des organes glottiques et des étouffements consécutifs ; la sécrétion de la salive et surtout du suc gastrique est considérablement augmentée. L'alcool est, de tous les excitants, celui dont l'action hypersécrétoire est la plus énergique; si Claude Bernard a abouti à des résultats opposés, c'est

que ses expériences ont été faites avec de l'alcool absolu,
ce qui modifie évidemment les conditions. L'alcool semble,
du reste, agir ici autant par son action excitante réflexe
que par l'excitation directe qu'il produit localement, vu que
quelques gouttes du liquide en question, versé sur la langue
d'un chien muni d'une fistule gastrique, font aussitôt augmenter d'une façon manifeste la sécrétion du suc gastrique.

Comme conséquences, l'appétit se trouve augmenté; les
digestions deviennent plus rapides et plus faciles; des quantités plus abondantes de nourriture sont supportées; les
graisses surtout profitent de l'augmentation de la capacité
digestive et de l'action dissolvante qui est spéciale à l'alcool
pour elles; les mouvements péristaltiques s'accroissent et
l'absorption des sucs nourriciers se trouve accélérée. C'est là
un effet que chacun peut essayer sur lui-même et dont le
résultat favorable ne saurait être nié (1). Si la dose d'alcool
augmente et si son action se prolonge, une certaine partie
subit dans l'estomac la fermentation acétique, et l'acide qui
en résulte produit cette acescence si pénétrante et si désagréable qui caractérise les éructations et les vomissements,
après l'ingestion des boissons alcooliques. En même temps
survient une hyperémie morbide, qui ne tarde pas à s'étendre au foie; la digestion se dérange, l'appétit se perd, la
diarrhée s'établit, une teinte ictérique apparaît : c'est l'embarras gastrique des buveurs.

Si l'alcool est plus concentré encore, s'il est pris à plus
haute dose, les résultats pourront notablement varier.
Nous examinerons plus loin l'action de l'alcool absolu ;
mais à concentration assez forte pour produire l'inflamma-

(1) Il est bien entendu que ces phénomènes ne se produisent que
chez les personnes qui ne sont absolument pas habituées aux alcooliques. (Note de l'auteur; avril 1884.)

tion, sans toutefois être assez forte pour amener la destruction des tissus, l'alcool peut occasionner la plupart des phénomènes de la gastrite aiguë, qui est toutefois fort rare et qui se caractérise par une soif vive, bouche pâteuse, langue chargée, par des aigreurs, borborygmes, vomissements, coliques et par une diarrhée bilieuse. C'est la gastro-entérite alcoolique. Enfin, l'action peut se porter plus directement sur le foie, qui devient alors le siège de douleurs parfois violentes, se congestionne et donne lieu à un ictère plus ou moins intense.

Système circulatoire. — De tous les systèmes, c'est peut-être celui de la circulation qui est le moins influencé par l'alcool; c'est, en tous cas, un de ceux qui réagissent le plus capricieusement sous son influence, suivant une foule de circonstances générales ou individuelles dont il n'est pas toujours possible de déterminer la valeur exacte.

Toutefois, un fait qui résulte de l'expérience journalière, c'est que l'alcool excite les battements du cœur, accélère le pouls, rougit la face, en un mot, active la circulation en général : c'est la première impression du buveur, et elle n'est que trop souvent exacte.

S'il est vrai qu'à dose très modérée l'alcool n'a aucune influence appréciable sur l'activité cardiaque, il est cependant prouvé aujourd'hui, que dès que ces doses s'accentuent quelque peu, elles augmentent la rapidité et la force des battements du cœur, c'est-à-dire que l'activité cardiaque est accrue; que la fréquence du pouls augmente; que la tension artérielle et la pression sanguine diminuent. Ces faits ont été mis hors de doute par Wollowicz (1) et Marvaud (2).

(1) *Experiments in the effects of the alcohol (ethyl alcohol), on the human body* (Proccedings of the Royal Society, 1870).
(2) *L'alcool ; son action physiologique*, 1872; p. 50 à 52.

Le premier auteur, en soumettant un jeune homme, par périodes fixes et égales, à un régime alternativement aqueux, alcoolique et *brandique*, tout en conservant une diététique uniforme, a constaté que : en 24 heures de la période aqueuse, il y avait 106,000 pulsations, en 24 heures de la période alcoolique, il y avait 127,000 pulsations, c'est-à-dire 21,000 en plus, et en 24 heures de la période *brandique*, il y avait 131,000, c'est-à-dire 25,000 en plus.

D'après Parkes, la fréquence des pulsations peut s'élever de 5 à 10 par minute, et au-delà, dans les cas de suractivité musculaire. Si, dans les mêmes conditions, certains auteurs ont noté une diminution dans la fréquence du pouls, c'est qu'il n'ont pas eu égard à la dose d'alcool employée, ni surtout à la nature du liquide alcoolique, qui est loin d'être toujours le même. Les tracés que Marvaud a obtenus par le sphymographe indiquent parfaitement la diminution de la tension artérielle, et Zimmerberg (1) a reconnu, à l'aide d'une espèce d'hématodynamomètre, la diminution évidente de la pression sanguine, tant à la suite de l'usage des alcooliques qu'à la suite de l'injection d'alcool dans les veines. Cependant Nothnagel et Rossbach (2) admettent que, en même temps que le pouls s'accélère, il devient plus fort; que la pression sanguine augmente, phénomènes qui se manifestent chez l'homme par la coloration du visage, le brillant des yeux, l'exagération de la chaleur cutanée.

Quoi qu'il en soit de ces divergences, une fois que les doses d'alcool augmentent, leur action sur le système circulatoire semble s'uniformiser : les contractions du cœur

---

(1) *Recherches relatives à l'influence de l'alcool sur l'activité cardiaque* (in *Archives générales de médecine*, 6ᵉ sér., t. 18).

(2) *Nouveaux éléments de matière médicale et de thérapeutique*, p. 327.

diminuent souvent de 1,20, le pouls faiblit, la pression sanguine s'abaisse de 1,6, la tension artérielle s'amoindrit notablement. Ces données ont trouvé tous les auteurs d'accord,
et l'on peut en inférer, en forme de conclusion, que si, à
dose modérée, l'alcool excite la circulation, à dose élevée,
il la modère, affaiblit les contractions cardiaques et diminue
la pression sanguine.

Le mécanisme de cette action doit être double et résider,
en partie, dans la stimulation directe qu'exerce le liquide
alcoolique sur l'appareil nerveux musculo-moteur du cœur,
en partie, dans l'excitation réflexe du nerf pneumo-gastrique
abdominal et l'excitation directe du centre pneumogastrique
du cerveau.

L'influence de l'alcool sur la circulation locale et, par conséquent, sur les vaso-moteurs est assez incertaine ; la circulation cérébrale a été presque seule étudiée à ce point de
vue et, comme nous le verrons en parlant de l'ivresse, pendant le stade d'excitation, c'est l'hyperémie sanguine, pendant le stade de dépression, c'est l'anémie qui a été constatée par Claude Bernard (1). Neuman (2) a trouvé, à la suite
d'injections alcooliques, les vaisseaux du cerveau fortement
dilatés pendant l'excitation et contractés pendant la dépression. Sanson a constaté expérimentalement les effets des
différents agents anesthésiques, entre autres de l'alcool, sur
une patte de grenouille. Or, l'alcool, comme les autres anesthésiques, produisit constamment au début un accroissement
de l'afflux sanguin ; plus tard, survint une stase, et finalement, au moment de l'anesthésie, une ischémie complète.

(1) *Revue des cours scientifiques*, 1869, p. 334 et MARVAUD, *loc. cit.*
(2) NEUMAN. *Uber die Pachymeningitis bei Alkool Vergiftung.* Königsberg, 1869.

Il est donc probable que l'un des premiers effets de l'alcool
consiste dans une excitation de la circulation et un afflux
sanguin plus considérable, effet qui pourra être unique, si
la dose est peu considérable et si l'on en supprime rapidement l'administration. Plus tard, au contraire, si la quantité d'alcool est plus abondante, il produira un ralentissement, un affaiblissement de la circulation (1).

L'influence de l'alcool sur le système capillaire, influence
très importante cependant, est loin d'être encore suffisamment élucidée. Quelle est-elle d'abord? Est-elle directe ou
réflexe, et, dans ce cas, s'opère-t-elle par l'intermédiaire
du sympathique ou du système nerveux de la vie de relation?

Toutes questions auxquelles il serait fort difficile de
répondre d'une façon catégorique. Si l'on en juge par les
lésions vasculaires que l'on rencontre tant dans l'alcoolisme
aigu que dans l'alcoolisme chronique, la dilatation est
le phénomène principal de l'action de l'alcool, car on la
retrouve dans toutes les altérations anatomiques et nulle
part on ne constate ces états d'anémie que les expérimentateurs ont cependant observés dans la circulation chez les
sujets alcoolisés. Il est généralement admis aujourd'hui
que cette dilatation ne se produit que par suite de la paralysie des nerfs vaso-constricteurs.

Calorification. — L'influence de l'alcool sur la température du corps humain est une des questions les plus importantes de la physiologie pathologique de cet agent; elle n'a
été bien étudiée que dans ces derniers temps et n'est convenablement connue que depuis une dizaine d'années, pendant lesquelles il a été fait de nombreuses expériences,

(1) GODFRIN. *De l'alcool; son action physiologique.* (Thèse 1869, p. 31.)

dont les plus importantes sont celles de Marvaud et d'Harrison Branthwaite (1).

Le premier auteur fournit le tableau suivant :

Jours.	TEMPÉRATURE CENTIG.			Ingestion d'eau-de-vie par petites quantité à 1 h.	TEMPÉRATURE CENTIG.			
	A jeûn, 7 h. du matin.	Pendant la digestion à 12 h.	A 2 h. du soir.		A 3 h. 15	A 3 h. 30	A 4 h.	A 5 h.
1er mai 1869	37	37.6	37	100	36.2	36.2	36.2	36.6
2 id.	37	37.5	37	50	36.4	36.2	36.8	37.2
3 id.	36.8	37.4	37	»	37.2	36.8	37	36.8
4 id.	37	38	36.6	150	36	36.2	36.4	37
5 id.	37	37.8	36.5	150	36.2	36	36.4	36.6

Les expériences de Branthwaite peuvent se résumer comme suit :

Nombre de personnes.	Quantité d'alcool éthylique prise par personne.	Nombre de degrés centig. d'accroissement de température.	Époque d'apparition, après l'ingestion de l'alcool.	Nombre de degrés centig. d'abaissement de température.	Époque d'apparition, après l'ingestion de l'alcool.	Durée de l'abaissement de température.
7	1 gr.	aucun	»	2.22	3/4 à 1 1/4 h.	30 min.
1	2 —	2.22	15 min.			
1	2 —	1.11	30 »	3.06	1 1/2 à 2 1/4 »	35 »
3	2 —	aucun	»			
1	4 —	2.22	»			
1	4 —	1.11	»	2.78	1 1/2 à 2 3/4 »	30 »
1	4 —	aucun	»			
2	6 —	1.11 à 1.67	»	4.44	»	45 »
1	6 —	aucun	»			
4	8 —	1.11 à 3.32	»	3.89	1 1/2 à 2 1/4 »	30 »
3	8 —	aucun	»			
1	12 —	1.11	15 »	0.56	3 »	»

Nous avons rapporté, à dessein, ces deux tableaux, qui, tout en démontrant d'une manière évidente l'abaissement

(1) In *Congrès international pour l'étude de l'alcoolisme*, tenu à Bruxelles en 1880, p. 39.

de la température, laisseront cependant des doutes sérieux
sur l'exactitude des expériences et, par conséquent, sur la
valeur conclusive que l'on peut en déduire. Quand on se
rappelle combien il est parfois difficile d'obtenir artificiellement, soit par les bains, soit par la quinine, un abaissement quelque peu notable, on n'acceptera qu'avec réserve
les données de Branthwaite, surtout si on les compare à celles
de Marvaud, qui obtient tout au plus un degré, quand son
collègue atteint jusqu'à 4,44!

Quoi qu'il en soit, il est aujourd'hui généralement accepté
que la·sensation de chaleur si accentuée, qui suit de près
l'ingestion de l'alcool, est, en grande partie, locale, d'origine gastrique, selon toute apparence; qu'elle dépend de la
légère suractivité circulatoire qui se produit à la surface
tégumentaire, à la suite des premiers effets alcooliques, et
qu'elle ne correspond qu'à une élévation bien minime de la
température générale du corps. En effet, de petites quantités
d'alcool, alors surtout qu'elles agissent sur des organismes
non habitués à leur usage, produisent une augmentation de
quelques dixièmes de degré de chaleur animale, et qui
souvent alors, est déjà suivie d'un léger décroissement.

En général, l'administration de l'alcool à dose modérée
amène invariablement, après une période très courte, passagère et parfois inappréciable d'échauffement, un abaissement de température qui peut varier de 0,05 à 1 degré.
Quand la dose est assez massive pour amener des phénomènes d'intoxication grave, la chute du thermomètre est
quelquefois excessive et peut aller jusqu'à 30, 26 et 24 degrés. Ces faits sont aujourd'hui trop bien prouvés pour que
nous croyions devoir rapporter les expériences qui les justifient.

C'est chez l'homme bien portant et jouissant de tous les attributs de la santé parfaite que la diminution de la température est le moins sensible ; mais cette diminution est d'autant plus prononcée que la chaleur du corps est plus vive ; ce qui revient à dire que l'effet anticalorique se constate le mieux dans les états morbides hyperthermiques. L'alcool n'agit pas seulement en déprimant la température normale, mais encore en l'empêchant de s'élever, alors qu'une cause étrangère devait amener une suractivité calorifique.

La chute du thermomètre arrive d'ordinaire de 15 à 60 minutes après l'ingestion des alcooliques ; elle persiste en moyenne une heure. Ces effets hypothermiques varient, du reste, suivant les conditions diverses dans lesquelles se trouve l'économie humaine au moment de l'influence alcoolique, et la digestion, l'exercice musculaire, le travail intellectuel ont leur part d'influence dans les résultats obtenus.

Les causes de l'abaissement de température que l'on observe ont été diversement interprétées : l'évaporation se trouve activée à la surface du corps, par suite de l'afflux et du passage d'une plus grande quantité de sang à travers les capillaires de la peau ; la même cause exagère la déperdition de chaleur, par suite du rayonnement ; mais l'origine réelle et prépondérante de la chute du calorique animal est toujours le ralentissement des oxydations et, par conséquent, des processus nutritifs qui se passent au sein de nos tissus (1).

---

(1) Nous avons exposé cette partie de l'action physiologique de l'alcool d'après les données généralement admises aujourd'hui. Cependant, les réserves que nous faisons au début semblent être confirmées par les expériences d'un médecin anglais, Bevan Lewis (*Action physiologique de l'alcool dans ses rapports avec la chaleur animale* — Mental

Respiration et production d'acide carbonique. — Au point de vue du mécanisme de la respiration, l'alcool, à dose modérée, commence par accélérer les mouvements respiratoires ; les inspirations deviennent plus fréquentes tout en restant régulières ; mais bientôt la respiration se ralentit, s'embarrasse, devient difficile, stertoreuse ; les inspirations sont superficielles ; le thorax n'y prend plus aucune part ; presque exclusivement diaphragmatiques, elles sont souvent deux fois plus lentes qu'à l'état normal, éprouvent des suspensions et finissent bientôt par s'arrêter complètement.

Mais ce sont les processus chimiques de la respiration qui éprouvent, de la part des alcooliques, la plus remarquable influence. Invariablement leur usage, même à dose modérée, amène une diminution notable dans l'expiration de l'acide carbonique et l'inspiration de l'oxygène. Ce phénomène est constant et s'observe, quelle que soit la quantité prise et les conditions dans lesquelles se fait l'ingestion. D'ordinaire l'effet produit est plus marqué quand il est fait usage d'alcool à jeun et il diminue pendant l'opération de la digestion, bien que sa durée soit alors plus longue. Celle-ci est, en moyenne, de 5 heures, et l'action déprimante s'établit déjà un quart d'heure après l'ingestion de l'alcool.

Action sur le sang. — L'action produite par l'alcool sur le sang vivant est restée jusqu'à ce jour excessivement obscure ; nous disons vivant, car ce n'est évidemment pas du

science ; année 1880), qui établissent que de faibles doses d'alcool produisent d'abord un abaissement de la température du corps, abaissement très marqué pendant le premier quart d'heure ; puis une augmentation prononcée de la formation de la chaleur proportionnelle à l'importance de la dose d'alcool administrée et ayant une durée d'autant plus longue que la quantité d'alcool a été plus considérable. Toutes ces contradictions prouvent que la question est loin d'être définitivement résolue. (*Note de l'auteur ;* avril 1884.)

sang vivant que celui que le chimiste recueille dans le vase de ses expériences, et auquel il ajoute de l'alcool concentré ou dilué. Ce n'est là qu'un simple mélange, et les transformations qui s'y passent ne sont que de peu de valeur dans l'étude de la question qui nous occupe. Il est prouvé aujourd'hui qu'aucun des phénomènes ainsi produits n'a lieu quand la nature introduit elle-même le liquide alcoolique dans le torrent circulatoire. Comme le dit Boehm (1), le sang n'éprouve, dans ces conditions, absolument aucun changement appréciable à nos moyens d'investigation.

Le seul fait qui puisse être considéré comme une donnée de l'expérience, c'est que le sang des individus morts en état d'ivresse renferme souvent des globules graisseux qui nagent en abondance à la surface. La couleur noirâtre, qu'il prend sous l'influence de fortes doses d'alcool, est un caractère assez incertain, bien que Bouchardat et Rabuteau l'aient vu apparaître dans des conditions qui semblaient exclure les influences étrangères (2). On a conclu de ces expériences que l'alcool agissait directement sur les globules sanguins et en entravait le fonctionnement. Ces conclusions sont prématurées, et en tout cas non suffisamment justifiées. Bien d'autres hypothèses ont encore été émises; malheureusement leur nombre est d'ordinaire en raison directe de la pauvreté d'une science. Il semble inutile de les rapporter ici, car elles ne sauraient être d'aucune valeur dans l'étude de l'influence de l'alcool sur le sang.

Une dernière expérience, qui pourrait avoir beaucoup plus d'importance, a été faite par Sulzynski et Maryan (3).

(1) *Handbuch der Intoxicationen*; 1876, p. 82.
(2) RABUTEAU. *Éléments de thérapeutique*; 1873, p. 144.
(3) *Ueber die Wirkung des Alkohols, Chloroform und Æther auf den thierischen Organismus.* Dorpat, 1876.

Mélant immédiatement de l'alcool au sang fraîchement sorti des vaisseaux, ces expérimentateurs en retrouvent beaucoup moins par la distillation, que dans le cas où le sang a été mélangé, après un séjour d'une certaine durée hors de la veine, moins encore, dans le cas où il était saturé d'acide carbonique. Ils concluent de ce fait, ajouté aux autres résultats connus, que l'alcool subit partiellement une véritable destruction dans le sang, destruction en rapport avec la quantité d'oxygène libre dans les vaisseaux. Le reste s'accumule momentanément ou disparaît en nature, surtout par la peau, les poumons et les reins (1).

Appareil et sécrétion urinaires. — L'ingestion de l'alcool produit sur l'appareil rénal une action toujours certaine et identique : augmentation quantitative et modification qualitative de la sécrétion urinaire; sous l'influence du régime alcoolique, les urines deviennent plus abondantes et plus aqueuses; l'alcool doit donc être considéré comme un bon diurétique.

Mais la manifestation la plus importante est celle qui survient dans la constitution chimique du liquide excrémentitiel. Les nombreuses expériences faites par Rabuteau, Marvaud et Lehman (2) ont toutes prouvé que la quantité d'urée est toujours notablement diminuée, et des proportions normales de 1,28-30 elle tombe à 1,20-23. L'acide urique, de même que les autres éléments salins, suit une proportion décroissante qui n'est pourtant pas aussi considérable.

(1) GODFRIN, *loc. cit.*, p. 35.
(2) *Physiologie der Nahrungsmittel* von Moleschott, p. 522. — HAMMOND, *Smits Jahrbucher*, 1857, n° 3. — ZUELZER. *Über das Verhältniss der Phosphorsäure zum Stickstoff im Urin*, Virchows' Archiv, 1876. — *Struebing*, *Archiv für experiment. Pathologie und Pharmacologie*, 1876, p. 266, etc.

Cependant, en contradiction avec la plupart des autres expérimentateurs, Parkes, Wollowicz et Perrin (1) ont constaté, dans des expériences où le dosage fut pratiqué sur les urines de 24 heures, un léger accroissement d'urée, qu'il faut rapporter, non à l'augmentation réelle de celle-ci, mais à l'augmentation de la quantité d'urine elle-même. Il est bon de ne pas oublier que Perrin, au lieu d'alcool, s'est servi dans ses expériences de vin rouge, de vin blanc et de bière, liquides dont la composition très variée a pu notablement influencer le résultat des expériences.

La diminution de l'excrétion de l'acide phosphorique semble encore plus considérable que celle des matières azotées, et pendant le stade d'excitation elle dépasse celle de l'azote ; elle est, au contraire, moindre pendant le stade de dépression ; ce qui prouverait que la désassimilation cérébrale est moins considérable que la désassimilation musculaire, pendant la première, et plus considérable, pendant la seconde période de l'ivresse.

Les effets quantitatifs produits par l'alcool sur la sécrétion urinaire dépendent évidemment de son action excitante sur le parenchyme rénal ; quant aux effets qualitatifs, ils ne sont qu'une suite de son action sur la nutrition intime.

Nutrition. — Échanges nutritifs. — Les deux traits caractéristiques de l'influence de l'alcool sur la nutrition du corps humain sont la diminution dans l'expiration de l'acide carbonique et l'abaissement dans l'excrétion de l'urée. Or, comme ces deux substances constituent le thermomètre des processus de nutrition qui s'accomplissent au sein de l'organisme, on en a conclu que la diminution des

(1) PERRIN. *De l'influence des boissons alcooliques, prises à doses modérées, sur la nutrition.* (*Comptes rendus de l'Académie des sciences* ; 1864.)

déperditions organiques doit traduire un ralentissement correspondant dans les désassimilations nutritives. Ce ralentissement trouve une nouvelle preuve dans l'abaissement assez notable que produit l'alcool dans la température du corps humain. Ce dernier fait n'est qu'un corollaire du premier dont il semble démontrer la réalité.

Système nerveux. — L'action qu'exerce l'alcool sur le système nerveux est, de toutes celles qu'il manifeste sur les diverses parties de l'organisme, la plus difficile à bien déterminer et à bien caractériser. L'on s'est, en général, borné à décorer l'alcool du nom d'excitant du système nerveux, et en comparant son action aux anesthésiques, à décrire deux périodes, l'une d'excitation et l'autre de dépression. « Dans le stade d'excitation, dit Baer, toutes les fonctions, dépendant directement du système nerveux ou directement influencées par lui, sont plus ou moins exaltées (*erhoet*). » Dans le stade de dépression, ces mêmes fonctions sont de plus en plus affaiblies et finissent par être anéanties.

De ces deux périodes, c'est évidemment la dernière qui est la mieux caractérisée. Qu'à un certain moment, l'intelligence, la sensibilité et la motilité soient d'abord partiellement puis absolument abolies, cela ne fait de doute pour personne, et il semble inutile d'y insister : les caractères de ce collapsus sont trop bien établis pour qu'il soit nécessaire de s'y arrêter.

Mais les caractères de l'excitation sont-ils aussi évidents?

Nothnagel et Rossbach définissent l'action de l'alcool à cette période dans les termes suivants :

« Ingéré en quantité très modérée, l'alcool donne lieu, chez la plupart des individus, à un sentiment de gaieté, à une exaltation des forces intellectuelles et physiques, à un

besoin plus grand d'activité. Ces effets ne tardent pas à disparaître et ils ne sont pas suivis d'abattement. Si la quantité absorbée a été plus considérable, on voit la face et la
conjonctive prendre une teinte plus rouge, les yeux deviennent brillants, ils ont une expression plus vive ; la peau,
surtout celle de la tête, devient plus chaude, le pouls
plus fort et plus fréquent ; excitation cérébrale, conception
vive, rapide ; besoin impérieux de parler ; mouvements vifs ;
gestes expressifs ; désir de chanter, de sauter ; parole animée, bruyante. » C'est le tableau de l'exaltation.

Il y a évidemment là des phénomènes d'excitation cérébrale ; mais excitation cérébrale n'est pas stimulation du
système nerveux, et conclure de la première à la seconde,
c'est tirer de prémisses exactes des conclusions erronées.

Ce n'est certes pas des phénomènes cérébraux produits
par les premières doses d'alcool que l'on peut déduire
son action stimulante sur le système nerveux ; cependant
celle-ci a été généralement admise par la plupart des auteurs qui se sont occupés de l'action physiologique de
l'alcool.

L'alcool est un stimulant qui provoque le développement
d'un surcroît de force nerveuse, dit Baer ; il compare son
action « au coup de fouet qui stimule l'animal et lui fait
porter une charge qu'il n'aurait pas portée sans cette stimulation. » Mais la conséquence de cette manière de voir, c'est
que l'alcool épuise aussi rapidement qu'il stimule ; entre lui
et l'aliment, il y a cette différence que celui-ci stimule et
nourrit, celui-là stimule et épuise et, à l'appui, Baer cite
l'expérience suivante de Parkes : un soldat soumis à un
excellent régime, absolument dépourvu de toute substance
alcoolique, est chargé, pendant six jours, d'un travail mo-

déré. Pendant les trois jours suivants, repos ; puis reprise du même travail, mais en ajoutant au régime antérieur 4 onces d'alcool, trois fois par jour ; ensuite de chaque dose d'alcool, travail pendant deux heures.

Après la première prise d'alcool, le soldat semble s'acquitter de son travail avec plus de facilité ; mais il travaille moins qu'on ne l'aurait cru. Après la deuxième dose, il éprouve de la chaleur et de la soif, mais il accomplit son travail pendant les deux premiers jours comme quand il était soumis à son régime de sobriété complète. Le troisième jour, il ressent des palpitations et doit se reposer fréquemment. Après la troisième dose, il se trouve indisposé et parvient à s'acquitter de moins en moins bien de sa besogne. A la fin de la deuxième journée, il était déjà très fatigué, et le troisième jour, au soir, il était tellement épuisé qu'il ne savait plus travailler (1).

Marvaud, de son côté, affirme que l'alcool exerce une action directe ou dynamique sur les éléments nerveux, action qui se traduit par la stimulation des fonctions intellectuelles, sensitives et motrices (2).

Lallemand et Perrin sont d'avis que l'alcool soutient les forces déprimées, par une excitation qui agit directement sur l'appareil nerveux. Absorbé et porté rapidement dans la matière nerveuse, il produit une stimulation générale, il réveille les forces et dissimule l'épuisement de l'organisme sous une apparence de réconfortation momentanée (3).

Cette action stimulante, dynamophore, comme on l'a encore appelée, nous paraît excessivement obscure, et il

---

(1) BAER, *loc. cit.* ; note 21.
(2) MARVAUD, *loc. cit.*, p. 90.
(3) LALLEMAND et PERRIN, *loc. cit.*, p. 135.

nous serait fort difficile de la caractériser en termes quelque peu précis.

Remarquons d'abord, qu'elle est évidemment en contradiction, quoi qu'en ait pu dire Marvaud, avec l'action *anti-déperditrice*, et qu'elle ne concorde pas toujours avec l'observation des faits pathologiques.

Qui dit stimulation générale des forces intellectuelles, sensitives et motrices, semble par cela même impliquer une suractivité du mouvement de la vie : or, celle-ci ne peut se produire sans une accélération de la vie cellulaire et, par conséquent, des processus d'oxydation. L'expérience prouve que dans la période d'excitation alcoolique ceux-ci diminuent. Comment concilier ces deux facteurs ? A moins que de prétendre que l'un d'eux l'emporte de beaucoup sur l'autre et que la vie organique, fortement déprimée et légèrement excitée, reste, en fin de compte, abaissée. D'un autre côté, dans les maladies graves accompagnées de dépérissement des forces, l'administration persistante de vin, en l'absence d'autres aliments, suffit pour conserver à l'organisme une certaine force de résistance. S'il y avait réellement stimulation de la part de l'alcool, c'est-à-dire accroissement des processus vitaux, l'usure et l'épuisement final, au lieu d'être retardés, devraient survenir plus rapidement; tandis que, encore une fois, c'est le contraire qui arrive.

Si maintenant l'on veut bien décomposer cette stimulation générale du système nerveux en ses divers éléments, sa réalité apparaîtra moins claire et moins évidente encore.

Le système nerveux se compose du système nerveux de la vie végétative et du système nerveux de la vie de relation, ce dernier comprenant la motilité, la sensibilité et l'intelligence.

Examinons séparément l'influence de l'excitation alcoolique sur chacun de ces facteurs, en commençant par le plus facile à apprécier, la motilité.

« Les mouvements deviennent plus nombreux, plus étendus, plus faciles : l'homme se sent un besoin plus grand de se mouvoir, de se déplacer ; il semble, en outre, éprouver plus de vigueur musculaire ; il se sent plus de force, plus d'énergie. »

Sont-ce bien là, les symptômes de l'excitation de la motilité ? Sans entrer ici dans des détails physiologiques qui nous entraîneraient à des études que ne comporte pas ce travail, nous pourrons cependant dire que tous les agents qui sont reconnus pour avoir une influence directe sur les mouvements produisent de tout autres symptômes ; c'est ainsi que l'on remarque l'augmentation de l'excitabilité réflexe, des spasmes convulsifs, des spasmes tétaniques, des convulsions générales, etc., etc., phénomènes qui font complètement défaut dans la période d'excitation alcoolique et qui sont même tellement rares, qu'on en a nié la possibilité ; quant à l'augmentation du pouvoir réflexe, nous ne connaissons aucune expérience qui en établisse nettement l'existence.

Passons à la sensibilité générale. Que voit-on, de ce côté, dans l'excitation alcoolique au premier degré ? Des phénomènes fort obscurs et peu définis. On dit bien que la sensibilité, relative au tact ou à la douleur, est exaltée, que le tégument cutané est plus sensible ; mais aucune observation exacte n'est encore venue nous donner le degré de cette hyperesthésie. Du reste, l'hyperesthésie en général est d'ordinaire accompagnée de phénomènes dysesthésiques, tels que fourmillements, picotements et autres sensations qui font défaut dans la période d'excitation alcoolique. Du côté de la vue et de l'ouïe, c'est tout au plus si l'on peut noter une impressionnabilité plus grande que d'ordinaire à l'égard de ce qui agit sur les sens, et encore, ce symptôme pourrait-il aussi bien dépendre de la congestion des méninges qui accompagne l'action physiologique de l'alcool, que de l'agent alcoolique lui-même.

Reste l'intelligence, et c'est de ce côté que se manifeste réellement l'influence de l'alcool ; mais l'excitation que l'on observe peut-elle bien être considérée comme une augmentation de l'énergie intellectuelle dans le sens propre du mot, c'est-à-dire comme une suractivité du pouvoir pensant ? Nous essayerons de prouver à l'article « ivresse » qu'il n'en est réellement pas ainsi. Qu'il nous suffise ici de dire que c'est beaucoup moins sur les facultés intellectuelles elles-mêmes que sur la sensibilité morale que l'alcool porte sa première influence.

C'est moins l'intelligence que le caractère et les dispositions morales qui sont modifiés, lors des premières perturbations occasionnées par l'alcool. C'est le *sensorium commune* qui est atteint, et ce sont les modifications ainsi produites qui gouvernent les diverses manifestations cérébrales fonctionnelles, sensitives ou motrices, que l'on rencontre dans la période dite d'excitation de l'ivresse.

Que devient, au milieu de cette diversité de manifestations, la stimulation alcoolique, cette stimulation que l'on croit capable d'infuser une énergie et une vigueur nouvelles au système nerveux ?

Comme nous espérons le prouver dans la seconde partie de ce travail, elle n'est qu'un phénomène absolument factice, qui n'atteint que très indirectement le système nerveux lui-même et qui n'a qu'une influence tout aussi indirecte sur la motilité, la sensibilité et l'intelligence proprement dite.

Nothnagel nous paraît avoir parfaitement déterminé la nature de cette excitation en écrivant que, dans la sphère de la vie matérielle, elle joue un rôle semblable à celui que remplissent, dans une sphère plus élevée, les impulsions morales vers l'amour, la gloire, la puissance. Sans augmenter la provision des forces existantes, ces impulsions en facilitent l'utilisation et l'emploi, et peuvent même exciter aux actions les plus héroïques. Un exemple fera peut-être mieux saisir notre pensée : supposons un homme harrassé de fatigue, épuisé par un long travail et pouvant à peine fournir un restant de force pour terminer sa besogne. Annoncez à cet homme une heureuse nouvelle, qui le transporte de joie, et de suite il se sentira réconforté et produira avec facilité la dose d'énergie nerveuse nécessaire à l'accomplissement de sa tâche. L'alcool aurait produit le même effet immédiat; et le résultat médiat des deux modificateurs sera identique, un épuisement consécutif plus prononcé. Le mécanisme est le même, c'est au moyen de l'excitation cérébrale que l'effet a été produit aussi bien par l'alcool que par la cause morale. Seulement dans l'action de l'alcool interviennent certains éléments adjuvants et l'excitation épuise moins vite, parce que l'alcool agit comme antidéperditeur sur la nutrition générale.

Cette manière de voir sera, du reste, développée au chapitre de l'ivresse. Nous répéterons ici que la stimulation du système nerveux ne nous paraît qu'une conséquence de l'excitation cérébrale, qui est seule primitive et dont la détermination complexe est peut-être difficile à bien établir.

Quoi qu'il en soit, il résulte de la discussion qui précède,

que la nature intime de l'action qu'exerce l'alcool sur l'em-
semble du système nerveux, tant de la vie végétative que de
la vie de relation, pendant la première période de son
action, est encore fort insuffisamment connue et appréciée,
et que de nouvelles recherches sont indispensables pour
en établir définitivement l'essence.

C. Nature de l'action physiologique de l'alcool.

Dans les pages qui précèdent, nous avons résumé le plus
fidèlement possible le mode d'action de l'alcool administré à dose plus ou moins élevée, mais encore physiologique, sur les différents systèmes de l'organisme humain.
Nous avons cru superflu de rapporter au long toutes les
expériences et de citer tous les auteurs qui les ont faites ;
ce travail eût inutilement allongé ce chapitre, sans en augmenter la valeur.

Si maintenant nous voulons déduire des conclusions pratiques de ces longs et consciencieux travaux, et si nous voulons rechercher quelle est l'action réelle de l'alcool sur
l'économie humaine, nous ne pourrons que constater l'insuffisance de la science à nous donner actuellement la solution exacte du problème. Nous préférons cet aveu d'impuissance, qui amènera de nouvelles recherches et de nouvelles
études, aux affirmations catégoriques et péremptoires qui
cachent, sous des théories trompeuses, une insuffisance
scientifique évidente. Tel nous paraît être le cas pour l'action physiologique de l'alcool. Ce n'est pas à dire que tout
soit inconnu dans ce domaine spéculatif ; on a seulement
eu tort de vouloir trop uniformiser son action dynamique.
Comme la plupart des autres agents de la thérapeutique,
l'alcool n'a pas une influence simple, unique, que l'on pour-

rait désigner sous une seule dénomination, telle que excitant, paralysant, tétanique, narcotique, mais il se montre
sous des aspects multiples qu'il convient de spécifier pour
pouvoir mieux apprécier son action générale.

Une de ses propriétés les mieux prouvées et les plus
apparentes réside dans son influence sur les sécrétions :
l'alcool active l'action sécrétoire des diverses glandes et
notamment des glandes salivaires, des glandes stomacales
et des glandes rénales; cette stimulation n'est toutefois pas
seulement et absolument directe, les réflexes y ont leur
part comme le prouve l'observation que nous avons rapportée à propos de l'excitation stomacale à la suite de
l'impression produite par l'alcool sur la langue. D'un autre
côté, par suite de son élimination par les diverses sécrétions, il agit évidemment sur le tissu glandulaire et en
augmente ainsi l'activité; les muqueuses stomacales participent largement à cette influence locale et réflexe, et l'on
peut dire que l'alcool est, en même temps qu'un excellent
excitant gastrique, un fort bon diurétique.

Que vaut son action excitante générale, c'est-à-dire celle
qu'il exercerait sur le système circulatoire en l'accélérant
et, par suite, en augmentant la production de chaleur? C'est
la propriété du pauvre, celle qu'utilise ou que croit utiliser
l'ouvrier en ingérant une goutte pour se réchauffer. Les
détracteurs de l'alcool ne se sont pas fait faute de se prévaloir des nombreuses expériences qui établissent que l'alcool,
loin d'exciter la circulation, la déprimerait, au contraire et
diminuerait la température animale; mais ils ont oublié
que la dose, qui produit cet effet, est une dose qui nuit, de
même que celle qui produit l'ivresse.

Dans l'opium, ce n'est pas la quantité qui assomme, c'est

la quantité qui calme qu'il faut considérer : or, à dose faible, on ne saurait nier que l'alcool stimule légèrement le centre circulatoire, active la circulation périphérique, chasse le sang en plus grande abondance vers la peau et amène, par conséquent, une très légère augmentation de la chaleur animale. Que chez celui qui a abusé de l'alcool, cette action ne se produise plus, qu'elle donne même lieu à des phénomènes contraires, la chose est possible; mais elle n'infirme nullement l'effet primitif. Dans les expériences d'Harrisson Branthwaite, sur 19 personnes qui prirent de 1 à 6 drachmes (2 à 12 grammes d'alcool éthylique), l'on put constater, au thermomètre placé sous la langue, une augmentation de température variable de 1,11 à 3,32 chez 11 personnes sur 19 soumises à l'observation. Peut-on dire, dans ce cas, que l'alcool n'augmente jamais la température du corps?

La seule conclusion impartiale à tirer des expériences qui ont été instituées, c'est que le premier effet des doses modérées d'alcool est une légère stimulation du centre circulatoire avec augmentation passagère de la chaleur animale. Il est vrai que cette stimulation est de très courte durée, et ne tarde pas à faire place à des phénomènes de dépression vitale, si la dose alcoolique augmente; mais, si cette dernière dose est malfaisante, il ne s'en suit pas que la première le soit, et c'est exagérer à plaisir que d'englober dans une réprobation absolue toutes les propriétés de l'alcool, parce que certaines d'entre elles peuvent avoir des effets nuisibles. Nous plaçons cette légère stimulation circulatoire parmi les rares propriétés bienfaisantes de l'alcool, en y ajoutant son action excitante locale sur l'estomac, dont les effets réflexes contribuent, avec l'excitation céré-

brale, à produire cet état de bien-être général, cette sensation de force et de vigueur qui suit son usage modéré, et
dont l'ensemble nous paraît constituer la prétendue stimulation du système nerveux.

Quoi qu'il en soit, ces premières manifestations alcooliques sont d'ordinaire passagères et cèdent bientôt le pas à
un tout autre ordre de phénomènes, dont la nature est plus
obscure et l'explication moins aisée. Nous voulons parler de
l'influence de l'alcool sur la nutrition en général. Peu de phénomènes ont davantage excité la sagacité des physiologistes,
et, malgré tant de science accumulée sur un si petit point,
on peut dire que, en dehors de la constatation matérielle
des faits, la chimie physiologique n'est pas encore parvenue
à donner une notion incontestée de l'action de l'alcool sur
la nutrition. Il ne sera pas bien difficile de le prouver.

D. De l'alcool comme aliment.

Nous ne nous demanderons pas si, oui ou non, l'alcool est
un aliment; la définition de celui-ci n'est peut-être pas
encore assez strictement établie, pour que la question ainsi
posée ne nous entraîne à des distinctions subtiles qui n'auraient aucun résultat pratique. Nous demanderons plutôt
quelle est l'action de l'alcool sur la nutrition? A la question
ainsi comprise, il n'y a qu'à répondre par toutes les théories et hypothèses qui ont été émises jusqu'à ce jour. Mais,
quant à donner, dans l'état actuel de la science, une opinion
définitive, ce serait dépasser les limites des déductions légitimement autorisées.

Pour bien connaître le rôle que joue un agent dans la
nutrition du corps humain, il serait essentiel de savoir,
d'abord, ce que devient cet agent dans l'économie, surtout

quand il constitue un composé aussi complexe que l'alcool ; l'on connaît les transformations qu'éprouvent et où vont séjourner le mercure, l'arsenic, le phosphore ; mais on l'ignore complètement pour l'alcool. Une petite partie est éliminée en nature, le restant disparaît dans l'économie sans que, expérimentalement parlant, l'on sache absolument ce qu'il est devenu. Dujardin-Beaumetz a bien dernièrement rapporté au congrès international pour l'étude des questions relatives à l'alcoolisme (page 30), avoir constaté de l'aldéhyde dans le cerveau d'un individu mort par empoisonnement alcoolique ; mais, comme l'eau-de-vie qui avait déterminé la mort, en contenait également, cette seule observation de quelque importance, perd toute la valeur qu'on pourrait vouloir lui attribuer. Ainsi donc, l'alcool, ingéré en assez grande quantité, disparaît dans l'organisme sans que l'on ait pu jusqu'à ce jour apporter un seul fait exact à l'appui de l'une ou de l'autre de ses transformations ; mélangé au sang hors du torrent circulatoire, il disparaît d'une façon tout aussi mystérieuse, car on ne parvient plus à en retirer par la distillation qu'une faible partie de celui qu'on y a incorporé.

Comment devient-il, dès lors, possible d'émettre une opinion même approximative sur l'action intime d'un agent qui se cache si soigneusement aux investigations dont il est l'objet ?

Il est vrai que l'on constate les effets ; mais les mêmes effets sont souvent les produits des causes les plus disparates et les plus opposées. De combien de manières ne pourrait-on pas expliquer la diminution de l'acide carbonique d'abord ? Si celui-ci résultait d'un agent indestructible, la chose serait moins aisée ; mais un agent aussi facilement

décomposable que l'alcool ne peut-il agir de mille différentes manières sur l'élimination de ce gaz? La théorie de
Duchek, qui exige l'absorption de l'oxygène pour les diverses
transformations, explique déjà, en partie, la diminution de
l'acide carbonique, par suite du manque d'oxygène qui
brûle l'alcool au lieu de brûler les tissus. Pourquoi encore
l'alcool ne serait-il pas, par la fixation de l'oxygène, transformé directement en ces globules graisseux que la plupart
des auteurs ont vu apparaître dans le sang immédiatement·
après l'ingestion de ce liquide?« Nous croyons, dit Marvaud
(page 77), d'après les recherches des chimistes que nous
avons mentionnées plus haut, qu'une certaine quantité
d'alcool peut se transformer en graisse, soit directement,
soit après des altérations intermédiaires que les travaux de
la chimie organique nous permettent d'entrevoir et même
de comprendre, sinon de démontrer complètement aujour-
d'hui. » L'alcool partage cette propriété avec l'amidon et le
sucre, dont la transformation graisseuse ne fait plus de
doute maintenant, grâce aux habiles recherches de Dumas
et Boussingault (1). Du reste, sans admettre que ce produit
soit directement de la graisse, le sang et les organes ne
contiennent-ils donc aucun de ces produits intermédiaires
plus oxygénés que l'alcool, qui pourraient en dériver par
la fixation de l'oxygène et expliquer ainsi la diminution
de l'acide carbonique exhalé?

   Qui nous prouve encore que, dans les nombreuses transformations dont nos organes sont le siège, le carbone de
l'alcool ne soit pas fixé dans la trame de nos organes, dont
il devient partie intégrante, et que l'hydrogène ne prenne à
l'organisme la quantité d'oxygène nécessaire pour passer à

----

(1) *Comptes rendus de l'Académie des sciences*, t. XX, p. 1728.

l'état d'eau, et amène ainsi de nouveau une diminution indirecte de l'acide carbonique? Et pourquoi encore l'alcool lui-même ne fixerait-il pas une certaine quantité de ce gaz pour passer à l'état de composé utilisable dans le sein de l'organisme?

Nous ne voudrions pas prétendre que de telles hypothèses soient fort probables; mais encore faudrait-il prouver qu'elles sont réellement fausses.

Et ce n'est pas seulement par des théories vitalistes que l'on peut expliquer l'un des effets les plus constants de l'influence alcoolique; les théories mécaniques, comme on va le voir, ne sont pas moins ingénieuses ni peut-être mieux étayées de preuves. Il y a 25 ans que Brodie, d'Édimbourg, s'était élevé contre les idées de Liebig, considérant le corps humain comme capable de décomposer l'alcool qu'il reçoit et de faire bénéficier l'organisme des éléments dont il se compose. Dans un travail lu au dernier congrès de l'alcoolisme, il est revenu sur sa manière de voir, et, se fondant sur cette observation : que l'acide carbonique diminue dans l'expiration presque instantanément après l'absorption de l'alcool, il a admis que cette diminution provenait exclusivement des obstacles apportés mécaniquement par l'alcool à l'exhalation du gaz. « L'alcool ingéré passe de l'estomac dans le système de la veine-porte et, de là, dans la cavité droite du cœur, où il se rencontre avec du sang chargé d'acide carbonique. Lorsqu'il arrive à la muqueuse pulmonaire par suite de sa grande force élastique (4,50 à la température ordinaire), une certaine partie de l'alcool est exhalée. L'acide carbonique et l'alcool se disputent une issue à la surface de la muqueuse respiratoire. Par suite, une certaine quantité d'acide carbonique, remplacée dans l'exhalation par de l'alcool, demeure dans le sang avec le restant de cet agent et passe dans la circulation générale (1). »

Il est vrai que la diminution de l'urée vient corroborer celle de l'acide carbonique. Mais il est évident que, si une partie de l'oxygène est distraite de sa destination et fixée par l'alcool, cet oxygène ne pourra plus servir à l'oxydation de nos tissus et les produits de la combustion organique, aussi bien l'acide carbonique que l'urée, diminueront.

Quant à la chaleur animale, comme nous l'avons déjà observé, elle est le résultat de facteurs trop variés et des conditions trop diverses influent sur sa production, pour qu'il soit possible de tirer de sa décroissance des conséquences absolument concluantes pour un fait unique.

Par le rapide examen critique qui précède, nous avons voulu simplement établir que les données expérimentales, relatives à l'action des alcooliques sur la nutrition, sont encore loin d'être suffisamment précises et suffisamment explicites, pour pouvoir admettre comme prouvées et définitives les diverses théories qui ont été émises sur l'action physiologique de l'alcool.

Quoi qu'il en soit, et sans affirmer que ce dernier soit un aliment ou un poison, puisque ces mots sont de nature à choquer ses partisans comme ses adversaires, disons que la plupart des auteurs ont conclu des effets qu'il exerce sur les phénomènes de la nutrition, que l'alcool n'agit pas comme agent respiratoire, vu que, à l'encontre des résultats que produisent les agents de cet ordre, augmentation de la chaleur animale et de l'acide carbonique, il amène, au contraire, une diminution de l'une et de l'autre.

(1) *Congrès international d'alcoolisme*, 2me session, 1880 ; p. 244.

La diminution de l'acide carbonique dans l'air expiré, la diminution de l'urée dans la sécrétion urinaire et l'abaissement corrélatif de la chaleur animale peuvent se traduire théoriquement par un ralentissement de la désassimilation dans nos tissus.

Ces phénomènes étant le résultat des oxydations qui se passent dans la trame intime de l'organisme, il paraît naturel d'admettre que, là où ils sont moins prononcés, les oxydations elles-mêmes doivent l'être aussi, et que, en conséquence, l'organisme s'use moins vite; or, là où il s'use moins vite, il a moins besoin de réparation et se soutient plus longtemps. La conclusion toute naturelle, c'est que l'alcool soutient l'organisme, non en le nourrissant, mais en l'empêchant de se dénourrir, et qu'il concourt à la nutrition, non en augmentant les recettes, mais en diminuant les dépenses. Les agents de cette catégorie ont été nommés antidéperditeurs, antidénourrissants ou agents d'épargne, et l'alcool a été considéré comme l'un des plus importants de cette série. Là est, d'après les théories actuellement en vogue, l'explication de l'une des principales propriétés de l'alcool, celle de soutenir et de réconforter.

Mais il est évident que l'on ne saurait considérer ce processus antidéperditeur comme un véritable processus nutritif : la vie ne s'entretenant que par suite des échanges nutritifs et du mouvement de composition et de décomposition de nos organes, il en résulte qu'un ralentissement de ce mouvement organique constitue un ralentissement dans la force de la vie; en outre, les matériaux qui ne sont pas brûlés par le pouvoir oxydant de l'organisme continuent à y séjourner, et, comme tous les composés résultant de l'usure de nos organes constituent des éléments nuisibles à l'économie, il y a là une nouvelle cause de désordre. L'on voit donc que si l'alcool paraît soutenir les forces en empêchant momentanément le corps de perdre de sa substance, cette action n'est que passagère, et elle doit fatalement aboutir à un effet contraire qui est l'affaiblissement.

Du reste, l'action de ces agents antidéperditeurs ne nous paraît pas encore bien nettement prouvée, et nous nous sommes demandé plus d'une fois si elle ne repose pas sur un principe erroné. Le ralentissement des échanges organiques soutient-il bien l'organisme, comme le prétendent les défenseurs de la théorie des aliments d'épargne? Si l'on poussait cette théorie jusque dans ses dernières limites, l'on arriverait à dire que l'arrêt complet des oxydations constitue l'apparence de la santé parfaite. Nous nous plaisions à croire que ce sont les processus oxydatifs en eux-mêmes qui, par la production de force et de mouvement auxquels ils donnent lieu, constituent la vie; pourquoi alors, quand ces processus diminuent, peut-on dire que l'organisme continue à se soutenir comme auparavant?

En résumé, il semble établi aujourd'hui que la propriété fondamentale des alcooliques, celle qui soutient l'organisme, est due à leur qualité d'aliment d'épargne.

Une seconde propriété, que l'alcool ne possède que lorsqu'il est pris à petites doses non continues, résulte de son action stimulante sur le centre circulatoire et des conséquences qui en découlent.

Quant au système nerveux, c'est par l'excitation cérébrale à laquelle il donne lieu que se manifeste son influence stimulante sur ce système; son action réelle directe est plutôt déprimante et narcotique.

Nous avons tenu à exposer l'action physiologique de l'alcool, non avec des idées préconçues, mais avec les données encore fort incomplètes de la science ; nos conclusions manquent peut-être de précision ; elles offrent encore ces lacunes, ce défaut de suite qui caractérise toute œuvre inachevée ; mais la science n'est pas de l'imagination, et il est préférable de rapporter les faits, tout incomplets qu'ils soient, que d'en forcer les conséquences et de faire de la science de fantaisie.

CHAPITRE II.

DE L'IVRESSE.

Le cerveau, peut-être aussi la moelle épinière, sont de tous les organes de l'économie ceux qui éprouvent, de la part des liquides alcooliques, l'atteinte la plus rapide et la plus profonde. Des doses d'alcool dont l'influence se ferait à peine sentir sur d'autres viscères, produisent, du côté de l'encéphale, tout un complexus de phénomènes présentant une certaine individualisation et offrant une prédominance suffisante et tellement constante, qu'ils ont fini par former une véritable entité pathologique.

Cette entité, c'est l'ivresse.

L'ivresse n'est autre chose que l'alcoolisme cérébral ou plutôt cérébro-spinal aigu.

Si elle n'est pas exclusivement caractérisée par des phénomènes d'ordre nerveux, toujours est-il que ceux-ci prédominent au point d'absorber complètement toute la scène morbide et de rejeter sur l'arrière-plan les symptômes, du reste passagers, qui peuvent se produire du côté des autres organes.

Dans la grande histoire de l'alcoolisme, l'ivresse occupe

la première et non la moins importante place; elle a sa pathologie comme sa pathogénie; elle doit avoir sa médecine légale, peut-être la plus importante et la plus difficile.

Ces considérations nous permettent de consacrer à l'ivresse un chapitre particulier.

Mais l'ivresse ne se présente pas toujours dans des circonstances identiques. Survenant, tantôt, dans des conditions normales de tempérament et de constitution, elle offre un type toujours le même, un fonds toujours identique, malgré la variété des nuances qui peuvent en modifier la surface; tantôt, en dépit d'une origine commune et d'un mode de production uniforme, elle revêt des caractères si différents du type primitif, qu'il est difficile de lui assigner une même nature.

Deux subdivisions du chapitre traiteront séparément de l'histoire de chacune de ces formes, à savoir : l'ivresse normale et l'ivresse anormale ou pathologique.

1. IVRESSE NORMALE.

A. *Description*. — A dose massive, l'alcool produit des effets foudroyants; à un usage modéré, correspond un sentiment de bien-être général, une plénitude, une vigueur qui se répandent aussi bien dans le domaine de la vie physique que dans celui de la vie intellectuelle et qui ne laissent à leur suite ni lassitude, ni abattement. C'est ce que l'on pourrait appeler la période prémonitoire de l'ivresse, celle que les Allemands ont désignée sous le nom de *Weinwarme Zustand*. C'est la seule que les partisans de l'alcool puissent invoquer en faveur d'un agent dont l'action favorable — si tant est qu'elle soit réelle — n'a malheureusement qu'une durée trop éphémère. Si des écrivains, des poètes, des artistes sont redevables à cette stimulation artificielle, d'inspirations que ne leur eût pas fournies leur génie abandonné à ses ressources naturelles, beaucoup d'autres n'y ont trouvé que la désillusion, la ruine et la mort. Les rares chefs-d'œuvres, dont l'alcool pourrait peut-être accepter la paternité, ne dédommageront jamais l'humanité des maux sans nombre dont il l'accable journellement.

D'ordinaire, l'action de l'alcool est lente et graduelle; ses premiers effets se traduisent par une excitation de toutes les fonctions cérébrales, excitation qui ne tarde pas, après une période intermédiaire plus ou moins longue, à faire place à un anéantissement complet.

Une chaleur douce se répand de l'estomac à travers tout le corps et se porte principalement à la tête ; en même temps que le visage s'injecte, que l'œil devient brillant, que la circulation s'accélère, que la force musculaire semble s'accroître, l'intelligence devient plus vive; les idées se pressent, arrivent en abondance, parfois confuses, et se traduisent au dehors avec loquacité; les préoccupations s'effacent; les inquiétudes disparaissent; l'avenir apparaît riant; les chagrins et les misères du passé s'oublient; le courage s'exalte; la parole se développe; le geste s'anime, devient étendu, vif et brusque; la conversation est brillante, animée, souvent spirituelle et mordante; l'imagination est plus ardente et revêt le monde extérieur de ses couleurs les plus séduisantes et les plus trompeuses; une amabilité exubérante, parfois entreprenante, traduit au dehors l'excitation génésique.

Un sentiment de bien-être général traverse tout le corps; le buveur éprouve comme un sentiment de légèreté qui se -traduit dans le domaine organique par l'exubérance de la motilité, et, dans le domaine moral, par des sentiments de vanité, d'orgueil, d'emphase, de témérité; il affronte les périls qui, jadis, l'eussent fait reculer; il tient tête aux attaques qui l'eussent épouvanté et il tente les entreprises auxquelles il eût à peine osé songer. Le guerrier court avec insouciance à l'ennemi; l'orateur, que les arguments de l'adversaire n'effraient plus, a la parole vive, coulante, animée, hardie; le poète trouve dans la suractivité de son imagination des images inespérées et le musicien, des mélodies longtemps poursuivies.

Bientôt la langue se délie davantage; l'homme fait ses confidences et souvent commet des indiscrétions, révèle ses tendances et son caractère; celui que hante la tristesse devient sombre, mélancolique, tombe dans de profondes rêveries ou pleure et se lamente; celui qui est irritable devient violent, colérique et souvent furieux; tel se laisse aller à la tendresse, aux épanchements, embrasse tout le monde, comble l'univers de ses présents et rêve la félicité éternelle; tel autre a le vin gai et dériderait, par ses facéties, l'hypocondriaque le plus atrabilaire.

Chez presque tous, la loquacité devient intarissable; la forfanterie, la vantardise et la hâblerie sont le cachet de leurs discours; les sciences les plus élevées, les problèmes les plus difficiles n'ont plus de secrets pour eux; les projets les plus aventureux, les idées les plus grandioses n'ont plus rien qui les effraie.

La physionomie de l'ivresse n'est cependant pas toujours l'exagération de l'état normal physiologique, et il est loin d'être rare de voir l'alcool donner naissance aux modifications de caractère les plus extrêmes, en faisant passer l'homme, de la timidité à la violence, de la politesse à la grossièreté et de la gaieté à la mélancolie.

En même temps, la sensibilité s'exalte et la motilité s'exagère; un besoin d'espace et de liberté se fait sentir qui amène une agitation physique et morale, des mouvements exubérants, une pantomine expressive, énergique et souvent pleine d'à propos, des éclats de rire, des chants, une joie extravagante et souvent une disposition aux querelles.

L'excitation psychique devient en même temps organique; la circulation s'accélère surtout vers l'encéphale; une chaleur bienfaisante s'étend à tout le corps et finit par envahir la tête; une légère moiteur couvre la peau; la soif devient plus vive; le besoin d'uriner plus fréquent; la bouche est pâteuse, la salive visqueuse.

A cette période de l'ivresse, l'homme se possède encore et sait encore se dominer; les phénomènes qui la constituent sont généralement assez fugitifs, et quand elle n'a pas excédé ses limites ordinaires, elle ne laisse à sa suite qu'un sentiment de fatigue et d'affaissement ou une céphalalgie gravative accompagnée d'embarras gastrique, que ne connaissent que trop ceux qui ont l'habitude de s'enivrer.

Mais l'alcool ne conserve pas longtemps à celui qu'il domine les illusions enchanteresses d'un premier enivrement.

A l'excitation simple, succède l'excitation désordonnée; là, les facultés et les fonctions étaient simplement exaltées; ici, elles se pervertissent tout en s'affaiblissant.

Un état vertigineux qui va sans cesse croissant, constitue un des premiers symptômes de transition; l'intelligence s'obscurcit et semble se couvrir d'un nuage de plus en plus épais; la vivacité de l'imagination décroît et s'éteint; les perceptions sont confuses; les jugements perdent de leur justesse; la dislocation des idées et l'incohérence des paroles

se traduisent au dehors par un bavardage inepte; la mémoire fait naufrage; la volonté se paralyse; l'intelligence se
trouble, s'obscurcit et finit par se perdre complètement.
Alors les passions s'allument; les illusions apparaissent,
accompagnées d'impulsions nuisibles; la raison sombre, et
c'est un véritable délire qui la remplace; l'homme ne conserve plus aucun frein, ni dans ses propos, ni dans ses
actes; c'est un maniaque, dangereux à lui-même et aux
autres, dont les actes extravagants et aggressifs, le plus souvent impulsifs, peuvent mener aux violences les plus horribles et même au crime et au suicide.

Le visage trahit le trouble profond de l'être intellectuel
et moral; la tête est chaude; la face colorée; les veines du
cou gonflées; l'œil est immobile et hagard; le facies hébété;
les paupières s'appesantissent et se ferment; une somnolence invincible, bientôt suivie d'un lourd sommeil, s'empare
du buveur; la respiration d'abord accélérée, devient irrégulière, anxieuse; une constriction thoracique avec dyspnée
se manifeste; les pulsations du cœur se précipitent; les
artères battent avec énergie et ampleur; des palpitations
surviennent; les pupilles se dilatent; des vomissements
apparaissent; le corps se couvre de sueur.

Les mouvements ne tardent pas à perdre de leur précision, deviennent irréguliers, incertains; la démarche est
vacillante; l'homme ivre flageole, titube sur ses jambes mal
assurées; des chutes fréquentes témoignent de la parésie
envahissante du système musculaire, en même temps que
l'incertitude des mouvements des membres supérieurs rend
l'ivrogne tremblant et maladroit.

Bientôt la langue s'embarrasse; l'articulation des mots
devient difficile, mal exécutée; un bégaiement caractéris-

tique en est la conséquence, et finalement les sphincters se relâchent ; la station debout devient impossible ; les forces s'alourdissent ; les bras pendent le long du corps ; la tête s'incline vers la poitrine et le malade approche de la période ultime de l'empoisonnement.

En même temps, la sensibilité générale et spéciale se pervertit ; une céphalalgie gravative, des bourdonnements d'oreilles, des troubles de la vision, des illusions du goût et de l'odorat préludent à une obtusion complète des sens ; une analgésie d'abord, une anesthésie presque complète ensuite se manifestent, en premier lieu aux extrémités, pour s'étendre bientôt à tout le corps, et une impuissance génésique vient terminer la scène des désordres de la vie sensitive.

Telle est la seconde période de l'ivresse ; l'homme, complètement subjugué par le poison énivrant qui imprègne son cerveau, ne voit plus autour de lui que des êtres et des objets défigurés, perd la notion du monde où il vit, et n'ayant plus d'autres guides que ses impulsions et ses passions, descend au-dessous du niveau de la brute, qui, à défaut de raison, conserve toujours ses instincts pour se conduire.

Enfin la troisième ou dernière période de l'ivresse est constituée par une véritable apoplexie comateuse ou une abolition complète de toutes les fonctions de la vie de relation ; la vie végétative seule persiste, et encore ses manifestations sont-elles gravement atteintes et compromises.

L'intelligence dans sa totalité est absolument éteinte et absorbée dans le coma le plus profond, dont il devient impossible de tirer le buveur ; la résolution musculaire est complète ; l'homme ne constitue plus qu'une masse inerte incapable d'opposer la moindre résistance aux efforts physiques. La sensibilité est éteinte.

La face est rouge, bleuâtre, gonflée, parfois pâle et livide; les pupilles sont dilatées; la température s'abaisse; l'œil devient vitreux et atone; la respiration stertoreuse; les bronches se remplissent de mucosités; l'asphyxie est imminente; le pouls est misérable; le corps couvert d'une sueur froide; l'urine et les matières fécales sont évacuées involontairement; l'homme est ivre-mort.

Double affirme (1) que, dans cet état, la brute humaine (et c'est peut-être encore abaisser cette dernière que de la comparer à l'ivrogne) serait absolumeut réfractaire au froid et à la contagion. Bien que l'auteur ait apporté à l'appui de son assertion des preuves peut-être spécieuses, le fait nous semble loin d'être prouvé; la pneumonie si fréquente des buveurs, le contingent si nombreux que fournissent aux affections épidémiques les malheureux en état d'ivresse, ne viennent pas précisément plaider en faveur d'un fait qui, lui aussi, fut dans le temps généralement admis pour les aliénés, mais dont de trop nombreux exemples ont absolument prouvé la fausseté.

Si l'ivrogne ivre-mort semble montrer plus de résistance aux influences destructives qui de tous côtés l'assaillent, c'est peut-être moins à raison de son ivresse qu'à raison de sa constitution à l'épreuve des causes morbigènes. Acclimaté dans le milieu délétère où il passe sa vie, il ne ressent plus les effets des influences pernicieuses dont il est entouré.

B. *Formes.* — L'ivresse dont nous venons d'esquisser à grands traits les caractères principaux et la physionomie générale, est l'ivresse ordinaire, celle que l'on pourrait con-

(1) *Journal général de médecine*, avril, 1807; p. 458.

sidérer comme normale, s'il était permis d'appeler normal un véritable empoisonnement.

Bien que des circonstances nombreuses, l'individualité d'abord, l'âge, le sexe, la constitution, le tempérament, l'habitude, le genre de vie, le climat, l'époque de l'année et du jour, la température ensuite, la nature du liquide énivrant, la manière de boire, l'entourage enfin, impriment à cette description générale de notables modifications de détail, les lignes dominantes conservent presque toujours leur exactitude et donnent à l'ensemble symptomatologique un cachet qu'il conserve dans la variété des formes.

Seuls, deux types d'ivresse semblaient vouloir faire exception à cette règle : la forme convulsive et la forme comateuse. La plupart des auteurs en donnent la description à la suite de l'ivresse. Nous ne suivrons pas leurs errements : la forme convulsive n'est plus de l'ivresse, c'est un véritable accès maniaque provoqué par l'alcool ; la description et l'étude en seront faites plus loin, dans le chapitre qui traite des ivresses anormales.

Quant à la forme apoplectique, qui est caractérisée par l'état comateux profond dans lequel l'ivrogne tombe avec rapidité, elle n'offre, ni dans ses symptômes, ni dans son essence, pas la moindre particularité qui puisse justifier la place qu'on tient à lui assigner dans le cadre nosologique de l'empoisonnement par l'alcool. Elle est uniquement constituée par le degré ultime de l'intoxication, survenue presque d'emblée et sans avoir été précédée des périodes ordinaires, ou du moins, d'une intoxication où ces périodes ont été excessivement fugaces et passagères. C'est un empoisonnement cérébral suraigu qui peut arriver dans des conditions déterminées, sous des influences connues, mais qui n'a en lui-même rien d'assez spécial pour justifier la création d'une forme particulière.

Il est trois autres variétés d'ivresse qu'il serait peut-être plus scientifique d'admettre, et qui n'ont pas jusqu'ici suffisamment attiré l'attention des auteurs, ce sont : la variété expansive, la variété dépressive et la variété stupide, variétés basées sur les modifications qu'éprouve la sensibilité morale. Dans la première forme, l'ivresse apparaît gaie; le buveur est satisfait, heureux, content; il a constamment le sourire aux lèvres et l'avenir lui semble riant et plein de charmes.

Dans la seconde forme, l'ivresse apparaît triste et mélancolique; le buveur se tient à l'écart, sombre et taciturne; l'accablement, la tristesse, le désespoir sont peints sur son visage; s'il parle, c'est pour raconter ses malheurs; la fortune est pour lui une marâtre; rien ne lui réussit; il voit tout en noir; des ennemis imaginaires le tourmentent et lui tendent des piéges; ses amis le trahissent; sa femme le trompe; il se lamente, pleure et se désole.

Dans la variété stupide, la période d'excitation fait presque défaut et le buveur tombe pour ainsi dire directement dans un état d'assoupissement, de stupeur qui va en augmentant jusqu'au collapsus complet.

C. *Division.* — L'influence de l'alcool sur le système nerveux et particulièrement sur l'encéphale se manifeste par une série progressive, mais constante de symptômes qui, à leur intensité près, se reproduisent chez la plupart des individus; ils déroulent dans leur symptomatologie trois phases consécutives : exaltation, perversion, dépression, qui ont fait diviser l'ivresse en trois périodes : surexcitation, perturbation et destruction, correspondant aux trois degrés d'ébriété admis et désignés par les Allemands sous les noms de *Rausch*, *Betrunkenheit* et *Besoffenheit*, et auxquels ils ont ajouté la période prodromique *Weinwarme Zustand*.

Ces diverses périodes ont été caractérisées comme suit :

Stade d'excitation. — *Idéation* : excitation intellectuelle; abondance et vivacité des idées; rapidité de la parole; facilité d'élocution; vivacité de l'imagination.

Sensibilité morale : sensation de bien-être; contentement et satisfaction de soi-même; exaltation de la personnalité ou dépression et mélancolie.

Sensibilité physique générale et spéciale : impressionnabilité plus grande de la peau et des organes des sens : vue et ouïe; les penchants sont plus prononcés; les perceptions sensorielles sont plus faciles et plus rapides; les désirs vénériens augmentent.

Volonté : caractère entreprenant et dominant; déterminations subites et impérieuses.

Motilité : exagération des mouvements; mobilité excessive; gesticulation; mimique expressive.

Stade de perversion. — La période de perturbation n'offre que des caractères très incertains; elle constitue plutôt la phase de transition d'une période active qui finit à une période passive qui commence. L'idéation se trouble; l'incohérence survient; l'imagination devient déréglée; le jugement et le raisonnement se faussent. La sensibilité générale et spéciale se pervertit; les perceptions s'altèrent; des illusions apparaissent accompagnées de vertiges, de bourdonnements d'oreilles.

Stade de dépression. — Les traits principaux s'affaiblissent; les angles s'émoussent et bientôt un anéantissement complet fait place à la suractivité première.

Idéation : affaiblissement de l'intelligence; lenteur et difficulté des conceptions; obtusion du jugement; obscurité de la mémoire; lourdeur de l'imagination.

Sensibilité morale : indifférence et insouciance; affaiblissement du sentiment de la moralité; effacement de la personnalité.

Sensibilité physique générale et spéciale : la sensibilité s'émousse; lenteur et difficulté des perceptions; affaiblissement de la vue et de l'ouïe; disparition des penchants et des instints; diminution de l'irritabilité réflexe.

Volonté : anéantissement graduel de la volonté; inertie et apathie morale.

Motilité : affaiblissement progressif des mouvements volontaires; titubation; chute; décubitus complet.

Le degré ultime de la dépression alcoolique est caractérisé par un anéantissement complet de l'intelligence, de la sensibilité et de la motilité. Dans cet état, l'homme a perdu toute conscience de lui-même et du monde extérieur; il est absolument insensible à la douleur physique; l'irritabilité réflexe est abolie et le système musculaire se trouve dans un état de relâchement complet. La vie de relation est éteinte; la vie végétative seule persiste encore.

A ces trois stades correspondent plus ou moins exactement trois degrés de l'ivresse, qui constituent : l'ivresse légère, l'ivresse grave, l'ivresse suraiguë mortelle, et auxquels s'appliquent les dénominations allemandes rapportées plus haut.

Ces divers degrés dépendent généralement de la quantité du liquide alcoolique ingérée, de l'âge du buveur, de sa susceptibilité particulière et de bien d'autres causes encore.

L'ivresse légère ne dépasse guère la première période,

dite d'excitation; l'intelligence paraît plus active; la conversation est animée et brillante; les gestes sont plus vifs et plus étendus; c'est à peine si, vers le déclin, apparaissent quelques vertiges et bourdonnements d'oreilles et une légère obnubilation intellectuelle.

L'ivresse grave peut aller jusqu'à l'abolition partielle de l'intelligence, de la sensibilité et de la motilité. Elle se caractérise d'ordinaire par l'incohérence des paroles, l'extravagance des actes, l'incoordination des mouvements et aboutit, au bout d'un temps plus ou moins long, à un affaissement physique, moral et intellectuel. Elle est souvent accompagnée de vomissements et d'émissions involontaires d'urines et de matières fécales; les suites sont, en général, plus longues à se dissiper. Dans les cas les plus heureux et chez les personnes plus ou moins habituées à s'enivrer, un sommeil lourd et une transpiration abondante résultent en assez peu de temps d'une ivresse même très avancée. D'ordinaire, celle-ci laisse à sa suite un engourdissement général, de la courbature, une fatigue prononcée, de la céphalalgie et un dérangement gastro-intestinal, consistant en anorexie avec pesanteur d'estomac, langue saburrale, soif vive, rapports nidoreux, vomituritions, diarrhée bilieuse, symptômes qui sont d'autant plus prononcés que le système digestif est plus impressionnable et que la personne est moins habituée aux excès.

Enfin, le troisième stade ou ivresse mortelle vient terminer la scène de l'intoxication alcoolique. L'invasion se fait tantôt d'une manière plus ou moins insensible, tantôt d'une manière brusque; mais l'ivresse aboutit toujours à un collapsus complet, à un coma profond avec insensibilité physique, morale et intellectuelle absolue; l'homme n'est plus qu'une masse inerte; la figure est gonflée, bleuâtre; les yeux sont éteints; les pupilles dilatées; la respiration est stertoreuse, râlante; le pouls faible, lent, souvent insensible; la peau froide; enfin la respiration s'arrête, le cœur cesse de battre: l'ivrogne est mort.

Telles sont les divisions généralement admises aujourd'hui dans les diverses manifestations de l'ivresse, depuis son premier début jusqu'à sa période ultime. Mais, ainsi établies, elles ne nous semblent répondre qu'à une nécessité absolument clinique; elles n'ont pas de base scientifique réelle, encore moins d'importance médico-légale. La critique en serait aisée. S'il est convenable de conserver, dans l'exposé des symptômes et le groupement des phénomènes divers de l'ivresse, une gradation qui en fasse saisir avec facilité les différentes expressions, la pathogénie ne saurait tirer grand profit d'une division qui ne repose que sur des apparences toutes symptomatologiques.

Qu'on veuille bien suivre avec attention la marche de l'ivresse, depuis le premier jusqu'au dernier stade de son évolution, et l'on trouvera, aux divers symptômes qui la composent, bien plutôt une évolution lente et progressive, qu'une modification tranchée dans la nature des phénomènes. L'idéation qui s'accélère devient par cela même incohérente; elle ne permet plus au raisonnement de s'exercer avec autorité et clarté, et elle amène déjà un commencement d'affaiblissement; l'imagination plus vive ne laisse plus entrevoir le côté réel des choses, elle fausse le jugement et nuit à l'appréciation vraie de la situation, nouvelle cause d'affaiblissement; cette intelligence, qui paraissait si vive, se trouve ainsi, dès le début déjà, entachée de déchéance.

Il en est de même de la motilité, dont l'exagération cache souvent un véritable affaiblissement.

Du reste, il n'existe aucun caractère qui puisse indiquer d'une manière plus ou moins certaine la transition de l'une des périodes à l'autre.

La division des phénomènes de l'ivresse en deux périodes offre peut-être moins de prise à la critique; l'alcool est aujourd'hui rangé dans la grande classe des anesthésiques, dont l'influence sur le système nerveux se formule par les deux stades : excitation et dépression.

Toutefois, il est essentiel de s'entendre sur ce mot d'excitation, qui se comprend mieux et exprime un fait plus exact, quand on l'applique à la vie organique que quand on le rapporte à la vie psychique. Excitation intellectuelle ne peut et ne doit pas être considérée dans le sens de suractivité de l'intelligence. Comme nous venons déjà d'en dire quelques mots et comme nous y reviendrons plus tard, sous les couleurs trompeuses d'une suractivité des facultés, l'on voit déjà poindre, même au début de l'ivresse, un affaiblissement manifeste.

D. *Mode d'action de l'alcool dans la production de l'ivresse.* — C'est en vain que jusqu'à ce jour la science a cherché à découvrir le mode d'action de l'alcool dans la production de l'ivresse; les idées émises sont à peine des hypothèses. C'est évidemment par une action directe sur le système nerveux que l'alcool occasionne ses effets désastreux; mais la nature de cette influence nous échappe entièrement. Dire que l'alcool produit une altération du contenu dans les cellules nerveuses, qu'il favorise la décomposition du protagon ou qu'il stupéfie les cellules et les fibres nerveuses, c'est émettre des théories qu'il serait aussi difficile de prouver

que de réfuter, parce que les arguments manquent de côté
et d'autre.

Ceux qui ont voulu trouver dans les modifications chimiques éprouvées par l'alcool dans le sang ou dans les altérations chimiques du sang lui-même les causes de l'ivresse,
n'ont pas été plus heureux. La transformation de l'alcool
en aldéhyde, sous l'influence du processus oxygénant, a
fait croire que cet agent avait son influence dans la production du phénomène ivresse. On a même affirmé que, son
point d'ébullition étant de 20° R. et la température du sang
étant de 30° R., la force d'expansion, développée dans l'aldéhyde par cet accroissement de température, devait occasionner un surcroît de tension vasculaire, dont l'influence
se traduirait dans le cerveau par l'obnubilation et l'étourdissement psychique, à la phériphérie du corps par une
turgescence générale, et dans le système circulatoire par un
éréthisme et des palpitations. D'autres encore semblent
admettre que le processus oxygénant, nécessité par les
transformations chimiques diverses qu'éprouve l'alcool par
son passage à l'état d'aldéhyde, d'acide acétique et finalement d'acide carbonique, enlèverait au sang l'oxygène
nécessaire au maintien du fonctionnement du cerveau, et
attribuent ainsi l'ivresse à une modification temporaire de
la composition sanguine.

Malheureusement toutes ces transformations chimiques
sont aussi hypothétiques que la théorie elle-même. Quant
à la désoxygénation du sang, elle se produit dans d'autres
empoisonnements, sans donner lieu au moindre phénomène
analogue à l'ivresse.

Ce qu'il serait peut-être plus utile à la science de démontrer, c'est la part d'influence que prennent dans la produc-

tion de l'ivresse les divers états de la circulation cérébrale, congestion et anémie. Les idées ne sont malheureusement pas encore définitivement fixées à ce sujet, et les différents processus circulatoires cérébraux, qui accompagnent ou suivent l'ivresse, semblent dépendre tout autant de causes individuelles ou étrangères que des influences alcooliques elles-mêmes.

Cependant, des expériences et des études de Claude Bernard, Neumann, Marvaud il résulte que la première période de l'ivresse, la période d'excitation est toujours accompagnée d'un état de turgescence encéphalique qui a pour cause principale une congestion réelle et appréciable de la pie-mère, état assez passager et qui se reproduit après chaque nouvelle dose. Au bout d'un certain temps, ou alors que la quantité de liquide a été plus forte d'emblée, la fluxion sanguine est remplacée par de l'anémie; celle-ci caractérise la période de dépression, d'insensibilité. La relation exacte de cause à effet entre ces deux phénomènes n'a pas encore été scientifiquement établie; car il faut être d'autant plus réservé dans les conclusions à tirer des expériences, que les efforts exigés des animaux qui y sont soumis peuvent avoir leur part d'influence dans la production des troubles circulatoires que l'on constate.

E. *Anatomie pathologique.* — L'anatomie pathologique de l'alcoolisme aigu reste à peu près entièrement à faire. Il est aujourd'hui généralement admis, et nous essayerons de le prouver plus amplement encore dans la suite, que l'alcool agit directement sur la trame nerveuse pour amener l'ensemble des phénomènes que l'on désigne sous le nom d'ivresse; mais la nature des modifications qu'il imprime à la substance délicate du cerveau, nous est encore totale-

ment inconuue. Ce serait se lancer dans des hypothèses
sans fondements que de vouloir même ébaucher cette
partie de la science. Ce qui nous paraît le plus vraisemblable, c'est qu'il existe une circulation nerveuse présidant
à l'ensemble de la vie psychique, de même qu'une circulation sanguine préside aux fonctions organiques; c'est probablement en agissant sur ces courants nerveux que l'alcool
produit ses funestes effets. A l'avenir est réservé le soin
de démontrer cette induction. Quoi qu'il en soit, les expériences sur les animaux ont prouvé que la première période
de l'ivresse était accompagnée d'une turgescence cérébrale
et surtout d'une hyperémie active de la pie-mère et que, à
mesure que l'influence alcoolique se prononçait, la surface
cérébrale s'anémiait.

Marvaud (1) a vu, par une couronne de trépan pratiquée
sur un lapin, survenir une hyperémie manifeste des hémisphères cérébraux, sous l'influence de 150 grammes d'alcool
ingérés dans l'estomac à doses fractionnées, chaque nouvelle dose étant suivie d'une nouvelle hyperémie; au bout
de quelque temps survenait l'anémie, qui persistait jusqu'à
la mort. A l'autopsie des animaux empoisonnés par l'alcool,
Lallemand, Perrin et Duroy ont signalé comme lésion constante la réplétion des sinus de la dure-mère, la congestion
de la pie-mère; par contre, la substance cérébrale était
normale.

A l'autopsie des personnes mortes accidentellement en
état d'ivresse avancée ou par suite des progrès de l'intoxication elle-même, une lésion que l'on rencontre presque
constamment et que tous les auteurs ont constatée, c'est la
congestion sanguine violente des méninges et de la pie-

(1) *L'alcool; son action physiologique*, page 58.

mère; dans cette dernière, l'on trouve parfois des suffusions sanguines et des traces d'épanchements sanguins.
L'état de la substance cérébrale elle-même laisse davantage
de doute; si, dans bien des cas, la turgescence et la congestion de la pulpe encéphalique elle-même sont évidentes,
dans d'autres cas, l'on aurait constaté (1) que la substance
cérébrale était remarquablement blanche et dure; enfin, il
existe des cas, comme le rapporte Casper (2), dans lesquels
le cerveau en lui-même est absolument intact et sans lésion,
et d'autres, comme son observation 219, où il existe une
véritable anémie cérébrale.

Les sinus veineux sont gorgés de sang noir, de même que
les plexus choroïdes; le liquide céphalo-rachidien est d'ordinaire fortement augmenté et souvent mélangé de sang; les
ventricules cérébraux contiennent en abondance de la
sérosité jaunâtre à odeur alcoolique. Plus rares sont les
épanchements sanguins dans les ventricules latéraux, et
plus rares encore les véritables hémorragies cérébrales.
Mais l'altération la plus fréquente est l'hémorragie méningée, c'est-à-dire l'extravasation du sang dans la cavité des
méninges. Cependant ces altérations elles-mêmes, que
Tardieu admet comme constantes, surtout pour l'hémorragie méningée, et que Flourens (3) dit avoir constatées chez
tous les oiseaux qui ont servi à ses expérences, n'ont pas été
rencontrées par Lallemand et Perrin, dans des expériences
à peu près identiques qu'ils ont faites sur des chiens.

Après le cerveau, ce sont les poumons qui offrent les dé-

(1) JACCOUD. *Pathologie interne; intoxication alcool.* (appendice aux
4 1res édit., pages 365).
(2) *Traité de médecine légale*, V. 2, page 316.
(3) *Recherches sur les propriétés et sur les fonctions du système nerveux*, page 402.

sordres les plus fréquents et consistant en congestions plus
ou moins violentes, avec extravasation de sérosité sanguinolente ; il n'est pas rare de constater de véritables apoplexies
pulmonaires ; le même état congestif se rencontre, quoique
moins prononcé et beaucoup plus irrégulier dans sa fréquence, dans le foie, la rate, les reins et la muqueuse stomacale. Casper affirme que, dans toutes les autopsies qu'il a
faites d'individus morts en état d'ivresse, il a remarqué une
lenteur très grande dans la décomposition cadavérique,
dont parfois on n'apercevrait pas encore la moindre trace,
alors que d'autres corps eussent déjà été en pleine voie de
putréfaction.

Pour pouvoir sainement apprécier la valeur des altérations anatomo-pathologiques dont la description vient
d'être donnée, il ne faut pas oublier que les morts par
ivresse se rencontrent, en général, parmi de vieux ivrognes,
chez lesquels l'existence antérieure de l'alcoolisme chronique a amené des lésions qu'il ne faut pas confondre
avec celles de l'ivresse elle-même et a mis la plupart des
organes, surtout encéphaliques, dans des conditions nouvelles et autres que celles qui existent à l'état normal.

C'est ainsi que l'hémorragie méningée, en dehors de
l'ivresse mortelle, ne doit pas être bien rare chez les ivrognes de profession, à n'en juger que par les traces de pachyméningite que l'on rencontre encore assez souvent chez
eux. Or, dans la pachyméningite, si l'épanchement sanguin
peut être consécutif, il peut être aussi primitif; ce qui indique que l'hémorragie méningée peut avoir lieu chez l'ivrogne en dehors des cas d'ivresse mortelle. Il y a donc déjà
là une prédisposition dont il faut savoir tenir compte; mais
cette prédisposition elle-même prouve cependant que l'al-

cool, alors qu'il agit d'une manière lente, semble avoir une
action pour ainsi dire élective sur certaines parties des organes encéphaliques et principalement sur les méninges.

Si l'on considère attentivement la nature et la localisation
des lésions trouvées à l'autopsie du cerveau chez les personnes mortes en état d'ivresse, l'on ne manquera pas de
remarquer que les troubles circulatoires des membranes
cérébrales sont les seuls qui aient été constatés avec quelque
régularité. C'est surtout dans la pie-mère d'abord, dans
l'arachnoïde ensuite, que se localise la lésion congestive, et
sa nature varie depuis la congestion, soit simple, soit accompagnée d'exsudation séreuse, jusqu'aux infiltrations
sanguines de la pie-mère ou aux hémorragies méningées
véritables.

Les rapports de ces lésions congestives et hémorragiques
avec l'engorgement pulmonaire eussent été une étude aussi
instructive que féconde en heureux résultats. La question de
savoir si elles sont primitives toutes deux ou si l'une n'est
que la conséquence de l'autre, est d'une importance majeure dans l'étude de la pathogénie de l'ivresse. Ce point
malheureusement est loin d'être élucidé et n'a pas suffisamment attiré l'attention des pathologistes. Si l'on veut
cependant scruter avec attention les diverses nécropsies de
personnes mortes en ivresse et qui ont été publiées jusqu'à
ce jour, l'on pourra se convaincre que cette relation n'existe
pas. C'est ainsi que sur cinq observations rapportées par
Casper (1), l'on constate l'absence de congestion pulmonaire
dans un cas où la congestion méningienne est évidente;
dans deux autres, il n'est fait mention que d'un œdème
du poumon. Il en est de même des organes circula-

(1) *Loc. cit.*, p. 316 et 317.

toires : le cœur est noté comme anémié dans plusieurs cas.

L'autopsie démontre donc que l'hyperémie des membranes cérébrales n'a aucune relation avec celle des organes pulmonaires et circulatoires et qu'il y a entre ces deux processus une indépendance complète.

F. *Pathogénie.* — Établir la pathogénie de l'ivresse, c'est-à-dire rechercher l'évolution successive des différentes périodes qui la caractérisent, l'enchaînement réciproque des éléments qui la constituent et la nature des processus psychiques à l'aide desquels elle se produit, est une tâche d'autant plus difficile que le domaine des investigations lui-même est moins précis et plus vague.

Une physiologie cérébrale parfaitement établie des fonctions nerveuses bien connues, une psychologie physiologique mieux déterminée constitueraient une base préalable, indispensable à la solution du problème difficile des processus pathogéniques de l'ivresse.

Malheureusement plus d'une fonction encéphalique n'a pas encore sa localisation cérébrale assez bien établie pour donner à l'étude qui va suivre toute la valeur qu'elle pourrait acquérir, lorsque la physiologie cérébrale aura atteint le développement des autres branches des sciences médicales.

Quoi qu'il en soit, le fonctionnement cérébral le plus généralement admis aujourd'hui considère les hémisphères cérébraux (couches grises) comme le siège de l'intelligence, le cervelet comme préposé aux mouvements de locomotion et surtout à leur coordination, la protubérance annulaire comme l'organe de la sensibilité générale et tactile, la moelle épinière comme le siége des mouvements réflexes, et la moelle allongée comme le centre régissant la circulation et la respiration.

En résumant les différentes phases de l'ivresse, depuis le moment où l'homme en reçoit les premières atteintes jusqu'au moment où elle le domine et l'anéantit complètement, les divers auteurs ont établi l'évolution suivante : l'excitation porte de prime abord sur les facultés intellectuelles et la sensibilité, tant générale que spéciale; peu à peu s'entreprennent les mouvements volontaires dont la coordination fait défaut. A une période plus avancée, surviennent le ralentissement du pouls et de la respiration, la diminution de l'irritabilité réflexe; enfin la parésie musculaire et la perte de la sensibilité viennent terminer l'extinction des phénomènes de la vie de relation ; les mouvements automatiques ne disparaissent qu'en dernier lieu.

Appliquant les diverses phases de cette évolution progressive aux données de la physiologie, la science établit que l'alcool, dans la production de l'ivresse, agit d'abord sur les hémisphères cérébraux et la protubérance annulaire, que son action se porte ensuite sur le cervelet, puis sur la moelle épinière pour finir par le bulbe rachidien.

Poussant même plus loin ses déductions, elle montre l'alcool influençant d'abord l'élément nerveux pour finir par l'élément circulatoire; en d'autres termes, elle établit que l'alcool est en première ligne neurotique et en seconde ligne hématique.

· Telle est la pathogénie de l'ivresse comme l'ont établie Lallemand et Perrin, et que leurs successeurs se sont bornés à reproduire, sans autre contrôle que l'autorité des savants qui l'avaient émise et propagée (1).

(1) Il est en outre à remarquer que cette pathogénie résulte presque exclusivement d'expériences sur les animaux dans lesquelles un des éléments essentiels de l'influence alcoolique sur l'homme fait presque

Si l'on veut, cependant, examiner de près les différents éléments qui la composent, l'on ne saurait manquer de trouver fragiles et insuffisantes les données sur lesquelles elle repose. La période d'excitation est, en général, composée des mêmes ordres de phénomènes que la période de dépression, sauf que, dans la première période, leur nature est sthénique, dans la seconde, elle est asthénique. En même temps que l'excitation intellectuelle, se constatent l'accélération du pouls et de la respiration, l'impressionnabilité plus grande des sens, l'exagération de la motilité ; en même temps que la dépression intellectuelle, le pouls commence à faiblir, la respiration se ralentit, les mouvements deviennent incohérents, la température baisse. Ce sont là des phénomènes simultanés et non pas successifs, comme l'établit la pathogénie des auteurs français. L'examen clinique des symptômes ne nous révèle nullement cette invasion successive d'un organe après l'autre ; elle nous montre au contraire que tous sont attaqués à la fois, à un degré peut-être inégal, dans une modalité peut-être différente ; mais l'atteinte n'en est pas moins évidente.

La pathogénie ainsi établie ne nous semble pas donner l'explication des manifestations complexes de l'ivresse ; peut-être l'étude psychologique sera-t-elle plus à même de livrer à la science quelques éclaircissements sur les processus de sa genèse et de son évolution.

En analysant avec attention les divers éléments dont se composent les nombreuses manifestations de l'ivresse, il est facile de s'apercevoir que la période d'excitation est un

complètement défaut ou du moins n'est pas suffisamment appréciable : nous avons nommé l'influence sur les facultés intellectuelles et morales. (*Note de l'auteur* ; avril 1884).

ensemble complexe d'états primordiaux dont les désordres variés concourent à la production du résultat final.

La sensibilité morale constitue le premier de ces éléments. Son importance n'a pas encore suffisamment attiré l'attention, probablement parce qu'elle-même est une faculté encore mal définie et incomplètement déterminée. Et cependant, notre regretté et trop oublié Guislain en avait depuis longtemps si magistralement fait ressortir toute la valeur dans la genèse de la folie! Appelée *Gemuth* par les Allemands, c'est elle qui est l'origine de nos émotions, de nos affections et de nos passions ; c'est le sens émotif, l'émotivité de Morel et de Cerise. Elle constitue cette disposition de notre moral qui fait que nous nous sentons heureux ou malheureux, contents ou tristes, joyeux ou mélancoliques. C'est, de toutes nos facultés, celle qui est la première lésée dans l'ivresse, et elle l'est d'ordinaire dans un sens expansif, plus rarement dans un sens dépressif.

Dans le premier cas, sans cause réelle, avec des dispositions souvent absolument opposées, l'homme se sent tout à coup léger, heureux et content; tout son être semble s'épanouir ; tout lui apparaît en rose; les soucis disparaissent; l'avenir lui semble riant ; il ne voit plus que le beau côté des choses ; une confiance extrême, un chaud enthousiasme le dominent entièrement; il éprouve un sentiment intérieur de force, de vigueur ; il se sent comme transporté dans un monde meilleur et plus beau. Et c'est là un sentiment tout à fait subjectif, qui n'a aucun motif réel, mais dont l'origine se trouve dans la modification expansive de la sensibilité morale.

Si, au contraire, la modification dépressive vient à dominer, c'est la tristesse et l'affaissement, la crainte et l'appré-

hension que l'on voit apparaître; le buveur se sent alors
mélancolique, accablé; il voit tout en noir; tout le déses-
père; il n'a plus ni courage ni confiance, et la dépression
de cette forme est aussi peu motivée que l'expansion de la
variété précédente.

Le deuxième élément primordial de la période d'excitation alcoolique est une véritable exaltation de l'idéation et
de la faculté imaginative, qui vient confondre ses effets avec
les désordres précédents; la production des idées semble
accélérée; elles naissent en masse et arrivent en foule, plus
vivement colorées sous l'influence d'une imagination surexcitée.

Tels nous paraissent être les deux facteurs fondamentaux de l'ivresse et qui suffiront à expliquer la genèse des
manifestations les plus diverses de la première période de
l'intoxication alcoolique aiguë.

Et, en effet, quels sont les principaux phénomènes
qu'amène chez l'homme normal l'expansion ou la dépression de la sensibilité morale, du sens émotif?

Examinons d'abord les symptômes de ce que l'on appelle
généralement la joie folle, qui est la représentation la plus
fidèle de l'expansion de l'émotivité? Non seulement le sentiment du bonheur présent épanouit toutes les facultés et les
forces de l'âme, mais les rêves de l'avenir semblent se réaliser; le monde extérieur est complètement transformé et
se voit sous de tout autres couleurs; ce qui jusqu'alors
paraissait triste, sombre, apparaît actuellement gai et riant;
tout ce qui désespérait jadis, encourage aujourd'hui. Ce ne
sont pourtant ni les conditions extérieures ni les organes
par lesquels se font les impressions qu'elles nous apportent,
qui se sont modifiés; c'est notre fonds intérieur qui est

changé. En même temps, les hommes et les choses nous touchent de plus près, et nous voudrions faire partager notre bonheur par tous ceux qui nous entourent. Nous devenons expansifs et communicatifs; le sentiment de notre bonheur nous donne une plus haute opinion de nous-mêmes, de notre valeur et de nos forces; nous devenons plus fiers, plus audacieux et plus entreprenants; enfin, le contentement intérieur dont notre âme est remplie, se transmet à l'ordre physique et se traduit par une mobilité exagérée, par des gestes animés, par un grand besoin de mouvements extérieurs, par une activité excessive.

Au contraire, qu'un sentiment dépressif vienne tout à coup opprimer l'homme, c'est la contre-partie de l'évolution émotionnelle précédente qui va se produire. Le malheureux rentre en lui-même; tout, autour de lui, devient noir et lugubre; il tombe dans la désolation; la pensée est lourde, l'imagination sombre. Une réaction motrice inverse se produit; l'immobilité devient complète; l'activité disparaît.

N'est-ce pas là le tableau exact et comme stéréotypé des différentes formes de l'excitation alcoolique? Si maintenant l'on ajoute à la modification expansive ou dépressive de la sphère émotionnelle, l'exaltation de l'idéation, cette production plus vive d'idées plus nombreuses et plus colorées dans le sens expansif comme dans le sens dépressif; si l'on combine de diverses manières ces deux évolutions, l'on obtiendra un ensemble où pas un trait, pas un symptôme ne manquera au tableau de l'ivresse.

Et ce sont là les seuls phénomènes d'activité que l'on puisse constater à cette période.

Comme l'ont fort bien démontré Ritter (1) et Jaccoud (2), l'action de l'alcool ne se porte pas sur la totalité de l'être psychique; les facultés actives participent seules à cette excitation; les facultés réceptives non seulement restent en dehors de son influence, mais éprouvent même un affaiblissement qui augmente rapidement. C'est là un côté excessivement important de la question et sur lequel on n'a pas suffisamment insisté. C'est ainsi que les facultés actives, d'expression mimique, de représentation intellectuelle, toutes celles qui sont relatives à l'idéation et à l'imagination participent seules à cette excitation, tandis que les facultés réceptives, celles d'expression et de réception sensorielles, l'attention, la perception sont plutôt émoussées et amoindries. Quant à ce que l'on pourrait appeler l'intelligence proprement dite, le raisonnement, le jugement, le fonctionnement syllogistique, il serait bien téméraire d'admettre que l'ivresse les exalte et les rende plus vifs; c'est le contraire qui arrive; l'ivresse leur ôte de leur précision et de leur sûreté.

S'il pouvait peut-être sembler rationnel de recourir aux propriétés enivrantes de l'alcool pour activer l'imagination du poète, qui oserait chercher, même dans le plus léger degré d'ébriété, la sûreté de jugement nécessaire à la solution d'un problème de mathématiques supérieures?

De même, l'œil peut être plus sensible à la lumière, l'oreille plus impressionnable au bruit; mais la vue, c'est-à-dire la perception des objets, de même que l'ouïe, c'est-à-dire la perception des sons, loin d'être plus délicate, devient au contraire moins distincte, plus superficielle;

(1) *Der Rausch in forensischer Beziehung.* (Friederich's Blätter für gerich. Art. 1869).
(2) *Traité de pathologie interne,* art. alcoolisme.

l'œil ne distinguera plus la finesse des contours ni la délicatesse du coloris; l'ouïe ne percevra plus avec autant de
justesse la variété des sons. Si les impressions peuvent être
plus vives, les perceptions sont évidemment moins claires,
moins nettes et moins délicates.

La perception intellectuelle proprement dite, l'élaboration
des impressions sont elles-mêmes déjà fortement atteintes.
Si le buveur, au premier degré de son ébriété, peut encore
exposer avec clarté ses propres idées, il est beaucoup moins
capable de s'assimiler celles des autres, soit qu'il les
entende, soit qu'il les lise. Déjà alors aussi, les sentiments
moraux qui interviennent et qui sont d'un si grand poids
dans l'élaboration de nos idées et la production de nos
actes, s'affaiblissent et n'apportent plus à notre conduite le
contrepoids de leur influence morale; les sentiments de
convenance, la honte, la pudeur, la retenue se font moins
vivement sentir; la prudence, la prévision, la circonspec-
tion, la peur, comme la crainte, ne viennent plus apporter
d'obstacle aux incitations de nos penchants.

Pendant que les idées sont plus abondantes, qu'elles
arrivent plus colorées et plus imagées, que l'imagination
est plus vive, il est déjà évident que le jugement, le raisonnement, la réflexion, la présence d'esprit — toutes facultés
qui constituent à proprement parler l'intelligence — sont
déjà moins sûrs, moins nets; la perception intelligente,
cette faculté qui transforme les sensations en idées, est
plus lente, plus difficile; l'attention est distraite; la mémoire actuelle et récente est moins fidèle; enfin l'être intelligent, l'être raisonnable qui pense et réfléchit, n'est plus
à son ancienne hauteur : il commence à décliner. En un
mot, à côté de quelques symptômes d'excitation, vient se

·ranger tout un ordre de symptômes d'affaiblissement ; et s'il n'est pas toujours facile de trouver les rapports qui les unissent, il n'en est pas moins évident que, même dans les débuts de l'ivresse, ces rapports s'enchaînent déjà d'une manière intime, et que, à travers la première excitation alcoolique, l'affaissement, la déchéance psychique ne laisse que trop souvent poindre ses premiers mécomptes. A côté d'une idéation plus active, d'une loquacité plus grande, on rencontre un jugement moins sûr, un raisonnement moins précis, une conduite plus hésitante, une volonté plus fragile, des actes plus enfantins, une conduite puérile ; l'observateur attentif ne manquera pas de constater qu'un léger état d'enfance, de niaiserie, de puérilité caractérise à un degré peut-être excessivement minime, mais toujours appréciable, les premiers débuts de l'ivresse. L'excitation n'est qu'à la surface ; la déchéance est au fond.

Il en est de même de la motilité. Si celle-ci semble excitée dès le début, si on rencontre cette mobilité anormale, ces mouvements étendus, désordonnés, n'est-il pas facile de constater que les mouvements ont perdu de leur assurance, de leur fermeté et surtout de leur précision ? Quel homme songerait à se mettre sous l'influence de l'alcool pour exécuter des ouvrages délicats et minutieux ?

Pour nous résumer, nous pouvons donc établir que la période dite d'exaltation de l'ivresse se compose :

1° De la suractivité de l'idéation avec modification expansive, plus rarement dépressive, de la sensibilité morale.

2° De l'affaiblissement de cette partie active de nos facultés intellectuelles et morales qui contituent l'entendement proprement dit et le sens moral.

Si l'on veut suivre attentivement l'évolution progressive

de l'ébriété, l'on pourra constater que le premier ordre des symptômes qui précèdent va généralement en diminuant à mesure que le second gagne de l'importance.

3° Les phénomènes d'excitation de l'ivresse se bornent à une simple excitation cérébrale psychique, portant sur la sphère émotionnelle et idéative; les phénomènes observés du côté de la sensibilité et de la motilité sont indirects, consécutifs à l'état cérébral dont ils dépendent.

C'est dans cet ensemble de phénomènes que nous paraît résider la soi-disant influence stimulante de l'alcool. Quant à son action directe sur le système nerveux, nous la croyons de nature tout opposée, c'est-à-dire stupéfiante, paralysante.

Cherchons maintenant quelle peut bien être l'expression anatomo-physiologique de cette modalité psychologique, et essayons de nous rendre compte de l'action intime qu'exerce l'alcool sur le système nerveux.

Une comparaison peut-être ontologique nous servira d'introduction. Si elle ne peut avoir aucune valeur pour prouver la réalité de notre manière de voir, au moins aidera-t-elle à en rendre la conception plus facile et plus lucide. Toute ingestion d'une substance nuisible occasionne, de la part de l'économie, un mouvement de répulsion, destiné à rejeter de son sein ou à éloigner de ses organes l'élément dangereux; ce n'est qu'une fois que le poison a pu vaincre cet obstacle qu'il parvient à produire son effet.

N'est-ce pas à peu près là le cas de l'alcool?

Une congestion active, fluxionnaire des enveloppes cérébrales, surtout de la pie-mère, est le premier effet de l'action alcoolique sur le cerveau, son objectif de prédilection; jusque-là le système nerveux n'est pas encore atteint, et tant que la congestion tout active ne dépasse pas certaines

limites, elle forme la période prodromique de l'ivresse,
encore compatible avec le maintien d'un fonctionnement
normal, seulement suractivé. C'est là cette période prémonitoire caractérisée par ce sentiment de vigueur intellectuelle et qui a son analogue dans la congestion gastrique
accompagnant une digestion un peu laborieuse.

Mais une fois que l'hyperémie de la pie-mère devient réellement morbide, elle entraîne après elle des manifestations
désordonnées dont l'ensemble constitue la première période
de l'ivresse ; l'exagération de la ·circulation y a pour expression principale l'hyperidéation intellectuelle. Sous cette
influence, les idées s'accélèrent, se colorent, apparaissent
en abondance confuses, puis deviennent incohérentes; personne n'ignore du reste les relations de la congestion réellement active de la pie-mère, nourricière de la couche grise
cérébrale, avec la production des idées .et leur mode d'expression.

Quelques mots d'explication sur la nature des congestions
cérébrales ne nous paraissent pas inutiles, parce que leur
valeur physiologique et pathologique est trop souvent
méconnue, et que l'on a trop oublié que c'était autant la
composition du sang que sa quantité qui présidait à leurs
diverses manifestations symptomatologiques.

La congestion cérébrale peut être active (hyperémie) ou
passive (stase), et la signification de ces deux états est tellement différente que plusieurs auteurs ont rangé la dernière
parmi les anémies cérébrales auxquelles ils l'ont assimilée.
En effet, étant donné que le sang normal est le principe du
fonctionnement cérébral régulier, il est évident qu'une accélération de la circulation du sang normal doit activer le fonctionnement du cerveau; mais que, en revanche, une aug-

mentation de la circulation d'un sang vicié doit, non pas
activer le jeu des organes cérébraux, mais l'enrayer et le
paralyser. Et à supposer que l'oxygène soit l'excitant encéphalique, il est évident que l'hyperémie active, fournissant,
en un temps donné, une quantité plus grande de ce gaz,
imprimera un nouvel essor aux facultés intellectuelles,
tandis que la stase, n'offrant au cerveau dans ce même
temps qu'une quantité tout insuffisante, enrayera l'essor des
mêmes facultés, les affaiblira et les paralysera ; ce qui arrive
dans l'anémie ; c'est le manque d'excitant avec un élément
pernicieux peut-être en plus, les produits des décompositions organiques.

Quelle est l'expression symptomatologique de cette exagération de la circulation, de cette hyperémie active des méninges? C'est principalement et surtout une hyperidéation
intellectuelle; sous cette influence, les idées se produisent
en plus grand nombre, s'accumulent, s'accélèrent, se colorent; elles apparaissent en abondance confuses, puis deviennent incohérentes et donnent lieu au délire.

Les modifications de la sensibilité morale, dont l'origine
organique est beaucoup plus difficile à apprécier, mais qui
dépendent probablement de la même cause que le phénomène précédent, viennent donner au caractère ce cachet
d'expansion ou plus rarement de dépression, qui constitue
la teinte dominante de l'ivresse.

Jusqu'ici l'alcool n'a pas encore porté son action directe
sur l'élément nerveux; la circulation cérébrale seule est
atteinte ; c'est, pour continuer notre image, le mouvement
de répulsion qui uniquement entre en jeu.

Mais bientôt la dose du liquide alcoolique augmente, son
action s'accentue, la substance nerveuse elle-même est

atteinte dans sa vitalité organique comme dans son fonctionnement, et la nature de cette atteinte n'est pas une excitation, c'est un affaiblissement, une usure, une déchéance.
L'alcool n'excite pas la substance nerveuse, il la détruit; il
n'augmente pas le fonctionnement intellectuel, il l'altère et
le paralyse. Et en effet, en même temps que le buveur nous
montre quelques symptômes d'excitation, nous pouvons
déjà saisir de nombreux signes d'affaiblissement, qui vont
rapidement en augmentant, à mesure que l'impression de
l'alcool sur la substance cérébrale elle-même augmente, et
que la congestion de la pie-mère active diminue. Et celle-ci
diminue d'abord par suite du relâchement qui suit d'ordinaire toute activité, ensuite parce que l'alcool continuant
à paralyser insensiblement toutes les fonctions cérébrales,
la congestion active ne tarde pas à se transformer en stase
sanguine passive. L'anémie cérébrale que l'on rencontre
fréquemment à cette période, et dont la genèse est plus
difficile à expliquer, vient encore augmenter la dépression,
l'affaiblissement et la paralysie.

Une fois l'atteinte commencée et entreprise, c'est-à-dire
une fois que le cerveau est sans défense contre l'aggression
alcoolique, son action se poursuit et les phénomènes paralytiques s'accentuent rapidement.

Lallemand et Perrin semblent confirmer notre manière
de voir dans la phrase suivante : « Dans cette expérience, il
s'est produit une contraction des pupilles, suivie de leur
dilatation. Comme la contraction des pupilles est le signe
d'une congestion cérébrale active, il semblerait que l'alcool
détermine d'abord un afflux vers le cerveau, et la dilatation
indiquerait la période consécutive de collapsus et d'anéantissement du système nerveux (1). C'est du reste, de cette

(1) *Du rôle de l'alcool*, etc., p. 45.

congestion des méninges que dépendent plusieurs des phénomènes physiques qui accompagnent l'excitation cérébrale,
et que l'on a mis sur le compte de l'action directe de l'alcool sur le système nerveux.

Les idées qui viennent d'être émises au sujet de la pathogénie de l'ivresse, idées qui sembleront peut-être étranges
et qui sont tout au moins nouvelles, seront encore confirmées dans le chapitre traitant des analogies de l'ivresse et de
la folie. L'on aurait tort, du reste, de croire que l'ébriété à
sa première période soit un état absolument simple, et
consistant uniquement dans ce que l'on appelle vulgairement l'excitation cérébrale, produite par l'impression de
l'alcool sur le système nerveux. Comment parviendrait-on
dans ce cas à expliquer la forme mélancolique et la forme
stupide de l'ivresse? Nous comprendrions que la stimulation cérébrale donnât lieu à la forme expansive; mais pour-
rait-elle encore amener la forme mélancolique? Tandis
que, en admettant la lésion primitive de la sensibilité morale, la pathogénie devient toute simple, surtout que le
plus ou moins de développement, voire même l'absence
de la congestion méningée donnera à ces formes des
nuances variables et en déterminera l'aspect clinique. Quand
on se rappelle l'action exhilarante du protoxyde d'azote,
l'on ne trouvera plus si étrange qu'un agent porte son
action primitive sur la sensibilité morale (1).

G. *Marche.* — *Durée.* — *Terminaison.* — Il y a peu de choses

(1) Un autre argument qui vient encore à l'appui de cette idée que
l'alcool agit primitivement sur la sensibilité morale, c'est que nous
retrouvons ce même élément dans la pathogénie de l'alcoolisme chronique : ce sont encore des troubles moraux, des modifications de
caractère, qui constituent les premiers symptômes de l'intoxication
chronique, comme ils ont constitué ceux de l'intoxication aiguë. (*Note
de l'auteur*, avril 1884.)

intéressantes à dire sur ces trois points de l'histoire clinique de l'ivresse, d'autant plus que les données générales sont d'une application difficile.

L'ivresse n'est pas toujours un état morbide produit par l'impression unique d'une cause morbigène une fois agissante et dont la réalisation matérielle continue en dehors des facteurs étiologiques. Les doses peuvent être interrompues, répétées ou longtemps continuées ; il en résulte une marche variée, suivant la variété dans l'usage des alcooliques. En général, l'ivresse ordinaire se termine, au bout de quelques heures d'un profond sommeil, par une guérison complète. Dans les cas plus graves, le sommeil, qui est lourd et ressemble plus à un assoupissement extrême qu'au repos ordinaire, ne finit qu'après 10 et même 24 heures, et laisse après lui l'état d'affaissement décrit plus haut.

En médecine légale, la durée de l'ivresse peut être une question parfois très importante, à laquelle il est difficile de donner une solution convenable à raison des idiosyncrasies trop nombreuses qui doivent intervenir. Admettre une durée moyenne de 6 à 10 heures, serait donner une solution que l'expérience ne viendrait que trop souvent contredire, car, quand l'ébriété a été fortement prolongée, il ne faut rien moins qu'une journée entière pour la dissiper. L'on a vu des personnes ne se réveiller qu'après 24 et même 48 heures d'un sommeil profond. Du reste, ici comme dans beaucoup d'empoisonnements, il faut compter avec l'accoutumance ; ceux qui font rarement des excès en ressentent plus longtemps et plus sérieusement l'influence que les autres ; enfin l'âge, le sexe, la constitution, le tempérament et la nature du liquide alcoolique ont sur la durée de l'ivresse une influence incontestée.

La terminaison fatale n'est pas fréquente ; elle arrive, soit rapidement, à la suite d'ingestion de doses énormes d'alcool, soit progressivement, à la suite d'excès répétés, par résolution complète de toutes les fonctions de la vie. On a vu des cas de mort presque subite suivre des doses alcooliques excessives : l'homme pâlit et tombe comme foudroyé ; les fonctions cérébrales semblent avoir été enrayées d'un seul coup ; c'est une véritable sidération nerveuse. Il est plus que probable que, dans ce cas, c'est par son influence toxique sur la totalité de la masse encéphalique que l'alcool produit ses funestes effets : il en arrête pour ainsi dire instantanément le fonctionnement. Il est bien vrai que, dans la dernière période de l'ivresse, l'on voit apparaître des congestions cérébrales et pulmonaires ; mais ces congestions qui apportent évidemment leur influence néfaste dans la production finale de la mort, n'en sont pas la cause directe ; elle ne sont elles-mêmes qu'un effet de la perturbation nerveuse, jetée dans la vie du cerveau par l'alcool.

H. *Étiologie.* — L'étiologie de l'ivresse est aussi variée que les nombreuses préparations alcooliques, que le génie inventif de l'homme a livrées, dans les diverses parties du monde, aux besoins et aux passions humaines ; elle est aussi variée que les conditions les plus diverses où peut se trouver l'homme, au moment où il se met sous l'influence des liquides énivrants : c'est dire que, dans son étiologie, il faut avoir égard aux nombreux facteurs suivants :

1er. Nature, composition et force de la boisson énivrante ;

2e. Quantité de liquide alcoolique ingéré ;

3e. Conditions et circonstances dans lesquelles se trouve le corps au moment des excès de boisson ;

4e. Constitution, tempérament, idiosyncrasie, disposition héréditaire du buveur;

5e. Profession, habitude, position sociale de celui-ci;

6e. Age, sexe;

7e. Climat;

8e. Saison;

9e. Usage concomitant d'autres excitants;

10e. Voie d'absorption par laquelle se produit l'ivresse;

11e. Causes diverses, telles que réplétion ou vacuité de l'estomac, vomissements, etc.

Bien que l'ivresse constitue en tous lieux et dans toutes les conditions la même calamité et conserve le même fonds de déchéance qui met l'homme, être pensant, au niveau de l'animal, être instinctif, elle offre cependant, sous l'influence des facteurs étiologiques qui précèdent, des nuances, des modalités assez importantes pour mériter une mention spéciale et une étude particulière.

1. Nature du liquide alcoolique. — Ce n'est pas seulement la nature du liquide alcoolique, c'est encore la nature de l'alcool lui-même, qui doit entrer en ligne de compte dans l'exposé des modifications éprouvées par l'ivresse, sous l'influence de ces diversités de composition. Les nombreuses espèces d'alcool n'ont pas sur l'économie humaine une action complètement identique dans toutes leurs manifestations, et l'ivresse qu'elles produisent offre des modalités souvent différentes. Dans les liquides alcooliques, il y a dès lors à considérer d'abord la nature de l'alcool lui-même, ensuite le liquide alcoolique pris dans son ensemble, en tant que composé d'un nombre plus ou moins grand de substances hétérogènes, dont chacune peut avoir son influence particulière.

Des différentes espèces d'alcool. — Cinq espèces d'alcool de nature différente contribuent à donner aux produits commerciaux leur qualité particulière. Ce sont les alcools éthylique, propylique, butylique, allylique et amylique.

Peu d'expériences ont été instituées avec ces différents alcools au point de vue spécial qui nous occupe; il serait assez difficile de décrire les variétés que présentent les ivresses qu'ils occasionnent; il est fort probable que la gravité de celles-ci s'accroît en proportion de la toxicité de l'alcool; mais jusqu'ici les expériences exactes faites sur les animaux seuls ne permettent pas d'en déduire les phénomènes qui pourraient se produire chez l'homme.

D'après Dujardin-Beaumetz et Audigé, l'ensemble symptomatique est à peu près le même, et les seules variations consistent simplement dans la rapidité de l'évolution des phénomènes et dans leur intensité. Ainsi, lorsqu'on administre les alcools propylique, butylique et amylique, la période d'excitation suit de près l'administration du poison; elle est bien plus marquée que celle qui est due à l'alcool éthylique, mais, en revanche, elle cesse bientôt pour faire place aux périodes de résolution musculaire et de collapsus. Ces dernières, comparées à celles de l'alcool éthylique, sont aussi relativement courtes; la paralysie devient bientôt générale et complète; l'insensibilité suit de près; la température descend rapidement. Les vomissements qui manquaient quelquefois avec l'alcool éthylique, deviennent ici la règle et se répètent toujours à de courts intervalles pendant toute la première phase de l'intoxication. Quant aux trémulations musculaires, signalées comme l'exception avec l'alcool précédent, elles ont toujours été observées avec ce nouveau poison, et elles se sont montrées d'autant plus

entières et plus durables que l'alcool était plus élevé dans
la série atomique (1).

Des différents liquides alcooliques. — *La bière.* — La bière
est, de tous les liquides alcooliques, celui qui produit le plus
difficilement l'ivresse ; certaines d'entre elles cependant,
notamment les bières anglaises fortement alcoolisées, possèdent déjà une action enivrante d'autant plus forte qu'elles
sont artificiellement plus chargées d'alcool; s'il faut, en effet,
des doses énormes de bière contenant de 1 1/2 à 4 p. c.
d'esprit pour produire une influence évidente sur le système
nerveux, celui-ci se laisse déjà facilement impressionner
par des liquides dont la contenance est de plus de 7 p. c.,
quand elles sont naturelles, et au-delà quand leur force est
artificiellement augmentée. On peut donc conclure que, en
général, la bière, à moins d'être sophistiquée ou prise à
des doses trop fortes, n'exerce pas d'influence bien destructive sur le système encéphalique.

Cependant il n'est pas rare de voir un certain degré
d'ivresse produit au moins par l'usage exclusif d'une quantité excessive de bière; cette ivresse offre, dit-on, des caractères particuliers : le buveur de bière serait plus lourd et
plus stupide ; l'ivresse qu'elle occasionne est lente, pesante,
durable, et en même temps la plus longue de toutes à se
dissiper, à cause de la grande quantité de liquide qu'il a
fallu avaler et du temps plus long qu'il met à s'éliminer.
La première période est beaucoup moins prononcée, et
c'est à travers des phénomènes d'une excitation ordinaire
accompagnée d'une certaine gaieté — mais qui n'a rien
de la légèreté de l'ivresse du vin — que se produit une

(1) DUJARDIN-BEAUMETZ. *Recherches expérimentales sur la puissance
toxique de l'alcool*, p. 88.

somnolence hébétée suivie d'un assoupissement prolongé.
L'excitation est souvent brutale; elle passe beaucoup plus
rapidement à l'affaissement; les suites sont naturellement
plus désagréables. Il ne faut pas oublier que, dans la
bière, se trouvent en présence deux substances souvent
antagonistes : l'alcool qui excite et l'essence de houblon
qui déprime. Au début, c'est celle-ci qui a le dessus et
occasionne cette incapacité au travail, cette lourdeur de
l'intelligence que l'alcool ne fait disparaître que plus tard.

L'excessive variabilité de composition, qui caractérise
aujourd'hui, non seulement les bières des différents pays et
des différentes localités, mais encore celles d'une même
espèce et d'une même provenance, ne permet pas d'assigner
à son action enivrante des caractères plus nettement définis.
D'un autre côté, la bière intervenant assez rarement comme
cause exclusive d'ivresse, il est tout aussi difficile de distinguer ce qui, dans l'ensemble des phénomènes, revient à un
facteur plutôt qu'à l'autre.

Cette étude reste à compléter et peut-être à commencer
en entier; la tentative qu'a faite le dr Boëns, prouve toutes
les difficultés dont seront entourés des essais de ce genre,
où il est difficile de faire abstraction des éléments étrangers
qui viennent à chaque instant vicier les résultats obtenus.

Quand le dr Boëns a constaté que la bière de Bavière et
encore celle fabriquée à Charleroi, occasionnaient parfois
des ivresses comateuses avec congestion cérébrale intense et
douleur térébrante excessivement violente de l'encéphale, il
l'a fait dans des conditions telles que ses observations cliniques n'offrent pas toutes les garanties exigées par la
science. Bien que les assertions de M. Boëns n'aient pas
encore été contredites, aucune étude complémentaire n'est
venue en confirmer la réalité.

Un autre point de vue de la question est resté jusqu'à ce jour dans une obscurité trop profonde, c'est celle des falsifications de la bière et de leur influence sur la production de l'ivresse. Il n'est guère possible que les produits toxiques tels que la douce-amère, le taxus boccata, la gentiane, la stramoine, l'ellébore, la colchique, la vératrine, la coque du levant, l'opium même que l'on y ajoute, ne lui communiquent pas des propriétés gravement enivrantes; c'est peut-être à elles que sont dues ces ivresses violentes, anormales, que l'on rencontre parfois à la suite de l'usage immodéré de certains produits des brasseries étrangères. Ici cependant nous ne pouvons émettre que des suppositions : notre expérience personnelle ne nous a jamais fourni d'observations probantes et nous n'avons trouvé ailleurs aucun document de nature à nous éclairer sur ce sujet cependant fort intéressant.

Vin. — Le vin est la plus aimable des boissons, et, de toutes les liqueurs alcooliques, celle qui produit l'ivresse la plus gaie et la plus agréable. Il est bien entendu qu'il ne peut être ici question que du vin naturel et non de ces nombreuses liqueurs qui, sous le nom de vins, ne sont qu'un mélange plus ou moins artificiel de substances diverses, dont un alcool peut-être impur, constitue l'élément essentiel. Ces liqueurs ont tous les inconvénients des alcools de nature autre que l'alcool éthylique, et l'ivresse qu'elles produisent se ressent évidemment de la qualité des alcools qu'elles contiennent. La rapidité de production de l'ivresse par le vin dépend de sa contenance en alcool, et celle-ci varie depuis le vin de détail de Paris, qui en contient 8 p. %, jusqu'au vins de Porto et de Madère, qui en renferment 20 p. %. Mais il est à remarquer que si l'on voit parfois les petits vins produire des ivresses rapides, lourdes, pénibles et souvent graves, cela tient aux sophistications dont ils sont l'objet et à l'alcool de mauvaise nature qu'ils renferment. Le vin pur, quelle que soit sa qualité, ne doit contenir que de l'alcool éthylique, dont l'action enivrante est celle qui offre le moins d'inconvénients.

Ce sont les vins blancs qui donnent lieu à l'ivresse la plus profonde; celle du vin de Champagne est folle, gaie et facile à dissiper, peut-être à cause de son action diurétique, qui amène l'élimination rapide de ses éléments.

Eaux-de-vie ou alcools du commerce. — Ces liqueurs ne présentent pas de composition fixe et définie, et elles en présentent d'autant moins que même celles qui, par leur provenance bien déterminée, pourraient offrir quelque garantie d'uniformité, sont trop souvent l'objet de fraudes et de sophistications qui en modifient complètement la nature. Quoi qu'il en soit, il résulte encore des expériences d'Audigé et Dujardin, que ce sont les eaux-de-vie de vin dont l'action toxique est la moindre et que ce sont, par consé· quent, celles qui se rapprochent le plus de l'alcool éthylique.

Eaux-de-vie de marc de raisin. — D'après Basset (1) l'ivresse produite par ce liquide serait beaucoup plus grave que celle occasionnée par les alcools viniques; elle porterait à la férocité, occasionnerait souvent des accidents mortels, et son usage prolongé userait rapidement et d'une façon assez marquée les fonctions cérébrales; cette atteinte grave dépendrait surtout de l'huile essentielle de pepin que renferment ces eaux-de-vie.

Eaux-de-vie de cidre, de poiré et de pommes de terre. — Celles-ci paraissent amener une ivresse beaucoup plus

(1) *Guide du fabricant d'alcool*, t. III, p. 317.

rapide que les autres boissons alcooliques. Les eaux-de-vie
de grains, celles peut-être qui sont les plus employées
aujourd'hui, produisent une ivresse grave, mais qui ne
semble avoir aucun caractère particulier.

Les plus nuisibles de toutes sont les eaux-de-vie de pommes de terre ; l'ivresse en est profonde, l'atteinte cérébrale
grave ; la période d'excitation violente n'a que peu de durée
et est rapidement suivie d'affaissement, de prostration et de
coma.

2. Quantité de liquide alcoolique ingéré. — Il serait impossible de fixer, même approximativement, la quantité d'alcool
ou de liqueur alcoolique nécessaire à la production de
l'ivresse. Chez l'un, un peu d'alcool ou quelques verres de
vin occasionnent déjà une ébriété bien caractérisée ; chez
l'autre, des quantités excessives attaquent à peine l'intégrité
cérébrale.

L'action enivrante de l'alcool est-elle assujettie à l'accoutumance ? C'est-à-dire l'homme s'habitue-t-il à son action
progressive de manière à finir par ne plus en ressentir les
effets ébrieux ?

L'expérience répond négativement. Ce n'est pas à dire
que le cerveau ne s'endurcisse pas quelque peu à son action,
et qu'il ne faille pas des doses plus fortes d'alcool chez un
vieil ivrogne, pour produire l'ivresse, qu'il ne lui en a fallu
au début de ses excès ; mais le cerveau ne s'habitue pas aux
alcooliques, au point de n'en plus ressentir les effets, la
sensibilité et la susceptibilité individuelle peuvent diminuer ; l'action réelle persiste jusqu'au bout.

*3. Conditions et circonstances dans lesquelles se trouve le
corps au moment des excès de boissons.* — Tout ce qui facilite
l'absorption de l'alcool activera, tout ce qui empêche son

absorption retardera la production et l'intensité de l'ivresse.
Les excès faits à jeun rendront l'ébriété facile, rapide et grave ;
faits en même temps qu'un repas copieux, ils sont moins
dangereux et moins préjudiciables : la présence de matières
grasses, ralentissant l'absorption, retarde d'autant l'ivresse.
Les émotions morales vives, les chagrins, la colère aggravent
l'action enivrante des alcools et peuvent amener une véritable ivresse là où, dans des dispositions normales, l'alcool
serait resté sans effet. Un changement brusque de température, la transition d'un air chaud à un air froid ont une
influence notablement aggravante. Cet effet a été attribué à
la suppression brusque de la transpiration, qui arrête subitement une des voies d'élimination de l'alcool ; mais il est
bien plus probable que l'influence déprimante du froid sur
le système nerveux, déjà déprimé par l'alcool, a une action
beaucoup plus énergique que celle admise par Roesch.
De même, la production de l'ivresse est moins rapide et
plus légère, eu égard aux doses d'alcool absorbées, quand
celui qui en abuse se livre à un travail rude, à un exercice
musculaire violent, surtout en plein air ; le repos, le confi-
nement dans un espace étroit, au contraire, facilite et prolonge l'ébriété ; cet état est évidemment en rapport avec la
facilité ou la difficulté de l'élimination A ces conditions
se rapportent les influences des diverses professions sur
l'ivresse, influences qui ne dépendent pas tant de la profession elle-même que des conditions dans lesquelles elle
s'exerce, et qui ne sont ainsi que fort indirectes. L'anémie,
la faiblesse, la débilité, la convalescence des maladies
graves sont favorables à la production de l'ébriété.

4. *Constitution.* — En dehors des questions de débilité
générale et d'affaiblissement constitutionnel, soit hérédi-

taires, soit acquis par suite de maladie, la constitution —
au moins telle qu'on l'entend généralement — n'a guère
d'influence bien marquée sur l'alcoolisme aigu.

L'on a bien dit que l'homme sanguin, phlétorique, avait
l'ivresse gaie, folle et bruyante, avec grande propension
à l'agitation et aux plaisirs sensuels; que l'homme bilieux
était emporté, querelleur, souvent furieux ou bien méchant,
enclin à la vengeance et à la cruauté; que l'ivresse, chez
l'homme nerveux, était surexcitée, extravagante, bizarre,
insensée; enfin que le tempérament lymphatique la rendait
plus indolente, plus lourde et plus stupide.

Il peut y avoir du vrai dans certaines de ces appréciations; l'expérience prouve malheureusement que ces trop
nombreuses particularités distinctives constituent bien plus
l'exception que la règle; le cachet de l'ivresse dépend de
l'idiosyncrasie encore peu connue du sujet plutôt que de
toute autre cause.

5. *Dispositions héréditaires. — Tempéraments.* — Ces conditions natives ou acquises ont au contraire une influence
puissante sur l'ivresse, son développement et sa nature. Il
existe deux espèces de tempéraments nerveux : le tempérament névro-pathique et le tempérament psycho-pathique;
le premier se caractérise surtout par la facilité des lésions
de la motilité, les convulsions et les spasmes; le second,
par la prédominance des lésions intellectuelles, la facilité
du délire et des troubles émotifs. C'est surtout ce dernier
qui prédispose à l'ivresse : ceux qui en sont doués sont
d'une susceptibilité excessive aux alcools. Outre que ,
comme nous le verrons plus tard, ce sont eux qui fournissent le plus d'observations aux ivresses anormales, ce sont
encore eux qui ont les ivresses les plus rapides et les plus

singulières. Les moindres doses d'alcool suffisent pour les enivrer, et leur ébriété est surtout caractérisée par l'inconscience et les troubles de l'intelligence : la première période est en général très courte et l'incohérence intellectuelle s'établit presque d'emblée, avant même que la motilité ne soit atteinte ; l'ivresse est plus souvent bruyante, tapageuse, aggressive et d'autant plus indomptable que la conscience sombre plus vite.

6. *Sexe. — âge.* — L'alcool produit plus rapidement l'ivresse chez la femme et les enfants que chez l'homme et le vieillard ; mais l'ébriété elle-même ne présente aucune modification notable en dehors de sa rapidité et de son intensité (1).

7. *Climat. — Saison. — Température.* — L'influence de la température sur la production de l'ivresse est loin d'être parfaitement déterminée. On admet cependant généralement que la chaleur favorise et aggrave l'ébriété, tandis que le froid la retarde et en diminue l'intensité. Bergeret (2) a bien affirmé le contaire, prétendant que le froid devait être considéré comme une cause activante de l'ivresse ; mais nous croyons que l'auteur s'est plutôt laissé guider dans ses affirmations par une idée théorique que par l'observation elle-même. S'il est vrai qu'en hiver la transpiration et la respiration rendent beaucoup moins actives les excrétions, celles-ci sont suppléées par l'excrétion urinaire, et la somme

---

(1) Cependant, en raison de cette rapidité de production, l'ivresse offre chez l'enfant un cachet assez particulier : la première période est très courte et le trouble avec incohérence dans le fonctionnement intellectuel comme dans la conduite et les actes s'établit d'autant plus vite que l'enfant est plus jeune ; cette période aboutit de nouveau assez rapidement a l'anéantissement et au collapsus, et cela d'autant plus facilement que le jeune âge de l'enfant offre une prise plus facile au poison. — *Note ae l'auteur;* avril 1884.

(2) *De l'abus des alcooliques,* p. 232.

d'élimination de l'un comme de l'autre côté semble devoir
rester stationnaire. Il est du reste d'expérience que, dans les
pays chauds et en été, l'ivresse se produit plus rapidement,
avec plus d'intensité et à la suite de moindres doses d'alcool
que dans les pays froids et en hiver.

Autre chose est l'influence du froid sur la production et
l'intensité de l'ivresse, et son influence pendant l'ivresse.
Nous nous sommes suffisamment expliqué plus haut sur
cette dernière circonstance, et si Tardieu a pu citer un
grand nombre d'exemples d'individus qui, en hiver, sortant
des cabarets en état d'ébriété profonde, succombaient inopinément, à quelque distance de là, au milieu d'une torpeur
et d'un engourdissement progressif, c'est bien parce que le
froid venait ajouter à celle de l'alcoolisme, son influence
néfaste sur le système nerveux.

8. *Usage concomitant d'autres excitants*. — On prétend
que l'usage concomitant du tabac accélère la production de
l'ivresse et en aggrave l'intensité; il en serait de même de
toute excitation morale, animation, conversation, chants,
danse, etc., etc. La chose est probable, si l'on songe que
ces divers états sont toujours accompagnés d'une suractivité
circulatoire, principalement des centres nerveux, qui vient
ajouter son influence à·celle qu'y occasionnent déjà les
alcooliques eux-mêmes.

Voies d'absorption. — Les voies d'absorption ne sont pas
sans influence sur l'ébriété; les injections hypodermiques
ou intraveineuses la produisent rapidement; à la suite de
l'absorption gastrique, elle est plus lente, et elle est plus
lente encore à la suite de l'absorption pulmonaire, ce qui
arrive parfois quand le sujet reste longtemps exposé dans
des endroits clos où sont renfermées de grandes quantités

d'alcool. L'absorption plus lente rend l'ivresse incomplète et bornée à une légère excitation avec un état vertigineux prolongé. Il est, du reste, prudent de se méfier d'observations de ce genre, où l'absorption pulmonaire n'a que trop souvent servi d'excuses à des pratiques répréhensibles.

2. IVRESSES ANORMALES OU PATHOLOGIQUES.

Nous désignerons sous le nom d'ivresses anormales ou pathologiques, les accès d'exaltation mentale et d'excitation motrice ou de véritable fureur maniaque, qui se produisent sous l'influence des alcooliques chez les personnes prédisposées.

Cette définition exclut de la classe des ivresses pathologiques les manies alcooliques graves ou suraiguës, qui se présentent avec des symptômes de violence aussi prononcée, mais que le caractère du délire alcoolique (trouble émotionnel et désordre hallucinatoire) rapproche absolument de la folie alcoolique véritable, dont elles ne constituent qu'une simple variété.

Les formes de l'ivresse anormale sont fort diverses et d'autant plus variées, que l'élément principal constitutif n'est pas le syndrome de l'ivresse, mais dépend du fonds maladif de celui qui s'enivre; l'alcool n'est que la mèche qui allume l'incendie, et celui-ci variera évidemment suivant la nature des matériaux sur lesquels il portera.

L'ivresse pathologique qui, à proprement parler, n'en est pas une, sera autre chez le névropathe que chez l'épileptique, autre chez l'épileptique que chez le dipsomane, autre chez l'alcoolisé chronique que chez l'aliéné.

La question de la nature de ces manifestations est une des plus délicates de la pathologie alcoolique. Désirant ne

pas préjuger la solution, nous avons cru devoir leur consacrer un chapitre spécial, qui servira d'intermédiaire entre
les ivresses réelles ou normales et les folies alcooliques
véritables.

Dans le cadre de cette variété d'alcoolisme aigu, viennent
se ranger l'ivresse maniaque ou furieuse et l'ivresse convulsive.

A. *Ivresse maniaque.* — La vie psychique éprouve dans
l'ivresse maniaque les désordres les plus variés, et qui sont
d'autant plus difficiles à déterminer, que l'amnésie trop souvent complète n'en laisse plus guère de traces à la fin de
l'accès.

Symptômes prodromiques. — L'ivresse maniaque débute,
en général, d'une manière presque subite, parfois après
l'absorption d'une dose insignifiante d'alcool, d'autres fois
après des excès véritables ; mais alors, ceux-ci ont souvent
déjà cessé. Le passage d'un calme complet à une surexcitation furieuse a lieu presque intantanément, et tout aussi
instantané est le retour à l'état normal. Quand quelques
légers symptômes ont précédé l'invasion d'un aussi redou-
table accès, ce sont plutôt des manifestations physiques
que des désordres psychiques, et ceux-ci sont, en général,
loin d'être en rapport avec la gravité de la crise alcoolique :
une certaine concentration mentale, une légère inquiétude
morale, un peu d'irritabilité nerveuse en constituent les
principaux symptômes.

Des désordres congestifs, de la rougeur de la face, de la
céphalalgie, une sensation de pesanteur, de tension, des
battements dans le cerveau, un sentiment de malaise général, une légère anxiété précordiale avec un peu d'étouffe-
ment, quelques battements de cœur, un état vertigineux,

des bourdonnements d'oreilles ou des sensations lumineuses devant les yeux forment l'ensemble des phénomènes
dont quelques-uns constituent parfois des prodrômes légers
et fugaces de l'ivresse furieuse.

Période d'état. — Elle se caractérise surtout par une agitation maniaque indomptable et incoercible, des actes
d'une violence inouïe, des passions portées jusqu'à la fureur,
une vive exaltation des penchants et des impulsions, une
incohérence complète de l'idéation, une excitation violente
de la volonté, une inconscience et une amnésie complètes.

L'exubérance de la motilité, qui est un des caractères
principaux de l'affection, ne se traduit plus ici, comme dans
la manie suraiguë, en mouvements simplement désordonnés, qui aboutissent à la bizarrerie des actes et à l'incohérence de la conduite, mais bien à de véritables emportements de fureur et à de violents accès de rage, au milieu
desquels dominent les scènes de destruction et de meurtre.
La force que déploient ces furieux est souvent excessive, au
point que six hommes parviennent quelquefois difficilement
à les contenir. C'est une colère sauvage, une fureur aveugle
qui les domine et les porte aux manifestations les plus désordonnées à l'égard de leur entourage; ils s'en prennent
aux personnes comme aux choses, et, dans leur emporte-
ment irrésistible, ils portent autour d'eux la désolation,
l'homicide et l'incendie.

En plus de l'agitation maniaque, il y a l'impulsion destructive : c'est une colère furieuse que la brute sent le
besoin d'assouvir, et aveuglément, instinctivement, les
objets inanimés comme les êtres animés deviennent ses
victimes ; c'est un véritable carnage automatique.

Et ce désordre de la motilité, ce besoin instinctif de mouvement poussé jusqu'à son paroxysme, se traduit jusque dans l'appareil entier de l'élaboration et de l'articulation de la parole. A côté des vociférations, des menaces, des jurements encore intelligibles, l'on remarque fréquemment de ces sons inarticulés, des beuglements et des mugissements qui ne sont que l'expression incohérente de la musculation vocale.

La vie sensorielle n'éprouve dans l'ivresse maniaque aucun désordre sérieux, et ceux qui existent sont, en général, difficiles à déterminer exactement, parce que l'amnésie souvent complète a fait disparaître jusqu'aux dernières traces de leur existence. Les différentes perceptions sensorielles sont d'ordinaire fugitives, souvent incomplètes, parfois nulles et, par exception, troublées. Alors c'est le monde extérieur qui apparaît complètement faussé et ne donne plus aux furieux que des impressions bizarres, étranges; le plus souvent cependant, comme le prouvent toutes les observations qui suivent, la vie sensorielle ne semble subir aucune modification notable; il n'existe ni illusions, ni hallucinations, ni aucun trouble sensoriel qui soit capable d'expliquer la violente fureur qui s'est emparée du malade. Il en est tout autrement de la forme maniaque suraiguë de la folie alcoolique. Là, le trouble sensoriel forme le fonds morbide même. S'il est souvent difficile de se rendre directement compte de son existence, la conduite, les actes, les paroles qui échappent à l'alcoolisé furieux en démontrent suffisamment la réalité. Plus d'un crime commis dans ces moments de fureur a dû trouver sa cause déterminante dans un trouble hallucinatoire terrifiant qu'il n'est malheureusement pas toujours facile de démontrer.

Mais, si cette aveugle colère ne se comprend que trop

bien quand, à la suite d'illusions ou d'hallucinations, l'alcoolisé se voit entouré d'ennemis, de meurtriers qui lui lancent le poison et la mort, se trouve au milieu de lieux horribles, de dangers épouvantables, ou plongé dans les tortures les plus atroces, elle devient bien plus difficilement explicable dans l'ivresse furieuse, et l'on ne peut trouver sa raison d'être que dans la lésion de ce fond obscur de la nature humaine, origine des mobiles de nos actes, et qui constitue les penchants et les impulsions.

La vie intellectuelle n'est pas moins profondément troublée que la vie sentimentale, et elle l'est dans son contenu comme dans sa manière d'être. L'idéation n'est plus qu'une suite incohérente de phrases décousues, débitées avec force, sans autre association qu'une impression fugace ou une consonnance accidentelle. Tantôt ce sont d'horribles menaces proférées avec violence et colère; tantôt c'est un véritable déluge de paroles sans suite, déclamées avec fureur, accompagnées de gestes effrayants, de mouvements tumultueux, où percent toutes les passions humaines, la haine, la colère, la vengeance, et qui dénotent que la perversion de la sphère sentimentale a atteint son paroxysme. La fureur, une véritable rage, constitue le caractère dominant des actes et de la conduite du malheureux en proie à ce transport alcoolique. Le moindre incident la provoque; une parole, un regard, un fait des plus insignifiants suffit pour amener le malade à des paroxysmes de violence et de colère, qui se traduisent en scènes de destruction et de meurtre. Il est presque certain que les troubles sensoriels si graves dans la folie alcoolique, et qui placent l'alcoolisé véritable dans un milieu hostile ou effrayant, font absolument défaut dans l'ivresse pathologique où le patient semble conserver assez longtemps une certaine notion exacte du milieu où il se trouve.

Mais ici encore, comme dans les autres sphères de la vie morale, il arrive un instant où toute conscience disparaît, et où le trouble complet et la réaction aveugle forment l'unique fonds morbide. Si, à certaine période, une volonté non pas libre, mais peut-être encore motivée, continue à présider à certains actes, elle est bien vite dominée par l'impulsion instinctive, automatique qui, avec le désordre de la motilité, constitue le véritable caractère de l'affection.

L'inconscience est du reste bien vite complète, l'obscurité intellectuelle absolue : c'est, poussé à son plus haut degré, le délire fébrile, ce délire absolument inconscient et dont l'automatisme est la représentation la plus véridique.

Ces nombreuses manifestations de la vie psychique sont presque toujours accompagnées d'un ensemble de phénomènes physiques que traduisent au dehors une lésion presque constante, l'hyperémie des centres céphaliques : chaleur à la tête, front brûlant, injection des yeux qui sortent de leurs orbites ; regard fiévreux, égaré ; dilatation des pupilles ; le facies est rutilant ; la physionomie est animée, sauvage, grimaçante ; salivation abondante ; sputation ; la respiration est plus fréquente et irrégulière ; la circulation accélérée : le pouls atteint cent pulsations ; les artères battent avec force et ampleur ; les battements des carotides sont visibles à l'extérieur ; les veines gorgées et bleuâtres ; la peau est chaude, souvent couverte de sueur ; les urines rares, de même que les selles. Les organes des sens sont d'une sensibilité extrême : la lumière éblouit ; le moindre bruit est ressenti douloureusement.

La description qui précède est celle de la forme-type de

l'ivresse pathologique; il est cependant facile de comprendre que le fonds morbide sur lequel elle naît, doit parfois en modifier la modalité clinique. La fureur qui se révèle d'ordinaire par des accès de violence extrême, par un déploiement de force motrice extraordinaire, peut être beaucoup plus concentrée et se résumer en quelques actes d'éclat, tels que homicide ou suicide : les observations IV, V, VI en sont des exemples frappants.

Nous croyons que la cause de plus d'un suicide survenu pendant l'alcoolisme aigu ne doit être exclusivement recherchée que dans l'existence de cette ivresse pathologique, dans cette espèce de fureur aveugle qui, poussant l'homme contre lui-même, le conduit à un acte d'éclat dont le suicide est une des expressions les plus fréquentes.

Marche. — Durée. — Terminaison. — Aussi rapide et imprévue a été l'invasion, aussi brusque est la terminaison de l'ivresse furieuse. C'est à peine si quelque légère diminution dans l'intensité des symptômes paraît faire supposer une tendance à l'amélioration, quand, presque tout à coup, un profond épuisement succède à l'intensité formidable de l'agitation; le malade tombe dans un assoupissement profond : un sommeil léthargique parfois de 12 à 24 heures vient complètement et irrémédiablement mettre fin à une scène de fureur. C'est un véritable épuisement de la force active des cellules de la couche corticale, et c'est pendant ce sommeil que se refait leur vitalité un moment anéantie. Et, ce qu'il y a de plus caractéristique dans cet état, c'est le rétablissement complet de l'activité antérieure sans persistance de la moindre manifestation morbide. Le malade retourne à ses occupations ordinaires comme s'il avait joui du sommeil le plus calme dans les conditions les plus favorables. Et, comme pour rendre l'illusion plus complète, une amnésie presque absolue, et d'autant plus absolue qu'elle se rapproche davantage de l'accès ébrieux, vient enlever jusqu'au moindre souvenir d'une période aussi agitée. Dans les circonstances les plus favorables, là où la crise cérébrale a été la moins violente, le souvenir le plus précis n'est que celui d'un mauvais rève dont il reste une impression vague et désagréable.

La terminaison n'est cependant pas toujours aussi heureuse; parfois l'on voit un véritable état comateux remplacer l'assoupissement et amener la mort sous l'influence des exsudations sanguines ou séreuses auxquelles donne lieu la congestion méningienne.

Observation I. — Elle concerne un ancien militaire établi comme aubergiste et vivant d'une vie assez tranquille jusqu'à son mariage. A la suite de discussions de famille, sa femme quitte le toit conjugal pour suivre un amant. Le jour de l'événement, le mari semble fortement attristé, ne laisse cependant paraître aucune de ses intentions ni aucun de ses projets, sert ses clients comme à l'ordinaire avec calme et empressement, mais ne prend pendant toute la journée ni aliments ni boissons, sa mauvaise femme lui ayant fait perdre tout goût de manger et de boire.

Vers le soir seulement, alors qu'il n'y avait plus à l'auberge que quelques habitués, il vint, fatigué des corvées de la journée, s'asseoir à côté d'eux en disant : « J'ai eu aujourd'hui une maudite journée! » puis, s'emparant d'une bouteille de vin rouge placée sur le comptoir, il s'en versa un grand verre et l'avala en plusieurs gorgées à quelques instants d'intervalle. A peine avait-il absorbé le liquide, qu'il se leva et se rendit dans la chambre voisine, dont il referma la porte avec bruit. Quelques minutes plus tard les assistants semblèrent entendre un bruit inusité, et une odeur désagréable sortit de la place. Accourant aussitôt, ils virent avec effroi que le lit de Sz. était en feu et que celui-ci y jetait du vieux bois pour attiser les flammes. Comme ils se mirent à lui crier : « Mais Sz., que fais-tu donc là ? il leur répondit, roulant des yeux furieux et d'une voix tonnante : « Allez-vous en au diable, ou je vous tue comme de mauvais chiens. » Alors, s'emparant d'un révolver à sa portée, il leur hurla de nouveau : « Allez-vous en, vous dis-je, sinon il vous en cuira. »

Terrifiés, les assistants ne se le firent pas répéter deux fois, et, tout en mettant leurs personnes en sûreté, firent avertir les autorités, qui arrivèrent avec de nombreux renforts pour s'emparer du furieux. Le feu avait fait de grands progrès; le plancher était atteint et la fumée était déjà si intense que l'on parvenait à peine à distinguer quelque chose. Au milieu du feu et de la fumée, on voyait apparaître Sz. debout, le révolver à la main et proférant les plus grossiers jurons : il lâcha aussitôt la détente de l'arme, heureusement sans blesser personne. C'est alors que l'on se jeta inopinément sur lui et qu'il fut terrassé; mais il fallut un combat de vingt minutes pour permettre à six hommes forts, après une résistance désespérée, de s'en rendre maîtres et de le traîner plutôt que de le conduire en lieu sûr. Pendant tout ce temps, il ne cessa de s'emporter en invectives à l'égard de ceux qui le domptaient, et les appelant chacun par leur nom, leur reprochant leurs fautes et leurs vices; l'un était un voleur, l'autre un endetté, le troisième un ivrogne, un autre un homme de mauvaises mœurs, etc., etc.

Au dépôt, où on le lia dans une cellule, on l'entendit encore jurer et rugir sans discontinuer durant environ trois heures.

Vers minuit, un calme presque subit se produisit; Sz. s'était endormi et continua à dormir pendant seize heures de suite d'un profond sommeil. A son réveil, il ne voulut absolument pas admettre la réalité des événements dont il avait été l'objet. Sa mémoire s'arrêtait juste au moment où, ayant avalé le verre de vin, il se rendit dans la chambre voisine. Il fut soumis à une longue investigation médico-judiciaire : tous les renseignements l'ont toujours représenté comme un homme d'une conduite irréprochable, capable, modeste, tranquille et réservé. Ce n'avait jamais été un buveur véritable, mais il pouvait cependant boire, sans aucune incommodité ni inconvénient pour sa santé, de la bière, du vin et même de l'alcool.

Depuis la crise qui lui est survenue, il éprouve une véri-table répulsion pour toute liqueur alcoolique, au point qu'il ne sait plus même en sentir l'odeur sans se trouver indis-posé; il n'a pu être constaté aucune trace d'hérédité, mais dans son jeune âge et pendant son service militaire, Sz. avait été atteint de fièvre intermittente grave (1).

Observation II. — S. A., caporal, est un homme d'une bonne constitution et qui a jusqu'ici mené une vie calme et tranquille; il est commandé pour procéder avec quatre hommes à la visite des cabarets; dans l'un d'eux on lui offre un grog et du rhum. Une dispute s'étant élevée entre les habitués du lieu, il se met en devoir d'aplanir le diffé-rend et de rétablir la paix entre les exaltés; mais, tout en

(1) OTTO SCHWARTZER. *Die transitorische Tobsucht.* Observation, page 130; traduit par F. LENTZ.

s'efforçant de calmer les autres, il tombe lui-même en proie à une exaltation tellement violente qu'il frappe à tort et à travers ; le cabaretier veut l'apaiser, mais le caporal appelle ses soldats et continue à frapper comme un forcéné, poignarde un des assistants, en blesse un autre, et ce n'est qu'avec peine que ses soldats parviennent à le désarmer et à le lier. Dès qu'on se fût assuré de lui et qu'on lui eut enlevé ses armes, il se calma et se laissa conduire au corps de garde. Là il dormit quelques heures d'un sommeil tranquille, s'éveilla en pleine connaissance, mais ne conservant absolument aucun souvenir de tout ce qui s'était passé depuis le commencement de son exaltation jusqu'au moment de son réveil (1).

Observation III. — M. Cz., âgé de 33 ans, ayant fait son terme de service militaire, est employé comme surveillant à l'asile d'aliénés du d[r] Frantz Schwartzer, à Ofen. D'une stature trapue, court de cou, lymphatique, il a jadis souffert d'affection de poitrine ; en dehors de là, jouissant d'une bonne santé ; du reste homme très rangé et honorable, d'une sobriété remarquable, très exact dans son service ; caractère tranquille ; très convenable à l'égard de ses supérieurs.

Ayant un jour sollicité et obtenu sans difficulté la permission de ne rentrer qu'à 10 heures du soir, il quitte l'établissement vers 6 heures. Il n'était pas 8 heures, quand on vint avertir le directeur que Cz. se trouvait dans un estaminet à quelques centaines de pas de l'asile et que, dans un état d'ivresse très avancée, il continuait à s'y livrer à de véritables accès de fureur, et qu'il n'y avait moyen ni de

(1) *Zeitschrift für civil und criminal Rechtspflege* im *Hannover*, I, page 34-64 ; traduit par F. LENTZ.

l'éloigner ni de l'apaiser. L'assistance du personnel de l'asile était requise pour le mettre à la raison. Cz., au dire du messager, avait probablement déjà fait ailleurs de copieuses libations, car il se trouvait à peine depuis une demi-heure à l'estaminet où il s'était fait servir un demi-litre de vin ; il l'avait bu en silence, et s'était, quelques minutes après, levé furieux de sa chaise, avait tout renversé autour de lui et frappé à coups de poing tous les assistants.

Le médecin-inspecteur de l'asile, quoique étonné qu'un servant, d'ordinaire si sobre et si calme, se fût laissé aller à des excès aussi violents et à une ivresse aussi déréglée, se fit accompagner par deux surveillants jusqu'au local indiqué, d'où la violence de Cz. avait fait fuir tous les assistants, et où la famille du propriétaire s'était solidement barricadée.

A l'entré du médecin, Cz. était occupé, les yeux hagards, les globes oculaires saillants, la figure injectée, rugissant, l'injure, les jurons, la menace à la bouche, à essayer de démolir la barricade protectrice : « Personne ne s'échappera vivant, hurlait-il. »

L'inspecteur s'approchant de lui, lui dit d'un ton mesuré et sévère : « Rentrez avec moi à l'asile ; je vous procurerai une place convenable où vous pourrez cuver votre vin à l'aise. » Alors, se retournant, Cz. se plaça, les bras croisés en face du médecin et lui lança ces paroles d'une voix vibrante : « Quoi ! moi, ivre ? Vous vous prétendez un aliéniste et vous soutiendrez que je suis ivre ! vous devriez être honteux ! » puis, s'emportant, il continua à adresser au médecin les plus viles et les plus grossières injures. Et comme on continuait à lui enjoindre de quitter les lieux, il tira de sa poche un couteau et s'élança sur un malheu-

reux hôte, qui venait précisément d'entrer et qui lui était
totalement inconnu, en s'écriant : « Une minute, docteur,
j'ai besoin d'en finir avec cet individu ; je vous en prie,
laissez-moi encore lui tordre le cou. »

Aussitôt les deux surveillants lui sautèrent au cou, et
l'empoignant solidement, le poussèrent vers la porte, ce à
quoi il n'opposa pas trop de résistance ; mais, à peine arrivé
au corridor, Cz. lança ses deux agresseurs contre le mur,
et s'enfuyant à travers le jardin, gagna l'arrière-maison.

Le médecin-inspecteur voyant alors que le malheureux
n'avait que trop raison, et qu'il avait affaire ici, non à une
ivresse ordinaire, mais à un accès de fureur maniaque provoqué par l'alcool, se hâta de faire venir du renfort ; mais
ce n'était pas chose facile que de se rendre maître de Cz.,
qui était occupé à ravager le local où il s'était réfugié et à
démolir et fracasser tout ce qui n'était pas solidement atta-
ché. Pendant tout un quart d'heure, il opposa la résistance
la plus vive, la fureur la plus sauvage à tous les efforts que
faisaient six hommes solidement bâtis pour s'en assurer ;
d'un violent coup de poing il éloignait tantôt l'un, tantôt
l'autre, les lançant au loin comme une simple balle élastique et s'écriant : « je suis de bon sang hongrois et ce
n'est pas de moi que des brigands de votre trempe vien-
dront si facilement à bout. »

Enfin, on parvint à s'en rendre maître et à le conduire à
l'asile, et c'est d'un pas assuré et le regard hautain qu'il y
entra, prodiguant à tout le monde les menaces, les injures
et les jurons les plus grossiers. On le plaça en cellule, et un
surveillant fut commis à sa garde ; trois quarts d'heure
s'étaient à peine écoulés que celui-ci vint annoncer que le
furieux, après s'être débattu quelque temps encore, avoir

juré, tempêté, s'être démené comme un possédé, s'était tout à coup affaissé et endormi d'un profond sommeil.

Le lendemain matin, le malheureux Cz. se réveilla complétement remis de son épouvantable crise, et le plus étonné c'était lui de se retrouver dans une cellule de force. Quand on lui en raconta le motif, il se mit à verser d'abondantes larmes, maudit son malheureux sort et avoua que jadis il lui suffisait de boire quelques verres à peine pour tomber dans des crises tout aussi violentes. Les mêmes atteintes lui revinrent au service militaire, où elles furent qualifiées d'ivresses et lui attirèrent de sévères punitions. C'est depuis lors qu'il abandonna complètement et absolument tout usage d'alcoolique. La veille, n'ayant pas trouvé chez elle la personne à laquelle il avait eu l'intention de rendre visite, il s'en retournait à l'asile, quand, passant à côté d'un estaminet, il ne sut pas résister à la tentation de reprendre une fois encore un verre de vin après une si longue privation. Il n'en avait bu qu'un seul, qu'il n'avala encore que par 5 à 6 gorgées en un quart d'heure. C'est tout ce qu'il peut se rappeler; tout au plus, sait-il encore qu'il a ressenti de forts bourdonnements dans la tête et des éblouissements devant les yeux. De tout ce qui s'ensuivit, il n'a pas conservé le moindre souvenir.

Comme antécédents héréditaires, l'on ne peut signaler que cette circonstance qu'il est le seul survivant de huit enfants, qui tous moururent très jeunes; que lui-même eut une jeunesse fort maladive et qu'il souffrit longtemps de violentes céphalalgies, qui aujourd'hui ne se reproduisent plus qu'à de rares intervalles (1).

Cette observation offre un point excessivement intéres-

(1) OTTO SCHWARTZER. *Loc. cit.*, p. 132; traduit par M. LENTZ.

sant et remarquable, c'est l'absence de toute cause accidentelle, autre que l'alcool, capable d'expliquer l'invasion d'une
si épouvantable crise maniaque. Il n'y a eu ni fatigue excessive, ni chaleur, ni changement brusque de température,
ni colère, ni autre émotion morale vive. Une faible dose
d'un liquide alcoolique fort léger a suffi, dans ce cas, à
provoquer l'explosion presque instantanée d'une terrible
atteinte de folie transitoire, dont la prédisposition seule
existait alors.

Observation IV. — Le tome VI des *Annales médico-psychologiques* rapporte un exemple, bien que fort incomplet,
d'ivresse furieuse. Un jour, après une consommation immodérée de vin blanc et de spiritueux, R... étant rentré au
domicile conjugal, sa femme lui adressa quelques reproches. Tout à coup, il devint furieux, s'arma d'une hache,
en asséna un coup terrible à sa femme, qui tomba baignée
dans son sang ; puis, ouvrant une fenêtre, il se précipita
dans la rue. Bien que la hauteur de cette fenêtre fût de
sept mètres environ, on le vit bientôt se relever et revenir
dans la maison. Sous l'empire de l'exaltation où il était, il
paraissait ne ressentir aucun effet de sa chute. A sa rentrée
dans le logement, il voit sa femme qui s'était relevée à
demi, aidée d'un de ses enfants ; il saisit de nouveau la
hache dont il l'avait déjà frappée, lui en porta un autre
coup aussi terrible que le premier, et, une seconde fois, il se
précipita par la fenêtre ; on le ramassa terriblement mutilé.

Observation V. — Une observation, de nouveau incomplète, mais qui donne cependant un exemple bien évident,
quoique méconnu, d'ivresse pathologique développée sur
un fonds épileptiforme, est rapporté par Baillarger dans
une note de sa traduction de Griesinger, page 148.

Un caporal et un soldat du régiment de ligne, après s'être enivrés avec de l'eau-de-vie, se prirent de querelle en rentrant au poste et bientôt en vinrent aux coups. Le caporal est puni et le soldat reçoit quelques réprimandes mais est laissé libre. Il reste parfaitement calme en apparence, mais essaie vainement de dormir, se tient ferme sur ses jambes, mais garde le silence. A 4 heures du matin, il prend un fusil chargé, entre dans la chambre où dormait l'officier et tire sur lui à bout portant. Heureusement la capsule seule éclate; l'officier éveillé eut à lutter contre son agresseur qui tentait de le tuer à coups de baïonnette, mais qui fut immédiatement arrêté. Cet homme, qui ne connaissait pas même l'officier et ne pouvait avoir de motifs d'animosité contre lui, ne témoigna d'abord aucun repentir de son crime; il répétait froidement qu'il regrettait de n'avoir pas réussi, qu'il avait commis ce méfait pour pouvoir être fusillé et commander lui-même le feu.

Aucune expertise médico-légale n'eut lieu et le soldat fut condamné à mort, mais sa peine fut commuée en celle des travaux forcés. Interrogé par Baillarger celui-ci constata que :

1° Le frère du soldat était épileptique ;

2° Qu'une des deux sœurs avait des accès d'hystérie ;

3° Que lui-même avait eu deux accès de congestion cérébrale; une fois il était tombé sans connaissance, étant au bas de l'escalier, une autre fois étant à cheval.

Observation VI. — Planinz, 30 ans, est un buveur endurci, qui, à la suite d'une grave atteinte de typhus, présente une intolérance remarquable à l'égard des alcooliques.

Le 15 mars, il s'enivre en joyeuse compagnie. Subitement on le voit quitter le cabaret et se rendre chez le caissier, où il demande une avance d'argent, menaçant de se pendre si on la lui refuse. Comme on l'invite à repasser dans quelques heures, il se rend chez lui, fait un paquet de ses habits, le porte chez le traiteur en lui disant : « Voilà mes affaires, je vais me pendre. » Puis il disparaît, monte sur un arbre, y fixe une corde et se pend. Immédiatement détaché, il est rappelé à la vie, mais non sans peine. Aussitôt il s'agite, se démène, et ce n'est qu'avec beaucoup de difficulté qu'on peut le maintenir et l'attacher.

Le lendemain il est calme mais épuisé, et c'est dans cet état qu'on l'amène à l'asile. Le 18, il revient à lui, excessivement surpris de sa situation et ne se rappelant absolument rien de ce qui s'est passé depuis le moment où il a quitté le cabaret. Le patient a l'esprit encore faible, se plaint de douleurs à la tête ; les mains tremblent de même que les lèvres ; les pupilles sont dilatées ; il présente le catarrhe gastrique des buveurs. Le 26 ces symptômes ont disparu et le malade quitte l'hôpital (1).

B. *Ivresse convulsive*. — Les observations très intéressantes qui précèdent ne laissent aucun doute sur l'existence de l'ivresse maniaque ou furieuse ; l'ivresse convulsive dont il nous reste à donner la description, offre beaucoup d'analogie avec la forme précédente ; seulement les désordres de la motilité sont ici prédominants et semblent avoir accaparé à eux seuls toute la vie pathologique.

Le début de l'ivresse convulsive est en général brusque, souvent instantané. Si des prodromes existent, ils sont toujours fugaces et consistent en de l'irritabilité, en un état d'agacement et quelques symptômes dépressifs, de l'angoisse précordiale, de la céphalalgie.

(1) Krafft-Ebing. *Lehrbuch der Psychiatrie*, tome III, observ. 135 ; traduit par M. Lentz.

Une fois établis, les phénomènes atteignent rapidement leur paroxysme et consistent alors, non pas en convulsions ordinaires, mais en véritables mouvements convulsiformes, mouvements d'un désordre remarquable et que nous ne pouvons mieux comparer qu'aux convulsions de la grande attaque d'hystérie. Il nous a été donné de voir plusieurs malades au milieu de leur atteinte convulsive alcoolique; ils se jettent en général à terre, se livrent aux contorsions les plus bizarres et les plus désordonnées, se roulent de côté et d'autre, lancent leur corps en l'air, projettent les jambes en avant, les bras de côté, donnent des coups de pied à tort et à travers, essayent de mordre tous ceux qui les approchent, saisissent avec les dents tout ce qui est à leur portée, tantôt se heurtant la tête contre le plancher, tantôt se levant pour quelques instants pour retomber aussitôt et recommencer les mêmes contorsions. Leurs mouvements sont énergiques et violents; ce sont des furieux qu'il est dangereux d'approcher à cause de l'énergie de leurs mouvements, mais ils sont certes beaucoup moins dangereux que les précédents, parce que leur motilité morbide n'a aucune tendance à se traduire en actes; c'est du mouvement dépensé en pure perte. Leur énergie musculaire est excessive et il devient difficile de les maintenir; fixés au lit, nous les avons vus concentrer toute leur force dans les mouvements du tronc et soulever ou faire avancer de fortes pièces qu'un homme seul ne déplacerait que péniblement. En résumé, le caractère du désordre de la motilité c'est de n'être pas intentionnel mais uniquement convulsiforme, automatique.

Un autre phénomène qui constitue un des symptômes particuliers de cette forme d'ivresse morbide, c'est l'état d'épuisement intellectuel qui l'accompagne : la perte de connaissance est absolue, et n'était l'excessive agitation produite par les convulsions, le malade serait plongé dans un état comateux profond ; il n'a plus la moindre conscience de lui-même ; aucun délire ne vient dénoter la moindre vie intellectuelle, et quelques cris rauques ou des sons inarticulés restent les seules manifestations de l'activité psychique.

Quant aux symptômes organiques, ils ne diffèrent guère de ceux qui accompagnent la forme maniaque furieuse; ce sont les mêmes manifestations congestives encéphaliques avec les désordres somatiques qui les traduisent au dehors.

La durée de l'alcoolisme convulsif est variable : de quelques heures à une demi-journée ; sa terminaison est d'ordinaire brusque ; le patient tombe rapidement dans une espèce d'épuisement qui ne laisse à sa suite qu'un état assez prolongé de stupeur et de courbature; parfois, au contraire, c'est un profond sommeil qui vient terminer la crise et le malade se réveille sans conserver le moindre sentiment de l'orage passé ; le souvenir fait, du reste, presque toujours défaut.

C. *Ivresses anormales chez les aliénés des différentes catégories.* — Parmi les ivresses anormales et pathologiques viennent se ranger une grande partie de celles qui se rencontrent chez les aliénés, les imbéciles, les épileptiques et autres névropathes. L'on peut poser en principe général que tous ceux qui, à un point de vue ou à un autre, rentrent dans la grande classe des maladies mentales offrent une susceptibilité plus grande aux alcooliques et présentent dans les symptômes de leur ivresse, des particularités qui éloignent celle-ci de son type ordinaire et de son évolution normale.

Assigner un aspect clinique particulier à l'ivresse de chacune des grandes catégories de maladies mentales, décrire l'ébriété de l'imbécile, de l'épileptique, de l'hystérique, du maniaque ou du mélancolique, serait entreprendre une tâche difficile, ingrate et dont les résultats pratiques auraient d'autant moins de valeur qu'ils seraient moins exacts ; le cachet de l'ivresse, même chez l'aliéné, dépend plus peut-être de l'individu aliéné que de son genre de folie, et tel épileptique peut avoir l'ébriété plus douce que l'imbécile le plus inoffensif, et réciproquement.

Cependant certaines particularités, qui se répètent trop fréquemment pour ne pas constituer un signe diagnostic, se rencontrent dans l'ivresse d'une certaine catégorie d'aliénés et méritent, au moins à ce titre, une mention spéciale.

Nous citerons en première ligne la paralysie générale, car c'est dans cette affection que se rencontre le plus fréquemment l'ivresse, et cela à des titres différents, comme manifestation incidente d'abord, comme véritable symptôme initial de la maladie, ensuite.

Le paralysé général est d'ordinaire très susceptible aux alcooliques, et il est rare qu'il puisse absorber assez d'alcool pour permettre aux différents symptômes de l'ivresse de suivre leur évolution ordinaire ; elle se borne, en général, à la première période qu'elle ne dépasse guère et qu'elle transforme insensiblement en véritable excitation maniaque. Les premières doses amènent une certaine surexcitation ou augmentent celle qui existe déjà normalement, et cette surexcitation est caractérisée surtout par une aggravation du délire, qui devient plus exubérant, plus actif, plus entreprenant, et de l'excitation motrice, qui est plus vive, plus durable ; la mobilité devient excessive, le malade ne

tient plus en place, et c'est alors qu'on le voit s'échapper
de chez lui, en proie à une véritable fièvre d'action, parcourir de longs espaces sans prendre de repos, dépenser
une somme d'activité excessive, se livrer pour ainsi dire
inconsciemment aux actes les plus incohérents et ne s'arrêter que quand il tombe épuisé de fatigue. En même temps,
les instincts et les passions se développent outre mesure et
la conscience se trouble encore davantage. C'est sous l'influence de cette excitation provoquée par l'ingestion des
alcooliques que le fou paralytique se rend coupable de la
plupart des actes de violence que l'on observe si fréquemment dans le cours de la première période de sa maladie,
tels que vagabondage, rixes, querelles, déprédation, vol,
coups, blessures, violences, viols et même meurtres. C'est,
en somme, la première période de l'ivresse prolongée pendant des heures et des journées entières.

Il est assez bizarre de voir ce même paralysé général qui
supporte difficilement l'alcool quand son affection est déclarée, pouvoir se livrer à des excès longs, prolongés et répétés et n'aboutissant que difficilement à l'ivresse, alors que
la dipsomanie constitue le premier symptôme d'une folie
paralytique qui se prépare; le malade semble alors beaucoup mieux supporter l'alcool dont il fait souvent un usage
excessif. Cette différence d'action ne saurait cependant
être érigée en règle générale.

Chez le délirant, l'ivresse n'offre rien de bien spécial à
signaler; tout au plus, peut-on dire que les conceptions
délirantes deviennent plus intenses, plus vivaces, plus
actives et peuvent amener des actes d'éclat là où, en dehors
de l'excitation ébrieuse, le délire fut resté calme et sans
réaction.

La plus anormale et peut-être la plus dangereuse, est l'ivresse des insuffisants et des imbéciles à tous les degrés. Outre que chez eux, il faut souvent peu de liqueur alcoolique pour la provoquer, elle se caractérise rapidement par de l'excitation maniaque avec trouble profond de la conscience, par l'explosion des passions, la violence, la colère, la vengeance, tous ces sentiments qui ne sont en général qu'assoupis chez eux et qui ne demandent qu'une occasion pour éclater. Leur ivresse est indomptable et ingouvernable; ils ne reconnaissent plus aucune autorité, injurient et menacent leurs parents, maltraitent leurs amis, ont des querelles et des batailles avec tout le monde; c'est alors qu'apparaissent et se donnent libre cours tous leurs mauvais instincts et il n'est impulsion nuisible que l'on ne puisse rencontrer chez eux; le vol, le meurtre, l'incendie, le viol peuvent en être la conséquence, au point que l'on s'étonne de trouver chez des natures en apparence si inoffensives des tendances latentes si mauvaises. Il en est à peu près de même de tous les aliénés héréditaires, de tous ceux que l'on fait généralement entrer dans la grande classe des fous instinctifs et impulsifs : l'ivresse enlève le seul frein qui retient encore leurs mauvaises tendances, et celles-ci éclatent alors au grand jour.

Chez l'épileptique, l'ivresse est en général synonyme de violence; une fois qu'il se trouve sous son influence, le convulsif devient difficile, méchant, irritable, colérique; la cause la plus futile amène des explosions de fureur terribles qui le rendent l'être le plus dangereux; toute son ivresse n'est pour ainsi dire qu'une longue période d'excitation où prédomine le caractère impulsif de sa maladie et d'où il ne sort que pour tomber dans un état d'assoupissement ; la transition est d'ordinaire brusque ; souvent l'ivresse est suivie d'une crise convulsive (1).

Quant au dipsomane, l'on pourrait dire qu'il ne connaît pas l'ivresse véritable, au moins pendant la période active de son affection ; pour lui, il n'y a pour ainsi dire plus de stade d'excitation ni de stade de dépression ; l'ivresse consiste plutôt en une espèce de semi-agitation maniaque continuelle, avec divagation et incohérence. Pendant toute la durée de son accès, il rentre à peine dans son état normal, et dès qu'il se trouve plus directement sous l'influence de la boisson, il devient remuant, affairé, tenant des discours sans suite et posant des actes bizarres et inconsidérés.

Il est, du reste, à remarquer que la grande susceptibilité de tous ces malades aux alcooliques ne leur permet que rarement d'en absorber des quantités suffisantes pour produire une ivresse profonde.

D. *Étiologie de l'ivresse pathologique.* — Les diverses formes d'ivresse pathologique se développent volontiers et d'ordinaire sur un fond d'alcoolisme chronique préexistant, quelle que soit, du reste, l'intensité de l'intoxication. Certains auteurs même, prétendant qu'elle n'avait jamais d'autre origine, n'ont voulu voir dans l'ivresse anormale qu'une des nombreuses manifestations de l'alcoolisme chronique. Il est bien vrai qu'elle est rare chez les personnes qui ne font de l'alcool qu'un usage absolument exceptionnel, et que d'ordinaire quand elle survient, on trouve chez ceux qu'elle atteint une certaine imprégnation alcoolique : mais des exceptions évidentes ne permettent pas de généraliser

_____

(1) L'alcool développe parfois aussi chez eux cet état hallucinatoire terrifiant assez commun chez les épileptiques, et sous l'influence duquel ces malheureux, poussés par un trouble sensoriel horrible, se livrent à des actes de violence d'une rare cruauté. (*Note de l'auteur ;* avril 1884.)

absolument cette règle ; toutefois dans ces cas, l'on peut
en poser une autre, c'est que là où n'existe pas le fonds
alcoolique, l'on rencontre des prédispositions névropathiques ou psychopathiques qui viennent expliquer la genèse
de l'ivresse anormale.

Quoi qu'il en soit, quelques verres de bière ou de vin ou
quelques gouttes de genièvre, même de bonne qualité, suffisent pour y donner lieu. C'est en tant que liquide alcoolique, c'est-à-dire comme excitant, et non par sa quantité
voir même sa qualité, que l'alcool produit son effet nuisible.
Cependant la qualité de l'alcool ne semble pas être sans
influence, car la forme convulsive et la forme furieuse de
l'ivresse ont été, en grande partie, mises sur le compte de la
mauvaise nature de l'alcool absorbé, et principalement de
son mélange avec l'alcool amylique et autres tout aussi dangereux.

La preuve de cette assertion n'a toutefois pas encore été
scientifiquement apportée ; le danger des alcools plus élevés
dans la série atomique n'est guère contestable ; il est évident qu'ils occasionnent une ivresse plus profonde, plus
grave et beaucoup plus nuisible ; mais qu'ils puissent déterminer à eux seuls et sans le secours de cette prédisposition
dont il sera bientôt question et qui est l'élément le plus
important de leur étiologie, de véritables ivresses pathologiques, c'est ce qu'il serait peut-être prématuré d'admettre.

Si, en effet, il en était ainsi, ces cas pathologiques
devraient être bien plus fréquents et se remarquer non pas
à l'état d'entité isolée, mais se produire par série ou par
masse. Une boisson alcoolique de mauvaise nature, ayant
fait une victime, devrait en faire nombre d'autres autour
d'elle, parmi tous ceux qui ont absorbé le même liquide ;

or, c'est à peu près le contraire de ce que l'on remarque ; les rares cas que nous avons été à même d'observer, ont toujours porté sur des individus isolés et sans que le même liquide qui y avait donné lieu et qui avait été absorbé par quantité d'autres individus ait produit chez ceux-ci aucune ivresse de quelque gravité. C'est là une observation que tout le monde a pu faire et qui prouve que c'est dans le fonds morbide du sujet qu'il faut rechercher la cause principale du mal, et cette cause se trouve dans la constitution psychopathique ou névropathique héréditaire ou acquise du buveur.

Un des premiers caractères de cette idyosyncrasie, c'est la susceptibilité excessive de l'individu qui en est doué, à l'égard des alcooliques de toute nature ; les plus petites quantités ont sur son système nerveux une influence réellement agressive, et telle dose à peine perceptible pour le commun des hommes, produit chez eux, des phénomènes de véritable ivresse.

Cette susceptibilité toute spéciale aux alcooliques et qui, alors que le terrain est propice, amène l'ivresse furieuse, dépend presque toujours d'une constitution éminemment spéciale dont les caractères sont, pour la constitution névropathique :

Tendance au délire et aux troubles hallucinatoires dans les diverses affections et principalement dans les affections fébriles ; grande mobilité ; impressionnabilité excessive aux influences atmosphériques, telluriques et alimentaires ; exagération de l'excitabilité vaso-motrice, sous l'action des moindres impressions psychiques : d'où essoufflements, palpitations, rougeurs subites, anxiété précordiale, inquiétudes vagues ; apparition rapide et facile des mêmes phé-

nomènes sous l'influence des alcooliques ; irritabilité excessive des nerfs sensibles et sensoriels ; durée trop prolongée
de l'irritation et des émotions ; augmentation de l'irritabilité réflexe; symptômes de faiblesse irritable; tendance aux
convulsions.

Pour la constitution psychopathique : grande excitabilité ; émotivité exagérée; passions maladivement développées ; grande mobilité des dispositions morales ; fréquence
des changements d'humeur sans cause réelle; antipathies et
sympathies changeantes ; imagination vive et très impressionnable; rapidité et exagération, mais peu de durée, des
déterminations volontaires.

Dans l'un comme dans l'autre cas, l'on voit se joindre
aux phénomènes précédents quelques symptômes physiques, tels que tendance aux congestions cérébrales, céphalalgie, état vertigineux, épistaxis, symptômes qui apparaissent surtout sous l'influence des modificateurs caloriques.
Les antécédents héréditaires manquent rarement et se
caractérisent par des états névrosiques, des névroses réelles,
des psychoses variables, des états de bizarrerie ou de folie
morale, des cas de morts subites, de suicides, de tendances
congestives ou apoplectiques, enfin de l'alcoolisme et de
l'ivrognerie.

D'ordinaire, la constitution névro ou psychopathique
ainsi établie par l'ensemble des symptômes qui précèdent,
est héréditaire ; mais elle peut aussi être acquise et ce point
de la science est excessivement important, surtout en ce
qui concerne le côté médico-légal. Les causes qui le plus
souvent en amènent la production, sont celles qui atteignent violemment et profondément la constitution cérébrale
et les fonctions nerveuses : les traumatismes de diverses

natures, le typhus et autres maladies zymotiques graves ; les affections inflammatoires méningiennes; différents ébranlements cérébraux de cause morale; la période initiale ou l'état de rémission de certaines folies, telles que folies paralytiques ou autres.

Sous l'influence de ces diverses causes peut se développer un état nerveux spécial, parfois temporaire, d'ordinaire permanent et dont la conséquence physiologique est cette susceptibilité aux alcooliques qui donne naissance aux multiples formes de l'ivresse pathologique.

Enfin, il est certaines autres dispositions qui le plus souvent n'agissent que comme cause occasionnelle, mais qui cependant à elles seules sont capables d'amener la susceptibilité dont il vient d'être question. Ces états peuvent être produits par des substances enivrantes autres que l'alcool, telles que les narcotiques, par certaines dispositions physiques et morales dans lesquelles se trouve le patient au moment où il s'enivre, comme l'abstinence complète, la grande faiblesse, l'excitation violente, qu'elle soit le résultat de l'insolation, de la grande chaleur, d'un brusque changement de température ou de l'agitation corporelle provenant de la danse, de la course, enfin les violentes passions, chagrins, colère, frayeur, ou l'abus des plaisirs sexuels et du tabac.

Toutes ces circonstances facilitent au plus haut point la production de l'ivresse anormale, et c'est souvent dans la combinaison de plusieurs d'entre elles que l'on peut avoir l'explication de bien des situations pathologiques qui ne sauraient trouver ailleurs leur raison d'être. Les passions surtout ont, sous ce rapport, une influence qui n'est pas discutable : à elles seules, et pourvu que la prédisposition leur vienne tant soit peu en aide, elles peuvent, survenant au milieu d'une ivresse même légère, transformer en accès furieux, une ébriété restée jusqu'alors dans les limites les plus restreintes. La réciproque peut être tout aussi vraie ; au milieu d'une violente émotion morale, et sur un terrain quelque peu favorable, une légère dose d'alcool peut faire éclater une ivresse pathologique souvent formidable.

Certaines affections somatiques ne sont pas absolument sans influence sur sa production : telles sont la tendance aux congestions cérébrales, certaines maladies du cœur et l'existence d'un état hémorroïdaire difficile à s'établir ou facile à s'arrêter.

E. *Diagnostic.* — Le diagnostic de l'ivresse maniaque ou convulsive repose sur des considérations de nature diverse (1) ; il est bon de rappeler que la quantité et peut-être la qualité de l'alcool, sont un des éléments les moins importants dans l'appréciation de la question. La marche de l'affection surtout offre quelques signes précieux de diagnostic : l'ivresse ordinaire a une marche toujours régulière, en ce sens qu'elle présente un début, une période ascendante, une période d'état, puis un déclin. Rien de semblable ne se montre dans l'ivresse anormale ; celle-ci peut débuter en dehors de toute ivresse comme au milieu de ses différentes périodes ; mais c'est toujours d'une manière brusque, souvent sans prodrômes bien caractérisés, parfois d'une façon presque instantanée qu'elle apparaît, et en moins de quelques instants ses manifestations ont atteint leur paroxysme.

Dans l'ivresse ordinaire, la motilité ne se maintient pas

(1) OTTO SCHWARTZER dans son mémoire, *Die transitorische Tobsucht*, a beaucoup insisté sur ce point. (*Note de l'auteur;* avril 1881.)

bien longtemps intacte; les forces musculaires et les mouvements deviennent incertains, hésitants, ataxiques en
même temps qu'ils éprouvent un véritable affaiblissement;
l'ivrogne n'offre guère de force de résistance et se laisse
facilement abattre; il ne conserve plus d'empire sur ses
mouvements qu'il ne sait plus gouverner. Tout, au contraire,
dans l'ivresse pathologique respire la force, l'énergie musculaire : les mouvements sont sûrs, parfaitement bien diri-   ·
gés et équilibrés, et restent toujours soumis à l'empire de
la volonté à laquelle ils obéissent avec netteté et ponctua-
lité. De là, en partie, les désordres enfantins de la conduite
dans l'ivresse ordinaire, et les actes violents bien combinés
de l'ivresse pathologique; là, c'est une titubation, un relâchement progressif; ici, l'on observe un déploiement de
force extraordinaire : il y a une suractivité musculaire qui
rend le patient d'autant plus difficile à maîtriser et plus
dangereux à approcher.

Dans les deux situations, l'état intellectuel est foncière-
ment différent; si, à une période avancée de l'ivresse normale, le trouble intellectuel est complet, s'il y a un véritable état de démence aiguë qui ne permet plus à l'ivrogne
de se reconnaître, pas plus lui-même que son entourage,
l'ivresse pathologique laisse à celui qui en est atteint une
lucidité relative qui persiste jusque dans les cas les plus
graves; le furieux, bien que ne se rendant plus un compte
exact des situations, reconnaîtra encore son entourage,
comprendra les questions qu'on lui adresse, y répondra
même d'une manière sensée; les perceptions se font encore
plus ou moins normalement; en un mot, là où, d'un côté,
il n'y a plus qu'une inconscience complète, il persiste de
l'autre, une certaine conscience, une intelligence de la

situation qui rend le malade d'autant plus dangereux.

Ce caractère n'est pourtant pas commun aux deux formes
d'ivresse pathologique ; la forme convulsive fait une exception réelle ; sous ce rapport elle se rapproche davantage
des formes graves de l'ébriété ordinaire et semble faire le
trait d'union de l'une à l'autre des deux variétés ; la stupeur intellectuelle y est presque complète.

L'ivresse pathologique se juge toujours par un profond
sommeil, et comme sa cause ne réside pas dans l'alcool
lui-même dont la quantité a été insuffisante pour produire
des troubles généraux dans les autres parties de l'organisme, sa disparition est complète et ne laisse absolument
aucune trace de son passage. L'ivresse ordinaire, bien
qu'elle soit ordinairement suivie d'un sommeil profond, ne
se juge que par l'élimination de l'alcool dont le passage à
travers les divers appareils de l'économie laisse à sa suite
des désordres assez nombreux qui ne disparaissent souvent
qu'au bout de plusieurs jours. C'est dire que l'ébrieux ordinaire se lève fatigué, courbaturé, vertigineux ou dyspeptique, tandis que le furieux ne présente pas la moindre
indisposition.

Enfin, un des derniers caractères, c'est l'amnésie complète, absolue qui suit l'ivresse maniaque ou convulsive.
C'est ainsi qu'à partir du moment où elle éclate subitement
jusqu'au réveil qui suit l'assoupissement qui la juge, le
patient a perdu jusqu'au souvenir de son existence ; il y a
une véritable lacune dans sa vie. Cette amnésie existe assez
rarement à un degré aussi prononcé dans l'ivresse ordinaire : elle y constitue tout au plus une infidélité, une obscurité de la mémoire, et c'est à travers les fumées de l'alcool
qu'apparaissent le lendemain les faits et gestes de l'ivrogne.

Plusieurs états moraux offrent, par la violence de leurs symptômes et le peu de durée de leur évolution, une certaine analogie avec l'ivresse pathologique : ce sont les accès de manie alcoolique suraiguë développés sur un fonds d'alcoolisme chronique bien caractérisé. Ces deux états ont souvent été confondus, quoique leurs symptômes soient fort dissemblables ; le dernier est caractérisé surtout par l'état hallucinatoire terrifiant, avec trouble émotif poussé à son paroxysme et amenant des réactions morales excessives, surexcitation, fureur, stupidité. Rien de pareil ne se montre dans l'ivresse pathologique où le trouble est fonctionnel et non formatif, comme disent les Allemands. Il faut cependant avouer qu'il existe des cas mixtes dont l'appréciation ne laisse pas que de présenter de sérieuses difficultés, en présence surtout de l'amnésie parfois complète qui les accompagne.   .

F. *Anatomie pathologique*. — Les lésions anatomiques qui président à la production comme à l'évolution des différentes formes d'ivresse anormale nous sont encore absolument inconnues ; le mot de raptus congestif vers l'encéphale, dont on se sert volontiers en Allemagne, est loin d'en donner une expression suffisamment nette et définie pour que la science puisse se déclarer satisfaite. Du reste, si tant est que la congestion existe, est-elle la cause plutôt que l'effet de la lésion mentale ? Cette question est jusqu'ici restée sans solution. Il est vrai qu'il est fort probable que le trouble de la circulation sanguine méningienne et piemérienne n'est pas étranger aux phénomènes si graves de l'ivresse pathologique ; mais la science est encore obligée de se contenter de ces données absolument insuffisantes.

G. *Nature des ivresses pathologiques*. — L'ivresse anormale n'a pas encore assez attiré l'attention des spécialistes pour que cette question ait pu être convenablement discutée et résolue; ou plutôt, sans entrer bien avant dans l'intimité des manifestations morbides qu'elle offre et à ne considérer que les causes apparentes qui, le plus souvent y donnent lieu, le trouble mental qui nous occupe a toujours été rangé parmi les ivresses ordinaires, comme l'indique suffisamment la dénomination sous laquelle on continue à le désigner. Et cependant, c'est là une grave erreur. L'ivresse est un ensemble de phénomènes, d'une durée plus ou moins variable, produits dans la vie nerveuse d'une manière constante et presque identique par un agent toujours le même, qui est l'alcool. Entre l'ivresse et l'alcool, il y a des rapports certains, constants et qui fatalement doivent se produire; là où on constate l'ivresse, on peut dire qu'il y a eu absorption d'alcool; là où il y a eu absorption d'alcool à certaines doses, on peut dire qu'il y aura ivresse : celle-ci est donc la manifestation physiologique de l'alcool.

En est-il de même de l'ivresse anormale? L'étude que nous avons faite de la symptomatologie et du diagnostic différentiel répond suffisamment à la question. Cette forme morbide ne présente ni les symptômes, ni la marche, ni l'étiologie de l'ivresse ordinaire; elle ne saurait dès lors en avoir la nature. Ce ne peut être qu'une psychose alcoolique, présentant un aspect particulier, s'offrant dans des conditions déterminées, ayant sa pathogénie spéciale, mais conservant le caractère originel de toutes les folies alcooliques, celui d'avoir l'alcool comme cause occasionnelle, mais non comme cause unique. L'ivresse pathologique n'est donc qu'une folie transitoire d'origine particulière, et l'alcool

entre souvent pour si peu dans sa constitution, qu'elle
n'offre dans la plupart des cas aucun des caractères géné-
riques du délire alcoolique : du trouble hallucinatoire varié
et mobile, l'on ne trouve aucune trace; l'altération de la
sensibilité morale qui accompagne presque toujours le
trouble psychique réellement alcoolique fait encore complètement défaut. Si donc d'un côté l'ivresse pathologique
s'éloigne de l'ivresse ordinaire, de l'autre, elle s'éloigne
tout autant des folies alcooliques véritables; la meilleure
dénomination que l'on puisse lui donner semble encore
celle que nous avons adoptée; le mot d'ivresse pathologique, tout en faisant comprendre les liens qui la rattachent
à l'alcool, montre en même temps les différences qui l'en
éloignent.

3. INFLUENCE DE L'IVRESSE SUR LA DESCENDANCE.

Cette question est la plus difficile à résoudre de toutes
celles qui se rattachent à l'ivresse. Peu de travaux sérieux
ont été publiés sur ce sujet. Demeaux est un des seuls qui
s'en soit occupé, et des observations qu'il est parvenu à
recueillir, il croit pouvoir conclure que l'état d'ivresse
des parents pendant la conception est une des principales
causes des affections nerveuses qui sévissent chez les nou-
veau-nés. L'auteur va même plus loin : il affirme que l'intelligence et le sens moral sont ultérieurement entachés de ce
vice originel. « L'enfant né de parents en état d'ivresse au
moment de la conception est ordinairement emporté par
des convulsions ou d'autres troubles nerveux. S'il vit, il
reste épileptique, idiot ou imbécile, porté à l'immoralité,
au cynisme, à la dépravation; adulte, il a un cachet spécial ; sa tête est petite, sa physionomie hébétée; son regard

sans expression est stupide. Velpeau a présenté à l'Académie de médecine un enfant né sans tête et qui avait été conçu dans un accès d'ivresse. »

Il ne nous est pas possible de nous rallier à ces conclusions trop exclusives ; elles nous paraissent prématurées et basées sur des observations incomplètes.

Dans l'alcoolisme en général et pris dans son acception la plus large, interviennent deux facteurs notablement différents : un état passager d'abord, n'impressionnant le système nerveux que d'une manière très superficielle, puisqu'il n'en reste souvent plus de trace au bout de quelques heures : c'est l'alcoolisme aigu ou ivresse ; le second état consiste en une modification profonde du système nerveux, un véritable changement moléculaire qui a transformé la trame nerveuse elle-même : c'est l'alcoolisme chronique ; mais ce dernier n'est pas exclusif de l'ivresse dont tous les phénomènes peuvent se présenter chez l'homme le plus profondément alcoolisé, comme chez celui qui est absolument indemne de toute intoxication.

L'influence désastreuse de l'alcoolisme chronique sur la descendance ne fait plus l'objet du moindre doute, et cet état d'alcoolisme ne se présente pas toujours avec des symptômes évidents, mais ne consiste parfois qu'en une espèce de saturation latente que le moindre choc suffit à faire éclater en manifestations des plus graves.

La conclusion en ressort évidente : pour juger de l'influence de l'ivresse sur la descendance, un premier point à établir exactement, c'est l'existence de l'ivresse à l'état de pureté absolue, en dehors de tout autre phénomène alcoolique : c'est l'influence de cet empoisonnement passager par l'alcool qu'il s'agit de déterminer, et il faut être absolument certain qu'aucun autre élément n'intervienne.

Or, les observations sur lesquelles s'est basé Demeaux, pour affirmer les funestes conséquences héréditaires de l'ivresse, sont loin d'être assez précises pour autoriser les conclusions qu'il en a tirées. L'ivresse qui se répète à assez courts intervalles pendant des semaines n'est déjà plus de l'ivresse simple et a laissé dans le système nerveux une impressionnabilité qui la rapproche davantage de l'alcoolisme chronique.

On voit, par là, combien est minutieuse et délicate la question qui nous occupe et l'on comprendra facilement que nous nous abstenions d'apporter des conclusions formelles. Une observation, peut-être bizarre, nous a frappé à ce sujet : on sait que le premier né, au moins dans la classe ouvrière, est en général conçu plus ou moins, si pas absolument, sous l'influence de l'ivresse, au moins sous une influence alcoolique ; car il est rare que, pour une certaine catégorie de personnes, un repas de noces ne laisse chez le nouveau marié, quelques traces d'alcoolisme aigu. Or, a-t-on remarqué que la primogéniture dans cette classe portât des impressions héréditaires, plus fréquemment que les descendants subséquents. Nous ne le pensons pas ; et cette observation ne nous semble pas venir à l'appui des idées de Demeaux.

4. RAPPORTS DE L'IVRESSE ET DE LA FOLIE.

En parlant des rapports de l'ivresse et de la folie, nous ne considérerons exclusivement que les rapports pathologiques : la question médico-légale aura plus loin sa partie spéciale ; la distinction de ces deux points de vue paraît indispensable, et leur confusion mènerait à des erreurs préjudiciables à la science.

Folie et responsabilité sont deux termes que l'on a aujourd'hui trop de tendance, aussi bien dans le public ordinaire que dans le public médical et juridique, à identifier et à rendre solidaires, l'un de l'autre ; de là, des inconvénients graves. Si jusqu'à un certain point, l'on peut établir que la folie entraîne toujours l'irresponsabilité (bien qu'en fait, ce principe puisse et doive quelquefois admettre des exceptions ; exemple : le stade initial et la période de rémission de certaines formes de folie, où l'aliénation existe et persiste évidemment et où cependant l'état de lucidité et de conscience du patient ne nous semble pas toujours autoriser l'admission de l'irresponsabilité), si, disons-nous, l'état de folie entraîne l'irresponsabilité, la proposition contraire est loin d'être toujours exacte ; l'irresponsabilité ne présuppose pas, dans tous les cas, selon nous du moins, l'état de folie. Il est telle circonstance où, chez une personne à tempérament éminemment nerveux, à antécédents héréditaires, des modifications physiologiques, telles que le développement de la puberté, l'établissement de la ménopause se faisant dans des conditions de santé physique insuffisante ou détériorée, comme la chlorose, on voit les affections internes amener des impulsions plus ou moins bizarres, plus ou moins dépravées qui tiennent jusqu'à un certain point de l'impulsion irrésistible et qui nous semblent devoir entraîner l'irresponsabilité, sans toutefois présupposer l'existence de la folie chez celui qui les porte (1).

Nous avons trouvé deux exemples caractéristiques de ces situations mentales (2).

(1) Telles sont encore les impulsions insolites, comme la tendance au vol, que l'on rencontre dans le cours de la grossesse chez les femmes névropathiques. (*Note de l'auteur*, avril 1884.)
(2) *Bulletin de la Société de médecine mentale de Belgique*, aux n°s 15, page 137, et 21, page 67.

Ces observations, l'une d'elles au moins, sont trop longues pour pouvoir être rapportées ici, d'autant plus que leur intérêt n'est que secondaire; mais elles ne laissent guère de doute sur la réalité des considérations qui précèdent et qui ne manquent pas d'importance dans la solution des questions supérieures qui dominent l'étude de la folie.

C'est peut-être cette irresponsabilité évidente dans les cas de ce genre, qui avait trop exclusivement attiré l'attention de nos prédécesseurs, et engagé la science mentale dans la voie ingrate et sans issue des monomanies et surtout des monomanies impulsives; pour justifier une irresponsabilité, on inventait presque une folie.

Il faut donc soigneusement se garder de confondre responsabilité et aliénation mentale, et cette confusion est d'autant plus dangereuse dans l'ivresse que celle-ci a des points de contact plus nombreux avec la science sociale, qui n'a déjà que trop de tendance à peser sur les principes de la science mentale.

Cette partie de notre travail restera, dès lors, exclusivement pathologique et clinique, se bornant aux seuls rapports anatomiques et symptomatologiques qu'offrent entre eux les deux états morbides qui nous occupent : la folie et l'ivresse. La question sera examinée d'abord au point de vue des rapports de l'ébriété avec la folie en général, ensuite au point de vue plus spécial de ses relations avec telle ou telle espèce de folie en particulier.

Le chapitre des analogies de l'ivresse et de la folie est à peu près nouveau dans la science. Hagen avait bien déjà dit : l'analogie entre les maladies mentales et l'ivresse est généralement reconnue. Roesch, après lui, avait écrit « qu'il résulte assez clairement du tableau qui précède,

que l'homme complètement ivre est en réalité saisi d'une
démence passagère, qu'il est tantôt fou, tantôt maniaque,
tantôt idiot »; et Friedrich avait trouvé que la ressemblance
entre l'ivresse et l'aliénation mentale devient plus frappante
encore, lorsqu'on compare les traits caractéristiques de
l'état moral de l'homme ivre avec celui de l'homme aliéné.
Mais les analogies constatées par Friedrich sont trop
curieuses pour que nous ne les signalions pas, ne fut-ce que
pour prouver les progrès qu'à faits depuis lors la science
mentale. Le médecin légiste allemand trouve que les gens
ivres ressemblent aux aliénés, en ce que, comme ces derniers, ils prennent plus volontiers et plus souvent du tabac
et portent plus brusquement la prise au nez; la propension
à causer avec soi-même, à rire aux éclats, à pleurer sans
motif, s'observe chez les gens ivres, de même que chez les
aliénés; les gens ivres sont aussi insensibles à la douleur
et au froid que les fous; enfin, il n'est pas rare qu'un
homme soit également prédisposé à l'aliénation mentale et
à l'ivrognerie. Et c'est là tout ce que trouvait à dire sur ces
analogies, pourtant si frappantes, un savant aussi versé
dans la médecine légale que dans la psychiatrie.

Du reste, ses successeurs n'ont guère été plus explicites,
se bornant à effleurer la question et n'apportant pour toute
preuve, que de simples affirmations. Legrand du Saulle a
bien écrit que, sans doute, le vin bu avec excès, conduit
à des troubles passagers de la raison, comparables jusqu'à
un certain point à l'exaltation maniaque; mais dans ce terrible groupe de maladies que l'on a rangées sous la dénomination de folie, il s'agit d'un état pathologique grave et
digne des plus grands égards de la loi; tandis que le délire
ébrieux témoigne seulement d'un acte volontairement ac-

compli au milieu de toutes les conditions physiologiques de la santé. Marc est aussi d'avis que l'ivresse doit être rangée au nombre des lésions de l'intelligence; mais c'est là tout, et aucune étude comparative sérieuse n'a fait avancer d'un pas cette question aussi intéressante que pratique.

Pour connaître et apprécier les rapports qui unissent l'ivresse à la folie, il est avant tout nécessaire de déterminer exactement les caractères de la folie elle-même, quel en est le criterium, quelles en sont les conditions générales et les traits distinctifs.

L'aliénation mentale n'est plus aujourd'hui ce qu'elle était au commencement de ce siècle, une espèce d'entité psychologique, un ensemble de symptômes psychiques plus ou moins bizarres, constituant en dehors de l'être organisé, une espèce de second être et relevant beaucoup plus du psychologue et du moraliste que du médecin. La folie s'est constituée en véritable maladie, et qui plus est, en maladie du cerveau, maladie peut-être encore incomplètement circonscrite, reposant sur des bases insuffisamment arrêtées, mais ayant au moins sa détermination certaine.

Pendant longtemps l'on s'est plu à lui chercher un criterium, et après avoir mis à contribution toutes les branches de la psychologie et de la médecine pour découvrir un caractère unique qui put jauger pour ainsi dire nos paroles et nos actes, notre conduite et nos sentiments, après l'avoir en vain cherché dans l'étiologie, la pathogénie, l'anatomie pathologique et la psychologie, l'on a fini par trouver dans la clinique, les éléments que la théorie avait refusé jusqu'alors de fournir à la science.

Il n'y a pas de signe diagnostic unique auquel puisse répondre la folie; il n'y a qu'un ensemble de caractères,

des grandes lignes, un groupe de conditions qui font d'elle
une maladie et qui, dans leur ensemble, leur début, leur
évolution, leur marche, constituent les signes diagnostiques
de l'aliénation mentale.

Le premier caractère essentiel de la folie est d'être une
maladie dans toute l'acception clinique du mot, c'est-à-dire
un état qui sous les formes les plus variées, exprime essentiellement le moment actuel d'un développement morbide
qui a commencé postérieurement à la naissance, en suivant
une marche déterminée et en tendant vers une fin : guérison,
incurabilité ou mort. Cette maladie, qui a pour effet principal, dès son origine et durant son cours, d'altérer, d'affaiblir ou d'abolir les facultés intellectuelles, morales et affectives, n'atteint guère l'homme qu'au sortir de l'adolescence,
se manifeste comme un fait accidentel de sa vie et est ordinairement déterminée par un concours de causes, parmi
lesquelles le développement et les excès des passions ont
une part principale.

Il n'y a donc qu'une pathologie cérébrale, dans laquelle
vient se ranger toute la grande classe des affections du cerveau
caractérisées par l'altération des facultés intellectuelles, morales et affectives. L'insuffisance de la science peut seule y
faire admettre deux divisions : la première, celle des maladies cérébrales proprement dites, c'est-à-dire celles dont les
altérations pathologiques sont évidentes et en relations
physiologiques directes avec les symptômes occasionnés ; la
seconde, celle des maladies nerveuses et mentales auxquelles la science n'est pas encore parvenue à assigner
d'état anatomique précis.

En dehors de ces conditions générales que doit remplir
la folie en tant que maladie, quelles sont les conditions plus

spéciales de son existence? A côté des prodrômes caractérisés par des modifications de la sensibilité morale et du caractère, viennent se ranger la période de début et la période
d'état dont le cachet principal réside dans les désordres
des facultés intellectuelles morales et affectives, accompagnés de certains troubles de la motilité ou de lésions physiques des fonctions organiques; puis vient la période de
déclin et la terminaison. Et là même où la maladie est
devenue incurable et la marche chronique, l'on voit encore
apparaître des alternatives de rémission et d'exacerbation
qui prouvent un état morbide acquis et non une disposition
innée.

Toutes ces conditions ne se réunissent-elles pas dans
l'ivresse?

Evidemment que ses symptômes, sa marche, son évolution, ses prodrômes et sa terminaison l'assimilent absolument aux maladies mentales proprement dites. Elle possède, en effet, en première ligne cette évolution, cet
ensemble clinique qui en fait une maladie véritable, des
prodrômes, un début caractérisé par des modifications de
caractère, une période d'état et un déclin où interviennent
les désordres les plus variés de l'intelligence, des sentiments
affectifs et moraux, et enfin de la sensibilité physique et de
la motilité, le tout accompagné de désordres organiques.

Ce sont bien là tous les caractères de la folie, et à ceux qui
nous objecteraient le peu de durée de l'ivresse et l'état de
conscience intime qui persiste jusqu'assez avant dans son
évolution, nous répondrons que bien des folies transitoires
ne vivent pas le temps d'une ivresse même passagère, et que
bien des folies lucides sont accompagnées d'un état de conscience intime peut-être plus prononcé que dans l'ébriété.

Après avoir prouvé que l'ivresse n'est qu'un véritable état d'aliénation mentale, reste à trouver quelle est la forme psychique avec laquelle elle présente les rapports les plus intimes.

Comme nous l'avons vu dans la pathogénie, l'intoxication alcoolique aiguë se caractérise par la succession d'un certain nombre de phénomènes dont l'évolution offre une constance remarquable : d'abord une modification d'ordinaire expansive, beaucoup plus rarement dépressive de la sensibilité morale, et qui prélude aux autres désordres de l'esprit ; corrélativement à cette modification, se manifeste une excitation d'un ordre assez restreint de facultés intellectuelles en même temps que tout un autre groupe de facultés semble plutôt s'affaiblir. Puis le trouble survient, l'esprit s'obscurcit, la raison s'égare, la motilité s'affecte et l'affaiblissement atteint en même temps l'être physique, moral et intellectuel.

Quelle est l'affection mentale qui réponde le mieux à cette description ? C'est évidemment la folie paralytique.

Comme l'ivresse, la folie paralytique peut avoir un début expansif, dépressif ou stupide ; beaucoup plus rarement, il est dépressif, semblable encore en cela à la paralysie générale dont la forme mélancolique, beaucoup moins fréquente, rappelle ces buveurs que le vin rend tristes et sombres, qui se replient sur eux-mêmes, se renferment dans leurs idées noires et qui, ne voyant autour d'eux que la tristesse et la désolation, gémissent, pleurent et se désespèrent. Plus rare encore est cette forme stupide de l'ivresse qui, comme la forme à démence simple de la paralysie générale, rend l'ivresse lourde, stupide, hébétée ; il est, en effet, quelques individus que l'alcool jette, de prime abord

dans un assoupissement qui, au commencement peu prononcé, augmente progressivement jusqu'à la stupeur et au
coma.

Mais dans l'ivresse comme dans la folie paralytique, la
forme expansive est de beaucoup la plus fréquente. Que
voyons-nous dans sa période d'excitation maniaque, alors
surtout qu'elle n'est encore qu'à ses premiers débuts? Un
sentiment de satisfaction, de contentement, de gaieté et de
bien-être général constitue le fond des dispositions morales
du malade, et celles-ci, dans l'excitation, se trouvent aussi
peu motivées par les conditions extérieures que la douleur
dans la mélancolie; le malade s'enivre réellement de ces
sentiment expansifs, au point que, pendant la période de
rémission, il avoue n'avoir jamais eu de moments de plus
grande satisfaction ni de plus grand bonheur. Le monde
extérieur lui apparaît sous d'autres couleurs; les idées se
produisent avec plus d'abondance, plus de rapidité et de
facilité; la volonté est plus libre, l'effort plus facile; de là,
le sentiment exagéré que le malade a de lui-même; il se
réjouit d'éprouver un grand bien-être physique et moral;
il se sent plus libre et plus satisfait; il se croit mieux portant et rejette avec force toute idée de doute que l'on
pourrait émettre à cet égard, répétant souvent que jamais
de la vie il n'a été si heureux ni en si bonne santé. Ce sentiment exalté de soi-même se traduit par une disposition
élevée de l'esprit : humeur joyeuse, chaud enthousiasme
pour les sentiments les plus distingués, grande confiance
en soi-même, démarche hardie, vaine, orgueilleuse.

En même temps, le malade devient irritable et violent; il
s'emporte et se fâche quand on combat par des objections
l'exactitude de ses affirmations, ou qu'on s'oppose par la

force à ses actes extravagants. En outre, l'excitation intellectuelle se traduit au dehors par un besoin constant d'une
grande activité extérieure ; le malade fait une foule de plans
et de projets ; l'exagération dans la rapidité et la vivacité de
la pensée donne lieu à cette loquacité, cette hâblerie, cette
tendance à employer des gros mots ronflants, des images
brillantes, des idées de grandeur. Puis se déclare ce véritable délire, composé d'idées ambitieuses avec ce caractère
de mobilité, d'instabilité si curieux à observer, et où les
facultés imaginatives jouent un si grand rôle. Quoi de plus
coloré que le délire des paralytiques ; quoi de plus imagé
que les descriptions ravissantes qu'ils en font. Leurs conceptions délirantes traduisent parfaitement la suractivité
idéative dont leur cerveau est le siége, ainsi que les dispositions expansives de leur émotivité.

Tout cet état symptomatologique peut se résumer en deux
dispositions intellectuelles et morales bien caractérisées :
d'abord la modification expansive de la sensibilité morale,
qui se traduit par un véritable épanouissement de l'âme,
ensuite une modification idéative de l'intelligence, caractérisée par l'exubérance, la vivacité et le coloris des idées.

En même temps que ces diverses situations s'établissent,
elles s'accompagnent d'un certain degré d'affaiblissement
de l'intelligence, ou plutôt c'est sur un fonds d'affaiblissement qu'elles naissent ; d'abord, c'est l'attention et la mémoire qui commencent à décliner ; la volonté perd de son
énergie, et bien que le malade se vante de son courage et
de son inébranlable fermeté, il se laisse trop souvent conduire comme un véritable enfant ; sa jactance et son osten-
tation semblent n'être bonnes qu'à couvrir sa déchéance
psychique : le jugement et le raisonnnement n'ont plus leur

netteté; un fonds d'inconséquences, d'inconvenances et d'incohérences apparaît dans sa conduite. Déjà alors on voit survenir des moments de sensiblerie ou des périodes d'irritabilité et de violence, dont le peu de durée et le peu de consistance indiquent suffisamment l'absence d'activité réelle; en même temps l'humeur devient variable, changeante; le caractère se modifie.

La motilité commence à manifester son affaiblissement par l'hésitation de la parole, l'imperfection des mouvements délicats et une certaine incertitude dans la marche.

Tel n'est-il pas le tableau exact de la première période de l'ivresse, tout aussi bien dans ses états fondamentaux que dans ses manifestations secondaires?

L'action des liqueurs alcooliques commence par manifester une véritable expansion de l'être moral et affectif et qui s'accompagne d'accélération et d'excitation des facultés idéatives; les pensées se succèdent plus rapidement; l'imagination est plus vive, plus chaude, plus colorée; les expressions sont plus vives, plus accentuées et plus fortes; les idées semblent s'enchaîner toutes seules, les paroles coulent plus facilement; la volonté paraît plus libre et plus facile, mais en même temps plus faible et moins tenace; l'esprit est d'ordinaire porté à la gaieté; il y a un sentiment intérieur de plaisir et de force.

Bientôt le cours des idées augmente encore; elles apparaissent sans être élaborées ni muries et se traduisent immédiatement par des paroles et des actes; les pensées qui autrefois étaient soigneusement cachées échappent maintenant malgré nous, ou sont volontairement exprimées pour montrer aux autres la haute opinion que l'on doit avoir de notre personne. Le buveur n'a peur de rien :

il a en lui-même une confiance absolue qui souvent va jusqu'à l'imprudence; il fait le fanfaron, devient généreux et
prodigue, parce qu'il se croit plus riche qu'il n'est; il veut
parler en vers, s'exprime en langues étrangères, chante,
crie, gesticule.

Puis apparaît l'irritabilité; le moindre mot le froisse et
le met en colère, et comme le maniaque, rien ne lui est plus
désagréable que de s'entendre dire qu'il est ivre. Son humeur
change facilement et cela sans aucun motif réel. Quelquefois il est pris tout à coup et involontairement d'idées tristes,
et alors il se met à sangloter; tantôt il devient tendre et
sentimental ou bien éprouve le besoin de montrer la puissance de sa force et de se livrer à des actes insensés, dangereux, frappant à tort et à travers autour de lui.

En même temps, tout un ordre de facultés faiblit; l'attention devient plus difficile, l'assimilation psychique plus
lente et plus pénible; le raisonnement et le jugement ont
perdu de leur activité; les sentiments moraux ont faibli, la
volonté s'émousse et ne se manifeste que par impulsions
violentes, mais qui ne résistent pas au moindre choc.

A cette période déjà, les mouvements perdent de leur
régularité et de leur précision; l'articulation des mots n'est
plus aussi facile, la langue fourche parfois et la coordination
des mouvements est assez bien atteinte.

Si maintenant nous étendons la comparaison aux périodes
subséquentes, nous verrons l'analogie persister et devenir
plus frappante, à mesure que les affections font des progrès.

A la période d'état de la paralysie générale, le délire
expansif conserve les mêmes caractères, bien qu'il ait souvent perdu une certaine partie de son activité; la personnalité tend à disparaître et l'automatisme domine la situa-

tion ; les dispositions morales, expansives ou dépressives, diminuent de plus en plus pour faire place à l'insensibilité morale, et ce n'est plus que par périodes, par poussées qui s'émoussent chaque jour davantage, que l'ancienne activité émotive se fait encore jour.

L'état intellectuel qu'elle a fait naître domine la scène morbide qui n'est plus constituée que par un ensemble de phrases vides et sonores, par un tissu de conceptions délirantes, qui n'ont entre eux aucun lien et qui offrent presque toujours un cachet de grandeur uniforme et monotone.

Au-dessus de cette situation, plane la déchéance intellectuelle et morale, qui donne à l'ensemble de l'individu un aspect tout particulier se résumant dans ce véritable état d'enfance chez un homme fait ; l'imagination fonctionne toujours, mais chaque jour de plus en plus automatiquement ; le jugement et la raison ne la guident et ne la contrôlent plus, et la volonté n'est plus au service que des émotions et des passions purement subjectives.

La sensibilité générale devient obtuse et s'émousse; la vue faiblit; le contour des objets est moins distinct; l'odorat est compromis, le goût altéré ; la motilité s'affecte de plus en plus, bien que lentement, et ses altérations ne sont pas en général en rapport avec l'affaiblissement intellectuel; les mouvements deviennent plus difficiles; les membres se soulèvent avec plus de peine; la maladresse va croissante ; les chutes sont plus fréquentes, surtout dans les mouvements combinés, comme celui de tourner; les jambes ont de la tendance à flageoler, les genoux se heurtent et la progression ne s'accomplit plus que par saccades ; les mouvements sont beaucoup moins bien coordonnés, mais la force musculaire persiste ; des altérations de la parole

apparaissent nombreuses et constantes : tantôt le bégaiement, tantôt le bredouillement, tantôt l'ânonnement, mais
en général, l'ataxie domine pendant longtemps la paralysie.

La vie sentimentale s'affaiblit graduellement et ne se
montre plus qu'à certains intervalles, sous forme de mouvements passionnels irréfléchis, souvent instinctifs.

Tels sont encore, en dehors de certaines modifications
de forme, la plupart des symptômes de l'ivresse ; c'est le
même fonds morbide, le même enchaînement de phénomènes, le même processus et la même évolution.

A mesure que l'ébriété augmente, l'activité intellectuelle
et la personnalité du malade disparaissent ; c'est l'automatisme qui les remplace ; l'imagination si vive s'alourdit et
s'éteint ; le fonctionnement intellectuel devient machinal ;
l'ivrogne répète ce qu'il entend, ou profère des paroles incohérentes ; la vie psychique n'est plus que l'effet d'une
fonction qui s'accomplit inconsciemment ; la mémoire décline rapidement et se perd, la conscience disparaît ; c'est
la démence qui étend son voile obscur sur les différents processus cérébraux, et c'est la démence aussi bien intellectuelle que morale. Si l'ivrogne n'a plus d'idées, il a moins
encore de moralité et, comme le paralytique, commet en
public les actes les plus inconsidérés et les plus indécents ;
de sentiments, il en a tout aussi peu, et quelques accès de
colère viennent seuls témoigner encore de leur existence.
C'est, en un mot, la démence de la paralysie générale, et
l'analogie est d'autant plus frappante que les désordres ne
se bornent pas à l'intelligence, mais s'étendent à la sensibilité physique ainsi qu'à la motilité. La parole devient de
plus en plus hésitante, les mouvements de la langue sont
lents, irréguliers, difficiles ; l'ébrieux commence par hésiter

et finit par bredouiller; les mouvement généraux sont incertains, désordonnés, affaiblis; les chutes faciles. Il n'y a pas jusqu'aux exonérations involontaires qui, dans la paralysie générale comme dans l'ivresse, ne viennent indiquer le passage de la seconde à la troisième et ultime période du mal.

Enfin les analogies se retrouvent jusque dans les degrés ultimes des deux processus; dans l'un comme dans l'autre, l'anéantissement progressif des grandes fonctions vitales constitue le phénomène caractéristique : l'intelligence a sombré, la sensibilité est émoussée, la motilité a presque disparu.

Après avoir comparé l'ivresse à la folie paralytique dans ses symptômes et dans son évolution progressive, poussons la comparaison jusque dans l'ensemble des grands processus morbides qui les constituent.

Le phénomène dominant et caractéristique de l'encéphalo-méningite est la déchéance intellectuelle, morale et affective qui, de prime abord, s'étend à toutes les fonctions de l'être pensant et sentant et donne son cachet à tous les symptômes de la maladie.

Difficilement appréciable à travers les périodes d'excitation délirante qui, au début, en cachent souvent l'existence, elle ne se fait alors remarquer que par certaines particularités qu'observent seuls, ceux à qui une longue habitude a rendu familières ses plus obscures manifestations. Cette démence est parfois si difficile à constater que l'œil le plus scrutateur ne parvient pas toujours à en déceler immédiatement l'existence et que souvent ainsi le diagnostic doit pendant longtemps rester en défaut. Cette démence offre au début certains caractères spéciaux; c'est d'abord, moins un affaiblissement des facultés mentales qu'une espèce d'état

d'enfance portant sur l'ensemble de la vie sociale : des inconvenances dans la conduite, des paroles hasardées ou
déplacées; des actes qui ne sont pas en rapport avec la position sociale du malade, des inconséquences, des légèretés
en constituent les premières manifestations, alors même
que le délire n'est pas constitué et que l'état maladif se
maintient dans les limites d'un état expansif n'excédant pas
toujours les bornes de la raison et des possibilités. Ce n'est
qu'ultérieurement, ou bien dans les cas à marche rapide,
que la déchéance morale et intellectuelle devient évidente et
apparaît avec ses symptômes caractéristiques; elle ne laisse
plus alors de doute, même aux moins clairvoyants. C'est
du reste, elle qui domine la scène morbide; les symptômes
délirants ne sont, pour ainsi dire, que de simples épiphénomènes dont l'existence est loin d'être indispensable, car
l'affection peut parcourir sans eux toute son évolution
morbide.

Jusqu'ici cet état n'a pas encore été suffisamment étudié
dans l'ivresse; à la troisième période, son existence ne saurait faire l'objet du moindre doute; l'anéantissement intellectuel est complet; le coma profond équivaut à la démence
absolue. A la deuxième période, il serait encore difficile de
nier que, nous ne dirons pas l'activité intellectuelle (car
les facultés idéatives restent encore plutôt exaltées) mais
la capacité intellectuelle, c'est-à-dire l'intelligence proprement dite, n'ait subi une atteinte d'autant plus prononcée
que la période alcoolique est plus avancée. L'ivrogne, à
cette période, est enfantin, niais et n'offre plus aucune
force de résistance; s'il a des moments d'excessive vivacité,
c'est là une irritabilité factice et qui cède à la moindre opposition réelle; il devient puéril, bonasse et se trouve bien-

tôt le jouet et la risée des autres. Émotif comme les enfants et les déments, le plus petit reproche le fait souvent gémir et se lamenter, comme la parole la plus bénigne, l'acte le plus insignifiant le met dans des colères terribles. Il existe dans sa situation psychique une désharmonie complète; les réactions morales ne sont plus en rapport avec leurs causes déterminantes, et si les plus grossières injures laissent tel ivrogne insensible, tel autre se livrera aux actes et aux représailles les plus révoltants pour la parole la plus insignifiante.

L'obtusion intellectuelle envahit de plus en plus l'intelligence; l'ivrogne perd la notion des dates, des lieux, des personnes; son jugement fait défaut et le raisonnement n'existe qu'à l'état de vestige; son bavardage est inepte; son incapacité de se conduire absolue, et les actes incohérents qu'il pose ne prouvent que trop l'état de démence où il se trouve. C'est à peine s'il reste quelque volonté personnelle, et là où elle apparaît encore, c'est plutôt une obstination automatique qui ressemble plus aux caprices des vieillards en démence qu'aux raisonnements de l'homme sensé. L'intelligence a subi une dissociation complète; les propos ne sont plus délibérés, les actes sont à peine voulus; l'ivrogne est à la fin de cette période un homme aveugle marchant au hasard au milieu d'une nuit obscure.

Il n'est peut-être pas aussi facile de prouver que la première période de l'ivresse est elle-même empreinte de ce cachet d'affaiblissement qui, à un plus haut degré, caractérise si bien ses périodes ultimes; mais dans la paralysie générale aussi, la chose n'est guère aisée, et cependant aujourd'hui personne ne met plus en doute l'existence d'un symptôme qui constitue la dominante de l'affection.

C'est que les premières manifestations de la démence
sont obscures, qu'aucun criterium certain ne permet d'en
reconnaître la présence, et que les symptômes qui la dévoi-
lent sont parfois cachés sous les apparences d'une activité
factice. Telle paraît être aussi la situation dans la première
période de l'ivresse dont on pourrait mieux dire que l'apparence cache la réalité. Examinée de près, cette période
nous montre, au fond, une déchéance de l'être pensant et
réfléchissant, une chute, quelque minime qu'elle soit, de
l'être intelligent; elle nous montre que l'intelligence proprement dite, la raison supérieure qui guide nos paroles et
notre conduite, a déjà alors subi une atteinte dont les manifestations n'échappent qu'à ceux qui ne veulent pas les voir.

Et, en effet, dans ces moments mêmes où la loquacité,
l'exubérance du geste et de la parole, la vivacité de l'esprit,
la vigueur de l'imagination semblent dénoter un surcroit
de vitalité intellectuelle, n'est-il pas fréquent, et l'on peut
dire ordinaire, d'observer les caractères déjà évidents de
débilité psychique? Les inconséquences, les inconvenances
dans la conversation, comme dans la conduite de l'homme
même légèrement ivre, n'en sont-elles pas une preuve évidente? Le premier effet de l'ivresse n'est-il pas de faire
perdre à celui qu'elle domine la notion des convenances,
la notion de ses devoirs et de ses obligations, comme celle
de ses intérêts, alors même qu'il conserve encore une conscience parfaite de sa situation? C'est alors qu'on le voit
divulguer les secrets les plus graves, proférer les paroles
les plus compromettantes et poser les actes les plus inconsidérés. L'homme, à morale rigide, se laissera aller aux
propos scabreux et légers; l'homme le plus retenu, profé-
rera des paroles indiscrètes et souvent calomnieuses; un

tel posera des actes hasardés, qui avait la conduite la plus exemplaire ; un tel autre se montrera impoli et grossier, qui était l'homme le plus formaliste de la société.

De tels faits sont-ils autre chose que le résultat d'un affaiblissement de l'énergie morale et intellectuelle? ils dénotent évidemment une déchéance psychique, un abaissement de l'énergie cérébrale. Les inconséquences, les excentricités, les indélicatesses, si souvent commises sous l'influence d'une ivresse naissante, ne peuvent être imputables qu'à cette débilité intellectuelle qui rompt l'harmonie entre les diverses facultés, affaiblit le sens moral et enlève à l'homme cette force, cette puissance d'esprit, dont l'intégrité lui est nécessaire pour combiner harmoniquement ses actes et régler sa conduite.

Du reste, ce ne sont pas encore les seules preuves de débilité psychique que nous puissions apporter à l'appui de notre manière de voir. La plupart des facultés supérieures de l'intelligence, prises en particulier, nous montreront à l'évidence cette modalité sur laquelle l'on n'a pas attiré suffisamment jusqu'à ce jour l'attention. Est-il bien exact de dire, comme on le trouve écrit partout, que la mémoire soit exaltée pendant la première période de l'ivresse? Nous sommes d'un tout autre avis. L'imagination surexcitée ramène certes des souvenirs anciens, mais ce n'est pas là toute la mémoire : cette mémoire là persiste même chez le dément ; mais la mémoire récente, celle qui consiste à retenir ce que l'on entend et ce que l'on voit, qui oserait prétendre qu'elle soit activée? et n'est-elle pas tout aussi atteinte que dans la première période de la folie paralytique? N'est-ce pas le propre de l'homme qui s'enivre, même au début, d'oublier toutes les recommandations

qu'on lui a faites? Non; si la loquacité est plus prononcée,
la mémoire ne l'est nullement, et il n'est personne qui n'ait
remarqué combien certains individus ont besoin de peu
boire pour ne plus se rappeler certains faits, certains noms
ou certaines dates, et qui n'ait constaté l'habitude qu'ils ont
de remplacer les mots qui ne leur arrivent pas assez vite,
par celui de chose ou par toute autre expression vulgaire.

L'attention suit évidemment le même déclin, et il est
difficile de la fixer; elle est en général vague, fugace, même
à la période de début où l'ébrieux fait à peine attention à
ce qui l'entoure; les impressions extérieures le frappent
moins vivement et il n'y prête jamais l'attention qu'elles
méritent. Dès les premières influences alcooliques, le jugement subit la même atteinte déprimante; le raisonnement
perd de sa précision et de sa netteté; la réflexion fait beaucoup plus difficilement sentir ses droits. Ces faits ont à
peine besoin de démonstration; une conversation de quelques instants avec l'ébrieux à son début suffit à prouver
que les combinaisons intellectuelles n'ont plus leur sûreté
ni leur vigueur ordinaires; les déductions manquent de
logique; les aperçus sont puérils, enfantins et loin d'être
en rapport avec le caractère, l'esprit et la dignité habituelle. L'idée de moralité, de devoir, que devient-elle dès
que l'alcool tient l'homme sous sa domination? Le contrepoids disparaît, et le défaut d'équilibre entre les facultés
idéatives et instinctives d'un côté et la raison de l'autre,
n'a d'autre cause que l'affaissement intellectuel (1).

___

(1) La comparaison du délire alcoolique avec le délire chloroformique apporte un nouvel argument à l'appui de notre manière de
voir, la période d'excitation de ce dernier, qui offre des analogies frappantes avec celle de l'excitation alcoolique, montre bien plus prononcé
encore ce phénomène de délire enté sur un fonds d'anéantissement

En résumé, tout vient donc prouver que l'ensemble de l'être psychique a subi, dès les premières atteintes alcooliques, un affaiblissement, une déchéance qui va sans cesse en s'aggravant avec la dose d'alcool et finit par la démence complète. C'est identiquement la même caractéristique qui domine, dans l'ordre psychique, l'ensemble de la paralysie générale, depuis son invasion jusqu'à la période ultime du marasme paralytique. Nous ne pourrions mieux comparer le stade d'excitation de l'ivresse qu'aux périodes maniaques ou poussées congestives de la paralysie générale ; là aussi, il y a un semblant d'excitation et de suractivité ; les idées sont vives, le délire est coloré et actif, la motilité semble exaltée, et cependant le fonds n'en conserve pas moins son irrémédiable déchéance.

Un ensemble de symptômes tout aussi constants révèle l'atteinte profonde que porte l'alcool dans le domaine de la vie somatique : ce sont les altérations de la motilité et de la sensibilité. Et ici encore, la similitude dans les désordres symptomatologiques de ces deux ordres de phénomènes, soit chez l'alcoolisé, soit chez le fou paralytique, vient fournir une nouvelle preuve de la similitude de leurs processus morbides.

La nature des troubles de la motilité chez l'ébrieux n'a peut-être pas été étudiée avec toute l'attention ni la précision nécessaire. En proie à l'ivresse, l'homme bégaie, l'articulation des mots ne se fait qu'avec difficulté, les mouvements sont irréguliers, les pas chancelants, la démarche vacillante, puis survient l'inertie et enfin l'abolition com-

intellectuel ; dans le stade d'excitation chloroformique cet anéantissement intellectuel est produit avec rapidité et devient évident dès les premiers débuts de l'action du poison. — (*Note de l'auteur*, avril 1884.)

plète; tel est à peu près le bilan de la science sur cette importante question des lésions de l'activité musculaire dans l'intoxication alcoolique aiguë.

Et cependant, l'on sait aujourd'hui combien sont diverses et variées les modalités des altérations de la parole comme celle des mouvements généraux. Entre la paralysie et l'ataxie qui constituent les deux types extrêmes des lésions de la motilité, viennent se ranger une foule de modifications et de combinaisons qui compliquent d'une façon plus ou moins obscure un processus déjà fort compliqué en lui-même.

L'expression vocale des idées, pour s'exécuter normalement, exige l'intégrité d'abord de l'organe élaborateur de la pensée, probablement la couche corticale grise de la région frontale des hémisphères cérébraux; ensuite l'intégrité des conducteurs de ces idées aux organes chargés de les exprimer, les fibres conductrices allant des hémisphères à la protubérance et de là, au bulbe; puis l'intégrité des différents nerfs faciaux, enfin celle des muscles expresseurs. Que le centre élaborateur de la pensée ne transmette plus aux muscles les idées que par saccades, d'une manière lente, interrompue ou incomplète, l'expression des mots sera hésitante, la parole sera traînante. Elle offrira encore ces mêmes caractères, quand l'altération occupera le trajet conducteur des expressions idéatives; leur interruption produira l'irrégularité, l'arrêt saccadé de la parole. Dans ces deux cas surviendra une hésitation toute particulière que l'on pourrait appeler hésitation intellectuelle; c'est l'expression de la parole qui s'arrête, par exemple, parce que la mémoire ne lui fournit plus ou pas assez vite les mots convenables.

L'altération de la parole d'origine somatique est de toute

autre nature : au début de la folie paralytique, elle est
d'ordre ataxique et non paralytique, comme on l'a cru pendant longtemps ; là où les désordres paralytiques sont déjà
excessivement prononcés, les forces musculaires sont parfois encore relativement bien conservées et n'offrent pas
toujours des désordres en rapport avec ceux que présente
la motilité. Dans les premiers stades de la paralysie générale, l'incoordination musculo-nerveuse en fait presque
tous les frais ; ce n'est guère qu'à la période ultime que
l'affaiblissement musculaire réel, venant joindre ses effets
destructeurs à ceux de l'ataxie, produit un trouble général
de la parole qui en rend l'expression excessivement difficile.

S'il fallait traduire par des mots les différents processus
pathogéniques qui président aux lésions de la parole, l'on
pourrait dire que le bégayement exprime le désordre
ataxique ; le bredouillement, le désordre psychique ; le
tremblement et l'ânonnement, le désordre paralytique.

Il sera peut-être difficile de déterminer exactement quelle
est la nature du trouble de la parole dans l'ivresse, et si l'on
veut bien en décomposer les diverses phases, l'on ne tardera
pas à s'apercevoir que ces désordres ne sont pas uniques,
mais procèdent de plusieurs causes originelles.

La première atteinte que subit l'articulation des mots
ressemble plutôt au bégayement ; les mots ne sont plus
articulés avec netteté et précision ; on voit que l'ébrieux a
de la peine à combiner les divers mouvements que nécessite l'accomplissement de l'acte compliqué qui constitue la
parole ; il y a dans le fonctionnement vocal des arrêts, des
hésitations qui prouvent évidemment un manque de synergie entre les diverses influences nerveuses ; c'est, en un mot,
de l'ataxie.

Mais à l'ataxie vient bientôt se joindre la débilité intellectuelle qui amène avec elle son influence particulière; et
cette débilité mentale, influencée à son tour par l'affaiblissement paralytique, finit par donner à la parole ce
cachet spécial à l'homme ivre et qui n'est que la combinaison des trois ordres de causes agissant sur l'innervation
motrice : l'ataxie, la démence, la paralysie.

La motilité générale subit à peu près les mêmes impressions morbides, où l'on trouve facilement l'empreinte des
trois ordres de causes qui viennent d'être signalées. Voyons
d'abord la description qu'en donne le *Compendium de
médecine*, de Monneret et Fleury : « Les troubles du système
nerveux et locomoteur sont les plus importants; on peut
dire que l'ivresse est surtout caractérisée par le délire et
l'irrégularité de la contraction musculaire portée à différents
degrés. »

« Dans le premier degré de l'ivresse, les muscles jouissent encore de toute leur énergie; l'ivrogne ne peut rester
en place, il cherche à marcher, mais bientôt il chancelle et
tombe. Un des symptômes les plus intéressants de l'ivresse
est le trouble de la contraction musculaire. Les sujets ivres
sont incapables de diriger sûrement leurs membres inférieurs et supérieurs; on les voit saisir maladroitement les
vases et les différents objets dont ils veulent s'emparer; les
mouvements des bras et des mains sont saccadés et les contractions musculaires tellement dénuées de précision qu'ils
parviennent difficilement à saisir et se servir des corps
qui les environnent, ce qui tient sans doute à ce qu'ils ne
savent plus mesurer avec exactitude la distance et la forme
des objets, et à ce que les mouvements volontaires ne sont
plus régis convenablement par l'intelligence qui pourrait

seulement les mettre à l'abri des erreurs commises par les
sens. La titubation du corps imparfaitement soutenu par
les membres inférieurs est un phénomène de même nature.
Elle est produite par la contraction instinctive des muscles
qui n'obéissent plus qu'imparfaitement à la volonté. L'intelligence ne peut plus combiner avec précision les différents mouvements qui maintiennent le corps dans son
équilibre. Il n'y a plus alors qu'une série irrégulière de
contractions et de relâchements alternatifs des muscles. La
titubation révèle le trouble profond du système nerveux...
On ne peut mieux comparer ce qui a lieu en pareilles circonstances qu'à la titubation particulière aux enfants qui
ne savent pas encore marcher. C'est une sorte de convulsion, c'est-à-dire une succession de contractions et de relâchements irréguliers de la fibre musculaire... A mesure
que l'ivresse augmente, la contraction musculaire devient
de plus en plus faible et incertaine, et il arrive un moment
où l'on observe la résolution complète des membres. »

Telles sont bien la modalité et la marche des désordres
de la motilité dans les diverses périodes de l'ivresse ; elles
nous semblent entièrement répondre à la manière de voir
que nous avons exposée à propos des lésions du langage ;
les premières altérations sont bien des désordres ataxiques ;
l'homme, en état d'ivresse commençante, est incapable de
diriger ses mouvements ; il devient hésitant, maladroit,
renverse et brise les objets qu'il veut saisir ; il ne sait plus
combiner ses mouvements au but qu'il désire atteindre ; il
n'est plus capable d'exécuter les opérations manuelles qui
demandent quelque précision ; c'est la combinaison des
mouvements qui est lésée ; c'est de l'ataxie.

Mais l'influence psychique sur les désordres de la motilité

ne tarde pas à se faire sentir. Le manque d'équilibre du corps augmente encore par suite de l'affaiblissement intellectuel ; ne voyant plus les choses dans leur condition ordinaire, n'ayant plus l'énergie intellectuelle voulue pour juger des obstacles qu'il rencontre, il ne sait plus leur proportionner ses mouvements, et de là des irrégularités, des titubations, des chutes qui sont encore augmentées par l'affaiblissement qui s'empare bientôt de la motilité elle-même, et qui constitue le dernier degré de l'akynésie ébrieuse.

La modalité et la nature des altérations motrices de la folie paralytique se présentent dans des conditions à peu près semblables ; les premières altérations sont évidemment de nature ataxique, et l'incoordination musculaire se retrouve, dans toutes les paralysies générales commençantes, beaucoup mieux caractérisée que la parésie. Ce n'est que plus tard que celle-ci gagne du terrain et finit par dominer la scène morbide, mais rarement d'une façon absolument exclusive.

La sensibilité physique, tant générale que spéciale, offre dans les deux ordres d'affections les mêmes analogies frappantes, sur lesquelles l'on n'a pas encore suffisamment attiré l'attention. C'est ainsi que l'on rencontre certains paralysés chez lesquels la sensibilité générale est légèrement hyperesthésiée au début du mal : la peau est plus impressionnable, les douleurs sont plus vivement ressenties ; cette hyperesthésie peut envahir les organes de la vue et de l'ouïe, et il n'est pas rare de la voir s'étendre au système génital en donnant lieu à l'exagération des appétits sexuels.

Mais quels qu'en soient le degré et l'extension, elle est d'ordinaire de courte durée et se trouve bien vite remplacée

par l'anesthésie ou affaiblissement de la sensibilité qui siége
surtout à la peau bien qu'elle atteigne parfois l'organe de
la vue et de l'ouïe et même les autres sens. L'insensibilité
des membres et du tronc qui s'établit d'ordinaire graduellement, est plus fréquente qu'on ne le pense.

La description qui précède s'applique aux phénomènes
dysesthésiques de l'ivresse, avec une exactitude dont il nous
paraît inutile de faire ressortir toute l'importance.

Les troubles de la sensibilité morale constituent le troisième grand ordre de symptômes de l'ivresse, et encore une
fois, ces phénomènes offrent avec ceux de la paralysie
générale des analogies frappantes.

L'expansion, la *heitere Verstimmung* des Allemands, est
l'altération la plus ordinaire des dispositions morales au
début de la folie paralytique ; elle y est même si caractéristique qu'elle a été longtemps considérée comme l'unique criterium du diagnostic. Elle s'accompagne d'ordinaire très
vite de délire, mais les cas ne sont pas si rares où l'on peut
en constater l'existence en dehors de toute lésion bien caractérisée de l'idéation ; c'est alors qu'elle se manifeste par
cet état de légèreté, de gaieté, de bonheur, de félicité qui
porte ceux qui en sont atteints à faire de si beaux projets,
à concevoir de si vastes entreprises, à se livrer à de si aven-
tureuses carrières. Les malheureux paralytiques acquièrent
bientôt une activité qui dépasse rapidement les limites de
l'état normal ; ils écrivent, parlent, composent, agissent,
font sans cesse de nouveaux projets et ne jugent rien impossible. Sans avoir encore le cachet du délire ambitieux,
leurs conceptions sont difficiles à réaliser, basées sur des
fondements peu solides, et font un contraste frappant avec
les habitudes de toute leur vie. C'est encore à ce moment

que, sous l'influence de ce besoin d'activité qui les domine,
de cet entrain qu'ils mettent en toute chose et qui les rend
hardis, audacieux et disposés à ne douter de rien, les sujets
même les plus avares, les plus mesquins dans leurs habitudes, s'élancent inconsidérément dans les spéculations
hasardeuses et étrangères à leur allure prudente et méticu-
leuse, réalisent des projets d'embellissement pour leur inté ·
rieur, pour leurs propriétés, font des commandes, des
cadeaux, des achats de toute sorte et arrivent ainsi, en peu
de jours, à dépenser des sommes considérables et hors de
proportion avec leurs besoins et leurs ressources.

Cette description que donne Marcet de la période expansive de la paralysie générale n'est-elle pas la photographie ·
peut-être un peu exagérée, mais au fond très exacte, à la
durée près, de la première période de l'ivresse expansive.
Tous les symptômes, depuis l'état de folle gaieté jusqu'à
l'audace et la témérité des actes, ne s'y retrouvent-ils pas ?
N'est-il pas journalier de voir des personnes en état d'ivresse
poser des actes, conclure des contrats, faire des commandes et des achats onéreux, et qui n'ont eu d'autres mobiles que l'expansion morbide de leur sensibilité morale ?

A côté de la variété expansive, mais beaucoup plus rare
qu'elle, vient se ranger la forme mélancolique de la paralysie générale; et celle-là encore trouve son analogue dans
l'ivresse dépressive; elle est certes beaucoup moins caractéristique dans sa manière d'être; son type est moins tranché; mais ce sont beaucoup moins les symptômes particuliers que les caractères généraux qui attirent l'attention.
Il nous suffit de pouvoir mettre en regard de la variété
paralytique dépressive, une variété d'ivresse dépressive,
pour remplir le but que nous désirions atteindre : montrer

les analogies complètes des deux formes maladives. Du
reste, le type mélancolique paralytique est lui-même beaucoup moins bien déterminé, moins bien caractérisé que son
congénère expansif ; les changements de dispositions morales sont plus fréquentes, et tandis que l'on voit rarement
la forme expansive venir compliquer la forme dépressive,
l'on rencontre beaucoup plus fréquemment des paralysies à
forme mélancolique se mélanger de symptômes expansifs
qui en modifient la forme et cela, parfois à plusieurs reprises, dans le cours de leur évolution. Aussi peu tranchée
est l'ivresse dépressive, dont la forme est loin d'être constante, et dont le type est moins net et moins précis. C'est
souvent dans la paralysie générale ordinaire que l'on voit
apparaître de ces périodes dépressives qui n'ont parfois
qu'une durée passagère et qui alternent alors avec des
phénomènes expansifs.

Enfin, et pour compléter davantage encore des analogies
déjà si frappantes, à côté de l'encéphalo-méningite simple,
à forme de démence pure et sans mélange de phénomènes
expansifs ou dépressifs, vient se placer l'ivresse stupide,
cette ivresse dont l'obtusion intellectuelle forme le caractère dominant et où la lourdeur de la pensée, l'hébétude
constitue le pendant de la démence paralytique. D'un
côté, c'est le type de la paralysie générale avec usure graduelle, progressive et insensible des facultés psychiques ;
de l'autre, c'est une démence, une hébétude qui s'établit
graduellement et qui, commencée par la lourdeur, finit par
l'état comateux.

Un autre élément, l'émotivité, forme un nouveau trait
d'union entre la folie paralytique et l'ivresse. La facilité des
émotions d'abord, en dehors de toute cause réelle, le pas-

sage subit, rapide, sans aucune transition d'un état émotionnel à un autre, comme par exemple de la joie à la tristesse,
de la colère à la résignation ; cette sentimentalité enfantine
qui fera pleurer l'ébrieux devant l'événement le plus insignifiant, tandis qu'elle le laissera indifférent devant les plus
grands malheurs ; cette sensibilité enfantine, irréfléchie
presque instinctive, qui se manifeste à la moindre occasion
et disparaît encore plus vite qu'elle n'a apparu, ce sont là
des caractères absolument communs aux deux processus
morbides.

Enfin, vient le délire qui, en général, n'est qu'une émanation plus ou moins directe des dispositions morales intimes ; les analogies de ces dernières sont déjà de nature à
faire présager celles des conceptions délirantes. Si ces analogies, cependant, sont beaucoup moins frappantes qu'on
ne puisse le croire de prime abord, c'est que le délire n'arrive qu'à une période avancée de l'ivresse, alors que le
trouble intellectuel, la démence, domine déjà la scène
morbide et enlève à l'idéation une grande partie de son
énergie.

Dans la première période de l'ivresse, il n'existe, à proprement parler, pas encore de délire : il n'y a qu'une accélération de l'idéation, avec teinte ambitieuse des conceptions ; mais bien des paralysies générales n'ont pas, à leur
premier début et dans l'ordre des phénomènes intellectuels,
d'autres symptômes, et alors que l'affection est déjà bien nettement établie, toutes les idées peuvent se maintenir dans
le domaine des réalités, comme dans l'ivresse ; l'exagération en constitue l'unique caractère intrinsèque.

Une fois que les conceptions délirantes apparaissent, elles
se modèlent d'ordinaire sur celles de la paralysie générale

dont elles affectent les diverses modalités et dont elles offrent la plupart des particularités. C'est ainsi que dans le délire de l'ivresse les idées délirantes sont multiples, variées et variables; l'imagination est féconde et enfante d'instant en instant les conceptions les plus étranges; de là, cette tendance à raconter des histoires, des impossibilités, à mentir, à former des projets en l'air. Les idées sont mobiles, variables, changeantes; si quelques-unes d'entre elles reviennent avec plus de ténacité et semblent préoccuper davantage, les autres sont flottantes, ne se ressemblent pas d'un instant à l'autre et sont oubliées aussitôt après avoir été émises; elles sont absurdes, sans fondement, sans rapport avec les conditions dans lesquelles se trouve le buveur; elles semblent surgir spontanément dans son esprit; il les énonce immédiatement après les avoir conçues; il les accepte sans contrôle et sans preuve, et s'il fait des projets, il songe rarement à la possibilité de les accomplir. Enfin, elles sont contradictoires entre elles; l'ivrogne ne cherche pas à les concilier et ne s'aperçoit pas qu'elles s'excluent mutuellement.

Ne sont-ce pas là absolument les caractères des conceptions délirantes de la folie paralytique? Ces caractères sont trop connus pour qu'il soit nécessaire de les rapporter ici : ils se résument en ces mots : multiplicité, mobilité, contradiction et absurdité; sans aucune consistance, les idées cèdent à la première opposition et sont aussi vite oubliées qu'émises.

Le trouble formatif, c'est-à-dire la nature du trouble de l'idéation, n'est pas moins intéressant à étudier; il se présente dans la paralysie générale sous forme de délire de satisfaction, de délire ambitieux et de délire d'exagération.

Ne sont-ce pas là encore les mêmes caractères que l'on trouve au délire dans les diverses périodes de l'ivresse. Orgueilleux et satisfait de lui-même, l'homme ivre ne voit toutes les choses qu'à son propre point de vue, occupe tout le monde de sa personnalité ; tout en lui respire la suffisance et la vanité ; la plupart de ses paroles ne servent qu'à lui donner de l'importance ; il est communicatif, met tout le monde au courant de ses projets et de son bonheur comme de sa prospérité. C'est en un mot, quoique peu prononcé, un véritable délire de satisfaction qu'accompagne en général le délire d'exagération ; les grandes phrases, les mots ronflants, les expressions hyperboliques ne tardent pas à donner à la conversation un véritable cachet de grandeur qui, dans certains cas, revêt même la forme du délire des richesses. Il est vrai que ces cas tranchés sont rares, et que le délire des grandeurs n'existe en général qu'à l'état d'ébauche.

Il nous reste, pour terminer ce chapitre, à dire quelques mots des lésions anatomiques, auxquelles l'on ne saurait toutefois attacher qu'une importance beaucoup moindre, parce que leur nature est trop imparfaitement connue. Cependant, dans l'un comme dans l'autre cas, ce sont des lésions non circonscrites, en nappe, et s'attaquant d'abord à cette trame vasculaire qui sert à alimenter les couches cérébrales grises, la pie-mère. C'est de là que semble partir l'altération anatomique de la paralysie générale progressive, c'est là que siége le trouble circulatoire de l'ivresse, la seule altération anatomique convenablement appréciée de l'intoxication alcoolique aiguë.

A peu près en même temps s'entreprennent les cellules de la substance grise, celles qui élaborent la pensée, et si la nature intime de ces lésions n'est pas encore plus connue dans la paralysie générale que dans l'ivresse, tout tend à prouver que dans l'une comme dans l'autre, ces cellules sont directement atteintes.

Du parallèle qui vient d'être établi entre la folie paralytique et l'ivresse; des rapports si nombreux qui unissent ces deux individualités pathologiques; des similitudes si frappantes que dénotent les symptômes qui les constituent; de l'évolution qui les caractérise et de l'anatomie pathologique qui leur sert de base, il ne peut résulter qu'une seule conclusion : c'est que l'intoxication alcoolique aiguë n'est qu'une folie paralytique en miniature, Ainsi se vérifie l'opinion déjà émise par Bayle : « L'ivresse, qui au lieu d'être un état passager deviendrait permanente, ne serait autre chose que l'aliénation paralytique. »

Et, en effet, la durée, c'est-à-dire l'évolution des périodes est peut-être l'élément qui établit entre ces deux affections les différences symptomatologiques les plus profondes; mais de ce qu'un processus ne dure que quelques heures, tandis qu'un autre évolue en plusieurs années, il serait puéril de conclure à leur différence pathologique; là où existe la succession des périodes, la durée de ces mêmes périodes ne devient qu'un élément tout à fait accessoire.

Il répugnera peut-être à plus d'un aliéniste de reconnaître ces analogies entre deux affections dont les éléments constitutifs sont pourtant si uniformes, parce que dans l'une la conscience de soi-même peut longtemps persister, tandis que dans l'autre elle sombre d'ordinaire très rapidement; et c'est là peut-être le seul signe distinctif de quelque valeur entre les deux processus morbides qui nous occupent; l'homme qui s'enivre conserve longtemps la con-

science de son ivresse ; il sait qu'il s'enivre, que ses idées
se troublent ; le paralysé général est presque toujours inconscient de son état maladif. Nous disons presque toujours,
car cette règle est loin d'être sans exception : plus d'un
malade, au début de l'invasion de son affection, sent sa tête
faiblir, ses idées se troubler et non seulement il a une
vague appréhension de devenir fou , mais il se voit pour
ainsi dire devenir aliéné, et il le dit lui-même.

Du reste, la paralysie progressive débute fréquemment
par une excitation fonctionnelle générale : « les malades
veulent entreprendre de grands travaux ; ils les discutent
avec une lucidité relative, car les troubles de l'idéation ne
se sont pas encore manifestés. Ils font de grands voyages, se
livrent à des spéculations hardies souvent ruineuses, etc.
On signale en même temps une surexcitation locomotrice et
génésique. A cette période, le malade, déjà paralytique en
puissance, conserve cependant la conscience de sa situation ; comme l'homme ivre, il se rend compte du changement qui s'opère en lui ; il voit très bien qu'une modification se produit dans ses habitudes, son caractère, ses
dispositions et ses penchants ; il le déplore souvent, fait son
possible pour y résister, résiste souvent quelque temps et
un temps plus ou moins long suivant la dose d'énergie dont
il est encore capable, mais finit toujours par succomber (1). »

Quelle différence y a-t-il donc entre lui et l'homme ivre
qui sent son ivresse? Une seule , de bien peu de valeur :
c'est que l'homme ivre connaît la cause de son ivresse et le
paralysé général, au début, connaît son ivresse spéciale si
l'on veut, mais ne connaît pas l'agent et la cause qui l'occasionnent.

(1) LEGRAND DU SAULLE, in *Bélières Thèse.*

L'on n'a pas toujours suffisamment insisté sur ce caractère de l'état de conscience dans les premiers débuts de la folie, à une époque où celle-ci n'existe pas seulement en puissance, mais en fait. La plupart des aliénés, à moins que l'affection ne soit brusquement et rapidement envahissante, se rendent souvent parfaitement compte de leur état maladif; et s'ils ne veulent pas y voir de la folie, ils y voient au moins de la maladie, et en cela, ils ne diffèrent guère de l'homme ivre qui voit son ivresse, mais ne veut pas toujours la reconnaître.

Il ne faut pas oublier que la première période de l'ivresse, cette période expansive ou l'homme se connaît et se commande encore, doit plutôt être assimilée au stade prodromique de la paralysie générale, à cette période de son évolution où le délire n'est pas encore à proprement constitué, et où l'expansion de la sensibilité morale avec ses effets multiples est encore presque seule appréciable. Cette période, qui fait parfois défaut, est souvent de courte durée et le plus ordinairement méconnue, parce que, à cette époque, le malade qui est encore raisonnable, qui se rend encore compte de ses actes et de ses paroles, passe difficilement aux yeux des siens pour un aliéné. La similitude de l'ivresse et de la folie paralytique n'en est que mieux établie. Du reste, que l'on veuille bien prolonger par la pensée les périodes de l'ivresse, supposer le premier stade durant quelques mois, le deuxième quelques années, après une période de début de quelques semaines, quelle différence pourrait-on bien constater au fond des deux processus morbides?

Ainsi s'efface complètement cette question de conscience, qui de prime abord semblait établir entre l'intoxication alcoolique aiguë et l'encéphalo-méningite diffuse une limite nette et tranchée, et qui, bien comprise, ne fait qu'augmenter encore les analogies qui les rattachent l'une à l'autre.

Nous pouvons donc nous résumer et dire qu'au point de vue anatomique, pathologique, pathogénique et clinique, l'ivresse offre les mêmes éléments constitutifs, les mêmes facteurs que la folie paralytique; elle présente les mêmes processus, la même évolution, et si on veut la faire entrer dans une classe de folie, c'est dans celle des aliénations psycho-somatiques, c'est-à-dire celle où les lésions anatomiques certaines, si non encore bien déterminées, président à l'ensemble pathologique, qu'il faut la ranger.

La comparaison qui vient d'être faite entre ces deux entités cliniques et les similitudes qui en découlent, nous permettront d'envisager la nature de l'ivresse à un point de vue plus général et sous un jour nouveau.

Si la nature anatomo-pathologique de la paralysie générale progressive n'est pas encore exactement connue, si les altérations anatomiques n'ont pas encore pu être dévolues à un type bien défini, il n'en est pas moins certain que l'usure de la cellule nerveuse de la couche grise doit en être le caractère fondamental, que cette usure se produise directement par l'influence d'une altération inhérente à sa texture ou qu'elle ne survienne que consécutivement, soit par la compression de la névroglie qui en produit la nécrobiose, soit par tout autre processus secondaire. Il n'en est pas moins vrai que la cellule nerveuse est réellement atteinte; que c'est sur elle que se produit l'aggression morbide et que celle-ci est de nature non pas irritative, comme nous croyons qu'on le suppose généralement à tort, mais paralysante. Les symptômes maniaques, délirants sont des troubles de nature circulatoire, c'est-à-dire dépendant d'un trouble dans la circulation, mais ils ne nous semblent pas dépendre de la lésion nerveuse elle-même, de cette usure de la cellule qui produit la démence. Ce qui tend à nous le prouver, c'est que la paralysie générale peut fournir toutes ses périodes, sans trace de délire ni d'excitation ou de dépression, et là où ces phénomènes existent, ils ne se produisent que sur un fond de démence et de débilité intellectuelle préexistant. Ces derniers symptômes sont les seuls absolument constants, et tous les auteurs sont d'accord pour les regarder comme primitifs, même là où ils sont cachés où obscurcis par des épiphénomènes variables. C'est donc l'usure de la cellule nerveuse, amenant consécutivement son affaiblissement fonctionnel, qui constitue le fond, l'élément primitif de la lésion paralytique.

Appliquant cette pathogénie à l'ivresse dont la similitude avec la paralysie générale ne saurait plus être contestée, nous pourrons établir que ses premiers phénomènes sont de nature congestive ; mais en même temps que ceux-ci se produisent, la cellule nerveuse elle-même est atteinte par l'alcool et subit son influence paralysante d'abord, destructive plus tard.

Et ainsi se vérifient une fois de plus les idées que nous avons émises dans un chapitre précédent sur la pathogénie de l'ivresse.

Les analogies si réelles sous tant de rapports que nous offrent ces deux affections ne laissent pas que d'être parfois étranges ; car si des relations souvent étroites les unissent, des dissemblances frappantes semblent devoir placer entre elles des barrières infranchissables. D'un côté, la gravité du mal : l'ivresse est rarement mortelle ; la folie paralytique l'est si souvent que l'on agite encore la quetion de savoir si

elle peut jamais guérir. Il est vrai que l'ivresse serait de
même toujours fatale si l'on atteignait la dose voulue d'alcool; la durée ensuite; essentiellement passagère et ne laissant à sa suite aucun trouble sérieux, l'ivresse semble l'an-
tipode de la paralysie générale, cette affection lentement et
fatalement progressive et qui met presque toujours des
années à atteindre son terme ultime.

Mais notre intention n'a nullement été de prouver que la
nature elle-même de la lésion que subit la cellule nerveuse
soit identique dans l'une comme dans l'autre affection. Il
n'est guère possible encore de se former une idée, même
approximative, de l'essence de cette altération, de cette modification par l'intermédiaire de laquelle l'alcool agit sur
l'élément nerveux pour produire l'ivresse, pas plus que
nous ne connaissons encore exactement le trouble organique qui préside à la destruction de la cellule des couches
grises dans la paralysie progressive.

Mais ce que nous pouvons établir, c'est qu'entre l'intoxication alcoolique aiguë et la folie paralytique, il y a analogie dans l'organe et dans la région de l'organe attaqué
(pie-mère et couches grises); dans l'élément atteint (cellules
nerveuses) et dans le processus et l'évolution morbide qui
président à la constitution des deux affections. Nous
croyons avoir prouvé que le processus cérébral passager
de l'ivresse affecte, dans son évolution et sa pathogénie, les
mêmes conditions que la paralysie générale.

Il ne faudrait cependant pas se méprendre sur nos intentions : nous sommes loin de prétendre que l'ivresse soit une
folie paralytique, et les analogies que nous avons indiquées
montrent suffisamment en quoi elles diffèrent de la similitude.

5. MÉDECINE LÉGALE DE L'IVRESSE.

Des délits de tout genre peuvent se commettre pendant l'état d'ivresse ; mais la nature même du processus ébrieux entraîne plutôt à certains genres de délits : « le vin pousse aux actes automatiques, à la colère aveugle et vague qui s'irrite follement ou résiste à des obstacles réels ou imaginaires », de là, prédominance des menaces, violences, outrages, voies de fait ; l'excitation génésique conduit aux attentats aux mœurs ou au viol. Les actes plus réfléchis tels que vols, escroqueries, faux, sont plus rares.

La valeur juridique des actes commis sous l'influence ébrieuse et les caractères auxquels on peut reconnaître la responsabilité ou l'irresponsabilité de ceux qui les commettent, feront l'objet du chapitre qui va suivre.

Il est avant tout essentiel de faire une distinction absolue entre les deux espèces d'ivresse que nous avons décrites antérieurement, l'ivresse normale et l'ivresse pathologique. C'est au point de vue médico-légal surtout que cette distinction offre de l'importance ; car si la seconde variété, l'ivresse pathologique qui est plutôt une folie transitoire alcoolique, ne présente aucune difficulté médico-légale, l'autre variété, l'ivresse normale, est peut-être de tous les troubles de l'esprit, celui qui est le plus capable d'embarrasser le médecin-légiste.

Théoriquement, ces deux états présentent des caractères bien distincts et qui ne permettent que difficilement la confusion ; mais si dans la pratique l'on ne rencontre pas toujours des situations aussi tranchées, c'est que chez un même individu les deux variétés peuvent unir et confondre leurs symptômes respectifs. C'est alors à l'aliéniste qu'il

appartient d'éclaircir le complexus pathologique, de reconstituer avec les éléments confondus, les états primitifs, et
d'assigner à chacun d'eux la part d'influence qui lui revient.

Il est essentiel de ne pas perdre de vue que si l'alcool
peut brûler lui-même, il peut aussi servir d'étincelle qui
met le feu à d'autres éléments, c'est-à-dire que, s'il peut
occasionner des troubles plus ou moins spécifiques, tels
que l'ivresse, le delirium tremens et la folie alcoolique, il
peut aussi donner lieu à des folies plus ou moins transitoires, qui n'ont d'alcoolique que le nom et la cause qui
les a produites.

Au point de vue médico-légal, c'est la première distinction à faire, et elle est capitale.

A. *Ivresse normale.* — C'est peut-être moins en elle-
même que par les considérations connexes qui s'en déduisent, que le problème médico-légal de l'ivresse a été l'objet
de si longues et si vives contestations, et que la pratique
des différentes nations civilisées est aujourd'hui encore si
différente, voire même si contradictoire.

Il ne nous serait pas bien difficile de faire un exposé
historique détaillé de la question et de montrer par quels
mobiles humanitaires ou philosophiques les savants et les
jurisconsultes se sont, les uns prononcés pour la responsabilité absolue, les autres pour l'irresponsabilité complète, tels autres pour la responsabilité partielle des malheureux que l'ivresse avait amenés à commettre des délits
ou des crimes; nous pourrions montrer les divergences
remarquables qui séparent les législations des divers pays
dans l'interprétation médico-légale des actes commis sous
l'influence de l'ébriété : toutes considérations que l'on
trouvera, du reste, exposées au long dans le travail de

Roesch sur l'alcoolisme, et dont la traduction est insérée dans les *Annales d'hygiène publique et de médecine légale*, tome XX, p. 211.

Mais ces considérations, quelque intéressantes qu'elles puissent être, ne feraient guère avancer d'un pas la solution elle-même de la question qui nous occupe. Elles prouveraient tout au plus que des mobiles étrangers ont trop souvent guidé juristes et philosophes dans l'appréciation de la responsabilité de l'homme en état d'ivresse, et que tous ceux qui ont écrit sur ce sujet se sont toujours préoccupés bien plus des conséquences sociales que pourraient entraîner leurs théories, que de l'exactitude de ces théories elles-mêmes. Suivre cet exemple, ce serait s'engager dans une voie dangereuse et extra-scientifique où les questions de moralité, de devoir et de philosophie viendraient remplacer la science elle-même.

Dans l'appréciation médico-légale d'un fait délictueux, il ne s'agit nullement de savoir, si, en exemptant de toute imputabilité celui qui l'a commis, la société pose un acte louable ou blâmable; si, l'irresponsabilité ainsi prononcée peut avoir pour la société des conséquences heureuses ou funestes; ce qu'il s'agit de déterminer et d'établir, c'est la responsabilité elle-même, en dehors de toute autre considération, c'est-à-dire le point de savoir si, en posant cet acte délictueux, son auteur avait conscience ou non de l'acte qu'il posait; si en le posant, il n'a pas été guidé par des mobiles imaginaires ou maladifs ou s'il n'a pas été poussé par des impulsions irrésistibles; en un mot, s'il a joui de son libre arbitre, de sa volonté pleine et entière; s'il avait pleine conscience de la valeur de son acte et si l'esprit était assez lucide pour lui permettre de juger exac-

tement de la valeur de l'acte qu'il posait et des conséquences qui pouvaient en résulter.

C'est le seul terrain assuré sur lequel puisse se mouvoir
la science médico-légale, en général, et celle, en particulier, de l'ivresse.

Qu'après cela, à supposer que la science en arrive à établir l'irresponsabilité de l'homme en état d'ivresse, la
société trouve dans une telle solution un danger pour son
existence et son fonctionnement, elle nous semble avoir le
droit de n'en pas tenir compte et d'enlever à certains états
psychiques le bénéfice d'une irresponsabilité de mauvais
exemple; mais celle-ci n'en restera pas moins un fait scientifique, qu'aucune loi ni aucune jurisprudence ne pourraient détruire, pas plus qu'elles ne pourraient l'enlever
à un état de délire halluciné véritable, en supposant que
celui-ci puisse être volontaire.

C'est donc en elle-même et en dehors de toute autre considération, qu'il faut poursuivre la solution de cette question qui ne s'en simplifiera que davantage.

Les analogies que nous avons trouvées entre l'aliénation
mentale en général et l'ivresse, le parallèle que nous avons
établi plus spécialement entre l'ébriété et la folie paralytique, ne sauraient guère laisser de doute sur la nature de
l'imputabilité qui doit en résulter pour les actes commis
sous son influence.

Une fois que la boisson commence à faire sentir son
action enivrante, l'homme éprouve une modification dans
sa constitution intellectuelle et morale; intellectuellement
et moralement, il n'est plus le même homme qu'il était
avant d'avoir été soumis à l'influence de l'alcool. Ne fût-il
qu'étourdi par la boisson, il n'est plus le même être qui

pense, qui raisonne, qui agit d'une manière calme et posée, qui calcule la portée de ses actes avec clarté et lucidité, en un mot, qui est dans la plénitude de son libre arbitre. Il devient irritable, colère, brutal, emporté; son caractère a complètement changé; ce n'est plus le même moi qu'auparavant; gai, heureux, expansif ou triste, sombre et mélancolique, audacieux et téméraire ou craintif, peureux et pusillanime, son moi moral est devenu, ou bien l'opposé de ce qu'il était antérieurement, ou bien l'exagération morbide de ce qu'il était à l'ordinaire; il est donc impossible que l'ébrieux juge encore les choses extérieures, ses actes propres et leurs conséquences avec le même esprit, les mêmes dispositions que celles auxquelles il était habitué. Il parle et agit avec une précipitation qui exclut l'attention, la réflexion et, par conséquent, un jugement sain. Son imagination lui représente les choses sous d'autres couleurs, sous une teinte qui ne constitue pas leur normale. Comment un homme agissant dans de pareilles conditions, sous de pareilles influences, pourrait-il jouir du même libre arbitre que celui dont il jouit quand il est dans son calme parfait? L'usage même que font ou désireraient faire de l'influence alcoolique certains criminels le prouve surabondamment. Que fait celui qui n'a pas le courage d'accomplir de sang-froid une action dont il comprend trop bien alors toute l'horreur? il boit, moins peut-être pour commettre inconsciemment son action, que pour se donner le courage, la hardiesse et nous dirons l'oubli intérieur et extérieur nécessaire à l'accomplissement. C'est qu'en effet, le premier degré de l'ivresse ne donne pas seulement la hardiesse, mais elle obscurcit assez l'intelligence, modifie suffisamment les conditions extérieures et la conscience intime pour effacer les scrupules, enlever la connaissance exacte de l'horreur de l'acte que l'on va commettre et par conséquent aider à son accomplissement.

Il est de toute évidence que les nombreuses conditions, tant internes qu'externes, qui concourent à l'accomplissement d'un acte, étant ainsi modifiées par l'influence alcoolique, la responsabilité seule ne saurait demeurer intacte ; elle aussi, subit des fluctuations qui doivent certainement varier avec le degré de l'ébriété, mais qui constituent, sans aucun doute, une déviation de la normale ; il en résulte que, au point de vue de la science médico-légale pure, l'ivresse doit toujours être considérée comme une atténuation d'un acte délictueux. C'est là un principe général qui ne saurait sérieusement être contesté; seulement là où le problème devient plus difficile à résoudre, c'est quand il s'agit de fixer les divers degrés de cette atténuation.

L'ivresse qui est constituée par un ensemble psychique à évolution progressive débutant par une simple obnubilation intellectuelle et morale, pour finir par un anéantissement complet de la conscience, ne saurait évidemment bénéficier d'une irresponsabilité complète et uniforme ; celle-ci n'existe qu'à un certain moment, à une certaine période au-delà de laquelle il n'y a plus d'imputabilité possible, et en-deçà de laquelle la responsabilité est en raison du progrès de l'intoxication. La fixation de cette limite, ainsi que le criterium capable de l'établir, est un des points les plus difficiles et les plus ardus de la médecine légale de l'alcoolisme.

Ce n'est certes pas dans la définition et la délimitation des différentes périodes dont se compose la succession des phénomènes de l'ivresse que l'on peut espérer trouver la

solution. Friedrich, pour éviter tout malentendu, avait
retranché de l'ivresse proprement dite la période pendant
laquelle les facultés psychiques et morales sont considérées
comme étant simplement exaltées. Il ne faisait commencer
l'ivresse qu'au moment où la raison s'obscurcit et où l'esprit
se trouble ; mais ce moment même est trop difficile à fixer
pour lui donner la valeur d'un signe diagnostique. « D'abord,
dit Hoffbauer, les boissons accroissent le sentiment de bien-
être physique et paraissent exercer une action non moins
favorable sur les facultés mentales ; car les idées prennent
un cours plus libre : on s'exprime avec plus de facilité et en
termes mieux appropriés ; on a tout ce qu'il faut pour plaire
en société, et l'on se trouve dans un état où l'on voudrait
toujours être soi-même, ainsi que les autres. Jusque là, il
n'y a pas d'ivresse, mais la marche des idées ne tarde pas
à s'accélérer ; on en a bien encore de bonnes, mais on
éprouve de la peine à s'en rendre maître ; ce qui le prouve,
ce sont les efforts qu'un homme arrivé à ce point est obligé
de faire pour achever un récit tant soit peu compliqué, car
ses pensées courent avec tant de vélocité qu'il lui est difficile de les classer ; ici commence l'ivresse. » L'on peut se
convaincre par cet extrait que, s'il est déjà bien difficile de
déterminer en théorie ce point de passage de la période
d'exaltation de l'ivresse à l'ivresse réelle, il doit être absolument impossible de l'établir en pratique.

Les trois périodes qui composent cliniquement l'évolution de l'ivresse, et dont nous avons donné la description
ailleurs, présentent à la vérité des caractères parfois assez
tranchés, mais en aucun cas, ceux-ci ne sauraient offrir
assez de netteté et surtout assez de fixité pour constituer la
base d'un diagnostic médico-légal. Du reste, ces caractères

sont trop faciles à varier, et les différentes périodes passent
de l'une à l'autre par des transitions trop insensibles, pour
qu'il y ait moyen de baser le moindre diagnostic médico-
légal sur des données aussi fragiles. Si, théoriquement, il
est possible d'établir entre les deux ou même peut-être les
trois périodes de l'ivresse une ligne de démarcation exacte,
mais qui ne laisse pas que d'être arbitraire, en pratique, et
surtout en pratique médico-légale, où la description des
cas maladifs doit souvent être faite par des témoins tout
à fait inexpérimentés dans la médecine, et qui n'apprécient
que difficilement les questions de nuances, ces caractères
distinctifs ne pourraient avoir aucune valeur et ne sauraient
servir à fixer à l'imputabilité la limite que nous cherchons.
La distinction entre l'ivresse complète et l'ivresse légère est
encore moins scientifique et offre tous les défauts et imperfections de la division en trois périodes.

Si l'on veut s'en rapporter à l'état de la conscience intime
de l'ébrieux et aux conditions psychologiques qui en découlent, l'on n'arrivera guère à des résultats plus clairs, ni
plus satisfaisants que ceux que fournit l'examen des symptômes et du degré de l'ivresse.

Et ces données ont, du reste, paru si peu concluantes que
l'on en était arrivé à s'abstenir de toute règle fixe et absolue; l'individualisation était devenue le seul et unique principe; chaque cas était examiné dans ses antécédents, ses
caractères particuliers, l'intensité et la durée de ses symptômes, l'état intime des diverses dispositions morales qui
l'avaient caractérisé, l'absence ou la persistance de la conscience intime, etc., etc. Il devenait alors essentiel de scruter les actes, les paroles, les propos, les gestes de l'homme
ivre, avant, pendant et après l'accomplissement du délit ou

du crime, afin d'inférer de toutes ces conditions réunies s'il était réellement conscient de sa conduite, ou si celle-ci n'était que l'effet de trouble mental ou d'instincts et d'impulsions se produisant en dehors de toute volonté libre.

Tel est le rapport médico-légal de Maschka (1) et dont nous ne rapporterons ici que la discussion.

« Comme dans tous les poisons, la dose d'alcool nécessaire pour l'intoxication ne peut être jamais déterminée à priori. L'ivresse peut être divisée en trois degrés, mais dont les deux premiers seuls peuvent donner lieu à des considérations médico-légales; dans le troisième, l'individu est incapable d'agir. Ces degrés ne sont pas séparés par des limites toujours nettement tracées; ils se touchent en réalité avec les transitions et les combinaisons les plus remarquables, surtout quand on les considère dans les actes psychiques.

» Au premier degré, on voit souvent des transformations totales : le mélancolique devient gai et vice-versà; l'avare devient prodigue. Mais dès qu'on est obligé d'accorder de telles modifications, on a mis le pied sur le domaine obscur de la responsabilité. Il est donc impossible de porter un jugement en général et de soutenir qu'un homme légèrement ivre soit toujours encore maître de ses actions et responsable; tout aussi bien que l'on a tort de dire que l'effet de l'ivresse soit toujours *un et le même* sur le corps et sur l'esprit; que l'homme qui se tient debout, marche et commet certaines actions avec l'apparence de la raison, ne puisse pas être essentiellement troublé dans sa conscience et dans son libre arbitre, et doive être regardé comme responsable de tous ses actes.

(1) *Annales d'hygiène pub. et de médecine lég.*; 2e sér., t. XXXI, p. 471.

» Encore une fois, aucune règle générale ne peut être établie à cet égard, les exceptions sont trop nombreuses; il faut donc individualiser chaque cas et le regarder comme concret, et ce principe, si important en médecine légale, ne réclame nulle part sa valeur autant que dans l'ivresse. L'accusé a bu pendant l'après-midi et encore peu de temps avant l'acte, de la bière, de l'eau-de-vie en quantités non excessives, mais toujours fortes pour un homme qui n'en avait pas l'habitude; l'ivresse pouvait donc avoir lieu et a existé, en effet. Elle est prouvée par le changement de caractère, par la manière d'être, par les paroles, par l'extérieur, par la futilité du motif et la gravité de la rixe. Les témoins disent bien qu'il se tenait debout, qu'il marchait, connaissait les cartes et comptait l'argent; mais ces circonstances antérieures à la rixe ne prouvent qu'une chose : c'est que l'accusé, malgré son ivresse, n'avait pas complètement perdu la conscience jusqu'au moment de la bataille.

» Quel était son état mental pendant et bientôt après la rixe, surtout au moment où il poursuivit et tua son adversaire? Voilà ce qui ne peut être déterminé avec précision, car on manque de toute indication, l'accusé était seul avec sa victime.

» Il faut cependant admettre la possibilité, même la probabilité que l'action de l'air et du froid ait exagéré les effets de l'alcool et de l'excitation psychique. On voit qu'il manque un anneau très important dans la chaîne de ces événements : à savoir l'état de l'inculpé pendant la perpétration de son crime. Néanmoins, l'examen minutieux de ce qui l'a suivi permet encore de jeter quelque lumière sur son état.

» Immédiatement après avoir commis le crime, l'accusé est revenu auprès de ses amis qui l'attendaient en disant :

« Ne parlez à personne de ce qui s'est passé »; ce qui prouve que, malgré son ivresse, il savait avoir fait quelque chose. de répréhensible. Puis il s'en alla avec ses amis tranquillement, sans le moindre trouble, se coucha et dormit en paix toute la nuit. N'est-ce pas une preuve qu'il n'avait pas conscience de la gravité de la portée et des conséquences de l'acte commis, mais qu'il n'avait qu'une idée vague d'un méfait? S'il n'en était pas ainsi, cette conduite après un acte aussi terrible ne serait pas à expliquer par la psychologie chez un homme à caractère aussi bon et aussi tranquille. Une nouvelle preuve est encore puisée dans la manière d'être de l'accusé. Le lendemain, à son réveil, il était étonné de se voir les habits déchirés et tachés de sang, et se méprenant sur la cause de ce désordre, il se mit à injurier ceux qui, d'après son idée, l'avaient ainsi maltraité pendant son ivresse. Puis il se rendit tranquillement à son ouvrage comme toujours. Tout ceci prouve que la connaissance vague et incomplète de l'acte, existant pendant l'ivresse, avait complètement disparu après sa cessation, ainsi qu'on le voit d'ailleurs assez souvent dans les empoisonnements alcooliques.

» Il est donc probable que l'accusé n'avait, ni la conscience d'avoir commis un meurtre, ni même l'intention de tuer ; dans l'excitation de l'air frais, de la rixe précédente et de la défense de la victime, il a frappé aveuglément, sans savoir qui et quelle partie il frappait ; de là, le grand nombre de plaies, dont presque chacune était suffisante pour donner la mort. C'est l'acte d'un fou furieux et non d'un meurtrier ordinaire. On peut donc conclure que la conscience et le libre arbitre n'étaient pas complètement supprimés pendant l'acte, mais dans tous les cas considérablement amoindris

et que la responsabilité doit diminuer dans la même pro-
. portion, etc. »

Voilà un exemple de cette individualisation des cas
d'ivresse en médecine légale.

Cette pratique elle-même ne devait cependant pas mettre
l'expert à l'abri de toute erreur et ses conclusions à l'abri
de toute contestation.

Le degré de responsabilité se trouvait basé sur l'état d'inconscience, où était sensé s'être trouvé l'homme ivre au
moment de l'accomplissement du délit, et cet état d'insconscience ne pouvait que s'inférer de la conduite et de la conversation de l'inculpé, éléments que l'on recueillait par
témoignage. Or, la science n'est pas sans avoir montré des
épileptiques, après de violents accès, c'est-à-dire à un
moment où l'inconscience est la mieux caractérisée, parlant d'une manière raisonnable en apparence, se conduisant et agissant avec tous les dehors de la raison, et cependant, il n'existait à ce moment absolument aucune conscience
intime. La conduite n'est qu'une suite d'actes tout à fait
automatiques, auxquels la conscience ne participe aucunement, mais qui, comme dans le somnambulisme, conservent cependant les caractères d'un certain enchaînement et
semblent au premier abord le résultat de combinaisons
intellectuelles déterminées. Des états analogues peuvent se
présenter chez les ébrieux, surtout chez ceux dont l'ivresse
s'écarte le plus des intoxications ordinaires, comme chez
les névropathes et les épileptiques ; ces états que l'on constate encore dans certaines folies transitoires, se rappro-
chant plus particulièrement de l'épilepsie larvée, sont
caractérisés par une inconscience complète et doivent
nécessairement entraîner une irresponsabilité absolue.

L'inculpé qui fait l'objet de l'observation précédente, nous paraît avoir été dans une de ces situations, quand il a dit à ses camarades : « n'en dites rien », et elle ne paraît pas avoir été parfaitement et exactement appréciée par l'auteur du rapport médico-légal.

Enfin, il n'est pas rare de rencontrer, sous l'influence de certaines impressions physiques ou morales survenant soit au cours d'une ivresse, soit pendant un accès de manie transitoire de nature épileptique ou autre, de courtes échappées de lucidité relative, ou plutôt des réapparitions fugaces et passagères d'une conscience qui, pendant toute la durée de l'atteinte morbide, avait cependant complètement sombré.

Attacher donc à la conscience intime une valeur absolue dans la détermination de la responsabilité de l'homme ivre, serait poser un acte faux et éminemment préjudiciable à la saine justice ; et baser ses conclusions sur les témoignages qui se produisent dans ces circonstances serait commettre une autre erreur tout aussi grave. Les témoins, jugeant l'ébrieux d'après les paroles prononcées et les actes commis, ne pourraient qu'affirmer sa présence d'esprit au moment du fait, car sa conduite semble guidée par un enchaînement raisonnable.

Les exemples ne manquent pas à l'appui de cette manière de voir ; nous ne citerons que celui du rapport médico-légal de Bouchett, sur un meurtre commis en état d'ivresse (1).

Après des antécédents qu'il est inutile de rapporter ici, « les deux jeunes gens précipitaient leur marche, et à 4 heures du soir, la chaleur du jour ayant été forte, le jeune Poirier

_____

(1) *Annales médico-psychologiques*, 1844, t. III, p. 232.

s'étant un instant arrêté, Henry criait à une dame assise sur le bord du chemin, en tirant un couteau-poignard qui lui avait servi jusqu'alors à débourrer sa pipe : Toi, la dame, je veux t'assassiner; toi, la dame, je veux t'assassiner; sauve-toi, la dame, ou je t'assassine. La dame se sauvait, mais au même instant trois ouvriers paraissant au détour du chemin, Henry se précipitait sur eux et les frappait successivement avec la plus grande rapidité. Après ce meurtre, Henry était calme. Il marchait tranquillement et se tournait vers son camarade et lui disait : Viens-tu? Mais au cri de : meurtrier, assassin, il jetait son couteau-poignard, courait sans pouvoir être arrêté par les poursuivants, tombait un instant devant un obstacle, se relevait, rentrait en ville, arrivait à son domicile, montait ses deux étages, et là, dans le plus grand désordre, se déshabillait et se mettait au lit.... Le lendemain, à son reveil, il manifesta encore le plus grand étonnement et un oubli complet de tous les faits passés depuis sa sortie du dernier cabaret. »

Si l'on relit avec attention l'observation médico-légale dans toute l'extension que lui donne son auteur, il est impossible de ne pas être convaincu que cette tentative de meurtre a été perpétrée dans un état d'inconscience complète, quelle que soit, du reste, la cause de celle-ci. Or, il est non moins évident qu'aux yeux du public et des assistants, Henry a donné à deux reprises diverses des signes évidents d'une conscience parfaite de la situation extérieure : la première fois, quand il dit à la dame : Sauve-toi ou je t'assassine; la deuxième fois, quand aux cris d'assassin, il jette son couteau et s'enfuit en regagnant son domicile où il se couche.

L'observation de Maschka vient encore à l'appui de notre

manière de voir. Immédiatement après avoir commis le
crime dont il était accusé, l'auteur est revenu auprès de ses
amis qui l'attendaient en leur disant : ne parlez à personne
de ce qui s'est passé; preuve évidente qu'à ce moment
le malade avait un semblant de conscience extérieure, bien
que la conscience intime fût complètement anéantie.

Du reste, l'on voit intervenir dans l'ivresse certaines circonstances dont l'influence immédiate est éminemment
capable de produire un raptus passager, une impulsion
subite dont les conséquences peuvent être des plus graves,
et dont la durée est souvent aussi courte que les actes que
ces situations morales ont entraînés à leur suite.

L'horreur même de l'acte est parfois capable de rappeler
pour un instant une conscience toute fugitive, laquelle peut
simuler une présence d'esprit, une lucidité qui fait cependant complètement défaut et qui a davantage encore fait
défaut au moment de l'acte.

La conscience intime ne saurait donc, en aucun cas,
servir de criterium au diagnostic médico-légal de l'irresponsabilité dans l'ivresse. Non seulement il est difficile
d'en constater l'absence par témoignage, mais encore, alors
même qu'il a été prouvé qu'elle continuait à persister à un
faible degré, il n'en résulterait pas pour cela que l'acte
incriminé n'eût pas été commis en dehors de toute participation réelle et volontaire de l'ébrieux, c'est-à-dire en
dehors des conditions de l'imputabilité

Les actes de violence, les méfaits, les délits, crimes ou
meurtres perpétrés pendant l'ivresse ont d'ordinaire le caractère de l'impulsion, de l'automatisme instinctif, et, comme
tous les actes de ce genre, se produisent souvent instantanément, transitoirement, sans que la conscience intime ait

été complètement obscurcie, ni avant, ni après l'époque où s'est commis l'acte incriminé. L'inconscience n'est donc, pas plus en théorie qu'en pratique, le signe certain de l'irresponsabilité de l'ébrieux, et là où elle l'est réellement, sa constatation trop difficile lui enlève une grande partie de sa valeur.

Mais il est un autre caractère beaucoup plus précieux, dont l'existence est plus aisée à démontrer, et qui constitue réellement le véritable criterium de l'imputabilité dans l'intoxication alcoolique aiguë; ce caractère, qui vient du reste corroborer l'existence de l'inconscience, c'est l'amnésie. Le souvenir divise l'ivresse en deux périodes bien distinctes, l'une dans laquelle la mémoire du fait persiste, bien qu'obtuse; l'autre dans laquelle toute mémoire a complètement sombré et dans laquelle les actes n'ont laissé dans le souvenir qu'une obscurité profonde.

L'inconscience comme l'amnésie sont parfaitement bien décrites dans la relation faite par un malheureux qu'une ivresse profonde avait transformé en assassin. « Le 6 octobre 1844, au milieu de la nuit, à 2 heures du matin, le cadavre d'un anglais, le d^r Thorn, fut trouvé gisant sous le vestibule de l'hôtel de ville, frappé au cœur d'un coup de poignard. Peu d'instants auparavant, le d^r Thorn avait été vu dans le bureau de police avec M. Sallior, commissaire de police, à Calais. Tous deux étaient en état d'ivresse, et ce dernier qui se trouvait près du cadavre quand on le releva, ne put rien expliquer; il fut mis en état d'arrestation. Interrogé sur ce qui s'était passé, après avoir parlé du lieu où pour la première fois, il avait rencontré le d^r Thorn : J'ignore, dit-il, à quelle heure je sortis et avec qui; comment je fis le trajet de l'hôtel de ville à mon bureau; qui

a ouvert la porte et allumé la lampe. Je me rappelle qu'on
est venu me demander des permis; je ne puis me rappeler
les personnes. Seulement lorsque je voulus les écrire, j'eus
en ce moment la conscience de mon état, car je ne pouvais
tenir ma plume et ma tête tombait sur mon pupitre. Mais
quel est ce cadavre, c'est ce qu'il m'est impossible de comprendre et tout rentre pour moi dans la nuit. Plus tard,
cependant, quand on fait une perquisition sur ma personne,
cet acte, à ce qu'il paraît, me tira encore de ma léthargie...,
j'éprouve un moment d'indignation qui est resté dans mon
souvenir, puis bientôt encore il s'efface et tout disparaît
pour moi jusqu'au moment où, après un sommeil de plusieurs heures, je me trouve en face de l'accusation terrible
qui est portée contre moi. Voilà, ajoute M. Sallior, tout ce
qui m'est resté de cette scène horrible. Pendant les longues
insomnies de ma captivité, j'ai fouillé dans mes souvenirs,
j'ai usé tous mes efforts pour faire retrouver à ma mémoire
quelques détails, je n'ai rien trouvé (1). »

Tous les actes qui se sont produits pendant cette période
d'amnésie doivent bénéficer d'une irresponsabilité absolue;
tous les actes commis pendant la période de souvenir confus
ou de mémoire complète doivent être imputables à leurs
auteurs, mais dans des conditions diverses suivant le degré
de l'ivresse et les symptômes plus ou moins graves qu'elle
présentait à l'époque du délit. Ce principe, qui a l'avantage
d'offrir un criterium certain aux investigations du médecin-
légiste, est évidemment moins abstrait que la notion de
conscience intime; il sait s'apprécier, se mesurer avec facilité et n'est sujet à aucune controverse théorique. Les deux
observations suivantes montreront toute la valeur pratique

(1) *Annales méd.-psych.*; 1845, tome V, p. 281.

d'un criterium qui nous paraît, seul, dans l'état actuel de la science, en état de servir de guide au médecin-légiste dans le dédale des manifestations de l'ivresse.

Observation VII. — Meurtre pendant une ivresse inconsciente.

M..., maçon, âgé de 42 ans, homme honnête et honorable, vivait en mauvaise intelligence avec sa femme ; un jour, sans aucune dispute préalable, il la tua en lui assénant plusieurs coups de hache sur la tête et dans le dos, puis alla se constituer prisonnier, prétendant avoir commis ce meurtre dans un moment d'égarement inconscient.

M... a toujours été considéré comme sain d'esprit et fort sensé ; il n'offre aucune trace de maladie corporelle et n'a eu qu'une inflammation pulmonaire, il y a 6 ans ; il passe pour un homme actif, intelligent, économe. Dans ces dernières années, la conduite de sa femme, qui faisait des dettes, le battait, le maltraitait, lui refusant les devoirs conjugaux et voulant même se séparer de lui, l'avait beaucoup chagriné ; il chercha sa consolation dans la boisson sans toutefois devenir un ivrogne. Malgré des motifs sérieux, il ne conçut cependant aucune animosité contre elle et ne voulut pas consentir à demander le divorce.

Quelques jours avant le fatal événement, une nouvelle dispute eut lieu, ensuite de laquelle les époux ne s'adressèrent plus la parole. Le matin même du jour où il la tua, il dut de nouveau se mettre en colère contre elle, but pas mal d'eau-de-vie pendant la journée et on l'entendit même s'écrier « il n'y a plus moyen d'en sortir ». A la rentrée de son travail, M... était ivre et ne tenait plus bien ferme sur ses jambes. Il se mit à invectiver sa femme, ainsi qu'une voisine qui se trouvait là ; appela la première « vieille cour-

tisane », se promena en long et en large dans la chambre,
en proie à une grande excitation, donna tout à coup un
violent coup de poing sur la table, cassant le verre et une
lampe qui s'y trouvaient, et quand sa femme se borna à dire
d'un ton calme : « c'est déjà le deuxième verre de cette
semaine », il se mit à maltraiter son fils et la grand-mère qui
essayait d'éloigner l'enfant en pleurs. La mère s'écria alors :
« mon Dieu, maintenant il me bat encore mon enfant »,
et elle s'éloigna. M..., toujours excité, fit quelques tours de
la chambre, et peu après, un cri perçant retentit dans la
place voisine et aussitôt l'on en vit sortir M... qui ferma la
porte avec fracas, en retira la clef et s'éloigna rapidement ;
la porte fut enfoncée et l'on trouva la femme mourante.

On était encore à l'entourer, quand M... revint, n'ayant
que ses bas et un lacet à la main ; il était assez excité, et
quand on lui dit que sa femme n'avait plus que quelques
heures à vivre, il s'approcha d'elle en disant : « pauvre
Mina, ainsi je te survivrai ; tu as encore bien dû souffrir ;
je pensais que tu serais morte aussitôt. » Quand on l'arrêta,
il dit aux représentants de la justice : « pendant huit années, cela a bien marché ; mais ces huit dernières années,
cela ne marchait plus du tout ; je n'ai pu faire autrement. »
Quand on lui demanda ce qu'il avait fait après l'événement,
il répondit qu'il s'était enfui, sans savoir où il allait, qu'il
était tombé deux fois à l'eau, ce qui l'avait dégrisé et ramené
à la conscience de lui-même. « Il me semblait comme si
j'avais dû faire quelque chose de mauvais chez moi, et je
m'empressai de revenir au plus vite à l'effet de juger de ce
qui s'était passé. » Dès qu'il vit sa femme baignée dans son
sang, il devint évident pour lui, que c'était lui qui s'était
rendu coupable de ce méfait. Pendant son transfert à la

prison, qui eut lieu en voiture, il fit un long somme.

Aucun antécédent héréditaire ne peut être constaté chez
lui; il ne buvait d'ordinaire que peu, parce qu'il supportait
fort mal la boisson.

Le rapport médico-légal établit que la passion et l'alcool
ont uni leur funeste influence pour amener un état mental
voisin de l'inconscience; l'amnésie et la conduite de l'accusé immédiatement après l'acte viennent corroborer cette
opinion. M... fut condamné à cinq années de travaux forcés, par suite de l'admission de circonstances atténuantes,
le tribunal ayant déclaré qu'il avait commis son meurtre
dans un état qui, sans exclure complètement la connaissance
de soi-même, confinait cependant à l'inconscience (1).

Observation VIII. — En septembre 1867, un individu âgé
de 22 ans, d'un caractère affable et tranquille, d'un tempérament phlegmatique, ne s'adonnant pas d'ordinaire à la
boisson, tua pendant un accès d'ivresse, son partenaire aux
cartes, avec lequel il avait eu une violente dispute. Il fit
valoir à la justice comme excuse de son crime, cette considération : qu'il n'avait conservé absolument aucun souvenir
de tout ce qui s'était passé, depuis le moment où il avait bu
sa dernière goutte d'eau-de-vie jusque assez longtemps
après l'événement; il devait par conséquent avoir perdu
tout à fait la conscience de lui-même. Des témoins décla-
rèrent que l'inculpé avait consommé une quantité suffisante
de boissons pour pouvoir admettre son ivresse. Il fut en
outre, constaté que pendant la dispute qui s'était élevée
entre les deux joueurs, la figure de l'inculpé était vultueuse
et injectée et que c'est en criant avec violence « il faut que
je l'assomme », qu'il s'était mis à la poursuite de sa victime;

(1) *Vierteljahrsbericht f. gerichth. Medecin,* XVI, 2e livraison.

mais il rentra bientôt dans la salle parce qu'il ne l'avait pas rencontré ; ce ne fut qu'au sortir du cabaret qu'il trouva son partenaire près de la porte ; alors il s'élança sur lui, lui asséna un violent coup sur la tête et se mit à sa poursuite. Peu après, on le vit retourner vers ses camarades en leur disant : « venez et n'en dites rien à personne ! » ou bien suivant une autre version : « ne dites à personne que je l'ai tué. » Sans montrer, ni repentir, ni le moindre sentiment de douleur, et sans plus proférer une seule parole, il retourna chez lui, se mit au lit et s'endormit aussitôt. Le matin, au réveil, il fut tout surpris de trouver sa veste déchirée et ses vêtements et son couteau tachés de sang ; il manifesta son étonnement par quelques exclamations, et sans se douter de rien, enleva les taches de sang et se rendit à son travail où il fut arrêté. L'interrogatoire et les rapports prouvèrent qu'il n'avait eu conscience, ni de la partie de cartes qu'il avait faite, ni d'aucun autre événement. Il continuait à croire qu'il n'avait pas été maître de ses sens. »

Ce n'est pas cependant qu'il faille attribuer à un caractère unique une importance exagérée et négliger les autres données capables d'éclairer le médecin légiste et de l'aider à se rendre compte du degré de liberté morale, dont a joui le prévenu qu'il est chargé d'examiner. Aucun détail, aucun symptôme, aucun incident ne doit être perdu de vue et c'est autant dans les antécédents névropathiques du malade que dans les symptômes de son ivresse, comme dans les circonstances qui l'ont précédée, accompagnée et suivie qu'il faudra chercher les arguments capables de fortifier et de contrôler les résultats fournis par l'amnésie.

Celle-ci offre cependant un inconvénient, c'est la difficulté de sa constation réelle et la facilité de sa simulation ; car il est toujours peu aisé de démontrer d'une façon certaine l'existence d'un phénomène subjectif.

Simulation. — L'ivresse, arrivée à la période où on peut la considérer comme impliquant l'irresponsabilité complète, est des plus difficile à simuler ; nous n'avons trouvé aucun exemple où la chose ait été essayée. L'ébriété n'atteint son point culminant que par degrés, lentement progressifs, et à travers un ensemble de phénomènes complexes, qui nécessitent un art particulier et peut-être une science réelle pour être convenablement contrefaits.

Ce qui serait beaucoup plus facile, ce serait d'alléguer, le lendemain, tous les éléments de l'irresponsabilité, notamment l'amnésie, pour un crime commis la veille, dans un état d'ivresse notoire, mais en dehors des conditions excluant l'imputabilité.

Bien qu'aucun fait de ce genre ne soit à notre connaissance et que ceux qui ont été rapportés se soient produits dans des circonstances tout autres, il est cependant probable qu'ils ne manqueraient pas de surgir du jour où la jurisprudence aurait définitivement admis l'irresponsabilité de l'homme, arrivé à un certain degré de l'ivresse. La simulation serait d'autant plus facile qu'elle aurait à porter sur des symptômes moins nombreux et sur un ensemble symptomatologique moins compliqué. Là, où un phénomène unique constitue le criterium de l'état mental, la défiance du médecin légiste est de rigueur et doit être d'autant plus grande que le caractère distinctif a plus de valeur.

Prétexter l'oubli complet des événements semble, de prime abord, une tâche facile et à la portée du premier

venu. Heureusement que tout criterium, quelle qu'en soit
la valeur, doit être corroboré par tout un ensemble de phénomènes destinés à en légitimer l'existence. Il faut d'abord
que l'amnésie ne puisse pas seulement être alléguée par
l'intéressé, il faut encore qu'elle ressorte de tout l'ensemble
des phénomènes qui ont accompagné et suivi l'acte incriminé ; mais comme nous l'avons déjà dit, les premiers
n'ont qu'une valeur restreinte, parce que l'état de conscience peut sembler exister sans exister réellement ; les
seconds, ceux qui suivent l'acte à un intervalle plus ou
moins long, ont plus de valeur ; aucun événement, aucun
détail, quelque minime qu'il soit, ne sera négligé, car le fait
le plus insignifiant peut avoir son influence pour prouver
la sincérité de l'inculpé : toute sa conduite, depuis le moment de l'acte jusqu'au moment où il l'apprend ou le reconnaît lui-même, sera scrutée avec la plus minutieuse exactitude. L'ivresse est suivie d'un sommeil plus ou moins long,
et c'est au sortir de ce sommeil, quand le buveur cherche
à rassembler ses souvenirs, qu'il faut essayer de le prendre
sur le fait et interpréter les actes qu'il a posés pour faire
ressortir sa sincérité ou sa mauvaise foi. Du reste, les
investigations ne porteront pas seulement sur les symptômes, les degrés de l'ivresse, les circonstances qui l'ont
accompagnée, mais encore sur les antécédents héréditaires
et morbides de l'inculpé, et surtout sur sa constitution
névropathique.

Quoi qu'il en soit de ce point, du reste accessoire dans
la question qui nous occupe, ce critèrium préconisé et
admis surtout par Krafft-Ebing, dans sa *Psycho-pathologie
légale,* donne à la science au moins un point de repère pour
diriger ses investigations dans une symptomatologie aussi

variée que celle de l'ivresse ; il commande une irresponsabilité absolue. Il est vrai que sous ce rapport, les divers
auteurs ne sont pas entièrement d'accord. C'est ainsi que
dans le rapport médico-légal de Maschka, où l'amnésie était
cependant complète, le médecin-légiste ne conclut qu'à
l'atténuation de la responsabilité, parce que la conscience
et le libre arbitre n'étaient pas entièrement supprimés.
Mais cette persistance de la conscience est un fait très difficile à prouver ; l'auteur du rapport en question la fait dériver de ce fait que l'assassin, immédiatement après le meurtre, revint auprès de ses amis, leur disant « ne parlez à
personne de ce qui s'est passé. » Si la conduite semble
prouver la conscience du fait, elle prouve aussi l'inconscience de la valeur du fait en lui-même ; ce qui est dans
l'occurrence, la question principale. Il en résulte encore
cette preuve que, sous certaines impressions, une conscience du monde extérieur peut reparaître sans impliquer
pour cela une conscience intime de soi-même dont l'intégrité seule implique la responsabité. Bien que dans plusieurs des observations rapportées, l'amnésie n'ait pas suffi
à disculper l'auteur d'un crime, nous croyons cependant que
ce principe ne devrait subir aucune exception ; il est du
reste, nous semble-t-il, admis chez nous ; car nous avons
eu l'occasion de voir plus d'un accusé renvoyé des pour-
suites pour avoir commis un crime dans une période
d'ivresse inconsciente ; nous rappellerons notamment ce
pompier qui tira sur son sergent, dans les conditions
énoncées plus haut ; et fut envoyé dans un asile d'aliénés.

Mais l'existence d'un criterium unique ne nous donne
encore que la moitié de la solution que nous poursuivons.

Une fois écartées, toutes les circonstances où l'amnésie

complète implique une solution radicale, reste une foule de
cas où l'ivresse, souvent profonde, doit soulever des doutes
sérieux sur l'intégrité de la conscience. Il n'est guère permis
de dire avec Friedrich, que dans ces cas l'ivresse doive entraîner ou une irresponsabilité absolue ou une responsabilité
complète ; l'on saurait tout aussi peu graduer l'imputabilité
aux divers degrés de l'ébriété, car nous avons suffisamment
démontré qu'il n'est pas possible de donner à ceux-ci des
limites suffisamment exactes dans la pratique pour pouvoir
leur appliquer une pénalité corrélative. Responsabilité
absolue ou responsabilité limitée sont donc les seuls termes
qu'il soit possible d'admettre pour tous ces cas, et ce sont
les seules distinctions que l'on puisse appliquer à tous les
degrés de l'ébriété où le maintien du souvenir, même confus, doit entraîner une imputabilité quelconque, soit limitée, soit entière.

La question de savoir où commence cette diminution de
la responsabilité est peut-être plus difficile à résoudre que
celle de la limite de l'irresponsabilité absolue ; cependant la chose est indispensable, car s'il est une période de
l'ivresse où l'ébrieux est encore parfaitement conscient et
responsable de ses actes, et s'il est une période où ces conditions sont absolument absentes, il n'en est pas moins vrai
qu'entre ces deux périodes extrêmes il existe un intervalle
où la nécessité d'une responsabilité limitée s'impose à la
science.

L'application des circonstances atténuantes par lesquelles
on a voulu, en Allemagne au moins, remplacer l'admission
d'une responsabilité limitée, est une procédure qui nous
paraît aussi vicieuse par la forme qu'elle emploie, que par le
fonds même qui la constitue. Ses inconvénients apparais-

sent plus encore dans l'ivresse que dans tout autre état psychopathique. Un trouble mental, volontairement acquis, et
qui en lui-même constitue déjà un écart, si pas un délit, ne
saurait jamais, d'après nous, devenir une circonstance atténuante, à moins qu'il ne soit absolument involontaire, ce
qui n'arrive qu'assez rarement ; tandis qu'il ne répugne à
personne d'admettre que cet état affaiblit le libre arbitre et
amoindrit la responsabilité. Ce dernier fait constitue un
principe scientifique, dont on pourra tirer telle conséquence
que l'on voudra dans la pratique, sur lequel on pourra
baser telle ou telle application de procédure, mais qui en
lui-même est et restera toujours le même fait scientifique,
que nous croyons indéniable, c'est-à-dire qu'à partir d'un
certain moment de l'ivresse, jusqu'à celui où le souvenir a
absolument et complètement sombré, l'homme ivre n'est
qu'en partie responsable des actes qu'il commet.

Dans cet intervalle de l'ivresse, l'ébrieux a certes encore
conscience de lui-même et du monde extérieur ; il sait
encore se dominer, s'il le veut ; le libre arbitre persiste jusqu'à un certain point ; mais qui oserait soutenir que ces
conditions soient identiques à celles de l'homme en parfaite
possession de lui-même ? L'ébrieux a certainement encore
conscience de ce qui l'entoure, mais il ne le voit plus sous
le même jour ; quand il est exalté et expansif, les choses
extérieures lui paraissent revêtir des formes particulières ;
tout semble lui sourire ; tout prend à son aspect, un cachet
riant et enchanteur ; plus léger, plus confiant en lui-même,
il n'aperçoit plus que le beau côté des choses ; transporté
dans un milieu tout autre, dans un milieu qui fait sur lui
des impressions toutes différentes de celles qu'il était habitué à en recevoir, et cela parce que le moi qui les reçoit est

tout à fait modifié, il ne sait plus porter sur ce qui l'environne un jugement conforme à la réalité ; ses dispositions morales surtout aident à lui donner le change sur sa véritable situation. Le premier effet des boissons spiritueuses est d'ouvrir le cœur, de le rendre meilleur, plus bienveillant, plus affable, plus indulgent et disposé bien plus à contracter des amitiés et à pardonner à ses amis qu'à leur être hostile et désagréable. Mais bientôt le caractère change ; l'ébrieux devient susceptible, irritable, défiant ; les passions s'allument ; l'ébrieux est hardi, téméraire et il devient aussi enclin à la violence et à la brutalité qu'il l'était auparavant à la douceur et à la bienveillance. Et tout cela sans motif extérieur, sans autre modification causale réelle qu'un changement des dispositions morales intérieures. Qu'il soit exalté et brutal ou sombre et hébété, l'ébrieux est un être instinctif qu'une impulsion intérieure, sans détermination réelle, guide en aveugle, conduit d'abord, excite ensuite, et finit par dominer complètement, impulsion qui a d'autant plus d'empire sur le malheureux qu'elle étreint, que l'esprit se trouble davantage et que la volonté s'affaiblit avec le reste des facultés. Ces deux facteurs, impulsion et réflexion, ont presque toujours une marche inverse.

L'on ne manquera pas d'objecter qu'un élément fait défaut à l'irresponsabilité plus ou moins partielle, quand on l'examine à cette période de la folie : cet élément c'est l'inconscience. Et en effet, l'ébrieux y conserve toujours jusqu'au bout une conscience, quelque minime qu'elle soit, et de lui-même et du monde extérieur ; il a même conscience de son ivresse et continue à jouir d'une certaine volonté libre. Mais ce sont précisément là, les conditions de la responsabilité limitée ou partielle. Du moment où tous les éléments qui la gouvernent font défaut, la responsabilité elle-même disparaît, et ce sont précisément l'insuffisance ou la diminution des conditions impliquant une imputabilité complète, qui amènent une responsabilité partielle. Et ces conditions ne sauraient se rencontrer nulle part mieux établies que dans les deux premiers degrés de l'ivresse, ou plutôt dans toute cette partie de l'ivresse où l'amnésie et l'inconscience ne sont pas complètes et absolues : un milieu extérieur qui paraît autre; des dispositions intérieures modifiées; une exaltation émotive et passionnelle ; un certain degré d'obscurcissement intellectuel ; un affaiblissement de la volonté.

Qu'avec cela, il persiste même un certain degré de conscience intime, le résultat final n'en est en rien modifié; les aliénations avec conscience, et conscience entière, sont aujourd'hui trop nombreuses, et ce sont peut-être celles où la volonté est la plus annihilée et le libre arbitre le plus enchaîné, par exemple la folie par obsession, pour que cet élément de la conscience puisse avoir quelque valeur dans la solution de la question.

Reste à résoudre une troisième question toute aussi épineuse, celle de savoir où commence dans l'ivresse la responsabilité partielle. Si l'amnésie peut devenir un criterium admissible entre l'irresponsabilité absolue et l'imputabilité limitée, le criterium entre cette dernière et la responsabilité complète se dégage bien plus difficilement.

Où commence la véritable ivresse ? Le sentiment de bien-être physique et moral qui suit l'usage modéré d'une boisson spiritueuse, cette légèreté sentimentale qui porte l'homme à l'expansion, à la gaieté, le rend communicatif et sociable, le rend-t-il en même temps ivre ? Avec Hoffbauer et Roesch nous ne le pensons pas. Nous rapportant à ce que nous avons exposé à la pathogénie de l'ivresse, nous ne considérerons comme telle, en médecine légale, que l'action de l'alcool sur le système-nerveux lui-même, c'est-à-dire l'altération des trois grands ordres de facultés physiques, intellectuelles et morales; il n'y a d'ivresse médico-légale que là où la motilité est atteinte, l'idéation pervertie et les sentiments lésés, quelque légères que soient, du reste, ces altérations. Pour que l'on puisse donc admettre une irresponsabilité à un degré même minime, il faut que les rapports de l'intéressé avec lui-même et avec le monde extérieur aient été modifiés, que la liberté morale soit enchaînée, le libre arbitre affaibli. De telles conditions ne se rencontrent que là où l'ivresse dépasse le premier degré et se trouve caractérisée par de l'incohérence et du trouble dans les idées, des modifications dans les sentiments et les penchants, de l'embarras de la parole et un défaut d'équilibration. Dès que l'on constate, à un certain degré, l'existence simultanée de ces trois phénomènes, il en résulte toujours un trouble assez profond du fonctionnement intellectuel pour entraîner une restriction de la liberté morale, et par conséquent, une atténuation de la responsabilité.

Ici, du reste, plus que partout ailleurs, il devient indispensable d'individualiser le plus possible et d'éviter les règles trop générales. Un point essentiel est de ne pas confondre l'ivresse normale avec les différentes modalités d'ivresses pathologiques dont les variétés sont plus nombreuses encore qu'on ne le pense. L'idiosyncrasie a une influence excessive et profonde sur les caractères de l'ivresse, et la moindre condition névropathique ou psycho-

pathique du sujet suffit pour imprimer à l'ensemble comme
à la marche de l'intoxication alcoolique aiguë des particularités qui la font dévier d'autant du type normal, pour la
rapprocher du type pathologique, et celui-ci modifie bien
vite les conditions d'imputabilité. Avant même les symptômes de l'ivresse, c'est le fonds normal de celui chez qui
on l'observe, qu'il faut scruter avec la plus scrupuleuse
attention, car c'est autant le caractère de l'ébrieux que l'alcool lui-même qui fait l'ivresse.

Il est non moins essentiel d'examiner le sujet au point
de vue de l'existence antérieure de l'intoxication alcoolique
chronique, qui vient notablement modifier la valeur
médico-légale des actes commis pendant l'ivresse elle-
même; il devient indispensable d'avoir égard aux deux
processus qui s'influencent réciproquement de la façon la
plus défavorable. L'alcoolisé chronique est un dément chez
lequel la force de résistance a déjà notablement cédé, chez
lequel les passions et impulsions trouvent à peine un contre
poids, quand il est dans son état de calme ordinaire; à plus
forte raison, la liberté morale et le libre arbitre doivent-ils
céder quand une nouvelle cause d'obscurcissement moral
vient se joindre à celle qui existait déjà.

Les autres circonstances qui accompagnent l'ivresse et
qui sont de nature à en modifier les caractères, auront une
valeur considérable dans l'appréciation du fait; nous les
avons exposées dans le chapitre précédent; rappelons
ici que les changements brusques de température et les
émotions morales vives doivent entrer en première ligne.

Tels sont, au point de vue de la science pure et dans la
limite de nos connaissances actuelles, les principes qui
nous semblent devoir régir la médecine légale de l'ivresse.

Ces principes doivent-ils recevoir dans la pratique ordinaire, les conséquences qu'ils comportent, c'est là une question tout à fait incidente, qui ne modifie en rien les principes eux-mêmes et qui ne doit pas être influencée par eux.

Tour à tour et chez les divers peuples, l'ivresse a servi tantôt d'atténuation, tantôt d'aggravation de la pénalité. Tandis qu'en Grèce, Solon condamnait à mort les archontes pour l'ivresse et que Pittacus établissait une peine double pour les fautes commises pendant l'ébriété, à Rome, les hommes plongés dans une ivresse profonde étaient regardés comme des enfants, des idiots, des aliénés ou des gens emportés par une violente colère ; leurs fautes n'entraînaient aucune responsabilité. Le droit canon admet l'ivresse complète comme circonstance atténuante. La jurisprudence généralement acceptée en Allemagne reconnaît l'ivresse comme amoindrissant la responsabilité, tandis qu'en Angleterre, elle est considérée comme l'aggravant au contraire. En France, le silence du code pénal rend la question indécise, mais la plupart des jurisconsultes semblent plaider en faveur de l'atténuation de l'imputabilité de l'ébrieux, bien qu'elle nous semble loin d'être entrée dans la pratique.

Nous ne saurions admettre ni l'une, ni l'autre de ces appréciations. La société ne peut condamner un coupable qu'elle-même, aussi bien que la science, déclare irresponsable, de même qu'elle ne peut appliquer une peine entière et complète à celui qu'elle déclare en partie seulement responsable de ses actes. D'un autre côté, transporter dans la pratique médico-légale les principes de la science pure, c'est donner le caractère d'une excuse légale à un fait répréhensible en lui-même, c'est légitimer une habitude

immorale, un vice; c'est préparer une excuse à bien des
crimes. Une telle jurisprudence mènerait, si elle devenait
générale, aux abus les plus criants, et en présence des progrès incessants de l'alcoolisme, progrès que les philosophes
comme les moralistes mettent toute leur ardeur à combattre, ce serait un véritable crime de lèse-humanité que de
permettre au vice le plus dégradant, vice qui ravale l'homme
au niveau de la bête, de ruiner sa santé et de servir d'excuse
à ses crimes.

Mais faut-il, pour éviter de si funestes conséquences,
annihiler toutes les conquêtes de la science médico-légale,
et faire reculer l'humanité de plusieurs siècles en condam-
nant des malheureux privés de leur libre arbitre, c'est-à-
dire de véritables aliénés? Nous ne le pensons pas. Ce n'est
pas le délit qu'il faut punir dans l'homme ivre qui s'est
rendu coupable d'un méfait, c'est son ivresse, de même que
dans l'homicide par imprudence, ce n'est pas l'homicide,
c'est l'imprudence que l'on punit.

De plus sages et de plus savants que nous l'ont déjà dit :
Ebrius punitur propter ebrietatem. Celui qui s'enivre se place
dans un état volontaire de folie passagère, état pendant
lequel il sait ne plus conserver l'entière conscience de ses
actes, ni la libre direction de sa conduite, et pendant lequel
il peut poser des actes dommageables; il connaît à l'avance
les conséquences auxquelles il peut s'exposer, c'est à lui, à
en supporter la responsabilité. C'est l'ivresse qu'il faut punir
en lui, et il faut la punir d'autant plus sévèrement qu'elle a
entraîné des actes plus graves. C'est le seul moyen de concilier les exigences de la loi avec les nécessités de la morale
et les obligations de la société. Nous le répétons, l'on ne
saurait mieux se guider que sur ce qui se pratique dans les

cas d'accidents par imprudence, où la peine est aussi graduée à l'importance de l'accident et de l'imprudence.

Du reste, la responsabilité actuellement admise à l'encontre des principes de la science, aboutit aux plus flagrantes contradictions; absolument le même état rendra responsable un individu quand il commet un délit et irresponsable quand, dans des conditions identiques, il pose un acte civil. La jurisprudence civile assimile l'homme ivre à l'enfant et à l'aliéné, et le met à l'abri des conséquences qui peuvent résulter d'actes consentis sous une influence ébrieuse.

Quel argument plus puissant, trouver à l'appui de notre thèse que celui offert par la loi elle-même?

Et notre principe ferait, du reste, disparaître toutes ces questions accessoires d'ivresse provoquée et d'ivresse préméditée qui ont si longtemps occupé jadis la sagacité des médecins et même des légistes.

L'ivresse provoquée, établie par preuves irrévocables, rentre dans le droit commun. Pas plus que celui dont le bras meurtrier a été guidé par une force supérieure ne saurait être rendu responsable du crime qu'il a commis, pas plus celui dont l'ivresse est inconsciente ou imposée par une volonté à laquelle il ne lui est pas possible de résister ne saurait en supporter les conséquences.

L'ivresse préméditée a soulevé des questions médico-légales très intéressantes et qui touchent jusqu'à un certain point, aux limites de la psychologie et de la psychiatrie. Krafft-Ebing se moque agréablement du légiste qui exempte du bénéfice de l'irresponsabilité, l'homme qui cherche dans l'ivresse voulue et préméditée, l'excuse d'un crime qu'il veut commettre, comme si, dit-il, il était possible de fixer à l'avance ce que l'on fera dans un moment où l'on ne sait plus ce que l'on fait.

L'observation nous semble exacte pour ce qui concerne l'irresponsabilité absolue; celle-ci n'étant possible que là où existent l'inconscience et l'amnésie, l'on ne saurait admettre que le crime commis sous cette influence ait été voulu, prémédité.

Et cependant, est-il bien vrai de dire que même dans l'inconscience complète, l'homme ne conserve absolument aucune des impulsions qu'il avait préparées à l'état conscient? Les rêves ne viennent-ils pas donner un démenti à cette assertion? Roesch nous paraît avoir assez bien défendu notre opinion bien qu'il en déduise des conséquences opposées : « le motif qui avait donné l'impulsion à l'âme, avant l'usage des boissons, peut bien encore se présenter à elle comme un vague souvenir, et il est possible qu'en vertu de cette direction qui s'est maintenue d'une manière à peu près mécanique, l'homme ivre accomplisse son action résolue à jeûn, sans conserver la conscience d'un but, de la nature et des suites de cette action. L'homme ivre se trouve ici dans le cas d'un rêveur à qui ses songes représentent des choses dont il s'est fortement préoccupé avant de s'endormir. »

Mais il n'en est plus tout à fait de même pour la période de l'ivresse pendant laquelle persiste un certain degré de conscience compatible avec un certain degré de responsabilité. Là, la direction de la volonté humaine, antérieure à l'ivresse, conserve encore quelque empire sur les déterminations intentionnelles, et il est évident que l'homme ivre pourrait, dans ce cas, être doublement puni, de son ivresse, d'abord, et de son ivresse préméditée, ensuite. Il est, du reste, à remarquer que c'est bien plus rarement une excuse qu'il cherche à préparer à son crime, que du courage à le commettre, qu'il essaie de se donner en s'enivrant; l'alcool donnera du feu à sa lâcheté, et c'est alors surtout qu'il faudra ériger en délit l'ivresse qui en est la cause.

B. *Ivresse hallucinatoire.* — Ce chapitre, du reste, fort court, nous servira de transition entre les ivresses normales et les ivresses pathologiques.

Existe-t-il des hallucinations réelles, véritables, des hallucinations dans le sens exact que leur donne Esquirol, existe-t-il des troubles de ce genre dans l'ivresse normale? Nous l'avons lu dans maints auteurs, mais nous n'en avons jamais observés, et nous ne sommes pas réellement convaincu qu'il puisse s'en produire.

La plupart des observations qu'il nous a été donné de lire se rapportent presque toutes à des illusions des sens, et ces illusions sont, en effet, loin d'être rares à une certaine période de l'ivresse. C'est toujours la vue des objets extérieurs qui les provoque, et ce sont les dispositions morales sous l'influence desquelles se trouve l'ébrieux qui leur donne leur teinte ordinaire.

Observation IX. — « Au clair de la lune, un ivrogne se heurte à un travail de maréchal (assemblage de poutres peintes en rouge et réunies par des boulons) et s'écrie, en colère : « Va, demain, tu me le payeras; je saurai bien te reconnaître à ton habit écarlate et à tes boutons d'acier. » C'est bien là l'illusion avec tous ses caractères. Elle est encore parfaitement bien spécifiée dans cette observation de Marc : « Aussitôt après la découverte du cadavre de l'ami avec lequel il se trouvait la veille, on se rendit auprès de Heurtevent, qu'on n'osait pas encore soupçonner d'être

l'auteur du crime; ses premières réponses sont embarras-
sées et confuses; il semble être encore sous l'influence de
l'ivresse de la veille. Il ne sait de quoi on veut lui parler.
On l'examine et bientôt l'on remarque que sa blouse, ses
pantalons, ses souliers sont tachés de sang. On l'accuse, il
nie d'abord, puis il se tait. On lui montre le couteau trouvé
près du corps, c'est le sien. Alors confondu, éperdu, il
hésite, se frappe le front et la mémoire semble tout à coup
lui revenir. Il raconte que la veille, à 10 heures du soir,
Madeline et lui ont quitté le cabaret; la nuit était obscure,
ils avaient peine à se soutenir; ils sont tombés plusieurs
fois. Il attribuait, dit-il, la lenteur et la difficulté de leur
marche, à quelque être surnaturel, à quelqu'un de ces sor-
ciers dont ils avaient, dans la journée, beaucoup entendu
parler. Il devait être près de minuit quand ils arrivèrent à
un petit pont dont le passage est difficile et dangereux.
Heurtevent offrit à Madeline de le porter sur ses épaules;
celui-ci refusa et passa le premier, en marchant sur ses
genoux et sur ses mains. Heurtevent ne sait comment il
passa lui-même; mais il se souvient que, parvenu de l'autre
côté du pont, il ne trouva plus son camarade. Il erra pendant quelque temps, le cherchant et l'appelant; enfin il se
heurta contre un corps sans mouvement et qui lui parut
étrange; c'était quelque chose de blanc qui avait de longs
poils aux jambes... Il appela, cria, il somma l'être inconnu
qui gisait à ses pieds de parler, de se nommer... N'obte-
nant aucune réponse, Heurtevent s'effraie de plus en plus;
il s'arme de son couteau et frappe. Il entend alors sortir de
ce corps inerte des gémissements qui n'ont rien de la voix
humaine; la peur de Heurtevent va croissant et sa fureur
avec elle; il frappe, frappe encore; le couteau s'échappe de

ses mains; il rompt les branches d'un pommier voisin, et
revient avec une nouvelle rage sur le malheureux qui
n'était déjà plus qu'un cadavre. Enfin, las de frapper, Heurtevent s'appuie contre un arbre, décidé à veiller près de sa
victime et à attendre le jour pour reconnaître l'ennemi
qu'il vient de vaincre. Bientôt le froid et l'ennui le saisissent; il se dispose à se retirer, mais auparavant il fait mille
efforts pour briser une jambe à son ennemi, afin d'être bien
sûr de le retrouver le lendemain. Il s'éloigne enfin, et après
bien des détours, arrive à son domicile où il s'endort profondément.

Ce malheureux fut cependant condamné à mort et l'auteur
ajoute que le condamné se retire sans que sa figure éprouve
la moindre altération; il paraît ne pas avoir compris son
sort. Du reste devant la cour d'assises, sa physionomie
présente tous les caractères de la stupidité; il tient constamment les mains croisées sur la poitrine. Tout cela nous
prouve un fait, sur l'importance duquel nous reviendrons
plus bas, c'est que ce malheureux était atteint d'alcoolisme
chronique avant d'être ivre et que c'est cette intoxication
autant que l'ivresse qui a donné lieu aux illusions.

L'observation suivante, encore tirée de Marc, est peut-être
plus décisive; l'illusion semble déjà davantage se rapprocher de l'hallucination, mais elle n'en offre cependant pas
encore les caractères essentiels.

Observation X. — Dans cet état d'ivresse ils se rappellent
les cavaliers suédois (que la légende faisait rôder la nuit
dans la contrée) et leur imagination exaltée par la boisson
leur fait croire qu'ils en sont entourés et qu'ils ne peuvent
leur échapper qu'en combattant. Chacun d'eux avait un
bâton, comme c'est l'usage des campagnards de ce pays;

ils s'en frappent réciproquement, croyant frapper sur des
cavaliers suédois, jusqu'à ce que l'un d'eux eut disparu tout
à coup. Dès que l'autre est rentré, il s'écrie avec satisfaction : « Les diables ont voulu m'entraîner, mais j'ai donné
à l'un d'eux une correction telle avec mon bâton qu'il n'y
reviendra plus. L'infortuné auteur de cet homicide ayant
recouvré la raison, fondit en larmes et témoigna le plus vif
regret. Pendant l'interrogatoire sommaire qu'on lui fit
subir, il ne put répondre autre chose, si non qu'ayant continué à boire avec son ami, il leur sembla être cernés par
des spectres à cheval, en habits bleus avec revers rouges, et
qu'ayant cru qu'il pourrait leur arriver malheur, ils avaient
pris la détermination de se défendre avec leurs bâtons ;
qu'en conséquence, ils avaient tous les deux assailli les
revenants, d'autant plus qu'ils avaient entendu dire que si
l'on avait assez de résolution pour les attaquer courageu-
sement, on les mettrait en fuite (1).

Ces observations manquent malheureusement de détails ;
une description plus complète eût été nécessaire pour entraîner la conviction.

Un autre point plus essentiel a été complètement négligé
par les différents auteurs qui ont écrit sur l'ivresse hallucinatoire, c'est la constatation du fond maladif sur lequel
naît l'ivresse et qui, comme nous l'avons déjà maintes fois
répété, offre parfois autant d'importance que les symptômes
de l'ivresse elle-même. L'ébriété n'est que trop souvent la
compagne obligée de l'alcoolisme chronique, et bien des
phénomènes que l'on attribue à celle-là, ne sont que des
manifestations de celui-ci. Ainsi en est-il probablement des
illusions et certainement des hallucinations, que nous con-

(1) MARC. *De la folie considérée dans ses rapports médico-judiciaires ;*
tome 2, p. 639.

tinuerons à ne pas considérer comme un symptôme de
l'ivresse ordinaire, d'accord en cela avec Roesch, qui n'en a
pas plus observé que nous. Là où elles apparaissent, l'ivresse
se rapproche déjà du type pathologique, dont elle offre alors
beaucoup de caractères, et tient autant de la folie alcoolique
que de l'ébriété elle-même.

Quoi qu'il en soit, la question n'a qu'une valeur toute
théorique et descriptive, car au point de vue médico-légal les
conséquences ne sont pas douteuses. Tous les auteurs sont
d'accord que là où l'illusion et l'hallucination sont bien et
dûment constatées, l'ivresse doit entraîner une irresponsabilité absolue. La conviction maladive qu'entraîne le trouble
hallucinatoire est complète, irrésistible et les actes motivés
par des mobiles morbides ne sauraient être soumis à une
imputabilité réelle. C'est donc là, avec l'inconscience absolue et l'amnésie corrélative, un troisième caractère qui
commande l'irresponsabilité.

La constatation des troubles hallucinatoires offrira parfois certaines difficultés qui peuvent être augmentées encore
par le souvenir confus qui en est resté. Et ce n'est peut-être
pas tant encore par l'examen symptomatologique de la crise
ébrieuse elle-même, que par l'étude des antécédents et du
fonds morbide, que l'on parviendra à élucider la question.
Là où l'on ne rencontrerait pas ce fonds d'alcoolisme plus
ou moins bien caractérisé, il faudrait, pour admettre l'hallucination, une constitution psycho-pathique bien évidente
ou une aptitude délirante et hallucinatoire telle, que le doute
ne fût pas permis.

C. *Ivresse pathologique.* — Ceci nous mène à la question
médico-légale de l'ivresse pathologique, qui se réduit à une
pure question de diagnostic. Nous avons surabondamment

prouvé dans le chapitre relatif à la pathogénie de cette affection, qu'elle constituait, non une ivresse, mais une folie et
une folie parfaitement bien caractérisée. Or, comme toute
aliénation à sa période d'état, elle doit entraîner une irresponsabilité complète et absolue. Seulement la question
de diagnostic est souvent aussi difficile à résoudre que le
principe médico-légal est facile à poser.

Nous avons, du reste, suffisamment traité ce sujet pour
ne plus devoir y revenir bien longuement. Dans l'ivresse
pathologique, ce ne sont plus les mêmes éléments qui interviennent que dans l'ivresse ordinaire : la conscience comme
l'inconscience, le souvenir comme l'amnésie, bien que conservant une valeur diagnostique considérable, n'ont plus la
valeur diagnostique exclusive qu'on peut leur reconnaître
dans l'ivresse normale. L'un ou l'autre de ces signes peut
manquer dans l'ivresse anormale sans que, pour cela, on
doive admettre un degré même limité de responsabilité.

C'est à reconstituer l'ivresse pathologique, ou plutôt la
manie transitoire alcoolique, que devront tendre les efforts
du médecin légiste, et c'est pour le guider dans cette voie
qu'il scrutera avec le soin le plus minutieux tous les éléments de la maladie, le fonds morbide de l'ivrogne, comme
les symptômes de l'affection, les éléments étiologiques
comme les éléments héréditaires.

La quantité de boissons alcooliques ingérées n'a qu'une
importance minime; sa nature et surtout ses sophistications seront examinées avec plus de soin. Le début de
l'ivresse maniaque, ou bien suit immédiatement la plus
petite dose d'alcool, ou bien ne se montre qu'après que
l'ébriété a déjà presque terminé son évolution, et ce, à l'occasion d'une cause morale ou physique, ou même sans

motif appréciable. Du reste les longs détails dans lesquels nous sommes entrés à propos du diagnostic et de la nature de cette manifestation alcoolique, suffiront amplement à guider le médecin légiste dans l'examen des différents cas qui pourront se présenter.

6. EMPOISONNEMENT AIGU PAR L'ALCOOL.

Il existe deux sortes d'empoisonnements aigus par l'alcool : l'un, excessivement rare, produit plutôt par l'action locale de l'alcool rectifié, l'autre, relativement plus fréquent et occasionné d'une manière brusque par l'effet général d'une forte dose d'alcool sur le système nerveux.

A. *Empoisonnement corrosif.* — Il ne se produit qu'avec de l'alcool absolu, et l'action de celui-ci dépend alors de sa propriété de coaguler l'albumine, de s'emparer de l'eau des tissus et par conséquent d'amener leur désorganisation. L'alcool absolu est un poison irritant des plus violents. Percy injecte 90 grammes de cet alcool dans l'estomac d'un chien; le décès arrive après 8 heures, et est occasionné par une violente inflammation gastro-intestinale, avec ulcération.

Ingéré à ce degré de concentration, il produit une phlegmasie suraiguë des parois gastriques, avec cautérisation des muqueuses, et symptomatologiquement caractérisée par des vomissements, de la diarrhée sanguinolente, de la prostration et de la stupeur; la mort arrive à la suite de l'arrêt du cœur par voie réflexe.

A doses un peu moins concentrées, il occasionne encore des modifications profondes dans l'économie gastrique, amène la contraction du système vasculaire, anémie la muqueuse, diminue et arrête la sécrétion gastrique; les matières albuminoïdes et les peptones sont coagulées et la digestion arrêtée ou au moins fortement troublée.

B. *Empoisonnement général.* — Cet empoisonnement est beaucoup plus fréquent et peut survenir, soit d'une manière suraiguë à la suite de l'ingestion rapide d'une dose énorme d'alcool, c'est le véritable empoisonnement suraigu ; soit à la suite de l'absorption lentement continuée de fortes quantités d'eau-de-vie, c'est l'ivresse mortelle. Il n'y a, du reste, entre ces deux intoxications, qu'une différence de degré. L'on trouvera des exemples du premier dans le mémoire de Roesch, inséré dans les *Annales d'hygiène,* dans l'ouvrage de Lallemand, *Du rôle de l'alcool dans l'organisme,* dans Tardieu, *Des empoisonnements,* enfin dans Toffier, *Considérations sur l'empoisonnement aigu par l'alcool.*

Ces intoxications suraiguës s'observent plutôt chez les individus non ordinairement adonnés à l'ivrognerie et se laissant fortuitement entraîner à boire de fortes doses d'alcool presque sans s'arrêter. Et ces causes fortuites sont souvent de simples fanfaronnades ou des causes morales dépressives, un violent chagrin, quelquefois même une intention de suicide.

Les symptômes se présentent sous un aspect assez uniforme : la période d'excitation passe en général inaperçue ; la prostration arrive rapidement jusqu'au coma complet et absolu, qu'interrompent à peine quelques secousses convulsives et qui se termine par la mort. Quand l'issue funeste n'est pas aussi rapide, l'on peut encore constater quelques vomissements et déjections involontaires ; la respiration se ralentit, s'embarrasse, devient stertoreuse ; les battements du cœur sont précipités et affaiblis ; le pouls presque insensible ; le corps se refroidit rapidement et la température

peut parfois baisser jusqu'à 30°. Les pupilles sont dilatées,
la peau insensible, l'ivrogne est plongé dans le coma le plus
profond, avec résolution complète.

Les enfants sont, en général, très sensibles à l'alcool;
chez eux la période d'excitation est de courte durée, peu
prononcée et parfois nulle; la dépression arrive rapidement; elle est profonde et passe vite à l'état comateux; elle
est souvent mortelle si les doses sont quelque peu fortes.

Nous rapporterons plus loin l'observation d'un empoisonnement aigu, cité par Toffier, et qui peut être considéré
comme un type de l'espèce.

Le diagnostic est des plus difficiles, souvent impossible,
même en présence des commémoratifs; car l'ivresse comateuse peut être compliquée d'hémorragie cérébrale ou méningée, de congestion cérébrale mortelle, et il devient alors
difficile, si pas impossible, de déterminer la cause réelle des
phénomènes que l'on observe, et qui peuvent être le fait de
l'ivresse elle-même comme elles peuvent être le fait de l'hémorragie ou autre lésion qui viennent compliquer l'ébriété.

Les ivresses suraiguës sont fréquemment accompagnées
de désordres sérieux du côté de l'encéphale et surtout de
la poitrine, et ces dernières complications revêtent une
marche plus grave et affectent une forme spéciale qui en
modifie le pronostic.

L'anatomie pathologique peut se résumer dans des phénomènes d'ordre congestif très intenses que l'on rencontre
dans la plupart des organes viscéraux, surtout dans le cerveau, principalement les méninges, le poumon et le foie.
Tout le système circulatoire est, en général, gorgé d'une
grande quantité de sang noir; les poumons renferment
parfois des noyaux apoplectiques; l'hémorragie méningée

est encore plus fréquente. Tardieu a regardé ces deux dernières lésions presque comme caractéristiques de l'empoisonnement suraigu ; elles peuvent cependant manquer
absolument ; le foie est presque toujours le siége d'une
congestion intense ; son tissu ramolli et friable est souvent
désorganisé. Mais, comme du reste pour toutes les autres
lésions, il ne faut pas oublier que l'intoxication aiguë arrive
souvent chez des malades déjà depuis longtemps intoxiqués
chroniquement, et il faut se garder de mettre sur le compte
de l'état aigu des désordres qui dépendent souvent uniquement de dégénérescences chroniques.

L'on a prétendu que la décomposition cadavérique était
notablement ralentie à la suite de l'empoisonnement par
l'alcool ; des exemples contraires semblent fortement infirmer l'exactitude du fait.

Observation XI. — Le 24 avril 1880, on amène dans le
service de M. Dujardin-Beaumetz, le nommé Picard, Nico-
las, qu'on vient de trouver plongé dans le coma le plus
profond ; c'est un homme de 61 ans, d'une assez robuste
constitution, et qui ne paraît présenter aucun antécédent
pathologique autre que l'alcoolisme. Il a, en effet, des habitudes invétérées d'ivrognerie ; chaque jour il absorbe une
quantité d'eau-de-vie qui doit être considérable. Outre cette
ration quotidienne, il s'enivre souvent, et chaque fois il est
pris d'un accès toujours violent, parfois absolument furieux.
Le 23 avril, il rentre chez lui en complet état d'ivresse,
ayant sur lui un revolver et un litre entier d'eau-de-vie de
marc. Il pénètre dans la chambre où dorment ses deux fils,
tire sur eux plusieurs coups de feu et emploie aussi contre
eux un instrument contondant, si l'on en juge par la nature
des blessures que l'un d'eux porte à la tête. Puis il s'en-

ferme dans une autre pièce, et le matin on le trouve dans
le collapsus le plus complet, la bouteille vide à ses côtés.
Comment les choses se sont-elles passées? à quelle heure
a t-il commis ses actes de violence? à quel moment et en
combien de temps a-t-il absorbé une telle quantité d'alcool? c'est ce que nous n'avons pu établir d'une manière
certaine; il semble toutefois que c'est après s'être enfermé
chez lui qu'il a bu le litre d'eau-de-vie, et peu avant d'être
amené à l'hôpital. Voici en effet ce que nous avons constaté,
lors de son entrée, 9 3/4 heures du matin.

Le sujet est dans une résolution absolue; les membres
soulevés retombent inertes à ses côtés ; la respiration stertoreuse, bruyante, est assez régulière; la face cyanosée par
plaques, les lèvres bleuâtres, soulevées et entre ouvertes
à chaque mouvement respiratoire, sont recouvertes d'une
salive épaisse et visqueuse; une violente odeur d'alcool est
exhalée à chaque expiration. Les paupières sont abaissées,
inertes; les globes oculaires fixes légèrement déviés à droite;
les pupilles extrêmement dilatées ne se contractent pas
sous l'influence de la lumière. L'anesthésie est absolue; le
malade est insensible aux excitants les plus énergiques;
la conjonctive et la cornée sont également insensibles.
L'abaissement de la température, manifeste au toucher, est
considérable; un thermomètre placé dans l'aisselle, marque
30°; dans le rectum 30°,9. Le pouls radial est absolument
imperceptible à ce moment; les battements des fémorales
ne peuvent pas non plus être appréciés. Quant au cœur, le
stertor rend infructueuse toute tentative d'auscultation. La
vessie, cathétérisée, contient 150 grammes environ d'urine
normale.

Une demi-heure après le traitement institué, vers dix

heures et demie, une légère amélioration semble se produire; le pouls redevient sensible et bat 72 par minute; la température monte de un degré en 10 minutes et atteint 31°8; la respiration est plus régulière et moins stertoreuse, mais le collapsus est toujours complet et l'insensibilité absolue.

A une heure de l'après-midi, la température rectale s'élevait à 32°4; le pouls ne battait plus que 56 par minute; les mouvements respiratoires ont conservé leur rythme normal, mais l'odeur d'alcool exhalée est toujours aussi forte. A cinq heures, l'état général est le même, malgré une élévation légère de la température qui est de 33°. Le stertor est un peu moindre et permet d'entendre, à la base des deux poumons, une grande quantité de râles sous crépitants fins. L'auscultation du cœur est toujours impossible. La vessie cathétérisée à ce moment ne contient que quelques gouttes d'urine rougeâtre et mélangée de globules sanguins abondants. A huit heures, bien que la température n'ait pas cessé de s'élever d'une manière régulière et atteigne 34°2, le collapsus est toujours aussi complet, l'anesthésie cornéenne persiste, la respiration devient plus lente et moins profonde; de nombreux râles existent dans toute l'étendue des poumons en arrière. Enfin à une heure du matin, le malade meurt sans avoir présenté d'autres phénomènes qu'une aggravation constante des symptômes cérébraux.

A l'autopsie l'on constate les altérations organiques suivantes :

Congestion pulmonaire intense, se manifestant par une couleur rouge foncé et un liquide sanguinolent et spumeux qui s'écoule sur la surface de la section et qui remplit la

plus grande partie du lobe inférieur. Bronches congestionnées ; couleur foncée de la plèvre, qui alterne avec des parties rosées. Le système circulatoire n'offre aucune altération
paraissant tenir à l'influence immédiate de l'alcool. A l'estomac, la surface des travées qui forment les plis principaux de la muqueuse est extrêment injectée, rouge avec de
petites ecchymoses ; les mamelons ne sont pas notablement injectés; c'est surtout la partie superficielle et saillante
des plis principaux, qui présente de petites ecchymoses et
une injection fine qui donne une couleur rosée, uniforme
à toute la surface des plis saillants. Le foie n'est pas dur ;
il est gros et sa surface lisse ; il offre le type du foie gras ;
les veines sus-hépatiques sont remplies de sang. Les reins
sont très congestionnés à la surface qui est un peu granuleuse. La dure-mère est fort adhérente au crâne, surtout
au niveau de la voûte, et aux enveloppes du cerveau ; la pie-
mère est un peu œdémateuse, se détache facilement des
circonvolutions qui ne présentent aucune particularité.
Des coupes pratiquées sur le cerveau n'offrent rien à noter.

Tels sont les symptômes de l'empoisonnement aigu ; mais
il serait difficile de spécifier la nature de l'alcool qui intervient dans ces conditions; ces intoxications rapides sont
d'ordinaire l'effet des eaux-de-vie du commerce où le mélange des différents alcools est tellement prononcé que l'on
ne saurait attribuer à l'une plutôt qu'à l'autre espèce, les
effets toxiques que l'on voit se produire.

Les beaux travaux de Dujardin-Beaumetz et Audigé ont
seuls pu permettre, par comparaison, de remonter des phénomènes produits chez les animaux à ceux qui pourraient
se produire chez l'homme. C'est ainsi que ces auteurs ont
essayé de déterminer la dose toxique de chacun des alcools

par kilogramme d'animal expérimenté, et ils sont arrivés
aux conclusions suivantes :

Pour qu'un animal succombe dans l'espace de **24** à
36 heures avec un abaissement graduel et persistant de
température, il faut administrer par kilogramme d'animal :

	environ 7	à 8	gr. d'alcool	éthylique.
Alcools	"	3,80	"	propylique.
fermentés	"	1,80	"	butylique.
	–	1,50	"	amylique.
Alcools	"	7	"	méthylique.
non	"	8	"	œnanthylique.
fermentés	"	7,50	"	caprylique.
	–	9	"	glycérine.
		7,50	"	de vin
		7,30	"	d'eau-de-vie de marc de raisin.
Eaux	"	7,30	"	" de cidre et de poiré.
de-vie	"	6,70 à 7,50	"	" de pommes de terre.
du	"	2,30	"	huile de pommes de terre.
commerce	"	6,60 à 7,25	"	d'eau-de-vie de mélasse de betterave.
	"	7,40	"	d'eau-de-vie de lait.

Ces expériences prouvent que la toxicité augmente rapidement, à mesure que l'on monte dans la série atomique ;
elles prouvent, d'un autre côté, que l'alcool éthylique à l'état
de pureté n'est pas comme on l'a prétendu, absolument
inoffensif, et qu'ainsi les eaux-de-vie du commerce ne doivent pas exclusivement aux impuretés et aux alcools étrangers qu'elles contiennent leurs propriétés toxiques.

CHAPITRE III.

DE L'ALCOOLISME CHRONIQUE.

La définition de l'alcoolisme chronique est difficile à préciser nettement, et elle a été diversement donnée par les
différents auteurs qui se sont occupés de la question. Pour
l'un, l'intoxication chronique comprend l'ensemble des
accidents déterminés par l'usage exclusif et prolongé des
boissons spiritueuses ; l'autre, spécifiant davantage, pense

que c'est une affection à marche chronique, d'ordinaire
lente et progressive, causée par l'abus des alcooliques et
caractérisée anatomiquement par des processus inflammatoires, sclérotiques et stéatogènes, et symptomatiquement
par des altérations variées des trois grands ordres de fonctions physiques, morales et intellectuelles.

Mais l'alcoolisme chronique constitue une entité trop
vaste et embrasse des désordres morbides de trop d'organes
pour pouvoir être convenablement défini. Un exposé succinct
des différentes manifestations pathologiques qui en composent l'ensemble, en donnera une idée plus claire et plus
exacte que la définition la plus précise.

L'on peut dire qu'il y a alcoolisme chronique dès que
l'organisme est suffisamment saturé d'alcool pour donner
naissance à des phénomènes morbides traduisant la souffrance d'un ou de plusieurs organes atteints. Cette saturation peut même, chez certaines constitutions privilégiées,
ne se manifester par aucun symptôme et rester à l'état
latent pendant de longues années : c'est dans ces conditions
que l'on voit des accès de délire alcoolique ou d'autres manifestations se produire sans paraître se développer sur un
fonds préexistant d'intoxication.

Mais presque toujours elle se révèle par un cortège nombreux de phénomènes divers, atteignant plusieurs systèmes
de l'économie, et offrant une symptomatologie variable suivant
la nature des organes atteints. Pour la facilité de la description, nous rangerons ces manifestations dans deux classes :

1re classe : alcoolisme chronique viscéral ;

2e classe : alcoolisme chronique cérébro-spinal.

Le premier ordre comprend les symptômes de l'alcoolisme chronique atteignant tous les organes de l'économie

autres que ceux du système cérébro-spinal; il sera divisé comme suit :

I. Alcoolisme chronique viscéral.	A. Désordres locaux	système digestif. système hépatique. système pulmonaire. système circulatoire. système génito-urinaire.
	B. Désordres généraux	sang. polysarcie. cachexie.

La constitution de l'alcoolisme cérébro-spinal est plus difficile à établir et exige quelques courtes explications. Les diverses manifestations physiques, morales et intellectuelles qui se produisent dans l'intoxication alcoolique du côté du système cérébro-spinal, comprennent deux ordres de phénomènes dont les uns, presque constants, caractérisent cette intoxication elle-même et dont les autres, passagères, accessoires et mobiles, ne possèdent que la valeur d'un épiphénomène, dont l'existence ou l'absence n'a aucune influence sur l'affection elle-même.

Dans la constitution de l'entité pathologique, il est essentiel d'attribuer à chacun de ces deux ordres de phénomènes leur part d'influence et de séparer le fonds morbide de ses épiphénomènes et de ses complications. C'est en suivant cette ligne de conduite que nous constituerons définitivement l'alcoolisme cérébro-spinal, en une individualité unique qui pourra comprendre plusieurs formes et admettre des complications nombreuses et variables; le tableau suivant indique notre manière de voir :

II. Alcoolisme chronique cérébro-spinal.	1re forme. Dégénérescence alcoolique. 2e forme. Alcoolisme hallucinatoire. 3e forme. Démence alcoolique simple. 4e forme. Démence alcoolique paralytique.	Complications.	Pachyméningite. Epilepsie-convulsions. Congestion cérébrale. Ramollissement cérébral. Sclerose. Paraplégie.

Comme appendice au chapitre de l'alcoolisme chronique, nous dirons quelques mots de l'ivrognerie dont la signification est du reste assez peu précise. Si l'on veut désigner par ce mot les buveurs chez lesquels l'habitude de la boisson a modifié le caractère et vicié la nature, nous estimons qu'il n'y a guère de distinction à faire entre eux et les alcoolisés chroniques. Si, au contraire, on veut entendre par ivrognes, des buveurs, chez lesquels la passion de la boisson est incorrigible et qui, tout en se maintenant dans leurs conditions morales antérieures, se bornent à montrer une habitude vicieuse, c'est-à-dire si l'on a plutôt en vue la passion en elle-même, nous croyons qu'il y a là une déviation qui relève plutôt du philosophe et du moraliste que du médecin. Et encore, ne faut-il pas perdre de vue la tyrannie de l'hérédité, car celle-ci a aujourd'hui acquis une influence telle, qu'elle imprime son cachet d'irrésistibilité à nos penchants et à nos impulsions comme à nos vices.

L'alcoolisme chronique seul nous occupera dans ce chapitre, et ce seront les lésions intellectuelles et morales plus que les désordres de la vie végétative qui attireront notre attention, parce que ces derniers sont, en général, mieux connus et ont été l'objet de travaux plus importants que les premières.

1. ALCOOLISME CHRONIQUE VISCÉRAL.

Les altérations qui caractérisent le processus alcoolique n'ont en elles-mêmes rien de spécifique; les hyperémies chroniques, la stéatose comme la sclérose des différents organes offrent la même nature quand elles traduisent des excès alcooliques que quand elles ont de tout autres origines; l'alcoolisme chronique n'a rien de spécifique en lui-même et qui puisse par la nature de ses altérations pathologiques traduire sa provenance.

Ce qui offre plus de spécificité, c'est le processus en lui-même, c'est la nature de l'évolution morbide à laquelle sont soumises les différentes lésions pathologiques sous l'influence de l'intoxication alcoolique. Mais il nous sera plus facile d'examiner ce processus pathogénique général après en avoir décrit les manifestations dans les divers systèmes organiques où il se localise, et cette étude terminera plus utilement ce chapitre qu'elle ne pourrait le commencer.

L'alcool, dans le chemin qu'il parcourt à travers l'économie depuis son ingestion jusqu'à sa destruction ou son élimination, altère les différents organes qu'il traverse, produit dans chacun d'eux des lésions intimes et, agissant sur la constitution et la nutrition générale, donne lieu à une cachexie particulière, la cachexie alcoolique. Pour passer du simple au composé, nous décrirons d'abord les altérations propres à chaque organe ; cette description sera suivie par celle des divers désordres généraux et de la cachexie alcoolique.

A. *Désordres locaux.* — *Appareil digestif.* — *Lésions anatomiques.*—Les organes digestifs, recevant les premiers l'impression des liquides alcooliques, sont aussi souvent les premiers lésés ; en outre, aux effets de l'alcool pénétrant tous les tissus par la circulation, vient s'ajouter l'effet topique d'une substance irritante sur la muqueuse digestive ; mais précisément à cause de cette action toute locale, la nature de celle-ci s'éloigne davantage des effets ordinaires de l'alcool, parce que c'est tout autant l'action locale que l'action dynamique qui entre en jeu. Leur modalité se traduit sous toutes les formes de l'inflammation, depuis la phlegmasie simple, érythémateuse, jusqu'aux formes sclérotiques et même parfois, bien que rarement, suppuratives. Cette dernière variété dépend plutôt d'un effet aigu de l'alcool. L'afflux sanguin et la dilatation vasculaire forment le fonds morbide de ces altérations. La muqueuse offre une injection rougeâtre ou bleu foncée, sous forme de plaques disséminées, d'une grandeur variable, occupant surtout la région voisine du cardia ou de la petite courbure et parsemées parfois d'ecchymoses brunâtres. A sa surface, l'on rencontre des produits de sécrétion sous forme d'un mucus épais, visqueux, d'une odeur acide; des veines variqueuses, boursoufflées, traduisent bientôt la gêne de la circulation, et de petites saillies formées par l'hypertrophie des glandes de l'estomac sont une conséquence du travail hypersécrétoire.

Le processus inflammatoire dont la muqueuse stomacale est le siége, amène bientôt des modifications permanentes dans la trame organique de l'estomac. La muqueuse s'atrophie; elle devient mince, friable, véritablement ramollie; ou bien elle s'indure, devient épaisse, ferme et retractée; les replis sont plus saillants; il s'y produit des excroissances hypertrophiques (état mammelonné); elle se recouvre de granulations grises ou brunâtres (pigmentation). Le développement de la trame conjonctive de la muqueuse produit parfois même l'oblitération des conduits excréteurs de certaines glandes, qui alors se gonflent en forme de kystes et apparaissent sous la membrane muqueuse, comme de petits corpuscules perlés et brillants.

Il est plus rare de voir le tissu conjonctif sous-muqueux et la membrane musculeuse prendre part au processus morbide et donner lieu, par places plus ou moins étendues, à

des néo-membranes hypertrophiques qui, dans certains
cas, peuvent aller jusqu'à simuler des productions cancéreuses.

La gastrite phlegmonneuse a été mise par Leudet sur le
compte de l'alcoolisme chronique; plusieurs exemples en
ont été rapportés, mais bien qu'ils aient été réellement
observés chez des malades fortement adonnés aux excès
de boisson, il n'est pas encore définitivement prouvé que
l'origine en soit bien spécifique; comme nous l'avons dit,
l'inflammation suppurative est plutôt une conséquence de
l'état aigu.

Le processus ulcératif est de beaucoup plus fréquent;
l'ulcère simple occupe d'ordinaire chez le buveur la grande
courbure; il consiste tantôt en une simple érosion de quelques millimètres, tantôt en une perte de substance plus
étendue, à bords mousses, à peine indurés, ayant plusieurs
millimètres de diamètre. La muqueuse est seule entamée;
parfois cependant l'ulcère s'étend aux autres membranes et
peut occasionner des hémorragies dangereuses et parfois,
quoique rarement, des perforations; leur centre est souvent
occupé par un caillot sanguin, rougeâtre ou jaunâtre, et
sur leurs bords, au milieu d'une injection marquée, on
trouve parfois aussi des taches brunâtres et même des
petits foyers sanguins; d'autres fois le fond des ulcères est
simplement grisâtre; leur siége de préférence est le long
des petits vaisseaux; il semble prouver que l'oblitération de
ceux-ci n'est pas étrangère à leur formation, qui serait de
nature nécrobiotique. A côté d'eux, se rencontrent d'autres
ulcères en voie de réparation, sous forme de cicatrices étoilées et rayonnées, avec adhérence au tissu sous-jacent, et qui,
par leur teinte blanchâtre, tranchent sur la coloration noire

pigmentaire de la muqueuse de leur voisinage. Leur abondance peut, jusqu'à un certain point, donner lieu à un
rétrécissement stomacal ou pylorique.

Le ramollissement de la muqueuse gastrique est un autre
processus terminatif de l'inflammation alcoolique ; dans ces
cas, la membrane, couverte de sugillations sanguines, offre
un ramollissement notable avec coloration bleuâtre ; le
simple lavage suffit pour faire disparaître la muqueuse en
bouillie.

Enfin, d'après Ebstein, les glandes stomacales elles-
mêmes éprouveraient des altérations notables sous l'influence des irritations alcooliques répétées ; les glandes à
pepsine deviennent troubles ; les glandes pyloriques s'ob-
struent par des bouchons jaunes ou brunâtres ; enfin, les
cellules finissent par se remplir de globules graisseux.

Quant aux dégénérescences cancéreuses de l'estomac que
l'on avait jadis imputées aux excès alcooliques, il paraît
aujourd'hui prouvé que l'influence de ceux-ci n'a été que
toute secondaire et qu'ils ont tout au plus servi de cause
occasionnelle.

Lésions fonctionnelles. — Les lésions fonctionnelles des
diverses manifestations de la gastrite alcoolique, sous ses
différentes formes, sont presque trop connues, pour que
nous en donnions ici une longue description. Les phénomènes dyspeptiques en sont les premiers symptômes : l'appétit est troublé, devient irrégulier et finit par se perdre ;
l'absence de goût pour le manger est prononcé, surtout le
matin, et c'est cette anorexie qui, jointe à l'état saburral de
la bouche, amène la vicieuse habitude de l'ivrogne de s'ouvrir, le matin, l'appétit par l'ingestion d'une certaine quantité de spiritueux, dont l'action est d'autant plus funeste,

qu'elle se produit directement sur la muqueuse stomacale.
Les digestions deviennent difficiles ; des sensations de pin-
cement, de tiraillements, de cuisson, de douleur même
accompagnent l'acte digestif ou se produisent en dehors du
fonctionnement gastrique ; puis apparaît ce phénomène
presque caractéristique de la gastrite alcoolique, la gastror-
rhée, qui par sa répétition ordinaire et plus fréquente le
matin, a reçu le nom de *vomitus matutinum* : c'est la pituite
des ivrognes. Au moment du lever, le buveur éprouve une
sensation pénible de nausée ; puis est rendue, tantôt simplement et sans effort, par simple régurgitation ou vomituri-
tion, tantôt par vomissement réel, pénible, fatigant et
accompagné de constriction pharyngienne, une quantité
plus ou moins grande d'un liquide blanc, filant, visqueux,
presque transparent au début, puis, si le vomissement se
prolonge, moins homogène, floconneux et qui peut même
finir par prendre une coloration jaunâtre ou verdâtre, s'il
vient à s'y mélanger un peu de bile. La bouche est amère,
pâteuse, la langue plus ou moins chargée, recouverte d'un
enduit épais, d'un blanc grisâtre ou bien sèche, fendillée,
rouge, à papilles hypertrophiées.

Tels sont les symptômes les plus ordinaires de la gastrite
subaiguë et chronique simple de l'intoxication alcoolique.
Ils sont cependant loin d'être absolument constants, et là
surtout où l'habitude alcoolique s'est implantée lentement
et progressivement, il n'est pas rare de constater à l'autopsie tous les désordres anatomiques de l'inflammation chronique, sans que des symptômes bien évidents soient venus
pendant la vie en traduire l'existence. Il en est, du reste, à
peu près de même de la gastrite ulcéreuse. Si dans certains
cas, les symptômes en sont parfaitement tranchés et per-

mettent un diagnostic presque certain, dans d'autres circonstances, l'ulcère ne donne lieu qu'à des phénomènes
excessivement obscurs, qui ne se distinguent en rien de la
pituite ordinaire et qui, parfois même, sont si peu tranchés
qu'ils n'attirent aucunement l'attention.

Il est enfin à remarquer que la pituite consiste quelquefois en symptômes, pour ainsi dire purement fonctionnels.
Les altérations inflammatoires, à peine appréciables, se
traduisent tout au plus par une très légère vascularisation,
tandis que l'hypersécrétion glandulaire produit à elle seule
toute l'altération.

Quoi qu'il en soit, l'ulcère gastrique donne d'ordinaire lieu
à une douleur plus vive, douleur qui siége surtout à la région xyphoïdienne et se transmet, plus que dans les autres
formes douloureuses, au rachis; les vomissements sont plus
fréquents, apparaissent à toute heure du jour et sont parfois
incoërcibles; la matière vomie est en général analogue à
celle produite par la gastrite simple; il est assez rare d'y rencontrer les caractères spécifiques des ulcères : matière noirâtre, ressemblant au marc de café; les vomissements sont
parfois sanguinolents et peuvent même constituer de véritables hématémèses, se répétant assez fréquemment quoique
en petite quantité; d'autres fois, mais rarement, en telle
abondance qu'elles deviennent mortelles.

Il ne faudrait cependant pas s'exagérer l'importance de
ces désordres., Si symptomatiquement, la pituite simple se
rencontre fréquemment chez les alcoolisés, les autres phénomènes gastriques sont, relativement à la grande quantité
de buveurs, d'une rareté évidente.

Il serait inutile d'insister sur l'influence considérable que
ces lésions doivent avoir sur la nutrition générale, qui ne

s'accomplit plus dans des conditions satisfaisantes ; l'amaigrissement et la déperdition des forces en sont la conséquence inévitable.

Lésions intestinales. — L'intestin est beaucoup moins fréquemment affecté que l'estomac. Si, dans le voisinage de
celui-ci, à l'entrée de l'intestin grêle ou même à l'issue de
l'œsophage, quelques-unes des formes de l'inflammation
chronique simple ou ulcérative laissent encore parfois
décéler leur présence, tout le trajet du viscère intestinal
grêle est d'ordinaire indemne de toute lésion. Il n'en est
plus de même du cœcum et du gros intestin, qui peuvent
offrir tous les phénomènes de l'entérite chronique avec
engorgement vasculaire, plaques d'épaississement avec induration de la muqueuse et du tissu cellulaire sous muqueux, coloration grisâtre ou ardoisée, hypertrophie des
glandes de Peyer et des glandes solitaires, sécrétion d'un
mucus épais, transparent et visqueux.

La stase sanguine qui affecte la plupart des organes abdominaux n'est pas sans influence sur la production d'un état
hémorrhoïdaire que l'on rencontre encore assez souvent
chez plusieurs anciens alcoolisés.

Les troubles fonctionnels des viscères intestinaux sont en
général peu marqués et n'arrivent, d'ordinaire que par
périodes ; au début, ce sont des alternatives de diarrhée et
de constipation, quelques douleurs abdominales, du ballonnement du ventre. Plus tard, il s'établit souvent de véritables diarrhées colliquatives, mêlées d'évacuations hémorragiques et dysentériformes, voir même de véritable melœna.
C'est surtout à la période ultime de l'alcoolisme chronique
que ces entérites deviennent intenses, et donnent lieu à des
diarrhées incoërcibles qui enlèvent rapidement le malade.

Là, où elles sont fréquentes, elles amènent à leur suite une émaciation rapide et contribuent fortement à la production de la cachexie alcoolique.

La marche des accidents gastro-intestinaux est d'ordinaire lente et chronique; les exacerbations comme les rémissions sont fréquentes. Du reste, la marche dépend généralement des excès qui produisent et entretiennent la lésion et dont la répétition et la quantité commandent l'évolution morbide de ces manifestations.

Glandes du système digestif. — Jusqu'ici les glandes salivaires n'ont guère attiré l'attention des observateurs; cependant Lancereaux dit, dans son article du *Diction- naire de médecine,* qu'il a trouvé les glandes parotides et sous-maxillaires molles, jaunâtres et manifestement envahies dans leur épithélium par la dégénérescence granulo-graisseuse. Ne trouverait-on pas dans ce fait l'explication de cette sécheresse de la bouche que l'on observe si souvent chez les buveurs et qui proviendrait, dans ce cas, d'une altération de la sécrétion salivaire?

Les mêmes altérations ont été constatées dans le pancréas, qui s'est montré tantôt volumineux et jaunâtre, tantôt petit, atrophié, ratatiné et atteint de cirrhose; sa consistance était ferme, sa surface indurée et bosselée, sa coloration jaune foncé ou brunâtre; sa trame fibreuse, épaissie; son élément glandulaire granuleux en voie de dégénérescence ou d'atrophie.

Foie. — Avec l'estomac, le foie est de tous les organes abdominaux celui qui subit le plus fréquemment et le plus facilement l'influence des alcooliques; c'est, après l'estomac, celui qui en éprouve la première influence. Absorbé par les vaisseaux gastriques, l'alcool passe directement par la veine-porte dans le parenchyme hépatique, et son action irritante y donne lieu à diverses altérations dont la nature varie d'après les idiosyncrasies individuelles et les espèces de boissons alcooliques. Celles-ci ont une influence considérable sur la nature des altérations hépatiques, suivant leur composition et suivant leur concentration. Plus l'alcool est concentré, plus la boisson spiritueuse est riche en alcool, et plus est rapide et intense la lésion hépatique qui s'en suit. C'est le buveur d'alcool sous toutes ses formes : genièvre, cognac, brandy, wisky, gin, rhum qui offre le plus fréquemment des lésions hépatiques ; celles-ci sont rares chez les buveurs de vin et plus rares encore chez les buveurs de bière.

Les désordres hépatiques viennent se ranger sous deux ordres d'altérations : la congestion et l'inflammation d'un côté, la stéatose ou infiltration graisseuse de l'autre. L'inflammation elle-même se rapporte à deux types, suivant qu'elle atteint la trame celluleuse qui sert de support à la substance parenchymateuse du foie (inflammation sclérotique), ou bien le parenchyme hépatique lui-même (inflammation parenchymateuse).

Congestion. — La congestion hépatique est le premier phénomène qui s'observe du côté du foie chez les personnes qui abusent des alcooliques ; elle a d'ordinaire une double origine : l'irritation des particules alcooliques qui traversent les vaisseaux biliaires, d'abord, l'inflammation gastrique qui se propage au foie, ensuite.

Les débuts sont peu apparents ; anatomiquement la lésion est caractérisée par une plus grande vascularisation ; la tuméfaction est peu appréciable ; elle coïncide avec une légère augmentation de consistance ; la surface de l'organe est

d'un rouge plus sombre, parfois violacée; la coupe offre
une teinte rouge foncée uniforme; elle laisse écouler une
plus grande quantité de sang. Quand l'affection est de date
plus ancienne, la surface de coupe prend un aspect tacheté,
connu sous le nom de foie muscade; celui-ci conserve un
certain temps ses caractères, mais il finit par diminuer de
volume et prend un aspect granuleux qui a parfois été confondu avec la sclérose véritable, mais qui n'en a ni la du-
reté ni la résistance; les granulations ne sont pas aussi
saillantes, et il manque à la surface de l'organe ces dépressions étoilées semblables à celles produites par les rétractions cicatricielles.

Symptomatiquement, la congestion hépatique ne donne
lieu qu'à un symptôme presque constant, c'est la teinte sub-
ictérique des sclérotiques qui plus tard s'étend à certaines
parties de la face, aux ailes du nez et qui est si caractéristique chez les buveurs de genièvre; parfois excessivement
peu prononcée et appréciable seulement pour le médecin,
elle est d'autres fois beaucoup plus sensible et se traduit sous
forme d'un véritable ictère passager, accompagné alors
d'une certaine acuité des phénomènes gastro-intestinaux,
qui dépendent et du catarrhe stomacal et de l'hyperémie
hépatique; il est rare que celle-ci se traduise au dehors par
une augmentation de la matité. Les symptômes des altérations gastriques et hépatiques se confondent en général en
une même expression.

Parfois cependant ils peuvent offrir un certain degré de
gravité. La jaunisse est alors précédée de troubles gastriques, de perte d'appétit, de nausées et de vomissements
fréquemment accompagnés de douleurs siégeant à l'épigastre ou à l'hypocondre droit, et d'une augmentation ap-

préciable dans le volume du foie. L'ictère se manifeste par
une coloration jaune intense de la peau; le plus souvent
apyrétique, il coexiste quelquefois avec un ralentissement
marqué du pouls, une sédation prononcée du système nerveux, des vertiges, un état syncopal, des tremblements des
membres et de la langue, des secousses convulsives qui
dépendent, du reste, plus de l'influence même de l'alcool
sur l'organisme que de celle de l'affection du foie sur le
système nerveux.

Hépatite. — L'hépatite d'origine alcoolique peut affecter
deux formes principales : la forme parenchymateuse pure
et la forme interstitielle ou cirrhose. Cette dernière est une
entité beaucoup mieux décrite et mieux spécifiée que la
forme parenchymateuse, qui offre plusieurs variétés dont le
diagnostic anatomique seul est facile, et dont l'ensemble
symptomatologique se présente parfois sous des aspects
graves.

Une des formes les plus sérieuses est la forme parenchymateuse diffuse ou atrophie jaune aiguë du foie, dont l'ictère grave constitue l'expression phénoménale. Les excès
alcooliques semblent constituer une prédisposition réelle à
cette grave affection; mais dans plusieurs cas des excès fréquents et répétés, précédant immédiatement l'invasion de la
maladie, paraissent en avoir été la cause occasionnelle.

C'est une inflammation réellement parenchymateuse;
l'exsudat a lieu à l'intérieur des cellules qui, distendues et
étouffées, perdent leur activité et leur vitalité. Le foie se
présente en général diminué de volume et d'une coloration
jaunâtre uniforme; le tissu est mou, sans cohésion. Quand
le processus atrophique est en voie de formation, le foie
renferme, sous forme d'exsudat, un liquide gris-jaunâtre;

quand le travail morbide est achevé, on ne trouve plus à la place des cellules hépatiques qu'un détritus granuleux brunâtre de globules de graisses, de particules de matière colorante et des noyaux de cellules.

L'ensemble symptomatologique qu'offre l'affection est excessivement grave et ne diffère guère de celui que présente l'hépatite parenchymateuse en général. Une période congestive, caractérisée par de l'ictère, des phénomènes gastro-intestinaux et de la fièvre, est suivie de la toxémie dont les états typhoïdes et comateux, les phénomènes ataxiques, adynamiques et hémorragiques forment le véritable danger. Une fois que le diagnostic est bien établi, le pronostic est d'ordinaire fatal. Il n'est pas inutile de rappeler que cette affection, pour être une conséquence aujourd'hui admise des excès alcooliques (fortes doses d'alcool surtout), doit être considérée comme un accident très rare, surtout dans nos climats.

L'hépatite suppurée ne se rencontre pas dans notre pays comme suite des abus de boissons ; nous n'en avons au moins trouvé aucune observation. D'après le témoignage d'auteurs américains et anglais, les excès alcooliques entreraient pour une grande part dans la fréquence si grande des abcès du foie, dans les contrées chaudes. Sans nier cette étiologie, elle semble cependant quelque peu exagérée.

Leudet a décrit une autre forme d'hépatite qu'il appelle hépatite chronique interstitielle avec atrophie; les symptômes en sont peu apparents et se résument en vice de nutrition, qui peuvent dépendre aussi bien des désordres gastriques concomitants ; l'ictère tenace, de longue durée, en serait le principal symptôme. Cette hépatite n'est que la

conséquence de congestions répétées augmentant d'abord
le volume du foie qui finit plus tard par s'atrophier.

Une lésion, désignée sous le nom d'hyperplasie diffuse du
foie, a été étudiée par Klebs; elle amène une hypertrophie
assez considérable de la glande et se rencontre assez fréquemment chez l'ivrogne; le parenchyme hépatique offre
une coloration brune foncée; les appendices sont plus
nombreux qu'à l'ordinaire. Cette forme est accompagnée
d'ictère et se confond plus ou moins avec la congestion
chronique. Elle est, du reste, encore assez mal spécifiée.

Mais des différentes lésions que produit l'alcool au sein
du parenchyme hépatique, la cirrhose est certes une des
plus ordinaires; les auteurs sont unanimes à ce sujet, et si
l'on a peut-être exagéré quelque peu sa fréquence, celle-ci
n'en est pas moins un fait définitivement acquis à la science.
Toutefois, certains doutes se sont produits sur la question
de savoir si l'alcool était l'unique facteur de la production
de la cirrhose alcoolique; l'on tend généralement à admettre que l'insuffisance et la mauvaise qualité de la nourriture, ainsi que la qualité elle-même de l'alcool, ne sont pas
sans influence sur son invasion.

Lésions anatomiques. — Essentiellement constituée par
l'hyperplasie et l'hypertrophie des éléments conjonctifs du
tissu cellulaire interstitiel, la cirrhose offre un processus
toujours lent; amenant d'abord une augmentation de volume de l'organe par suite de la production d'un exsudat
conjonctif joint à la congestion, elle aboutit insensiblement
à la diminution du foie par rétraction de l'exsudat déposé
dans les mailles du parenchyme; mais quand la matière
exsudée est tellement abondante que la rétraction n'est plus
possible, il en résulte un état hypertrophique.

Telle est l'essence de la cirrhose des buveurs ; la description en découlera facilement. Dans la première période, le foie est augmenté de volume et sa consistance est accrue ; la surface est vaguement granuleuse ; l'organe est hypertrophié et à la coupe on le trouve imprégné d'une matière visqueuse, d'un gris bleuâtre, composée d'éléments conjonctifs très fins et de cellules fusiformes ; dans cette matière, faisant office de stroma, apparaît le tissu normal sous forme d'ilots plus ou moins saillants.

La seconde période est caractérisée par l'induration, la diminution de volume et la déformation de l'organe, résultat de l'organisation progressive du tissu conjonctif exsudé. La surface est ordinairement granuleuse, inégale ; le tissu est résistant, crie sous le scalpel ; la coupe est nette et luisante ; elle montre une masse blanchâtre ou grisâtre plus ou moins analogue à du lard et dans cette gangue apparaissent des parties jaunes formées par les lobules hépatiques survivants.

La compression produite par l'exsudat anéantit une partie des cellules hépatiques ; l'autre partie persiste longtemps sous forme de granulations et finit parfois fort tard par se transformer en granulations graisseuses ; les conduits biliaires de même que la trame vasculaire de l'organe subissent une transformation analogue ; la fonction hépatique est d'abord ralentie, puis arrêtée. De là, des symptômes graves et caractéristiques dont l'invasion lente finit à la longue par amener les complications les plus graves.

Quoi qu'en ait dit Lancereaux, il est peu probable que les altérations anatomiques de la cirrhose, d'origine alcoolique, offrent en eux-mêmes des caractères spécifiques. L'hépatite interstitielle, suite de lésions cardiaques, présente, il

est vrai, un foie induré, parfois augmenté de volume et
toujours congestionné ; la stase sanguine prédomine et
donne à la lésion un aspect particulier. Lisse et poli à la
surface, piqueté de jaune et de brun à la coupe, le foie cardiaque revêt l'aspect particulier qu'il doit à sa coloration
et que l'on a nommé foie muscade.

La cirrhose alcoolique est d'ordinaire une affection régulièrement généralisée ; la cyrrhose syphilitique, qui lui ressemble beaucoup, est d'une dispersion beaucoup plus inégale ; la lésion offre des irrégularités très marquées et se
présente sous forme de larges ilots, de sillons et de bosselures volumineuses. Mais il ne faut pas oublier qu'il existe
des cirrhoses qui ne peuvent être attribuées à aucune des
causes énumérées, et ce sont peut-être celles qui offrent le
plus d'analogie avec la cirrhose alcoolique ; il serait difficile
de les distinguer, en dehors des commémoratifs et des lésions
viscérales concomitantes ; ce qui prouve de nouveau notre
manière de voir : que l'alcoolisme n'a, en lui-même, rien de
spécifique et qu'il n'existe que par la simultanéité, la
coexistence, l'évolution d'un certain nombre d'altérations
qui en font un processus tout spécial.

Troubles fonctionnels.— Les troubles fonctionnels, appartenant en propre à la cirrhose alcoolique, sont peut-être
difficiles à bien déterminer ; il ne faut pas oublier qu'à
l'époque où cette affection a acquis le développement qui en
rend les manifestations extérieures bien tranchées, l'organe
gastrique est rarement intact, et les manifestations de ses
troubles morbides viennent obscurcir et cacher parfois
complètement les désordres fonctionnels provenant de l'organe hépatique.

Quoi qu'il en soit, l'ascite est un des principaux symptômes de la cirrhose; elle manque rarement tout à fait; le second signe, presque aussi constant et d'une grande valeur parce que les troubles gastriques ne sauraient l'expliquer à eux seuls, c'est la maigreur. Aucune maladie, pas même le diabète ou la phtisie, ne produit un amaigrissement aussi rapide, aussi profond et aussi caractéristique que la cirrhose alcoolique; ce n'est pas seulement l'élément adipeux qui disparaît, les muscles eux-mêmes s'atrophient. Cet état dépend de la perversion et de l'anéantissement de la triple fonction du foie : l'hématopoïèse est gênée, la fonction glycogénique disparaît et la sécrétion de la bile s'arrête.

En dehors des symptômes gastriques ordinaires, l'on rencontre souvent de la constipation qui peut alterner avec une diarrhée séreuse ou sanguinolente; les gastrorrhagies, les épistaxis et les autres hémorragies sont loin d'être rares et sont le résultat de la stase sanguine dans le système de la veine porte et de l'altération du sang.

Comme signes physiques, le développement des veines abdominales est un caractère assez fréquent; au début, la matité hépatique augmente d'ordinaire d'étendue; plus tard elle diminue, et il arrive que le foie ne se sente plus à la palpation; ce caractère n'a cependant rien de spécifique.

La cirrhose est une affection excessivement grave et, après une marche plus ou moins longue, toujours mortelle. La mort est le résultat d'une cachexie, d'une hydropisie subite dans le poumon, le cerveau ou plus rarement d'une atrophie aiguë de l'organe hépatique.

Stéatose. — La stéatose du foie se rencontre généralement chez la plupart des alcooliques arrivés à un degré plus ou moins avancé de leur affection; elle consiste en un dépôt de globules graisseux au sein des cellules hépatiques.

Le ralentissement des oxydations, de même que la richesse du sang en substance graisseuse expliquent facilement ce processus.

Deux variétés de stéatose hépatique sont importantes à connaître : la stéatose simple, ou infiltration graisseuse ou mieux le foie gras, n'est accompagnée d'aucune altération de la cellule organique; le dépôt de graisse est la seule lésion; aussi son existence est-elle compatible avec la santé et ne se dénote-t-elle, en général, qu'à l'autopsie; et même, quand elle a atteint un haut degré d'intensité, les symptômes qui la traduisent n'offrent guère de gravité; c'est à peine si la gêne circulatoire occasionne à la longue un certain engorgement hémorrhoïdaire.

Altérations anatomiques. — Quand l'infiltration graisseuse ne dépasse pas un faible degré, elle ne modifie ni le volume ni l'aspect du foie et ne peut être reconnue qu'au microscope; à un degré plus avancé, le volume de l'organe s'accroît surtout en épaisseur et dans le diamètre antéropostérieur de l'organe, ce qui finit par donner à la glande une forme presque rectangulaire. A sa surface, le foie est lisse et brillant; sa couleur est d'un rouge jaunâtre ou d'un jaune franc. A l'intérieur, le foie est anémié, ne laisse écouler que fort peu de sang; sa coupe est jaune-rougeâtre ou jaune et présente souvent des taches ou des dessins rouges. Il graisse le couteau et le microscope y révèle un abondant dépôt de gouttelettes graisseuses. Sa consistance est diminuée; elle est pâteuse au toucher et la pression du doigt y laisse une fossette persistante. Examinées au microscope, les cellules hépatiques agrandies et plus souvent arrondies, sont gorgées de fines gouttelettes de graisse ou sont entièrement occupées par un amas de graisse qui en

remplit toute la cavité. La bile, sécrétée dans ces conditions, ne parait pas subir de changement important; parfois un peu pâle et terne, elle est le plus souvent foncée,
épaisse, brunâtre ou verdâtre.

Lésions fonctionnelles. — Les désordres digestifs sont
encore les premiers symptômes de l'infiltration graisseuse
du foie, quand elle a atteint une certaine intensité : digestions imparfaites, accompagnées de développement de gaz,
de ballonnement du ventre, d'une sensibilité exagérée à la
région épigastrique ; les selles sont rares, pâles, argileuses,
avec alternatives de diarrhée et de constipation. Le foie lui-
même ne semble traduire ses souffrances par aucun symptôme particulier ; l'ictère fait défaut, de même que la douleur. Cependant les téguments cutanés semblent offrir une
coloration particulière, pâle, exsangue, presque demi-trans-
parente ; ils ressemblent à de la cire et offrent au toucher
comme une sensation grasse et huileuse.

Les signes physiques ont plus de valeur; l'augmentation
de volume de l'organe se traduit par un abaissement du
bord antérieur appréciable à la palpation et à la percussion.

Dégénérescence graisseuse du foie. — Bien différente du
foie gras est l'hépatite diffuse graisseuse ou dégénérescence
graisseuse du foie. Cette forme est un accident commun à
bien des altérations de la texture de l'organe; c'est bien
encore de la graisse qui se dépose dans les cellules hépatiques, mais les cellules elles-mêmes ont subi une désorganisation préalable; leur nutrition est troublée par des
processus pathologiques du parenchyme de l'organe; elles
subissent une métamorphose régressive pendant laquelle
des granulations graisseuses se développent dans leur intérieur. La stéatose n'est ici qu'un épiphénomène; la désor-

ganisation de la cellule hépatique est la lésion primitive
qui donne à l'affection sa véritable gravité.

La dégénérescence graisseuse du foie ne semble pas être
une affection particulière, toujours identique à elle-même,
ayant son processus et sa symptomatologie spéciale ; elle
intervient plutôt à titre de complication dans plusieurs
affections de l'organe. Klebs cependant lui assigne des
caractères tranchés : le foie serait excessivement mou ; sa
surface de section terne et d'une coloration mate foncée ;
on le dirait recouvert d'un enduit pulvérulent ; il a presque
l'aspect du foie bouilli.

Une altération aussi profonde désorganise vivement les
fonctions hépatiques, la sécrétion biliaire aussi bien que la
fonction hématique et glycogène. De là, des symptômes
excessivement graves, se traduisant par des troubles circulatoires (stases sanguines, hydropisies), des troubles nutritifs
et hématiques, une anémie profonde, de la cachexie, des
symptômes cholémiques, symptômes qui se confondent du
reste avec ceux de l'atrophie aiguë du foie.

Système biliaire. —Chez les buveurs, les conduits biliaires
sont presque toujours le siége d'un léger état inflammatoire,
produit moins par l'action irritante de l'alcool lui-même que
par l'extension de l'inflammation de la muqueuse stomacale
à celle des canaux excréteurs de la bile. Alors que le foie
n'est pas encore atteint, c'est à cette lésion qu'est due la teinte
sub-ictérique si fréquente chez ceux qui abusent de l'alcool
et qui apparaît aux sclérotiques et aux ailes du nez.

L'alcool ne paraît avoir aucune influence sur la production des calculs biliaires, et si, par suite de son action
irritative sur le parenchyme hépatique, il modifie profondément la fonction biliaire et hématique, il a été trouvé
jusqu'ici sans action sur la fonction glycogène.

Arrivé à la fin de notre étude sur les altérations produites par l'alcool dans l'organe hépatique, il convient de jeter un coup d'œil sur l'ensemble de leurs manifestations et sur les processus morbides qui y président.

En dehors des accidents aigus occasionnés par des doses exagérées d'alcool dans le cours d'un alcoolisme chronique, le premier symptôme qui traduit une atteinte maladive de l'organe hépatique, est la teinte sub-ictérique de certaines parties de la face et de la sclérotique. Produit d'abord indirect de la phlegmasie gastrique par son extension aux conduits biliaires, elle ne tarde pas à traduire les souffrances directes du foie, dont la congestion vient joindre ses symptômes à ceux de l'organe gastrique. Périodiquement alors, soit à la suite d'écarts de régime ou d'absorption exagérée de boissons spiritueuses, surviennent des accès plus ou moins passagers de congestion de l'organe lui-même, se traduisant par des symptômes aigus, de la douleur à la région hépatique, de l'engorgement du foie avec augmentation de volume et production d'ictère plus ou moins grave. Au bout de quelques jours, toute suractivité disparaît, la glande hépatique rentre dans son calme habituel, et au bout d'un temps plus ou moins long, la même scène morbide se reproduit, plus ou moins grave, suivant le régime et la nature des excès.

La cirrhose peut être la conséquence de ces poussées aiguës vers le foie, et c'est alors que, graduellement, l'on voit son volume diminuer, l'acuité des symptômes gastro-hépatiques se calmer; mais l'amaigrissement fait des progrès et l'ascite apparaît. Fréquemment cependant la cirrhose s'établit d'une manière lente et insidieuse, et le médecin ne songe à l'organe hépatique que quand l'ascite a déjà rempli une partie de la cavité péritonéale. L'ictère grave et la dégénérescence graisseuse surviennent d'ordinaire avec rapidité et affectent une marche aiguë. Quant à l'infiltration graisseuse, elle s'établit lentement et insidieusement et l'on en constate plus souvent l'existence à l'autopsie que pendant la vie.

Rate. — La rate ne subit aucune altération directe dans l'alcoolisme chronique, mais le trouble circulatoire résultant des lésions hépatiques finit par y occasionner des hyperémies avec hypertrophie ou exsudation, dont la nature intime n'est pas encore bien déterminée. Elle est volumineuse, molle, friable ou petite, ratatinée.

Mésentère. — Épiploons. — Le mésentère et les épiploons sont d'ordinaire le siége d'une forte surcharge graisseuse qui en augmente le volume au point de remplir complètement la cavité abdominale. Des dépôts de graisse se trouvent, du reste, dans la plupart des organes abdominaux, sous le péritoine, en avant des organes de la sécrétion urinaire et dans la paroi abdominale elle-même. Il faut cependant remarquer que cette obésité se rencontre plus fréquemment chez le buveur de bière que chez le buveur d'alcool qui semble d'ordinaire plutôt émacié.

Péritoine. — Lancereaux a appelé l'attention sur une lésion jusqu'ici peu connue du péritoine, la péritonite adhésive dont plusieurs observations ont encore été signalées après lui ; ces désordres se sont produits dans des conditions telles qu'il est difficile de douter que l'alcoolisme n'ait eu une grande part dans leur production. L'abdomen est volumineux et bosselé ; la cavité péritonéale renferme un liquide séreux, clair, transparent, un peu jaunâtre, contenant parfois du sang, mais jamais la moindre production purulente. Des fausses membranes blanches, résistantes, tapissent toute la surface du péritoine et font adhérer entre eux les divers viscères renfermés dans l'abdomen; elles produisent, par leur enlacement, des poches dont les parois sont constituées par une trame de substance conjonctive et des vaisseaux plus ou moins nombreux; ces poches contiennent du liquide exsudatif en plus ou moins grande abondance.

Les symptômes sont assez obscurs; la douleur est sourde, disséminée et augmente par la percussion; il y a diarrhée avec troubles digestifs; le ventre est plus volumineux et offre des inégalités; à la palpation, il donne une sensation d'empâtement avec absence de déplacement des anses intestinales, une sensation incomplète de flux et de déplacement de liquide.

Enfin Lancereaux décrit une péritonite granuleuse, à la production de laquelle l'alcoolisme ne serait pas étranger; elle est caractérisée par le dépôt de masses granuleuses, analogues aux granulations tuberculeuses de la phtisie aiguë, dépôt qui se fait dans la trame péritonéale et coïncide avec les mêmes dépôts dans les poumons.

Appareil respiratoire. — *Larynx et bronches.* — La muqueuse laryngienne est peut-être une de celles qui témoignent la première des atteintes de l'alcoolisme chronique : la raucité de la voix et l'aphonie ont quelque chose de caractéristique et indiquent, par leur présence, des habitudes alcooliques qui peuvent ne pas encore avoir complètement dégénéré en intoxication chronique. La simple ivresse prolongée et plusieurs fois répétée peut déjà la produire; il est vrai que d'autres éléments entrent ici en ligne de compte, parmi lesquels le moindre n'est peut-être pas l'in-

spiration des vapeurs irritantes du cabaret et l'usage exagéré de la parole.

Quoi qu'il en soit, l'alcoolisme confirmé ne tarde pas à se
révéler du côté du larynx par une inflammation chronique,
caractérisée anatomiquement par une injection violacée,
des points ecchymotiques et même un état granuleux manifeste ; d'autres fois l'épithélium est détruit ; la muqueuse
érodée offre des ulcérations superficielles ; elle est d'ordinaire recouverte d'un mucus épais, transparent ou grisâtre.

Fonctionnellement, ces altérations se caractérisent par
cette voix habituellement enrouée des buveurs, qui se voile
de plus en plus à chaque nouvel accès, et en arrive souvent
à s'éteindre complètement. Insensiblement, les bronches
finissent par s'entreprendre et la lésion peut descendre jusqu'aux plus petites divisions bronchiques ; la muqueuse
s'épaissit, se couvre d'une exsudation épaisse, gluante qui
s'expectore difficilement, obstrue les canaux aériens, paralyse les bronches et empêche l'aération et, consécutivement, la vivification sanguine au sein des poumons. De là,
plusieurs des particularités que l'on observe chez les
alcoolisés : l'emphysème, la bronchiectasie, la teinte cyano-
tique de la face, l'oppression portée jusqu'aux accès
d'asthme. L'altération bronchique agissant directement sur
la circulation et la crase sanguine, peut avoir sur tous les
appareils organiques et leur fonctionnement une influence
capable d'amener, et d'augmenter, quand elle existe, la dyscrasie alcoolique.

Ici, comme plus haut, la vie extérieure de l'alcoolisé vient
ajouter son influence aux causes spécifiques elles-mêmes.

Poumons. — *Congestion pulmonaire.* — La congestion

pulmonaire est une lésion fréquente de l'alcoolisme, et d'autant plus fréquente que les abus alcooliques sont plus souvent accompagnés de refroidissements. Elle occupe d'ordinaire la base et la partie postérieure du poumon. Le parenchyme pulmonaire est flasque, mou, peu aéré, légèrement friable, mais encore insufflable; sa coloration est brunâtre; il est le siège d'une véritable infiltration hémorragique; la pression fait sourdre un liquide noirâtre, visqueux; le poumon offre le caractère de l'état dit carnification.

Les symptômes fonctionnels se résument en un peu de gêne avec constriction thoracique, une légère dyspnée, une expectoration muqueuse, parfois striée de sang. Les signes physiques sont une sub-matité à la percussion et des râles muqueux ou sous-crépitants à l'auscultation.

Apoplexie pulmonaire. — L'apoplexie pulmonaire vient après la congestion; elle est loin d'être rare dans l'alcoolisme, mais on la rencontre plutôt dans les ivresses graves, comme complication résultant à la fois des excès alcooliques et des causes déprimantes extérieures.

Pneumonie. — La pneumonie peut-elle être un effet direct de l'action de l'alcool sur l'appareil pulmonaire en dehors de toute autre cause occasionnelle? Cette opinion a été émise et soutenue, non sans quelques exemples à l'appui, mais elle ne saurait être admise sans certaines réserves.

Dans ces cas, la pneumonie existe d'ordinaire à l'état latent; son étendue est peu prononcée, ses symptômes sont insidieux et ne se révèlent par aucun des caractères si tranchés de la généralité des inflammations pulmonaires franches. Mais comme pour l'apoplexie, c'est peut-être là autant la pneumonie de l'ivresse grave que celle de l'intoxication chronique par l'alcool. Quoi qu'il en soit, quand elle survient chez les alcoolisés, elle offre, comme la plupart des individualités morbides alcooliques, certains caractères particuliers qui, bien qu'insuffisants à constituer une entité à part, permettent cependant d'en faire un exposé patholo-gique spécial.

Anatomiquement, c'est plutôt la splénisation pulmonaire qui la représente : des lobules indurés, mal délimités, mous, friables, d'un brun sale et contenant des globules de pus et des globules de graisse.

Elle évolue d'ordinaire suivant le type catarrhal, c'est-à-dire qu'elle est double et d'une marche envahissante exces-sivement rapide.

Le caractère principal de la symptomatologie réside dans la prédominance des symptômes généraux sur les symp-tômes locaux ; ceux-ci sont d'ordinaire cachés ; une crépi-tation indécise, profonde, caractérisée surtout par des râles muqueux et une obscurité ou une absence complète du murmure vésiculaire ; le souffle manque souvent. Quant aux symptômes généraux, ce sont ceux de toute atteinte constitutionnelle grave, prostration, délire, phénomènes ataxiques, adynamiques, avec dépression des forces, irrita-tion gastro-intestinale, sueurs profuses, affaiblissement de l'action du cœur. Ces phénomènes sont d'ordinaire si graves et si peu en rapport avec l'état local que celui-ci est souvent méconnu. Il est vrai |de dire que les symptômes ataxo-ady-namiques qui dominent la scène morbide constituent, plus souvent qu'on ne le croit, l'affection générale dont la pneu-monie n'est que la complication ; plus souvent encore qu'on ne le croit, la maladie véritable est bien le delirium tremens dont la modalité se trouve modifiée et aggravée par l'affection pulmonaire, et ces deux affections en réagissant l'une sur l'autre, produisent cet ensemble particulier qui n'appartient en réalité, en propre à aucune d'elle. C'est alors que l'on voit le délire, l'agitation nocturne, le tremblement, les soubresauts de tendons, la carphologie, les illusions et les hallucinations se joindre à la réaction fébrile, à la toux, à l'oppression et à l'expectoration, et donner naissance à des états pathologiques des plus graves.

Sclérose pulmonaire. — Autrement appelée induration pulmonaire, elle n'existe à l'état de pureté et d'indépendance de toute autre lésion que chez l'alcoolisé. Inflammation interstitielle, elle a la même origine que la cirrhose du foie; seulement elle est beaucoup plus rare et n'occupe, en général, qu'une certaine étendue du poumon.

Anatomiquement, la période d'état de la sclérose pulmonaire est précédée d'une période congestive assez semblable à celle de tout autre état fluxionnaire. Plus tard, la turgescence fait place à la rigidité; la congestion s'efface, les groupes de capillaires disparaissent par compression; la végétation conjonctive peut envahir l'intérieur des cavités alvéolo-bulbaires; le tissu est pâle, exsangue, d'un blanc grisâtre, résiste au doigt et à la coupe; il est parcouru par de puissants tractus fibreux doués de la rétractilité cicatricielle. La résistance et la coloration grise du tissu ont fait donner à l'altération le nom d'induration grise.

Les symptômes fonctionnels, de même que les signes physiques, ne sont pas encore assez certains pour pouvoir amener un diagnostic même approximatif. Ils se résument en sub-matité, exagération vocale, souffle avec diminution du bruit respiratoire, bronchophonie et dépression partielle du thorax au niveau de l'altération. Quand elle se généra-

lise, elle gène considérablement l'hématose et entraîne à
sa suite des accidents dyshématiques.

Dypsnée nerveuse. — Marcet a signalé un symptôme fréquent se rapportant au système respiratoire, c'est une
dyspnée toute particulière, momentanée et s'accompagnant
d'une sorte de suffocation gutturale. La respiration s'arrête
parfois tout à coup ; il semble au malade qu'un obstacle
subit lui ferme le larynx ; il renverse la tête en arrière,
rejette par la bouche une quantité d'air, puis reprend sa
faculté de respirer librement jusqu'au retour d'un nouveau
spasme. Le point caractéristique de ce phénomène, c'est
qu'il est indépendant de toute lésion pulmonaire.

Phtisie pulmonaire. — La question de l'influence de l'alcoolisme chronique sur la production de la phtisie pulmonaire a suscité de nombreuses controverses, et tandis qu'il
s'est trouvé des médecins pour affirmer que l'abus des
liqueurs était dans certains cas un véritable prophylactique
de la tuberculose, d'autres ont prouvé que l'alcoolisme en
favorisait le développement. Peu cependant ont été jusqu'à
prétendre que la phtisie pût être un produit direct de
l'alcool, c'est-à-dire un véritable symptôme de l'alcoolisme. Lancereaux dans le dictionnaire encyclopédique,
assigne à la forme alcoolique de la phtisie pulmonaire des
caractères plus ou moins spéciaux, en ce qu'elle atteint
ordinairement des hommes robustes, à la fleur de l'âge,
adonnés aux travaux rudes, faisant de grands abus alcooliques et n'ayant dans leurs familles aucun antécédent tuberculeux. La marche de l'affection peut être galopante ou
bien subaiguë, mais rarement tout à fait chronique, vu
qu'elle ne met en général que six mois pour accomplir
toutes ses phases. La lésion anatomique qui la caractérise

consiste dans des granulations miliaires, quelquefois lenti-
culaires ou pisiformes, assez également disséminées au sein
du parenchyme pulmonaire congestionné, ramolli, souvent
altéré ou parsemé de points pigmentaires noirâtres. Ces
granulations siégent d'ordinaire le long des bronches et de
la gaîne des vaisseaux et peuvent se retrouver dans les autres
organes, foie, rate, reins, péritoine.

Les symptômes sont assez variables et n'ont rien semblé
offrir de particulier dans la description qu'en donne l'auteur.

Cette forme, du reste peu caractérisée au point de vue
des symptômes, n'est nullement spéciale à l'alcoolisme;
rien ne la distingue des formes similaires; les observations
ont établi que l'on trouvait des phtisies granuleuses bien
ailleurs que dans l'alcoolisme et que celui-ci peut s'accompagner de formes présentant de tout autres caractères; c'est
ainsi que Baer rapporte que sur quarante phtisiques alcooliques, il n'a pas rencontré une seule forme granuleuse.

Si, cependant, il n'est pas encore possible de constater
d'une manière positive que la tuberculose pulmonaire soit
un symptôme même accidentel de l'alcoolisme, il n'en résulte
pas que celui-ci soit sans influence sur sa production;
mais cette action véritable est difficile à déterminer. Les
statistiques brutes que l'on donne à l'appui de l'une et de
l'autre de ces manières de voir, sont absolument insuffisantes
à apporter la moindre conviction; ce n'est pas en prenant
un nombre total de phtisiques, et en calculant combien
sur ce nombre ont fait des excès de boissons, que l'on parviendra à déterminer l'influence de l'intoxication sur la
tuberculose pulmonaire. Richardson et Drysdale nous
paraissent s'être davantage rapprochés de la vérité en scru-
tant l'étiologie de tous les tuberculeux que l'on rencontrait

chez un certain nombre d'ivrognes, et en ne posant le
diagnostic étiologique que par exclusion. C'est ainsi que
sur 2,000 phtisiques, Richardson en a trouvé 36 chez
lesquels l'excellence de la constitution, la jeunesse et l'absence de toute prédisposition ou cause occasionnelle imposaient pour ainsi dire l'étiologie alcoolique. Drysdale est
arrivé à peu près aux mêmes résultats. D'un autre côté, si
l'on réfléchit au grand nombre d'alcoolisés et d'ivrognes
que renferme la société, si l'on considère combien rarement se rencontre la phtisie pulmonaire dans les établissements où viennent se faire soigner et où viennent mourir
tous les naufragés de l'alcool, l'on ne saurait tirer de tous
ces faits qu'une seule conclusion, c'est que l'alcoolisme
peut avoir son influence tant sur le développement que sur
la marche de la phtisie, mais que cette influence ne se
manifeste qu'assez rarement. C'est l'opinion de Baer et c'est
aussi la nôtre.

Cette conclusion, que nous croyons cependant l'expression réelle des faits, ne sera peut-être pas sans étonner le
praticien qui n'ignore pas combien toutes les influences,
qui détériorent et affaiblissent la constitution, qui vicient
les processus nutritifs, sont favorables à l'éclosion de la
tuberculose pulmonaire; combien les irritations pulmonaires sous toutes leurs formes, irritations tant internes
qu'externes si fréquentes chez les alcoolisés, hâtent et favorisent le développement de la phtisie. Ce sont certes ces
données théoriques plus que les faits eux-mêmes qui ont
aidé à propager l'idée de la fréquence de la tuberculose
dans l'intoxication alcoolique. Mais les théories doivent
céder là où elles sont en contradiction avec les faits.

Plèvres. — La plèvre est parfois le siége de dépôts exsudatifs qui recouvrent la membrane sous forme d'enduits couenneux plus ou moins étendus et plus ou moins épais; ils sont l'expression du processus formatif qui constitue une des modalités de l'alcoolisme et ont leur analogue dans les dépôts pseudo-membraneux du péritoine et de la dure-mère. Ces fausses membranes pleurales peuvent donner lieu à des adhérences ou se présenter sous forme de poches renfermant de la sérosité trouble.

Système circulatoire. — *Cœur.* — Le cœur est presque toujours malade chez l'alcoolisé chronique arrivé à une certaine période de son intoxication, et c'est plus ordinairement sa substance charnue que les valvules elles-mêmes qui sont le siége des différentes lésions.

L'hypertrophie est, à des degrés variables, une lésion que l'on observe assez fréquemment; elle porte d'ordinaire sur le cœur gauche, dont les cavités sont augmentées de volume et dont les parois elles-mêmes sont hypertrophiées. Les lésions s'étendent plus rarement au cœur droit qui finit cependant par y participer.

Les causes de cette hypertrophie sont multiples; elles se trouvent d'abord dans les propriétés stimulantes de l'alcool sur l'activité cardiaque, dont l'excitation continue ne tarde pas à produire l'augmentation de volume de l'organe; elle trouve ensuite sa raison d'être dans les nombreux obstacles que l'alcool apporte, dans les divers organes, à la circulation sanguine, et qui se résument dans les affections pulmonaires, hépatiques, rénales. La stase sanguine produite par la dilatation vasculaire et l'état athéromateux des artères, en occasionnant une gêne et un ralentissement dans le courant sanguin, force le cœur à exagérer son déploiement de force, et, par conséquent, en amène l'hypertrophie.

L'état gras du cœur est la seconde altération presque
constante de cet organe : il affecte deux formes principales,
la surcharge graisseuse ou obésité du cœur, d'abord, la
dégénérescence graisseuse, ensuite. La première, qui n'est
que l'exagération de l'état normal, consiste dans le dépôt
du tissu adipeux entre le péricarde et la substance musculaire. Ce dépôt se fait d'abord à la base de l'organe et le
long du trajet de l'artère coronaire antérieure; plus tard, il
forme une espèce de couronne à la base du cœur et recouvre en même temps le bord ou même tout le ventricule
droit ; la graisse ainsi amassée constitue des appendices ou
des pelotons plus ou moins volumineux et qui ne sont pas
sans gêner le cœur dans ses mouvements, en même temps
qu'ils en modifient la forme naturelle et qu'ils font perdre
de sa consistance à l'organe. La stéatose s'étend de même
aux parois intérieures, où l'on remarque des taches jaunes
formées par de la graisse et dont la quantité peut être telle
qu'elle masque toute la surface des cavités ; enfin la graisse
pénètre jusque dans l'épaisseur même des parois et s'y
montre sous forme de stries analogues à celles que présente
la viande de boucherie provenant d'un animal gras. Mais les
faisceaux et les fibres musculaires restent intacts ; celles-ci
sont simplement séparées, dissociées par le tissu adipeux
qui s'intercale entre elles.

La seconde forme du cœur gras est la dégénérescence
graisseuse proprement dite ou stéatose interstitielle; ici
l'élément graisseux infiltre la fibre musculaire elle-même.
Le premier effet de cette infiltration est un changement de
couleur de la substance du myocarde qui contracte une
teinte jaune cannelle, jaune pâle ou feuille morte. La consistance du cœur est diminuée; il devient flasque, mou, et

s'aplatit lorsqu'on le met sur une table; il est friable, se laisse facilement déchirer, et le couteau qui le coupe se recouvre de graisse. La substance musculaire devient mate, opaque, comme pointillée. La fibre musculaire s'altère et prend l'aspect granuleux; enfin le myocarde diminue de volume et s'atrophie.

Les désordres fonctionnels de ces deux formes d'affections graisseuses sont fort variables et aucun symptôme ne saurait en traduire exactement le diagnostic, d'autant plus qu'elles accompagnent d'ordinaire l'hypertrophie de l'organe. Cependant dans l'alcoolisme chronique, une forte dyspnée, des contractions sourdes, alourdies, des battements obscurs, parfois presque imperceptibles, le pouls faible, fuyant, irrégulier, disparaissant sous les doigts; des vertiges, un sentiment de défaillance, des syncopes et la respiration de Cheymes-Stokes doivent faire supposer une altération dont la stéatose d'autres organes viendra rendre le diagnostic plus probable, tout en laissant toujours planer des doutes sérieux sur son existence réelle.

Système vasculaire. — La dilatation vasculaire constitue la principale des altérations du système capillaire ; des stases sanguines occupant la plupart des organes en sont la conséquence ; de là, des congestions passives du cerveau, du poumon, des organes intestinaux et du système vasculaire de la face. La cause des troubles du système circulatoire en lui-même réside dans les propriétés paralysantes de l'alcool sur les vaso-moteurs, d'après les uns, et dans la dégénérescence graisseuse des fibres musculaires lisses des vaisseaux, d'après les autres, dégénérescence qui affaiblit et annihile le tonus vasculaire.

Dans le système artériel, ce sont la dégénérescence athé-

romateuse et la dégénérescence graisseuse qui constituent
les manifestations les plus fréquentes de l'alcoolisme. L'inflammation des artères beaucoup moins fréquente, il est
vrai, a été mise hors de doute par Marthy. La dégénéres-
scence graisseuse n'offre rien de particulier et se rencontre
sous forme de plaques jaunes, lisses, peu saillantes et peu
étendues, et ayant leur siège de prédilection dans l'aorte et
l'artère pulmonaire; on les rencontre aussi dans les petites
artères.

La dégénérescence athéromateuse ou athérome artériel
est peut-être moins fréquemment rencontrée et son existence, comme manifestation alcoolique, a été davantage
contestée; c'est sous forme d'endartérite profonde qu'elle
se manifeste toujours; par suite de l'irritation à laquelle
elle est soumise, la membrane interne se remplit de petits
foyers gélatineux qui, peu confluents, ressemblent à une
éruption variolique à la surface interne du vaisseau et en
épaississent les parois. Au bout d'un certain temps, les éléments cellulaires qui les composent subissent des métamorphoses régressives sous forme d'infiltration graisseuse
qui constitue alors l'athérome artériel, ou sous forme d'infiltration calcaire qui forme la dégénérescence calcaire de
l'athérome. Dans l'un comme dans l'autre cas, les parois
vasculaires perdent leur élasticité, deviennent épaisses,
raides et opposent un obstacle réel à la circulation sanguine. La trop grande tension et la trop forte extension des
artères sont une cause fréquente d'athérome. Traube assigne
à cette modification du système artériel dans l'alcoolisme
la cause principale de la dégénérescence athéromateuse, et
les stases occasionnées par l'alcool amènent nécessairement
un surcroît de tension dans le système aortique.

Les veines sont le siége de lésions inflammatoires plutôt de nature adhésive; celles-ci se montrent surtout dans le système de la veine porte, puis dans l'artère pulmonaire, enfin dans certains gros troncs veineux des membres. C'est sous forme de pyléphlébite et de phlébartérite qu'on les rencontre le plus fréquemment.

L'affection est caractérisée par la production, au sein des vaisseaux, de fausses membranes adhérentes à leurs parois; ces neo-membranes sont constituées par une trame de substance conjonctive, au milieu de laquelle on trouve parfois des grains d'hématine et même des cristaux d'hématoïdine. Les symptômes varient évidemment suivant le siège de l'altération; la phlébite de la veine porte et de ses ramifications, la plus fréquente de toutes, se manifeste d'ordinaire par de l'ictère, une ascite abondante, à évolution rapide, et une maigreur excessive.

L'artérite pulmonaire a pour symptôme une dyspnée souvent très intense et se produisant en l'absence de toute altération cardiaque ou pulmonaire, de la cyanose ou de la pâleur de la peau et des muqueuses, de l'œdème des membres, de la faiblesse du pouls et des battements du cœur. Le diagnostic est évidemment très difficile; mais il peut acquérir un certain degré de certitude par suite de l'absence de toute lésion capable d'expliquer la production des phénomènes morbides.

Les lésions valvulaires ne sont pas bien rares chez les alcoolisés, mais leurs relations avec l'intoxication alcoolique elle-même ne sont encore qu'imparfaitement établies. Lancereaux parle bien d'un certain épaississement blanchâtre ou grisâtre, existant dans les valvules sous forme de prolongements conoïdes, papillaires, et formé de substance con-

jonctive revêtue d'un épithélium plus ou moins altéré ; mais
ces lésions constituent le début de la plupart des affections
organiques du cœur, et les caractères que leur assigne Lancereaux sont trop incertains pour permettre de leur reconnaître une origine spéciale.

Appareil génito-urinaire. — *Organes urinaires.* — *Reins.*
— Une particularité digne de remarque à propos des affections des reins que l'on rencontre chez les buveurs, c'est
qu'on ne les trouve, en général, que chez une certaine catégorie de personnes adonnées à la boisson. C'est ainsi que
cette détermination morbide est incontestablement plus
fréquente chez ceux qui boivent de l'alcool sous forme
d'excipient fortement dilué, cidre et principalement bière,
que chez ceux qui usent de l'alcool sous forme d'eau-de-vie
ou de vin ; or, comme les premiers absorbent ordinairement moins d'alcool que les seconds, il doit entrer ici en
ligne de compte un autre élément dont la nature nous
échappe encore. Jaccoud n'est pas sans croire que l'action
irritative de l'alcool a moins d'influence que l'action diurétique des boissons qui lui servent de véhicule, et la néphrite
serait due plutôt à une irritation fonctionnelle qu'à une
irritation alcoolique.

Quoi qu'il en soit, les affections rénales sont loin d'être
rares dans l'alcoolisme chronique, et leur fréquence tient
peut-être simultanément aux deux causes que nous venons
d'exposer. Celles-ci trouvent encore un adjuvant dans les
mauvaises conditions hygiéniques auxquelles sont fréquemment exposés les buveurs, surtout dans une certaine classe
de la société, où les refroidissements sous toutes les formes
sont leur partage presque exclusif.

Il semble cependant que l'on ait quelque peu exagéré

l'influence des alcooliques sur la production des inflammations néphrétiques ; à elle seule, l'action de l'alcool ne paraît
pas toujours suffisante, et il résulte des recherches les plus
récentes de Rosenstein, Parkes, Furstner, Frerisch, que
dans la plupart, si pas dans tous les cas de néphrite albumineuse, observés chez les alcooliques, d'autres causes,
telles qu'habitation humide, mauvaise nourriture, nutrition
insuffisante, exposition à l'humidité et refroidissements
prolongés, sont venues ajouter à l'alcool leur influence
pathogénique non moins évidente. Il est cependant bon de
remarquer que ces conditions défavorables se retrouvent
chez les buveurs d'alcool comme chez les buveurs de bière
et que, dès lors, la grande différence que l'on constate dans
la fréquence de la néphrite chez ces deux classes d'ivrognes
doit dépendre du liquide absorbé plus que des conditions
et agents extérieurs.

Le complexus morbide connu sous le nom de maladie
de Bright, et que l'on rencontre dans l'alcoolisme chronique, bien que se montrant symptomatiquement sous un
type presque toujours identique et offrant, par conséquent,
un ensemble clinique bien caractérisé, présente anatomiquement plusieurs formes assez bien déterminées et dont
la fréquence relative est variable. Ces trois types sont : la
néphrite diffuse ou parenchymateuse, la dégénérescence
amyloïde et la sclérose.

La néphrite parenchymateuse ou diffuse présente deux
périodes anatomo-pathologiques : à la première période
ou congestive, le rein a augmenté de poids et de volume ;
sa consistance est diminuée, l'hyperémie porte principalement sur les éléments glandulaires ; ce sont les corpuscules de Malpighi, les anses vasculaires qui y sont conte-

nues et les capsules enveloppantes, qui présentent l'injection
la plus considérable sous forme de petites saillies rougeâtres, sphériques, ce qui donne à la coupe du rein un
aspect granuleux; parfois les capillaires sont rompus, des
hémorragies ont lieu, le glomérule est détruit et transformé
en un petit corps noirâtre.

La période exsudative est caracérisée par le dépôt d'un
exsudat, non à la surface libre des canalicules, mais bien
dans leur revêtement épithélial; les cellules épithéliales
s'infiltrent et se remplissent de granulations protéïniques
surtout dans la substance corticale; elles augmentent de
volume et s'accroissent en nombre; par suite de ce travail, les canalicules se dilatent, compriment les vaisseaux
sanguins et produisent l'anémie des couches corticales.
En même temps, le tissu conjonctif interstitiel est le
siége d'un travail hyperplasique qui débute par les corpuscules de Malpighi. Ces différentes lésions augmentent le
volume du rein qui peut quelquefois être doublé; sa consistance est plus molle qu'à l'ordinaire; la surface est
encore lisse, sauf quelques petites granulations isolées qui
s'élèvent au-dessus du niveau de l'organe; l'enveloppe
fibreuse, devenue trouble, s'enlève facilement par traction;
la couleur, autrefois rouge foncée ou brun-rouge, prend
une teinte jaunâtre ou même jaune blanchâtre; le contenu
sanguin est faible; les pelotons vasculaires des capsules de
Malpighi ne peuvent plus être aperçus à l'œil nu sous forme
de points rouges. A la section, on reconnaît que l'augmentation de volume est due au gonflement considérable de la
substance corticale; les pyramides, dont la couleur rouge
tranche fortement sur la couleur jaune de la substance corticale, ne prennent aucune part à ce changement de teinte.

La période régressive ou atrophique est caractérisée par l'organisation et la transformation des différents exsudats déposés pendant la période exsudative. Le contenu des cellules épithéliales et les cellules elles-mêmes dégénèrent en détritus graisseux ; la membrane fondamentale des canalicules s'affaisse et le parenchyme s'atrophie ; de son côté, l'exsudat fibrineux en se rétractant, amène l'oblitération des vaisseaux et contribue en même temps à l'atrophie du parenchyme. Alors on trouve le rein diminué de poids et de volume ; il est plus petit et plus léger ; sa consistance est dure et coriace ; l'enveloppe fibreuse est intimement unie au parenchyme ; la couleur est d'un jaune sale ; la substance corticale a disparu en grande partie.

La dégénérescence graisseuse des reins peut, comme dans la stéatose hépatique, offrir plusieurs variétés ; mais ici elle n'est, en général, qu'une complication ; tandis que le foie gras subsiste souvent comme affection autonome. La stéatose rénale constitue une véritable dégénérescence graisseuse, une altération des cellules par le dépôt d'éléments graisseux dans la seconde période de la néphrite parenchymateuse. Chez les alcoolisés, cette seconde période est d'ordinaire beaucoup plus longue et caractérisée bien plus par la régression graisseuse que par l'hyperplasie sclérotique ; la première existe pour ainsi dire à l'exclusion de la seconde, ce qui donne au rein, à cette période, l'aspect d'une véritable dégénérescence graisseuse ; souvent même l'affection rénale s'arrête à ce moment de son évolution et contribue par ce stade d'arrêt à rendre la similitude plus frappante encore avec la stéatose.

Quant à l'infiltration graisseuse simple, elle est plus rare et n'occasionne, en général, que peu de désordres fonctionnels.

La sclérose rénale est une forme d'évolution de la
néphrite diffuse qui est assez rare dans son état de pureté ;
c'est plutôt un de ses modes de terminaison ; elle réside
dans la prédominance de l'hyperplasie formative interstitielle sur le processus dégénératif graisseux ; parfois même
cette évolution est exclusive, et alors se constitue une véritable cirrhose du rein ; sous l'influence de l'hyperplasie du
tissu cellulaire interstitiel, la nutrition des éléments glandulaires des glomérules et des épithéliums est compromise ;
le rein s'atrophie et offre à sa surface des bosselures et des
dépressions.

La dégénérescence amyloïde se rencontre chez un certain
nombre d'alcoolisés, mais la part d'influence qu'il faut
attribuer à l'alcool lui-même dans sa production n'est pas
encore suffisamment établie pour en faire une des manifestations de l'intoxication chronique.

Les manifestations de ces diverses altérations rénales se
confondent en général dans la symptomatologie de la maladie de Bright ; celle-ci n'offre guère de particularité chez
l'alcoolisé. Le seul symptôme qui puisse la faire reconnaître
est encore l'albuminurie, car les autres phénomènes tels que
anasarque, décoloration des tissus, cachexie spéciale, peuvent aussi bien dépendre d'affections du cœur, du foie ou
de la désorganisation du sang que de l'affection du rein
elle-même.

Vessie. — Il n'est pas très rare de rencontrer chez les
alcoolisés, surtout chez les buveurs de bière, un catarrhe
vésical offrant d'ordinaire tous les symptômes des catarrhes
d'origine rhumatismale ; mais jusqu'ici l'on n'en a pas
encore constaté l'existence dans des conditions assez usuelles et avec des particularités assez spéciales pour permettre
d'en faire un symptôme de l'alcoolisme.

Testicule. — L'intoxication alcoolique a une action évidente sur la vie sexuelle; elle éteint complètement les désirs
vénériens; mais c'est là bien plutôt une action nerveuse
qu'une influence dépendant de causes locales. Il n'est cependant pas prouvé que l'atrophie des testicules, provoquée
par l'alcoolisme, n'ait pas sa part d'intervention dans cette
disposition morbide. Lancereaux a, en effet, constaté l'état
de flaccidité et d'atrophie des testicules chez le buveur; ces
organes se réduisent parfois au volume d'un haricot et
même d'un pois, et remontent jusqu'à l'anneau inguinal;
en même temps le scrotum et la verge sont flasques.
Le testicule lui-même offre certaines lésions organiques
encore assez mal déterminées. Les cellules épithéliales des
canalicules, parfois plus volumineuses et granuleuses,
d'autres fois déformées et détruites, ne constituent plus
qu'une masse grenue à l'intérieur du tube; les vésicules
séminales renferment un liquide sâle, jaunâtre, gluant et
visqueux, au sein duquel ne se rencontre qu'un petit nombre de spermatozoïdes et, en certaine abondance, le corps
décrit par Robin sous le nom de sympexion. Cet état, qui
est naturel chez le vieillard, prouve que l'alcool amène dans
l'organisme une sénilité précoce. Cependant l'accord n'est
pas unanime sur ces divers points, car Huss avec d'autres
observateurs prétendent que ces divers phénomènes résultent
plutôt du manque d'érections, lequel dépend à son tour
d'un affaiblissement musculaire.

Ovaire. — L'influence des alcooliques sur les organes
ovariques n'a guère été convenablement étudiée jusqu'ici.
D'après Lancereaux, l'alcoolisme provoquerait d'une façon
hâtive l'atrophie des ovaires surtout dans leur portion glandulaire; de là, l'établissement précoce de la ménopause. Le

savant auteur attribue encore à l'intoxication la production
de métrorrhagies, de troubles dans la menstruation et même
d'avortements. Franck avait déjà remarqué que les avortements sont excessivement fréquents dans les pays de vigno-
bles. Quoi qu'il en soit, la science est loin d'avoir dit son
dernier mot dans cette question où entrent en ligne de
compte des éléments nombreux, à chacun desquels il conviendrait d'attribuer sa part d'influence. On semble cependant vouloir admettre aujourd'hui que, par suite du trouble
que l'alcoolisme jette dans la fonction menstruelle, il amoindrit la fécondité et favorise les fausses couches; qu'en un
mot, il diminue la nativité chez la femme.

Appareil tégumentaire. — La peau, surtout à la face, offre
chez l'alcoolisé une coloration particulière et presque caractéristique; le nez et les parties environnantes, dans une
étendue plus ou moins grande, sont le siége d'une coloration rouge violacée qui se caractérise fort bien par l'épi-
thète vulgaire d'enluminée; on la constate encore, mais
plus rarement, sur d'autres parties du corps; en même
temps, mais à une certaine période de l'intoxication alcoolique seulement, le tégument extérieur devient comme onc-
tueux, comme huileux et légèrement luisant et satiné, surtout chez les personnes auxquelles l'alcool donne un certain
embonpoint; les sécrétions cutanées sont, en général, plus
abondantes, grâce à l'action sudorifique de l'alcool et contiennent beaucoup plus de graisse qu'à l'état normal.

A une période plus avancée de l'intoxication, en dehors
des parties dont la coloration est violacée, la peau prend
une teinte un peu terreuse ou jaunâtre, réflétant la souffrance
des organes internes et surtout des viscères abdominaux;
elle devient alors plutôt sèche, rugueuse et comme calleuse.

Les glandes sudoripares et sébacées peuvent subir diverses altérations; leurs produits renferment d'abondants dépôts de graisse. Une de leurs lésions les plus fréquentes est la production de l'acnée sébacea qui est loin d'être rare chez l'alcoolisé; on la rencontre surtout à la face et, jointe à la coloration violacée dûe à la stase sanguine, elle donne au facies de l'ivrogne un aspect souvent trop caractéristique. « D'abord apparaissent une série de rougeurs disséminées sur le nez et sur les joues, rougeurs qui s'animent et s'accompagnent de prurit après l'ingestion des spiritueux; peu à peu ces plaques rouges s'élargissent, et il se dessine à leur circonférence des arborisations constituées par la dilatation des veinules cutanées superficielles. A une période plus avancée, de petites pustules rouges, coniques, purulentes à leur sommet et entourées d'une vive auréole, se produisent sur la surface érythémateuse. D'abord discrètes, ces pustules se multiplient lentement; enfin, à son degré extrême, la couperose peut s'étendre sur le front, les joues, le menton et déterminer sur ces points des indurations tuberculeuses et des engorgements qui déforment les traits d'une façon repoussante. »

Diverses affections cutanées, parmi lesquelles la pellagre, ont été attribuées à l'alcoolisme chronique; des observations assez nombreuses ont été apportées à l'appui; mais la rareté excessive de ces manifestations épidermiques, dans des contrées où les abus alcooliques sont fréquents et répétés, doit inspirer des doutes sérieux sur la réalité de l'influence de l'alcool sur leur production.

L'alcoolisme chronique prédispose, en outre, à la gangrène de la peau et aux plaies par décubitus; les moindres blessures s'enflamment facilement, deviennent saignantes,

sanieuses, prennent un mauvais aspect et une mauvaise nature et finissent par s'éterniser. Rose a décrit un érysipèle
de nature particulière, qu'il appelle érysipèle hémorragique et qui s'accompagne ordinairement de larges suppurations du tissu cellulaire sous-cutané.

On a encore signalé chez l'alcoolisé l'existence d'un état
scorbutique plus ou moins spécial, que l'insuffisance de la
nutrition et la détérioration de la constitution aident à
rendre plus grave; toutefois, dans nos contrées au moins,
le scorbut alcoolique est relativement très rare, et nous pensons que les mauvaises conditions hygiéniques et constitutionnelles qui accompagnent l'intoxication alcoolique contribuent peut-être plus à sa production que l'alcool lui-même.

L'alcool s'élimine en partie par la peau, et constitue ainsi
un agent sudorifique; c'est à ce titre qu'on pourrait jusqu'à
un certain point lui reconnaître une influence spéciale sur
la production des diverses affections cutanées dont la fréquence est cependant relativement minime. Mais ce qu'il
faudrait d'abord prouver, c'est que les éruptions cutanées
apparaissent, toutes proportions gardées, beaucoup plus
fréquemment chez les ivrognes que chez les gens sobres, et
cette preuve n'a pas encore été faite. Il convient, en outre,
de ne pas oublier que l'ivrogne est souvent excessivement
négligent de soins de propreté; ce qui aide peut-être autant
à la production des herpétides que l'alcool lui-même.

Quant à la tendance à la gangrène, aux érysipèles et à
l'inflammation des plaies, elle n'est pas spéciale à l'alcoolisme et s'explique facilement par le mauvais état de la
vitalité qui existe chez lui. Quiconque a fait le service d'un
quartier de gâteux, où viennent échouer tous les déchets de
l'humanité, sous forme de démence paralytique, de démence

apoplectique et autres, a pu se convaincre que cette tendance aux plaies sanieuses et de mauvaise nature, n'est pas
exclusive à l'alcoolisé; là, où l'affaiblissement du système
nerveux n'intervient pas, la gêne circulatoire produit le
même effet.

A une période avancée de l'intoxication, le tégument extérieur devient œdémateux par suite de l'infiltration du tissu
cellulaire sous-jacent. Cette hydropisie, souvent causée
mécaniquement par des lésions circulatoires des différents
viscères, dépend cependant tout aussi souvent de l'affaiblissement constitutionnel et de la viciation sanguine. Sans
être généralisée, elle s'observe à plusieurs endroits à la fois,
et surtout aux parties qui ont été soumises à une position
déclive ou à celles dont le tissu est moins résistant, comme
les paupières, les coudes, les chevilles.

Appareil de locomotion. — Comme le cœur, la plupart
des muscles de l'organisme peuvent subir l'infiltration et la
dégénérescence graisseuse. L'infiltration graisseuse, très
fréquente à une certaine période, n'est que l'expression du
processus général qui domine l'alcoolisme chronique; les
muscles pâlissent, prennent une consistance plus molle et
se chargent de graisse dans l'intervalle de leurs fibrilles. La
dégénérescence graisseuse est beaucoup plus rare et moins
généralisée; dans ce cas, la fibre perd sa striation et présente, à l'intérieur du myolemme, des granulations grisâtres
et graisseuses; en passant par les états de décoloration et
de métamorphose graisseuse, elle aboutit à l'atrophie qui
réduit sa masse au quart de son volume antérieur et en
modifie la nature.

Les symptômes varient avec la fonction des muscles lésés;
dans les membres et le tronc, il se produit une faiblesse,

une lenteur et une difficulté dans les mouvements et dans
la locomotion; dans le larynx, la stéatose aboutit à l'aphonie; au cœur, à la faiblesse des battements.

Système osseux. — Les os sont, comme les muscles, le
siège du même processus adipeux; il s'y fait un dépôt de
graisse aux dépens du tissu osseux lui-même; dans les os
longs, le canal médullaire est agrandi, rempli de tissu
graisseux; les parois amincies sont friables et cassantes;
dans les os courts, les vacuoles osseuses sont élargies et
également comblées par de la graisse.

Comme symptômes fonctionnels, l'on constate des douleurs, parfois violentes, dans la continuité des membres et
dans la profondeur des os longs, une friabilité plus grande
et une certaine prédisposition aux fractures avec difficulté
de consolidation. Les douleurs, souvent semblables aux
douleurs ostéocopes de la syphilis, en diffèrent en ce qu'elles
n'offrent pas les paroxysmes réguliers de l'infection vénérienne et qu'elles siégent rarement à la tête.

Articulations. — Falck a décrit une artropathie propre à
l'alcoolisme; plusieurs articulations sont généralement atteintes; elles présentent une tuméfaction légère, sans grande
rougeur, souvent sans hydarthrose; douleurs profondes,
lancinantes ou sourdes, souvent intermittentes. Cette manifestation alcoolique, du reste rare, nous semble encore bien
hypothétique; c'est bien plutôt une simple coïncidence.

Nous allons maintenant aborder les désordres généraux
de l'alcoolisme.

B. *Désordres généraux.* — En dehors des altérations produites par l'usage prolongé des spiritueux dans les divers
organes de l'économie, l'alcool agit sur le processus de nutrition et amène des désordres généraux qui trouvent leur

détermination dans les altérations du sang, la polysarcie et la cachexie des buveurs.

Altérations du sang. — L'altération du liquide sanguin sous l'influence des alcooliques ne saurait être niée ; mais la nature de cette altération est loin d'être suffisamment connue. Un point hors de doute, c'est que dans l'alcoolisme chronique la quantité d'eau est fortement augmentée, tandis que celle de la fibrine diminue proportionnellement. Quand on abandonne à lui-même le sang tiré de la veine d'un alcoolisé, il ne s'y dépose qu'un caillot fibrineux, excessivement mince, parfois presque inappréciable, tandis que le liquide aqueux constitue presque toute la masse. La fibrine elle-même semble modifiée dans sa qualité ; c'est ainsi que, même dans les cas de phlegmasies viscérales, l'on ne rencontre aucun caillot fibrineux dans le cœur, et après la mort, le sang reste fluide. Les globules rouges paraissent assez sensiblement diminués : de 141 pour 1000, qui est leur proportion normale, ils tombent, suivant Bocker, à 122.

Lancereaux, de son côté, affirme avoir constaté une augmentation corrélative des globules blancs. En même temps, la quantité des matières solides éprouve un notable amoindrissement. Le sang normal défibriné renferme une moyenne de 121 pour 1000 de parties solides ; chez les alcoolisés on n'en constate que 102 pour 1000.

Bouchardat, obéissant peut-être plus à des vues théoriques qu'à des expériences directes, a affirmé que le sang des alcoolisés était plus foncé, parfois noirâtre, ce qu'il attribuait à l'absence d'oxygène, celui-ci ayant été enlevé par l'alcool. Steinheim et Schulz ont fait la même remarque, et attribuent cette coloration à l'augmentation dans le sang des matières hydrogénées et surtout carbonées et à la destruction des globules rouges. Bien qu'il soit difficile d'affirmer que la composition intime du liquide nourricier n'ait pas éprouvé dans l'alcoolisme chronique des modifications considérables, ces modifications ne sauraient être déduites d'un simple changement de couleur, d'autant plus que celui-ci n'est pas même réel, ou du moins, quand il existe, il tient plutôt à des désordres pulmonaires ou cardiaques qu'à des altérations alcooliques propres. Dans l'alcoolisme chronique où l'organisme humain tout entier est plus ou moins profondément atteint, il faut se garder d'imputer à l'alcool seul des modifications qui dépendent parfois uniquement des lésions qu'il a produites dans l'économie. C'est ainsi que les dérangements que l'on constate souvent dès le début dans les fonctions du foie doivent influer d'une manière défavorable sur l'hématopoïèse, bien que l'alcool n'ait par lui-même aucune action sur cette fonction.

Quoi qu'il en soit, il est une autre modification du sang qui est aujourd'hui parfaitement démontrée, c'est la piarrhémie ou présence de la graisse à l'état libre dans la masse sanguine. C'est à cette substance que le sang des alcoolisés doit sa couleur blanchâtre, opaline, presque laiteuse ; la contenance en graisse dans le sang alcoolique monte, d'après Lecanu, jusqu'à 11 p. c., tandis que, à l'état normal, elle ne dépasserait guère une moyenne de 5 p. c. Cette modification du liquide nourricier se produit, du reste, très rapidement sous l'action d'une certaine dose d'alcool injecté dans les veines d'un animal.

Dumesnil et Pouchet ont démontré dans la constitution du sang certaines modifications organiques qui auraient, toutefois, besoin d'un nouveau contrôle pour pouvoir être définitivement admises. C'est ainsi que des globules rouges auraient été trouvés rétractés et exprimant leur matière colorante dans le plasma ; d'autres fois ils seraient déformés, granuleux, se dépouillant de leur matière colorante sous forme de granulations noirâtres que l'on retrouve plus tard dans certains organes glandulaires.

Polysarcie des ivrognes. — L'infiltration graisseuse est un des troubles nutritifs les plus caractéristiques de l'alcoolisme, quoiqu'elle se produise encore dans d'autres conditions pathologiques et dans d'autres intoxications.

Il est bien entendu qu'il n'est pas ici question de la dégénérescence graisseuse qui entraîne une modification organique de l'élément, tandis que l'infiltration présuppose son intégrité.

Dans la stéatose, le dépôt adipeux se fait, ou bien par masses considérables, ou bien s'interpose entre les divers organes, entre leurs éléments constitutifs ou s'infiltre même dans l'intérieur de la fibre ou de la cellule, mais jamais il ne l'altère.

La paroi abdominale antérieure est l'une des régions où s'accumule de préférence le peloton graisseux ; aussi se fait-elle remarquer par la présence d'une couche adipeuse qui peut atteindre jusqu'à dix centimètres d'épaisseur ; le cœur, les reins, l'épiploon et le mésentère comme les intestins en contiennent des dépôts plus ou moins abondants suivant les sujets ; les muscles en renferment aussi, mais en moins grande quantité, et l'infiltration peut s'étendre aux os, aux articulations et au système vasculaire.

Sous l'influence de cet état adipeux généralisé, l'alcoolisé prend d'ordinaire un aspect particulier ; il revêt un embonpoint, mais un embonpoint factice; les chairs sont flasques, pendantes; le facies est bouffi; le ventre prend une obésité gênante.

La polysarcie ainsi développée est cependant un fait assez rare surtout chez l'alcoolisé véritable; on la rencontre plus fréquemment chez le buveur qui n'a pas encore dépassé les limites de la santé. Elle semble dépendre moins de la constitution individuelle du malade que de la nature de ses excès et des boissons ingérées; la vie sédentaire, les occupations faciles la rendent mieux appréciable; elle apparaît surtout chez les buveurs de bière et persiste longtemps; le vin la produit déjà à un degré beaucoup moindre, et les diverses boissons purement alcooliques, sans l'exclure, ne la développent cependant pas à un degré bien marqué.

La polysarcie ne caractérise, en général, que la première période de l'alcoolisme chronique; elle existe déjà chez le buveur alors même qu'il n'y a pas encore moyen de constater de symptôme d'alcoolisme proprement dit et ne constitue pas dans ce cas et à vraiment parler, de manifestation pathologique. Elle est, en général, plus ou moins exclusive de troubles viscéraux profonds, car dès que ceux-ci apparaissent, le tissu adipeux se résorbe graduellement, et à l'embonpoint factice fait bientôt place un amaigrissement général qui ne s'étend cependant qu'en tout dernier lieu aux parois abdominales, dont le volume contraste souvent avec la maigreur du reste du corps. C'est alors souvent que l'infiltration graisseuse cède le pas à la dégénérescence graisseuse et que l'atrophie s'empare de la plupart des tissus.

La cause de la polysarcie des alcoolisés a été diversement

interprétée. Pendant toute l'époque où la théorie chimique était exclusivement admise dans la science, les éléments graisseux étaient considérés comme provenant d'une décomposition ou d'un dédoublement de l'alcool lui-même, par suite de l'insuffisance des procédés d'oxydation ou d'un surcroît de matières hydrocarbonées ; explication d'autant plus plausible que Dumas avait démontré que les acides gras pouvaient se produire par dérivation de l'alcool. Mais cette explication ne manqua pas de rencontrer de nombreux contradicteurs, et l'on n'attribua plus à l'alcool qu'une influence toute indirecte sur la production de la stéatose : une grande partie de l'oxygène était absorbée au profit de l'alcool et devenait, dès lors, insuffisante à brûler les matériaux de la nutrition qui, subissant la transformation graisseuse, formaient les dépôts adipeux dont se surchargeaient les organes.

Quoi qu'il en soit de ces explications, il est plus que probable que l'infiltration graisseuse tient à une modification du processus nutritif que l'alcool ralentit, comme il a été démontré dans la partie physiologique de ce travail. Quant à la nature même de cette modification nutritive, il est prudent de ne pas tenter d'explication, celle que l'on pourrait émettre n'ayant aucun argument sérieux pour l'étayer.

Cachexie alcoolique. — Se fondant sur l'ensemble des altérations de l'élément sanguin, Dumesnil et Pouchet ont cru pouvoir établir un état pathologique survenant assez rapidement et l'ont décoré du nom d'anémie aiguë des buveurs. Cet état, caractérisé par la pâleur de la peau, de l'essoufflement, des palpitations, est assez difficile à retrouver chez l'alcoolisé, et son existence n'a, du reste, pas été confirmée par les recherches ultérieures. Ce qui est plus

évident, c'est la cachexie alcoolique, c'est-à-dire cet ensemble de désordres nutritifs occasionnés, d'un côté par
l'alcool lui-même dans les processus organiques, de l'autre
par les altérations plus ou moins variées que produisent
sur ces mêmes processus, les diverses localisations alcooliques dans les viscères de l'économie. Il ressort de ces
données que la cachexie alcoolique est le produit de manifestations complexes que nous allons essayer d'analyser.

L'intégrité de la nutrition générale se trouve évidemment
lésée, et souvent primordialement lésée. Il serait peut-être
difficile de déterminer l'essence même de cette lésion, de la
définir, d'en analyser les divers éléments; mais ce qu'il est
facile de constater, ce sont ses résultats, et ces résultats
s'observent souvent même chez les alcoolisés dont les
divers désordres viscéraux sont encore insuffisants à expliquer la production de la dyscrasie.

C'est d'abord un affaiblissement constitutionnel et fonctionnel, une diminution de la résistance de l'individu aux
diverses influences morbifiques; c'est ensuite un état d'adynamie qui se produit à la moindre occasion, sans cause
suffisante et par le simple effet du mauvais fonds sur lequel
germe la maladie. Les alcoolisés sont de mauvais malades;
ils supportent également mal la maladie et le traitement, et
tombent avec une facilité extrême dans un état alarmant
d'adynamie et de prostration à propos d'affections qui ne
comportent absolument pas de si graves complications. La
réaction salutaire ne s'accomplit pas, ou ne s'accomplit
qu'avec peine; la vitalité des tissus est profondément altérée.
Les convalescences sont lentes, difficiles, parfois incomplètes; les fonctions de nutrition semblent anéanties et un
état de consomption lente finit par entraîner le malade à la

mort. La plupart de leurs affections prennent le caractère asthénique; loin de se limiter par l'effusion plastique, elles s'étendent au loin dans les tissus; elles ne supportent pas la saignée. C'est même là un des caractères particuliers de cette cachexie alcoolique, que la moindre émission sanguine chez celui qui en est atteint, le jette dans un état d'affaissement et de prostration extrême. Ce n'est pas seulement chez les alcoolisés à la dernière période que se rencontre cet état, mais encore chez l'alcoolisé au début de sa cachexie, alors que la plupart des organes ne présentent encore que peu de désordres, ce qui prouve une saturation alcoolique lente, qui s'établit insidieusement et manifeste déjà ses effets alors qu'elle ne se décèle encore par aucune lésion organique évidente. Ce n'est pas de cette usure finale, de ce marasme ultime qui est l'aboutissant de la plupart des lésions alcooliques, que nous parlons ici; la dyscrasie véritable est bien plus spéciale, plus intime et surtout plus précoce.

Il est vrai que celle-ci a été niée, et que l'on a prétendu qu'il n'existait pas de cachexie indépendante des diverses lésions viscérales qu'entraîne l'alcoolisme. Telle n'est pas l'opinion dominante aujourd'hui, et s'il est vrai que la cachexie constitutionnelle est toujours fortement aggravée par les divers désordres surtout digestifs et hépatiques, il est presque certain que la vitalité de l'alcoolisé est dès le début sensiblement atteinte. C'est dans la vitalité cellulaire, c'est dans la vie organique elle-même que réside le processus, et il est fortement aggravé par l'affaiblissement de l'influx nerveux qui n'apporte plus aux organes la stimulation nécessaire à leur fonctionnement normal. Cette influence nerveuse a été trop négligée jusqu'à ce jour où les

désordres circulatoires ont presque seuls attiré l'attention ;
l'alcool atteint l'élément nerveux en même temps que l'élément circulatoire, et c'est l'affaiblissement de l'énergie nerveuse, tant sur la vie de relation que sur la vie organique qui
paraît constituer le fond de la véritable cachexie alcoolique.

Quoi qu'il en soit, l'affaiblissement de la vitalité organique
ne reste pas longtemps isolé : bientôt les divers désordres,
principalement ceux de la digestion, de l'hématopoïèse et
de la circulation sanguine, viennent y joindre leurs effets
désastreux pour affaiblir et user la constitution tout entière ; les aliments incomplètement ou insuffisamment
digérés ne fournissent plus au sang les éléments répara-
teurs ; le sang, incomplètement régénéré dans la trame hépatique et incomplètement vivifié dans le lacis pulmonaire,
ne livre plus aux organes les matériaux convenables à leur
nutrition. C'est alors que l'on voit la peau devenir terreuse,
blafarde ; la graisse du tissu cellulaire disparaît ; les téguments s'affaissent, deviennent molasses, comme œdémateux ;
c'est alors que surviennent les diarrhées et les hémorragies
sous toutes leurs formes, les hypostases, les infiltrations
œdémateuses des divers organes, et tous ces désordres, réagissant les uns sur les autres, finissent par amener cette
usure, ce délabrement de la santé qui caractérise la cachexie
alcoolique à son dernier degré.

En résumé, la cachexie alcoolique comprend deux éléments et deux périodes : un premier stade que l'on pourrait
appeler nerveux et où l'innervation et la vie cellulaire sont
surtout lésées ; le mot de constitution alcoolique désignerait
peut-être mieux cet état primitif ; un deuxième stade où
tous les systèmes et tous les organes souffrent et où la
véritable cachexie apparaît.

Influence de l'alcoolisme sur le cours des maladies intercur-
rentes. — C'est à propos de la cachexie alcoolique qu'il convient de rappeler l'influence de l'intoxication chronique sur
la marche et le pronostic des diverses maladies qui peuvent
éclater pendant son cours. Comme fait, cette influence
funeste est indéniable, mais sa nature n'est pas encore suffisamment déterminée, ou plutôt ses causes sont variables,
et chacun des éléments de l'alcoolisme y intervient tour à
tour et d'une façon plus ou moins énergique, suivant la nature des organes atteints.

L'on peut affirmer d'une manière générale que l'alcoolisé offre beaucoup moins de force de résistance aux diverses agressions dont il se trouve l'objet de la part des causes
morbifiques auxquelles il peut être exposé. Il est d'observation qu'en temps d'épidémie, ce sont les ivrognes qui
payent les premiers leur tribut aux maladies régnantes. Du
reste, le buveur contracte d'ordinaire plus facilement toute
autre maladie, surtout les affections des voies respiratoires,
les érysipèles, les maladies infectieuses.

En général, les maladies qui se développent sur le fonds
détérioré de sa constitution, affectent des caractères nouveaux et prennent un degré de gravité parfois exceptionnel ;
elles se compliquent volontiers d'accidents nerveux : c'est
ainsi que chez les sujets adonnés à la boisson, les plus simples indispositions suffisent à provoquer du délire, et celui-
ci devient parfois grave et dangereux par lui-même dans
les affections plus sérieuses. Les malades buveurs ont de
même une tendance singulière à la prostration et à l'adynamie ; ce sont de mauvais malades, qui supportent aussi
mal le traitement que la maladie elle-même. « L'habitude
extérieure des ivrognes malades trahit une grande faiblesse ;

leur pouls devient petit et dépressible; ils n'ont pas de
sommeil et quand ils peuvent dormir, ils sont tourmentés
par des rêvasseries continuelles. D'autres fois, au contraire,
ils sont plongés dans une somnolence dont on ne les tire
qu'avec peine; leur langue, naturelle ou à peine saburrale
dans quelques cas, est d'autres fois brunâtre, sèche, encroû-
tée, quelquefois fendillée et sanguinolente; l'intelligence faiblit, et il semble que les sensations s'éteignent; les mouvements sont lents et difficiles; la sueur est froide; les excrétions
souvent involontaires; la réaction salutaire ne s'accomplit
pas; la vitalité des tissus est profondément altérée et des
gangrènes se déclarent souvent dans les parties soumises à
quelque compression; finalement, le malade meurt dans le
collapsus le plus complet. » « D'autres fois, la maladie parcourt tant bien que mal ses phases successives; puis arrivée
à la période terminale, elle semble s'enrayer, elle languit
et la convalescence ne s'établit pas. Au lieu de se relever,
l'appétit reste nul ou est remplacé par un véritable dégoût
des aliments; les fonctions de nutrition semblent anéanties; du météorisme se produit, de la diarrhée se déclare et
un état progressif de consomption entraîne lentement le
malade au tombeau. »

Et ce n'est pas seulement chez les alcoolisés véritables
que se présente cette constitution particulière, cette diminution de la résistance vitale, on la retrouve même chez le
buveur chez lequel la saturation alcoolique latente ne se
révèle qu'à propos d'un trouble pathologique intercurrent.
Il est à peine besoin de dire ici que le pronostic des nombreuses affections qui peuvent venir compliquer l'alcoolisme se trouve notablement aggravé par cette espèce de déchéance physique qui caractérise la constitution alcoolique

Les lésions traumatiques qui sont peut-être plus fréquentes chez celui qui s'adonne à la boisson, en raison des
accidents auxquels il est plus facilement exposé, trouvent
un fonds tout aussi défavorable ; c'est ainsi que, malgré des
forces physiques en apparence florissantes, les moindres
blessures deviennent le point de départ d'accidents graves
que rien ne peut entraver, lymphangites, phlegmons diffus,
superficiels ou profonds, érysipèles de mauvaise nature,
sphacèles envahissant, hémorragies consécutives, le tout
accompagné de fièvre intense, de septicémie rapide, de
délire furieux ; puis à l'intérieur, des congestions et des
phlegmasies viscérales à marche foudroyante. Peronne
signale la facilité avec laquelle s'élabore le pus chez les
ivrognes ainsi que la rapidité avec laquelle apparaît la gangrène ; Gosselin remarque la fréquence de l'ostéite. Carpenter avait déjà appelé sur ces dispositions défavorables
l'attention du chirurgien ; chez ces malheureux, la plus
petite égratignure, la meurtrissure la plus légère est souvent suivie d'un érysipèle mortel. Quand les viscères s'enflamment dans ces conditions, ils s'infiltrent rapidement
de pus ou se gangrènent. Aussi, et c'est une conclusion qui
est généralement admise aujourd'hui, le chirurgien hésite-
t-il à pratiquer sur ces individus des opérations de quelque
importance, sachant bien qu'elles ont peu de chances de
succès.

On ne saurait méconnaître l'exactitude de ces considérations, mais elles ne nous semblent pas absolument propres
à l'alcoolisme ; tous les malades qui souffrent d'affection
où le système nerveux a éprouvé une dépression excessive, se présentent dans des conditions tout aussi déplorables au point de vue de la résistance vitale. C'est ce qui

nous a fait supposer que la diminution de l'influence nerveuse devait être une des causes principales de la déchéance
vitale de l'alcoolisé.

2. ALCOOLISME CHRONIQUE CÉRÉBRO-SPINAL.

A. *Alcoolisme cérébral.* — L'alcool exerce sur l'ensemble
du système nerveux, une influence variée et profonde, et
cette action est d'ordinaire tellement prédominante que
c'est elle qui imprime à l'intoxication alcoolique ce cachet
spécial, cette allure particulière qui, sans offrir des phénomènes absolument spéciaux, lui donne cependant une certaine individualité et la fait reconnaître avec facilité entre
tous les autres complexus symptomatologiques.

Deux éléments principaux interviennent dans la constitution de cette entité alcoolique : d'abord le fonds morbide
qui, pour ainsi dire, en constitue l'essence, ensuite la marche des différents phénomènes, c'est-à-dire le processus de
la maladie.

Le fonds morbide offre un cachet spécial qui est d'ordinaire le même dans toutes les formes et quelles que soient
les manifestations qui viennent les compliquer. C'est lui
qui constitue à proprement parler, l'alcoolisme chronique;
ses modalités sont peut-être variables, quelquefois seulement appréciables à l'œil le plus exercé, d'autres fois se
manifestant par les phénomènes les plus accusés, mais, en
somme, conservant toujours le même type : c'est l'affaissement, l'usure, la démence; on les retrouve sous toutes les
modalités de l'alcoolisme chronique.

Le processus morbide, plus variable peut-être dans sa
manière d'être, réside surtout dans cette tendance qu'a
l'alcoolisme d'envahir successivement les divers tissus de

l'organe cérébral, une fois qu'il y a porté ses premières atteintes, et de constituer ainsi progressivement des formes plus graves à mesure que son action se prolonge. Cette évolution, qui parfois s'étend sur un long espace de temps, fait passer l'alcoolisme cérébral chronique par diverses phases progressives qui constituent autant de formes particulières, et dont nous essaierons de donner plus tard la description en détail.

La première forme, forme type et qui constitue le fonds même de l'alcoolisme cérébral, sera désignée sous le nom de dégénérescence morale alcoolique ; le mot de démence nous paraît peu approprié, parce que l'affaiblissement intellectuel est souvent le symptôme le moins apparent et celui qui fait le plus longtemps défaut ; le mot d'abrutissement moral serait peut-être plus approprié, s'il était plus scientifique. Cette forme caractérise d'ordinaire les premières périodes de l'alcoolisme et peut, chez certaines natures privilégiées, ne jamais dépasser cette limite ; elle est alors une forme presque autonome, et persiste avec aggravation progressive, durant le reste de la vie.

Plus souvent elle ne tarde pas à être suivie de la seconde forme, l'alcoolisme hallucinatoire, dans laquelle on voit apparaître sur le fonds de la première, un état de trouble émotionnel et sensoriel des mieux caractérisés.

La troisième forme est la démence alcoolique simple ; c'est l'affaiblissement réel, l'usure des facultés intellectuelles surtout et morales ; on la rencontre fréquemment à l'état de simplicité et elle peut persister durant toute l'existence de l'alcoolisé sans se compliquer d'autres manifestations morbides. Plus souvent cependant, elle n'est que passagère et aboutit rapidement à la dernière forme, la démence

alcoolique avec paralysie ou paralysie alcoolique, qu'il ne
faut pas prendre, principalement au début, pour la folie
paralytique véritable, quoiqu'elle finisse presque toujours
par se confondre avec elle.

Ainsi se trouvent constituées trois formes d'alcoolisme
cérébro-spinal chronique, d'ordinaire progressives, qui
peuvent cependant exister à l'état d'isolement, mais qui le
plus souvent se transforment, successivement et après une
durée variable, l'une dans l'autre pour aboutir définitivement et avec la continuation des excès, au marasme paralytique; mais chacune d'elles peut aussi, avec la cessation des
excès, s'arrêter dans sa marche et même disparaître complètement pour faire place au retour à la santé.

Avant d'aborder la description des formes ainsi déterminées, il nous paraît nécessaire de décrire en détail chacun
des symptômes dont l'ensemble constitue l'intoxication cérébrale chronique, d'en rechercher les caractères et d'en
étudier la nature. Ces différents désordres seront examinés
successivement dans :

1° Les facultés morales et affectives;

2° Les facultés intellectuelles;

3° La volonté;

4° La sensibilité générale;

5° La motilité;

après quoi seront décrites les différentes formes qu'ils constituent.

Facultés morales et affectives. — Elles comprennent les
sentiments moraux, les sentiments affectifs et la sensibilité
morale; ce sont elles qui subissent les premières atteintes
de l'alcoolisme chronique, et alors que le fonctionnement
intellectuel est encore presque intact, que l'alcoolisé sait

encore mettre toute son intelligence à la disposition de ses
efforts intentionnels, le moral est déjà profondément
atteint; mais le malade, car il y a déjà alors maladie, sait
encore maîtriser ses impulsions, et les modifications qu'a
subies son être moral n'éclatent pas toujours au dehors;
les scènes de famille souvent cachées en révèlent seules
l'existence, et la perversion morale n'arrive au grand jour
que quand l'affection progressant, le malade a perdu toute
possibilité de se contenir.

C'est dans la sphère morale que s'observent les premiers
symptômes de l'alcoolisme: les idées de moralité se pervertissent et s'affaiblissent; l'honneur et la dignité, la réputation et les convenances ne sont plus que de vains mots;
l'homme qui jadis était poli, maniéré, strict observateur
de l'étiquette, soigneux de sa personne, devient négligent,
impoli, malpropre, oublieux des convenances, parfois
même impertinent et grossier; celui que le beau et le bien
enthousiasmait, reste insensible devant les plus belles productions de l'art; il passera indifférent devant ce qui
jadis lui remuait le cœur. Insensible aux sentiments supérieurs de l'honneur et de l'émulation, il se complaira dans
les occupations, autrefois jugées indignes de lui; sa réputation de même que celle de sa famille lui deviendront
indifférentes, et lui qui, autrefois, prisait haut la voix de
l'opinion publique, en arrive aujourd'hui à la braver
cyniquement. Aucun noble sentiment ne parvient plus à
l'ébranler; il perd peu à peu la notion du devoir, de
la justice, de l'honneur, et s'il est encore capable d'en
saisir les enseignements, il n'est plus à même d'en faire
les applications; il comprendra encore, parce que l'on
comprend par l'intelligence, mais il ne sentira plus, parce

qu'on sent par le cœur, et que c'est le cœur qui le premier
s'abrutit dans l'alcoolisme ; le malheureux commence par
devenir une brute morale avant de devenir une brute intellectuelle.

Le développement de cet abrutissement est en général
lent et progressif, et il varie évidemment suivant le degré de
culture antérieure du malade ; l'affaiblissement de la moralité et du sentiment esthétique, aidé de l'exaltation des passions auxquelles manque un de leurs freins les plus puissants, est une des principales causes des actes violents et
immoraux commis pendant cette période de l'alcoolisme,
période trop souvent méconnue parce qu'elle ne s'annonce
par aucune autre perversion et que le domaine intellectuel
se conserve pour ainsi dire encore intact.

Cette absence de toute idée de moralité, absence qui peut
aller jusqu'à la dégradation la plus complète, ne nous est
nulle part mieux apparue que dans la lettre suivante, adres-
sée par un alcoolisé à un de ses camarades avec lequel il se
livrait à la sodomie ; l'association de l'idée la plus pure de
l'amour maternel, encore très développé chez lui, de l'idée
religieuse et de la divinité, aux passions les plus abjectes et
les plus dégoûtantes, donne une idée de l'aberration morale
où peut arriver l'alcoolisé : « fais ton possible pour que ton
mal d'yeux dure jusqu'au 10, car je suis plus sûr encore
aujourd'hui que jamais que ce jour là je sortirai ; que là,
commencera pour nous deux cette bonne et douce vie
d'amour, cette existence que j'ai si bien réglée d'avance,
afin que le bien aimé de mon cœur, soit heureux avec moi
et afin qu'il m'aime toujours. Tu verras, chéri, que je ne
suis pas un menteur, ni un trompeur, et que je te rendrai
la vie aussi douce et aussi bonne que je pourrai, en pensant

d'abord à ton bien-être et ensuite en te caressant le plus souvent. Combien je soupire, mon ami, après les nuits que nous allons passer ensemble, côte à côte; là, au moins, nous pourrons échanger nos baisers et nos caresses sans crainte; là, nous pourrons nous montrer à tous deux notre amour réciproque. Oui, mignon, tu verras comme je serai pour toi, d'abord bon et aimable comme une femme qui aime son mari chéri et bien aimé, et pour les autres, gai, spirituel et charmant. Mignon, c'est la fête de ma mère le 20 de ce mois; nous lui ferons une surprise, n'est-ce pas chéri? car bientôt elle sera ta mère à ton tour; elle te regardera comme un enfant longtemps absent et qui revient au foyer paternel. Puis tu verras, comme mes tantes, bonne maman, seront gentilles pour toi. En un mot, si tu ne te trouves pas heureux par l'affection que nous aurons pour toi, par le bien être dont je t'entourerai, tu y mettras de la mauvaise volonté. » L'alcoolisé a un jour une frayeur terrible, que son ange chéri ne vienne à partir de l'asile; rassuré à cet égard, il lui écrit : « enfin ce n'est qu'une fausse alerte, je remercie Dieu et la Sainte-vierge, car je les prie tous les deux fort souvent, pour toi d'abord et pour moi ensuite. »

Et le jour où tout est découvert, où l'objet de son amour dénaturé est ignominieusement chassé, il éprouve un si profond chagrin, un si vif désespoir qu'il tient des propos à faire craindre de sa part un suicide et à nécessiter l'emploi de la camisole. Il a affirmé souvent que sans ce moyen de contention, il se serait certainement tué (1).

Tardieu donne, dans son étude médico-légale, une idée

---

(1) BULARD. *Alcoolisme. Rapport médico-légal*, in *Annales médico-psychologiques*, septembre 1872.

toute aussi saisissante de cette obtusion morale, alors même que les malheureux qui en sont atteints, ont encore conservé une certaine lucidité intellectuelle. « Un individu de 25 à 30 ans, ayant reçu une certaine éducation et ayant été successivement étudiant en médecine, clerc d'avoué et étudiant en pharmacie, fut enfermé deux fois, d'abord à Charenton, puis dans un asile de province pour atteintes de delirium tremens. Remis en liberté, il continua de plus belle ses excès alcooliques. Se promenant un jour sans but dans les environs de Paris, il rencontra un garde champêtre qui lui parut sans doute l'observer avec malveillance, se jeta sur lui et le frappa de cinq à six coups de couteau. Enfermé de nouveau, et cette fois sous le coup d'une accusation des plus graves, qui devait tout au moins briser son avenir, il écrit à sa mère pour l'informer de son incarcération et la prier de lui envoyer un pot de pommade, un poulet, du vin et de ne pas l'embêter de ses conseils; il est en prison et il y restera. Conduit devant le juge d'instruction, il se lève dès le début de son interrogatoire en disant : j'en ai assez comme cela ; je considère cet interrogatoire comme inutile, je ne veux plus rien dire; je l'ai dit au commissaire de police. Le lendemain, il écrit au chef du Parquet une longue lettre, dont le ton et le style sont caractéristiques « je rappellerai, y dit-il, que mon insouciance et ma gaieté furent pris pour du cynisme; si j'ai perdu mon âme dans les accidents d'une jeunesse orageuse, j'ai gardé ma bonne dose de cet esprit français, qui sait se soustraire à tous les embarras de la vie; j'ajouterai que fatigué de la pharmacie, je suis maintenant occupé à me chercher un autre état; j'ai jeté les yeux sur la photographie où je réussis assez bien comme amateur. Cela a constitué dans ma vie, une sorte de crise qui n'est peut être pas sans influencè sur ce qui est arrivé (1).

Dans une classe plus inférieure, l'on rencontre des actes du genre de ceux-ci : « le patient est dès sa jeunesse un buveur intrépide ; déjà en 1871, alors qu'il épousa une femme de mauvaise réputation, il offrait déjà un affaiblissement moral et intellectuel. Dans ces dernières années, ses excès devinrent plus nombreux et plus abondants ; dès lors les forces physiques et intellectuelles déclinèrent rapidement ; la moralité s'obscurcit chaque jour davantage ; le patient tint les propos les plus déplorables : il appelait sa femme putain, en présence d'une nombreuse assistance ; lui passait la main sous les jupons et engageait publiquement ses camarades à s'en servir, sous prétexte que sa propre impuissance sexuelle l'en empêchait (2). »

L'exemple suivant est encore caractéristique de cet affaiblissement de la moralité. « Il raconte ensuite, sans qu'il puisse donner la date exacte, le fait pour lequel il a été mis en prison ; son père l'ayant injurié, il l'a frappé, non pas avec son boucard, mais avec le poing ; lorsque nous lui avons manifesté notre étonnement de voir le fils ainsi frapper son père et que nous cherchons à lui faire comprendre la gravité de sa faute et la peine à laquelle il peut être condamné, il ne se montre nullement ému et répond invariablement avec un calme parfait : il n'avait qu'à ne pas m'injurier, je ne lui aurais rien fait ; absolument comme s'il trouvait tout naturel l'acte de violence auquel il s'est livré sur son père. Toutes ses réponses, du reste, sont faites avec une grande indifférence, sans qu'il paraisse se douter de la gravité de sa situation. Tout en répondant, il se frotte

(1) Art., Démence alcoolique, in *Dictionnaire encyclop. des sc. méd.*
(2) KRAFFT-EBING, *Lehrbuch der Psychiatrie,* observation 139.

la tête, élève les bras, baille. Dans ces derniers temps, il
écrit une lettre à son père, et sans même faire allusion au
malheur qui lui est arrivé, il lui demande de l'argent pour
acheter du vin et du cidre (1). »

Nous ne saurions assez insister sur cette démence de la
moralité, en opposition avec la démence de l'intelligence,
parce que cette dernière a été presque exclusivement étudiée
et appréciée aux dépens de la première. Cependant l'affaissement de la moralité a une importance majeure au point
de vue médico-légal ; jusqu'ici ce n'est qu'avec une peine
excessive qu'elle est parvenue à pénétrer dans le domaine
public, bien que journellement le public en ait sous les
yeux de tristes et affligeants exemples.

Quand on voit les fils de famille qui, jusqu'à une certaine
période de leur vie, entourés de tout le prestige d'une
illustre naissance, d'une intelligence brillante et d'une
éducation soignée, s'adonnent un jour aux excès de boissons et descendent, de chute en chute, jusqu'à fréquenter
les mauvais lieux et à boire attablés avec les portefaix et
les cochers dans les cabarets du plus bas étage, et se livrer
à l'escroquerie et au vol même pour satisfaire leur vile passion ; quand on voit ces malheureux comprendre et regretter
par les facultés de l'intelligence la triste fatalité qui les poursuit et qu'ils ne savent plus regretter par les facultés du
cœur, peut-on encore douter de l'existence de cette démence de la moralité qui ne leur permet plus de sentir
l'abjection de leur existence tout en la comprenant.

En faut-il encore d'autres exemples? La vie journalière
ne nous en fournit que trop. Ce mari alcoolisé qui aban-

(1) BRULÉ et LAFITTE. *Rapport médico-légal* in *Annales medico-psy-*
chologiques, juillet 1878.

donne chez lui une femme respectée et des enfants chéris,
et qui va courir les cabarets et les maisons de prostitution,
au vu et au su de tout le monde : abaissement de la moralité ! il ne sent plus son abjection ! Cet autre qui, ayant des
antécédents irréprochables et un nom honoré, se livre en
public à des attentats à la pudeur : abaissement du sentiment de la moralité ! Et toujours ainsi.

Une grande partie des actes blâmables commis par les
alcoolisés, à cette période de leur maladie, sont empreints
de cet affaiblissement du sens moral où presque tous prennent leur origine. Les passions se développent librement
parce que le frein qui les arrêtait a disparu, et que le modérateur des mouvements de l'âme n'a plus de puissance
sur la volonté humaine. Ce n'est pas encore tout à fait le
développement de la folie morale ; ce n'est pas encore l'absence de l'idée de la moralité ; c'est l'absence du sentiment
de la moralité. Celle-ci ouvre la marche ; celle-là ne se rencontre en général que plus tard ; au début, l'alcoolisé se
borne à ne pouvoir sentir lui-même l'immoralité de ses
actes et de sa conduite ; du jour où il ne pourra plus la
comprendre, se développera la démence alcoolique véritable qui constitue un degré plus avancé de l'intoxication
alcoolique.

Sentiments affectifs. — Les sentiments affectifs ont leur
part de modification morbide dans le grand ensemble pathologique qui s'appelle alcoolisme. L'indifférence, l'affaissement en constitue, en général, le caractère dominant ; les
sentiments nobles s'éteignent ; le sentiment de famille s'affaiblit et disparaît ; l'alcoolisé n'a plus soucis de sa famille
et songe à peine encore à sa femme et à ses enfants ; pourvu
qu'il ait à boire, que lui importe ceux qui lui étaient chers

autrefois. Heureux encore s'il ne les prend pas en haine, et
s'il n'assouvit pas sur eux la mauvaise humeur qui le poursuit. Il est des alcoolisés chez lesquels naissent des sentiments pervers et chez qui les passions atteignent un développement maladif; mais ce n'est guère la généralité. Les
perversions affectives ne sont, en général, chez eux, que
des troubles transitoires et factices de leur irritabilité et de
leur émotivité; elles se produisent par saccades, sous l'influence de nouvelles excitations alcooliques ou autres, de
contrariétés, d'émotions morales. La haine, l'aversion, la
vengeance ne sont guère le propre de l'alcoolisé, en tant au
moins que sentiments nés de sa maladie; ce sont là des
sentiments actifs, et la passivité, l'extinction sentimentale
et affective dominent chez lui. Ses actes sont plutôt instinctifs que prémédités, et quand il se livre à des violences
contre ceux qui devraient lui être chers, c'est d'ordinaire
dans des moments d'excitation ou à la suite de dispositions
morales négatives, bien entendu là où n'interviennent pas
d'autres mobiles maladifs, tels que angoisses, frayeurs,
hallucinations.

Aussi la perversion des sentiments et des penchants
est-elle chose assez rare dans l'alcoolisme chronique où
l'on ne rencontre guère la haine, la vengeance. Si l'alcoolisé
devient souvent brutal, grossier, inhumain et féroce; s'il est
sourd à tout bon sentiment, c'est bien plutôt pendant ses
périodes d'excitation que l'on remarque ces changements
de caractère, que pendant la période chronique de l'empoisonnement. L'ivrogne a d'ordinaire la boisson plus mauvaise
à mesure que l'intoxication fait des progrès; mais ces mouvements passionnels sont plutôt des épiphénomènes passagers qui ne constituent pas le fonds de l'alcoolisme lui-

même; dans celui-ci prédomine d'ordinaire l'affaissement, l'insensibilité, l'indifférence dans les sentiments moraux comme dans les sentiments affectifs. A mesure, du reste, que l'intoxication fait des progrès et que la démence intellectuelle se prononce, ils s'affaiblissent chaque jour davantage et finissent par s'éteindre complètement.

Sensibilité morale. — *Émotivité.* — L'émotivité est, de toutes les dispositions morales, celle qui subit avec le plus de fréquence et de précocité les atteintes de l'alcoolisme; elles surviennent généralement en même temps que celles du sens moral et esthétique, et donnent lieu a un ensemble de phénomènes des mieux caractérisés. Plus d'une disposition morale, plus d'un sentiment manifesté par l'alcoolisé, plus d'un acte posé par lui, trouveront leur origine et leur explication dans cette faculté, encore vague et obscure, de l'être humain. La lésion débute par une irritabilité à forme excessive, sans but comme sans motif. Puis viennent les dispositions morbides vicieuses, dispositions que les Allemands ont si bien désignées sous le nom de *Verstimmungen*, et que la langue française n'a pas de mot propre pour bien spécifier. Cette émotivité pervertie peut donner lieu aux sentiments les plus variés, à la conduite la plus déraisonnable, aux actes les plus violents. Cet état est surtout caractérisé, le matin au lever, et au sortir d'un sommeil difficile et incomplet. C'est alors que l'alcoolisé est tantôt sombre, taciturne, préoccupé, défiant, tantôt assiégé d'idées fixes qui le tourmentent et l'irritent, tantôt poursuivi de craintes et de préoccupations qui l'agacent. On le voit alors difficile, maussade, irritable, querelleur, disposé aux observations désagréables, se mettant dans de violentes colères pour les motifs les plus futiles; injuste envers les siens,

mécontent de lui-même et des autres, il se livre à des exal-
tations de colère et de fureur, à des emportements terribles.
Tel est l'alcoolisé dépeint dans l'observation médico-légale
suivante : « Alors qu'il était entouré des soins les plus prévenants et les plus affectueux de la part de sa famille, il
s'emportait contre ces mêmes personnes, les qualifiant de
gredins, de canailles et d'autres injures ; c'étaient comme
des lubies qui lui passaient par la tête ; c'étaient des emportements de colère que je ne m'expliquais pas vis-à-vis des
membres de sa famille.... Il était d'une contrariété insupportable, s'en prenait à sa famille, à ses chiens, à ses voisins ; il jouait de l'accordéon pendant des jours et des nuits.
Une fois il jouait dans un cor de chasse de manière à ennuyer tout le voisinage ; d'autres fois nous nous relevions
au bruit qu'il faisait chez lui, de manière à faire croire au
feu ; une autre fois il arrachait des orties sur le cimetière,
par une pluie battante ; une autre fois, chez moi, il singeait
tous mes gestes, faisait du bruit avec le volet ou avec un
maillet et se vantait de faire plus d'ouvrage que moi ; un
jour encore il jeta sa casquette à terre chez moi, et aussitôt
il me demanda où était sa casquette ; je la lui montrai ; il
voulut me la faire ramasser et y employa des menaces ; je
consentis à la reprendre et à la lui remettre à cause de mon
désir de le calmer ; il n'eut pas plutôt sa coiffure entre les
mains qu'il m'en porta un coup dans le visage, de manière
à me contusionner la figure... Il était agité, gesticulait, se
fâchait contre tout le monde dans la maison, donnait, la nuit,
des coups de pied à sa femme et la bousculait au point qu'il
avait un tremblement nerveux par suite de sa colère (1).

(1) DAUBY. Affaire Haquin. Homicide volontaire (in *Annales médico-
psychologiques*, janvier 1875.)

C'est dans de telles conditions que le caractère se modifie complètement. L'alcoolisé devenu brutal, grossier, inhumain, se livre à des actes de violence contre les autres, à des sévices contre sa famille, sans aucune apparence de motifs; la moindre opposition l'irrite et produit une réaction extraordinaire; l'impulsion devient dominante; les actes sont plutôt instinctifs que raisonnés; c'est la première émotion qui les détermine. Tantôt en proie à une exaltation violente, l'alcoolisé assouvit contre les siens ou même sur les objets inanimés, la sourde colère qui le mine; tantôt livré à un sombre désespoir, à un ennui et à un dégoût profond de la vie, il se laisse aller aux idées les plus noires, aux sentiments les plus décourageants et finalement au suicide.

Ces deux situations morales ont une importance extrême; elles sont l'origine de beaucoup d'actes de violence sur lesquels le médecin légiste est appelé à se prononcer, et dont il est parfois difficile de déterminer exactement la nature.

Les états fondamentaux qui président à cette situation mentale ne sont pas toujours aisés à découvrir et à apprécier. Si le plus souvent ils dépendent de cet état émotionnel de nature mélancolique, et qui consiste dans des sentiments peu en harmonie dans de l'anxiété, dans la douleur et l'angoisse morale, parfois aussi ils consistent dans un sentiment de mécontentement et d'amertume plus ou moins persistant et que la moindre occasion provoque, dans un sentiment de négation constante vis-à-vis du monde extérieur, dont les impressions sont plus ou moins désagréables, et dans une réaction incessante de la volonté, dans le sens de la colère et de l'hostilité.

La plupart des actes commis pendant cette période de l'alcoolisme dépendent de l'un ou de l'autre de ces états émotionnels qui s'aggravent par suite de causes morales ou physiques et se dissipent assez souvent sous l'influence d'une nouvelle dose d'alcool.

A cette irritabilité morbide succède lentement et insensiblement un affaiblissement de la sensibilité morale : l'alcoolisé ne sait plus éprouver ni peine, ni plaisir ; insensible aux plus grandes catastrophes qui le frappent, il ne jouit plus d'aucune des félicités qui lui échéent en partage. Plus rien ne l'intéresse ; il ne prend plus rien à cœur et vit comme un étranger au milieu de ses propres intérêts.

Plus tard, avec les progrès de l'alcoolisme, apparaît cette émotivité morbide qui caractérise si bien le déclin des facultés morales et intellectuelles ; l'alcoolisé devient d'une sensiblerie enfantine ; il rit et pleure sans motif, verse des larmes abondantes pour les sujets les plus insignifiants ou se prend de joies folles pour les plus minimes plaisirs : rires et pleurs automatiques, qui n'ont aucun fonds réel et à peine quelques rapports avec le malade lui-même.

Volonté. — La volonté ne tarde pas à subir la même dégradation ; mais ici les déterminations symptomatologiques deviennent plus difficiles à saisir, car les manifestations morbides, qui en traduisent la lésion, sont moins bien définies, moins bien délimitées ; les désordres de la volonté se mélangent aux lésions d'autres facultés et il devient peu aisé de les isoler en une description spéciale.

Quoi qu'il en soit, en dehors des périodes d'excitation où la volonté devient désordonnée, violente, maladive, presque impulsive, elle est d'ordinaire faible, incertaine, fugitive. L'alcoolisé ne sait plus vouloir ; il n'a plus la force de résister ; l'intelligence ne lui manque pas encore au début pour lui

indiquer et lui faire comprendre ses devoirs et ses obligations ; c'est la force de volonté et la fermeté de caractère qui
lui font défaut. Il n'a plus l'énergie nécessaire pour résister
aux incitations qui le sollicitent de toute part, et dans son
affaissement moral, on le voit souvent, conscient de son
infériorité, venir demander lui-même à l'asile un refuge
contre sa propre faiblesse. Livrés sans force de résistance à
leurs propres incitations et aux entraînements des autres,
les alcoolisés seraient réellement dangereux, si leur apathie
extrême, l'absence de toute volonté et l'extinction de tout
sentiment, comme de toute passion, autre que celle de la
boisson, ne les mettaient souvent à l'abri de ces tentatives.

« L'absence de volonté est presque un trait caractéristique
de l'alcoolisé. Qui n'a été frappé de l'inertie, de l'indolence,
de l'apathie et du véritable état d'enfance qu'il présente?
Sans réaction, sans énergie, il exécute aveuglement, machinalement tout ce qu'on lui commande; il est facile à mener
et à entraîner (1). »

L'affaiblissement de la sensibilité morale comme de la
volonté détermine chez l'alcoolisé ce fonds spécial caractéristique, qui constitue, à une certaine période, le véritable
cachet de l'alcoolisme chronique cérébro-spinal : apathie
nonchalance, inertie, manque d'iniative, diminution de
l'énergie morale, dégoût et incapacité de travail. C'est alors
que ces malheureux deviennent de mauvais ouvriers et des
ouvriers paresseux, incapables de remplir leurs fonctions
habituelles ; ils perdent une partie de leur salaire et tombent bientôt dans la misère et le dénûment qui ne font
qu'aggraver leur triste position.

(1) VOISIN. *De l'état mental dans l'alcoolisme*, (in *Annales médico-
psycholog.*, année 1864.)

Plus tard encore, toute vie morale et affective disparaît
et sombre complètement dans l'obscurité de la démence
irrémédiable qui caractérise les périodes les plus avancées
de l'alcoolisme chronique.

Facultés intellectuelles. — Les modifications intellectuelles
proprement dites, sont d'ordinaire lentes à se produire et
n'apparaissent qu'après les désordres de la sphère morale.
Dans un grand nombre de cas, alors que celle-ci est déjà
profondément atteinte, le domaine intellectuel semble encore parfaitement intact. Mais, lui aussi, subit à la longue
l'action stupéfiante de l'alcool et la modalité de ses altérations offre des caractères assez particuliers pour être
signalés.

L'intelligence commence par perdre sa vivacité, sa spontanéité, son énergie, pour s'affaiblir graduellement et finir
par s'user complètement dans la démence la plus profonde,
où beaucoup d'alcoolisés ne tardent pas à tomber sans avoir
présenté aucune espèce de trouble psychique ou sensoriel.

C'est peut-être, au début, moins un affaiblissement qu'un
affaissement intellectuel, une apathie, une lourdeur, une
indifférence de l'intelligence qui devient obtuse et hébétée,
et fonctionne avec peine et lenteur. Cet état est l'une des
causes de la paresse, de l'indolence de l'alcoolisé; il lui en
coûte davantage de mettre ses facultés en action, et celles-ci
répondent plus difficilement à son incitation; de là, un air
de fatigue, de nonchalance que l'on remarque chez eux,
ainsi qu'un manque d'initiative et de spontanéité; ils deviennent hésitants, craintifs, peureux, n'ont plus confiance
dans leur propre valeur, n'osent plus rien entreprendre.
La conception intellectuelle est plus lente, plus obtuse;
la conversation plus difficile; l'alcoolisé paraît chercher

ses idées; ses réponses se font attendre; il semble avoir de la peine à élaborer l'idée qu'il veut émettre. C'est en un mot, plutôt une torpeur intellectuelle qu'un véritable affaiblissement; les facultés perceptives sont comme engourdies; l'attention est plus difficile à éveiller et à soutenir; la réflexion plus pénible, plus difficile et plus lente à se produire; de là, comme une hébétude générale, qui empêche l'alcoolisé de se mettre facilement en communication intellectuelle avec ceux qui l'entourent. Au début, c'est donc dans leur fonctionnement plutôt que dans le fonds même, que les facultés de l'alcoolisé sont atteintes et malades. « Malgré l'irrégularité de leur vie, la saleté et le désordre de leur habillement, la grossièreté de leurs propos, ils ont souvent conservé quelques traces de leur richesse intellectuelle passée, et l'on est quelquefois surpris de retrouver chez eux des restes de leur ancienne éducation et de leur aptitude artistique, littéraire et scientifique. Qui ne se souvient, au quartier latin, d'un vieil étudiant, connu sous le nom d'un chimiste célèbre; sa mise débraillée et excentrique, le son de sa voix, ses habitudes, le signalaient au premier regard pour un alcoolisé endurci; et pourtant, vient-on à pénétrer plus avant dans son intimité, ce qui est facile, on est surpris de constater que cet homme si déchu, possède, quand il le veut, d'excellentes manières, un poli, un langage choisi, fait preuve de quelques bons sentiments et jouit d'une faculté littéraire qui se traduit par des poésies qui sont loin de manquer de valeur (1). »

L'alcoolisé perd, du reste, excessivement vite la conscience de sa propre situation, et il en est peu qui sachent

(1) *Dictionnaire encyclopédique des sciences médicales.* Art. Démence alcoolique.

attribuer à leur véritable cause l'état de dégradation dans lequel ils sont tombés. « A celui-ci, que personne ne veut plus employer; à tel autre abandonné et trahi par sa femme; à tous ou à peu près, tombés dans la misère et partout repoussés, on ne peut persuader que les excès de boisson ont seuls produit ces résultats. Un ancien maître d'études renfermé deux fois à Bicêtre, pour alcoolisme, ivrogne émérite, poursuivant M. Voisin de ses doléances, lui disait : Bicêtre me nuit beaucoup; et son baleine était alcoolique au plus haut point (1)! »

Mais au bout de quelques temps et par suite de la continuation des excès, le fonctionnement intellectuel finit par diminuer réellement. Alors on voit la mémoire devenir lente, paresseuse, infidèle, puis se perdre, d'abord pour les faits récents, ensuite pour les faits anciens. La mémoire des mots se trouble et s'affaiblit; l'alcoolisé a de la peine à trouver les mots, les expressions propres, les noms des choses, les dates, les rues; ses discours sont entrecoupés par des temps d'arrêt, des périphrases, des mots tels que : choses, etc. Il est obligé de chercher ses paroles qui ne s'offrent plus à lui qu'avec difficulté; de là, même une hésitation particulière dans la conversation, hésitation à caractère spécial chez l'alcoolisé, et qui provient de ce que le malade veut articuler les mots avant que sa mémoire ne les lui présente. Les souvenirs sont confus, indécis; les dates surtout ne reviennent plus à la mémoire; les faits récents échappent avec une facilité inquiétante; les paroles elles-mêmes sont perdues de vue à peine ont-elles été émises; de là, des entretiens puérils, enfantins où le

_____

(1) VOISIN, _De l'état mental des alcoolisés._ (_Annales médico-psychologiques_, 1864.)

malade répète à chaque instant ce qu'il vient à peine de
dire, et raconte plusieurs fois, le même jour, une histoire
déjà racontée la veille.

L'alcoolisé ne parvient bientôt plus à suivre convenablement une conversation un peu compliquée; il n'en saisit
plus ni les suites ni les déductions; tout raisonnement lui
est difficile; le jugement devient moins sûr et s'obscurcit,
puis se perd; l'association des idées se trouble, l'imagination s'éteint, les idées elles-mêmes finissent par disparaître et les mots manquent pour exprimer celles qui pourraient encore persister; une véritable démence intellectuelle
se produit, plus ou moins rapide, suivant une foule de circonstances inhérentes, soit à l'alcoolisé, soit aux conditions
qui ont amené son affection, mais aboutissant en définitive
à la démence complète et irrémédiable.

C'est là que viennent sombrer toutes les facultés intellectuelles, morales et affectives de l'être humain. Est-il bien
besoin de faire la description de cette déchéance, hélas!
trop commune? Qui ne connaît cet être que l'alcool a réduit
à l'état de brute? Le visage impassible, l'expression ennuyée,
le regard éteint, l'œil atone, l'aspect hébété, la démarche
fatiguée et traînante, la mise malpropre et décousue, on le
voit, plongé dans l'immobilité la plus complète, insensible
à ce qui l'entoure, répondant à peine aux questions qu'on
lui pose, saisissant lentement et difficilement ce qu'on lui
demande, sans conscience bien nette de sa situation ou du
milieu où il se trouve, passer des journées entières dans
l'oisiveté et la paresse, se traînant de cabaret en cabaret et
dépensant ce qui lui reste d'intelligence à faire de nouveaux
excès.

Si, revenu à une hygiène mieux entendue, l'alcoolisé a le

courage de renoncer à des abus qui le tuent lentement, il
peut végéter encore quelque temps dans cette existence
intellectuelle précaire ; la mémoire affaiblie, insouciant,
apathique, ne se préoccupant ni de son état ni de sa famille,
il répond à peu près exactement et comme machinalement
aux questions qu'on lui pose ; mais poussé à bout, il laisse
voir une insuffisance intellectuelle manifeste ; dans le mouvement de la vie ordinaire, il est incapable de travail et doit
être conduit et surveillé comme un enfant.

Plus tard, le cercle de ses idées se restreint davantage ; il
devient gâteux et ne diffère en rien des autres malades en
démence que renferment nos asiles et où il passe sa triste
existence en succombant à quelque complication, sans qu'à
ce moment encore, l'on connaisse souvent le point de départ
spécial de son affection.

Sensibilité générale et spéciale. — Les divers troubles de
la sensibilité générale et spéciale se présentent sous certaines modalités d'ordinaire les mêmes : ce sont l'hyperesthésie d'abord, la dysesthésie ensuite, l'anesthésie enfin,
qui constituent des manifestations fréquentes de l'alcoolisme chronique. Nous ne parlerons ici ni de l'illusion ni
de l'hallucination que nous considérons plutôt comme des
troubles psychiques, et qui seront examinées à l'article
relatif au délire alcoolique.

Sensibilité générale. — Les troubles de la sensibilité générale sont d'ordinaire assez précoces dans l'ordre d'apparition des phénomènes nerveux de l'alcoolisme chronique.
Ce sont d'abord des malaises, des inquiétudes, des picotements, des tiraillements, des engourdissements, des sensations bizarres, comme des frissons qui parcourent tous
les membres, des sensations d'animaux rampants sous la

peau, des démangeaisons, des piqûres, des élancements, des crampes, des secousses qui traversent l'organe, des sensations anormales de froid et de chaud ; tantôt c'est un sentiment d'inquiétude douloureux et erratique, une sensation de gêne et de douleur souvent assez violente pour arracher des cris.

Ces troubles de la sensibilité sont rarement généralisés à tout le corps ; ils sont d'ordinaire limités, soit aux membres inférieurs et commencent alors par la plante des pieds pour s'étendre aux jambes et s'arrêter en général au-dessus du genou, soit aux membres supérieurs où ils envahissent l'avant-bras et le bras ; d'autres fois ils occupent certaines parties localisées du tronc ou bien toute la région dorsale. Ils apparaissent surtout le soir, à la chaleur du lit ou bien le matin après une nuit d'insomnie.

Ces phénomènes sont accompagnés de céphalalgie, d'ordinaire gravative ; c'est plutôt une lourdeur, une obtusion cérébrale qu'une véritable douleur, qui se présente parfois sous forme de battements, de coups à l'intérieur du crâne ; cette douleur est limitée à la région occipitale ou frontale, ou bien s'étend à toute la région crânienne. Dagonet prétend qu'elle est beaucoup plus violente dans l'alcoolisme occasionné par l'abus d'alcool de mauvaise nature, de vin blanc, d'absinthe.

Un phénomène qui ne manque pas d'importance réside dans l'insomnie qui tourmente souvent l'alcoolisé et dans la nature même du sommeil, quand il existe. Celui-ci est d'ordinaire difficile, lent à se produire, pénible et agité. Il est parfois interrompu par de nombreux réveils pendant lesquels le malade courbaturé, se trouve dans une espèce de rêvasserie ; en général le patient se tourne et retourne

dans son lit, même pendant le sommeil, et il est souvent
tourmenté par des rêves pénibles, des songes effrayants ;
d'ordinaire, le repos de la nuit n'est pas réparateur et l'alcoolisé se lève le matin plus fatigué et plus brisé qu'il ne
l'était en se mettant la veille au lit.

La fréquence de l'insomnie nous semble cependant avoir
été beaucoup exagérée ; elle caractérise plutôt un état aigu
venant s'enter sur le fonds chronique de l'alcoolisme, et à
ce titre, accompagne et suit les excès de boissons et les
diverses atteintes de délire alcoolique. Mais quand ces
exacerbations se sont calmées et qu'il ne persiste plus que
le fonds ordinaire de l'intoxication, le sommeil, sans être
absolument normal, offre cependant moins de troubles
qu'on ne s'est plu à l'admettre. L'alcoolisé chronique, en
dehors de ses périodes d'excitation et de délire, n'est pas en
général l'hôte de nos asiles et de nos hôpitaux qui dorme le
moins. C'est plutôt par périodes et sous l'influence de modifications physiques, émotionnelles ou atmosphériques
que se produisent ses insomnies qui disparaissent avec la
cause qui les a amenées.

L'hyperesthésie est un phénomène de beaucoup plus rare ;
elle n'a encore été que très imparfaitement étudiée et ne se
trouve pas même complètement déterminée dans ses multiples modalités. Ce n'est pas seulement la sensibilité à la
douleur, c'est encore la sensibilité au toucher, à la température, le sens musculaire qui peuvent être troublés, et ces
différentes hyperesthésies ont leurs expressions différentes.
Quoi qu'il en soit, on en distingue en général deux espèces,
l'une superficielle, l'autre profonde. La première semble se
manifester sous forme de névralgies générales ; le trajet des
nerfs, surtout à leur émergence et la surface tégumentaire,

offre une sensibilité excessive, qui se réveille au moindre contact et fait jeter des cris au patient ; d'autres fois la douleur est plutôt lourde, contusive ; cette forme se rencontre assez rarement, mais ce que l'on constate plus fréquemment chez l'alcoolisé, c'est une sensibilité exagérée de la peau ; la moindre piqûre lui fait jeter des cris.

La seconde, l'hyperesthésie interne ou profonde, se manifeste surtout au membre inférieur ; elle consiste en une sensation de douleur plus ou moins violente, souvent diffuse et parfois insupportable, accompagnée d'un sentiment de chaud et de froid, dont les muscles ou les os semblent être le siège et qui est exagéré par les movements et la pression. Ces différentes formes d'hyperesthésie précèdent ordinairement ou accompagnent l'établissement de lésions organiques d'origine centrale ou périphérique.

L'anesthésie est plus fréquente ; elle ne se produit, en général, qu'à une période avancée de l'alcoolisme chronique et peut se constater sur tous les tissus, sur la peau et sur les muqueuses, comme dans les parties profondes. Elle offre différentes modalités et se présente sous forme d'engourdissement, d'obtusion de la sensibilité ou d'insensibilité complète ; dans ce dernier cas, le toucher, le chatouillement, les piqûres, les corps chauds ou froids, l'électricité, courants constants ou induits, ne sont absolument plus perçus sur les parties affectées d'anesthésie.

Les degrés moins prononcés d'affaiblissement de la sensibilité physique sont d'autant plus difficilement appréciables, que les points de comparaison font défaut, sauf dans l'hémianesthésie ; le toucher, la douleur, la température, l'excitation électrique provoquent encore des sensations, mais qui sont simplement affaiblies, et il faudrait, dans ce

cas, connaître l'impressionnabilité normale pour pouvoir
se rendre compte du degré de l'anesthésie; mais comme ces
dernières ne sont pas ordinairement généralisées, il est
rare que les points de repère fassent absolument défaut.

L'anesthésie peut s'étendre aux parties profondes; la
pression n'est plus sentie et la sensibilité électro-musculaire est notablement diminuée. Il est parfois possible de
faire passer un courant d'induction dans les muscles du
bras et de la jambe, de manière à amener de fortes contractions, à tétaniser presque les membres, sans provoquer la
moindre douleur; la même insensibilité électro-musculaire
s'observe avec l'application ou l'intervention du courant
d'induction. Le sens musculaire est de même affaibli et
quelquefois entièrement aboli; les yeux fermés, le malade
n'a aucune conscience de ses mouvements, qu'ils soient
spontanés ou provoqués. La main anesthésiée ne s'aperçoit
pas des obstacles interposés entre elle et le but à atteindre;
elle reste alors immobile ou prend une autre direction;
ainsi, en supposant que ce soit une partie du corps qu'elle
veuille atteindre, si l'on vient à toucher soi-même cet organe
que la main voulait saisir, le malade croit avoir exécuté le
mouvement et affirme aussitôt qu'il a touché, bien que le
bras soit resté en chemin. Le sujet ne perçoit sur la partie
anesthésiée aucun contact, soit de sa propre main, soit d'un
corps étranger, qu'à la condition d'exercer une forte pression, faisant intervenir les muscles du côté sain qui l'aver-
tissent, par leur sensibilité propre, de la résistance siégeant
sur le côté insensible. Quand l'anesthésie atteint les membres supérieurs, les objets s'échappent de la main dès
qu'elle cesse d'être surveillée, et dans leurs différents travaux, les alcoolisés, sans le sentir, se piquent, se blessent ou
se frappent sur les doigts.

Les parties anesthésiées sont, en général, plus froides que leurs congénères, et les malades ont conscience eux-mêmes de ce refroidissement ; la différence thermométrique entre les unes et les autres est parfois de plusieurs degrés. L'insensibilité peut s'étendre aux muqueuses ; la conjonctive sclérotidienne et palpébrale et même la cornée peuvent être insensibles au point de ne plus réagir contre les excitations qui y sont portées à l'aide d'une barbe de plume ; la muqueuse buccale et linguale ne sent plus le contact, la douleur ou la température ; la titillation du voile du palais ou de la luette ne provoque plus le moindre réflexe ; le choc sur les dents n'est plus senti ; enfin l'anesthésie se rencontre parfois encore sur la muqueuse du gland, du méat urinaire et à la marge de l'anus.

Ces diverses altérations de la sensibilité générale, hyper-esthésies, dysesthésies et anesthésies peuvent n'avoir aucun siége fixe ; tantôt on les rencontre, à un faible degré, géné-ralisées à travers toute la surface du corps ; d'autres fois elles en occupent certaines parties parfaitement bien déli-mitées ; telle est la forme si bien étudiée par Magnan, sous le nom d'hémianesthésie alcoolique, forme cependant beau-coup plus rare et moins bien définie que veut bien le dire son auteur ; d'autres fois encore, elles sont comme épar-pillées, occupent certaines places plutôt que d'autres, sans qu'il soit possible de déterminer la cause de cette variabilité de localisation ; les membres inférieurs en sont plus sou-vent le siége que les membres supérieurs et, dans ce cas, elles débutent, l'anesthésie particulièrement, par les orteils, s'étendent à la plante des pieds, puis à la face dorsale, au tibia, au mollet et enfin au jarret où elles s'arrêtent d'or-dinaire. On les voit encore occuper certaines parties du tronc; les muqueuses en sont le plus rarement atteintes.

A ce chapitre se rapportent encore les phénomènes
signalés par Dagonet et relatifs au ralentissement des sensations; l'impression périphérique ne parvient plus au
centre élaborateur qu'un temps assez long après l'excitation
qui l'a provoquée.

Comme nous le verrons plus tard, ces différents troubles
de la sensibilité générale sont la source la plus fréquente
des nombreuses illusions et idées délirantes que l'on rencontre dans les formes psychiques de l'alcoolisme chronique, et dont les nombreuses variétés constituent les différents types délirants de la folie alcoolique.

Sensibilité spéciale. -- *Vue.* — Les dysesthésies de la vue
constituent un des phénomènes les plus fréquents et les
premiers à apparaître, de l'alcoolisme chronique. Ce sont
des vertiges, des éblouissements, des scintillations, des
éclairs, des mouches volantes, des objets à contours indécis, d'abord lumineux, puis s'obscurcissant, des étincelles,
des flammes, des lumières vives, des bluettes, etc., etc.
L'apparition de ces phénomènes est assez irrégulière dans
ses retours. L'organe visuel peut encore être le siége d'autres troubles plus singuliers : par moments, il y a dyplopie
ou polyopie, ou bien les objets semblent s'éloigner ou se
rapprocher quand on les fixe; d'autres fois le malade voit
tout renversé ; tantôt encore c'est la dyschromatopsie qui
apparaît : les couleurs sont confondues, le rouge paraît
brun ou noir, le vert devient gris.

Les troubles anesthésiques sont peut-être moins ordinaires et n'arrivent qu'à une période plus avancée de l'alcoolisme. C'est d'abord un affaiblissement de l'activité
visuelle elle-même, trouble qui a été bien étudié par Gale-

zowsky et Hirschler, sous le nom d'amblyopie alcoolique.
D'après ces auteurs, la vue baisse d'une manière brusque
pour rester stationnaire ensuite; l'acuité visuelle peut
s'affaiblir au point que les malades savent à peine distinguer
de très gros caractères; les objets ne sont plus vus qu'à travers un brouillard; l'alcoolisé ne les distingue que difficilement et après de nombreux efforts; d'autres fois, il lui
arrive qu'en lisant un livre, celui-ci se couvre soudainement de ténèbres et il se produit pour quelques minutes
un état de cécité presque complète. Souvent les malades
semblent pouvoir mieux distinguer les objets le matin et le
soir, et tel qui sait à peine se conduire pendant la journée,
parvient à lire sans difficulté quand le jour baisse ou à une
lumière faible. C'est presque un nyctalope. Le passage d'un
courant continu à la tête ou au voisinage des yeux ne produit presque plus de phosphènes.

L'anesthésie appliquée aux couleurs amène l'achromatopsie, caractérisée par l'affaiblissement et quelquefois la perte
momentanée de la faculté chromatique et particulièrement
des teintes secondaires dont il n'est plus possible au malade
de se rendre compte. Les cas de daltonisme que l'on
constate de plus en plus fréquemment depuis que l'attention se trouve portée de ce côté, ne semblent pas tout à fait
étrangers aux désordres alcooliques de l'organe visuel.

Comme le remarque fort bien Dagonet, il ne faut pas confondre cette achromatopsie véritable avec le trouble des
couleurs qui tient au ralentissement survenu dans les différentes sensations successives éprouvées par les malades.
C'est ainsi que quelques alcoolisés ne peuvent désigner les
couleurs qu'on leur présente les unes après les autres,
quand ce passage se fait avec quelque rapidité. Lorsque

l'on fait, par exemple, passer un peu trop vite et successivement sous leurs yeux, des bandes bleues, jaunes, vertes,
il leur devient impossible de désigner la couleur qu'on leur
montre, si on ne leur laisse l'objet sous les yeux un temps
suffisant et quelquefois prolongé pour que l'impression qui
a précédé ait entièrement disparu, de manière à permettre
à celle qui suit d'être transmise au centre de la perception.
Ils ont conservé la notion des couleurs, mais à la condition
qu'on donne le temps à la perception ralentie de se faire
complètement. Ce phénomène dépend donc d'un ralentissement de la perception visuelle et non d'une modification de
la sensation des couleurs.

En général, les désordres de la vision ne sont pas per-
manents, au moins au début de l'alcoolisme; ultérieurement, ils persistent plus longtemps, et l'amblyopie peut
dans certaines circonstances, dégénérer en véritable amaurose irrémédiable. Les personnes et les choses cessent
d'abord d'être reconnues; la lumière elle-même finit par
ne plus être distinguée de l'obscurité et la vision est complètement abolie.

L'examen ophtalmoscopique ne révèle guère, au début,
d'altération appréciable, et les troubles circulatoires, la
stase veineuse, les infiltrations péri-papillaires, les battements dans les veines, toutes altérations que l'on a constatées à la rétine, ne suffisent pas à expliquer les phénomènes
graves de l'amblyopie et de l'amaurose alcoolique. Dans
certains cas bien confirmés, des ophtalmologues ont prétendu avoir constaté comme cause de la cécité une atrophie
plus ou moins complète du nerf optique; mais le fait mérite
confirmation.

Ces désordres ont, du reste, été fort différemment interprêtés par les différents auteurs qui les ont étudiés. Tandis que Walther y voit l'expression de phénomènes congestifs, que Pagenstecher les attribue à une réplétion sanguine de la choroïde et d'autres, à une congestion de la rétine elle-même, Hirschler, au contraire, n'y voit qu'un symptôme éloigné de troubles cérébraux d'origine centrale.

Il est enfin un dernier phénomène que l'on rencontre assez fréquemment du côté de l'organe visuel, c'est le nystagmus ou tremblement spasmodique des globes oculaires. Ce symptôme est fréquemment un phénomène alcoolique évident, vu qu'il apparaît avec l'alcoolisme chronique, ou tout au moins s'aggrave fortement quand il préexistait, qu'il diminue avec l'intoxication et disparaît, quand les autres phénomènes alcooliques cessent.

L'état des pupilles est variable dans l'empoisonnement chronique par l'alcool et n'est pas toujours en rapport avec la sensibilité oculaire. L'inégalité de dilatation se rencontre fréquemment en dehors de tout symptôme de paralysie réelle; les pupilles sont souvent uniformément dilatées, paresseuses, ne réagissant que lentement sous l'influence de la lumière; plus rarement on les trouve rétrécies. Ces modifications ne paraissent pas en rapport avec un état anatomique ou psychique défini.

Ouïe. — Les troubles que l'on rencontre dans l'alcoolisme chronique, du côté de l'organe auditif sont à peu près de même nature que ceux de la vue. Ce sont d'abord des dysesthésies, variant depuis les bourdonnements, sifflements, bruissements, grondements jusqu'aux sensations souvent bizarres de bruit de souffle, de musique, de cloches, de fracas.

C'est, ensuite, de l'hyperesthésie, qui cependant ne se

rencontre qu'assez rarement; la sensibilité de l'ouïe est
quelquefois si exaltée que le moindre bruit devient pénible
au malade; il se plaint du moindre éclat de voix et recherche la tranquillité et le silence. Enfin, l'anesthésie est
un phénomène plus fréquent; l'ouïe s'affaiblit graduellement; les alcoolisés finissent par entendre plus dur et plus
difficilement; parfois même la surdité devient complète; ni
la voix, ni même aucun bruit n'est plus perçu. L'application
d'un courant continu ne détermine aucune sensation de son.

Goût et odorat. — Les mêmes phénomènes peuvent se
produire du côté de l'odorat et du goût; cependant c'est
l'anesthésie que l'on rencontre le plus fréquemment; l'odorat est affaibli; les plus fortes odeurs sont à peine senties,
et dans quelques cas, ne le sont plus du tout. Nous avons
connu un malade qui, à la suite d'une folie alcoolique grave,
avait conservé une anosmie tellement complète qu'il ne sentait absolument plus la moindre odeur. Magnan a composé
une espèce d'échelle de la sensation olfactive, composée de
l'eau de fleurs d'oranger, du camphre, de l'essence de
menthe, de la teinture de musc, du vinaigre et de l'essence
de moutarde, échelle qui permet jusqu'à un certain point,
de se rendre compte du degré de l'anesthésie.

Les mêmes phénomènes se remarquent du côté du goût;
celui-ci peut être lésé comme l'odorat et son altération
varie depuis le simple affaiblissement jusqu'à l'extinction
complète de la sensation gustative. L'échelle, composée par
Magnan, renferme le sucre, le sel, le sulfate de magnésie,
l'aloès, la coloquinte, le piment. En appliquant des solutions de concentration variable, ou bien en maintenant le
corps sapide sur la langue, on parvient à se rendre compte
du degré d'altération qu'offre le sens que l'on soumet à l'in-

vestigation. Quand l'anesthésie est complète, le courant continu appliqué sur la langue ne provoque plus aucune sensation gustative.

Motilité. — Les troubles de la motilité, sans avoir peut-être l'importance et la variété des désordres sensitifs, sont cependant d'ordinaire constants sous une forme ou l'autre et affectent en général comme eux, la même modalité ; ce sont d'abord des phénomènes d'excitation, ensuite des phénomènes de dépression, en prenant, bien entendu, ces expressions dans un sens purement symptomatologique et sans avoir égard à la nature réelle des désordres eux-mêmes. Parmi eux, nous n'étudierons que le tremblement, les spasmes, les soubresauts de tendons, les crampes, dans la première catégorie, les parésies musculaires, dans la seconde. Les phénomènes plus graves de la motilité, tels que : accès convulsifs et paralysies, seront examinés plus loin, sous forme d'entités, et un chapitre spécial leur sera consacré.

Le tremblement est un symptôme pour ainsi dire constant de l'alcoolisme chronique. Il consiste généralement en une série de petites secousses rythmiques, d'ordinaire assez rapides ; parfois l'ampleur des mouvements augmente au dépens de leur généralisation et il se produit alors un véritable spasme qui simule parfois les mouvements choréiques : c'est la chorée des ivrognes. Le tremblement peut être continu ; d'autres fois il n'apparaît que le matin, par intervalle et surtout vers le reveil, ce qui rend les alcoolisés maladroits et les empêche de s'habiller comme à l'ordinaire. L'usage de quelques spiritueux parvient souvent à diminuer et même à enrayer complètement tout tremblotte-ment pendant un certain temps ; dans l'alcoolisme tout à fait

chronique, elle devient permanente. Les mouvements volontaires ont presque toujours pour résultat de l'exagérer,
et il suffit que l'alcoolisé veuille rendre ses mouvements
plus précis pour que le tremblement devienne plus intense et gagne de l'ampleur.

Son siége le plus fréquent est aux membres supérieurs, à
commencer par la main pour s'étendre aux avant-bras et
aux bras, puis aux muscles de la face, surtout à ceux qui
concourent à l'articulation des sons, enfin aux membres
inférieurs; quelquefois le tremblement est généralisé à la
plupart des muscles du corps.

Les conséquences des désordres de la motilité varient
suivant les organes où ils siégent; aux mains et aux bras,
ils rendent les mouvements de préhension difficiles, génés;
l'alcoolisé devient inhabile, maladroit, ne sait plus s'acqui-
ter convenablement de ses travaux manuels : il est mauvais
ouvrier.

Aux extrémités inférieures, ils rendent la marche embarrassée, hésitante; les chutes deviennent plus faciles; il
s'ensuit de la titubation dans la marche, de l'oscillation
pendant la station; aux lèvres et à la langue, ils produisent
de l'embarras et de l'hésitation dans la parole, un bégayement intermittent ou continu, léger ou tellement prononcé
que l'articulation des mots devient impossible. Aux yeux,
c'est le nystagmus que l'on observe. Les mouvements perdent en général de leur sûreté; les efforts musculaires sont
difficiles, pénibles et parfois impossibles.

Le tremblement peut être accompagné d'expression plus
élevée des désordres de la motilité, soubresauts des tendons, tiraillements spasmodiques, tics nerveux ou crampes;
ces manifestations désordonnées sont d'ordinaire localisées,

occupent plus volontiers les muscles de la face ou des membres et apparaissent de préférence au moment du sommeil. Les crampes qui sont le degré le plus élevé de la contraction douloureuse ne se font sentir qu'aux mollets ; elles peuvent quelquefois envahir les muscles du tronc, mais ne se font guère sentir aux extrémités supérieures.

L'analyse graphique a permis de préciser les caractères de forme et de durée de ce tremblement ; les secousses se répètent de huit à dix fois par seconde ; elles sont égales entre elles sous le rapport de la durée, mais toujours inégales sous celui de l'amplitude. De temps en temps, on les voit cesser presque complètement, et le tracé se continue sous la forme d'une ligne à peine onduleuse ; mais ce repos relatif est suivi d'une recrudescence du tremblement et l'on voit se dessiner une série d'ondulations d'une amplitude beaucoup plus considérable que celle des ondulations qui précèdent ou qui suivent (1).

Les causes de ce tremblement ont été très diversement appréciées : pour les uns, il dépend d'une irritation spéciale exercée sur les centres nerveux, c'est donc un phénomène plutôt actif ; pour les autres, il dépend au contraire de l'épuisement du système nerveux dont il exprime l'état d'affaiblissement, c'est, dès lors, un phénomène plutôt passif.

Le second ordre d'altération de la motilité consiste en un degré variable de parésie et d'ataxie musculaire, phénomènes qu'il est assez difficile de bien isoler et de bien circonscrire, parce qu'ils aboutissent par gradation insensible à la paralysie complète, sans qu'on puisse établir une ligne

(1) BAL. *Dictionnaire encyclopédique des sciences médicales*, art. *Delirium tremens.*

de démarcation exacte entre les différentes modalités qui les constituent.

Comme l'a fort bien fait remarquer Foville, cette parésie, que l'on ferait mieux d'appeler affaiblissement de la force musculaire, offre au point de vue séméiologique, certains caractères importants : d'une part, elle n'est jamais complète, c'est une parésie plutôt qu'une paralysie vraie. Ainsi, bien qu'impuissant à saisir les objets ou à marcher convenablement, l'alcoolisé conserve toujours la possibilité de mouvoir ses membres. D'autre part, les phénomènes offrent une marche centripète, se portant de l'extrémité des membres vers le tronc. Enfin ce sont d'ordinaire les extrémités supérieures qui se prennent les premières.

L'existence des symptômes de parésie n'a rien de constant et elle n'est pas toujours en rapport avec la gravité de l'intoxication. La parésie ne se développe d'ordinaire que d'une manière lente et progressive; d'autres fois, elle apparaît d'une façon brusque et rapide, à la suite de quelques complications aiguës, mais alors elle peut disparaître aussi facilement.

C'est d'abord une sorte d'incertitude, un tremblotement vers les doigts, qui gagne plus ou moins promptement la main; la pression exercée par cette dernière n'est ni régulière, ni continue, mais saccadée et intermittente; les doigts deviennent inhabiles et maladroits; la main serre mal les objets et les laisse échapper avec facilité. Cette faiblesse gagne bientôt les avant-bras et les bras; l'alcoolisé ne peut plus alors se servir que d'une manière tout imparfaite et incomplète de ses membres supérieurs. Les mêmes phénomènes ne tardent pas à se manifester aux membres inférieurs; la marche devient incertaine, titubante; les muscles

du dos se prennent à leur tour; le corps ploie plus facilement; la station debout devient difficile, pénible.

La combinaison du tremblement et de la parésie musculaire aboutit souvent à un état intermédiaire où les mouvements sont hésitants, incertains, saccadés, spasmodiques;
c'est un véritable état d'ataxie qui se manifeste dans les
mouvements généraux aussi bien que dans ceux de la mimique et de la prononciation; la marche et la préhension
prennent tous les caractères du tabes dorsalis. Dans un cas
rapporté par Topinard et Marcé, l'on a même constaté le
phénomène de la chute, les yeux fermés. Il est à remarquer
que cet état ataxiforme est plutôt augmenté par la privation
des alcooliques; il ne faut pas le confondre avec le tabes
dorsalis réel que l'on rencontre parfois à la suite des excès
de boissons.

Tel est le complexus de phénomènes qui constitue l'ensemble clinique connu sous le nom d'alcoolisme cérébral
chronique. Une foule d'épisodes, d'épiphénomènes psychiques ou organiques, de complications permanentes ou transitoires peuvent venir en modifier la forme et la marche et
en changer l'aspect clinique; mais le fonds reste toujours
uniforme et c'est ce fonds qui constitue, à proprement parler, l'intoxication.

Anatomie pathologique.— Les différentes altérations anatomo-pathologiques que l'autopsie fait découvrir dans
l'alcoolisme chronique offrent une grande variété de nature et surtout de siége; on les rencontre dans la plupart
des tissus de l'encéphale, les enveloppes, la pulpe et les
vaisseaux. Si leur nature diffère beaucoup en apparence,
au fond, elles peuvent se ramener aux trois processus distincts des troubles circulatoires (congestion et inflamma-

tion), des modifications interstitielles (sclérose) et des dégénérescences graisseuses (stéatose).

Boîte crânienne. — Les os du crâne sont d'ordinaire plus durs et plus épaissis par suite d'hyperostoses et d'hyperscléroses ; la table interne surtout est plus dense et les canaux vasculaires semblent creusés plus profondément dans la substance osseuse.

Corpuscules de Pacchioni. — Ceux-ci sont hypertrophiés et occupent une plus grande étendue ; ils adhèrent fortement à la surface arachnoïdienne.

Dure-mère. — La dure-mère est fréquemment le siége de fausses membranes, suite du processus inflammatoire adhésif que l'on rencontre dans les différentes séreuses ; c'est d'ordinaire à la face convexe que se rencontrent ces productions membraneuses qui affectent les formes les plus diverses.

Au début, elles constituent plutôt une exsudation fibrineuse qui s'étend à la surface de la dure-mère et qui s'organise : sous forme de lamelles adhérant assez intimement à la membrane-mère dont elles forment un épaississement plus ou moins étendu et plus ou moins profond ; d'autres fois, sous forme de filaments membraneux flottant presque librement dans la cavité de l'arachnoïde et n'ayant conservé que de rares attaches avec la dure-mère ; enfin sous forme de lames superposées entre lesquelles on aperçoit de petites taches ecchymotiques. Parfois même, les fausses membranes servent d'intermédiaires entre des adhérences de l'arachnoïde et de la dure-mère ; en se rétrécissant elles peuvent amener une union plus ou moins intime des deux membranes. Leur aspect est en général sujet à varier ; plus ou moins épaisses, depuis la simple membrane hyaline,

transparente, jusqu'à la membrane fibreuse, épaisse, résistante, elles sont d'ordinaire très vasculaires et peuvent renfermer des suffusions et même des épanchements sanguins.

Arachnoïde et pie-mère.—Les altérations de l'arachnoïde
ne font presque jamais défaut dans l'alcoolisme chronique.
A la face supérieure et cònvexe des hémisphères, principalement au voisinage du sinus longitudinal, on trouve
l'arachnoïde, soit dans toute son étendue, soit par place,
épaissie, opaline, blanchâtre, souvent hypertrophiée, dure
et résistante ; on peut l'enlever par larges plaques, parfois
toute entière, sans la déchirer ; les corpuscules de Pacchioni sont volumineux, jaunâtres ; c'est à leur niveau surtout que l'inflammation adhésive est violente et que l'on
constate toujours des adhérences très intimes entre les
deux feuillets de l'arachnoïde. Quand l'épaississement n'est
pas uniforme, il se présente d'ordinaire par traînées blanchâtres le long des vaisseaux sanguins. La pie-mère est de
même rarement intacte ; en dehors des lésions circulatoires,
dont il sera question plus loin, on la trouve presque toujours œdématiée, infiltrée d'une sérosité blanchâtre ou
rougeâtre que l'on peut faire refluer de côté et d'autre par
la pression du scalpel, ou bien transformée en une couenne
gélatineuse, mollasse. On constate souvent dans son épaisseur de véritables suffusions sanguines ou même d'assez
larges ecchymoses qui occupent d'ordinaire les côtés latéraux des hémisphères cérébraux, parfois la grande circonférence du cervelet et la surface des ventricules cérébraux.
Quand ces suffusions séreuses sont anciennes, elles font
place à des plaques plus ou moins étendues, d'un jaune
d'ocre, et constituées par la matière colorante du sang à
l'état amorphe.

Le liquide encéphalo-rachidien est presque toujours plus
abondant qu'à l'état normal ; il est plus foncé de couleur
et parfois trouble, rougeâtre ; mais ces modifications dépendent souvent plus des phénomènes congestifs qui ont
précédé la mort que des altérations cérébrales préexistantes.
Cependant il n'est pas absolument rare de trouver, en dehors
de ces processus ultimes de nature congestive, de l'hydrocéphalie interne et externe dont l'importance est parfois
assez considérable pour donner à l'ensemble des symptômes
un cachet particulier.

Cerveau et cervelet. — Les lésions de la pulpe cérébrale
sont certes les plus importantes ; elles sont malheureusement
encore insuffisamment étudiées et connues. Une distinction
importante à faire, mais qui est peut-être plus théorique
que pratique, consiste à diviser les lésions en altérations
directes et indirectes : les premières sont produites par
l'influence alcoolique elle-même, les autres ne sont que
secondaires et découlent, en grande partie, des lésions primitives dont elles ne sont qu'une conséquence : tel est le
ramollissement cérébral, suite d'athérome ou d'embolie
artérielle.

Le volume de la masse encéphalique ne subit pas de modification dans la grande majorité des cas ; parfois on trouve
le cerveau comme gonflé, comme turgescent ; il proémine à
la moindre ouverture que l'on fait à la membrane qui le
retient ; cette modification, qui peut provenir, en partie, de
la congestion sanguine et des exsudations séreuses ou san-
guinolentes dont il est le siége, n'a pas encore reçu d'autre
explication.

Plus souvent, le cerveau se trouve atrophié, ratatiné,
soit dans sa totalité, soit dans certaines de ses parties ; la

dure-mère présente des rides nombreuses ou de larges
étendues d'affaissement au niveau desquelles la masse nerveuse est aplatie, enfoncée ; les circonvolutions sont amincies ; les plis qu'ils forment semblent effacés. Cette diminution de volume de la substance cérébrale est le signe
ordinaire d'une atrophie du cerveau produite, soit mécaniquement par un exsudat qui le comprime, soit dynamique-
ment par l'usure de sa propre substance ; elle existe d'ordinaire à un degré plus ou moins avancé dans la paralysie
alcoolique.

La consistance du cerveau est plus sujette à varier et plus
difficile à bien caractériser. Jusqu'ici nous ne possédons
pas encore la mesure de cette consistance, différente suivant une foule de circonstances qui dépendent, soit du malade lui-même, soit des conditions extérieures. Il est, dès
lors, facile de comprendre que la valeur pathologique de
ce caractère anatomique soit loin d'être suffisamment déterminée.

L'augmentation de consistance de la pulpe du cerveau
n'est pas rare dans la première période de l'alcoolisme
cérébral chronique ; la masse nerveuse est plus dure, plus
résistante, comme élastique ; le cerveau résiste dans toute
son épaisseur sous la pression du doigt et conserve une
fermeté remarquable, même assez longtemps après le décès ;
sa consistance se rapproche de celle que l'on obtient après
deux ou trois jours de macération dans l'alcool. Tantôt
l'encéphale conserve son volume normal, tantôt sa substance est atrophiée ; on voit alors, au-dessous des méninges
opaques et infiltrées de sérosité, les circonvolutions cérébrales apparaître surtout à la face convexe des hémisphères,
petites, inégales en volume, pâles, grisâtres et pour ainsi

dire lavées par le liquide qui les baigne. Les couches optiques sont fermes, consistantes, aplaties.

Cette augmentation de consistance atteint d'ordinaire toute la masse cérébrale; d'autres fois elle se présente par plaques ou noyaux plus ou moins étendus et dispersés à travers la substance cérébrale. Dans le premier cas, l'on ne connaît pas encore les modifications pathologiques auxquelles elle répond; dans le second cas, elle forme la sclérose cérébrale dont la détermination pathologique est beaucoup mieux établie : ce sont des noyaux isolés, de figure ronde, ovale ou anfractueuse, se détachant du tissu ambiant par leur couleur qui est blanche-grisâtre, hyaline, comme celle du cartilage, et par leur consistance qui rappelle tantôt celle de l'albumine coagulée, tantôt celle du cuir; elle offre de la résistance à la coupe et crie sous le scalpel; ces masses peuvent être rares, éparses, ou bien le cerveau peut en être comme criblé. D'autres fois on rencontre dans la masse cérébrale des indurations cicatricielles formées par des amas de substance conjonctive.

Le ramollissement d'une partie ou de la totalité du cerveau est loin d'être rare dans l'alcoolisme chronique, et comme l'induration, il peut se présenter sous des aspects variés, soit d'une manière diffuse, soit en foyers plus ou moins étendus. Le ramollissement diffus siége fréquemment dans la substance grise, et dans ces cas celle-ci adhère d'ordinaire plus ou moins intimement aux méninges subjacentes; c'est le caractère de la paralysie alcoolique.

Le ramollissement offre des degrés très variables, depuis la simple diminution de consistance jusqu'à l'état de difluence et de bouillie; il suffit, dans ce dernier cas, de laisser tomber un léger filet d'eau sur la partie ramollie pour emporter la matière cérébrale. Cette lésion de la substance grise peut occuper toute l'étendue de la couche supérieure du cerveau ou bien se réunir en foyers plus ou moins étendus tout le long des vaisseaux sanguins.

La substance blanche des hémisphères offre beaucoup plus rarement quelque diminution de consistance; mais on rencontre de nouveau celle-ci avec fréquence dans les masses centrales, surtout le corps calleux, la voûte à trois piliers, les parois ventriculaires et les pédoncules cérébraux; ces parties se trouvent parfois réduites à l'état de véritable putrilage; le cerveau à peine placé sur la table s'affaisse sur lui-même et toutes ses parties centrales se disjoignent.

Les ramollissements en foyers sont loin d'être rares et l'on peut les constater à tous les degrés de leur développement; ils offrent tantôt les caractères du ramollissement inflammatoire, tantôt ceux du ramollissement nécrobiotique en foyers plus ou moins diffus.

Éléments nerveux. — La substance nerveuse elle-même doit évidemment éprouver dans l'alcoolisme des altérations plus ou moins profondes, suivant que l'atteinte alcoolique a été plus ou moins prolongée et plus ou moins intense. Malheureusement le microscope ne nous a encore dévoilé ni la nature intime de ces désordres ni leur modalité figurée. Lancereaux pense que les cellules sont plus ou moins déformées et contiennent des granules brillants, ayant l'apparence de globules graisseux; plus tard, les cellules se gonfleraient, se troubleraient en se remplissant de granulations et finiraient par vouloir se dissoudre.

Système vasculaire. — C'est le système vasculaire qui éprouve les altérations les plus précoces et les plus importantes. La congestion est fréquente chez l'alcoolisé; on peut même dire qu'elle ne manque jamais, soit sous forme de fluxion active, soit sous forme de stase passive. Dans le premier cas les membranes cérébrales offrent une injection plus ou moins abondante et plus ou moins fine, soit sous forme d'arborisations rougeâtres, déliées, qui pénètrent jusque dans l'intimité des tissus. Quand cette hyperémie active porte sur la substance blanche, on y voit apparaître ce piqueté, ce sablé rouge, caractérisé par l'apparition de nombreuses gouttelettes de sang à la surface d'incision ; dans la substance corticale grise, elle se présente sous forme d'une coloration rouge offrant des nuances différentes qui atteignent quelquefois, dans les cas très aigus, la rougeur foncée de l'érysipèle, ou bien sous forme de coloration ou de taches marbrées, striées et parsemées de points plus ou moins foncés.

La congestion passive porte plutôt sur les vaisseaux de gros calibre et de calibre moyen qui sont gorgés de sang veineux, bleuâtre.

L'anémie cérébrale est peut-être moins rare qu'on ne le pense, à certaines périodes de l'alcoolisme, à ces périodes surtout où l'altération vasculaire rend la circulation irrégulière et produit de ces ischémies secondaires et partielles, auxquelles on attache actuellement une si grande importance; elle est plus fréquente dans la substance cérébrale que dans les membranes; sa détermination pathologique est encore insuffisamment établie.

Les capillaires sont rarement sains ; parfois on les trouve considérablement et uniformément dilatés, formant çà et là de riches plexus dont les vaisseaux offrent parfois de $0^{mm}.15$ à $0^{mm}.20$ de diamètre de plus qu'à l'état normal. Cette lésion, quand elle se produit dans un point tout à fait circonscrit, donne lieu à des anévrysmes miliaires, et quand elle occupe une large étendue, elle amène la lésion connue sous le nom d'hémorragie capillaire. De distance en distance on rencontre dans l'épaisseur des parois capillaires des granules grisâtres ou jaunâtres qui réfléchissent fortement les rayons lumineux; c'est le commencement de la dégénérescence granulo-graisseuse qui, en augmentant, finit par arriver à la dégénérescence athéromateuse de l'ensemble du système vasculaire. En général on rencontre sur le trajet des vaisseaux des dilatations plus ou moins considérables, qui constituent parfois de véritables petits anévrysmes; dans ces cas, les vaisseaux ont l'apparence variqueuse et offrent des sinuosités anormales; leur calibre intérieur est rétréci en plus d'un endroit et l'on y rencontre souvent des thrombus.

Sang. — On trouve fréquemment du sang extravasé dans le cerveau, soit sous forme de foyers, soit sous forme d'épanchements en nappe ou d'apoplexie capillaire. Ce sang est tantôt à l'état libre, tantôt entouré d'une membrane kystique. Dans les hémorragies capillaires, le sang est épanché dans la gaîne lymphatique où il forme une espèce de faux anévrysme qui finit par se rompre, et le sang s'écoule dans le tissu ambiant. Plus tard, les grains d'hématies constituent les seules traces que l'on rencontre de ces épanchements le long des vaisseaux sanguins.

Telles sont les lésions élémentaires que l'on trouve le plus souvent à l'autopsie du cerveau des malades qui succombent aux suites de l'alcoolisme chronique. Ces lésions sont aussi nombreuses que sont variés les phénomènes qui les traduisent au dehors; elles sont, dans leur essence, aussi disparates que les divers éléments sur lesquels elles portent. Leur signification pathologique ne saurait avoir de valeur

que par leur individualisation, c'est-à-dire par leur groupement en un certain nombre d'altérations principales, de
véritables processus, ayant une marche plus ou moins uniforme, des caractères presque toujours les mêmes et une
pathogénie bien définie. Ainsi considérées, les altérations
anatomiques de l'alcoolisme cérébro-spinal chronique se
résument dans les différentes déterminations suivantes :

1. *Anémie.* — L'anémie cérébrale, de même que son influence sur la production des divers phénomènes de l'alcoolisme encéphalique, n'a pas encore été suffisamment
étudiée pour permettre d'en faire l'histoire pathogénique.

2. *Congestion.* — Elle peut exister à l'état d'isolement et
constituer à elle seule l'unique élément morbide; partielle
ou générale, elle peut porter exclusivement sur l'organe
cérébral ou sur ses membranes, ou bien englober toute la
masse encéphalique. Active au début, alors que les excès
isolés sont plus fréquents que l'usage continu, elle finit bientôt par devenir passive et se transforme alors en stase le
plus souvent veineuse. Son expression symptomatologique
est très sujette à varier, et il est peu de phénomènes nerveux
de nature alcoolique qui soient exempts de son influence.

3. *L'apoplexie soit méningée, soit cérébrale.* — Elle est
d'ordinaire favorisée par la dégénérescence des petits vaisseaux, quand une cause quelconque vient augmenter la
pression intra-vasculaire. Une autre cause qui en active
l'apparition, c'est l'atrophie cérébrale; celle-ci enlève aux
parois vasculaires un appui dont elles ont besoin pour
résister à la pression que le sang exerce à leur intérieur.

4. *Apoplexie séreuse.* — Celle-ci est moins bien connue
dans son individualisation. Elle peut siéger, soit dans la
grande cavité de l'arachnoïde, ou dans les mailles de la

pie-mère, entre le cerveau et les méninges, et forme alors l'hydrocéphale externe ; soit dans les ventricules cérébraux. et forme alors l'hydrocéphale interne ; soit enfin dans la substance cérébrale elle-même, et constitue alors l'œdème du cerveau. Ces diverses espèces d'hydropisies ont pour cause des embarras de la circulation cérébrale, aidés d'une modification survenue dans la plasticité du sang sous l'influence de la dyscrasie alcoolique.

5. *La pachyméningite simple ou hémorragique.* — Formation de néo-membranes exsudatives, soit primitives, soit consécutives ; elles sont la conséquence ordinaire des poussées congestives qui se produisent vers les membranes crâniennes.

6. *Méningite chronique.* — C'est peut-être abuser du mot d'inflammation que d'assigner à toutes les altérations que l'on rencontre dans l'arachnoïde et la pie-mère une origine inflammatoire. Si, dans certains cas, l'épaississement et l'opacité ne sont évidemment que des lésions nutritives secondaires, provenant de modifications de la circulation, dans d'autres cas, l'on rencontre dans la pie-mère des traces évidentes d'anciennes inflammations : exsudats troubles, gélatineux, parfois séro-purulents, dans l'état aigu ; opacités et épaississements nacrés dans l'état chronique. Il semble prouvé aujourd'hui que les adhérences des couches superficielles de la substance grise avec les méninges ne constituent qu'un phénomène secondaire, dont l'origine se trouve bien plus dans la trame nerveuse que dans la membrane séreuse.

7. *Encéphalite.* — L'alcoolisme donne surtout lieu à deux formes d'encéphalite : celle connue sous le nom d'encéphalite hyperplasique et l'encéphalite scléreuse ; elles sont

toutes les deux diffuses et siégent de préférence, la première
principalement, dans la couche cérébrale grise. Quand l'on
rencontre l'encéphalite suppurative, celle-ci provient toujours de causes directes où l'alcoolisme n'intervient qu'à
titre de complication. Comme nous aurons à revenir sur ce
sujet, il nous paraît inutile d'entrer dans plus de détails;
qu'il nous suffise de dire que nous considérons la paralysie
générale comme une encéphalite hyperplasique et non
comme une inflammation scléreuse.

8. *Ramollissement cérébral en foyers.* — Le ramollissement
jaune est fréquent dans l'alcoolisme chronique; il est la
conséquence des troubles circulatoires nombreux, occasionnés par l'état athéromateux du système vasculaire ou
par les affections du cœur concomitantes (thrombus ou em-
bolies); les anémies cérébrales n'y sont peut-être pas étrangères. Ces foyers de ramollissement, plus fréquents dans la
substance blanche, peuvent subir certains processus régres-
sifs et l'on retrouve alors, à la place des foyers de ramollissement, divers produits scléreux, crétacés ou conjonctifs.

9. *Hypertrophie.* — L'hypertrophie cérébrale est une lésion
rare dans l'alcoolisme chronique; son individualité pathologique est, du reste, encore loin d'être établie d'une façon
même approximative; le cerveau peut sembler hypertrophié
par suite des nombreuses lésions dont il est le siége, telles
que hydrocéphalie, kystes, etc. Le véritable caractère de
l'hypertrophie réelle est l'aplatissement des circonvolutions, la compression du cerveau dans la cavité crânienne,
l'anémie et la sécheresse du tissu cérébral. Il n'est pas irrationnel d'admettre que les excès alcooliques, par suite de la
suractivité qu'ils impriment à la circulation, puissent amener un certain degré d'hypertrophie, quand ils ne sont pas

assez prononcés pour amener d'autres désorganisations ;
mais il y a dans cette considération plus de théorie que
d'observation.

10. *Atrophie.* — L'atrophie cérébrale a été mieux étudiée
et se trouve être beaucoup plus réelle ; elle peut être générale ou partielle, essentielle ou symptomatique. Dans ces
derniers cas, elle est d'ordinaire plus ou moins partielle et
accompagnée de divers états de ramollissements cérébraux ;
dans le premier cas, elle est plutôt générale et porte à la
fois sur les deux hémisphères. On trouve le cerveau affaissé ;
il ne remplit plus la boîte crânienne ; la dure-mère est plis-
sée au-dessus des hémisphères ; les circonvolutions anémiées s'écartent les unes des autres ; les sillons qui les séparent, s'élargissent. Les ventricules sont dilatés et contiennent
une abondante quantité de liquide ; la couche corticale des
circonvolutions est amincie et décolorée ou d'une teinte
plus foncée ; la substance blanche offre une coloration gris-
sâtre ou jaunâtre ; la matière cérébrale est plus dure, plus
consistante ; la substance grise est plus ferme et plus pâle,
les vaisseaux sont dilatés ; le cerveau est comme retracté et
offre par place des vides, surtout le long des vaisseaux qui
semblent renfermés dans des canaux creusés dans la substance cérébrale ; les vacuoles sont, en général, remplies de
liquide séreux jaunâtre.

L'atrophie partielle a d'ordinaire une autre signification ;
elle se présente, soit sous forme de plaques jaunes qui ont
pour origine un ramollissement, soit sous forme de kystes
qui ont pour origine un foyer hémorragique, soit enfin sous
forme de plaques sclérotiques. Il est des cas plus rares où
la substance cérébrale a simplement disparu par place sans
que l'on puisse trouver l'origine de cette modification.

Altérations de la moelle épinière. — Les altérations anatomiques de la moelle épinière n'ont pas encore été suffisamment étudiées dans leurs rapports avec l'alcoolisme ; si les
affections bien définies des cordons médullaires sont peut-
être moins fréquentes que celles du cerveau, les désordres
circulatoires et nutritifs semblent exister tout aussi fréquemment ; mais leurs expressions symptomatologiques ne
sont pas encore bien établies.

La dégénérescence granulo-graisseuse des vaisseaux, de
même que leur état athéromateux, se rencontre dans le
canal médullaire tout aussi bien que dans le cerveau, peut-
être un peu moins fréquemment. La dilatation des vaisseaux
et l'état congestif n'y sont pas rares ; on retrouve encore assez
bien l'épaississement des méninges avec épanchement sanguin ou séro-sanguinolent entre les mailles de la pie-mère.
Leyden a constaté des hémorragies méningées avec pachyméningite spinale, œdème des membranes, de l'hydrora-
chis, etc., etc. ; mais jusqu'ici les symptômes produits par
ces différents désordres, n'ont pu encore être convenablement individualisés dans ce grand ensemble de phénomènes
qu'on appelle l'alcoolisme cérébro-spinal chronique.

Différentes formes d'alcoolisme cérébro-spinal. — Après
avoir décrit dans leurs manifestations les plus diverses, les
nombreux symptômes qui caractérisent l'alcoolisme cérébro-spinal, il nous reste, travail peut-être plus important
et plus instructif, mais aussi plus difficile, à en décrire les
diverses formes cliniques. Il est peu de processus morbides
qui donnent lieu à une variété de modalités plus grande
que l'alcoolisme chronique. Il ne saurait, du reste, en être
autrement, quand on songe aux nombreux facteurs qui
interviennent dans la constitution des formes définitives où

le tempérament, l'hérédité, l'idiosyncrasie, les affections
antérieures comme les affections existantes ont chacune
leur part d'intervention. Mais la diversité presque infinie
des nuances peut se réduire aux formes que nous avons
établies au début de ce chapitre, et dont nous allons essayer
d'esquisser à grands traits les modalités cliniques. Il est
bien entendu que nous ne considérerons ici que les formes
à l'état de simplicité, telles qu'elles ne se présentent peut-
être pas toujours à l'observateur, mais telles qu'elles existent en réalité, en dehors de toutes les complications délirantes ou autres qui peuvent en modifier l'aspect, et qui
seront décrites ultérieurement.

1re *forme.* — *Dégénérescence alcoolique.* — C'est la forme
primitive la plus simple ; on la désignait jadis sous le nom
d'*inhumanitas* et de *ferocitas ebriosa*, appellation qui ne lui
convient guère ; le mot de démence alcoolique nous paraît
tout aussi impropre, parce que cette forme conserve presque
toujours à l'alcoolisé toute sa lucidité. Nous préférons le
mot de dégénérescence alcoolique, expression qui implique
réellement cette dégradation morale progressive qui nous
semble caractériser notre première variété d'alcoolisme chronique ; une fois qu'elle a apparu, elle persiste d'ordinaire en
s'aggravant pendant toute la vie du buveur. Pour le vulgaire,
c'est à peu près l'ivrognerie véritable, non celle qui consiste
à boire souvent et beaucoup, mais celle qui modifie le caractère, les penchants et les instincts, tout l'être moral, en un
mot, du malheureux ivrogne. C'est la forme la plus importante au point de vue médico-légal, parce qu'elle se trouve
sur la limite de la raison et de la folie, et que jusqu'ici les
aliénistes sont loin d'être d'accord au sujet de la responsabilité des actes qui peuvent se produire sous son influence.

Elle est principalement caractérisée par l'affaiblissement
et la perversité des facultés morales et affectives et par des
troubles de la sensibilité morale ; le sentiment esthétique
se perd insensiblement ; le sens moral se pervertit et s'use ;
une insouciance morale et affective extrême, une inertie et
une apathie remarquables constituent bientôt le fond du
caractère ; en même temps apparaît une irritabilité extrême
ou une émotivité exagérée, avec des dispositions morales
bizarres et étranges. De là, le changement de caractère
qu'éprouve l'ivrogne qui devient mauvais, méchant, brutal,
grossier. Les accès d'exaltation cérébrale et d'excitation
motrice sont loin d'être rares, provoqués tantôt par de simples causes morales, tantôt par de nouveaux excès ; les
diverses manifestations de l'ivresse pathologique apparaissent fréquentes.

Le trouble des facultés intellectuelles proprement dites
est presque insignifiant. Ce n'est, en général, qu'après une
assez longue durée que l'intelligence s'alourdit et s'abêtit ;
l'activité et la spontanéité semblent faire place à une passivité progressive ; les perceptions deviennent plus lentes ; le
fonctionnement intellectuel plus difficile. Un air d'hébétude,
de torpeur s'empare de tout l'être alcoolisé, mais l'intégrité
intellectuelle elle-même ne souffre que beaucoup plus tard ;
et encore dans ces cas, la démence fait-elle des progrès
excessivement lents.

Ce n'est, en un mot, qu'une véritable démence morale,
et qui présente encore des caractères assez particuliers. La
description détaillée que nous en avons donnée dans la
partie générale de ce chapitre nous dispense de nous étendre
plus longuement sur ce sujet, et les observations qui vont
suivre, en feront du reste, encore mieux connaître la nature.

Les troubles de la sensibilité générale et spéciale sont d'ordinaire peu marqués ; souvent inappréciables, ils se résument le plus souvent, soit en quelques phénomènes d'hyperesthésie, de fourmillements, engourdissements, crampes dans les membres, soit dans de la céphalalgie fugitive, des vertiges, des bourdonnements d'oreilles. Ce n'est que plus tard que l'on voit apparaître quelques phénomènes anesthésiques, comme obtusion de la sensibilité physique et affaiblissement de la vue.

Les désordres de la motilité n'ont pas beaucoup plus d'importance : le tremblement est un phénomène assez fréquent, mais il n'est guère prononcé et peut manquer ; la parole est souvent tremblotante, parfois hésitante ; la force musculaire est affaiblie.

Arrivé à la période d'état de la dégénérescence alcoolique, le malheureux qui en est atteint, présente tout l'aspect d'une dégradation morale excessive. « Obtus, grossier, abruti ; son sens moral, sa sensibilité, ses instincts de dignité et de respect de soi-même émoussés, il est indifférent aux misères qu'il cause, aux larmes et aux prières de sa famille dont il fait la ruine, aux reproches que lui méritent ses désordres et les délits qui en sont la suite ; oublieux de tous ses devoirs et répugnant à tout travail, cynique dans sa conduite et grossier dans ses propos, sans-souci de l'avenir, il ne pense qu'à satisfaire, dans les mauvais lieux et au sein des sociétés les plus crapuleuses, sa passion pour la fainéantise, la débauche et la boisson. A ce degré, l'hébétude et la stupeur sont peintes sur sa physionomie ; son facies porte généralement le stigmate du vice qui le consume et la trace de ses débauches et de ses fatigues nocturnes ; sa parole est hésitante, bredouillée, pâteuse ; ses muscles sont animés de tremblements caractéristiques ; ses mouvements sont incertains ; sa mémoire se perd ; ses conceptions intellectuelles sont lentes et de plus en plus bornées, son humeur irritable. Vient-il à faire un excès plus fort que de coutume, lui refuse-t-on de l'argent, l'irrite-t-on par de justes reproches, il s'emporte, vocifère, et des actes de violence ne tardent pas à suivre ses menaces. Redevenu plus calme, il n'éprouve aucun remords de ce qu'il vient de faire et reprend son insouciance accoutumée. »

Cette forme d'alcoolisme est toujours primitive; elle ne survient qu'à la longue et insensiblement à la suite d'excès alcooliques longtemps prolongés et persiste d'ordinaire pendant toute l'existence du buveur.

Observation XII. — L..., célibataire, sans antécédents héréditaires, n'a jamais eu de maladies graves ; il est gai, causeur, bon enfant. A 20 ans, il fait un premier terme de milice, assiste à la guerre de 1870 et passe caporal. Pendant un second terme comme remplaçant, il est nommé sergent, puis est cassé de son grade à cause de ses habitudes invétérées d'ivrognerie; c'est un homme brutal, ivrogne et indiscipliné (renseignements fournis par son colonel). Rentré dans sa famille, au lieu de l'aider par son travail, il mène une vie de fainéant, s'enivrant chaque fois que l'occasion s'en présente.

Le père reproche à son fils ses habitudes de paresse et d'ivrognerie, lui refuse l'argent que celui-ci réclame; de là, chez L..., une profonde irritation qui se fait jour par des menaces proférées contre ses parents et, à deux reprises différentes, il s'oublie en pleine auberge, jusqu'à porter la main sur son père. Certains autres faits bizarres sont encore signalés. L... qui fréquentait les auberges, oubliait quelquefois de prendre la chope qu'on lui avait servie, et partait, agissant ainsi comme un homme égaré. D'autres fois il sortait pendant la nuit, soit en sautant par la fenêtre, soit en passant par la porte, allait se promener dans le bois ou dans le village, puis rentrait le matin, crotté et mouillé; une nuit il s'était mis à chanter durant environ deux heures devant la maison pendant un très mauvais temps. Une autre fois, après une altercation qu'il avait eue avec son père, L...., ayant un air égaré, sort et rencontre un enfant qui portait un arrosoir; il le lui arrache des mains, se met à le jeter en l'air et finit par le briser, sans faire le moindre mal à l'enfant.

Deux faits indiquent chez L... une grande irritabilité et même une tendance à se porter à des actes de violence. Un jour, il entre à la brasserie où était son père et lui tapant sur l'épaule sans lui faire de mal, lui dit : « j'aurai ta peau. » Une autre fois, L..., se trouvant dans une auberge où on ne voulait pas lui servir à boire, par suite de la défense faite par son père, se précipite sur celui-ci et l'empoigne par ses vêtements.

C'est dans cette situation morale que L... tenta d'assassiner son père. Un soir, sans être pris de boisson, il alla droit à la porte de la chambre de celui-ci, brisa, pour l'ouvrir, d'un coup de pied, le panneau intérieur, et s'avançant alors, sans proférer une parole, jusqu'au lit de l'auteur de ses jours, il frappa le vieillard de trois coups de couteau, se précipita vers le lit de sa mère pour la frapper à son tour, et comme elle s'était enfuie, il assouvit sa fureur en enfonçant à plusieurs reprises, son couteau dans les objets de couchage; cela fait, il alla tranquillement se coucher.

L... s'était cru, et cette opinion n'avait aucun fondement

sérieux, frustré de sa part d'héritage et créancier de son père
d'une certaine somme d'argent, dont celui-ci aurait refusé
le remboursement. Ces idées imaginaires l'avaient entretenu
dans un état d'irritation continuelle contre lui, alors qu'autrefois, avant sa maladie, il était fils soumis et obéissant.
L'alcool et les habitudes d'ivrognerie contractées par L...
ont donc eu pour résultat d'obscurcir son intelligence et de
le mettre dans un état d'hébétude et d'engourdissement.
C'est une circonstance fortuite qui a armé son bras. Quand
il arrive à son domicile, ses parents sont couchés, leur porte
est fermée en dedans; ce simple fait le met en fureur; la
sourde irritation qui couve en lui, éclate, il enfonce la porte
et commet l'horrible attentat. Tout a été instinctif, instantané; L... a frappé, et frappé au hasard, et quand son père
et sa mère se sont échappés, au lieu de les poursuivre, il a
plongé son arme à plusieurs reprises dans les objets de
couchage. C'est un exemple d'impulsion subite, irrésistible, telle qu'on l'observe souvent chez les alcoolisés; et ce
qui complète l'analogie, c'est qu'aussitôt le crime commis,
L... subit comme une détente; il va, comme si rien ne
s'était passé, se reposer sur son lit, ne songeant ni à fuir, ni
à se cacher. L... est, du reste, sujet à des impulsions soudaines, à des paroxysmes de fureur : la preuve en est dans
ce fait que, furieux d'être mis à la porte d'un cabaret où il
avait injurié son propre père, il assouvit sa rage en cassant
l'arrosoir que portait un enfant inoffensif passant à côté de
lui; il en est de même quand il épuise sa fureur en cri-
blant de coups de couteau le matelas de sa mère.

L... est d'une taille moyenne, d'une bonne constitution ;
il est vigoureux et bien portant. Ce qui frappe d'abord, c'est
l'attitude d'absolue indifférence pour tout ce qui l'entoure.

Dans le quartier où on l'a placé, L... ne parle à personne, ne demande jamais rien et reste toute la journée immobile dans un coin, ou bien se promène, les mains dans les poches, sans lever les yeux. Quand on l'interpelle, il répond aussi brièvement que possible et par simples monosyllabes, et pour peu que l'entretien se prolonge, il paraît ennuyé. Le regard est vague, incertain ; la physionomie sans expression ; le sommeil est paisible et régulier. L... mange de fort bon appétit et se soumet passivement à toutes les exigences de la discipline intérieure ; il répond convenablement et assez régulièrement aux questions qu'on lui adresse. Mais le fait qui frappe le plus, c'est son insensibilité morale absolue. On a beau lui représenter l'énormité du crime qu'il a commis, essayer de réveiller en lui un sentiment de remords ou seulement de regret, l'on n'a jamais rien pu en obtenir. L... ne se rend pas compte de la gravité de son acte ; il ne cherche pas à l'excuser ; quand on lui en parle trop longtemps, il s'impatiente et finit par dire, qu'après tout, son père l'agaçait. Jamais, du reste, L... n'a demandé des nouvelles de sa famille ; son père et sa mère sont venus le voir ; il les a reçus avec la plus parfaite indifférence, répondant à peine à leurs questions et leur demandant seulement si les foins étaient rentrés, à quand la moisson, et s'ils pensent qu'il sortira bientôt.

Malgré cette insensibilité morale et peut-être à cause d'elle, L... est fortement irritable et prompt à s'emporter pour les motifs les plus futiles ; la moindre contradiction l'irrite ; il se fâche quand on lui parle de son crime, il se fâche encore quand on lui dit qu'il ne peut sortir de l'asile. Il est, en outre, sujet à des impulsions soudaines, à des paroxysmes de fureur, témoin ce fait d'arracher des mains

d'un enfant inoffensif et qui ne le regardait même pas, un
arrosoir et de le briser en morceaux (1).

Observation XIII. — L..., âgé de 27 ans, est d'un tempérament nerveux et d'une assez bonne constitution; il a le
teint pâle, mais paraît jouir d'une santé parfaite. Le regard
est vague; les doigts présentent un tremblement fibrillaire
facile à reconnaître; la langue est le siége du même tremblement, mais moins prononcé et pour ainsi dire intermittent; il existe de l'analgésie sur toute la surface cutanée; on
peut le pincer et le piquer sans qu'il accuse de la douleur.

Ce jeune homme se présente à nous sans paraître ni gêné,
ni embarrassé; il répond avec une indifférence extrême aux
différentes questions qu'on lui adresse sur son nom, son
âge, sa profession, les divers incidents de sa vie; ses réponses sont peu précises, les dates approximatives; nous
ne pouvons obtenir de renseignements précis, positifs, ni
sur l'époque à laquelle il a quitté le service militaire, ni sur
les motifs de ce renvoi anticipé. Il raconte, sans qu'il puisse
en donner la date exacte, le fait pour lequel il a été mis en
prison et qui se résume comme suit : se rendant aux
champs où travaillait son père, il fit à celui-ci, et d'un ton
de mauvaise humeur, quelques observations au sujet du
travail qui lui avait été réservé; mais son père l'ayant laissé
libre de choisir son occupation, il se met, comme lui, à briser des mottes avec un boucard. Dix minutes à peu près
s'étaient écoulées, lorsque tout à coup, et sans qu'ils eussent
échangé une seule parole, L... qui était placé derrière son
père, le frappa à la tête avec l'instrument qu'il tenait à la

---

(1) *Rapport médico-légal sur l'état mental de L...*, *inculpé de parri-
cide*, par GIRAUD (in *Annales médico-psychologiques*, mars, 1878).
Résumé par l'auteur.

main ; et, pendant que sa sœur donnait des soins au blessé, il s'éloignait rapidement. Il revint le lendemain chez ses parents pour chercher ses outils et s'approcha de son père au moment où l'on pansait la blessure que celui-ci avait reçue à la tête. Quelqu'un lui ayant fait des reproches sur cet acte de violence, L... répondit : « c'est bien la peine pour si peu de chose, » et il quitta la maison.

Toutes les réponses qu'il nous adresse sont faites avec une grande indifférence, sans qu'il paraisse se douter de la gravité de sa situation ; tout en répondant, il se frotte la tête, lève les bras, baîlle ; une fois il s'est interrompu, mais sans affectation, pour demander au chef-gardien à changer de vêtements ; une autre fois, il a demandé à s'en aller. Dans ces derniers temps, il a écrit une lettre à son père, et sans même faire allusion au malheur qui lui est arrivé, il lui demande de l'argent pour acheter des vivres et du tabac.

Les auteurs du rapport établissent les conclusions suivantes :

1º L... présente, au point de vue physique, un tremblement fibrillaire des muscles des doigts et de la langue ; de l'analgésie de la peau, des troubles de la motilité et de la sensibilité, suffisants pour caractériser, étant donnés les antécédents, une intoxication alcoolique ;

2º Au point de vue de l'intelligence et de la sensibilité morale, il offre une sorte de dépression des facultés, se traduisant par l'affaiblissement de la mémoire, du jugement, la lenteur des conceptions, la perte de la sensibilité affective, une indifférence absolue, l'insouciance de sa situation. L... se comporte en effet, dans la prison, comme s'il était chez lui et comme s'il n'était pas sous le coup d'une grave accusation.

Si l'on considère que L... a eu, il y a quelque temps, un véritable accès de délire alcoolique, l'on pourra affirmer que dans le moment actuel il est atteint d'alcoolisme chronique (1).

Observation XIV. — Émile Hacquin, connu par ses habitudes d'intempérance et ses emportements contre divers membres de sa famille, frappait mortellement son fils d'un coup de couteau.

Émile Hacquin ne compte pas d'aliénés dans sa famille ; son père est emporté et quelque peu lunatique ; son frère est bizarre. Lui-même, tout en buvant volontiers, avait eu une conduite convenable, jusqu'à l'époque où une épreuve morale vint ébranler sa constitution psychique et le porter à augmenter les excès de boissons, au point d'en faire un ivrogne complet. Il devint alors querelleur, maussade, injuste envers les siens, quoique restant assez maître de lui-même pour dissimuler au dehors ses habitudes et ses emportements. Le docteur qui le soigna déclare qu'il a le moral affaibli parfois jusqu'à l'aberration ; ainsi, alors qu'il était entouré des soins les plus prévenants et les plus affectueux de sa famille, il s'emportait hors de raison contre les personnes en sa présence, les qualifiant de gredins, de canailles et autres injures ; c'étaient comme des lubies qui lui passaient par la tête ; c'étaient des emportements de colère, que l'on ne m'expliquait pas vis-à-vis des membres de sa famille. Le caractère de Hacquin, ses excès, ses colères contre les divers membres de sa famille et ses tracasseries envers les clients faisaient un véritable enfer de sa maison. Le fils surtout était l'objet de ses colères, et, après le départ de celui-ci, il se livrait

(1) État mental de L... Alcoolisme chronique. DELACOUR, BRULÉ, LAFFITE, *Annales médico-psycholog.*, juillet 1878. Résumé par l'auteur.

contre les autres enfants aux mêmes emportements et co-
mettait toutes sortes d'excentricités. « Il y avait chez lui un
certain temps d'exaltation, suivi d'un autre temps de calme.
Pendant quinze jours parfois, son agitation durait presque
jour et nuit ; il n'avait point de repos et tous ses actes particuliers étaient déraisonnables ; il était d'une contrariété
insupportable, s'en prenait à sa famille, à ses chiens, à ses
voisins ; il jouait de l'accordéon pendant des jours et des
nuits ; une fois il jouait du cor de chasse, de manière
à ennuyer tout le voisinage ; d'autres fois, nous nous relevions au bruit qu'il faisait chez lui, de manière à faire croire
au feu ; une autre fois, il arrachait des orties sur le cimetière par une pluie battante ; une autre fois, il singeait tous
mes gestes, faisant du bruit avec le volet ou avec un maillet,
et se vantait de faire plus d'ouvrage que moi ; un autre jour
encore, il jeta sa casquette à terre chez moi, et aussitôt il
me demanda où était sa casquette ; je la lui montrai, il voulut me la faire ramasser et y employa des menaces. Je consentis à la reprendre et à la lui remettre, à cause de mon
désir de le calmer ; il n'eut pas plutôt sa coiffure entre les
mains, qu'il m'en porta un coup dans le visage, de manière
à me contusionner la figure. Après un certain temps de
cette agitation, il était ordinairement malade, et pendant
quelques jours il se trouvait dans un état de prostration,
puis le calme semblait lui revenir. »

Mme Hacquin songea à envoyer son mari dans un asile
d'aliénés pour éviter un malheur que ses menaces et ses
colères lui faisaient sans cesse redouter. Hacquin n'était
pourtant pas toujours aussi surexcité ; il offrait dans ses
abus comme dans ses surexcitations des paroxysmes auxquels succédait un calme relatif. Depuis quelque temps,

ses agitations ne connaissaient plus de horne et sa colère
s'exhalait contre son frère; le sommeil devenu très rare ne
pouvait même interrompre cette exaltation qui continuait
à se manifester par des menaces.

Tel était, jusqu'à l'époque fatale, l'état mental de l'inculpé; le jour du crime, dès son lever, il s'était installé
dans la cuisine, en face d'une table, assis sur une chaise que
l'état de faiblesse de ses membres inférieurs ne lui permettait pas de quitter facilement, ne cessant de vider son verre
et de maltraiter indistinctement les personnes qui l'abor-
daient. Cependant, quand il vit son fils qui venait d'entrer,
sa colère ne connut plus de bornes, et il lui adressa les plus
violentes apostrophes. C'est à ce moment que le fils s'étant
approché du père pour l'arrêter dans ses débordements et
lui reprochant sa conduite, se sentit si violemment frappé
qu'il eut à peine la force de sortir. Après l'événement, l'inculpé, nullement affecté de l'acte qu'il vient de commettre,
et dont il ne se défend pas un seul instant, fait preuve d'une
grande indifférence; en état d'arrestation à l'école commu-
nale, il montre une insensibilité que l'on ne peut qu'attribuer à un complet abrutissement; avec une insouciance
puérile, il prend de la craie et fait le simulacre de poser les
chiffres d'une multiplication; on l'entend faire des calculs
à haute voix; il reste complètement insensible aux reproches; ne s'émeut pas même quand on l'appelle Troppman,
ivrogne; en parlant de son fils, il dit : « c'est de sa faute. »

Plus tard, Hacquin se présente dans l'attitude d'un
homme profondément abruti par l'abus prolongé des boissons alcooliques; son corps plié en deux se soutient difficilement sur ses jambes, qui paraissent ne pas pouvoir en
supporter le poids, et ce n'est qu'avec peine qu'il parvient à

faire quelques pas. La physionomie est impassible, la voix
rauque; pas la moindre animation dans les traits; la face
est rouge, congestionnée, l'œil éteint, les pupilles sont
contractées.

La décadence intellectuelle est des plus prononcées; les
idées sont obtuses et l'expression d'une lenteur qui dénote
une conception difficile et paresseuse. La sensibilité morale
est également émoussée et il faut stimuler vivement le malheureux pour retrouver quelques traces du sens émotif
dans cette nature profondément engourdie. Il n'y a pas
jusqu'à l'organisme tout entier qui ne participe à cet état
d'engourdissement. Assis sur une chaise, Hacquin passe la
journée dans un état d'immobilité absolue, sans manifester
le moindre besoin d'activité; il paraît à peine s'inquiéter de
sa nouvelle situation et reste indifférent à tout ce qui se
passe autour de lui. Il se rend cependant compte de sa
situation, se rappelle de ce qui s'est passé et répond assez
raisonnablement aux questions qu'on lui pose. Parfois pendant ses interrogatoires, il s'anime; sa parole devient moins
embarrassée, plus brève; il a des mouvements d'impatience, mais pas la moindre trace d'émotion. Le sommeil
est souvent troublé; parfois le patient s'anime et parle tout
seul; il n'existe ni hallucinations, ni frayeurs.

A ces désordres psychiques viennent s'ajouter des désordres de nature somatique et consistant en troubles digestifs,
inappétence, dyspepsie, vomissements pituiteux le matin,
un tremblement dans les membres supérieurs si prononcé,
que le matin le patient ne peut plus les porter à ses lèvres
sans renverser le contenu des vases qu'ils tiennent. Il éprouve
aussi comme des crampes, des secousses dans les bras,
une paralysie des extrémités inférieures sous forme de paré-

sie; le malade conserve la faculté de mouvoir les jambes, mais la faiblesse est extrême; la vision est compromise et il existe une amaurose ambliopique évidente.

Tout concourt donc à faire considérer Hacquin comme un alcoolisé dipsomane, et l'acte qu'il a commis le fait ranger parmi les alcoolisés à réaction maniaque (1).

La forme de dégénérescence alcoolique se complique souvent de la seconde variété que nous allons examiner plus loin, le type hallucinatoire, tout en conservant son individualité propre et ses caractères particuliers. L'observation suivante en est un exemple :

Observation XV. — Hilz, 50 ans, propriétaire. Ses parents sont adonnés à l'ivrognerie; de douze enfants, deux seuls survivent; ce sont des personnes colériques, brutales et se livrant, comme les parents, à des excès alcooliques.

Hilz est ivrogne depuis sa jeunesse. Déjà en 1871, quand il épousa une femme de mauvaise vie, les facultés morales comme les facultés intellectuelles laissaient beaucoup à désirer. Dans ces dernières années, il s'adonna de plus en plus à l'ivrognerie; depuis lors, la santé physique comme la santé psychique déclinèrent et le moral se pervertit. Hilz tenait les propos les plus indécents, traitant sa femme de p..., en présence d'une nombreuse assistance, lui mettait la main sous les jupes et excitait ses camarades à se servir d'elle sous prétexte qu'il était lui-même impuissant; il brutalisait et allait même jusqu'à molester ses serviteurs.

Hilz abandonna bientôt ses occupations, courant de cabaret en cabaret; il ne dessoulait pour ainsi dire plus, buvant même pendant la nuit entière, de manière à être ivre déjà

---

(1) Affaire Hacquin. *Rapport médico-légal,* par DAUBY (in *Annales médico-psychologiques,* janvier 1875), résumé par l'auteur.

dès la première heure. La mémoire, et surtout la mémoire récente, s'affaiblit; le patient devint d'une sensibilité excessive à l'alcool.

Hilz est de jour en jour plus brutal, plus irritable et plus excité; quand il est ivre, il a l'habitude de tout casser et de tout briser; son ivresse revêt chaque jour un caractère de plus en plus anormal et pathologique; il crie, gesticule, injurie, pleure, parle sans raison, brisant tout ce qui lui tombe sous la main et menaçant son entourage avec un couteau ou un révolver de sorte que chacun a peur de lui.

Depuis quelques années, l'on voit apparaître, surtout le soir et pendant la nuit, ou bien au réveil du matin, divers désordres sensitifs et sensoriels; le malade sent son lit danser, voit des formes sombres traverser les airs et passer devant ses yeux; aperçoit des oiseaux, des souris, des rats, des chats, des chiens voleter autour de lui. Les oreilles sont le siége de bruissements, de tintements, de bourdonnements; entend du bruit et ne parvient qu'avec peine à se persuader que tout cela n'est qu'illusion. Le sommeil est mauvais; en s'éveillant, le patient est couvert de sueurs.

Le 29 décembre, il fait toute la journée une forte consommation d'alcool; il est colérique, excité, ivre. Rentré chez lui, il réclame de sa femme une portion de lait battu; comme son épouse n'a pas sous la main le liquide demandé, son mari se met dans une colère terrible, tire deux coups de révolver dans le mur, et quand sa femme essaye de le satisfaire, il lui envoie une balle dans le corps. Une fois qu'il la voit s'affaisser, il revient quelque peu à lui, est pris d'une grande frayeur et veut se pendre. Le souvenir de son exploit ne lui revient que très confusément et comme dans un rêve; il prétend n'avoir voulu qu'effrayer et non tuer sa femme.

Soumis à un examen médico-légal, il apparaît comme un
homme profondément dégradé, au point de vue moral aussi
bien qu'au point de vue intellectuel ; il ne s'inquiète aucunement de l'avenir et n'éprouve aucun regret de l'acte qu'il
a commis. Le facies est stupide, hébété ; la langue tremble ;
la peau est jaunâtre, sàle ; la force musculaire affaiblie ; la
face rougeâtre, les capillaires dilatés, les yeux cernés indiquent suffisamment l'alcoolisé chronique ; un côté de la
figure est plus affaissé que l'autre ; les bras et les jambes
sont le siége d'un léger tremblement ; la sensibilité est intacte. Le pouls est faible, assez lent ; les battements du
cœur sont sourds, la matité précordiale légèrement augmentée ; le foie dépasse le rebord costal ; l'appétit est faible,
les selles rares. Le patient se plaint de céphalalgie, de vertiges, de bourdonnements d'oreilles ; il existe un léger
catarrhe bronchique. Le sommeil est mauvais et troublé
par de fréquents réveils et des rêves effrayants.

Le régime et la privation des alcooliques améliorèrent
cette situation, mais le patient conserva sa faiblesse intellectuelle et surtout morale, restant dans l'impossibilité de
se conduire convenablement lui-même. Autorisé un jour à
se promener avec sa femme, il réclame d'elle le devoir conjugal dans le fossé bordant une des promenades les plus fré-
quentées de la ville, ce qui suffit à prouver son affaiblissement
moral. (Alcoolisme chronique avec perversion des facultés
morales et du caractère. *Inhumanitas et ferocitas ébriosa*) (1).

Les observations qui précèdent donneront une idée très
exacte de la symptomatologie de la dégénérescence morale
alcoolique ; dans sa forme type, elle est caractérisée d'abord

---

(1) KRAFFT-EBING, *Lehrbuch der Psychiatrie*, t. III, p. 173. Traduction
et résumé de l'auteur.

par la démence morale, la perversion du caractère, l'irritabilité, des périodes de réaction maniaque, l'apparition de
l'ivresse pathologique ; puis insensiblement par de la démence intellectuelle qui revêt la forme de l'hébétude et de
l'abrutissement.

La dégénérescence alcoolique est plus fréquente chez les
buveurs héréditaires ; elle peut persister en s'aggravant insensiblement pendant de longues années et finit souvent par
se compliquer de lésions viscérales qui conduisent l'ivrogne
à l'hôpital où il finit ses jours. Avec le temps, elle amène à
sa suite la démence alcoolique et, plus rarement peut-être,
la paralysie alcoolique.

2ᵉ *forme.* — *Alcoolisme chronique hallucinatoire.* — Son
caractère dominant est le délire sensoriel, qui donne à la
scène morbide sa physionomie particulière, sans cependant en constituer l'élément principal ou, du moins, le fonds
morbide. C'est plutôt un épiphénomène, d'une durée assez
courte, paraissant et disparaissant sous l'influence des
causes les plus légères ; parfois cependant il revêt une véritable acuité, devient continu, s'accompagne d'un délire
actif et constitue alors le véritable accès de delirium
tremens.

C'est d'ordinaire dans la sphère de la sensibilité physique
que se dénotent les premiers symptômes de cette forme de
l'alcoolisme, qui se caractérisent par des phénomènes dysesthésiques de la sensibilité générale : tels qu'un sentiment
d'inquiétude et de malaise général; des engourdissements, des
picotements, des fourmillements, puis bientôt des tiraillements, des élancements douloureux, des sensations bizarres,
comme celles d'un animal rampant sous la peau, phénomènes qui apparaissent à des périodes variables, le plus

souvent vers le soir au moment de se mettre au lit, et qui
sont alors provoqués par des changements de température,
parfois par des émotions morales. Limités d'abord aux
pieds et aux mains, ces désordres gagnent peu à peu les
malléoles' et les poignets, puis les parties moyennes de la
jambe et de l'avant-bras, enfin les genoux et les coudes,
qu'ils dépassent rarement.

Ces dysesthésies s'accompagnent bientôt d'hyperalgésies
et d'analgésies. Les premières sont limitées ou générales,
spontanées ou provoquées ; on peut les observer le long de
tous les nerfs ; elles se traduisent d'abord par un état
d'inquiétude douloureux et erratique, puis se manifestent
par des sensations de brûlure et de tension, et enfin, par
des élancements douloureux qui arrachent des cris au malade. L'analgésie se manifeste par une diminution de sensibilité à la douleur, quelquefois, mais plus rarement, par
une abolition complète de toute sensation ; elle est d'ordinaire limitée à la peau et occupe de préférence les extrémités inférieures ; on la trouve moins souvent généralisée ; les
sensations de température continuent d'être perçues, mais
moins vivaces qu'à l'état normal.

Les organes des sens ne tardent pas à éprouver des modifications à peu près analogues. Les vertiges sont les premiers phénomènes qui apparaissent de ce côté ; c'est surtout le matin que le malade en est atteint ; tantôt tout
tourne autour de lui ; tantôt instantanément tout devient
noir devant ses yeux, ou bien le vertige est si prononcé que
l'alcoolisé vacille et même tombe, s'il ne parvient à se
soutenir à temps. Puis insensiblement la vision devient
trouble, les objets tremblent devant les yeux ; en même
temps apparaissent des scintillations, des mouches volantes

ou autres sensations subjectives; des objets à contours
indécis, d'abord lumineux, surtout rouges ou jaunes, ensuite opaques, apparaissent devant les yeux, à des époques
plus ou moins éloignées; plus tard, ce sont de véritables
hallucinations. Des bourdonnements d'oreille, puis une
faiblesse plus ou moins grande de l'audition se joignent
aux phénomènes précédents; la diminution de la sensibilité gustative et olfactive est plus rare.

Du côté de la respiration, l'on remarque surtout au moment du lever, une sensation pénible de dyspnée, une gêne
sternale semblable à celle que produirait un poids compri-
mant le thorax, ou une sorte de constriction laryngée qui
s'oppose à l'introduction de l'air dans les voies respiratoires.

En même temps apparaissent, du côté de la motilité, des
désordres caractéristiques et qui sont beaucoup plus prononcés dans cette forme que dans la précédente. Le tremblement des buveurs se manifeste d'abord le matin, au
moment du lever, ou bien à la suite d'une contrariété ou
d'une émotion morale un peu vive; bientôt il devient continu et s'exaspère sous l'influence des moindres causes; il
passe des mains et des pieds aux bras et aux jambes, puis
aux lèvres, aux muscles de la figure et enfin à la plupart
des muscles du corps; de là, tous les phénomènes que nous
avons déjà signalés et parmi lesquels la perte de la régularité des mouvements, la titubation et l'oscillation pendant
la station, la difficulté de la marche, l'hésitation de la parole et la diminution des forces musculaires occupent la
première place; les soubresauts de tendons, les tiraillements spasmodiques, les raideurs, les crampes plus ou
moins douloureuses se rencontrent plus rarement.

Mais c'est surtout dans la sphère sensitivo-sensorielle que

se manifestent les phénomènes les plus saillants : le rêve
d'abord, l'illusion ensuite, l'hallucination enfin deviennent
le caractère évident de cette forme de l'alcoolisme chronique.

Le sommeil est, en général, difficile, pénible et traversé
par de nombreux rêves d'un caractère triste, mais surtout
étrange et terrifiant ; ce sont d'abord de simples rêves,
mais que l'alcoolisé distingue cependant de ses rêves ordinaires en disant qu'ils sont beaucoup plus naturels. Puis
ce sont de véritables cauchemars ; le malade ne voit que
précipices, fantômes, monstres effrayants, animaux étranges,
enfin apparaissent de véritables hallucinations de nature
pénible, qui éveillent toujours des craintes de toute espèce
et déterminent les impressions morales les plus variées.
Ces désordres sensoriels, en tout semblables à ceux du dé-
lirium tremens, seront décrits plus amplement à l'article
que nous consacrerons à cet épiphénomène de l'alcoolisme
chronique. Ils commencent par se montrer pendant la nuit,
et sont alors parfois confondus avec les rêves ; puis c'est
au moment où la veille succède au sommeil, ou inversement,
qu'ils viennent tourmenter l'alcoolisé ; finalement, ils apparaissent à tout instant du jour.

D'ordinaire fugitives, mobiles et passagères, les manifestations hallucinatoires sont d'autres fois plus tenaces ; de
nouveaux excès ou des causes morales en déterminent le
plus ordinairement l'apparition. La sensibilité morale est
presque toujours lésée ; l'alcoolisé est inquiet, anxieux,
effrayé ; il n'est plus bien nulle part et cherche dans des
déplacements continuels, un calme et une sécurité qu'il ne
rencontre d'aucun côté ; il se trouve presque toujours pourchassé par un sentiment vague qu'il ne sait bien définir
lui-même et qui lui enlève tout repos réel.

Au milieu de ces phénomènes caractéristiques, le domaine intellectuel proprement dit est celui qui semble, en apparence, le moins atteint ; mais un examen attentif ne tarde pas à faire reconnaître cette saturation alcoolique qui se manifeste, à un degré plus ou moins prononcé, par la dégénérescence alcoolique qui constitue notre première forme.

Dans cette variété, l'alcoolisé continue, en général, à vaquer à ses occupations ordinaires ; au début, il conserve la conscience de son état morbide et sait parfois encore l'attribuer à sa véritable cause. Souvent, pour se donner la force et le courage qui lui manquent, il prend un surcroit d'alcool et ne fait ainsi que hâter l'apparition de ces épiphénomènes, delirium tremens ou folie alcoolique, qui ne sont qu'une véritable manifestation aiguë de son état chronique.

Mais la marche de notre variété n'est pas toujours aussi uniforme ; sous l'influence de causes plus ou moins diverses, mais où l'hérédité semble tenir une certaine place, l'on voit survenir des périodes de suractivité hallucinatoire ; les sentiments d'anxiété, de frayeur, d'angoisse atteignent leur paroxysme ; l'esprit se trouble, la conscience disparaît, et l'alcoolisé traverse une véritable période de surexcitation maniaque transitoire, qui peut être plus ou moins violente et plus ou moins passagère, suivant le trouble du *sensorium commune*, mais dont l'hallucination est, en général, l'élément constitutif prédominant. Le désordre émotif a cependant sa part d'intervention dans l'accomplissement des actes qui en résultent.

C'est, du reste, l'hallucination qui est le phénomène le plus saillant de cette forme d'alcoolisme ; seulement elle y revêt certaine modalité particulière qui la distingue, en général, des manifestations sensorielles de la folie alcoo-

lique proprement dite. Elle apparaît d'une manière plus
épisodique, plus isolée, sous forme d'un trouble tout à fait
transitoire; les hallucinations offrent cette particularité
d'être peu nombreuses, quelquefois même uniques; plus
rarement, elles sont plus nombreuses, plus cohérentes,
sous forme d'un trouble sensoriel mieux combiné; elles
laissent au malade une certaine présence d'esprit.

Leur invasion est d'ordinaire assez subite et les phénomènes qui les caractérisent atteignent en peu de temps leur
summum d'intensité. Cependant certains phénomènes pré-
monitoires en annoncent l'invasion : c'est un état d'inquiétude, d'anxiété qui n'est pas ordinaire; c'est une mobilité
excessive qui rend le malade inconstant, agité, ne sachant
tenir en place; le caractère même se modifie; l'alcoolisé est
plus sombre, plus morose, plus irritable; il y a d'ordinaire
de l'insomnie ou du sommeil inquiet et agité.

Puis le trouble hallucinatoire apparaît ou s'augmente
presque subitement, sous forme d'un raptus plus ou moins
impulsif, avec frayeur et anxiété précordiale, bourdonnements d'oreilles et étourdissements, trouble et obscurcissement de la conscience; c'est un véritable état de demi-rêve,
pendant lequel les hallucinations sont à peine conscientes,
et qui laisse à sa suite immédiate une confusion intellectuelle extrême, mais dont le souvenir peut cependant revenir à la longue.

C'est dans cet état que, trompé par ses hallucinations
terrifiantes, le malade, en proie à une frayeur aveugle, peut
souvent commettre les plus déplorables comme les plus
effroyables actes de violence.

Observation XVI. — Samsa, âgé de 36 ans est, comme
du reste sa femme, buveur de vin et d'alcool; il souffre

depuis des années d'insomnie, de céphalalgie, de vomissements et de vertiges, surtout le matin au moment du réveil.
Il devient de plus en plus brutal et irritable ; malmène et
maltraite sa femme qu'il menace même de mort.

Du 1er au 8 décembre, le mari et la femme paraissent
avoir bu jusqu'à douze mesures de genièvre et se trouvent
ivres presque tout le temps. Du 8 au 16 décembre, Samsa
souffre de delirium tremens (frayeurs, anxiété, voit des
processions d'hommes, de brigands, de saints, d'anges ; il
aperçoit des chats et entend de la musique).

Du 16 décembre au 4 janvier, Samsa n'a plus d'hallucinations, mais il se trouve faible, tremble, n'est pas capable
de travail, voit un brouillard devant les yeux, dort mal, a
des rêves pénibles pendant lesquels des brigands faisant
effraction dans sa chambre, apparaissent devant ses yeux ;
il est vertigineux, a la tête étourdie, éprouve des bourdonnements d'oreilles ; anorexie.

Le 4 janvier, il conduit son fils chez des parents éloignés
de deux lieues ; il boit environ un litre de vin, et encore
deux ou trois quarts de litre pendant le retour. Au sortir
du cabaret, il se sent la tête en feu, et n'a plus conscience
de lui-même, ne sait plus qui il est ; il se voit entouré d'une
masse de chevaux, de bœufs, de filles ; est pris de frayeurs,
s'enfuit et après plusieurs heures, rentre épuisé à la maison.

Il est alors un peu plus présent, parle encore avec sa
femme, boit quelque peu de vin et va se coucher. Au bout
de quelques instants, il entend un grand bruit, des cris et
des voix humaines, se lève, voit la fenêtre encombrée de
brigands qui braquent sur lui leur carabine ; une image
passe devant ses yeux :

En proie à une violente frayeur, plus mort que vif, il

saute à bas de son lit et s'empare de son fusil chargé : alors sa conscience se trouble encore davantage; il sait bien encore qu'il entendit une faible détonation, qu'il vit à la fenêtre deux anges rougeâtres, et quand il approcha de ces deux apparitions, qu'il trouva sa femme ensanglantée; il appela alors au secours, criant que sa femme s'était suicidée. Sa servante s'aperçut encore d'un échange de paroles, puis le patient resta tranquille. Après une pause, elle entendit trois coups sourds, et ensuite la voix de la femme qui s'écriait : Jésus! Victor, que fais-tu; tu es de nouveau devenu fou. Sur ces paroles, le coup partit; la femme avait la tête percée d'une balle et ne vécut plus que quelques minutes.

Samsa avait dans l'idée que sa femme s'était elle-même tiré un coup de feu. Il se lamentait, courait de côté et d'autre, et faisait sur son entourage une pénible impression; on craignait qu'il ne se fît un malheur. Quand les gendarmes arrivèrent, vers 1 1/2 heure du matin, ils le trouvèrent assez présent, mais inquiet; dans sa déposition, il émettait l'idée que sa femme s'était tuée.

Samsa a la figure terreuse; le système veineux est développé, les yeux cernés; la marche est incertaine, les mains tremblent; le sommeil est agité et troublé par des rêves animés; il existe un catarrhe gastrique avec engorgement du foie et de la rate. Samsa se plaint de céphalalgie, de bourdonnements d'oreilles, de vertiges; il a souvent de l'anxiété précordiale; entend la nuit des sons musicaux, se parle à lui-même et tombe parfois comme évanoui. Pendant la journée, il est triste, silencieux, absorbé dans ses pensées; il ne montre ni chagrin ni émotion. La mémoire est faible, et les facultés intellectuelles ont subi un affaiblissement tout aussi évident.

Au début, Samsa continue à croire que sa femme s'est réellement suicidée en se tirant un coup de feu; il n'avait qu'un souvenir très vague et très confus du fatal événement. A la fin de février, il se trouve plus lucide, commence à se rappeler certaines phases de son trouble hallucinatoire, se prend à douter du suicide de sa femme et à croire que ce pourrait bien être lui qui l'aurait tuée dans un moment d'aberration sensorielle et émotive. Petit à petit, il en arrive à une appréciation exacte de la situation, et finit par ne plus présenter d'autre symptôme anormal qu'un léger affaiblissement de l'intelligence, une lenteur du pouls, un peu de tremblement des mains et de l'irrégularité dans le sommeil.

Les sensations subjectives se bornent à des bourdonnements d'oreilles, de la faiblesse de la mémoire; seulement le patient reste très sensible aux alcooliques et ne supporte plus même la plus petite quantité de vin (1).

Observation XVII. — Gessl, 41 ans, surveillant, est un buveur intrépide, chez lequel des abus antérieurs ont déjà produit une intoxication alcoolique évidente; il souffre de catarrhe stomacal et ne prend presque plus de nourriture.

Le 19, il se trouve mieux, mais reste encore faible; veut reprendre son service et boit un litre de vin.

Le soir à 8 1/2 heures, il devient inquiet et la tête s'alourdit; il remarque que des masses de monde s'assemblent dans la rue; leur aspect est menaçant; elles se tournent vers la prison avec des projets hostiles.

Gessl alors se rend à la garde, requiert deux soldats et arrête, au milieu de la multitude supposée, deux paisibles

---

(1) KRAFFT-EBING. *Lehrbuch der Psychiatrie*, t. III, p. 180; traduit et résumé par l'auteur.

passants, les entraîne, malgré leurs protestations, au bureau
de police et fait son rapport sur ce qui s'est passé. A sa
grande surprise, on relâche ceux qu'il avait arrêtés et on le
prie de rentrer chez lui. Pendant son retour, il se croit menacé, poursuivi de figures sinistres et a toute la peine du
monde à fuir. A la maison, il entend des voix menaçantes :
« c'est lui, c'est l'homme noir. » Comme il craint d'être
assassiné, il s'arme d'un couteau et d'une hache et fond sur
la multitude qui l'entoure, jusqu'à ce que l'on parvienne à le
désarmer. La nuit suivante, il est inquiet, anxieux et délire.

Le 20, au matin, il est sans fièvre; son regard est inquiet,
sa figure congestionnée; la langue et les lèvres tremblent,
le corps est couvert de sueurs; le pouls est ralenti, l'urine
albumineuse; pendant la journée apparaissent des visions:
rats, souris, etc.

Sous l'influence de 2,50 de chloral, il s'endort, en offrant
quelques secousses convulsives et, après une bonne nuit,
s'éveille le lendemain, très lucide; il se rend compte de
ses erreurs délirantes relatives aux visions d'animaux, mais
non de celles des brigands; il continue à affirmer qu'il a
défendu la prison contre l'invasion et qu'il a vu ses collègues et les autres surveillants précipités et noyés dans le
fleuve. Le sommeil s'améliore, mais des secousses convulsives apparaissent toujours au moment du coucher; plus
d'hallucinations; irritabilité et excitabilité fort prononcées;
le patient est sombre et morose.

Au bout de 14 jours, la situation pathologique a disparu
et tout est rentré dans l'état normal (1).

Observation XVIII. — Thiel est depuis 3 années livré à
l'ivrognerie dont la conséquence est une ébriété périodique.

(1) KRAFFT-EBING. *Loc. cit..* p. 179. Traduit et résumé par l'auteur.

Il est arrivé au point qu'une fois qu'il a commencé à boire de l'eau-de-vie, il ne peut plus cesser jusqu'à ce que, après 8, 14 et même 21 jours de durée, le paroxysme ébrieux se termine par une espèce de crise. Dans le commencement, les paroxysmes avaient produit un effet plus marqué sur ses facultés intellectuelles que sur son organisation physique. Les premières s'affaiblirent, s'émoussèrent au point qu'il passait auprès de ses camarades pour un homme qui a perdu la tête; plus tard, il éprouva de l'anxiété, des palpitations, de l'orgasme sanguin vers la poitrine.

Thiel, une fois adonné à la boisson, avait blessé les bonnes mœurs; dans l'ivresse, il n'était plus tranquille; puis il commença à délirer, à éprouver des hallucinations, de sorte qu'un jour il s'écria, les yeux ouverts : « quel est cet homme, que me veut-il? Plus tard, les hallucinations devinrent plus manifestes. Ayant pris son fils sur les genoux et plaisantant avec lui, il crut entendre une voix intérieure qui lui dit : « tu as beau faire, il faut que ce garçon périsse, il faut que tu l'assommes. » Thiel fut aussitôt saisi d'une anxiété subite si extrême qu'elle fit trembler son cœur, et pour se délivrer de cette horrible pensée, il posa brusquement l'enfant à terre et quitta la chambre.

Plus tard encore, au moment où il contemplait son enfant, avec un sentiment de tendre affection, il crut entendre une voix qui lui dit tout bas : « il faut tuer ton fils. » Il frémit de lui-même, éprouva de violentes palpitations, une sorte d'oppression dans l'intérieur de la poitrine qui le fit sauter, plein de terreur, à bas de son lit et courir hors de la maison. Il commença à réciter des prières, s'occupa de divers travaux et fit son possible pour chasser l'idée funeste qui l'obsédait. Il réussit enfin à recouvrer sa tranquillité d'esprit, mais sa tristesse et son anxiété s'étaient prolongées pendant plus de six heures.

Le funeste événement dont il s'agit concorda avec la terminaison d'une période d'ivrognerie.

Une nuit, après avoir dormi quelque temps, Thiel s'éveilla tout à coup en proie à une anxiété si grande qu'il tremblait de tout son corps; il semblait qu'une voix intérieure lui disait : « Il faut maintenant que tu assommes ton enfant. » Comme jamais pensée aussi atroce ne lui était venue à l'esprit, il sauta à bas de son lit, porta vers le ciel ses mains jointes et dit à voix basse, en se promenant dans la chambre : « Grands Dieux! Seigneur Jésus, je dois tuer mon enfant! » Aucune voix intérieure ni extérieure ne lui répondit et il se recoucha.

Il était à peine recouché depuis quelques minutes que l'anxiété et le tremblement revinrent et que quelque chose d'inconnu répéta, mais plus impérativement que la première fois : « Assomme à l'instant même ton enfant. » Et il lui fut impossible de résister; il se leva aussitôt, alla chercher la hache et la porta vers le lit de son fils; en ce moment des larmes inondèrent sa figure, mais il lui fut impossible de reprendre ses sens; il leva sa hache et en donna avec le gros bout, trois ou quatre coups sur la tête de son fils; il ignore sur quels points, car il était privé de ses sens; il se rappelle seulement que les coups furent portés l'un après l'autre, de la hauteur d'un pied à un pied et demi, et qu'après chacun d'eux, son fils fit des mouvements violents, mais sans proférer une parole.

Lorsqu'il vit couler le sang, Thiel revint un peu à lui, reporta la hache là où il l'avait prise et alla réveiller sa fille aînée en lui disant : « Charlotte, lève-toi, appelle ta mère, j'ai tué mon Charles avec la hache. Il mit sa culotte; mais ses sanglots et le tremblement de ses membres l'empêchèrent de la boutonner. A sa femme qui lui dit : ah mon Dieu, tu as assommé Charles, il répondit : « oui, cela est vrai. »

Il ne peut concevoir comment il a pu commettre un crime aussi atroce; mais il dit avoir éprouvé une anxiété, une agitation telle, un trouble si violent dans la tête et quelque chose de si irrésistible en lui, qu'il a été obligé d'exécuter l'action (1).

Observation XIX. — Jacques Georges, époux en secondes noces, devint administrateur des biens d'enfants mineurs,. issus de son premier mariage; il n'eut que plus d'occasion et de moyens de se livrer à l'ivrognerie, sa passion favorite; son irritabilité s'en accrut d'autant; ses excès redoublèrent de même que ses violences envers les siens.

Le 17 décembre 1865, Georges paraît calme, se plaint d'être indisposé et boit assez bien, au point que sa femme veut s'opposer à la continuation de ses excès; il entre alors dans une colère terrible et quitte le domicile en engageant sa fille à l'accompagner.

Mais Georges monte alors à la chambre de sa belle-fille, se plaignant qu'on l'ait laissé seul et sans lumière. « Viens au moins, dit-il, m'allumer une lampe; je ne te ferai pas de mal. » Confiante, sa belle-fille descend. Bientôt sa belle-sœur l'entend crier : « Mon Dieu! laissez-moi!... Ma tante! venez à mon secours! » Celle-ci descend et trouve Georges accroupi, tenant sa belle-fille renversée sous lui et lui frappant, à coups redoublés, la tête contre le pavé. Elle saisit un bâton et essaye de toucher l'inculpé. « N'approche pas,

(1) MARCQ. *De la folie considérée dans ses rapports médico-judiciaires* Obs. 125, t. II, p. 618.

dit-il, ou je te tuerai. » Tremblante, elle s'enfuit. Quant à
Georges, il court dans le village, en proie à la plus extrême
exaltation, et se rend chez son frère. Là, il dit qu'il vient
de tout briser chez lui, de tuer un homme ou une femme,
et qu'il a eu bien de la peine à se défendre. Son exaspéra-
tion inspire la plus grande crainte. « J'ai tué un soldat,
dit-il ; j'ai eu bien du bonheur ; si je n'avais pas été le maître, j'étais perdu. »

Confronté avec le cadavre, Georges reste impassible et ne
donne aucune explication.

L'inculpé est né d'une mère faible d'esprit et d'un père
alcoolisé et qui avait des absences. Irritable et excentrique,
il commença à s'adonner aux excès de boissons dès l'âge de
19 ans. En 1864, après une nuit d'insomnie, on le trouve
un matin très agité, appelant au secours, disant qu'on voulait le prendre et cherchant dans le jardin la trace des pas
de ses ennemis. Plusieurs jours de suite, la même conviction et la même agitation le subjuguent. Sous l'influence
d'un régime sobre, il se remet, mais retombe rapidement et
il arrive à offrir de l'exaltation furieuse qui laisse à sa suite
de l'impuissance mentale. Il voit et entend toujours quelque
chose, ne veut plus travailler, s'obstine à refuser des aliments. L'irritabilité, les extravagances, l'inaptitude aux
ouvrages usuels continuent, et des violences envers sa
famille obligent à songer à la collocation, qui n'a pas lieu.

Mais le malade continue sa vie ordinaire, commet des
excentricités, divague, est souvent furieux et inabordable ;
il montre une indifférence singulière et parfois de l'hébétude ; il a des hallucinations terrifiantes.

A l'examen, Georges montre une santé physique excellente ; il mange et dort bien ; les autres fonctions s'exécu-

tent normalement. L'expression habituelle de la physionomie a quelque chose d'apathique; quelquefois congestion
anormale et mouvements de la face qui indiquent l'irritation; toute l'attitude dénote un cachet d'insouciance. Pendant la durée de l'observation, Georges a conservé des
allures nonchalantes, automatiques même; ainsi il reste
assis apathiquement et se promène avec une nonchalance
et une lenteur passive et machinale; est taciturne et n'a-
dresse jamais la parole à personne. Il est calme habituellement, mais sa susceptibilité est grande et un rien l'irrite.
Si on le presse trop de questions, il s'impatiente et répond
aigrement; l'expression de sa physionomie montre qu'il est
prudent de s'arrêter; le plus souvent l'animation cesse avec
rapidité; la figure devient plus calme, l'œil plus naturel et
l'automatisme d'habitude reparaît.

Le système locomoteur ne présente rien de particulier;
il existe des hallucinations terrifiantes; il a vu le diable,
dont il n'a pas peur; un jour, il prétend qu'on a voulu
l'étrangler, qu'il a senti des mains sous lui. Les idées sont
très incohérentes, principalement quand il s'aigrit; l'attention est lésée; la mémoire a subi une profonde obtusion;
le patient semble avoir oublié le fait qui lui est imputé. Il
dit invariablement venir de la prison de Saint-Dié, où on
l'avait placé, parce qu'il était accusé, à tort, du meurtre de
sa femme et de sa fille; il n'a aucune crainte, parce qu'il
n'est pas responsable des actes d'autrui.

Quand on l'a arrêté, il y avait beaucoup de monde chez
lui qui faisait quelque chose dont il n'a pas souvenance. Il
n'a pas éprouvé de peine de la mort de sa fille, parce qu'il
ne la croit pas réelle. Les sentiments sont très pervertis; il
ne montre aucune inquiétude sur son sort et ne manifeste

aucun souvenir amical envers les siens. Il n'a souci que
d'une chose : ne pas manquer de tabac ; il ne cherche aucun sujet de distraction et manque de toute initiative.

Le 14 mai, Georges a la figure très rouge et se promène
rapidement dans la cour, en gesticulant d'une façon véhé-
mente ; le lendemain, désordre extrême des pensées, du
langage et des actes ; ses violences sont telles qu'on est
obligé de lui mettre la camisole et même les entraves. Cet
état d'agitation dure deux jours, puis le malade reprend
son allure indifférente, apathique et ne se souvient de rien.
La situation mentale de l'inculpé peut s'établir facilement.
Georges s'abrutit et dort quelque temps sur la table ; en se
réveillant de ce sommeil lourd, il se trouve dans cet état
intermédiaire entre somme et veille, si favorable aux hallucinations, où les sens engourdis ne reprennent pas facilement ni rapidement leur empire. Georges est étreint par le
souvenir d'hallucinations et offre un désordre extrême.
Alors apparition brusque de fureur, rapidité du crime,
perte de mémoire (1).

Observation XX. — Joseph Laurent est marié depuis
vingt-quatre ans ; comme antécédent héréditaire : un frère
condamné aux travaux forcés pour assassinat de sa maîtresse ; lui-même jouissait de l'estime générale ; a le caractère doux et complaisant ; est facile à vivre, et sa vie est
régulière.

Tout à coup il est pris d'habitudes d'ivrognerie qui dégénèrent en passion instinctive pour la boisson ; on attribue
la cause de cette modification au chagrin qu'il éprouve

(1) BONNET et BULARD. *Rapport médico-légal sur l'état mental du
nommé Georges.* (*Annal. médico-psycholog.* Septembre 1867) ; résumé
par l'auteur.

d'un événement néfaste. Un changement se produit aussitôt dans son caractère; il devient irritable, susceptible, supportant mal la moindre contrariété; la colère aboutissait souvent à des emportements qui se traduisaient par des actes de violence; il lui prenait même, sans aucun motif plausible, des accès de jalousie. Dans ces occurrences, il ne se connaissait plus, maltraitait sa famille, mais il n'a jamais exercé de sévices contre son plus jeune enfant qu'il semblait affectionner.

Depuis cinq semaines, il avait des insomnies; l'appétit devenait bizarre, irrégulier ou nul; il avait par instants des maux de tête et quelques éblouissements vagues; les forces n'étaient plus les mêmes; l'activité musculaire diminuait; il était sombre, rêveur et même agité.

Pendant les quelques jours qui précédèrent le fatal événement dont nous allons parler, le malade était plus sombre, plus concentré, plus émotif que d'habitude; parfois il se montrait comme égaré et l'on a pu remarquer des sensations contraires à son état normal et que rien n'expliquait. C'est ainsi qu'un jour il se prit à sangloter sans pouvoir en dire la cause; une autre fois, on put le voir accroupi, ayant son enfant près de lui et versant des larmes inexplicables; l'enfant interrogé répondit qu'il lui avait fait du mal, qu'il prononçait les lettres A et X et embrassait la terre; une autre fois encore, il tendit le bras à son enfant de telle façon que celui-ci jeta un cri; le même jour, il est rencontré par le maître d'école qui lui parle, ne reçoit pas de réponse et le trouve égaré.

Le 28 juin, jour du crime, Laurent se lève à 3 heures du matin et va briser un plat placé sur une planche. Il sort et rentre à plusieurs reprises, va de la cave au grenier, furète

dans plusieurs sens, paraît tout bouleversé; il va avec sa
femme à la vigne où il ne travaille pas, puis il veut rester à
la maison, mais va au village et entre au cabaret, où il a
l'air sombre et est d'un mutisme absolu. Après cela, revient
trouver sa femme à la vigne où il ne peut travailler, puis il
retourne de nouveau à la maison.

Il lui est impossible de tenir en place, et enfin il part
avec son enfant pour la ferme Gignes, ayant l'air encore
plus étrange que la veille; il monte avec son enfant sur la
toiture, puis descend et va boire de l'eau; sa physionomie
est décomposée et ses allures sont étranges. Il entre au village où il se fait remarquer par la bizarrerie de son attitude
et de ses actes; revient chez lui et en ressort sans savoir
pourquoi, va et vient sans direction suivie, toujours taciturne et évitant toute communication. Il descend au village
avec son enfant, et dit à quelqu'un : « au revoir, nous allons
nous noyer avec mon petit ami. » Sa démarche est étrange;
il dépose son enfant sur la route et l'engage à retourner à
la maison, et comme le petit court après son père, celui-ci
le saisit par les pieds, l'élève en l'air à deux reprises différentes et lui brise le crâne contre des pièces de bois en
disant : « voilà comme je travaille »; puis il se sauve dans
un grand état d'exaltation en s'écriant : « le plus brave ne
vaut rien ; il y a longtemps que je souffre; si le feu prenait
au village, je ne l'éteindrais pas. » Il continue sa route en
se montrant menaçant et agressif; il blesse légèrement la
femme d'un meunier et finit par être arrêté. Confronté avec
le cadavre, il reste inerte, ne semble avoir conscience de
rien ; il reconnaît avoir tué son fils; « jamais, dit-il, je ne
me suis trouvé dans une telle position ; c'était comme le
monde renversé; je n'étais pas maître de moi. Quelques

heures après son incarcération, il a cherché à s'étrangler avec sa cravate.

Placé quelque temps après dans un asile d'aliénés, Laurent y paraît calme; il n'est en rien étonné du milieu où il se trouve, ne manifeste aucun souci, suit l'impulsion qu'on lui donne; sa physionomie ne dénote aucune préoccupation; l'œil même a une expression riante continuelle; ses allures sont vagues, il est machinal. Plusieurs de ses manières témoignent de la puérilité. Il n'adresse jamais la parole à personne, mais répond aux questions qu'on lui pose; il est indifférent à ce qui se passe autour de lui, voit tout sans plaisir ni peine. Ce qui frappe d'une manière prédominante, c'est l'air de satisfaction qui le caractérise, et quand on cherche à l'approfondir, on croit pouvoir inférer de ses paroles et de son attitude à l'affaiblissement ou désuétude des perceptions, à la décroissance de la sensibilité affective. Sa mémoire offre des lacunes; il a encore de la panophobie et des visions terrifiantes.

Le jour du crime, il entendit qu'on lui disait d'aller noyer son enfant; il courut pour aller exécuter ce projet; mais tout à coup, il se trouva comme dans un monde renversé; il se figurait qu'il était dans un cachot, condamné à mourir de faim, et que son petit sautait après lui pour lui demander du pain qu'il ne pouvait lui donner. C'est alors qu'il le saisit et lui écrasa la tête. Il courut ensuite dans un marais, se jeta dans un ruisseau, empoigna à pleines mains les épines des buissons pour sentir les piqûres, puis ne se rappelle plus de rien, sinon qu'il était dans un monde renversé.

Quand on lui demanda s'il aimait bien son enfant, il répondit : « oui », mais sa physionomie ne subit aucune

variation ; il est souriant et automatique ; tout est vague et
confus dans son esprit ; les perceptions, ou du moins certaines perceptions, se font à mesure qu'on les excite, mais
sa réceptivité cérébrale sommeille ensuite. Des dispositions
hallucinatoires, puis de véritables hallucinations ont été
constatées.

Il a présenté, à certaines reprises, quelques périodes de
grande excitation, quelques accès même de manie suraiguë,
avec mouvements de violence impulsive ; mais ces épisodes
n'ont été que de courte durée et bientôt reparurent l'inertie
intellectuelle et morale, l'apathie, l'incertitude ou l'absence
de mémoire, la décroissance et même la nullité du sens
émotif, le caractère négatif de la conscience vis-à-vis de sa
position.

Dans la discussion qui suit, l'auteur montre d'abord les
différents symptômes de l'alcoolisme chronique qui augmentent insensiblement et qui aboutissent à une modification complète de l'être moral et intellectuel ; les facultés
s'affaiblissent. C'est sur ce fonds d'intoxication que naissent
les symptômes aigus. Une hallucination terrifiante, un
raptus hallucinatoire, comme disent les Allemands, a été
la cause finale déterminante du crime.

La soudaineté, l'irrésistibilité, facteurs habituels du délire d'actes qui accompagne l'intoxication alcoolique, ne
sont ici que le résultat d'une lésion de l'intelligence consécutive à la lésion morale, et c'est encore le délire émotif,
corollaire de l'hallucination et de la conviction délirante, qui
a produit la décision meurtrière (1).

3ᵐᵉ *Forme.* — *Démence alcoolique ordinaire.* — La dé-

(1) BONNET et BULARD. *Rapport médico-légal sur l'état mental de
Joseph Laurent.* (*An. méd. psychol.* 1868). Résumé par l'auteur.

mence alcoolique ordinaire, celle qui est constituée par un véritable affaiblissement intellectuel, n'offre, en général, aucun symptôme bien caractéristique; elle est, du reste, assez rare à l'état de simplicité; parfois, surtout chez les héréditaires, on la voit terminer la période de dégénérescence alcoolique; d'autres fois, elle se produit à la suite d'accès répétés de delirium tremens; elle accompagne fréquemment l'épilepsie et précède d'ordinaire, d'un temps plus ou moins long, la paralysie alcoolique.

Elle offre tous les symptômes de la démence simple, mais conserve longtemps encore quelques traces de son origine, qui se traduisent par une stupeur, une hébétude intellectuelle particulière, en même temps que par des tendances instinctives mauvaises. Plus vite que les déments ordinaires, les déments alcoolisés sont sales et malpropres, souillent leurs vêtements et leurs chambres de leurs ordures, mangent celles qu'on laisse arriver à leur portée, déchirent leurs habits, se remplissent les poches de tout ce qui leur tombe sous la main; etc., etc.

Les désordres physiques sont plus prononcés que dans les démences ordinaires; les troubles hyperesthésiques sont remplacés par des lésions de nature anesthésique; le sommeil est mauvais et l'on constate souvent un restant du trouble hallucinatoire qui a été l'une des complications les plus fréquentes de l'affection primitive; les lésions de la motilité font rarement défaut; ces déments deviennent vite gâteux.

Bien que la démence alcoolique soit d'ordinaire une affection à marche chronique et de nature incurable, elle peut cependant se présenter dans des conditions d'acuité et de curabilité qui la font alors ressembler à la démence aiguë ou stupidité. Ces formes morbides sont, du reste, encore assez mal déterminées et semblent être l'expression d'un état cérébral congestif ou d'un œdème encéphalique. Elles se présentent avec des symptômes de trouble intellectuel assez prononcé, amnésie, inconscience, puis en cas d'aggravation, affaiblissement progressif de l'ensemble des facultés, stupidité.

Telles sont les observations suivantes :

Observation XXI. — Au n° 6 de la salle Saint-Jean de Dieu, est couché le nommé Dub, soixante ans, mouleur, entré le 28 juillet 1863; le père du malade est mort de pleurésie; la mère, de tuberculose pulmonaire; lui-même ne s'est jamais alité.

Depuis l'âge de 20 ans, Dub a l'habitude de boire, le matin à jeun, trois petits verres d'eau-de-vie, et souvent dans le reste de la journée sept à huit petits verres. Deux fois au moins par semaine, il se grise; l'appétit est devenu mauvais depuis plusieurs années, et afin d'exciter sa faim, il boit au repas de l'eau-de-vie en place de vin. Depuis l'âge de 30 ans, la mémoire des noms, des faits a considérablement diminué; depuis 12 ans, ses forces sont bien moindres; la marche est tremblée; la vue s'est affaiblie; les masses musculaires ont notablement maigri et la fonction génésique est éteinte depuis de longues années. Il y a deux mois, en l'absence de toute intoxication alcoolique, il dit être tombé sans connaissance dans la rue et n'avoir repris ses sens qu'au bout d'une heure; il lui en est resté un état continu d'assoupissement qui l'a maintenu au lit depuis cette époque. Il a été traité, dans ces derniers temps par des sinapismes aux membres inférieurs et deux bouteilles d'eau de sedlitz.

État actuel. — Le malade est couché sur le dos dans l'assoupissement; il donne de suite l'idée de l'abrutissement le plus complet; la physionomie porte le cachet de l'hébétude la plus profonde; ses réponses sont, du reste, en rapport avec l'habitus extérieur. Tout est niais dans sa personne. La conversation est toute décousue; il n'a pas conscience de sa position, paraît étonné de mes interrogatoires et ennuyé de ce que je le dérange de son sommeil et de sa torpeur par mes questions. La parole est par moments difficile, comme si la langue restait collée à la voûte palatine; elle est tantôt lente, tantôt précipitée; c'est ainsi que parfois il paraît chercher ses mots qu'il lance un moment après avec une certaine volubilité; le malade peut lire assez bien, mais la vue est embrouillée. Étourdissement dans la station assise; le malade a, du reste, beaucoup de peine à s'asseoir sur son lit; la pression de la main gauche est peu sensible pour l'observateur. Sensibilité cutanée intacte.

Le malade meurt dans le coma.

A l'autopsie l'on constate : méninges cérébrales épaissies et opaques; elles sont très rouges et l'on y aperçoit les vaisseaux augmentés de volume; méninges et pie-mère infiltrées d'une quantité considérable de sérosité rougeâtre. La séparation de la substance corticale d'avec la pie-mère se fait avec la plus grande facilité et sans entraîner la plus petite parcelle de substance grise; la substance corticale apparaît avec sa teinte habituelle, mais se fait remarquer par sa fermeté insolite. A la coupe, l'on ne constate qu'une légère injection de la substance grise et de la substance blanche; les ventricules latéraux sont remplis de sérosité (1).

(1) Voisin. *Leçons cliniques sur les maladies mentales.* — Observation XXXI.

Observation XXII. — Au n° 8 de la troisième salle de la
5ᵉ division de Bicêtre, est placé le nommé Rich, 31 ans,
ébéniste; père et mère bien portants.

Depuis plusieurs années, il a pris l'habitude de boire, le
matin à jeun, un quart de litre de vin ou un petit verre
d'absinthe, et dans le reste de la journée, il boit une dizaine
de petits verres de cette liqueur. Il a été arrêté la nuit dans
Paris pour vagabondage; il ne pouvait trouver son chemin.

État, le 18 mai, douze heures après son entrée à Bicêtre.
Le malade est couché dans son lit, tranquille, la tête pen-
chée sur la partie antérieure de la poitrine. On a de la peine
à le faire répondre aux questions et encore ses réponses
sont-elles monosyllabiques; il commence toutes ses questions par « s'il vous plait ». Avez-vous mal quelque part?
« S'il vous plait? au creux de l'estomac, au dos. — Sommes-
nous le jour ou la nuit? « S'il vous plaît? » Le jour, la
nuit. — Et il est à remarquer que pour ces dernières
phrases, il répète machinalement mes mots, en commençant par celui qui a frappé en dernier lieu ses oreilles. Il a
un air tout pensif et marmotte quelques mots inintelligibles. « A quoi pensez-vous, lui dis-je? » Il se met à sourire bêtement et finit par « je pense à aller travailler » dit
dans son lit et dans l'attitude la plus insouciante et la plus
ennuyée. Il ne se rappelle pas précisément les jours, ni la
semaine ni la date; il est très difficile de le tirer de sa torpeur; il faut répéter la même question au moins deux fois;
aussitôt après la réponse, il retombe dans son immobilité
et son mutisme. Dans certains moments, sa physionomie
prend une expression béate et satisfaite, comme celle de
certains imbéciles. Pupilles normales; tremblement des
mains; langue saburrale, appétit, soif exagérée; les besoins
d'uriner ne sont pas plus fréquents.

21. Même état. Air profondément hébété; il se promène dans les jardins; il ôte et remet continuellement ses sabots; il n'en détache pas les yeux pendant un seul instant. Je lui demande pourquoi il regarde ainsi vers la terre « s'il vous plaît, rien, » répond-il. Je le trouve un moment après dans un coin du mur, occupé à faire un pas en avant, un pas en arrière; il reste ainsi pendant près d'une demi-heure, ainsi que bien des idiots de la section d'à côté. A ma question s'il entend encore la voix d'un monsieur, il répond « oui. » Est-ce la nuit ou le jour ? « S'il vous plaît? le jour, la nuit. » Il lève facilement les mains en l'air, mais elles tremblent considérablement; après avoir élevé le bras droit, il l'abaisse, puis l'élève et l'abaisse, et ainsi de suite sans discontinuer pendant cinq minutes à peu près. Tout en faisant ainsi mouvoir son bras droit, il suit tous ses mouvements d'un air hébété. Je lui demande de serrer ma main avec sa main droite; il fait le mouvement sans que je perçoive la moindre pression, et comme j'insiste, il me dit : c'est assez, et sourit bêtement. Lorsque je lui fais tirer la langue hors de la cavité buccale, il oublie de la rentrer dans la bouche et j'ai de la peine à lui faire comprendre qu'il faut le faire; il la rentre, mais reste la bouche ouverte. Il dit tout bas des mots inintelligibles; il a de la peine à se rappeler les jours de la semaine. Immobilité et dilatation de la pupille; la sensibilité aux piqûres, au toucher est obtuse. Bains, vin de quinquina.

27. État notablement plus satisfaisant; il est possible d'entretenir avec lui une courte conversation. Sort guéri un mois après (1).

4ᵉ forme. — Alcoolisme paralytique. — Paralysie alcoo-

(1) *Ibid.* Obs. XXXII.

lique. — Les relations de la folie paralytique, nous ne dirons pas avec l'intoxication alcoolique, mais avec l'alcool, sont fréquentes, multiples et variées. Elles restent encore entourées de bien des obscurités qui ne seront complètement dissipées que du jour où la constitution pathologique et clinique de la paralysie progressive aura été définitivement établie. Celle-ci constitue aujourd'hui, dans sa forme type, une individualité morbide, peut-être assez bien délimitée pour permettre un diagnostic certain; mais à côté de cette forme type viennent se ranger une infinité de variétés englobées généralement sous le nom de démence paralytique ou paralysiforme, dont la constitution clinique et la détermination anatomo-pathologique peuvent être excessivement variables et sont loin d'être encore exactement définies.

Si, au point de vue de l'ensemble symptomatologique, ces formes sont sujettes à varier depuis la démence simple, sans autre caractère que l'affaiblissement graduel des facultés intellectuelles et morales, avec ou sans réaction émotive ou maniaque, jusqu'aux délires expansifs et dépressifs les plus accentués, elles peuvent aussi offrir, au point de vue anatomo-pathologique, des lésions fort diverses, depuis les simples altérations méningiennes avec troubles circulatoires, jusqu'aux désordres inflammatoires et nutritifs les plus profonds, pachyméningites, ramollissements diffus et en foyers, encéphalites, scléroses, athéromes et dégénérescences granulo-graisseuses et atrophiques ou néoplasmes étrangers, de nature simple ou spécifique.

C'est donc faire de la science assez superficielle que de se borner à établir la terminaison de l'alcoolisme chronique par folie paralytique; à côté de celle-ci, vient se placer la paralysie générale alcoolique, déjà admise par Magnus Huss et Falret, et qui jusqu'à ce jour n'a pas suffisamment attiré l'attention des auteurs. Pour nous, cette paralysie constitue tantôt la terminaison de l'alcoolisme chronique, tantôt un épiphénomène plus ou moins aigu de l'intoxication elle-même. D'accord en cela avec les deux auteurs précités, nous étendrons considérablement le sens du mot de paralysie alcoolique et nous essayerons, autant que faire se peut dans l'état actuel de la science, de la séparer de l'alcoolisme chronique dont la variabilité symptomatologique et la diversité de forme ne pourraient qu'en obscurcir la description.

Une première question, difficile entre toutes, peut-être encore impossible à résoudre actuellement, c'est la détermination exacte de cette individualité pathologique et son diagnostic différentiel d'avec l'alcoolisme chronique dans les formes que nous avons admises. Un point que ne contrediront pas ceux qui ont fait de nombreuses autopsies d'aliénés, c'est que la folie paralytique n'est pas toujours une individualité bien caractérisée, mais le syndrôme plus ou moins variable d'états anatomiques parfois très différents; si la méningo-encéphalite diffuse donne toujours lieu aux phénomènes de démence paralytique, ceux-ci sont loin d'avoir toujours pour substratum anatomique une altération de ce genre. Les observations suivantes prouveront l'exactitude de cette assertion.

Observation XXIII. — Joseph boit tous les matins quelques petits verres et parfois avec excès; le 20 août, il commence par ressentir des sensations de fourmillements douloureux dans les membres du côté droit, puis le bras droit se trouve paralysé et insensible; du délire survient : en même temps la prononciation est très gênée et la parole parfois impossible malgré tous les efforts faits par le patient; peu après la paralysie disparaît, mais le désordre intellectuel augmente.

Un mois après, s'établit un véritable état de démence caractérisée par un affaiblissement de la mémoire, de l'oblitération des facultés intellectuelles et des idées de découragement. La démarche est mal assurée, la prononciation très embarrassée; incontinence d'urine; le malade devient malpropre, négligent, perd ses effets, salit ses vêtements.

Le marasme s'établit et aboutit progressivement à la mort.

A l'autopsie, on constate un épaississement de la trame de l'arachnoïde qui doit être attribué à un commencement d'infiltration séreuse; les méninges se séparent sans difficulté de la périphérie du cerveau. Le lobule postérieur contient un espace jaunâtre et déprimé et plusieurs de ses circonvolutions ont subi une sorte d'atrophie avec amincissement où la substance nerveuse a été remplacée par une espèce de substance tomenteuse blanchâtre (1).

Observation XXIV.—Mme Elisabeth a fait des abus excessifs d'alcooliques; à 56 ans, elle reste pendant une semaine dans un état d'abrutissement complet; ses conceptions sont lentes, ses idées confuses, tous ses souvenirs annulés; elle recouvre bientôt l'exercice de ses fonctions, mais tombe dans une profonde tristesse et s'isole d'une manière complète. A 56 1/2 ans, sa mémoire est émoussée, son intelligence oblitérée; ne prend aucun soin de sa personne, est dégoûtante; ses paroles et ses idées sont incohérentes; elle articule très mal les sons, se tient mal en équilibre sur ses

(1) CALMEIL, *Traité des maladies inflammatoires du cerveau* (observation 150).

jambes. Plus tard, elle répond au hasard aux questions qu'on lui pose, ne se reconnaît plus dans sa chambre, n'avertit plus lorsqu'elle a des besoins à satisfaire ; ses mains sont tremblantes et ses jambes fléchissent sous le poids de son corps.

Vers 57 ans, les fonctions de l'intelligence sont absolument abolies et la station debout est devenue impossible ; la déglutition s'effectue difficilement ; les déjections sont involontaires. Meurt dans le marasme avancé.

L'autopsie ne décèle aucune augmentation du liquide encéphalo-rachidien ; la pie-mère cérébrale est à peine injectée et elle forme des rides à la surface du cerveau, comme si sa trame était relâchée ; elle s'enlève par larges plaques aussitôt qu'on s'applique à la soulever. Plusieurs parties des circonvolutions cérébrales sont transformées en une masse de lymphe plastique, espèce de cellulosité tremblante et jaunâtre (1).

Observation XXV. — M. Page, 56 ans, d'une constitution vigoureuse, n'a aucun aliéné dans sa famille ; il a abusé des femmes et s'est livré aux excès de boissons alcooliques ; a été soumis à un traitement mercuriel à la suite d'une maladie vénérienne ; ayant éprouvé des pertes considérables au jeu, il eut un accès de manie qui dura 29 jours.

Cinq mois après, M. Page commença à donner de nouveau des symptômes d'aliénation mentale ; mais cette fois, les symptômes sont plus graves ; le malade dépense en prodigalité le peu d'argent qu'il a, se promène sans cesse en voiture, promet de l'or et des perles au cocher qu'il ne paie point. Il est heureux, parle à tout le monde de sa fortune ; le délire ambitieux domine dans tous ses discours. On re-

(1) CALMEIL, *Traité des maladies inf. du cerveau* (observ. 155).

marque en même temps, que la langue est embarrassée, la parole peu distincte. La marche est encore possible, mais le malade chancelle à chaque pas et menace de tomber.

Deux mois après ces accidents, l'affaiblissement intellectuel est complet ; le délire ambitieux persiste ainsi que les symptômes de paralysie.

Page meurt subitement à la suite de plusieurs hématémèses.

A l'autopsie, on trouve la pie-mère infiltrée de sérosité ; ce liquide abonde dans l'intervalle qui sépare cette membrane du feuillet viscéral de l'arachnoïde. Partout le cerveau se laisse parfaitement dépouiller de ses membranes ; la substance cérébrale est saine et ne présente qu'une décoloration générale (1).

Observation XXVI. — Une femme entrée dans le service de M. Baillarger, présentait une agitation maniaque, du tremblement de la langue, de l'ânonnement, de la mégalomanie, avait des antécédents alcooliques. Cette femme avait aussi des hallucinations de l'ouie et bien que Baillarger déclare n'avoir jamais rencontré d'hallucination de l'ouie dans la paralysie générale, le diagnostic fut : paralysie générale par alcoolisme. Cette malade devint rapidement gâteuse et succomba. A l'autopsie, on ne trouva dans le cerveau aucune des lésions caractéristiques de la paralysie générale. Nous ne rencontrâmes que des altérations des cellules cérébrales, déformées, atrophiées, des vaisseaux capillaires granulo-graisseux, dilatés et gorgés d'éléments sanguins, des anévrysmes miliaires. Il y avait aussi un ramollissement de l'insula et des cordons latéraux du bulbe (2).

---

(1) BAILLARGER. *Des symptômes de la paralysie générale. Appendice au traité de Griesinger* (observ. XXXVII).

(2) VOISIN. *Leçons cliniques sur les maladies mentales*, 1885 ; p. 212.

Comme on le voit, pas plus l'anatomie pathologique que la symptomatologie ne sauraient, dans l'état actuel de la science, donner la solution de la question qui nous préoccupe. Il ressort à l'évidence des observations qui viennent d'être rapportées que les syndromes de la folie paralytique peuvent exister sans trace des lésions anatomo-pathologiques qui la caractérisent, de même que le syndrome, démence paralytique, peut avoir pour substratum des altérations excessivement diverses. Il en résulte encore que la paralysie alcoolique n'est pas toujours la paralysie générale, et n'a pas toujours pour caractéristique la méningo-encéphalite hyperplasique diffuse.

La séméiologie sera-t-elle plus capable de constituer l'individualité de la paralysie générale alcoolique? Est-ce le phénomène affaiblissement de la motilité ou bien, comme dans la folie paralytique type, sera-ce un ensemble de symptômes dont la concordance et la simultanéité viennent commander un diagnostic qu'un seul ordre de symptômes est incapable d'établir? Si l'affaiblissement de la motilité dans ses degrés les plus divers, depuis la simple parésie jusqu'à la paralysie complète, en constitue l'essence, quelles limites doit-on établir entre l'alcoolisme chronique et la paralysie générale alcoolique?

Toutes questions auxquelles il est excessivement difficile de répondre d'une manière satisfaisante et que la pathogénie serait seule capable de résoudre d'une manière convenable. Mais la pathogénie anatomo-physiologique est encore loin d'être suffisamment avancée pour permettre un travail de ce genre.

Quoi qu'il en soit, un des premiers effets de l'alcoolisme chronique se manifeste dans le domaine de la circulation

cérébrale par une stase sanguine plus ou moins prononcée;
les vaso-moteurs commencent par se paralyser; il s'ensuit
une dilatation vasculaire, puis une stagnation sanguine, un
engorgement veineux; des exsudats se déposent soit dans
le tissu du vaisseau lui-même, soit dans la trame environ-
nante. Dans le premier cas, la membrane vasculaire se rai-
dit et s'épaissit et il en résulte soit une anémie, soit une
augmentation de la stase sanguine. Dans le second cas,
l'exsudation produite peut subir les transformations les plus
diverses : dans des conditions favorables, elle rentre dans
la circulation par l'intermédiaire des lymphatiques ; dans
des conditions moins favorables, elle subit des transformations ultérieures variables et qui constituent le caractère
des périodes avancées de l'intoxication alcoolique. Ces modifications atteignent plus ou moins profondément la trame
nerveuse elle-même, depuis la simple compression jusqu'à
la désagrégation et la désorganisation complète.

La paralysie, de même que la parésie, peut être le
résultat tout aussi bien de la compression des fibres et des
cellules nerveuses que de leur destruction ; l'on voit donc
qu'au point de vue anatomique la spécialisation de la paralysie alcoolique est peu précise et que celle-ci peut être
constituée tout aussi bien par un épanchement interstitiel,
rapidement produit et rapidement résorbé, que par une
désorganisation plus ou moins complète du tissu nerveux.
Du reste, dans l'alcoolisme chronique, il intervient autre
chose que des troubles circulatoires : l'alcool n'agit pas seulement sur la trame vasculaire, il agit encore sur l'élément
nerveux et y produit des modifications dont la nature intime nous échappe encore complètement, et l'affaiblissement musculaire progressif, qui va de la parésie à la paraly-

sie, nous paraît être le résultat de ce contact direct; malheureusement dans ce domaine obscur de la vie, la science en est à peine encore aux hypothèses.

C'est donc encore et toujours la clinique qui doit nous servir de guide dans la délimitation de la paralysie générale alcoolique; avec elle nous pourrons établir que celle-ci existe chaque fois qu'à l'affaiblissement de l'intelligence vient se joindre un affaiblissement assez prononcé de la motilité, pour amener de l'hésitation de la parole et une incertitude de la marche qui n'ont pas pour cause le tremblement alcoolique. Ces deux ordres de symptômes peuvent suffire à caractériser la paralysie alcoolique; mais il est nécessaire d'en préciser la signification.

Par démence, nous n'entendons pas cette première période que nous avons désignée sous le nom de dégénérescence alcoolique, cet état d'abrutissement, de stupidité qui caractérise l'ivrognerie, mais bien la démence véritable, l'affaiblissement réel des facultés intellectuelles et morales dont la perte de mémoire, le trouble et la confusion intellectuels, l'incohérence, l'insconscience constituent les symptômes caractéristiques, quelles que soient, du reste, la durée de ces phénomènes ainsi que leur gravité.

Les altérations de la motilité sont peut-être plus difficiles à bien spécifier. Il n'est malheureusement pas possible de fixer au dynamomètre le degré où finit l'alcoolisme et où commence la paralysie; il y a là une transition plus ou moins insensible dont nous ne parvenons qu'à percevoir les degrés extrêmes : l'hésitation marquée de la parole, une démarche incertaine, vacillante, le défaut de fermeté des extrémités inférieures, la grande difficulté de se maintenir sur une jambe, l'incertitude dans les mouvements des membres supérieurs, la diminution considérable dans la force musculaire, sont des symptômes dont l'existence, combinée avec la démence à un degré variable, dénote suffisamment la paralysie générale alcoolique.

Prise dans cette acception, elle ne saurait être mise au même niveau que la folie paralytique ordinaire et doit évidemment être considérée comme curable. Une étude approfondie des faits parviendra à constituer dans ce groupe encore disparate, des formes mieux spécifiées. C'est ainsi que l'on pourrait diviser l'affection en deux périodes formant parfois deux entités distinctes : la parésie alcoolique et la paralysie alcoolique, la première étant encore capable de rétrocession, la seconde étant absolument incurable. Ou bien l'on pourrait admettre sous le nom de pseudo-paralysie générale un premier groupe dans lequel on ferait rentrer tous les cas encore considérés comme curables, et sous le nom de paralysie alcoolique véritable, tous les cas nettement caractérisés et incurables.

Ces pseudo-paralysies que l'on n'est pas encore parvenu à bien séparer de l'alcoolisme chronique, ne sont cependant pas rares et ont été d'ordinaire désignées sous les dénominations les plus diverses de congestion cérébrale, d'encéphalite, voir même de méningite ; d'autres fois elles constituent ces folies paralytiques ordinaires qui guérissent au bout de quelques mois de traitement, et récidivent quelque temps après, parce que les malades continuent leurs excès de boissons et que la lésion, qui aurait pu s'arrêter dans son cours, suit sa marche progressive et aboutit à la lésion définitive de la méningo-encéphalite. L'on trouvera ci-après une observation de chacune de ces variétés de paralysies générales alcooliques.

Observation XXVII. — Paralysie alcoolique présentant des analogies avec l'alcoolisme chronique.

A. Jean François, 41 ans, garçon de bureau. Habituellement bien portant et régulier dans son service; peu à peu et par suite de divers chagrins, s'adonne à la boisson d'une manière intermittente; il s'y livre d'une manière assez modérée pour pouvoir continuer son service avec une certaine régularité, mais d'une manière assez prononcée pour éprouver de temps en temps des étourdissements, des pesanteurs de tête, des vertiges qui, sans le faire tomber, le portent souvent à s'appuyer sur un objet voisin. En même temps qu'il éprouve ces symptômes physiques, il commence à ressentir de temps en temps de l'obtusion dans les idées; il continue à faire son service, mais il n'a pas toujours les idées nettes; l'intelligence est lente, un peu obscure; il comprend avec plus de difficulté et moins vite, et cela surtout à certains moments et à certains jours; car d'autres jours au contraire son intelligence a toute sa lucidité. Dans certains moments, il éprouve des sortes de demi-absences; la mémoire s'affaiblit; quelquefois il sort pour faire une commission, ne se rappelle ni pourquoi il est sorti ni où il va et revient sur ses pas en s'affligeant de cette situation.

Les accidents au lieu de diminuer, augmentent lentement dans l'espace de sept à huit mois environ; il finit par éprouver du tremblement et de la faiblesse, surtout dans les membres inférieurs et la parole; de temps en temps des éblouissements et des visions. Puis survient un accès de trouble hallucinatoire et le malade est admis à l'hôpital où il présente des phénomènes paralytiques dont il a conscience et sur lesquels il attire lui-même avec complaisance l'attention du médecin; il avait d'ailleurs également con-

science du trouble de son intelligence et disait qu'il était
victime d'illusions nombreuses.

L'affaiblissement musculaire, surtout manifeste au membres inférieurs, existait également aux membres supérieurs;
le malade était en outre affecté d'un tremblement des
membres assez marqué; aussitôt qu'il voulait marcher, il
lui semblait que ses jambes ne pouvaient le porter et il
sentait ses genoux fléchir sous lui; sa marche était analogue à celle de certains paralytiques; les bras étendus trem-
blaient, soutenaient difficilement les objets et le malade
serrait très faiblement les mains; la langue au sortir de la
bouche était tremblante et il y avait embarras de la parole.
D'après l'ensemble des symptômes, il était permis de croire
chez ce malade à l'existence d'un commencement de paralysie générale; cependant, au bout d'un mois de séjour à
l'hôpital, on voit diminuer considérablement et enfin cesser complètement les symptômes physiques et moraux qui
paraissaient si graves au premier abord, et depuis six mois
que le malade est sorti de l'hôpital et a repris son service,
aucun phénomène maladif ne s'est plus reproduit (1).

Observation XXVIII. — D. Auguste, 57 ans, menuisier,
célibataire, entre à la clinique (asile Sainte-Anne), le 26 décembre 1880, avec certificat des d[r] Lasègue et Magnan :
« Excitation maniaque avec idées ambitieuses, loquacité,
propos incohérents. Habitudes alcooliques. » Déjà traité deux
fois à Sainte-Anne. Son père était buveur; un frère est encore à Bicêtre et un autre frère y est mort. Lui-même boit
depuis de longues années; il en est à sa troisième atteinte
d'alcoolisme. Le premier n'a rien présenté de saillant et le
malade est sorti de l'asile après quelques jours de traite-

(1) FALRET. *Recherches sur la folie paralytique*, p. 163 (obs. 9).

ment. Le second, arrivé en juillet 1880, s'est surtout caractérisé par la présence de quelques symptômes de paralysie générale. 9 juillet : manie chronique ; arrêté pour vagabondage et filouterie ; idées incohérentes ; conceptions ambitieuses : est fils de général ; son entourage l'attend ; souvenirs très confus. 10 juillet : affaiblissement des facultés mentales avec idées ambitieuses : le malade s'imagine appartenir à une famille illustre, avoir droit à un héritage ; il fait à ce sujet des réclamations et se livre à des actes extravagants.

Deux mois après, tous ces symptômes, dont quelques-uns étaient même un peu caractéristiques de la paralysie générale : filouterie, incohérence, affaiblissement intellectuel, idées ambitieuses, avaient complètement disparu et le malade sortait guéri.

Aussitôt, nouveaux excès et alors apparaissent tous les symptômes de la folie paralytique. Comme beaucoup de paralysés excités, il se fait arrêter, ne pouvant payer un fiacre dans lequel il se faisait promener depuis plusieurs heures ; comme eux, il est loquace, bavard, il déclame à tout propos et ne dort pas la nuit. Enfin, fait beaucoup plus grave, son intelligence paraît affaiblie et il présente un délire ambitieux, absurde, incohérent et qui alterne avec des idées hypochondriaques relatives à son tube digestif. Son grand père, dit-il, était boucher de Louis XVI, son grand oncle était le colonel de Failly ; le général de Failly est son cousin ; il s'appelle D. Barbier de Failly ; il a 150,000 francs de fortune. D'autres fois, comme nous l'avons dit, il est déprimé et refuse de parler et de manger sous prétexte que cela lui est complètement impossible. En même temps, il présente un tremblement assez fin de la langue et des mains, de l'hésitation dans la parole, de la contraction exagérée des pupilles avec inégalité, en un mot, tous les symptômes physiques et intellectuels de la paralysie générale. De plus, le système circulatoire est assez gravement atteint; ses artères sont flexueuses et dures, son pouls est lent et intermittent; les battements du cœur sont précipités, par saccades, sourds, mais sans souffle organique.

Au bout d'un mois environ, les symptômes de la paralysie générale se sont notablement améliorés, surtout au point de vue intellectuel; il est calme, raisonnable, s'occupe chez le menuisier de l'asile. Le seul signe qui persiste tel quel chez lui, est l'inégalité pupillaire avec myosis.

2 mars. Le malade cesse brusquement de travailler à l'atelier; il se dit mal en train; se plaint de la tête; état saburral très prononcé, haleine fétide.

8 mars. D. se plaint toujours de la tête; l'état saburral est le même. Pas d'excitation ni de délire des grandeurs. Torpeur intellectuelle.

9 mars. Attaque d'apoplexie pendant la nuit; le malade est dans le stertor; fume la pipe. Hémiplégie gauche incomplète avec contracture et anesthésie absolue. On peut appliquer le doigt sur le globe oculaire de ce côté sans provoquer aucune réaction. Résolution musculaire du côté droit avec anesthésie légère. État grave. Mort le lendemain sans avoir repris connaissance et sans nouvelle attaque.

Autopsie — Hémorragie dans la cavité de l'arachnoïde (pachyméningite hémorragique); il existe, à la surface des deux hémisphères, au niveau des deux tiers antérieurs de la face externe du cerveau à gauche et du tiers antérieur à droite, une vaste nappe de caillots cruoriques, limitée superficiellement par la dure-mère, dont la face interne présente une coloration jaunâtre ou rougeâtre, et profondément par le feuillet viscéral de l'arachnoïde très notablement épaissie, et offrant, lui aussi, l'aspect d'une membrane jaune-rougeâtre, molle et friable. Au niveau du foyer, l'arachnoïde est facilement séparable de la dure-mère à laquelle elle n'adhère que par l'intermédiaire de cette nappe cruorique; mais elle s'y réunit à la périphérie et, à ce niveau, elle perd à peu près ses caractères pathologiques. Lorsque, après avoir enlevé les caillots, on examine la surface interne de la dure-mère, on trouve en certains points de petites masses d'apparence fibrineuse, fortement adhérentes à cette membrane, qui doivent indiquer le point de départ de l'hémorragie. Athérome généralisé et très marqué des artères de la base. Aucune adhérence des méninges à la couche corticale du cerveau; pas de granulation sur l'épendyme des ventricules. Rien aux coupes (1).

Observation XXIX. — Schrottner, 31 ans, garçon meunier, est admis le 18 janvier 1876; son père est un buveur; sa mère souffre de crampes. Le patient n'a pas eu d'autres affections que la rougeole; il a bu dès sa jeunesse, est, depuis lors, devenu irritable, souffre de fréquents maux de tête, a des vertiges, dort mal.

Depuis un mois, la mémoire est devenue faible; il est négligent dans ses devoirs et fait son service tout à fait de travers. Depuis quelques jours, il est excité, ne dort plus, court de côté et d'autre et offre des idées de grandeurs. Au moment de son admission, trouble intellectuel prononcé; il n'a plus ni la notion du temps ni la notion du lieu; se croit à son moulin; est incohérent, troublé, se dit proprié-

(1) *Annales médico-psychologiques.* Septembre 1881. *Archives cliniques.*

taire du moulin, veut épouser la veuve du meunier, possède
100,000 francs de fortune, rebâtira magnifiquement le moulin. Porte quelques cicatrices à la tête ; pas d'apparence de
syphilis ; le côté droit de la face un peu plus relâché que le
côté gauche ; contractions fibrillaires de la face ; tremblements des lèvres et de la langue ; hésitation de la parole
suite d'ataxie des muscles concourant à la prononciation,
mais pas de fourchement de la parole. La marche est incertaine ; le malade vacille sur ses jambes. Le pouls est à 68 ;
la pupille gauche est moins contractile que la droite. Pas
d'altérations organiques. La sensibilité est intacte. Le patient est agité, fait des projets insensés, veut rebâtir l'hôpital, attend sa meunière qui s'est amourachée de lui, parce
qu'il est un si bel et si fort homme. Pas de constance dans
son délire ; se laisse facilement dissuader.

Les désordres de la motilité s'accentuent chaque jour davantage ; le 24 et le 28 surviennent des accès épilepliformes,
(convulsions généralisées avec perte de connaissance) la démence fait des progrès ; alternatives de périodes d'agitation
et de calme.

Le sommeil se rétablit sous l'influence du choral et des
bains ; aux périodes d'excitation l'on oppose les injections
de morphine.

Le 4 avril, nouveaux accès épileptiques.

Pendant le mois de mai, l'on voit la lucidité reparaître ;
les troubles de la motilité s'améliorent ; l'inégale dilatation
pupillaire, les contractions fibrillaires et les désordres
ataxiques de la parole disparaissent. Le malade a conscience
de la nature de l'affection dont il a été atteint, et il l'attribue lui-même aux excès alcooliques qu'il a faits ; enfin l'affaiblissement intellectuel lui-même disparaît ; le patient re-

devient capable de travail et sort guéri le 13 janvier 1877 (1).

Telles sont quelques observations de ce groupe que nous désignons sous le nom de pseudo-paralysie, par rapport à la paralysie générale véritable, dont nous parlerons plus loin; l'on voit que, anatomiquement comme cliniquement, cette variété est loin encore d'être définitivement constituée.

Paralysie générale alcoolique. — L'invasion de la paralysie générale alcoolique se présente dans des conditions excessivement variables.

Il n'est pas rare de la voir se développer à la suite d'excès alcooliques longtemps prolongés, mais sans que ceux-ci dénotent, avant l'apparition de l'affection terminale, leur influence par des symptômes bien appréciables. Dans ces cas, elle ne diffère en rien de la folie paralytique ordinaire, et l'on ne saurait la considérer comme une véritable paralysie alcoolique. Les excès de boissons sont fréquents dans les antécédents des paralysés généraux ordinaires, mais rien ne prouve qu'ils agissent toujours par leur action spécifique et non comme simples adjuvants. Il faut, pour que l'on puisse considérer la périencéphalite diffuse comme étant de nature alcoolique, que l'on y rencontre l'un ou l'autre phénomène propre à l'intoxication alcoolique, ou que la paralysie se soit développée sur un fonds bien marqué d'alcoolisme chronique.

Ce dernier cas est assez fréquent; l'intoxication peut ne se déceler, pendant plusieurs années, que par quelques troubles gastriques, un peu de tremblement et de l'obtusion intellectuelle; c'est alors que l'on voit tout à coup la folie paralytique se développer, ou bien d'une façon aiguë, par l'invasion de tous les symptômes caractéristiques, ou bien

(1) KRAFFT-EBING. *Lehrbuch der Psychiatrie.* T. III (observat. 147).

d'une façon lente et graduelle, par la démence paralysi-forme progressive. D'autres fois ce sont des accès répétés de delirium tremens, qui aboutissent finalement et après une période d'incubation plus ou moins longue suivant la continuité ou la répétition des excès, au ramollissement final. Les premiers accès guérissent radicalement; la conva-lescence des accès suivants se prolonge; ils laissent à leur suite un certain degré d'affaiblissement intellectuel qui augmente à mesure que les crises se répètent; puis survient une période intermédiaire douteuse; un peu d'embarras de la parole, quelques idées ambitieuses passagères, l'iné-gale dilatation de la pupille et certains troubles paralytiques en forment le caractère principal. La guérison devient de moins en moins complète et persistante; puis enfin se pro-duit une dernière crise, après laquelle la maladie apparaît définitive et irrémédiable.

Les observations de Gambus (1) et celles de Magnan (2) indiquent d'une manière frappante les différentes phases de cette transformation successive.

Les symptômes physiques, sous l'influence desquels elle se produit, sont des poussées congestives dont la répétition amène la lésion paralytique avec ses conséquences et dont l'expression matérielle est une augmentation de chaleur appréciable au thermomètre.

D'autres fois encore, c'est d'une atteinte de delirium tre-mens unique que sort la paralysie générale alcoolique. Des idées de grandeurs viennent se mélanger aux hallucinations terrifiantes; des sentiments expansifs font place aux

(1) *De l'alcoolisme chronique, terminé par la paralysie générale* (thèse, 1873).
(2) *De l'alcoolisme et de ses diverses formes.*

frayeurs du délire alcoolique; l'agitation se prolonge, la motilité s'altère; la parole devient hésitante; l'intelligence s'obscurcit et s'affaiblit; la démence se prononce et la folie paralytique est constituée avec tous ses symptômes. Parfois encore l'on voit tout l'appareil du délire alcoolique diminuer et faire place à une démence profonde avec affaiblissement rapide de la motilité. Le contraire peut aussi se produire; tous les symptômes du délire alcoolique persistent et se prolongent; les frayeurs, l'agitation, les hallucinations, le tremblement dominent la scène morbide; mais un fonds de démence irrémédiable et progressif conduit lentement le malade vers le marasme.

Avec des débuts aussi disparates, la physionomie de la folie paralytique alcoolique doit être excessivement variable. Le type ordinaire, avec son délire des grandeurs caractéristique, est peut-être celui que l'on rencontre le moins fréquemment; le délire spécial manque souvent et souvent aussi ne se décèle que par des idées de grandeurs vagues et fugitives. On peut constituer dans ce groupe trois formes spéciales :

1° *Forme à démence simple.* — Elle est caractérisée par un affaiblissement graduel des facultés intellectuelles et morales, une démence de plus en plus profonde sans trace de délire; dans ces cas, les malades conservent souvent, au milieu d'une déchéance complète de la vie de relation, une conscience longtemps prolongée de leur situation et une certaine lucidité; il n'existe, du reste, que peu de relation entre les troubles de la motilité et ceux de l'intelligence; une démence profonde peut être accompagnée de paralysie relativement minime, tandis qu'un affaiblissement excessif de la motilité se rencontre chez des malades dont la démence n'est que légère.

Observation XXX. — G... a fortement abusé des alcooli
ques ; a présenté, au début, des hallucinations de l'ouïe et
de la vue, un peu d'affaiblissement intellectuel, du tremblement ; se plaint actuellement de céphalalgie violente, a
des vertiges ; la vue et l'ouïe sont légèrement affaiblies ; pour
le moment, il n'existe plus de troubles hallucinatoires ; la
sensibilité physique est légèrement obtuse ; tremblement de
la langue et convulsions fibrillaires des muscles buccaux ;
hésitation de la parole ; la marche est vacillante. La sensibilité morale est surtout affaiblie : indifférence et apathie
morale et intellectuelle ; il ne prend intérêt à rien, ne se
préoccupe pas de sa situation, se laisse conduire comme
un enfant ; la mémoire est fortement atteinte ; il y a confusion extrême dans les idées. Cependant il se rend encore passablement compte de sa situation et répond assez bien aux
questions simples qu'on lui pose.

Le malade décline rapidement ; au bout d'un mois les
troubles de la motilité ont fait de grands progrès. G... sait
à peine se tenir debout et marche encore plus péniblement ;
il est devenu gâteux ; la démence est profonde. Le malade
tombe dans un état de marasme progressif. Entré au mois
d'août 1881, il meurt au mois de mai 1882, à la suite d'une
attaque congestive épileptiforme.

A l'autopsie l'on constate les lésions suivantes : adhérences de la dure-mère à l'arachnoïde, le long des glandes
de Pacchioni ; augmentation du liquide encéphalo-rachidien, qui est trouble, jaunâtre ; les méninges présentent
une double injection, veineuse d'abord dans les gros vaisseaux qui rampent à la surface du cerveau, artérielle ensuite, sous forme de fines arborisations qui parcourent
l'arachnoïde ; le feuillet viscéral est épaissi et d'un blanc

laiteux uniforme, la pie-mère est œdémateuse et renferme
par plaque quelques suffusions sanguines ; adhérences en
plusieurs places et très intimes entre la pie-mère et la substance cérébrale ; la couche corticale n'est pas ramollie, sauf
à certains endroits, principalement à la scissure de Sylvius,
où elle forme corps avec les méninges et les vaisseaux sanguins ; la pulpe cérébrale est encore très consistante. Il y a
un piqueté évident de l'encéphale dont les vaisseaux offrent
un état de dégénérescence athéromateuse prononcé. (Observation personnelle).

Observation XXXI. — M... arrive à l'établissement, à la
suite d'une condamnation pour vagabondage ; ses antécédents nous sont inconnus, seulement son facies et son extérieur dénotent, à toute évidence, un buveur émérite. La
constitution est usée ; la sensibilité à la douleur très
émoussée ; il existe des contractions fibrillaires des lèvres
et des muscles de la face ; les lèvres, la langue, les mains
tremblent fortement ; le bras gauche est même le siège de
contractions choréiques ; la parole est traînante, ânonnée ;
la marche vacillante ; il traîne les jambes. Le malade est
abruti, c'est la seule expression qui puisse bien caractériser
son état intellectuel et moral ; cependant la mémoire ancienne persiste encore ; il n'y a pas d'inconscience complète ; le malade est indifférent, apathique, inerte ; va où
on le conduit ; ne prend intérêt à rien.

Un mois après, la situation s'était déjà notablement
aggravée ; le malade ne savait plus se tenir debout ; le tremblement choréique du bras gauche était continuel ; même
tremblement des muscles de la face ; inégale dilatation des
pupilles ; il serre encore passablement les mains. Affaiblissement et trouble intellectuel complet, bredouille encore

quelques phrases plus ou moins compréhensibles ; dément complet. Gâteux. Le marasme fait des progrès rapides et le malade meurt 1 1/2 mois après son entrée.

A l'autopsie l'on constate : augmentation notable du liquide encéphalo-rachidien qui est trouble ; atrophie cérébrale ; le cerveau ne remplit pas la boîte crânienne et la dure-mère, avant son ouverture, présente un affaissement marqué. Injection veineuse excessive en même temps qu'arborisations artérielles fines et abondantes ; suffusions sanguines aux parties latérales, surtout à droite ; affaissement prononcé de l'arachnoïde, adhérences notables entre la pie-mère et la substance grise qui offre un ramollissement très prononcé de la presque totalité de sa couche superficielle. Les parties centrales sont réduites en putrilage. Œdème cérébral. (Observation personnelle).

2ᵐᵉ *Forme. — Forme maniaque de la paralysie générale alcoolique.* — La deuxième forme est celle que l'on pourrait appeler maniaque ; elle n'est pas la moins fréquente et d'un diagnostic souvent assez difficile, principalement dans ses débuts. Son caractère principal est la perversion des penchants et des instincts ; le fonds est, en général, celui de la paralysie simple : affaiblissement intellectuel, insouciance et inertie morale ; affaiblissement de la motilité ; troubles dysesthésiques de la sensibilité ; anesthésie plus ou moins prononcée, mais tous ces phénomènes sont dominés et souvent cachés par une espèce d'incohérence maniaque, une exubérance de motilité incoercible ; le malade n'est pas un instant tranquille ; il déplace tout ce qui est à sa portée, se déshabille, déchire ses vêtements, en fait de la charpie, arrache ses boutons, ramasse tout ce qu'il trouve, en remplit sa bouche, ses oreilles et ses poches, s'orne des vieilles loques qu'il ramasse, se salit, se barbouille la main et la figure d'ordures, enduit les murs de sa chambre d'excréments, défait son lit, remue sa paillasse, en éparpille le contenu autour de lui, etc., etc. Cet état persiste souvent pendant de longs mois sans offrir aucune modification, malgré tous les moyens mis en usage; il constitue un ensemble d'actes pour ainsi dire impulsifs, n'ayant d'autre raison déterminante qu'un besoin automatique de motilité.

Avec cela, l'intelligence, malgré son affaiblissement, laisse au malade une certaine lucidité; il se rend plus ou moins compte de sa situation, sait encore défendre ses actes et sa conduite par des raisons spécieuses; les nuits sont mauvaises, le sommeil nul. Les idées de grandeur sont assez rares, et quand elles existent, passagères et superficielles; on rencontre plus fréquemment des idées hypocondriaques.

Insensiblement, la démence devient plus profonde; la motilité faiblit, la paralysie progresse rapidement et le malade finit par tomber dans le marasme.

Observation XXXII. — M. est un buveur d'ancienne date; il souffre depuis assez longtemps de gastrite alcoolique; son caractère s'est modifié; il est devenu difficile, irritable, méchant.

Au moment de son admission, il offre les symptômes de la paralysie générale : affaiblissement intellectuel prononcé avec incohérence; insomnie; tremblement des membres inférieurs et supérieurs; convulsions fibrillaires des muscles de la face; affaiblissement de la motilité; la marche est vacillante; ne sait se tenir sur une jambe; la constitution est délabrée; les voies digestives en mauvais état.

L'affection s'améliore sensiblement; le malade est plus

calme et plus lucide; le sommeil reparaît; la motilité se
raffermit. Mais au bout de quelques mois, nouvelle aggravation; suréxcitation continuelle; le patient est toujours en
mouvement; ne dort plus; loquacité incohérente; remplit
ses poches de chiffons, de vieilles feuilles, de cailloux; déchire ses effets, arrache les plantes, les cache dans les coins
du jardin ou en remplit ses poches, est sâle, débraillé,
perd ses souliers, se déshabille, marche et patauge dans la
boue; déplace tout ce qui est à sa portée. En même temps
la motilité s'affaiblit; tombe de côté et d'autre; devient
gâteux. Pas d'idées de grandeurs, mais idées hypocondriaques; il demande tous les jours des médicaments pour les
souffrances qu'il dit ressentir; se préoccupe d'un cor-au-
pied qui lui fait du mal. Cet état persiste avec quelques
légères périodes de rémission et d'exacerbation pendant
environ douze mois; puis le marasme survient; la nutrition
s'altère; il ne sait plus se lever et meurt au bout de quinze
mois de séjour à l'asile.

A l'autopsie on constate toutes les altérations de la méningo-encéphalite diffuse; opacités avec traînées laiteuses
de l'arachnoïde; adhérences méningiennes étendues; ramollissement de la couche cérébrale grise (Observation
personnelle).

3ᵐᵉ *Forme.* — *Paralysie générale alcoolique expansive.* —
Cette variété offre tous les symptômes de la folie paralytique
type; nous croyons inutile d'en faire ici la description détaillée; un exposé succinct des différences qui séparent le
type ordinaire du type alcoolique nous semble le mieux
répondre au but; nous examinerons successivement ces
différences dans les commémoratifs, la période d'invasion
et la période d'état de l'affection.

Pour pouvoir affirmer une paralysie générale alcoolique, il faut découvrir chez le sujet l'existence antérieure de quelques symptômes d'intoxication; les simples abus de boissons ne suffiseut pas. Ce sont tantôt des accès plus ou moins répétés de delirium tremens, ou quelques-uns des désordres de la motilité ou de la démence morale alcoolique; tantôt certains phénomènes de l'alcoolisme viscéral, tels que gastrite des buveurs, engorgements du foie, stéatose, en un mot, l'un ou l'autre des symptômes, soit isolé, soit en masse, de l'alcoolisme chronique. Il n'est pas rare aussi de découvrir dans les antécédents morbides certains accidents aigus de l'intoxication : ivresses pathologiques, accès d'irritabilité et de colère, idées de suicide.

La période d'invasion est excessivement variable et il n'arrive que trop souvent que le diagnostic reste longtemps et forcément en suspens. Il n'existe aucun signe certain qui indique le passage de l'alcoolisme chronique à la paralysie générale; du reste, il n'est pas toujours facile de décider, même anatomiquement, si la paralysie générale alcoolique existe en réalité, car les adhérences méningiennes qui en forment presque le seul caractère anatomique, sont parfois si minimes, si rares et si limitées qu'elles échappent à l'observation et que l'on en arrive à se demander si elles existent réellement.

Quand la paralysie générale alcoolique doit se produire sur un fonds d'alcoolisme préexistant, ce n'est pas, comme on l'a trop souvent affirmé, le délire des grandeurs qui constitue le symptôme de transition; les conceptions ambitieuses, comme nous le verrons plus loin, se rencontrent fréquemment dans la folie alcoolique et donnent à peine une présomption de paralysie générale; c'est bien plutôt l'affaiblissement intellectuel, l'état de démence enfantine précoce, ce symptôme si caractéristique de la méningo-encéphalite diffuse et qu'il faut savoir découvrir sous les apparences les plus diverses, qui devient le symptôme diagnostique le plus important.

Le délire des grandeurs, quand il existe, a souvent un cachet assez différent dans les deux affections; dans la paralysie ordinaire, il est plus enfantin, plus niais; dans la paralysie alcoolique, il est mieux déterminé, plus cohé-rent, plus raisonné.

Dans la dernière, l'on rencontre encore beaucoup plus fréquemment que dans la folie paralytique type des con-ceptions délirantes de nature autre; ce sont d'abord des idées de jalousie se rapportant à la fidélité conjugale; le mari croit que sa femme le trompe, qu'elle a des amants et se dérange avec d'autres; ce sont ensuite des idées de per-sécution de nature variable, mais plutôt matérialisées qu'ab-straites, résultant en général d'hallucinations; les idées d'empoisonnement ne sont pas rares.

Arrivées à la période d'état, les deux variétés offrent des différences dans leurs symptômes psychiques et dans leurs symptômes physiques.

Parmi ceux-ci, vient en première ligne, la paralysie; sa manière d'être est différente dans les deux types de l'affec-tion : dans la forme ordinaire, le trouble de la motilité est à peine appréciable au début, l'hésitation de la parole, le fourchement de la langue, si remarquable, reste parfois pendant longtemps l'unique caractère; le tremblement de la langue et des lèvres, de même que celui des membres, est peu marqué, et quand il existe précoce, il est d'ordi-naire absolument généralisé. Les malades conservent leur énergie musculaire; la combinaison des mouvements devient seule plus difficile; c'est en prononçant des mots compliqués, c'est en exécutant des mouvements combinés, comme celui de tourner rapidement sur un pavé inégal, qu'apparaît la lésion de la motilité; en dehors de là, tout semble régulier et normal. Autre est la lésion alcoolique de la motilité : la paralysie n'est jamais généralisée dès le début; elle commence par l'extrémité des membres, doigts et orteils, qui sont d'abord engourdis ou inhabiles avant d'être affaiblis; puis elle monte successivement jusqu'aux coudes et aux genoux, limite qu'elle ne dépasse que rarement; au lieu donc d'être générale d'emblée, elle est partielle et envahissante.

Un autre caractère, peut-être plus difficile à apprécier, c'est que dans la folie paralytique ordinaire, la lésion de la motilité est plutôt ataxique, tandis que dans la paralysie alcoolique elle est plutôt de nature paralytique; chez le paralysé, c'est de l'irrégularité des mouvements avec saccades et violence d'impulsion; chez l'alcoolisé, c'est de la débilité et de la faiblesse. Ainsi, l'aspect des deux malades, à la même période de leur maladie, est fort différente : l'un sera encore actif, remuant, souvent pétulant et ferme sur ses jambes; l'autre sera affaissé, lourd, se traînant difficilement, se levant péniblement et cherchant toutes les occasions de reposer ses membres alourdis. Le paralysé soulèvera un fardeau que l'alcoolisé pourra à peine remuer; l'un serrera fortement les mains, tandis que l'étreinte de l'autre sera à peine appréciable; l'un terminera des marches que l'autre pourra à peine commencer.

Les signes différentiels tirés du tremblement ne sont pas moins importants : dans la folie paralytique type, ce symp-

tôme fait fréquemment défaut, surtout au début, et quand
il existe, il n'est encore qu'à peine appréciable, ne se voit
guère qu'aux extrémités, aux pieds et surtout aux mains,
aux lèvres et à la langue.

Dans la paralysie alcoolique, il est, d'ordinaire, généralisé, très évident, visible à première vue, s'étend à tout
le corps, à la tête comme au cou, et se manifeste par une
trémulance générale. Ce qui est plus caractéristique encore,
ce sont les convulsions fibrillaires des lèvres et des muscles
de la face, de l'orbiculaire des paupières, de l'élévateur de
la bouche, qui entrent en action au moindre effort que fait
le malade. Le tremblement de la langue est beaucoup plus
prononcé dans l'une que dans l'autre des variétés, mais ce
qui est plus remarquable encore, c'est l'hésitation de la parole : celle-ci offre, des deux côtés, des différences essentielles. Dans la paralysie alcoolique, la parole est tremblée,
ce qui est en rapport avec la trémulation des différentes
parties qui entrent en jeu au moment de la formation des
mots; l'hésitation du paralysé véritable est toute autre :
c'est un désordre ataxique et qui dérive d'un défaut d'association, tant matériel que psychique ; l'on pourrait dire que
les muscles ont de la peine à s'entendre pour combiner les
mouvements qui doivent produire les mots, et l'intelligence
a de la peine à trouver les éléments pour combiner les syl-
labes. Quand le paralysé alcoolique veut parler, tous les
muscles labiaux commencent à trembler et l'expression du
mot est le résultat d'un effort musculaire excessivement
pénible. Quand, au contraire, c'est le paralysé général qui
parle, les mots arrivent facilement, sauf par intervalle, où
l'un ou l'autre muscle ou même l'intelligence, si on peut le
dire, fait un faux pas. Certains malades conservent cette

différence bien marquée jusque fort avant dans le cours de leur maladie; chez d'autres, elle se perd plus rapidement pour aboutir à l'uniformité paralytique.

La sensibilité physique offre des caractères à retenir; les dysesthésies sont fréquentes, l'on pourrait même dire constantes, dans la paralysie alcoolique; elles sont rares dans la paralysie générale ordinaire; les fourmillements, douleurs, crampes, engourdissements, sont des phénomènes habituels à l'intoxication alcoolique et que l'on rencontre rarement dans la folie paralytique. Ce signe n'a pourtant de valeur que pour autant qu'il se présente dans ses limites extrêmes, absence complète ou existence bien prononcée. Réduit à quelques vestiges, il ne saurait avoir d'importance réelle. Il n'est cependant pas inutile de remarquer que dans la paralysie ordinaire, les phénomènes dysesthésiques sont beaucoup plus généralisés, tandis que dans la paralysie alcoolique, ils occupent d'ordinaire les extrémités en dépassant rarement les coudes ou les genoux.

Les troubles sensoriels sont fréquents dans la paralysie alcoolique, surtout au début : les éblouissements, vertiges, obscurcissement de la vue, mouches volantes, bourdonnements d'oreilles, etc., etc., sont des symptômes presque constants, et quand ils existent, ils sont pour ainsi dire continus avec exacerbation et se reproduisant à intervalle rapprochés, tandis que quand ils surviennent dans la folie paralytique, c'est plutôt à titre de complication, d'épiphénomène; ils persistent quelque temps, puis disparaissent absolument pour ne reparaître qu'assez longtemps après.

Les signes psychiques ont une réelle importance dans le diagnostic différentiel; parmi eux, la forme de la démence est un des meilleurs. Dans la folie paralytique ordinaire,

l'affaiblissement intellectuel constitue, il est vrai, le fonds
de l'état morbide, mais ce fonds est presque toujours fortement voilé par la forme du délire et par l'état expansif de la
sensibilité morale; il existe, en apparence, une grande activité intellectuelle, une excessive vivacité des idées au travers desquelles il est parfois difficile de saisir la déchéance
de l'intelligence; le délire des actes, comme le délire des
conceptions, se montre d'ordinaire au premier plan. Dans
la paralysie alcoolique, c'est le contraire qui a lieu; c'est
la démence qui occupe le premier plan, et ce, avec les
caractères spéciaux de la démence alcoolique; les idées délirantes sont moins prononcées, moins saillantes, souvent
passagères et fugaces. C'est d'abord un état d'hébétude plus
ou moins profonde, une torpeur intellectuelle avec ralentissement de l'intelligence; c'est l'inertie et l'apathie morale
qui prédominent; le délire semble ne pas pouvoir percer
ce fonds de stupidité qui finit par l'abrutissement. Malgré
cela, le malade semble conserver plus de lucidité et plus de
conscience de sa situation; on peut parfois l'amener à
reconnaître son mal, chose preque impossible dans la folie
paralytique ordinaire.

L'existence ou l'absence d'illusions sensorielles, et surtout
d'hallucinations de la vue, n'a pas l'importance que l'on
s'est plu à attribuer à ce signe. Dans une thèse récente, un
médecin français a prouvé que la folie paralytique type, en
dehors de toute influence alcoolique, offrait, beaucoup plus
souvent qu'on ne le pensait, des hallucinations même persistantes de la vue et de l'ouïe. Mais les troubles sensoriels
offrent, dans la paralysie alcoolique, un aspect particulier
qu'ils n'ont pas dans le type opposé; ils y conservent le
cachet, la physionomie et les caractères du délire alcooli-

que : ce sont plutôt des visions que des hallucinations auditives; elles sont variables et changeantes, et portent souvent
encore l'empreinte de la panophobie alcoolique; elles sont
accompagnées d'agitation anxieuse, de rêves, de cauchemars,
d'insomnie; elles déteignent davantage sur le délire et
donnent un cachet spécial à l'ensemble de la physionomie
morbide.

Les hallucinations de la folie paralytique, au contraire,
sont beaucoup plus disséminées, plus épisodiques; elles ne
se font sentir que de loin en loin, sont moins persistantes
et moins tenaces; elles ne constituent qu'un incident de peu
de valeur, qui passe souvent inaperçu et qui n'a aucune
influence sur la constitution du délire; c'est le contraire
dans la paralysie alcoolique. Ici le délire semble, pour ainsi
dire, dériver directement du trouble hallucinatoire; dans
le cas opposé, il est plus spontané et les hallucinations
n'en modifient aucunement la constitution.

La nature des idées délirantes offre de même quelque
chose de spécial qu'il n'est pas inutile de rappeler. Il est
bien entendu que nous ne parlons ici que de la variété
expansive de la folie paralytique alcoolique, du reste la plus
rare de toutes, au point que Voisin a pu écrire que les idées
de grandeurs étaient exceptionnelles dans cette forme de
paralysie. Ce qui semble plus exact, c'est que ces idées ne
sont pas toujours exclusives, exubérantes et prédominantes;
elles sont très souvent mélangées de délire des persécutions
de nature hypochondriaque, avec idées d'influence magné-
tique ou électrique, idées qui proviennent d'un restant de
trouble hallucinatoire des sens ou de la sensibilité générale :
« l'électricité leur travaille le corps; ils ont du mauvais
dans l'estomac, ils ont de la pourriture dans le ventre. »

Les dispositions morales sont variables ; l'état expansif pur, exubérant de la folie paralytique type se rencontre moins fréquemment : c'est plutôt une satisfaction enfantine, une démence béate ; d'autres fois persistent des traces de la mélancolie alcoolique préexistante.

Telle est la description des trois individualisations les plus fréquentes de cette évolution progressive qui constitue l'alcoolisme chronique cérébro-spinal. Il nous reste à examiner les complications qui surviennent le plus fréquemment pendant le cours de l'une ou de l'autre de ces formes.

C. *Complications.* — Sous cette dénomination, nous comprenons les affections bien définies qui surviennent pendant l'évolution de l'alcoolisme chronique. Ce sont de véritables épiphénomènes qui sont produits par l'intoxication elle-même ; c'est de son processus qu'ils naissent, et c'est sur son fonds qu'ils se développent ; cependant leur production est en général indirecte, nullement nécessaire, et dépend de causes variables et qui ne sont pas toujours connues.

Parmi elles, viennent se ranger :

1. *La pachyméningite.* — De nombreux travaux ont été entrepris depuis le commencement de ce siècle pour élucider cette partie, relativement restreinte, de l'histoire de l'alcoolisme. On peut y constater trois périodes sucessives pendant lesquelles c'est alternativement l'hémorragie et la fausse membrane qui jouent le rôle principal dans la pathogénie de l'affection.

Pendant la première période, qui eut surtout pour représentants Baillarger et Bayle, la pachyméningite n'est qu'une hémorragie méningée qui s'enkyste aux dépens de la fibrine du sang dont elle est formée. C'est l'opinion de Baillarger. Mais on conteste à la fibrine la propriété de s'organiser ;

Bayle alors donne à la néo-membrane une origine inflammatoire : elle est pour ainsi dire sécrétée par la dure-mère, à la suite de l'irritation de celle-ci par le coagulum sanguin.

Pendant la seconde période, les idées émises sur le processus formatif se modifient complètement ; l'hémorragie n'est plus considérée que comme accessoire ; la fausse membrane, qui devient néo-membrane, constitue la trame essentielle de l'affection. Bien que Cruveilhier eût déjà fait entrevoir ce mode de formation, ce fut Heschl, qui le premier le transforma en théorie ; mais au génie vulgarisateur de Virchow appartient l'honneur de l'avoir généralisée et de lui avoir fait acquérir droit de domicile dans la science. C'est à peine si pendant vingt années l'on entendit s'élever une seule voix discordante. Mais comme le progrès finit par atteindre les théories, même les mieux assurées, celle de Virchow fut ébranlée à son tour, et alors s'ouvrit la troisième période, dont Hugenin semble devoir être le plus ardent champion. On en revint en partie aux idées de Baillarger et l'on restitua à l'hémorragie toute l'influence dont elle semblait avoir été pour toujours privée.

Pendant ces trois périodes, de nombreux travaux vinrent s'accumuler autour de la question, et les consciencieuses discussions dont chaque observation fut l'objet, dès qu'elle était apportée à la science, ne furent pas sans résultat sur les progrès ultérieurs. Aucun élément du processus pachyméningitique et hémorragique, tant en lui-même que dans son influence sur les processus consécutifs, ne resta ignoré, et de l'ensemble de ces notions aujourd'hui définitivement acquises, l'on peut admettre ; comme le dit l'auteur du travail inséré dans le *Bulletin de la Société de médecine mentale* (nº 14, p. 16), qu'il existe réellement deux formes de pachy-

méningites : « une première, la pachyméningite véritable
et que l'on pourrait encore appeler primitive, où les fausses
membranes, qui constituent pour ainsi dire un des éléments
de l'activité morbide de la dure-mère, sont évidemment primitives et forment à elles seules toute la maladie ; l'hémorragie peut faire défaut et quand elle existe, ce n'est jamais
qu'un incident, une complication dont il faut savoir tenir
compte dans la marche des phénomènes morbides, mais
qui doit rester en dehors de l'activité de la lésion membra-
neuse elle-même. Dans la seconde forme, que l'on pourrait
appeler pachyméningite secondaire ou consécutive, l'épanchement est le premier terme de l'évolution morbide ; une
inflammation irritative avec sécrétion d'un liquide plastique
en est la seconde phase, et la formation définitive de la néo-
membrane qui enveloppe le caillot sanguin constitue le
degré ultime de l'organisation de l'hématome méningien. »

Les diverses phases de l'activité morbide sont donc semblables : inflammation irritative des séreuses crâniennes,
épanchement plastique et formation de néo-membranes,
qui se vascularisent rapidement ; seulement la succession
des périodes varie notablement.

La réalité de ces deux processus pachyméningitiques différents ne saurait plus guère être révoquée en doute aujour-
d'hui, en présence des documents qui se trouvent consignés
dans la science et des nombreuses expériences qui ont été
instituées.

Il résulte, en effet, des expériences de Laborde , Vulpian, etc., que du sang envoyé dans la cavité arachnoïdienne
soit en dilacérant un sinus, soit en mettant cette cavité en
communication avec la carotide primitive, forme un coagulum qui se limite rapidement et s'entoure au bout de peu

de jours d'une néo-membrane développée secondairement autour de lui. Laborde cite dans le *Bulletin de la Société anatomique*, l'observation d'un homme qui, sans antécédents morbides aucuns du côté du cerveau, fut frappé subitement d'accidents apoplectiques et mourut au bout du douzième jour. L'autopsie permit de constater une hémorragie enkystée dont la membrane d'enveloppe ténue ne renfermait absolument aucune trace de vascularisation. Les observations analogues ne manquent, du reste, pas dans la science. Dernièrement M. Luys a apporté un cas plus probant encore. Il s'agit dans cette observation d'un alcoolisé, qui succomba trois jours après le début d'accidents cérébraux. M. Luys trouva à la surface interne de la dure-mère un caillot noirâtre emprisonné par des tractus fibrineux et sur la limite duquel le microscope décelait un commencement d'inflammation de la méninge, caractérisée par la présence de noyaux embryoplastiques.

En présence de tels documents, il paraît difficile, si pas impossible, de nier la pachyméningite consécutive ou secondaire.

Mais la réaction a été trop loin, quand elle a voulu nier complètement la pachyméningite primitive, telle que l'avait si magistralement établie Virchow. Le seul argument sérieux que l'on puisse invoquer contre la manière de voir du savant médecin de Berlin, c'est l'absence fréquente, si pas constante, de toute trace d'inflammation dans la dure-mère qui doit devenir le siége de la pachyméningite. Mais cet argument perd toute sa valeur quand on réfléchit que l'hémorragie ne se produisant d'ordinaire qu'à l'époque de la vascularisation de la néo-membrane, c'est-à-dire après un temps assez long, la congestion inflammatoire qui y a donné lieu, peut avoir tout à fait disparu. D'un autre côté, les adhérences qui existent toujours du côté de la dure-mère et jamais du côté de l'arachnoïde cérébrale nous semblent un argument décisif en faveur de l'origine dure-mérienne. On rencontre parfois la pachyméningite dans le rhumatisme qui est même considéré comme une cause de l'affection ; ce fait constitue un nouvel argument en faveur de sa nature inflammatoire.

Ces principes admis, nous passerons à la description de la pachyméningite d'abord, de l'hémorragie méningée ensuite.

Pachyméningite. — L'inflammation de la dure-mère est un accident, on pourrait presque dire fréquent, de l'alcoolisme chronique, et il serait plus fréquent encore si on parvenait à en mieux assurer le diagnostic.

Les causes occasionnelles sont peu connues ; tout ce que l'on sait, c'est que cette affection ne naît en général que sur un fonds d'alcoolisme bien caractérisé ; mais quant aux facteurs qui en déterminent l'explosion, ils sont encore assez difficiles à apprécier en dehors des traumatismes dont l'influence est notoire et s'explique, du reste, facilement ; la pachyméningite accompagne souvent la paralysie alcoolique, quelle que soit la forme de cette dernière.

Anatomie pathologique. — La pachyméningite est le type des inflammations néo-membraneuses ; la période d'irritation qui précède la formation de l'exsudat organisable n'a jamais été observée ; c'est même là un argument que l'on invoque contre l'existence de l'inflammation pachyméningitique. Jaccoud admet par analogie, comme phénomène initial, la fluxion et l'exosmose vasculaire.

La néo-membrane se présente tantôt sous forme d'une

toile réticulée tellement fine, qu'on peut la comparer à une toile d'araignée et qu'il est parfois difficile d'en reconnaître l'existence, tantôt sous forme d'une coulée de matière gélatineuse et coagulable; elle est, ou incolore, ou infiltrée d'une quantité variable de sang qui lui donne une coloration rougeâtre. Au début, elle est constituée par une matière amorphe, au sein de laquelle on voit apparaître les éléments du tissu connectif, des noyaux, des corps fusiformes, des vaisseaux qui prennent naissance dans le blastème et communiquent bientôt avec ceux de la dure-mère. Cette vascularisation est parfois très prononcée, et les vaisseaux offrent cette particularité d'avoir leur calibre assez développé et leurs parois très minces; d'autres fois elle manque complètement. Brunet a même eu cette chance particulière de rencontrer sept observations où les vaisseaux faisaient absolument défaut.

La consistance et l'épaisseur des néo-membranes sont en raison de leur ancienneté et en raison du nombre des poussées inflammatoires; dans ces derniers cas, elles affectent la forme de lamelles superposées, plus ou moins intimement unies; on en compte parfois jusqu'à vingt.

Le siège habituel de ces productions pathologiques est la voûte crânienne des deux côtés de la faulx du cerveau. Elles adhèrent presque toujours à la dure-mère par des filaments de tissu connectif, d'abord faibles, mais qui deviennent plus tard de plus en plus solides, sans jamais acquérir une consistance excessive. La surface qui regarde l'arachnoïde est libre de toute adhérence; leurs dimensions sont variables; d'ordinaire, elles recouvrent la surface supérieure de l'hémisphère; elles sont exceptionnelles à la base du crâne.

Le travail pachyméningitique peut se borner à cette première phase, et le résultat unique en est l'organisation d'une

néo-membrane vasculaire. Plus souvent cependant survient
une deuxième phase, consistant en une hémorragie qui
transforme la néo-membrane en un sac hématique, et la pachyméningite devient l'hématome.

L'hémorragie se fait, soit en une seule fois, soit par poussées successives, dans l'intervalle des couches membraneuses
qu'elle écarte. La cause de l'épanchement sanguin n'est pas
difficile à constater : la friabilité des vaisseaux, la ténuité
de leurs parois, la fréquence de la dégénérescence graisseuse, les rendent faciles à rompre sous l'influence de la
moindre exagération dans la pression sanguine. Une fois
produite, l'hémorragie se trouve ainsi enkystée dans l'épaisseur de la néo-membrane et forme l'hématome méningien.

Le kyste hématomique peut être simple ou double; tantôt
il n'occupe qu'une partie assez limitée de la surface supérieure du cerveau, tantôt il en recouvre toute l'étendue,
mais il embrasse surtout les lobes antérieurs et moyens.
Ses parois peuvent être réduites à l'épaisseur d'une simple
toile d'araignée ou constituer une membrane fibrineuse
assez épaisse et renfermant plusieurs couches superposées;
la coloration varie du blanc grisâtre au rouge brun; celle-ci
dépend de l'infiltration sanguine dont la membrane est le
siège. Le sac que forme l'hématome est unique ou multiple,
et dans ce dernier cas, le kyste est multiloculaire et contient
plusieurs poches de différentes grandeurs contenant du
sang plus ou moins récemment épanché. Le sac est toujours
adhérent d'une manière plus ou moins lâche à la dure-
mère crânienne; il est libre du côté du cerveau.

Le sang que contient la poche kystique se présente sous
les formes les plus diverses; tantôt c'est du sang pur, récemment épanché; tantôt il est déjà pris en caillot et s'offre

sous forme de magma noirâtre nageant dans de la sérosité sanguinolente, et dont la partie fibrineuse ne tarde pas à se déposer sur la paroi interne du sac; tantôt enfin, ce n'est plus qu'une sérosité plus ou moins foncée et plus ou moins trouble, qu'il est parfois nécessaire d'analyser pour parvenir à en constater la nature. D'autres fois, l'épanchement sanguin se présente plutôt sous forme capillaire et constitue de petits foyers multiples depuis la grosseur d'une tête d'épingle jusqu'à celle d'une noisette; la quantité de l'épanchement varie, en général, de quelques gram. à cinq cents gram.; il lui arrive parfois de perforer la membrane d'enveloppe et de s'épancher en partie au dehors.

Certains auteurs ont constaté, dans l'intérieur du sac pachyméningitique, un liquide incolore, à peine légèrement jaunâtre et qu'il est difficile de rapporter à une hémorragie; on est généralement d'accord pour y voir de la sérosité épanchée à la suite de l'irritation inflammatoire dont la néo-membrane peut être le siège.

Il est rare que la pachyméningite ne soit pas accompagnée d'autres lésions encéphaliques, dont les unes sont plutôt la cause, les autres l'effet de l'affection elle-même. Parmi les premières, il convient de citer les troubles circulatoires sous leurs diverses formes, les dégénérescences des vaisseaux, les inflammations chroniques des membranes et de la pulpe cérébrale. Parmi les secondes, une seule est réelle : c'est la dégénérescence cérébrale, résultat ordinaire de la compression exercée par l'hématome sur le cerveau lui-même. Le cerveau se creuse, en général, d'une cavité égale au volume de l'hématome; la science n'a pas encore exactement établi la nature de cette dégénérescence; le ramollissement de la pulpe nerveuse paraît indépendant de la

lésion pachyméningitique ; c'est une affection souvent concomitante ; en dehors du ramollissement on trouve la substance, ou atrophiée, ou remplacée par du tissu connectif.

Symptômes. — Les symptômes de la pachyméningite sont
peu caractérisés, et ils le sont d'autant moins que nous ne
considérons ici que la pachyméningite alcoolique, c'est-à-
dire celle qui se produit dans un cerveau déjà malade antérieurement, et dont les différents troubles circulatoires viennent toujours mélanger leurs symptômes à ceux de l'affection
elle-même.

Les auteurs ont généralement admis deux périodes, une
première d'irritation qui correspond à l'inflammation de la
dure-mère et à la formation de la néo-membrane et une
seconde, qui peut faire défaut et qui correspond à l'hémorragie dont l'épanchement forme l'hématome.

La première période est d'ordinaire caractérisée par de la
céphalalgie, des vertiges, des étourdissements, des tinte-
ment d'oreilles, de l'incertitude et une certaine faiblesse de
mouvements, le tout accompagné de rétrécissement des pupilles. La plupart de ces symptômes sont propres à l'alcoolisme chronique simple, aussi bien qu'à la pachyméningite ;
il en résulte que l'inflammation néo-membranienne ne saurait se diagnostiquer avec quelque certitude chez l'alcoolisé
que dans des circonstances exceptionnelles, c'est-à-dire
quand les phénomènes précités surviennent chez des malades qui n'en offraient pas de pareils antérieurement, et en
dehors des conditions qui pourraient en expliquer autrement la production.

La symptomatologie de l'hématome est beaucoup plus
évidente, surtout dans les conditions où nous nous sommes
placé, c'est-à-dire dans l'alcoolisme chronique ; la grande
fréquence de l'accident doit tenir l'esprit en éveil.

Les phénomènes varieront évidemment suivant la quantité de l'hémorragie et la rapidité de sa production; il est rare que l'abondance et l'instantanéité amènent tous les symptômes de l'apoplexie froudroyante et soient suivies de mort au bout de peu de temps. L'épanchement se produit d'ordinaire d'une manière plutôt lente et insensible, augmente progressivement, décroît de même; parfois il se produit par poussées successives.

La plupart des symptômes initiaux de l'hémorragie néomembranienne sont le résultat de la compression qu'exerce sur les hémisphères cérébraux l'épanchement sanguin; ce n'est donc pas tant la quantité de celui-ci que la manière dont il s'opère, qui déterminera la nature des symptômes : un épanchement même abondant, mais qui a lieu insensiblement, occasionnera moins d'accidents graves qu'une hémorragie minime, mais qui se produit subitement; de même les symptômes peuvent varier suivant que la même quantité de sang s'épanche en nappe ou se réunit en foyers.

La pachyméningite hémorragique, bien que ce soit une lésion localisée, donne lieu à des symptômes diffus et à des symptômes en foyers : les premiers dépendent de la compression lente et générale que subissent les deux surfaces hémisphériques par suite de la diminution de capacité du crâne. Parmi eux, viennent se ranger :

1. Le phénomène : apoplexie, qui est un symptôme d'ordre aussi bien intellectuel que matériel et qui offre des modalités fort variables. Il peut ne consister qu'en un simple sommeil, lourd, prolongé, reparaissant par accès, laissant après le réveil des idées confuses, une perte complète du souvenir; il peut consister en un assoupissement plus ou moins profond, dont on parvient encore à retirer le malade,

mais sans le rappeler à la conscience ; il peut enfin consister
en un état comateux dont rien n'est capable de le faire sortir. La paralysie suit à peu près la même gradation ; elle
peut être tout à fait complète, ou n'exister qu'à l'état de
parésie plus ou moins prononcée ; d'autres fois, elle manque
complètement. Ce phénomène s'explique, du reste, facilement ; quand l'hémorragie se produit d'une manière lente
et insensible, la compression est de même graduelle et insensible, et le cerveau qui a pu s'y habituer n'en ressent
plus les funestes effets ou ne les ressent qu'à des degrés très
variables.

Les altérations de la sensibilité, qui existent fréquemment
comme lésion de l'alcoolisme, n'ont en général que peu de
rapport avec la lésion pachyméningitique elle-même.

L'agitation et le délire, pour n'être pas rares, n'ont pourtant pas encore reçu leur détermination bien précise ; on
les croit plutôt dépendants des lésions concomitantes que
de l'affection elle-même.

Les symptômes circonscrits sont les paralysies localisées,
les convulsions et les contractures ; ils peuvent exister en
même temps que les symptômes diffus, mais ceux-ci sont
toujours prédominants et occupent le premier plan. Les
paralysies localisées se résument en hémiplégie des membres ou hémiplégie faciale plus ou moins accentuées. Une
observation assez curieuse, c'est que l'hématome est de toutes
les lésions cérébrales, celle qui produit le plus souvent la
paralysie directe. Les contractures se rencontrent plus rarement et les tremblements ou convulsions fibrillaires répondent aux lésions de l'alcoolisme, bien plus qu'à celles de la
pachyméningite.

Les désordres des autres systèmes sont assez fréquents,

mais n'ont rien de bien caractéristiques. Les auteurs ne sont
pas d'accord sur les qualités du pouls, ce qui dépend de la
fréquence des lésions concomitantes dont l'influence est
considérable sur la fonction circulatoire. Nous croyons
plutôt, avec Jaccoud, que dans l'hématome de la dure-mère,
en dehors de toute complication, le pouls est lent et irrégulier. Seulement, comme l'influence de l'hématome sur le
cerveau sain doit être autre que son influence sur un cerveau déjà malade et altéré, on comprend que l'on ait pu
constater aussi la fréquence et la régularité du pouls. La
respiration reste en général régulière et les fonctions digestives n'offrent que les altérations de l'alcoolisme chronique;
les vomissements sont rares, de même que la constipation
ou l'incontinence des matières fécales et la rétention ou
l'incontinence d'urine.

La marche de l'affection est fort variable, et en tout cas
lente et chronique. La première période peut se prolonger
pendant des mois, avec des intermittences assez irrégulières;
la seconde période, celle de l'épanchement, arrive d'ordinaire d'emblée, d'une manière subite, par une attaque plus
ou moins prononcée d'apoplexie; la marche de cette dernière se modèle sur la marche de l'hémorragie elle-même;
l'affection peut s'empirer graduellement jusqu'à la mort
ou présenter des rémissions et des exacerbations dont la
succession traduit la répétition des hémorragies.

2. *Hémorragie méningée.* — Les hémorragies méningées,
en dehors de toute existence de pachyméningite, sans être
bien fréquentes, se rencontrent cependant plus souvent chez
les alcoolisés que dans toute autre affection.

Elles peuvent siéger, soit dans la grande cavité de l'arachnoïde, soit dans le tissu sous-arachnoïdien ou plutôt dans

les espaces sous-arachnoïdiens. Celle qui occupe ce dernier
endroit est toujours primitive ; la première peut l'être aussi,
mais souvent aussi, elle est secondaire, en ce sens que le
sang, épanché dans le tissu sous-arachnoïdien, parvient à
se faire jour à travers l'arachnoïde dans la grande cavité
arachnoïdienne.

La genèse de ces épanchements sanguins n'est pas bien
difficile à déterminer ; l'altération des vaisseaux, leur ramollissement ou leur dégénérescence granuleuse ou athéromateuse en rendent la rupture facile, et celle-ci est encore
aidée par l'état de congestion chronique qui maintient les
vaisseaux dans un état de dilatation permanente. D'autres
fois, c'est le travail ulcératif d'un foyer de ramollissement
qui atteint la paroi vasculaire et amène la rupture et, par
conséquent, l'épanchement consécutif.

L'épanchement sus-arachnoïdien, qu'il soit primitif ou
secondaire, offre les caractères les plus variables, soit dans
sa quantité, soit dans ses dispositions ; il peut être excessivement abondant et recouvrir la surface supérieure comme la
base du cerveau ; ces cas sont rares ; d'ordinaire c'est une
nappe plus ou moins ténue de sang qui occupe une partie
limitée de la substance cérébrale ; il est beaucoup plus fréquent de voir ce sang s'épancher secondairement dans la
grande cavité de l'arachnoïde ; comme nous l'avons exposé
dans le chapitre précédent. Ce sang peut s'entourer d'une
néo-membrane et former un véritable hématome secondaire, circonstance pourtant assez rare, eu égard à la gravité
de l'hémorragie et à la rapidité avec laquelle elle entraîne
la mort.

L'hémorragie méningée sous-arachnoïdienne est beaucoup plus fréquente ; on la rencontre souvent dans la para-

lysie alcoolique et elle offre les aspects les plus divers; tantôt
ce n'est qu'une simple exsudation sanguine, une véritable
suffusion ou ecchymose occupant une partie plus ou moins
étendue de la surface cérébrale; d'autres fois, ce sont de
véritables épanchements sous forme de sang demi-coagulé
ou de caillots compacts, occupant soit le tissu cellulaire qui
double la séreuse, soit la pie-mère elle-même. Ces épanchements peuvent être appliqués directement et sans intermédiaires sur la surface des circonvolutions. Beaucoup plus
fréquemment que dans les formes sus-arachnoïdiennes, le
sang gagne la base du cerveau, et comme il existe une libre
communication entre les espaces sus et sous-arachnoïdiens, les ventricules et le rachis, le sang peut fuser à l'intérieur du cerveau et jusque dans le canal médullaire. On
le rencontre toujours sous forme de caillots, de magmas ou
de gâteau noirâtre, mais jamais sous forme de couches
concentriques comme dans l'hématome.

La symptomatologie est celle de la pachyméningite hémorragique; il n'est presque pas possible, dans la situation
actuelle de la science, de songer à un diagnostic différentiel
entre ces deux formes d'hémorragies méningées ; elles
donnent toutes deux lieu à des symptômes diffus de dépression générale; c'est un état de résolution plus ou moins
profonde, pouvant aller jusqu'au coma, mais avec conservation des mouvements automatiques et réflexes. Cette apoplexie offre quelque chose de particulier et qu'il est plus
facile de reconnaître que de décrire; on ne saurait mieux
en caractériser la nature que par le mot d'assoupissement
progressif, de somnolence invincible, dont on parvient parfois à retirer le malade, mais dans lequel il retombe aussitôt.

Il ne faut pas oublier que ces diverses lésions sont d'un

diagnostic difficile et qu'on les constate plus souvent à
l'autopsie que sur le vivant.

3. *Alcoolisme convulsif.* — Sous cette dénomination viennent se ranger les manifestations convulsives de l'intoxication alcoolique; elles sont nombreuses et variées, et sont constituées principalement par toutes les formes de l'épilepsie.

Certains auteurs, à l'exemple de Magnus Huss et de
Legrand du Saulle, en ont fait deux formes distinctes : les
convulsions épileptiformes et l'épilepsie alcoolique. « L'alcoolisé chronique, dit ce dernier, est frappé en outre de
convulsions épileptiformes qui, quoi qu'en ait dit Magnus
Huss, ne passent pas à la longue à l'épilepsie confirmée. Ces
convulsions rappellent un peu la chorée et présentent quelquefois certaines ressemblances avec l'hystérie. Leur apparition n'a rien de fixe, rien de périodique. Annoncées parfois par un sentiment quasi vertigineux et par un début
vague d'état hallucinatoire imparfait, puis précédées ordinairement d'une sorte de pesanteur de tête dont les malades
ne rendent compte que d'une manière confuse, ces convulsions ne sont jamais continues, se manifestent par accès
irréguliers, se succèdent à des intervalles très variables et
sont suivies de prostration profonde ou affaiblissement des
sens et diminution de la liberté morale. Au moment où la
convulsion épileptiforme éclate, le malade conserve le plus
souvent une demi-conscience de ce qui se dit et de ce qui
se fait autour de lui; dans quelques cas graves, il perd complètement conscience. On le voit, ces convulsions épileptiformes ne sont point du tout épileptiques (1). »

Il y a, certes, du vrai dans cette opinion de l'auteur fran-

_____

(1) LEGRAND DU SAULLE. *Étude médico-légale sur les épileptiques*,
p. 134.

çais ; malheureusement du simple tremblement aux contractions convulsives, des convulsions aux attaques épileptiformes et de celles-ci aux attaques épileptiques réelles, il
y a une transition graduelle et insensible, et il serait aussi
peu aisé, au point de vue clinique, de faire une distinction
nette et précise entre les premières, qu'il ne serait possible
de l'établir, en théorie, entre les secondes. L'épilepsie et la
convulsion épileptiforme constituent peut-être des variétés
morbides distinctes dans leur forme clinique la plus tranchée, mais il serait fort difficile de leur trouver un signe
diagnostic et d'en faire des individualités anatomiques à part.

Du reste, il n'est pas scientifiquement exact d'assigner
toujours à l'alcoolisme chronique la variété épileptiforme,
bien qu'elle soit excessivement fréquente dans la paralysie
générale alcoolique et que ce soit à cette complication que
nombre d'alcoolisés doivent de tomber rapidement dans la
démence. Nous ne nions pas que, pour les cas tranchés, la
distinction soit possible ; mais il est tant de cas intermédiaires, sans caractères bien nettement définis ni d'un côté
ni de l'autre, que les formes convulsives et les formes épileptiques, admises par Huss, finissent par paraître tout à
fait artificielles. Nous nous bornerons donc à traiter de
l'unique forme épileptique.

Épilepsie alcoolique. — L'épilepsie se rencontre fréquemment chez les personnes qui abusent des alcooliques ; mais
le taux de cette fréquence serait peut-être assez difficile à
déterminer d'une manière quelque peu exacte (1) ; Drouet
l'évalue au dixième ; ce n'est là du reste qu'un appréciation
toute approximative.

_____

(1) Drouet. *Recherches sur l'épilepsie alcoolique*, in *An. méd. psychol.*, 1875, mars.

Avant de passer à l'étude des relations de l'épilepsie avec
l'alcoolisme et les excès alcooliques, nous croyons nécessaire
d'éliminer de cette étude une discussion qui, pendant plusieurs années, a vivement passionné tous les savants qui se
sont occupés de la question de l'alcoolisme convulsif.

Magnan l'avait introduite dans la science sous cette affirmation que l'alcool était incapable de produire l'épilepsie
et que partant, là où cette dernière apparaissait, elle était
exclusivement occasionnée par l'absinthe, comme principe
actif. Si Magnan s'était borné à déclarer que l'absinthe est
épileptogène, son affirmation n'aurait probablement rencontré que l'assentiment unanime ; mais quand en même
temps, il a dénié à l'alcool toute propriété convulsivante,
des objections se sont aussitôt produites et qui n'ont pas
tardé à entraîner l'abandon complet de cette opinion
exclusive. Les obsevvations, rapportées par MM. Ingels et
Semal dans le Bulletin de la Société de médecine mentale
de Belgique, ne laissent aucun doute sur l'existence de
l'épilepsie alcoolique (1). Du reste, à l'époque où l'absinthe
était encore inconnue dans la plupart des localités rurales
de la Belgique, (il n'en est plus guère de même aujourd'hui),
on y observait parfaitement bien des convulsions alcooliques. Drouet rapporte de même une observation très intéressante où les excès alcooliques ont exclusivement donné
naissance aux convulsions ; et d'autre part, il oppose aux
affirmations de Magnan, deux observations négatives du
plus haut intérêt, l'une surtout, qui se rapporte à une dame
très sobre d'ordinaire, mais qui usa pendant plusieurs
semaines de fortes doses d'absinthe dans l'intention d'arrêter une grossesse commençante ; un délire alcoolique avec

(1) *Bulletin de la Soc. de méd. mentale de Belgique,* n° 4 p. 34 à 36.

phénomènes d'intoxication chronique s'ensuivit, mais pas le moindre trouble convulsif.

Nous ne conclurons pas de ces observations que l'absinthe ne produit pas de convulsions chez l'homme; nous nous bornerons à affirmer qu'elle ne les produit pas toujours et fatalement et que l'épilepsie peut suivre l'usage de l'alcool tout aussi bien que celui de l'absinthe.

Quoi qu'il en soit, il ne faut pas oublier que l'alcool, tel qu'on l'entend vulgairement, est une substance complexe et que l'ivrogne rend encore plus complexe encore, en en absorbant de plusieurs espèces différentes. Il s'attache rarement à une seule liqueur; il les mélange presque toujours, et c'est leur mélange varié, tout autant que l'alcool lui-même, qui produit sur lui les différentes manifestations que nous observons. En présence de la composition si complexe du vin, de la bière, des différentes eaux-de-vie, du vin blanc et des liqueurs multiples que débite aujourd'hui le commerce sous le nom de genièvre, est-il bien rationnel d'attribuer à l'alcool seul toute la symptomatologie compliquée que produit chez l'homme l'absorption de liqueurs si diverses et si diversement composées? Quelle est sur l'organisme, l'action des huiles essentielles, des éthers et autres principes contenus dans les liqueurs alcooliques? Quel est leur apport dans la production de l'alcoolisme chronique. Nous ne possédons pas les éléments nécessaires à la solution de cette question qui n'est, du reste, traitée ici que d'une manière tout à fait incidente. Les idées que Haeck a émises sur ce sujet n'ont pas été jusqu'à ce jour favorablement accueillies dans la science; celle-ci s'en tient au principe suivant : « Sans vouloir soutenir que l'absinthe, à dose égale, n'est pas plus nuisible que toute autre liqueur au

même degré de concentration alcoolique, il y a lieu de
penser que les huiles ou essences contenues dans les alcools
accroissent tout au plus les propriétés excitantes de ces
agents et modifient fort peu l'expression symptomatologique et le pronostic des affections qu'ils occasionnent. »

Quoi qu'il en soit de cette question, quelles sont les relations de l'alcool avec l'épilepsie. Nous ne parlerons pas ici
des accès épileptiformes comme symptôme, non de l'alcoolisme, mais de l'alcool, c'est-à-dire de cette épilepsie encore
assez contestée, survenant pendant une ivresse absolument
simple, mais de celle qui se produit sur un fonds d'intoxication alcoolique bien caractérisée. L'invasion des convulsions présuppose, en général, un abus assez longtemps
continué d'alcool, c'est-à-dire une saturation alcoolique
déjà avancée; aussi n'apparaissent-elles qu'à un certain
âge, de préférence entre 40 et 50 ans, et à moins de prédispositions héréditaires, elles ne compliquent que rarement
le delirium tremens des jeunes gens. Suivant le degré d'intoxication et d'aptitude convulsive, on les voit apparaître
d'abord à la suite d'excès plus considérables que d'habitude,
et elles se montrent alors de préférence pendant le cours
d'un délire tremblant, qui est dans le domaine psychique ce
que la convulsion est dans le domaine physique.

Plus tard, la cause excitante, constituée par le surcroît de
boissons, peut elle-même faire défaut et la convulsion apparaît en dehors de toute cause occasionnelle, par le seul
fait de l'augmentation progressive de l'excitabilité convulsive créée par l'intoxication chronique. Enfin, il arrive un
moment où l'aptitude épileptique est telle, qu'elle persiste
en dehors de l'élément qui y a donné naissance et que
l'alcoolisme peut guérir sans que les crises convulsives dis-

paraissent; l'épilepsie est alors devenue constitutionnelle.

Parfois, mais beaucoup plus rarement, l'on voit l'épilepsie survenir assez longtemps après les atteintes de delirium tremens et en dehors de tout symptôme bien évident d'alcoolisme chronique, sans qu'une cause occasionnelle quelconque puisse en expliquer l'origine, et l'on est pour ainsi dire forcé de la reconnaître dans la saturation alcoolique de l'économie. Drouet en cite un remarquable exemple qui prouve que l'empreinte alcoolique est souvent profonde bien que tout à fait latente.

Les convulsions épileptiques surviennent dans les conditions les plus différentes de l'alcoolisme, et c'est pour ce motif qu'elles peuvent offrir des aspects excessivement variés : au milieu d'un accès de delirium tremens, elles sont accompagnées d'hallucinations; au milieu de l'affaiblissement intellectuel de l'intoxication chronique, elles sont plutôt accompagnées de démence, de stupeur et d'hébétude. Il faut cependant se garder de confondre les symptômes épileptiques avec les symptômes alcooliques, c'està-dire ceux qui sont le produit du mal convulsif avec ceux qui dépendent de l'alcoolisme lui-même. Il est vrai que la distinction est plus facile en théorie qu'en pratique, et le caractère que l'on a assigné aux premiers phénomènes, de ne laisser aucun souvenir et aux seconds de laisser dans la mémoire des traces toujours plus ou moins confuses, offre de trop nombreuses exceptions pour ne pas perdre beaucoup de sa valeur. C'est ainsi que Legrand du Saulle cite de ces exceptions un exemple frappant : « Après une orgie, une fille publique a une attaque d'épilepsie alcoolique, revient à elle, se sauve dans la rue, arrive à un quai, se précipite dans la Seine et est immédiatement sauvée. Le

lendemain l'on constate une parfaite lucidité et une mémoire tristement heureuse jusqu'au moment de l'accès convulsif; puis elle s'arrête et ne sait plus rien. »

Plusieurs auteurs se sont plu à rechercher les caractères
spéciaux qui distinguent l'épilepsie alcoolique de l'épilepsie ordinaire; mais pour qui a vu beaucoup de convulsifs
de l'une et de l'autre espèce, ces signes diagnostiques semblent peu tranchés et offrent le grave inconvénient de
s'appliquer à trop peu de cas. L'on peut cependant dire
que l'épilepsie alcoolique a, en général, une tendance à
s'éloigner du type régulier, par l'un ou l'autre de ses côtés.
Ces accès offrent d'ordinaire quelques phénomènes prodromiques, tels que céphalalgie, embarras gastrique, cauchemars, insomnie, bourdonnements d'oreilles, fourmillements, augmentation du tremblement, troubles de la vision,
scintillements, éclairs, mouches volantes, amauroses même.

Leur forme est plus ordinairement paroxystique; plusieurs accès se reproduisent l'un à la suite de l'autre et à
de courts intervalles; leur durée est plus longue; le malade peut rester 1/4 à 1/2 heure, des heures entières même
en plein accès, en proie à des convulsions qui se répètent
constamment; plus souvent que dans l'épilepsie simple, les
attaques peuvent s'accompagner de différents troubles psychiques, dont l'élément hallucinatoire est un des plus
graves; dans ce cas, l'hallucination terrifiante vient s'ajouter aux hallucinations de l'épilepsie et amène les crises les
plus violentes et les plus épouvantables. Les malades ainsi
atteints sont des plus dangereux, et il n'est personne qui
ne se rappelle la relation que rapportent parfois les jour-
naux de leurs horribles méfaits.

Nous croyons superflu de décrire en détail tous les trou-

bles épileptiques qui peuvent se développer sur un fonds
d'alcoolisme chronique; ce serait refaire toute l'histoire de
l'épilepsie. Disons seulement que dans certains cas, le délire épileptique, le délire alcoolique et l'ivresse viennent
mélanger leurs principaux symptômes et constituer des
états de trouble intellectuel fort complexes, qui produisent
des déterminations intentionnelles variables et souvent dangereuses, et dont il est parfois difficile de trouver le mobile
au milieu des éléments disparates dont se compose le délire.

Dans l'épilepsie alcoolique, le trouble intellectuel est
d'ordinaire consécutif aux attaques; on y constate souvent,
soit cette espèce d'hébétude épileptique ou plutôt de démence aiguë caractérisée par un anéantissement presque
complet des fonctions intellectuelles et pendant lequel le
malade n'est qu'un véritable automate qui obéit aux impulsions extérieures d'une manière toute mécanique, et sans
que la conscience intime y prenne la moindre part; soit de
véritables absences, souvent prolongées pendant des heures
entières et même des journées durant lesquelles l'épileptique
alcoolique cause et agit parfois encore avec les apparences
de la raison, bien que la conscience ne participe plus aucunement aux actes posés. D'autres fois, ce sont des états d'hébétude complète : le malade ressemble à une statue au milieu des personnes qui l'entourent; impossible d'attirer son
attention et d'obtenir le moindre renseignement sur les
faits qui le concernent, ou de lui faire comprendre les circonstances particulières au milieu desquelles il se trouve
placé; c'est, en un mot, un véritable automate. Souvent ce
sont des actes impulsifs de toute nature qui suivent de près
l'attaque et occasionnent parfois les accidents les plus
graves. Legrand du Saulle observe que les tentatives de sui-

cide sont fort fréquentes dans ces périodes d'impulsion
épileptique, et que là où il y a meurtre, celui-ci est d'ordinaire suivi du suicide de l'assassin. Ces faits sont presque
toujours accompagnés d'amnésie. Enfin, il n'est pas rare
de voir l'ivresse, chez ces malades, se transformer en manie
transitoire.

On rencontre fréquemment chez les différents alcoolisés
le vertige et l'absence épileptique; ce qui peut donner
lieu à des états de trouble intellectuel plus ou moins transitoire dont l'interprétation n'est pas toujours facile. Les
actes impulsifs surtout n'y sont pas rares et amènent souvent
des délits ou des crimes qu'il est important de bien savoir
caractériser. Quand des convulsions bien définies ont déjà
apparu antérieurement chez le malade, le diagnostic possède des éléments suffisants pour permettre au médecin-
légiste de baser sur ces considérations des affirmations
certaines. Tel est le cas suivant, rapporté par Legrand
du Saulle dans son étude médico-légale sur les épileptiques.

Observation XXXIII. — « M..., ouvrier ciseleur, âgé de
29 ans, s'adonne à la boisson et a de temps en temps des accidents vertigineux et convulsifs qui appartiennent cliniquement à l'épilepsie alcoolique. Il est paresseux, irritable, pervers, mais intelligent. Un jour chez un marchand de vin, il
saisit soudainement une bouteille et la brise sur la tête d'une
jeune fille qui venait d'entrer, qu'il n'avait jamais vue et à
laquelle il n'avait pas encore eu le temps d'adresser la
parole. Il est envoyé à Bicêtre, se rétablit dans l'espace de
quelques jours, mais ne sort qu'au bout de 3 mois; il va
voir sa victime, à peine convalescente, et lui fait accepter
une légère indemnité.

» Une année s'écoule ; M... devenu momentanément sobre, n'éprouve rien de morbide. Il reprend ses excès alcooliques anciens et ne tarde pas à avoir ce qu'il appelle des étourdissements. Il passe un matin dans la rue de la Glacière et frappe violemment au visage une femme qu'il rencontre et lui brise deux dents. Cette femme, il ne la connaît point. Réintégré à Bicêtre et déjà presque guéri, il réclame ardemment sa sortie dès son entrée dans les salles. On le soumet à la plus minutieuse surveillance, et comme l'on ne constate ni délire ni épilepsie, on le rend à la liberté après 4 mois de séquestration (1). »

Legrand du Saulle n'hésite pas à conclure à l'existence de vertiges épileptiques alcooliques : les atteintes d'épilepsie antérieurement constatées justifient suffisamment cette opinion. Dans le cas suivant, les caractères semblent aussi nets et aussi bien marqués ; seulement en l'absence de crises convulsives antérieures, le diagnostic certain doit être plus réservé.

Observation XXXIV.—« Jules F..., ex-gardien de la paix, âgé de 55 ans, sujet à des accidents alcooliques, rentre à son domicile, aux Batignolles, à 9 heures du soir, quand tout-à-coup, sans provocation aucune, et sans motif appréciable, il se jette sur un individu marchant paisiblement devant lui et le frappe à outrance. Conduit au poste, il ne peut fournir d'explication, bien que n'étant pas ivre. Le lendemain, au dépôt de la préfecture, il déclare ne pas se souvenir du fait qui lui est imputé. Un autre jour, il entre chez un concierge qu'il ne connaît pas, brise une soupière qui est sur la table et s'en va. Une troisième fois, il cherche à se pendre et n'y parvient pas. Enfin, l'an dernier, il

(1) LEGRAND DU SAULLE. *Ibid.*, p. 128.

met le feu à deux chaises dans sa chambre, sort précipitamment et se fait arrêter pour violence sur la personne d'un militaire.

» Lorsque je l'interrogeai de nouveau, il était déjà redevenu calme, lucide et raisonnable, rempli de bonnes intentions apparentes, n'osant pas nier les faits qui étaient mis à sa charge, mais affirmant qu'il ne se les rappelle pas, qu'il boit moins qu'un autre, mais qu'avec deux verres de vin, il a des montées et qu'alors il n'est plus maître de lui (1). »

Cette dernière observation servira de transition entre le vertige épileptique et l'épilepsie larvée alcoolique. Mais ici la science est encore couverte de tant d'obscurité qu'elle doit pour ainsi dire se contenter des observations que la clinique enregistre. C'est à ce titre que nous rappellerons la suivante :

Observation XXXV. — Un sieur G..., âgé de 39 ans, compositeur d'imprimerie, travaille depuis 25 ans dans la même maison; c'est un ouvrier modèle. On sait qu'il boit beaucoup, mais il n'est jamais ivre. Il résiste à l'alcool, paraît indemne et s'imbibe avec la conviction d'une innocuité acquise. Il perd, dans l'espace de 18 mois, tous les membres de sa famille; il aimait beaucoup sa femme et conservait religieusement ses anciens vêtements. Par une nuit pluvieuse, il est arrêté à la gare d'Ivry, habillé en femme et portant sous ses jupes une peau de mouton. On crut à une participation à quelques clandestines et infâmes débauches. Je l'interroge le lendemain et le trouvai très calme, très intelligent et ayant toutes les apparences d'une sincérité de bon aloi. Il m'apprit qu'à des époques irrégulières,

(1) LEGRAND DU SAULLE. *Ibid.*, p. 131.

il se levait inconsciemment la nuit, revêtait les anciens effets de sa femme, sortait de chez lui et vagabondait au hasard pendant plusieurs heures. Il reprenait connaissance et revenait tout honteux à son domicile. J'établis la probabilité d'accidents épileptiques d'origine alcoolique, et il fut rendu à la liberté. Son patron apprit que G... avait été jugé épileptique et, tout en étant très heureux de voir revenir à l'imprimerie un collaborateur aussi précieux, il ne put s'empêcher de sourire en songeant à cette épilepsie, qui depuis 25 ans ne s'était jamais révélée, alors que G... remplit chez lui une mission de confiance, qu'il arrive à 6 h. du matin et qu'il ne quitte sa maison qu'à 10 ou 11 h. du soir. Quinze à dix-huit mois s'écoulèrent et G... tomba un jour dans l'atelier, eut une attaque convulsive et un accès de délire furieux qui dura trois heures. Six hommes eurent de la peine à le contenir (1).

Complications diverses. — Nous pourrions beaucoup allonger le chapitre des complications de l'alcoolisme chronique, en donnant ici la description de toutes les affections plus ou moins bien caractérisées, qui peuvent venir et viennent souvent modifier la marche normale de l'alcoolisme chronique. Mais ce serait là donner une extension inutile à un travail déjà assez long; d'autant plus que beaucoup de ces états incidents n'offrent pas de caractères suffisamment particuliers pour mériter d'être signalés. Tel est le ramollissement cérébral sous toutes ses formes, en nappe ou en foyer, de même que la lésion vasculaire qui y donne lieu et l'athérome des vaisseaux cérébraux. Telle est encore la sclérose proprement dite, cette espèce d'induration atrophique qui se rencontre par amas diffus et dont la symptomatologie est

(1) *Ibid.*, observ. XXXVII, p. 131.

encore si imparfaite; telle est enfin la congestion cérébrale
qui, par sa grande fréquence, offre une importance considérable dans l'alcoolisme chronique et dont l'expression
symptomatologique est excessivement variée. Les poussées
congestives, tantôt ne donnent lieu qu'aux phénomènes les
plus ordinaires de la congestion cérébrale légère, état vertigineux avec céphalalgie et lourdeur de tête; tandis que dans
d'autres circonstances elles amènent à leur suite des périodes maniaques, des accès convulsifs, des hémiplégies ou
des états comateux qui se terminent rapidement par la
mort. La science est, du reste, loin d'avoir dit son dernier
mot dans cette grave et importante question des congestions
cérébrales, où l'on confond trop souvent l'hyperémie méningienne et l'hyperémie cérébrale proprement dite; les premières nous semblent plutôt en rapport avec les diverses
modifications maniaques ou délirantes, tandis que les secondes entraînent à leur suite des phénomènes convulsifs,
apoplectiques et paralytiques.

B. *Alcoolisme spinal ou médullaire.* — Nous eussions volontiers consacré un chapitre spécial à l'alcoolisme médullaire et décrit les différentes formes cliniques qui peuvent
s'y rapporter; nous eussions voulu mettre en relation les
nombreux symptômes observés du côté de la moelle avec
les altérations anatomiques que l'on constate à l'autopsie.
Mais les éléments nous font complètement défaut pour réaliser notre projet, et, à moins que de faire ici la description
de toutes les entités pathologiques dont peut être le siége
la moelle épinière (car toutes peuvent se rencontrer dans
l'alcoolisme), force nous est presque de passer ce chapitre
sous silence.

S'il paraît aujourd'hui reconnu que les diverses espèces

de tremblement que l'on observe dans l'intoxication alcoolique, sont des phénomènes d'origine spinale (bien que le
fait ne soit pas prouvé), l'on ignore encore quelles relations
ils affectent avec les différentes altérations organiques qui
peuvent siéger dans cet organe. Nous croyons, quant à nous,
qu'ils dépendent d'une atteinte directe de la cellule nerveuse
par l'alcool lui-même.

Dans les cas d'alcoolisme chronique des plus avancés et
ayant donné lieu à la mort, on peut trouver la moelle parfaitement intacte, comme Magnus Huss en a rapporté plusieurs exemples. D'un autre côté, dans la paralysie alcoolique, l'autopsie révèle des altérations de nature variable,
telles que congestions actives, stases sanguines, dilatations
vasculaires, infiltrations œdémateuses de la pie-mère, épaississement des méninges, pachyméningites, hémorragies sus
et sous-arachnoïdiennes, diverses espèces de ramollissement, scléroses. Quant aux symptômes propres de ces processus pathogéniques, il est souvent fort difficile de les spécifier d'une manière même approximative, car ils sont
presque toujours acccompagnés de troubles cérébraux qui
les absorbent pour ainsi dire complètement, au point qu'il
est malaisé de faire une distinction entre les manifestations cérébrales et les manifestations médullaires.

Deux formes plus spéciales ont été décrites, l'une sous le
nom d'hyperesthésie alcoolique par Leudet, l'autre sous
le nom de paraplégie alcoolique par Wilks.

La première nous semble assez mal caractérisée, et si les
symptômes qui la constituent et qui consistent principalement en élancements douloureux le long des nerfs des
membres et du thorax, et en une augmentation excessive
de la sensibilité générale, sont bien d'origine spinale, il se-

rait encore assez difficile de spécifier la nature même de la lésion pathologique.

La seconde, ou paraplégie alcoolique, semble plus réelle et nous avons eu l'occasion d'en observer plusieurs cas. Ce sont souvent des paralysies passagères et curables ; elles sont caractérisées par une abolition complète de la motilité des membres inférieurs avec diminution de la sensibilité ; l'incontinence d'urine et de matières fécales n'accompagne pas toujours la paraplégie. Elles se produisent dans des conditions variables.

Chez l'un de nos malades, elle eût été difficile à diagnostiquer de prime abord ; le patient se trouvait dans un état de démence aiguë avec trouble intellectuel complet, et résolution musculaire presque absolue, mais plus forte aux extrémités inférieures qu'aux extrémités supérieures ; la motilité a reparu dans ces derniers, mais la paraplégie a persisté pendant assez longtemps, puis s'est dissipée, mais en même temps le malade a offert la plupart des phénomènes de la folie paralytique. Chez le second de nos malades, garçon brasseur, elle a apparu plus subitement, était accompagnée d'un état de manie alcoolique et a complètement disparu au bout de quelques mois. Nous croyons que les refroidissements ne sont pas étrangers à l'apparition des phénomènes spinaux.

Nous ne parlerons pas de l'ataxie locomotrice progressive ou sclérose, que l'on voit souvent apparaître à la suite d'excès alcooliques, mais qui est peut-être assez rare chez les alcoolisés proprement dits. On rencontre plus souvent chez ces derniers des phénomènes ataxiques de la motilité, parfois même très prononcés, mais qui ne réunissent pas toujours tous les caractères de la sclérose, et dont il n'est pas facile de préciser la détermination anatomique.

Du reste, nous répéterons qu'il ne suffit pas qu'une affection médullaire survienne chez des personnes faisant abus d'alcooliques pour qu'on puisse lui assigner une nature spéciale; il faut qu'elle naisse sur un fonds bien évident d'alcoolisme chronique, et que son développement soit en rapport intime avec les excès commis; dans ces conditions, il nous semble que les manifestations réellement médullaires de l'intoxication ne sont pas très fréquentes.

3. PATHOGÉNIE DE L'ALCOOLISME CHRONIQUE.

La pathogénie de l'alcoolisme chronique est, peut-être, plus facile à établir que celle de l'alcoolisme aigu ou ivresse, et s'il n'est pas encore possible d'expliquer aujourd'hui nombre de manifestations, surtout dans le domaine du système nerveux, au moins l'ensemble des phénomènes qui, dans leur évolution progressive, constituent l'intoxication chronique proprement dite, apparaissent-ils, non plus comme autant d'entités isolées, incohérentes, mais bien comme un tout dont les diverses parties, quelque disparates qu'elles soient, se relient ensemble par des conditions générales connues et par des lois déterminées.

L'étude de la marche progressive de l'alcoolisme chronique, des lois qui la régissent et des liens qui unissent entre elles ses différentes manifestations, en constitue la pathogénie.

Deux modifications générales primitives caractérisent l'action de l'alcool sur la trame de nos tissus.

La première est une influence intime, directe, sur la vie cellulaire dont il modifie le processus organique d'une manière immédiate en occasionnant un changement molé-

culaire intime et caché,. qui, parfois, ne se révèle qu'à
l'occasion de ces ébranlements profonds auxquels donnent
lieu, soit les maladies aiguës, soit les grandes lésions chirurgicales. L'alcool, en mettant obstacle à la rénovation et
au rajeunissement des tissus, amène des modifications
structurales qui donnent lieu à une sénilité précoce prédis-
posant les tissus à toutes les dégradations, à toutes les des-
tructions généralement réservées à la vieillesse.

C'est dans cette modification cellulaire qu'il faut rechercher l'explication des troubles fonctionnels si singuliers et
si graves qui apparaissent chez le buveur de profession à
l'occasion des grands traumatismes et des affections générales, et qui se traduisent par cette cachexie latente, se révé-
lant par des dispositions manifestes avant d'éclater, par des
atteintes réelles dans la nutrition des organes, en affections
bien caractérisées.

Il est évident que le système nerveux, qui montre une
attraction si puissante pour l'alcool que celui-ci en imprègne plus particulièrement les éléments histologiques,
n'est pas le dernier à en ressentir l'influence. Les premières
doses n'impriment à sa constitution moléculaire qu'une
modification passagère et transitoire qui disparaît dès que
l'agent qui l'a provoquée a cessé ses effets. Mais si cette
impression se répète, elle finit par communiquer au système
nerveux une impressionnabilité spéciale, une modalité particulière, un état moléculaire dont nous ignorons absolument la nature, mais qui donne à l'élément nerveux des
conditions autres, une vie morbide, une disposition spéciale
modifiant son action sur l'organisme, et sous l'influence
desquelles le système nerveux réagit d'une façon anormale.

Ce sont ces deux modalités, atteignant la vie végétative

et la vie nerveuse, et dont les manifestations sont variées et progressives, qui constituent à proprement parler l'état d'alcoolisme chronique. Certes celui-ci ne reste pas longtemps un état aussi simple et aussi primitif. D'un côté, le processus vital est trop intimement lié au fonctionnement nerveux pour ne pas en ressentir toutes les altérations ; d'un autre côté, l'intégrité cellulaire est une condition indispensable au fonctionnement normal du système nerveux ; il en résulte une synergie d'influences et d'actions morbides pour amener des troubles dans l'ensemble de l'organisme, modifications qui portent finalement sur l'ensemble des processus organiques constituant la vie.

Les différents désordres qui caractérisent l'alcoolisme chronique dépendent de la triple action de l'alcool sur le système vasculaire, sur la nutrition générale et sur le processus formatif ; ses manifestations se caractérisent par :

1° Des troubles circulatoires actifs et passifs donnant lieu consécutivement à des hyperémies, hypostases et désordres inflammatoires ;

2° Des dégénérescences granulo-graisseuses ;

3° L'exagération de la formation cellulo-fibreuse.

Ces trois processus n'ont pas une influence égale dans la production des désordres alcooliques.

Le plus important de tous est évidemment le processus hyperémique et phlegmasique, dont les traces se retrouvent dans la plupart des lésions organiques dues à l'alcool, et dans lesquelles la plupart de ses manifestations pathologiques trouvent aussi leur explication. Ce processus est, dans l'ordre d'apparition, le premier qui dénote l'atteinte alcoolique. La stéatose est peut-être aussi fréquente ; elle est assez précoce, mais n'offre, en général, dans ses pre-

mières atteintes qu'une gravité moindre, en comparaison
de ses lésions finales qui constituent une véritable dégénérescence graisseuse ; tandis qu'au premier degré elle se
borne à une simple infiltration graisseuse.

La formation cellulo-fibreuse est certes le processus le
moins important et le plus tardif ; il manque chez beaucoup
d'alcoolisés et son importance nous semble avoir été quelque
peu exagérée.

L'alcool, soit qu'il séjourne un temps plus ou moins long
dans les organes, ou qu'il s'élimine par leur trame organique, occasionne par son action irritative et par son influence sur les vaso-moteurs des hyperémies, tantôt actives
tantôt passives, qui aboutissent à l'exsudation sous toutes
ses formes, depuis la simple sérosité jusqu'aux divers produits inflammatoires organisables.

Les congestions actives sont rares et n'existent que dans
les premières périodes de l'alcoolisme chronique ; elles se
produisent du côté de l'estomac, du foie, des reins et des
poumons ; l'embarras gastrique et gastro-intestinal aigu,
l'ictère, l'albuminurie en sont les symptômes les plus mar-
quants et les plus fréquents. Quant au système nerveux
cérébro-spinal, les hyperémies réellement actives qui y
siègent n'ont pas encore reçu leur détermination bien précise, mais paraissent surtout caractérisées par des phénomènes délirants.

Les congestions passives ou stases sanguines sont constantes et donnent lieu aux manifestations les plus variées.
Les symptômes qui les caractérisent sont dus, en partie, à
la présence d'un sang non oxygéné et renfermant des produits de décomposition, et en partie, à l'action directe de
l'exsudation qui est la conséquence du trouble circulatoire.

Le fonctionnement de la muqueuse gastrique et la production des différentes sécrétions se trouvent complètement
viciés; plus tard, l'exsudat désorganise la membrane elle-
même; les digestions sont d'abord incomplètes, puis ralen-
ties et enfin arrêtées; la lésion peut s'étendre à une partie
de l'intestin. Le foie, modifié dans sa circulation, ne sécrète
plus qu'une bile imparfaite qui apporte sa part d'influence
nocive à celles qui existent déjà du côté de l'organe gastrique; la fonction hémopoïétique est viciée et le sang imparfaitement régénéré — bien que la nature de ce désordre
soit encore inconnue — ne porte plus aux organes qu'une
stimulation insuffisante. La stase pulmonaire, en mettant
obstacle à l'oxygénation complète du liquide sanguin,
contribue à en altérer la qualité et vient ainsi apporter un
élément de plus aux nombreuses causes qui tendent à en
détériorer la composition.

Mais c'est sur le système cérébro-spinal que la stase sanguine produit les effets les plus remarquables, et c'est surtout ici que devient importante la différence entre l'hyperémie active et la stase sanguine. La première, faisant passer
à travers la substance grise et les méninges une plus grande
quantité de sang normal, doit évidemment en activer le
fonctionnement, d'une manière morbide, si l'on veut, mais
en produisant toujours une suractivité évidente : de là, des
symptômes d'agitation, d'excitation, de délire, sous toutes
leurs formes.

La stase sanguine, au contraire, ne mettant plus en contact avec la substance grise du cerveau qu'un sang insuffisant ou vicié, il n'en peut résulter qu'une stimulation
insuffisante ou altérée; de là, des symptômes tout à fait
opposés : le ralentissement des fonctions cérébrales, la lour-

deur, la stupeur intellectuelle, l'hébétude. La stase sanguine, quand elle se prolonge, amène des modifications dans les parois vasculaires; des dilatations, des amincissements, des anévrysmes capillaires se forment; les parois vasculaires elles-mêmes se modifient; la dégénérescence graisseuse les rend plus friables; la dégénérescence athéromateuse les rend plus cassantes; de là, de nouveaux troubles circulatoires, des congestions locales, des anémies partielles, des suffusions sanguines, des hémorragies même, dont les symptômes excessivement variés, suivant la région où elles se produisent, sont en général diffus et offrent l'aspect de lésions en nappe. A la longue, l'insuffisance de la circulation amène des désordres de nutrition qui peuvent, ou bien occuper une seule région vasculaire, ou s'étendre sur de grands espaces et donner lieu au ramollissement sous toutes ses formes, depuis le ramollissement en foyer jusqu'aux différentes formes de périencéphalites diffuses, surtout de la couche grise.

Mais les stases sanguines sont toujours accompagnées d'exsudation de nature diverse, depuis la simple sérosité jaunâtre analogue au liquide encéphalo-rachidien jusqu'aux différentes exsudations plastiques qui épaississent les mailles de la pie-mère. Ces exsudations, facilement résorbables et organisables, nous semblent jouer, dans la symptomatologie cérébrale alcoolique, un rôle plus important qu'on ne l'a cru jusqu'à ce jour. Les états de stupeur et de stupidité qui ne sont pas rares dans l'alcoolisme chronique, les différents états de parésie et même les paralysies générales plus ou moins passagères que l'on observe assez fréquemment, semblent dus à ces exsudats qui n'ont qu'une durée transitoire.

Mais bientôt l'exsudat s'organise, la partie liquide disparaît, et il persiste des épaississements des membranes cérébrales et des troubles définitifs dans le fonctionnement
psychique.

A ces symptômes d'ordre circulatoire, viennent se joindre
ceux qu'occasionne l'atteinte directe de l'alcool sur le système nerveux et dont la nature nous est inconnue : c'est le
delirium tremens, c'est la folie alcoolique, ce sont les
ivresses pathologiques, c'est la démence morale et intellectuelle, tous symptômes qui dépendent de la lésion intime
de la trame nerveuse, mais auxquelles les troubles circulatoires viennent apporter l'appoint de leur influence perturbatrice. L'infiltration graisseuse est, de tous les processus
alcooliques, celui qui offre le moins de danger ; le cerveau
en ressent moins son action que les autres organes et les
modifications qu'elle produit dans le foie restent longtemps
sans retentir sur la santé générale. Le centre circulatoire
seul y est beaucoup plus sensible et l'infiltration, plus tard
la dégénérescence graisseuse, en affaiblissant l'activité du
muscle cardiaque, aide beaucoup à aggraver les différents
troubles circulatoires qui se produisent dans les viscères et
notamment le cerveau. Ce qu'il y a de plus grave, c'est que
la stéatose des vaisseaux est d'ordinaire liée à la dégénérescence athéromateuse dont elle accélère peut-être la production et qui peut avoir de graves conséquences, tant dans
le système circulatoire lui-même que dans les viscères où
les vaisseaux se distribuent et où peuvent se produire des
ruptures souvent mortelles.

L'hyperplasie cellulaire ou production fibreuse, processus qui ne se manifeste qu'à une période assez avancée de
l'alcoolisme, apparaît dans les parenchymes sous formes

de cyrrhose du foie, plus rarement de néphrite fibrineuse et plus rarement encore de sclérose médullaire. Celle du cerveau lui-même ne se rencontre qu'exceptionnellement et encore, sa pathogénie est-elle fort incertaine. A la surface des séreuses, elle apparaît surtout sur la dure-mère par la formation de néo-membranes donnant naissance aux pachyméningites cérébrales et médullaires.

A toutes ces influences dégénératives, l'altération du sang vient encore ajouter son action perturbatrice. Un sang plus fluide, plus aqueux, contenant davantage de globules blancs et une fibrine moins coagulable, est évidemment de nature à aggraver l'état constitutionnel et à occasionner un état d'anémie hydrémique qui se manifeste par la bouffissure des chairs, des œdèmes partiels, la facilité des infiltrations, une détérioration de la constitution dont le résultat ultime est un abaissement de la vitalité.

Que maintenant l'on veuille bien examiner ces diverses manifestations dans leur ensemble et dans l'influence qu'elles exercent réciproquement l'une sur l'autre, et l'on se rendra parfaitement compte de l'évolution progressive de l'alcoolisme chronique et de la production finale de la cachexie alcoolique. L'alcool altère directement la nutrition, pervertit l'influx nerveux et apporte des troubles à la circulation sanguine; l'hématose se fait mal et d'une manière insuffisante, les digestions ne livrent plus aux organes que des éléments incomplets et mal élaborés; la constitution du sang s'altère; cette altération réagit à son tour sur la nutrition générale, et ainsi se produit un cercle vicieux dont tous les éléments tendent vers un résultat ultime, la cachexie.

Et comme si tant de causes perturbatrices ne suffisaient

pas à amener assez rapidement des troubles organiques et
une usure constitutionnelle, l'alcoolisé voit encore augmenter ses chances de maladie et de déchéance, par suite des
nombreuses causes externes auxquelles l'expose sa triste
dégradation.

Outre les causes morales, misère, chagrins, soucis, privations, excès de travaux, tous éléments qui aident à
déprimer son moral et réagissent d'une façon désastreuse
sur sa constitution physique, il voit la faim, le froid, la
misère, l'insomnie, les inquiétudes morales s'ajouter aux
conditions hygiéniques déplorables où le réduit son vice
honteux, pour amener les multiples désordres qui caractérisent cette entité complexe qui constitue l'alcoolisme chronique.

4. ANALOGIES DE L'ALCOOLISME CHRONIQUE AVEC LA FOLIE ET L'IVROGNERIE.

Les différents types que nous avons admis dans le syndrôme compliqué de l'alcoolisme cérébro-spinal, facilite-
ront notablement l'étude de cette question.

Il est de toute évidence que les formes désignées sous le
nom d'alcoolisme hallucinatoire, de démence alcoolique et
de paralysie alcoolique, offrent avec les folies véritables des
ressemblances trop frappantes pour qu'il soit nécessaire
d'insister sur leurs analogies. Les deux dernières sont de
véritables démences, qui peuvent être aiguës ou chroniques,
durables ou passagères, mais qui présentent tous les caractères de la démence ordinaire. Dans la forme hallucinatoire, l'affaiblissement intellectuel peut n'être ni aussi
notoire, ni aussi évident, mais les épiphénomènes qui la
caractérisent, la rapprochent davantage des formes mieux

spécifiées de folie dont elle offre, du reste, la plupart des
symptômes.

Reste notre première forme, celle que nous avons désignée sous le nom de dégénérescence alcoolique, et l'ivrognerie.

Mais en quoi consiste l'ivrognerie? C'est là une expression
populaire dont il est assez difficile de donner une définition
bien exacte et surtout scientifique. Ne peut cependant pas
être réputé ivrogne tout individu qui fait des excès alcooliques, quelque nombreux et exagérés qu'ils soient; car tant
que ni l'être moral, ni l'être intellectuel ne sont atteints,
l'homme qui boit se borne à être un buveur; il ne devient
ivrogne que du moment où les excès alcooliques ont produit chez lui cette dégradation morale dont le degré plus
avancé constitue notre première forme d'alcoolisme cérébro-spinal, la dégénérescence alcoolique. L'ivrognerie n'est
donc pas, à nos yeux, l'état vicieux de celui qui s'adonne à
la boisson, mais bien l'état maladif de celui dont les excès
ont modifié plus ou moins complètement l'être moral.
Compris dans le premier sens, l'ivrognerie peut être un
état congénital ou même acquis et qui rentre plus ou moins
dans l'alcoolisme héréditaire; dans le second cas, c'est
toujours un état acquis par des excès plus ou moins longtemps prolongés.

Les modifications que les abus de liqueurs spiritueuses
impriment à l'être moral en dehors des formes bien spécifiées, se rapportent surtout au caractère et à la sensibilité
morale.

Le caractère ne tarde pas à éprouver des changements
profonds; la sensibilité morale se modifie; les dispositions
morales se pervertissent; le buveur devient capricieux,

irritable, irascible; des moments d'humeur sombre apparaissent qui sont suivis de périodes d'irritation et de colère. Des périodes entières de découragement profond, pendant lesquelles l'on voit naître des idées suicides et qui empêchent le buveur-ivrogne de vaquer convenablement à ses affaires et de veiller à ses intérêts; il paraît souvent ennuyé et devient apathique, nonchalant, manque d'énergie et d'initiative; son aptitude au travail diminue; aussi perd-t-il une grande partie de sa valeur comme ouvrier; insouciant de son avenir, il néglige ses intérêts et voit bientôt sa fortune péricliter; la volonté est moins active; l'énergie morale fortement amoindrie.

Mais en même temps la sensibilité morale s'altère; à côté d'une sensiblerie exagérée, d'une émotivité maladive, d'un caractère parfois craintif, timide, peureux, apparaissent des périodes de véritable exaltation; l'homme adonné à l'ivrognerie devient méchant, emporté, cruel, brutal, cynique; il bat sa femme, maltraite ses enfants, détruit tout dans son ménage; les sentiments moraux et affectifs se pervertissent; les sentiments de famille disparaissent; l'ivrogne abandonne sa femme et ses enfants à la misère; leurs souffrances ne parviennent plus à l'émouvoir; la probité, l'honnêteté, la dignité existent à peine encore pour lui; les actions mauvaises et malhonnêtes constituent le fonds de sa conduite; les passions se développent, le jugement se pervertit, la moralité disparaît; le vice et la débauche deviennent ses compagnons ordinaires.

Mais alors déjà, les facultés intellectuelles elles-mêmes ne peuvent plus être considérées comme intactes et la première période de l'alcoolisme cérébro-spinal a fait son apparition. Il serait peut-être difficile de séparer entièrement

cette dernière de l'ivrognerie proprement dite, car une fois
la démence morale bien établie, les facultées intellectuelles
et les différents systèmes organiques ont déjà subi une
atteinte assez profonde pour que l'existence de l'alcoolisme
lui-même ne puisse plus faire l'objet d'aucun doute. Il y a
du reste, de l'un à l'autre de ces états, une transition insensible pendant laquelle il serait difficile de dire où commence
l'un et où finit l'autre.

Quoi qu'il en soit, et à supposer l'ivrognerie indemne de
tout autre symptôme, quelle place doit-on lui assigner dans
la nosologie médicale? Est-ce un vice, est-ce une maladie?
Question grave que nous n'avons pas la prétention de résoudre, mais au sujet de laquelle nous dirons cependant
notre opinion.

Les modifications qui se produisent dans l'être moral
sous l'influence des alcooliques ne sont pas sans analogues
dans le domaine pathologique : les affections du cœur, celles
de l'estomac et de la vessie amènent dans le caractère
des troubles tout aussi apparents ; les premiers rendent le
malade irritable, cholérique ; les seconds, le rendent triste,
sombre, hypocondriaque et imaginaire.

Est-ce là de l'aliénation mentale ?

Si la nature et l'essence de la folie étaient mieux connues
et si un critérium certain permettait de la distinguer de la
raison, la question de ses analogies avec les différents états
moraux qui viennent d'être signalés serait vite élucidée.
Malheureusement ce criterium n'existe pas, et le seul point
de repère qui puisse guider le pathologiste est encore,
comme nous l'avons déjà plusieurs fois exposé, l'ensemble
clinique qui nous montre la folie sous les formes d'une
maladie ayant ses débuts, son summum et son déclin, sa

période d'état comme sa marche, ses phénomènes précurseurs, ses prodromes comme sa terminaison.

Faisant l'application de ce principe aux états moraux qui
nous occupent et examinant leur évolution dans les différentes circonstances où ils se présentent, l'on ne saurait y
voir autre chose que les phénomènes précurseurs, les véritables prodromes d'une affection qui peut se confirmer plus
tard. Si les folies cardiaques sont encore excessivement
mal déterminées et presque inconnues, les folies d'origine
gastrique sont moins rares, et les exemples ne manquent
pas où des états d'aliénation bien caractérisés ont suivi à
d'assez longs intervalles ces modifications morales occasionnées par des souffrances gastriques. Dans ces cas, ces
perversions du caractère étaient-elles autre chose que les
prodromes de la folie stomacale, s'il est permis de l'appeler
ainsi, et qui éclate plus ou moins longtemps après leur
apparition?

N'en est-il pas tout à fait de même de l'alcoolisme? Si
l'alcoolisme hallucinatoire, la démence ou un autre état de
psychose alcoolique suit, à des intervalles plus ou moins
éloignés, ces perversions sentimentales, de quel droit ne
considérerait-on pas celles-ci comme des prodromes de la
folie, au même titre que quand elles précèdent d'un temps
plus ou moins long l'éclosion d'une folie ordinaire?

Du reste, en décomposant les différents éléments qui les
constituent et en les comparant à ceux qui caractérisent les
prodromes de la folie en général et surtout ceux de la folie
paralytique en particulier, l'on ne saurait conserver de
doute sur l'exactitude de notre manière de voir.

Peut-être, objectera-t-on la longue durée de ces phénomènes moraux qui occupent souvent l'espace de longues

années et parfois la vie entière. A ceux qui nous feraient cette objection, nous rappellerons que les prodromes de certaines maladies mentales peuvent durer des années ; Morel a pu dire avec raison que parfois l'incubation persistait toute la vie, et Voisin a rapporté le cas d'une malade qui, pendant son existence entière, avait été originale, excentrique ; sa conduite était irrégulière ; elle avait fait la honte et le malheur de sa famille et elle arriva jusqu'à 70 ans, sans pouvoir être qualifiée d'aliénée. A 70 ans, elle eut un accès maniaque qui se termina rapidement par la mort et qui était en rapport avec des raptus méningés et avec une hémorragie vasculaire.

Si l'on examine la nature des prodromes de la folie en général, l'on ne tardera pas à se convaincre que les modifications du caractère, des sentiments, des dispositions morales en constituent l'élément principal, c'est-à-dire que l'essence de leurs manifestations est la même que dans l'ivrognerie.

Quelles sont les modalités diverses des prodromes dans la folie? Là où les modifications qui les constituent ne sont pas l'exagération de l'état antérieur, les emportements, la suffisance, la vanité, l'orgueil s'affranchissent du joug imposé par les convenances sociales; l'activité des sentiments et des penchants, des dispositions érotiques, le zèle religieux, la misanthropie, la tristesse, le dégoût de l'existence font des progrès alarmants. Si, au contraire, une véritable transformation vient à modifier complètement l'être moral, la prodigalité succède à l'avarice, l'irréligion à la piété, l'obscénité à la pudeur, la débauche à la tempérance, l'indélicatesse à la probité, le mensonge à l'amour de la vérité, l'indifférence et même la haine aux affections les plus tendres et les mieux éprouvées. De là, dérivent des négligences dans les devoirs de famille et de société, le désordre de la conduite, le dérangement des affaires, des irritations, des violences qui, momentanément et quelquefois pour toujours, troublent l'harmonie des rapports avec les parents, les amis (1).

N'est-ce pas là le fonds, presque la forme de la période de dégénérescence morale alcoolique et de cette période prodromique qui constitue l'ivrognerie proprement dite?

. Si l'on veut pousser les investigations plus loin, si l'on veut comparer ces manifestations primitives de l'alcoolisme cérébro-spinal avec celles de la période d'incubation des folies organiques, et notamment de la paralysie générale progressive, l'on constatera des analogies encore plus prononcées. Ici, les penchants, les habitudes, les instincts, en un mot, l'être moral tout entier, se modifient et se pervertissent de la façon la plus profonde ; le sens moral se perd ; tout sentiment esthétique disparaît ; le jugement lui-même s'altère ; des appétits et des instincts pervers éclosent, et il en résulte finalement une modification complète dans le sens de l'immoralité, de l'apathie, et de l'inertie morale : d'où paresse, nonchalance, oisiveté, dégoût du travail, négligence des intérêts (2).

N'est-ce pas là, encore une fois, une similitude presque trop complète? et le fonds comme la forme, n'est-elle pas à peu près identique dans les deux processus prodromiques? On nous objectera peut-être que la conscience intime sombre rapidement dans la folie paralytique et qu'elle persiste intacte dans la période dégénérative de l'alcoolisme.

(1) FALRET. *Des maladies mentales*, p. 39.
(2) KRAFFT-EBING. *Lehrbuch der Psychiatrie*, p. 197.

Mais, comme nous l'avons déjà dit, ce n'est là qu'une question toute accessoire et, du reste, dans la folie la mieux caractérisée, tout aussi bien que dans la paralysie générale, la période prodromique peut être parfaitement accentuée, tout en restant complètement consciente : « presque toujours le malade apprécie l'origine des désordres progressifs de son intelligence ; il sait à quoi les rapporter et sent le besoin de réaction ; mais il ne peut pas en faire la confidence aux personnes qui l'entourent ; il cherche même à cacher à tous les yeux, l'état dont il a conscience (1). » Du reste, à parler de conscience, l'alcoolisé à cette période prodromique, a-t-il aussi réellement conscience de son état qu'on pourrait sembler le croire? Nous penchons pour la négative. Trop peu de ces malheureux savent s'apprécier à leur juste valeur pour qu'il ne soit pas rationnel d'admettre chez eux un affaiblissement de la conscience intime.

Que la forme que revêtent ces prodromes puisse prendre un cachet quelque peu spécial, par suite du milieu où vit l'alcoolisé, c'est chose facile à comprendre : ce que l'alcool n'aurait pu produire par sa seule influence qu'au bout de longues années, il l'amène en peu de temps, quand des circonstances appropriées lui viennent en aide. Celui-là s'abrutira, certes, plus vite, qui s'alcoolise dans les cabarets de bas étage et au milieu de la populace la plus abjecte, que celui qui fait ses excès à l'abri de toute influence démoralisante.

Notre conclusion devient maintenant facile à poser : l'ivrognerie, en tant qu'elle consiste dans cet état d'immoralité engendrée par l'abus des alcooliques, ne saurait être considérée comme un vice ; c'est un état pathologique au même

(1) FALRET. *Des maladies mentales*, p. 58.

titre que sont pathologiques toutes les modifications de
l'être moral et intellectuel occasionnées par des causes
extra-physiologiques; l'ivrognerie doit être considérée
comme l'analogue de la période prodromique des maladies
mentales et constitue réellement la période prodromique
de l'alcoolisme chronique confirmé.

Il en est tout autrement de l'ivrognerie en tant que penchant pour les boissons alcooliques; en dehors de ce que
ce penchant peut avoir, dans certaines circonstances,
d'instinctif et par conséquent d'héréditaire, il n'est autre
chose qu'un vice auquel la nature humaine peut résister et
dont elle est par conséquent responsable.

Telle est notre opinion sur l'ivrognerie; il nous reste
pour terminer ce chapitre, à parler de la médecine légale
de l'alcoolisme cérébro-spinal chronique.

5. MÉDECINE LÉGALE DE L'ALCOOLISME CÉRÉBRAL CHRONIQUE.

Si la création de l'entité morbide comprise sous le nom
d'alcoolisme constitue un progrès évident pour la pathologie mentale, il en est tout autrement, nous semble-t-il,
pour la médecine légale. Ici, rien n'est plus dangereux
qu'une systématisation excessive, et l'alcoolisme en tant
qu'individualité globale, doit disparaître dès qu'il s'agit de
responsabilité. Il est même insuffisant, à l'exemple de
Legrand du Saulle (1), d'en faire trois degrés : alcoolisme
aigu, subaigu et chronique. Des états émotionnels, intellectuels et moraux trop différents caractérisent ces trois degrés,
pour qu'il soit possible de les englober dans un même
cadre auquel on puisse assigner un même degré de respon-

(1) *Annales médico-psychologiques*, année 1880.

sabilité. Il est nécessaire de spécifier davantage la description clinique de chaque état, et s'il est vrai que l'individualisation complète doit toujours présider à l'examen de chaque cas, l'on n'en pourra pas moins former certains groupes cliniques dont l'examen prête à des principes généraux et à des formules particulières. Ces états, qui devront être cliniquement et pathologiquement aussi semblables que possible, constituent les formes types que nous avons admises dans notre partie descriptive de l'alcoolisme cérébro-spinal chronique.

Mais la création de ces formes bien définies ne suffira pas encore à la solution des différentes questions que peut soulever la médecine légale de l'alcoolisme; il est nécessaire de pénétrer plus avant dans les situations morales et intellectuelles qu'il englobe dans une unité apparente; il faudra analyser jusqu'aux mobiles morbides, aux états psycho-pathologiques qui ont déterminé les actes délictueux, savoir les isoler les uns des autres ou les séparer du fonds maladif qui leur a donné naissance et pouvoir ainsi apprécier le rôle de chacun d'eux et l'influence qu'ils ont exercé séparement ou ensemble sur la responsabilité. C'est ainsi que dans les cas de dégénérescence morale alcoolique simple, ne comportant pas une dégradation morale suffisante pour annihiler la responsabilité, une cause excitante, psychique ou matérielle, peut amener une exaltation factice et passagère qui trouble complètement la conscience et commande l'irresponsabilité; ce n'est plus l'alcoolisme seul qui est en jeu, c'est un nouveau facteur, et ce que le premier n'aurait pu justifier, le second vient le rendre évident.

Il faut en outre ne pas perdre de vue que fréquemment

l'alcool vient ajouter son influence à l'alcoolisme chronique; l'alcoolisé boit d'ordinaire d'autant plus qu'il est plus
alcoolisé, et son ivresse offre alors des caractères souvent
particuliers qui la rapprochent de l'ivresse pathologique, et
dont il faut savoir tenir compte dans l'appréciation de la
responsabilité.

Ces préliminaires posés, nous allons examiner la question de la médecine légale de l'alcoolisme chronique dans
chacune des formes admises antérieurement.

1re *Forme.* — *Dégénérescence alcoolique.* — Cette forme
de l'alcoolisme chronique cérébral, qu'il convient de considérer comme le premier degré de l'intoxication, peut donner et donne en réalité lieu à de nombreux méfaits, délits,
actes de violence, crimes ou meurtres; la nature de ceux-ci
est beaucoup plus variable que dans les autres formes de
l'intoxication; tantôt ils ont le cachet de la violençe irréfléchie, tantôt ils sont plutôt raisonnés et logiques.

Deux éléments essentiels peuvent présider à leur accomplissement : la démence morale et intellectuelle d'abord, la
surexcitation ensuite. C'est, en général, sous l'influence de
cette dernière disposition que s'accomplissent la plupart
des crimes qui se commettent dans cette forme d'alcoolisme. Les observations XII, XIII, XIV, XV, que nous
avons rapportées dans la partie descriptive, nous montrent
chacune, ce même mobile parfaitement évident : dans les
deux premières, c'est un véritable état de surexcitation
maniaque, une espèce de fureur aveugle qui augmente à
mesure qu'elle trouve de la résistance; dans les deux autres,
c'est plutôt un mouvement subit, irréfléchi, instinctif. Les
causes les plus futiles provoquent souvent ces mouvements
pathologiques; parfois même ils n'ont aucune cause déter-

minante; l'état de la conscience est excessivement variable;
tantôt celle-ci est intacte, le malade conserve la conscience
de son acte, mais il s'y trouve pour ainsi dire impulsive-
ment poussé; d'autres fois, la conscience se trouble à un
degré plus ou moins prononcé : le malade commet son acte
au milieu d'une espèce d'obscurcissement moral et intellectuel, mais qui est rarement complet au point d'entraîner
une inconscience absolue. Une fois l'acte commis, l'auteur
en comprend, jusqu'à un certain point, la nature; il en
connaît la gravité s'il ne sait en apprécier la valeur morale;
en un mot, il a conscience de ce qu'il a fait. Plus rarement
l'état de surexcitation maniaque est remplacé, comme dans
l'observation XIII et celle du d[r] Tardieu, rapportée à l'art.
démence alcoolique du Dictionnaire de médecine, par une
véritable impulsion subite, irréfléchie, presque irrésistible,
à peine motivée, et que dans son indifférence morale le malade sait à peine s'expliquer à lui-même. Beaucoup d'idées
suicides apparaissant dans l'alcoolisme cérébral chronique,
n'ont pas d'autre origine. Nous ne saurions mieux faire
apprécier la nature de ces actes qu'en les comparant à ceux
commis pendant un violent paroxysme de colère, seulement d'une colère survenue dans des conditions morbides
et développée sur un fonds morbide.

Le second mobile de la conduite des alcoolisés de ce
type est l'affaiblissement du sens moral, en même temps
que l'insouciance morale. L'importance des méfaits est
d'ordinaire beaucoup moindre dans ce cas que dans le
premier, et si, ici, l'on rencontre plus fréquemment des
délits, là, ce sont en général des crimes.

Outre que, dans les conditions morales où les place
cette forme d'alcoolisme, les malades n'apprécient plus

exactement eux-mêmes la moralité des actes qu'ils posent, ils sont encore devenus trop indifférents à tout ce qui les touche pour modeler convenablement leur conduite aux exigences de leurs devoirs et de leurs intérêts; l'apathie et l'insouciance extrêmes dans lesquelles ils sont tombés ne leur donnent plus la force de résistance nécessaire pour opposer un frein efficace aux suggestions de leurs passions; la volonté est fragile et incertaine, et tout concourt à les faire succomber aux excitations du dehors avec une facilité extrême.

Ces deux mobiles peuvent, ou agir séparément, ou accumuler leur influence nocive pour amener l'acte délictueux; très souvent là où la cause originelle réside dans l'excitation, celle-ci est favorisée par le peu de résistance morale qu'offre l'alcoolisé inerte et apathique.

Diagnostic médico-légal de la dégénérescence morale alcoolique. — Le diagnostic médico-légal de la dégénérescence alcoolique n'offre aucune difficulté, une fois qu'elle en est arrivée à sa période d'état; les symptômes en sont trop caractéristiques pour qu'il soit possible de les méconnaître comme de les simuler. L'abrutissement alcoolique met de longs mois à se produire, et les symptômes moraux et intellectuels sont toujours accompagnés de troubles physiques plus ou moins bien caractérisés qui viennent corroborer l'existence de l'affection; sa marche éminemment lente et progressive, des faits antérieurs prouvant dans la conduite de l'alcoolisé une déchéance morale et intellectuelle, des symptômes physiques du côté de l'un ou de l'autre des organes viscéraux comme du côté de la motilité, en établissent parfaitement l'existence.

Mais dans cette existence de l'abrutissement alcoolique,

il y a de nombreux degrés dont l'appréciation est des plus importantes pour le médecin-légiste; ces degrés ne peuvent se mesurer que par la conduite antérieure de l'inculpé dont chacun des actes doit être recherché avec la plus scrupuleuse exactitude; c'est la conduite antérieure qui doit pour ainsi dire constituer la mesure de l'acte incriminé; la démence morale s'apprécie bien plus difficilement que la démence intellectuelle; l'une peut se découvrir par la conversation et l'interrogatoire; l'autre a presque besoin de l'observation du malade agissant. Cette appréciation est certes une des questions les plus difficiles et les plus sérieuses de la médecine légale des aliénés, au moins dans les débuts de la dégénérescence morale alcoolique. Elle n'exige pas seulement la connaissance des actes de l'alcoolisé en eux-mêmes; la moralité est une question d'appréciation relative et qui dépend des qualités comme des défauts des malades; pour un homme d'une probité et d'une honorabilité exemplaires, tel acte constituera un véritable acte de folie, qui eût constitué un délit pour un misérable et un vaurien. C'est l'homme dans son caractère normal qu'il faut d'abord étudier avant de le juger dans son caractère maladif, et c'est à la mesure de ses actes normaux qu'il faut juger ses actes morbides.

Ici une règle fixe serait la plus dangereuse des pratiques; l'individualité doit dominer la généralité. Et l'expert n'oubliera pas que c'est moins dans l'affaiblissement de l'intelligence, du jugement, du raisonnement, que réside le symptôme principal de cette forme de dégénérescence alcoolique, que dans l'affaiblissement de la moralité, ou plutôt dans l'indifférence morale plus ou moins absolue dont il fait preuve; tout en conservant la conscience de l'immoralité de

sa conduite, cette immoralité devient indifférente à l'ivrogne ; la honte et la pudeur ont disparu ; l'insensibilité morale a fait une nuit obscure dans tout son être psychique.

Le diagnostic des mobiles morbides, dont nous avons
établi l'existence et qui peuvent germer sur ce fonds
d'abrutissement est une question subsidiaire, difficile et
épineuse entre toutes ; le médecin-légiste ne saurait être
assez réservé sur ce sujet, et il évitera soigneusement de
confondre une crise de colère survenant chez un alcoolisé
avec un accès d'agitation maniaque, comme il évitera de
prendre pour un affaiblissement de la moralité une perversion de caractère naturelle ou acquise par suite du
milieu où vit l'ivrogne ou de la débauche à laquelle il se
livre. Les règles à suivre sont malheureusement difficiles
à tracer dans ce sujet épineux.

Comme le montrent les rapports médico-légaux XII, XIII,
XIV, XV, c'est dans l'observation de la marche de la maladie, des antécédents morbides, des actes posés antérieurement pendant le cours de l'alcoolisme, que résident les
caractères distinctifs les plus importants de ces différentes
situations mentales.

L'excitation maniaque, qui prend souvent la forme de la
fureur aveugle et donne lieu à des actes de nature toute
impulsive, n'est pas d'ordinaire un fait isolé dans le cours
de cette forme d'alcoolisme ; des faits antérieurs, de moindre
importance et sur la nature desquels il ne sera pas possible
de se méprendre, auront déjà fait présager des évènements
plus graves. La cause même de l'acte, si elle ne fait pas
absolument défaut, est d'ordinaire toute futile et sans aucun
rapport avec la gravité des effets produits ; la colère est rai-
sonnée, les mobiles en sont logiques, les éléments sont

conséquents entre eux : l'excitation maniaque au contraire
est aveugle, instantanée, incohérente ; sa durée est plus
longue ; elle est accompagnée d'une plus grande excitation
motrice et des excès alcooliques récents l'ont souvent provoquée. Les suites de l'acte ont aussi leur importance. Celui
qui l'aura posé pendant un accès de colère, en justifiera les
mobiles, l'excusera ou l'expliquera par des motifs plausibles ;
l'alcoolisé maniaque ou instinctif se bornera à rester indifférent, inerte et apathique ; il comprend l'acte, il en saisit la
valeur, mais celle-ci lui est absolument indifférente ; le prévenu ne sait ni regretter les délits qu'il a commis, ni déplorer
les crimes dont il s'est rendu coupable ; c'est un symptôme
presque caractéristique et qui ne manque dans aucune des
observations que nous avons rapportées à propos de la
forme dont il est ici question.

L'abaissement du niveau moral qu'entraîne à sa suite la
débauche et les excès, en dehors de l'existence de l'alcoolisme, ne présente, en général, pas le caractère de la déchéance morale de l'intoxication cérébrale chronique ; l'un
est plutôt une perversité, l'autre un affaissement moral ;
l'un est un phénomène actif, l'autre un symptôme passif.
Le débauché posera ses actes en connaissance de cause,
saura en excuser les écarts, en cacher les côtés faibles ; il
fera tout son possible pour se disculper, pour dérouter les
recherches ; l'alcoolisé, au contraire, ne se donne aucune
de ces peines ; c'est tout au plus s'il se doute de l'immoralité ou de la gravité de sa conduite, et quand il sait encore
la comprendre, il y reste absolument indifférent ; il ne s'in-
quiétera pas des conséquences qu'elle peut avoir et ne cher-
chera pas à se soustraire au châtiment qu'elle pourrait lui
valoir. C'est à peine s'il admet qu'on lui fasse des reproches

et quand il veut les admettre, il y demeure en tout cas tout à fait insensible.

Du reste, en dehors de ces phénomènes plutôt psychologiques, l'existence des manifestations psychiques et somatiques de l'alcoolisme sont un élément qu'il ne faut jamais perdre de vue et qui apportera un appui précieux au diagnostic.

Mais c'est peut-être moins dans son essence que dans ses degrés et dans l'appréciation de sa valeur médico-légale, que la période de dégénérescence alcoolique offrira des difficultés pour le médecin-légiste.

Cette première période de l'alcoolisme qui constitue une véritable dégradation intellectuelle et morale, enlève-t-elle entièrement à celui qui en est atteint, la responsabilité des actes qu'il pose, ou bien doit-on admettre une responsabilité limitée et graduelle corrélative au degré d'abrutissement alcoolique? Ici encore, il devient évident qu'il faut savoir séparer la médecine légale de la pathologie mentale. Pas de doute pour le pathologiste, qui rangera toujours dans le cadre de l'alcoolisme même, les états les plus simples de dégénérescence alcoolique telle que nous l'avons décrite, car ils sont caractérisés par des phénomènes morbides, aussi bien de l'ordre somatique que de l'ordre psychique, et ils réunissent par conséquent les caractères de la maladie.

Mais peut-on les faire bénéficier tous de l'irresponsabilité et quel doit être le degré de cette irresponsabilité? Là commence la difficulté réelle du problème auquel il serait difficile de donner, dans l'état actuel de la science, une solution nette et catégorique. Il existe évidemment des degrés dans les désordres intellectuels et moraux de l'alcoolisme

chronique, et à chacun de ces degrés doivent correspondre
des atténuations de l'imputabilité; mais quel est le criterium qui permette de mesurer le niveau sans cesse décroissant de la puissance intellectuelle et morale? Nous n'en
connaissons aucun, et c'est de tout l'ensemble maladif tant
somatique que psychique, des antécédents morbides comme
des suites de l'acte délictueux, en un mot, de tous les caractères qu'il a offerts, que l'on pourra parvenir à déduire le
degré de responsabilité qui incombe à l'alcoolisé. Il faudra
encore avoir grand égard aux circonstances qui ont accompagné l'accomplissement de l'acte délictueux, tant aux conditions extérieures qu'à celles qui dépendent de l'alcoolisé
lui-même. Il est enfin indispensable d'examiner scrupu-
leusement la vie antérieure, le caractère, les qualités et les
défauts de l'inculpé, et faire une comparaison soigneuse de
son être moral passé avec son être moral actuel.

De toutes ces considérations découlera le jugement à
porter sur le degré de responsabilité; mais en tout état de
cause, l'irresponsabilité ne nous semble jamais pouvoir
être absolue, tant que la période de dégénérescence alcoolique n'aura pas été dépassée, et qu'il ne sera intervenu aucun autre mobile morbide dans l'accomplissement de l'acte
délictueux. Quelque dégradé que soit l'état moral de l'alcoolisé dans cette forme de l'intoxication, il lui restera
toujours assez de lucidité et d'empire sur lui-même pour se
rendre un certain compte de la valeur des actes qu'il pose,
et pour opposer quelque résistance aux suggestions de ses
passions. S'il est indifférent au côté moral des choses, au
moins sait-il encore les comprendre; si les facultés hébétées
ne permettent plus qu'un fonctionnement lent et imparfait, au moins son entendement est-il encore suffisant pour

lui permettre de saisir la valeur des actes qu'il pose. Certes sa résistance est beaucoup moins grande et sa conception plus bornée; mais à cette diminution des facteurs, l'on ne peut opposer qu'une diminution corrélative de la responsabilité; c'est-à-dire qu'il faudra mesurer le degré d'imputabilité au degré de dégénérescence morale alcoolique, partout où il n'interviendra dans l'accomplissement de l'acte délictueux aucun autre mobile que la démence morale.

Aucune règle fixe, aucun critérium ne saurait déterminer la valeur exacte de cette responsabilité. Il est évident qu'au début de la période, alors que les modifications morales n'ont encore atteint qu'un très léger degré, l'alcoolisé devra presque être considéré comme entièrement responsable de ses actes; au déclin, au contraire, d'une dégénérescence morale très avancée, alors que l'hébétude et la torpeur intellectuelle viennent s'ajouter à la dégradation morale, et faire de l'alcoolisé un espèce d'automate qui se rend à peine encore compte de la voie qu'il suit, bien des circonstances plaideront en faveur de l'exonération presque complète de toute imputabilité. Mais entre ces deux extrêmes, il y a une longue période où il serait aussi injuste d'absoudre que dangereux de disculper systématiquement le malheureux dont l'alcool a affaibli les facultés. Comme nous l'avons déjà dit, même à la période que nous avons appelée dégénérescence morale, l'alcoolisé nous paraît être un malade véritable: les modifications morales et intellectuelles proviennent des souffrances de l'organisme; les désordres psycho-cérébraux qui en sont la conséquence, sont de nature à influer sur son libre arbitre, et dès lors, il n'est presque pas possible, scientifiquement parlant, de lui refuser une diminution d'imputabilité en rapport avec

la gravité des entraves qui ont été apportées à l'exercice
même de son libre arbitre. La responsabilité absolue de
l'alcoolisé à cette période, quelle que puisse bien être sa
nécessité sociale, ne nous semble avoir aucun fondement
réel, et comme nous l'avons déjà plus d'une fois répété,
dans les questions de science les considérations sociales et
humanitaires pas plus que les questions religieuses, ne
sauraient trouver place; on peut dire de la science ce que
l'on dit de la loi : *Dura lex, sed lex.*

Du reste, il faut avouer que les actes commis sous le mobile exclusif de l'affaiblissement moral de l'alcoolisme
chronique n'ont en général guère de gravité; nous n'en
avons trouvé aucun exemple bien évident, sauf le rapport
médico-légal de Systeray et Delaporte inséré dans les *Annales médico-psychologiques* de janvier 1876. Et encore, dans
ce cas, la démence n'est-elle pas intervenue absolument
à l'exclusion de tous autres mobiles; quelques fugaces
idées de persécution sont venues joindre leur influence à
un état héréditaire préexistant, comme le prouvent les deux
conclusions suivantes des médecins légistes : « Que l'habitude de boire s'ajoutant à l'hérédité morbide, il s'est produit
chez l'inculpé, un commencement de démence caractérisée
par la pusillanimité dans le caractère et par des idées de
persécution encore peu prononcées, mais qui n'en sont pas
moins réelles; que cet état de démence, cette pusillanimité
et ces idées de persécution lui ont enlevé la saine appréciation de ses actes et l'ont poussé à des faits répréhensibles. »

Du reste, il en est d'ordinaire ainsi dans la démence
alcoolique : ce sont des mobiles intérieurs qui viennent le
plus souvent servir de cause occasionnelle au délit, et
parmi eux, les idées délirantes ou l'excitation maniaque

peuvent être rangées en première ligne. Dans ces deux derniers cas, si la preuve des mobiles morbides est parfaitement bien établie, l'irresponsabilité doit être complète, car
l'on a alors affaire à de véritables accès de folie.

2ᵐᵉ *Forme. Alcoolisme hallucinatoire.* — Les éléments
constitutifs de cette espèce d'alcoolisme sont : le trouble
hallucinatoire d'abord, l'état émotionnel constitué par la
frayeur sous toutes ses formes, ensuite. L'état de démence
moral et intellectuel sur lequel ils naissent, ne doit guère
entrer en ligne de compte dans le cas présent, parce qu'il
n'est en général que peu prononcé et complètement
obscurci par les autres phénomènes.

Le trouble psychique ainsi déterminé laisse fréquemment
à celui qui en est atteint une grande partie de sa lucidité,
l'on pourrait parfois même dire toute sa lucidité ; car souvent l'alcoolisé, non seulement a conscience de son état,
mais il se rend compte de son trouble sensoriel, dont il
sait apprécier la valeur et qu'il attribue quelquefois à sa
juste cause. Mais, souvent aussi, sous l'influence d'un véritable raptus cérébral qui se produit, tantôt à la suite de
nouveaux excès, tantôt à la suite de causes morales, il survient un véritable état d'obnubilation intellectuelle ; les
illusions et les hallucinations se précipitent, l'inquiétude et
l'anxiété augmentent, la conscience se trouble et le malade
est entièrement dominé et subjugué par le trouble de ses
sens et l'angoisse qui le possède. L'acte commis dans ces
conditions est évidemment inconscient et l'inculpé ne saurait en supporter aucune conséquence pénale. Au chapitre
de l'alcoolisme hallucinatoire nous en avons rapporté plusieurs exemples probants.

C'est donc presque toujours directement sous l'influence

du trouble hallucinatoire combiné avec l'état émotionnel que se commettent les actes de violence; ils sont alors en général, aveugles, impulsifs, (observ. XVI, XVII); cependant ils peuvent aussi avoir pour origine beaucoup plus exclusive l'hallucination elle-même; ils sont alors plus raisonnés et soumis davantage à l'influence des conceptions délirantes (observ. XVIII, XIX); nous n'avons découvert aucune observation où l'état émotionnel ait, à lui tout seul, occasionné le fait délictueux; le suicide peut cependant se produire sous cette influence.

Les actes les plus fréquents commis sous l'empire du trouble psychique de la forme hallucinatoire sont des actes de violence de toutes sortes qui, trop souvent vont jusqu'au meurtre et à l'incendie; ils ont d'ordinare le cachet de violence maniaque irréfléchie et impulsive.

Le diagnostic médico-légal n'offre guère de difficulté; on peut dire que cette forme ne se présente jamais d'emblée; elle se développe sur un fonds d'alcoolisme chronique préexistant, quelles que soient, du reste, les manifestations de celui-ci, et les prodromes dont elle est précédée ainsi que les symptômes qui la caractérisent ne sauraient être confondus avec d'autres états, ou se simuler avec assez d'exactitude pour dérouter l'observation attentive du médecin-légiste. Celui-ci se rappellera surtout les caractères de l'alcoolisme viscéral chronique qui coexistent avec les symptômes psychiques, les phénomènes émotionnels qui précèdent immédiatement la suractivité hallucinatoire, les causes occasionnelles, température élevée, changements brusques de température, émotions morales, exagération des excès alcooliques, etc., etc.

L'existence et le diagnostic évident de la forme halluci-

natoire de l'alcoolisme chronique ne nous paraissent pas
absolument suffisants à prouver l'irresponsabilité totale
des crimes ou des délits commis sous son influence. Il faut
que ceux-ci soient entourés de circonstances particulières
qui concourent à amener une obnubilation mentale telle,
qu'il y ait inconscience ; cette circonstance nous paraît une
condition nécessaire de la non-imputabilité absolue de
l'inculpé. Il est tel cas où la conscience étant conservée, le
trouble hallucinatoire passager, peu absorbant et plutôt
vespéral, l'anxiété et l'inquiétude presque nulles, la mémoire intacte, le malade reste en possession de lui-même,
conserve la conscience de sa situation et l'empire de ses
actes. Un crime commis dans ces conditions ne devrait
peut-être pas jouir du bénéfice d'une entière irresponsabilité. Mais hâtons-nous de dire que ces périodes peu actives
de la forme hallucinatoire de l'alcoolisme chronique sont
rares, et que le moindre excès, l'émotion morale la plus
légère ou même une cause physique quelconque font passer,
avec une très grande facilité à l'état d'acuité les phénomènes
qui semblent les plus passifs: alors se rencontrent bien
vite toutes les conditions de l'irresponsabilité complète qui
offre, dans ce cas, certaines particularités qui doivent nous
arrêter un instant.

L'examen attentif des cinq observations que nous avons
rapportées au paragraphe de la description de l'alcoolisme
hallucinatoire (observations XVI, XVII, XVIII, XIX, XX),
démontrent que :

1° Une obnubilation intellectuelle plus ou moins profonde préside presque toujours à l'accomplissement du
crime pendant un paroxysme émotionnel ou hallucinatoire;

2° Que ces actes sont posés dans un état d'inconscience
plus ou moins profonde;

3° Qu'ils laissent à leur suite une perte presque complète du souvenir ou tout au moins un souvenir vague et confus d'abord, mais qui finit par s'éclaircir à la longue.

Ces trois conditions nous semblent inséparables de l'irresponsabilité dans l'alcoolisme chronique hallucinatoire. Ce serait cependant faire preuve d'un rigorisme excessif que de vouloir exiger l'existence de chacune d'elles dans tous les cas. C'est le moment ou jamais de se rappeler que le premier devoir du médecin-légiste est de toujours individualiser les observations ; et dans cette forme d'alcoolisme, il pourrait se présenter tel cas où le souvenir du crime fût conservé, bien que l'inconscience et l'obnubilation intellectuelle aient manifestement présidé à l'accomplissement de l'acte. Mais le contraire ne nous semble guère possible, et là où l'amnésie est complète, il ne saurait jamais être question d'imputabilité ; l'état intime de la conscience n'a qu'une valeur relativement faible dans la question de la responsabilité réelle ; si, pendant l'acte, elle est toujours obscurcie, elle peut reparaître aussitôt après, sans que pour cela l'alcoolisé puisse être considéré comme ayant agi dans son état de lucidité ordinaire.

Le médecin-légiste n'oubliera du reste pas que le raptus hallucinatoire de l'alcoolisme chronique, s'il disparaît assez facilement et assez rapidement dans ses effets aigus, laisse toujours après lui, pendant un temps souvent plus ou moins long, l'un ou l'autre des phénomènes de l'intoxication qui ne se dissipe que lentement ; le trouble hallucinatoire n'est pas une crise, c'est plutôt un épiphénomène.

Comme le montre l'observation XV, la forme hallucinatoire peut être sujette à des états de rémission pendant lesquels le fonds morbide persiste, et où peuvent appa-

raître des éléments nouveaux qui ne sont pour ainsi dire
qu'en germe dans la forme elle-même : telles sont l'excitation maniaque, l'affaiblissement intellectuel. Ces mobiles
peuvent devenir prédominants, et les considérations que
nous avons émises à leur sujet s'appliquent alors entièrement et complètement aux cas présents.

Pour les cas où le délire général et les conceptions délirantes partielles forment le mobile dominant de l'acte
incriminé, ceux-là rentrent dans le cadre de la folie alcoolique et du délire alcoolique, et il en sera question à l'alcoolisme psychique.

3ᵐᵉ *Forme.* — *Démence alcoolique.* — Au point de vue
médico-légal, la forme de démence alcoolique, telle que
nous l'avons admise, n'offre absolument rien de particulier
à noter ; c'est une démence ordinaire confirmée, qui présente peut-être un certain cachet spécial au point de vue
clinique ; mais à laquelle s'appliquent absolument toutes
les données médico-légales de la démence ordinaire.

CHAPITRE IV.

DE L'ALCOOLISME PSYCHIQUE.

Les divers désordres qu'occasionne l'alcoolisme chronique dans les manifestations intellectuelles et morales, en
d'autres termes, les désordres psychiques de l'intoxication
alcoolique chronique, sont nombreux et variés ; pour en
faire une étude complète et s'en rendre compte jusque dans
leur expression la plus obscure, il convient de distinguer
le délire alcoolique des folies alcooliques proprement dites.
Le premier n'est que l'expression générale de la modalité
délirante alcoolique ; les secondes constituent presque des

individualités pathologiques, des entités morbides, des ensembles symptomatologiques assez bien déterminés pour permettre de les décorer d'espèces pathologiques. Le délire alcoolique est moins une forme morbide que l'ensemble des caractères que revêtent toutes les manifestations délirantes qui sont sous la dépendance directe de l'alcool. La pneumonie comme le traumatisme des ivrognes d'un côté, le delirium tremens et la folie alcoolique, de l'autre, offrent, dans leur expression psycho-cérébrale, des modalités telles, qu'il est souvent facile de les reconnaître, même au travers des phénomènes les plus disparates. Cette modalité constitue le délire alcoolique.

Le délire alcoolique, dont les manifestations sont si nombreuses et si variées, n'est jamais une conséquence directe de l'action de l'alcool sur le système nerveux cérébral. Des excès passagers, quelque abondants qu'ils soient, produiront l'ivresse, mais jamais le délire alcoolique n'en sera la conséquence immédiate; il ne survient que dans un organisme plus ou moins saturé d'alcool.

Il n'existe donc pas, à proprement parler, de folies alcooliques. Quand l'alcool provoque directement l'explosion d'un état d'aliénation mentale, celui-ci ne se distingue, en général, des autres formes que par des caractères qui ne sont jamais assez tranchés pour en faire une individualité à part. La folie alcoolique véritable, celle qui offre un cachet spécial, ne se développe que sur un fonds préexistant d'intoxication chronique, ou mieux, de saturation alcoolique; l'alcool n'est donc pas le facteur exclusif, immédiat au moins du délire; il faut que le terrain soit d'abord préparé par le poison pour que le mal puisse s'y développer, et une fois ainsi approprié, ce terrain peut faire naître la folie sans même l'intervention de l'alcool lui-même ; un ébranlement nerveux, quelle qu'en soit du reste la nature, peut suffire dans maintes circonstances.

Le terrain, nous venons de l'étudier sous la dénomination d'alcoolisme chronique.

Il nous reste à étudier les manifestations psychiques qui peuvent s'y développer. Si le fonds de la symptomatologie qu'elles offrent, varie peu et se résume en un certain nombre de phénomènes presque toujours les mêmes (état émotionnel, trouble hallucinatoire, tremblement), leur enchaînement, leur marche, leur coordination varient à l'infini et donnent lieu aux formes les plus dissemblables, au milieu desquelles toute systématisation est souvent difficile et incomplète.

Nous commencerons par étudier le délire alcoolique dans ses caractères les plus généraux et ensuite dans ses différentes spécialisations sous forme de delirium tremens d'abord, de folies alcooliques ensuite.

1. DU DÉLIRE ALCOOLIQUE.

Le délire de nature alcoolique, quelle que soit l'affection qu'il vienne compliquer, offre deux éléments principaux, l'un d'ordre sensoriel, l'autre d'ordre émotif et qui constituent le fonds même de la lésion psycho-cérébrale : l'hallucination et l'état panophobique en forme l'expression symptomatologique la plus ordinaire.

L'état hallucinatoire présente comme caractère distinctif sa mobilité extrême ; tout ce qui fait l'objet de ces hallucinations, hommes, animaux, choses, se meut et se déplace, s'agrandit et se rapetisse, apparaît et disparaît, court, se précipite, s'arrête avec une volubilité et une diversité

extrêmes. Comme accessoire de ce caractère, se présente la
multiplicité de l'hallucination ; c'est en général par masse
que s'offrent à l'alcoolisé les objets de son hallucination ; ce
sont des bandes d'animaux, des régiments de soldats, des
multitudes de personnes.

Le caractère pénible des hallucinations constitue le
second caractère générique du délire de l'alcool ; elles sont
fréquemment dépressives, effrayantes, terrifiantes même ;
mais comme nous le rappellerons plus loin à propos des
folies expansives alcooliques, et comme du reste l'ont rapporté tous les auteurs qui se sont occupés de la question,
les hallucinations gaies, de nature expansive et agréable, ne
sont pas absolument rares dans les diverses formes du délire alcoolique ; ce qui, soit dit en passant, semblerait prouver qu'elles ne tirent pas leur origine exclusivement du
trouble émotionnel.

Enfin, un troisième caractère, mais moins important et
plus sujet à manquer, est tiré de l'objet même des hallucinations qui se rapporteraient aux occupations journalières
et aux préoccupations dominantes du moment. Celui qui a
vu beaucoup d'alcoolisés trouvera trop d'exceptions à cette
règle pour ne pas en infirmer quelque peu la valeur.

Le trouble émotionnel sur lequel l'on n'a pas toujours
suffisamment attiré l'attention, a peut-être autant de valeur
que l'état hallucinatoire ; mais il est beaucoup plus difficile
à étudier parce que d'abord, moins accentué que le désordre sensoriel, il laisse moins de traces de son existence, et
ensuite parce que, plus obscur dans ses manifestations, il
apparaît d'autant plus difficilement au malade que celui-ci
a une culture intellectuelle moins perfectionnée et un développement moral moins parfait.

Le trouble de la sensibilité morale, qu'il est difficile d'exprimer par un mot mieux approprié, consiste en une espèce d'état d'appréhension, de crainte, de frayeur continuelle, qui peut aller jusqu'à la terreur et à l'épouvante quand les hallucinations viennent en augmenter l'intensité. Mais primitivement, c'est un simple état d'inquiétude morale : l'alcoolisé semble toujours sur le qui vive ; on dirait qu'un malheur le menace, que quelque chose de néfaste le poursuit ; de là, une inquiétude morale constante et une instabilité matérielle excessive ; n'importe où il se trouve, il est comme pourchassé par cet espèce d'inconnu qu'il croit derrière lui et qui ne lui laisse ni trêve ni repos ; c'est d'abord une sensation vague qui se matérialise à mesure que le trouble hallucinatoire prend corps ; c'est alors qu'apparaît cette mobilité excessive de l'alcoolisé qui, tranquille nulle part, cherche toujours ailleurs un repos qui le fuit sans cesse ; c'est alors qu'apparaît ce symptôme si fréquent de la fuite que l'on retrouve dans la plupart des folies alcooliques, mais qui, nulle part, n'est mieux caractérisé que dans le delirium tremens. Sous l'influence de la frayeur qui le domine, l'alcoolisé a une tendance à s'échapper et cette tendance est si instinctive qu'elle ne reconnaît aucun obstacle ; le malade le brise, ou se brise plutôt que de s'arrêter.

Les psychologues ont discuté la question de savoir lequel de ces deux désordres devait être considéré comme primitif, essentiel. Parmi les pathologistes, les uns ont prétendu, avec Dagonet, que l'émotivité était le principe générateur et comme le terrain sur lequel se développaient les manifestations morbides, telles que : hallucinations, délire, idées suicides, idées de persécution, actes extravagants et

comme affolés que l'on observe dans une foule de circonstances (1). D'autres, au contraire, avec Marcel, Magnan
sont d'avis que la lésion de la sensibilité morale n'est que
consécutive aux hallucinations dont elle serait la conséquence logique, hallucinations éveillant des craintes de
toute espèce et pouvant déterminer des impressions morales dont la plus légère serait l'étonnement et la plus forte
une terreur profonde (1). En un mot, d'après les premiers,
l'alcoolisé voit des choses effrayantes parce qu'il a peur ;
pour les seconds, il a peur parce qu'il voit des choses
effrayantes.

Ces opinions exclusives nous paraissent erronées ; il est
fort probable qu'à une certaine période de leur existence,
ces deux ordres de phénomènes réagissent l'un sur l'autre
en s'aggravant mutuellement, c'est-à-dire que l'hallucination augmente la crainte et que la frayeur aggrave l'hallucination ; mais primitivement, l'un comme l'autre de ces
phénomènes nous paraît un produit direct de l'alcool sur
le système nerveux ; c'est l'alcool qui engendre directement
le trouble hallucinatoire, comme c'est lui qui fait naître le
désordre de la sensibilité morale ; ces deux manifestations
de la vie sensorielle coexistent l'un à côté de l'autre sans dépendre l'un de l'autre, car l'on remarque plus d'un cas où
les hallucinations sont excessivement fréquentes bien que
le trouble émotionnel soit très restreint, et *vice versa*. Les
visions de nature expansive viennent encore à l'appui de
notre opinion ; ce sont donc là des phénomènes presque
organiques, élémentaires et non psychologiques. Du reste,

(1) DAGONET. *Traité des maladies mentales*, p. 348.
(2) MARCEL. *De la folie causée par l'abus des boissons alcooliques*,
p. 12.

l'observation semble confirmer notre manière de voir; il suffit d'interroger certains alcoolisés pour s'en convaincre. C'est ainsi qu'un de nos malades, qui a déjà été atteint de folie alcoolique, est repris cette fois de la même affection, caractérisée par des modifications émotives et des idées délirantes mélancoliques; il a peur, ne sachant de quoi ni pourquoi. C'est pour ce motif qu'il priait beaucoup et allait publier que le monde devait faire des économies; il a crainte des mauvaises gens; il a des frayeurs instinctives; il lui suffit de voir une feuille bouger pour qu'il doive de suite s'enfuir. Il n'y a pas de trouble hallucinatoire.

Le 4ᵉ caractère du délire alcoolique est l'insomnie, et bien que ce symptôme accompagne beaucoup de folies, il est dans cette forme-ci tellement caractéristique, tellement tenace et opiniâtre, qu'il constitue souvent un phénomène distinctif d'une certaine valeur. Comme l'a fort bien dit Lasègue, l'alcoolisé qui ne dort plus est bien près du delirium tremens et celui qui repose convenablement est en pleine convalescence.

La véritable individualisation du délire alcoolique est le delirium tremens.

2. DELIRIUM TREMENS.

Comme son nom l'indique, le delirium tremens est caractérisé essentiellement par le délire et le tremblement.

Étiologie. — Comme nous avons eu l'occasion de l'indiquer, le delirium tremens n'est qu'un épisode de l'alcoolisme chronique. Le mot alcoolisme chronique paraîtra peut-être excessif, car il est plus d'un buveur chez lequel le délire apparaît et qui, antérieurement, n'offrait guère de symptôme marqué d'intoxication; il vaudrait peut-être

mieux employer l'expression de saturation alcoolique, car
tel individu supporte avec une véritable facilité et une innocuité remarquable les plus grands excès ; mais la saturation
ne s'en opère pas moins, et si les phénomènes qu'elle traduit au dehors ne sont pas toujours manifestes, l'impression
qu'en a reçu l'économie entière est tout aussi réelle. Le delirium tremens peut même apparaître dans ces cas sans
autre cause occasionnelle : c'est le vase trop plein qui
déborde spontanément. Il est exceptionnel de voir le delirium tremens suivre les excès passagers commis par des
personnes sobres d'ordinaire, quelque grands que ces excès
aient pu être ; là où le phénomène se manifeste, c'est que la
saturation alcoolique se produit avec une rapidité tout à
fait extraordinaire.

Mais, si de grands excès répétés plusieurs jours de suite
n'ont guère la propriété de faire naître l'affection là où le
terrain n'est pas préparé, ils peuvent être considérés comme
une de ses causes les plus fréquentes chez les alcoolisés
chroniques ; les orgies, surtout quand elles sont accompagnées d'excès vénériens, sont un des principaux éléments
de l'étiologie du delirium tremens.

D'un autre côté, la suspension brusque de toute boisson
fermentée, là où leur usage était devenu un besoin, peuvent avoir les mêmes résultats, fut-ce en dehors de toute
autre cause perturbatrice ; il n'est pas rare de voir un accès
de délire tremblant éclater assez longtemps après la collocation, l'internement ou l'emprisonnement d'un alcoolisé,
et cela dans des conditions hygiéniques et diététiques excellentes.

Mais il est certaines circonstances morales ou physiques
qui favorisent notablement l'invasion du mal que seul

l'abus comme la privation d'alcooliques n'aurait, peut-être, pas fait naître ; ce sont surtout les affections et commotions morales violentes : chagrins, émotions, colères, misères, effrois, privation de nourriture, souffrance de la faim, excès de travaux, contention d'esprit, veilles prolongées, exagération du catarrhe gastrique, affections somatiques intercurrentes, notamment, pneumonie, diarrhée, dysenterie, grandes pertes de sang, douleurs physiques violentes, suppurations abondantes, fièvres éruptives, rhumatismes, érysipèles, enfin, grands traumatismes. Ce sont, ordinairement, les boissons spiritueuses proprement dites, alcool, genièvre, rhum, cognac qui amènent l'invasion du delirium tremens ; il est plus rare après les excès de bière, plus rare encore après les excès de vin.

Prodrômes. — Il est peu fréquent de voir le delirium tremens éclater d'une manière brusque ; ses prodrômes constituent en général une forte exagération de l'état antérieur d'alcoolisme chronique ; la sensibilité morale souffre la première ; les malades sont pris de malaises, d'inquiétude ; ils sont tristes, moroses, abattus, obsédés de craintes vagues dont ils ne peuvent trouver les motifs ; ils sentent que quelque chose de fâcheux est sur le point de leur arriver ; leur caractère change ; ils deviennent impatients, difficiles, irascibles, chagrins ; leur facies, tantôt anxieux et égaré, tantôt triste et abattu, reflète les modifications morales qui s'opèrent en eux ; la mémoire s'affaiblit ; les travaux deviennent impossibles ; ils ont des absences, des oublis qu'ils remarquent et dont ils se tourmentent ; ils sentent comme un nuage qui couvre leur raison et, par moments, ils doivent faire des efforts pour distinguer un fait réel d'un rêve. L'hyperesthésie sensorielle et sensitive

commence à poindre; les vertiges augmentent de même
que les bourdonnements d'oreilles; les jambes sont agacées
et deviennent le siège de fourmillements, de douleurs, de
crampes violentes; l'œil est plus sensible à la lumière;
l'oreille au bruit, et bientôt des formes vagues et indécises,
ébauches des hallucinations à venir, viennent augmenter
encore l'état d'inquiétude et d'anxiété qui domine l'alcoolisé. Le sommeil devient difficile, pénible; le malade a
des réveils en sursauts, des frayeurs nocturnes; livré à
lui-même dans l'obscurité de la nuit, il voit redoubler ses
appréhensions et s'agite sans pouvoir dormir. En même
temps, les fonctions gastriques se dérangent, l'appétit se
perd, la langue devient saburrale et la diarrhée ou la constipation s'établissent.

Ces prodrômes qui, dans certains cas, peuvent excéder
une semaine et même davantage, font bientôt place à l'accès
lui-même.

Période d'état. — Les phénomènes qui caractérisent la
période d'état du delirium tremens sont multiples, et atteignent les fonctions physiques, morales et intellectuelles.

Le délire qui constitue la lésion de ces dernières, est plutôt
sensoriel qu'intellectuel; le trouble hallucinatoire en est la
cause; le trouble de l'idéation n'est que consécutif. Pris
dans son ensemble, il est superficiel, vague, incertain et
ressemble plutôt à une rêvasserie; mais la conscience n'est
pas entièrement abolie, car si l'on interpelle énergiquement
le malade, si l'on excite fortement son attention sur un
objet, on parvient à interrompre le délire et à rappeler le
malade à lui-même; la présence d'esprit et la lucidité peuvent même reparaître un instant pour sombrer de nouveau
aussitôt qu'on abandonne l'alcoolisé à lui-même. Alors le

trouble psychique est complet, et si le patient sait plus tard se rendre compte de son état mental passé, il le compare à une confusion complète, à une impossibilité de maintenir, de coordonner et de rassembler des idées qui, en foule, se pressent dans son cerveau.

Les hallucinations et peut-être aussi les illusions — car il suffit de la moindre impression extérieure pour mettre en activité une sensibilité sensorielle suractivée — qui constituent la base du trouble sensoriel, affectent presque toujours les organes de la vue, plus rarement l'ouïe, et plus rarement encore les autres organes des sens ; ces derniers ne sont cependant d'ordinaire atteints que là où le delirium tend à se compliquer d'autres troubles vésaniques ; les hallucinations offrent presque toujours un caractère effrayant, terrifiant ou répugnant.

Celle de la vue ont pour objet des animaux et souvent même des masses d'animaux plus ou moins étranges, des tigres, des lions, des chats, des chevaux, des loups, des rats, des souris, des araignées, voire même des animaux fabuleux immondes ou terribles ; tout cela traverse la chambre, ordinairement d'arrière en avant, grandit, diminue, se perd dans les murs, dans les planches, sous le lit ou les couvertures ; d'ordinaire ces visions sont agressives, s'élancent sur le malheureux alcoolisé, l'entourent, l'attaquent, se jettent sur lui, le pincent, le mordent, etc., etc. Les visions d'animaux peuvent être remplacées par des figures horribles, grimaçantes, des spectres, des fantômes habillés de blanc, des morts, des revenants, des cercueils, des soldats armés de fusils. Souvent c'est du feu qui entoure l'alcoolisé ; il voit des lueurs, des flammes, des étincelles, des couleurs rouges.

Tantôt les hallucinations se spécialisent davantage et le patient se voit poursuivi par une foule hostile et agressive, par des ennemis en grand nombre qui, armés de poignards, en veulent à sa vie, par d'horribles brigands qui se livrent devant lui à des scènes de carnage. Enfin, et plus rarement, l'alcoolisé assiste à ses occupations journalières, auxquelles il se livre avec une anxiété fiévreuse et qui se succèdent avec une rapidité excessive. D'ordinaire mobiles, incohérentes, fugaces, ces hallucinations sont, par exception, fixes et tenaces.

L'ouïe est plus rarement atteint que la vue, et c'est en général chez les alcoolisés héréditaires ou névropathiques qu'on rencontre les hallucinations auditives; celles-ci sont plus cohérentes, plus systématisées et tiennent plutôt du délire des persécutions. Elles coexistent toujours avec les fausses sensations visuelles et en sont indépendantes; les visions sont en général silencieuses et les voix appartiennent à des êtres imaginaires invisibles; tantôt ce sont des cris, des voix qui ricanent, injurient, qui menacent, qui crient des propos obscènes; tantôt ce sont des coups de fusil ou de canon, des explosions, des pleurs, des lamentations, des cris d'horreur, des hurlements; le malade entend dire qu'il sera guillotiné, scalpé, mutilé, écartelé, qu'on le brûlera à petit feu. Ces hallucinations sont d'ordinaire de même nature que celles de la vue, se rapportant aux mêmes objets, ayant pour base les mêmes sentiments, les mêmes impressions.

Les hallucinations du goût et de l'odorat sont beaucoup plus rares encore, et appréciables seulement dans les formes de delirium tremens moins aigu; l'alcoolisé sent de mauvaises odeurs, il pue le soufre; ses aliments ont mauvais goût.

La sensibilité générale ainsi que sens génital peuvent
être atteints; la perversion de la première donne lieu aux
fourmillements, aux sensations de brûlure, d'engourdissement, de piqûre, de déchirure, de morsure, d'animaux
rampant sous la peau; la seconde amène des sensations
plus ou moins lubriques.

C'est principalement pendant la nuit et dans l'obscurité
que les hallucinations apparaissent nombreuses, abondantes, tenaces, et bien qu'elles persistent dans le cours de
la journée, elles y perdent cependant beaucoup de leur
intensité; il suffit souvent au malade de fermer les yeux
pour les voir apparaître, à l'encontre de beaucoup d'hallu-
cinés vésaniques ordinaires.

En dehors et à côté du trouble sensoriel vient se placer
le trouble de la sensibilité morale sur lequel les auteurs
n'ont pas suffisamment insisté, parce qu'il a en général été
considéré comme consécutif au premier. Nous avons des
raisons de croire qu'il n'en est pas ainsi. Outre que ces deux
désordres ne sont pas corrélatifs, c'est-à-dire qu'ils n'augmentent pas en raison directe l'un de l'autre, il serait difficile de donner une explication psychologique de l'état
moral des alcoolisés, en admettant l'unité du désordre
psychique. Comprendrait-on la frayeur excessive, l'épouvante que l'on remarque chez tant d'alcoolisés, par le seul
fait de l'apparition de quelques bêtes auxquelles ils feraient
à peine attention s'ils étaient en état de santé? Que l'on se
rappelle que l'alcoolisé chronique est en général un homme
moralement endurci, sur lequel la peur n'a plus guère de
prise, et l'on comprendra difficilement que celui qui écra-
serait du pied une multitude de souris, alors qu'il est bien
portant, se mette à fuir devant quelques bêtes qui l'assaillent,

alors qu'il est malade. Une autre preuve encore, c'est que
dans certaines formes du délire tremblant, des hallucinations, même effrayantes, laissent le malade parfaitement
calme.

L'angoisse, la frayeur, l'inquiétude, l'anxiété sont un des
phénomènes caractéristiques du delirium tremens. Si le
délirant est effrayé de ce qu'il sent et voit, il a quelquefois
aussi des frayeurs qui ne sont nullement motivées; il ne
sait pas pourquoi il a peur; il reste immobile, cloué à la
même place, sans pouvoir indiquer la cause de sa terreur.
C'est lorsque celle-ci est portée à son paroxysme que l'on
voit ces malheureux courir devant eux sans savoir où ils
vont, brisant et frappant tous les obstacles qui s'opposent à
leur fuite.

C'est une véritable panophobie, sous l'influence de laquelle l'alcoolisé peut commettre, dans des moments de
terreur, les crimes les plus épouvantables. Plus modérée,
elle constitue cette tendance à s'échapper, cet instinct de
la fuite qui est irrésistible et pousse l'individu à fuir l'endroit où il se trouve, pour en chercher un autre où il pourrait se croire plus tranquille.

C'est de la combinaison de ce désordre émotivo-moral et
des hallucinations, que naît le délire intellectuel et le délire
des actes.

Le premier est, en général, la conséquence des fausses
perceptions qu'il suit dans leur évolution et sur lesquelles
il est en quelque sorte moulé; c'est un délire logique, incohérent, parce que les illusions et hallucinations qui y donnent lieu, sont fugitives, se succèdent et se transforment
avec rapidité; dépressif, parce que le désordre sensoriel et
émotif est de nature triste, pénible ou terrifiant.

La nature du délire dépend donc de la nature et de l'objet des hallucinations : le malade se voit-il entouré d'animaux qui, de toute part, l'assaillent, on l'aperçoit alors qui s'agite, se démène, porte les mains autour du corps, les projette au loin, saute à bas de son lit, défait ses matelas, frappe à coups redoublés sur les murs et les portes, frappe du pied contre le plancher; se trouve-t-il, au contraire, assister à des scènes tellement épouvantables qu'il en est saisi de terreur, alors on le voit stupide, hébété, rester dans une immobilité comme cataleptique; assiste-t-il à un incendie, il crie au feu, se démène, appelle au secours, veut fuir les flammes, sauver des personnes du danger; voit-il des ennemis qui viennent l'attaquer, il se défend, s'arme de tout ce qui lui tombe sous la main, se porte, à l'égard de son entourage, aux actes de violence souvent les plus graves. D'autres fois, ce sont les monstres qui se mettent à sa poursuite, qu'il fuit, et alors, aveugle dans sa frayeur, il va droit devant lui, incapable de rien voir, de réfléchir au danger qu'il peut courir, et d'apprécier les distances; il se lance contre les murs, franchit d'un bond des espaces considérables, se jette à l'eau, tombe par une fenêtre qu'il prend pour une porte, ou se donne la mort d'une autre façon, mais toujours aussi inconsciente; dans le delirium tremens, le suicide n'est jamais raisonné.

D'autres fois, bien que plus calme, le délire n'en est pas moins actif; le malade converse avec des personnes qu'il voit autour de lui; les paroles se pressent dans sa bouche et la loquacité est intarissable; l'alcoolisé s'occupe de mille choses, va, vient, donne des ordres, dirige son travail, gourmande ses ouvriers, porte du secours, parle à l'un, rudoie l'autre; il est affairé, empressé; on observe aussi parfois des idées d'empoisonnement avec refus de manger.

La physionomie, on le comprend, sera excessivement variable suivant la dominante du délire ; mais, en général, le facies est animé, mobile, les yeux brillants et injectés, le regard fixe et hagard ou mobile et agité.

La sensibilité physique peut être affaiblie, parfois jusqu'à l'analgésie qui fait alors place aux hyperesthésies du premier jour ; on a vu des blessés marcher sur une fracture, frapper de leur bras à moitié amputé et ne donner aucun signe de sensibilité aux opérations les plus douloureuses ; il serait, cependant, difficile d'affirmer que cette anesthésie fût bien réelle et non pas de cause centrale.

Aux désordres psychiques et sensoriels vient se joindre le trouble de la motilité ; bien qu'il soit parfois peu appréciable, il manque rarement tout à fait. Il consiste en un tremblement plus ou moins prononcé, tantôt général, puisque dans les cas extrêmes, le malade entier semble vibrer sous la main ; tantôt localisé aux mains, aux bras, à la langue, aux lèvres ou à la face. On constate cette trémulation soit en faisant étendre les membres supérieurs en tenant les doigts écartés ou réunis, soit en saisissant légèrement les doigts réunis du sujet entre le pouce et l'index de chaque main. Les mains sont animées d'oscillations pendulaires fréquentes, égales entre elles sous le rapport de l'amplitude et de la durée. La langue tirée hors de la bouche ne peut y être maintenue ; elle est animée d'un tremblement fibrillaire et se retire convulsivement en arrière ; la lèvre supérieure, surtout l'élévateur de la commissure buccale ou l'orbiculaire des paupières sont le siège des mêmes contractions fibrillaires. Les tremblements et secousses convulsives s'exagèrent pendant l'articulation des sons ou

tout autre mouvement voulu ; il s'y joint d'ordinaire un certain degré d'affaiblissement de la motilité et d'ataxie, ce qui
imprime aux mouvements d'ensemble des désordres caractéristiques : la démarche est chancelante, embarrassée ; le
malade est hésitant, maladroit ; la préhension est difficile,
la parole hésitante. Les accès d'agitation qui s'emparent
du malade, augmentent considérablement l'amplitude des
oscillations qui composent le tremblement. Les troubles
de la motilité peuvent se compliquer de secousses électriques et amener de véritables mouvements choréiformes ou
des convulsions épileptiformes. Ces derniers symptômes
traduisent d'ordinaire une notable exagération de l'irritation réflexe ; celle-ci se constate encore par la mobilité exubérante à laquelle le malade est en proie ; il se tourne et
retourne dans son lit, étend convulsivement les extrémités,
se jette de côté et d'autre, remue et déplace les couvertures ;
ce symptôme, qui ressemble jusqu'à un certain point à de
la carphologie, dépend autant d'une lésion directe de la
motilité qu'il n'est l'expression du délire des actes suite du
trouble sensoriel.

Enfin, le dernier caractère essentiel réside dans l'insomnie opiniâtre qui persiste pendant toute la durée du
stade d'état et se prolonge parfois au-delà de plusieurs
semaines.

Le système nerveux de la vie de relation est pour ainsi
dire seul atteint dans le delirium tremens ; le système nerveux organique n'y participe qu'assez rarement ; il en résulte alors une forme particulière dont nous parlerons
plus loin.

Au milieu de l'agitation que provoque le délire des buveurs, la respiration reste calme, le pouls bat régulièrement,

et si l'on n'est guère d'accord sur sa fréquence, l'on peut en conclure que celle-ci dépend plutôt de l'irritabilité réflexe du sujet que de l'affection elle-même; chez plusieurs malades se trouvant à peu près dans des conditions identiques, il restera normal chez l'un, tandis que chez l'autre, il atteindra et dépassera cent pulsations; la température est normale; des sueurs abondantes et profuses terminent d'ordinaire les crises maniaques et résultent surtout de l'agitation dans laquelle s'est trouvé le délirant.

Les fonctions gastriques sont lésées; l'anorexie est absolue; la soif vive; la langue saburrale, tantôt blanche, humide, tantôt rouge et sèche; les urines sont rares, rouges et sédimenteuses; il y a de la constipation.

Suivant la réaction que provoque chez le malade, les différents désordres psychiques auxquels il est en proie, la physionomie du delirium tremens offrira un cachet variable dont Magnan nous paraît avoir exagéré l'importance en les qualifiant de formes de l'affection. Ici, l'alcoolisé réagira, ce sera l'aspect maniaque qui prédominera; là, il restera craintif, affaissé, triste, ce sera la forme mélancolique; ailleurs, il sera terrifié comme stupéfié, ce sera la forme stupide. Ces diverses formes ont, du reste, si peu de réalité, qu'elles peuvent coexister chez le même individu et alterner plusieurs fois en quelques jours de temps.

Marche. — *Durée.* — Le delirium tremens persiste de 3 à 10 ou même 15 jours; sa marche, au moment du déclin principalement, est paroxysmatique et rémittente; les phénomènes se calment d'ordinaire pendant le jour et éprouvent le soir une assez notable exacerbation; les moments de rémission sont souvent caractérisés par un sommeil de quelques heures.

Quant à la marche du trouble sensoriel lui-même, il arrive rarement d'emblée à son apogée ; il passe d'ordinaire du simple trouble fonctionnel à l'illusion et de l'illusion à l'hallucination confuse d'abord, puis devenant cette vision nette, précise et distincte qui laisse souvent des souvenirs assez profonds. Il est beaucoup plus rare de voir la décroissance se faire dans l'ordre inverse. D'ordinaire, l'hallucination devient confuse, ne reparaît que le soir ou quand les yeux sont fermés ; le malade en a conscience ; elle ne se présente plus que sous forme de rêves, de cauchemars, puis elle disparaît.

Formes du delirium tremens. — Telle est la forme la plus générale qu'affecte le délire ébrieux dans sa symptomatologie complexe ; mais la prédominance excessive d'un ou de plusieurs des phénomènes qui le constituent, ou l'invasion d'une complication plus ou moins grave donnent à l'ensemble des symptômes un type particulier qui permet de constituer trois formes principales.

Forme suraiguë. — Dans les manifestations violentes et désordonnées du delirium ébrieux, les différents auteurs ont décrit deux types distincts : la forme suraiguë de Delasiauve, la forme fébrile de Magnan. La première est caractérisée surtout par l'intensité du délire, la seconde, par l'élévation de la température et l'exagération du tremblement musculaire. Krafft-Ebing en signale une troisième dans laquelle prédominent surtout les phénomènes adynamiques.

La forme suraiguë de Delasiauve est remarquable surtout par la violence, l'agitation, l'intensié du délire et la gravité de l'état général. L'activité nerveuse est prodigieuse : le malade n'a ni trève ni repos ; aucune partie de son corps n'est exempte d'agitation ; vultueuse, rouge, violacée même, la face grimace par le frémissement de ses muscles; les yeux roulent dans leur orbite; la peau chaude, brûlante, s'humecte d'une sueur profuse et visqueuse, exhalant parfois une odeur alcoolique. La langue peut conserver sa fraîcheur naturelle; elle est plus souvent desséchée sur les bords, et sa surface est couverte ainsi que les bords, de croûtes fuligineuses. Communément la soif est vive, inextinguible; la respiration plus ou moins gênée; l'altération des traits indique une prostration profonde; quant au pouls, tantôt accéléré et déprimé, il contraste d'autres fois par son rythme presque normal avec l'ensemble des symptômes. L'esprit est assailli par des hallucinations dont la succession rapide occasionne une mobilité incessante; les paroles se pressent dans la bouche du patient, au point de se faire concurrence et de ne s'en échapper qu'avec effort en phrases saccadées, entrecoupées, souvent inintelligibles. En jactitation continuelle, sa tête et ses mains se portent brusquement de tous côtés d'où semblent provenir les impressions imaginaires. (Delasiauve).

A ces symptômes psychiques viennent se joindre des phénomènes organiques qui donnent à l'affection un caractère fébrile, ataxique et typhoïde; des convulsions épileptiformes compliquent parfois encore, en l'aggravant, la scène morbide. La mort est fréquemment la suite d'un état aussi grave et elle survient d'ordinaire dans un état adynamique que l'on peut attribuer, en partie, à l'épuisement nerveux occasionné par la violence de l'attaque.

C'est probablement à cette forme terminale que Krafft-Ebing a donné le nom de forme adynamique; le pouls faiblit et disparaît; les battements du cœur s'obscurcissent et deviennent à peine perceptibles; le malade tombe dans le collapsus; des sueurs profuses apparaissent; le délire se présente sous forme de rêvasseries; plus rarement il est furieux; la langue se dessèche; la bouche est remplie de fuliginosités; la conscience se perd et le malade tombe de la stupeur dans le coma et meurt.

Ces cas sont excessivement graves; leur cause n'est guère encore élucidée; on l'a attribuée à l'alcool amylique, mais il est fort probable que le tempérament, la constitution du malade et celle du milieu où il se trouve, n'y sont pas étrangères.

Le delirium tremens fébrile, de Magnan, ne nous paraît guère se différencier du précédent, si ce n'est peut-être par la prédominance moindre des phénomènes psychiques sur les phénomènes organiques.

Cette forme apparaît surtout chez les alcoolisés qui se sont récemment livrés à des excès considérables. Vers le quatrième ou le cinquième jour d'un delirium tremens qui suit sa marche ordinaire, la température, qui était restée jusqu'alors dans les limites normales, s'élève tout à coup et atteint 40° et même 42°; en même temps, les troubles de la motilité se généralisent et augmentent le danger par leur excessive généralisation et leur longue durée; le tremblement s'empare de tous les muscles du corps, s'accompagne de secousses, de frémissement et d'ondulations musculaires, phénomènes qui persistent pendant le sommeil et épuisent ainsi les forces excito-motrices du système nerveux par une activité stérile, tumultueuse et désordonnée.

Un troisième caractère, moins important, réside dans la faiblesse musculaire excessive qui accompagne cette forme de delirium tremens : les malades ne savent presque plus se tenir debout et serrent à peine la main qu'on leur offre.

Ce désordre profond de l'innervation mène rapidement à un épuisement nerveux, à un abattement complet des forces qui se termine par la mort. Un seul signe différencie peut-être cette forme hyperthermique de la forme suraiguë, de Delasiauve, c'est que, malgré un fonds de gravité excessive, le délire et les troubles sensoriels peuvent être modérés, offrir des rémissions prolongées et laisser parfois aux malades une conscience entière de leur situation.

Une troisième forme a été décrite, le delirium tremens subaigu, qu'il ne faut pas confondre avec l'alcoolisme subaigu, de Lasègue, forme qui est assez mal caractérisée. Là viennent se réfugier tous les types que l'on ne saurait faire entrer ailleurs; le délire sensoriel peut y atteindre une certaine acuité, mais le délire émotif y est beaucoup moindre; on ne constate ni cette terreur, ni même cette frayeur du delirium tremens aigu; le malade est calme, tout au plus inconstant et mobile; le délire, qui est très superficiel et interrompu par des rémissions fréquentes, est plutôt professionnel; le malade se croit à ses occupations journalières, et c'est tout au plus si de temps en temps quelques illusions ou hallucinations terrifiantes viennent le distraire de son subdélire tranquille ou de son bavardage inoffensif : X..., qui est cocher, fouette ses chevaux, parle aux voyageurs, s'irrite contre les obstacles qui arrêtent sa voiture; C..., qui est jardinier, se croit au milieu de son jardin et s'occupe de ses plantes et de ses légumes; B.. , qui est marchand de vin, verse à boire, répond à ses pratiques, interpelle ses garçons. L'insomnie est toujours opiniâtre.

Terminaison. — Les terminaisons du delirium tremens sont multiples et ont une importance décisive sur l'avenir de l'alcoolisé; ce sont :

1° La guérison. Elle est assez fréquente en dehors des
formes graves de l'affection ; tantôt elle se produit d'une
manière brusque, comme critique, par un sommeil lourd
et prolongé ; tantôt c'est plus souvent d'une manière lente
et graduelle que l'amélioration se prononce ; il survient des
rémissions de plus en plus longues, caractérisées par du
calme moral et intellectuel ainsi que quelques heures de
sommeil. Ce dernier constitue un des meilleurs signes de
l'amendement ; les hallucinations et les illusions deviennent
moins fréquentes et moins tenaces ; bientôt elles ne se montrent plus que le soir, au moment du sommeil ; l'anxiété et
l'inquiétude s'apaisent, le tremblement diminue, la conscience reparaît, le trouble sensoriel est apprécié à sa juste
valeur et insensiblement la guérison se prononce. Il n'est
pas rare cependant de voir la période aiguë du délire de
l'alcoolisé faire place à un état de stupeur, hébétude intellectuelle, démence aiguë même, pendant lequel tout symptôme
actif a disparu, mais qui laisse au malade une conscience
troublée, le met dans l'impossibilité de se rendre compte
de sa situation et qui ne se dissipe qu'insensiblement.

Le tremblement est le symptôme le plus lent à disparaître ;
on peut le voir persister bien avant dans la convalescence.
La mémoire revient souvent entière ; d'autres fois le souvenir reste troublé et parfois même il se trouve complètement éteint.

2° La mort. L'issue funeste est rare dans le delirium
tremens de forme ordinaire ; cependant on y constate parfois des morts subites dont les causes n'ont pas encore été
bien élucidées, mais qui ont été attribuées à l'épuisement
rapide de l'innervation. Le plus souvent le décès a lieu par
transformation en delirium tremens fébrile et suraigu, soit

subitement, soit graduellement, ou bien par suite de complication cérébrale, œdème du cerveau, attaque épileptiforme. Plus souvent qu'on ne pourrait le croire, ce sont les désordres organiques, dont le délire n'est souvent qu'une complication, qui viennent mettre fin à la vie.

3° Passage à l'état chronique. Cette transformation a été jusqu'ici peu étudiée ; le mot de passage à l'état chronique est peut-être mal choisi ; l'on devrait plutôt dire transformation en délire chronique ; celle-ci se présente assez rarement, et là où elle a lieu, elle donne au delirium tremens la forme du délire de persécution alcoolique sous laquelle elle est mieux connue, Dans ces cas, les phénomènes aigus se calment, la suractivité disparaît, l'état émotionnel s'émousse ; l'insomnie est remplacée par un sommeil agité par des rêves et des cauchemars ; les hallucinations perdent leur activité et leur fréquence, et finissent par disparaître ; le délire s'organise, le tremblement s'invétère tout en diminuant ; c'est un véritable délire alcoolique chronique qui s'établit.

4° Transformation en autres espèces de folies.

Ce mode de terminaison a été soigneusement étudié par Magnan, qui a même constitué le delirium tremens en trois groupes différents, suivant la plus ou moins grande tendance qu'il offrait à la guérison ou à la terminaison par aliénation mentale proprement dite.

Le premier groupe comprend les malades atteints de délire alcoolique, à convalescence bénigne, rapide et complète.

Le deuxième groupe renferme les malades atteints de délire alcoolique à convalescence lente et à rechutes faciles.

Le troisième groupe est composé des malades prédispo-

sés, atteints de délire alcoolique à rechutes fréquentes et à
convalescences souvent entravées par des idées délirantes
affectant plus ou moins la forme de délires partiels. Cette
terminaison s'observe le plus souvent chez les héréditaires ;
mais la prédisposition est parfois aussi acquise ; c'est ainsi
que par suite de nombreuses rechutes, il s'établit une véritable habitude délirante et hallucinatoire qui devient plus
marquée après chaque accès et qui finit par amener la persistance définive du délire. L'on voit alors les phénomènes
purement psychiques prendre le dessus sur les désordres
plutôt organiques du système nerveux ; le tremblement
diminue et s'efface ; les symptômes gastriques se calment,
le sommeil reparaît ; les hallucinations elles-mêmes cèdent ;
mais le délire qui en a été la conséquence, se développe
davantage, s'organise, se stéréotype et finit par devenir
absolument chronique. C'est alors un véritable délire chronique, qui a perdu presque complètement l'empreinte de
son origine et se confond dans la masse des vésanies psychiques.

5° Terminaison par la démence.

La démence est une terminaison fréquente des accès de
delirium tremens ; il vaudrait peut-être mieux dire une des
suites du délire ébrieux, car son influence n'est pas toujours
exclusive dans la production de la démence. L'on pourrait
cependant citer des cas où celle-ci a apparu immédiatement
et parfois irremédiable, à la suite d'un accès violent de
délire tremblant ; mais l'on voit plus souvent les atteintes se
répéter nombre de fois et enlever à chacune de leurs apparitions une certaine parcelle de l'énergie intellectuelle jusqu'à ce que la déchéance soit irremédiablement établie.

Mais dans cet affaissement progressif, quelle part faut-il

faire au delirium tremens en lui-même et quelle part faut-il faire à l'influence de l'alcoolisme chronique? Part égale, probablement, mais qui varie suivant les prédispositions individuelles et héréditaires et se manifeste par les circonstances les plus variées. Aussi bien que la démence simple, la démence paralytique peut être la suite du delirium tremens; elle n'offre du reste dans ces cas, rien de particulier à signaler.

Anatomie pathologique. — Ni l'anatomie, ni la physiologie pathologique ne sont encore parvenues à nous donner les raisons et l'explication des accès de delirium tremens. L'autopsie ne révèle qu'une congestion sanguine assez forte des méninges; la pie-mère est fortement vascularisée, et parfois happe légèrement à la couche corticale sous-jacente; les mailles de sa texture sont souvent œdématiées et renferment de légères suffusions sanguines; les couches grises et la substance blanche peuvent participer à cette injection; le liquide céphalo-rachidien peut être augmenté. Parfois l'on ne constate absolument aucune lésion en dehors de celles de l'alcoolisme chronique.

3. PSYCHOSES ALCOOLIQUES.

Nous considérons comme psychoses alcooliques, les formes mentales assez bien spécifiées qui n'ont pas seulement pour cause occasionnelle l'alcool, mais qui naissent sur un fonds d'alcoolisme chronique, ou tout au moins, de saturation alcoolique, et sont, par conséquent, accompagnées de l'une ou de l'autre de ces manifestations. Nous les diviserons en trois ordres, les deux premiers renfermant les folies alcooliques primitives, le dernier contenant plutôt des formes secondaires.

Ces trois ordres d'affections constituent les groupes suivants :

1ᵉ Classe. Folies alcooliques dépressives ;

2ᵉ Classe. Folies alcooliques expansives ;

3ᵉ Classe. Folies alcooliques chroniques. Délires partiels
alcooliques.

Nous allons donner une description clinique de chacune
des individualités morbides que renferment ces différents
groupes.

A. *Folies alcooliques dépressives.* — Ce sont les plus fréquentes et elles ont été pendant longtemps considérées
comme l'unique expression délirante de l'alcoolisme psychique. Elles offrent un seul type bien spécifié qui est la

Lypémanie alcoolique. — Cette individualité mentale alcoolique débute d'ordinaire d'une manière brusque ; d'autres
fois, elle a les prodromes habituels de toute folie mélancolique, inquiétude vague, changement de caractère, irritabilité excessive, difficulté du sommeil.

Puis, l'invasion se fait et se caractérise principalement
par un état panophobique et des hallucinations de l'ouïe,
contrairement au delirium tremens où l'hallucination
visuelle est presque exclusive. L'anxiété précordiale et les
angoisses atteignent leur paroxysme et plongent le malade
dans un état de mélancolie anxieuse extrême dont le caractère impulsif prouve l'origine souvent primitive de la lésion
émotionnelle. Celle-ci est, cependant, entretenue et notablement fortifiée par les hallucinations nombreuses, multiples, changeantes, persistantes dont le sens de l'ouïe est
le siège. Ce sont d'ordinaire des voix accusatrices ou menaçantes, souvent l'un et l'autre. On crie au malade qu'on le
tue, qu'on va l'assassiner, l'empoisonner, le guillotiner,

qu'on va lui faire subir tous les outrages et toutes les mu-
tilations; qu'il sera massacré, écartelé; il s'entend injurier
et accuser d'être un scélérat, un coquin, un voleur, ou bien,
on lui reproche des actes honteux; il est atteint de la
vérole; a commis des attentats à la pudeur, des viols; c'est
un pédéraste.

Accru encore par l'hallucination, le trouble émotif devient
extrême et aboutit à des raptus mélancoliques et à des
idées et des tentatives de suicide, tantôt logiques et raisonnés, en ce sens qu'ils ont pour cause l'état de mélancolie
et de désespoir, mais, d'autres fois aussi tout à fait aveugles,
impulsifs, irréfléchis.

Les phénomènes d'ordre somatique sont, peut-être,
moins prononcés que dans les autres formes; le tremblement est peu appréciable, les symptômes hyperesthésiques
et anesthésiques sont fugaces, quand ils existent; il y a,
cependant, de la céphalalgie et de l'insomnie. Dans les cas
graves, la mémoire de l'accès mélancolique peut avoir
complètement disparu, surtout quand il s'est montré sous
forme de raptus; mais souvent elle persiste sous la forme
d'un souvenir aussi vague que celui d'un rêve.

La durée est, d'ordinaire, assez longue, et elle se rapproche davantage de celle des folies ordinaires que de celle
du delirium tremens. La guérison en est une terminaison
fréquente; quand cette forme ne se termine pas d'une manière favorable, elle peut persister de longs mois à l'état
de mélancolie anxieuse ou donner naissance à un délire des
persécutions dont le désordre émotif disparaît insensiblement et qui s'organise alors en dehors des troubles de la
sensibilité générale tout en conservant son empreinte.

Observation XXXVI. — Merman, 36 ans, fils d'ivrogne

et adonné lui-même dès sa jeunesse aux excès alcooliques, offre depuis des années des symptômes d'alcoolisme chronique, est atteint d'un catarrhe gastro-intestinal avec vomissements et diarrhée. Depuis, se trouve affaibli et ne dort presque plus. Tout à coup, le 4 juillet, il se trouve profondément troublé et ébranlé, est pris d'une violente anxiété précordiale, voit des diables et des spectres et s'entend dire qu'on le jettera en prison, a une crainte excessive de mourir et fait une tentative de suicide en s'enfonçant une pointe de canif dans la région précordiale.

Le 7, l'égarement atteint son maximum; le facies est hagard, la conscience troublée; il se croit destitué, condamné à 8 mois d'exposition publique; l'avenir lui paraît horrible. Il entend des voix qui lui disent qu'il est condamné, voit des figures grimaçantes, des figures de femmes, du feu. Il ne dort plus et continue d'être tourmenté par une anxiété précordiale excessive; il voit défiler devant lui des processions d'enfants, des prêtres, des écureuils grimpant le long des murs de sa chambre. Le pouls est à 84; les mains tremblent; il existe des palpitations. Des injections cutanées de morphine, des bains avec irrigations froides, font reparaître le sommeil, diminuent les sentiments d'angoisses et font amoindrir et finalement disparaître les hallucinations. Le malade sort guéri (1).

Observation XXXVII. — Frédéric, marchand de vin, descend d'un père ivrogne qui mit fin à ses jours dans un moment d'ivresse pathologique. Étant enfant, il a souffert de convulsions d'abord, de rhumatisme ensuite; il mena dès sa jeunesse une vie dissipée et dissolue en s'adonnant à de grands excès alcooliques. Son fils devint épileptique à l'âge de la puberté.

(1) KRAFFT-EBING. *Lehrbuch der Psychiatrie;* tome III, (ob. 139).

En 1873, apparut chez le patient le premier accès de mélancolie alcoolique. Depuis lors, il eut de fréquents accès d'anxiété précordiale; à partir de 1875, le sommeil devint mauvais; il eut des réveils en sursaut; des vomissements apparurent le matin accompagnés de tremblement. A la fin de janvier 1876, les sentiments d'angoisses augmentèrent et s'accompagnèrent de palpitations, le patient se trouva mal à l'aise et perdit le goût et l'aptitude au travail.

Au 3 février, au milieu d'un débat judiciaire, il est pris tout à coup d'un trouble mental particulier avec anxiété précordiale; il croit qu'on lui lance subitement sur tout le corps un bain de pluie chaude; il se trouve oppressé jusqu'à la dyspnée, et au moment de passer à la signature de l'acte, il lui semble qu'il doit signer sa propre condamnation à mort. La frayeur, l'angoisse qui le saisit, s'augmente; il se trouve inquiet, pourchassé, court de côté et d'autre, ne dort plus, a des visions, voit des saints, des bêtes; il demande lui-même son admission à l'asile, car la frayeur est telle qu'il ne sait plus se conduire lui-même.

L'angoisse et l'anxiété précordiale ont atteint leur paroxysme et produisent un véritable trouble mental; le malade demande à genoux qu'on ne l'abandonne pas; est d'une mobilité excessive, ne sachant rester en place, et s'attend à chaque instant à un événement néfaste; croit qu'on va le conduire devant la justice. Il ne sait, du reste, pas bien donner à ses sentiments d'angoisse et de frayeur un motif matériel; il croit seulement que tout ce qu'il fait, est mauvais; il se trouve dans la situation morale de quelqu'un qu'on va pendre; il ne veut pas manger parce qu'il lui semble qu'en mangeant, il commet un grave péché.

La tête est congestionnée; le malade ne dort pas, se plaint

de céphalalgie, de vertiges; a un catarrhe gastrique; les mains tremblent. Le pouls à 100 monte à 130, au moment des accès d'anxiété précordiale. Les extrémités sont froides; les artères spasmodiquement contractées. Pendant la nuit, apparaissent des saints et des bêtes; il entend du bruit à ses oreilles; l'angoisse et l'anxiété sont continues; s'attend toujours à un événement horrible et prie en grâce de le conduire de suite à l'échafaud, plutôt que de le laisser souffrir plus longtemps (1).

B. *Folies alcooliques expansives.* — Les folies alcooliques à forme expansive ont encore été peu étudiées et sont généralement méconnues; à raison de l'importance du sujet l'on nous permettra d'y insister quelque peu.

Historique. — La lypémanie hallucinatoire a été considérée, jusque dans ces derniers temps, comme le caractère presque exclusif des folies alcooliques; la dépression de la sensibilité morale avec les hallucinations terrifiantes en constituaient le véritable fonds morbide.

Et cependant, si l'ivresse produit chez une partie de ceux qui en subissent l'influence, une évidente oppression des facultés mentales, dans la majorité des cas, ne produit-elle pas des symptômes tout à fait opposés? L'expansion, la gaieté, les illusions heureuses, les projets aventureux et ambitieux ne sont-ils pas l'apanage de l'excitation ébrieuse? Pourquoi donc cet état, qui confine aux états physiologiques, n'aurait-il pas son analogue dans la situation pathologique? Les aliénistes ont trop souvent constaté que dans l'homme aliéné l'on rencontrait les mêmes lois fonctionnelles que dans l'homme raisonnable, pour ne pas rendre, au moins probable, une réponse affirmative. Du reste, la

(1) Krafft-Ebing. *Lehrbuch der Psychiatrie;* (observ. 131).

paralysie générale, ce représentant de l'alcoolisme, offre ses variétés expansives et dépressives ; pourquoi les folies alcooliques ne les auraient-elles pas ?

Marcé est peut-être le premier qui ait parlé de l'existence du délire ambitieux dans la folie alcoolique, et il en rapporte deux observations dans la *Gazette des hôpitaux* de 1869 ; mais son travail n'a guère attiré l'attention des aliénistes.

Ce fut Voisin, dans l'article qu'il publia, en 1864, dans les *Annales médico-psychologiques*, qui démontra définitivement qu'un délire de grandeurs à peu près identique à celui de la paralysie générale, caractérise une des formes de la folie alcoolique, soit aiguë, soit chronique. L'étude du médecin de la Salpétrière n'eut toutefois que peu de retentissement, car le mémoire de Foville, qui établit exactement la situation de la question du délire des grandeurs, à l'époque où ce travail fut publié, passe complètement sous silence la variété expansive de la folie alcoolique.

De remarquables travaux furent encore publiés depuis lors sur l'intoxication par les boissons fermentées ; le plus important de tous, celui de Magnan, rappelle à peine l'existence du délire des grandeurs dans l'intoxication par l'alcool. C'est ainsi que, tandis qu'il consacre de longues pages à l'une de ces formes, c'est à peine s'il écrit quelques lignes à propos de la forme ambitieuse. « Les idées à caractère expansif, dit-il, se sont montrées exceptionnellement chez les alcoolisés aigus ; nous avons eu cependant l'occasion d'en observer quelques cas ; mais avec les idées ambitieuses, on voyait également le délire habituel pénible. »

« Dans l'alcoolisme chronique, le délire ambitieux a un peu plus d'importance, puisque dans certains cas douteux, il peut aider à reconnaître la tendance de l'alcoolisme vers la paralysie générale. »

Voisin, dans ses leçons cliniques, n'a guère fait que répéter ses observations de 1864, en leur donnant toutefois un peu plus de développement. « Le délire, écrit-il, n'est pas systématisé, et suivant l'heureuse expression de Morel, coordonné, ainsi que cela s'observe dans certains délires monomaniaques. Il pêche essentiellement par la logique, et rien dans les actes du malade ne concorde avec leurs récits ; le délire est tout superficiel ; il n'impose son cachet qu'à la parole et à la physionomie, semblable en cela à celui des paralysés généraux. Dans les deux cas, en effet, les conceptions sont excessivement fugaces ; l'alcoolisé en fait bon marché, aussitôt qu'on les discute ; il ne cherche nullement à faire passer dans l'esprit de l'observateur son apparence de conviction et ne prend pas devant vous ce port, ce maintien, ce regard du monomaniaque atteint du délire des grandeurs. »

Dagonet, dans son *Étude sur l'alcoolisme* et son *Traité de l'aliénation mentale,* examine la question à un autre point de vue : pour lui, la lypémanie est un caractère exclusif de l'intoxication alcoolique ; c'est une forme spécifique, et l'alcool n'en produirait pas d'autres ; seulement il admet que certaines formes mentales peuvent être la conséquence des excès de boissons. Dans ces cas, l'espèce morbide n'est plus un symptôme de l'intoxication ; ce n'est plus une folie alcoolique, c'est une aliénation mentale survenue à l'occasion des excès d'alcooliques.

Dagonet range dans cette catégorie la manie congestive, folie expansive par excellence, mais dont la nature intime est encore imparfaitement connue.

Nasse (1) décrit une forme spéciale de délire des persécutions de nature alcoolique dans lequel les idées ambitieuses occupent une place notable, mais qui se présente
plutôt sous forme de délire chronique.

Dans son *Traité didactique de la folie*, Krafft-Ebing donne
une description détaillée de la folie alcoolique expansive à
laquelle il assigne le nom de *Mania gravis potatorum*.

Il n'est pas rare, dit-il, de voir survenir chez des individus atteints d'alcoolisme chronique, des accès de folie, à
forme maniaque aiguë, et dont les différents symptômes
concordent assez bien avec les formes d'aliénation mentale
décrites par les divers auteurs sous le nom de manie ambitieuse, manie congestive (Baillarger), manie grave (Schüle
d'Illeneau). Il n'a jamais vu cette variété morbide apparaître
que sur un fonds préexistant d'alcoolisme chronique et il
a découvert, dans l'ensemble comme dans la marche des
différents symptômes, des particularités assez caractéristiques pour l'ériger en forme spéciale. Elle se produit sous
l'influence de symptômes congestifs ou de phénomènes
d'excitation maniaque plus ou moins analogues à ceux du
début de la paralysie générale, avec cette différence que
les signes d'affaiblissement intellectuel y sont beaucoup
moins caractérisés.

Le début est marqué par une excitabilité croissante, une
modification profonde du caractère, un état congestif, une
inégalité ou absence de sommeil, une grande mobilité,
une tendance excessive au vagabondage, une irritabilité
croissante, de l'incohérence et de l'agitation.

Ces différents phénomènes s'accompagnent bien vite de
délire des grandeurs qui, par son incohérence désordonnée,

(1) *Allgemeine Zeitschrift für Psychiatrie*; vol. 34, p. 175.

se rapproche de celui de la paralysie générale, mais dont le caractère n'est ni aussi varié, ni aussi diffus. Les conceptions délirantes ont un fonds manifestement religieux ; les malades se prétendent Dieu, empereur, roi, Jésus-Christ, pape ; d'autres se croient excessivement riches. Au paroxysme du mal, il existe un état hallucinatoire affectant parfois exclusivement l'organe visuel (diables, anges, personnages divins) ; les hallucinations de l'ouïe sont plus rares. Au point de vue somatique, l'on constate surtout un état congestif, de l'insomnie, un tremblement labial et lingual ; de l'inégalité pupillaire (1).

Tel est l'exposé historique de cette question de la folie ambitieuse alcoolique qui n'a pas, jusqu'ici, suffisamment attiré l'attention des praticiens, pour lesquels elle a cependant une importance d'autant plus grande, que les différentes formes morbides auxquelles elle s'applique ont avec la paralysie générale une ressemblance plus prononcée.

Les recherches que nous avons faites nous permettent de confirmer l'opinion de Krafft-Ebing et de reconnaître, comme l'auteur allemand, une entité expansive alcoolique, opposée à la mélancolie, et à laquelle le mot de manie ambitieuse alcoolique conviendrait peut-être bien.

Manie ambitieuse alcoolique. — Le caractère principal de cette forme est le trouble hallucinatoire qui siège dans les différents organes des sens ; de même que dans la mélancolie alcoolique, la vue d'abord, l'ouïe ensuite, offrent les désordres les plus fréquents et les plus accentués ; la sensibilité générale est moins souvent lésée.

Les hallucinations visuelles ne font presque jamais défaut et elles offrent, pour ainsi dire, constamment avec le

(1) KRAFFT-EBING. *Lehrbuch der psychiatrie*, p. 183.

cachet ambitieux, un caractère religieux bien accentué.
Presque toujours, et c'est là un caractère curieux qui ne
manque pas de frapper par sa constance, ce sont des êtres
de nature divine qui apparaissent, au milieu d'une auréole
de lumière et de blancheur, au malade ébloui et transporté.
D'ordinaire, c'est Dieu lui-même, sous la forme d'un vénérable vieillard, à barbe blanche, recouvert d'un manteau
blanc ou porté sur un nuage d'une blancheur éblouissante;
d'autres fois, c'est la vierge resplendissante de lumière; d'autres fois encore, ce sont des anges, des saints. Presque toutes
les observations rapportées plus loin en font mention et
il nous serait facile d'en augmenter le nombre. Il est à
noter que plus d'une fois nous n'avons pu constater le phénomène qu'après la guérison du malade, parce que, dans le
moment même, il avait été tellement frappé de son apparition qu'il ne l'aurait pas divulguée.

Le trouble sensoriel de la vue peut se borner à ces apparitions surnaturelles qui sont, ou bien uniques, ou se
répètent plusieurs fois; d'ordinaire cependant, elles sont
multiformes, et c'est alors qu'apparaissent princes, rois,
empereurs, comtes, barons et tous hauts personnages, au
milieu desquels le malade semble passer son existence;
c'est avec eux qu'il voyage; c'est à leur cour qu'il réside et
qu'il est entouré de toutes les grandeurs de ce monde.
Ailleurs ce sont des évêques, archevêques, papes, qui font
l'objet de ses hallucinations, ou bien l'alcoolisé voit passer
devant ses yeux des scènes historiques; il assiste au cou-
ronnement des rois, et se mêle lui-même à toutes leurs
grandeurs. D'autres fois, ce sont les tableaux les plus
agréables qui s'offrent à sa vue : il traverse les pays les plus
pittoresques, toutes les beautés de la Suisse et de l'Italie,

avec leurs vallées fleuries et leurs montagnes neigeuses, passent devant ses yeux éblouis ; ce ne sont qu'amas d'or, d'argent et de diamants.

Comme dans la variété mélancolique, le trouble hallucinatoire présente un caractère presque constant : les hallucinations sont mobiles, changeantes, apparaissent et disparaissent avec rapidité, sont multiples, se modifient d'un instant à l'autre avec la plus grande facilité ; c'est un véritable changement de décors à vue, un mirage, une fantasmagorie, d'après l'expression des malades.

Les hallucinations de la vue ne constituent tantôt qu'un simple rêve dont les impressions sont à peine plus vivaces que celles d'un rêve ordinaire, mais que le malade distingue peut-être encore de la réalité ; ce sont des tableaux qu'on lui fait apparaître ; telles sont les expressions dont il se sert pour caractériser les sensations subjectives qu'il ressent. Mais d'autres fois, le trouble sensoriel se présente avec une telle intensité, tous les personnages apparaissent au malade avec une telle réalité qu'il ne lui devient plus possible de conserver le moindre doute sur l'existence des scènes qui se passent devant ses yeux, auxquelles il prend alors une part réelle et qui laissent chez lui des impressions tellement vivaces, qu'elles ont souvent de la peine à se modifier dans la suite.

Les hallucinations auditives sont aussi fréquentes et aussi tenaces que les précédentes ; leur invasion d'ordinaire brusque, la persistance avec laquelle elles poursuivent le malade, produisent dans sa situation un changement tellement rapide, qu'il en est lui-même étonné ; il n'a pas encore eu le temps de se faire au nouveau milieu dans lequel le transportent soudainement les sensations étranges aux-

quelles il est en proie. La nature des hallucinations auditives est en rapport avec le trouble hallucinatoire dont les
organes visuels sont le siège; ce sont d'ordinaire des pro-
messes d'argent, d'honneurs, de titres, de puissance; les
malades sont associés aux hautes destinées des personnages
élevés au milieu desquels ils vivent; tantôt c'est Dieu qui
leur ordonne de le représenter sur la terre, en y semant les
bienfaits de la religion, en y réformant le mal, etc., etc.
L'être éternel promet, comme récompense à celui-ci, la
richesse, la prospérité, le bonheur; à celui-là, la gloire et
les honneurs; l'un est délégué aux puissances terrestres
pour assurer la paix au monde, l'autre reçoit des missions
divines et prêchera une nouvelle religion.

Les hallucinations de la sensibilité générale sont plus
rares, mais elles existent cependant sous forme de sensations douloureuses variées que le malade ressent à travers
le corps et qu'il transforme par le délire en coups de canifs,
coups de couteau, brûlures, décharges d'électricité qui
l'atteignent de toute part.

A ce trouble sensoriel de nature expansive viennent souvent se joindre des hallucinations dépressives, des visions
effrayantes, douloureuses et pénibles; mais elles sont en
général fugaces, peu intenses et ne déteignent que peu sur
le délire général.

Les modifications de la sensibilité morale sont plus difficiles à bien constater, et semblent varier suivant des conditions qu'il n'est pas toujours facile de déterminer, au milieu
de la réaction maniaque que provoque un trouble sensoriel
aussi généralisé ; elles disparaissent trop souvent sans
laisser de trace de leur existence. Il n'est, cependant, pas
rare de constater, comme dans la manie congestive, une

véritable exaltation de la sensibilité morale, avec expansion des sentiments et de la personnalité ; les malades se sentent heureux, forts, puissants ; ils ont en eux-mêmes une confiance extrême qu'augmente encore la nature de leurs hallucinations ; de là, de l'agitation, de la violence, souvent de l'agression. Les sentiments dépressifs sont beaucoup moins fréquents et l'on peut même les rencontrer mélangés aux sentiments expansifs et alternant avec eux ; le malade est alors pris d'un sombre découragement, se lamente, se désole et tombe en proie à une profonde mélancolie.

Le résultat de cet état hallucinatoire et émotif est l'existence d'un délire des grandeurs d'ordinaire exubérant et dont l'activité cache souvent les phénomènes intimes qui lui ont donné naissance ; le délire seul se manifeste au dehors sous forme d'idées ambitieuses et d'idées de richesses dont l'étendue et la variété semblent faire le pendant de celui de la folie paralytique : les malades se croient Dieu, pape, empereur, roi ; ils possèdent biens, richesses, honneurs ; distribuent des millions, font des heureux, sèment l'or à pleine main ; ils sont généraux, livrent des batailles, etc., etc.

Les symptômes organiques varient notablement, suivant le degré plus ou moins avancé d'alcoolisme chronique sur lequel s'est développé l'état maniaque ambitieux ; le tremblement est bien prononcé ; des contractions fibrillaires des muscles labiaux amènent de l'hésitation et du tremblement de la parole ; l'insomnie est opiniâtre.

L'ensemble symptomatologique se présente d'ordinaire sous forme maniaque plus ou moins aiguë ; l'affection peut débuter d'une manière brusque et atteindre son paroxysme en quelques jours de temps ; alors, transporté presque tout à coup dans un milieu tout autre où les visions de toute espèce et à chaque instant renouvelées forment autour de lui un monde nouveau ; excité, enhardi par les spectacles étranges qu'il a sans cesse sous les yeux et les voix qui résonnent à ses oreilles, le malade tombe rapidement dans un état d'exaltation qui ne connaît plus de bornes ; l'agitation devient extrême, le trouble intellectuel complet.

D'autres fois, ce n'est que par une progression moins rapide que l'affection en arrive à son paroxysme ; on voit le malade affairé, excité, mobile, faisant des projets fantastiques, voulant réaliser des actes extravagants. Sans cesse aux ordres des voix qui le commandent et des visions qui le guident, il ne se laisse arrêter par aucun obstacle ; puis l'excitation augmente, l'exaltation prend de grandes proportions, le délire et les hallucinations deviennent exubérants, et la forme maniaque est constituée.

Krafft-Ebing considère la manie ambitieuse alcoolique comme difficilement curable. Nous ne sommes pas tout à fait de son opinion ; nous avons vu plus d'une fois cette forme de folie alcoolique se terminer par guérison, et cela même assez rapidement. D'autres fois, elle se transforme en délire chronique ; l'agitation disparaît, les hallucinations se calment et les conceptions délirantes se stéréotypent. La mort en est quelquefois la conséquence, soit par délire aigu, soit par suite de complications viscérales.

Observation XXXVIII. — Merman, âgé de 55 ans, dont le frère fait l'objet de l'observation 139, se livre depuis sa jeunesse à des excès alcooliques et abuse notamment de vin et de rhum ; il a eu, il y a 25 et 30 ans, quelques courts accès de folie ; dans ces derniers temps ont apparu des symptômes d'alcoolisme chronique.

Depuis l'automne 1873, il est excessivement irritable, excité et inconstant; il dort mal; de nouveaux et violents excès amènent subitement un état de manie qui le fait admettre à l'asile le 7 octobre 1873.

Il se trouve alors dans une période de rémission, arrive à l'asile comme un triomphateur, assis dans une voiture, et ayant devant lui un domestique qu'il compte livrer à la justice; c'est un prétexte que l'on a choisi pour parvenir à le conduire à l'établissement.

Il se dit empereur et pape, raconte qu'il a vu Dieu et Jésus-Christ lui apparaître au milieu des nuages, qu'il a entendu de la musique merveilleuse. Le patient offre une grande loquacité, parle millions et milliards; le sentiment de la personnalité est fort développé. Le pouls est fréquent; la tête congestionnée.

Le 9, l'ensemble symptomatologique se présente de nouveau sous forme d'un véritable paroxysme maniaque. Absence de sommeil. Le malade est troublé, inconscient; voit la vierge lui apparaître; entend la voix de ses proches. Le malade délire et déchire, se déshabille et salit ses vêtements. Les bains avec affusion, l'opium jusqu'à 30 centig. par jour restent sans effet. Vers le milieu d'octobre, la fureur se calme; il ne persiste plus que de l'exaltation maniaque; la conscience semble s'éclaircir; les hallucinations et le délire faiblissent.

Mais le caractère reste modifié : grande irritabilité; ne sait conserver en rien une juste mesure; très émotif et versatile; tantôt pleure pour les motifs les plus futiles, tantôt se met en colère et se désole jusqu'à faire des menaces de suicide pour des niaiseries; le sommeil est mauvais; symptômes congestifs. Les injections sous-cutanées de morphine font disparaître les périodes d'irritation. Le malade se calme et tombe dans un état d'affaissement moral et intellectuel (1).

Observation XXXIX. — M..., fabricant d'armes, a un père adonné à l'ivrognerie et une mère irritable et colérique ; un frère est idiot ; le patient est un buveur accompli qui a encore augmenté ses excès à la suite de tracasseries de famille.

Depuis quelques mois, on s'est aperçu qu'il devenait plus difficile et plus irritable ; il est querelleur et excité, fait des projets hasardés, est très personnel, dort mal et offre des symptômes congestifs vers l'encéphale.

Le 6 mai, à la suite d'excès répétés et de nuits passées sans sommeil, le patient devient excessivement excité, passe des journées entières sans rentrer chez lui et parcourt les cabarets ; des idées bizarres apparaissent ; il veut agrandir ses affaires et devenir un riche commerçant. Puis devient brutal jusqu'à la fureur et se met dans des colères terribles.

Au moment de son admission à l'asile, il a la conscience fortement troublée et se trouve en pleine fureur, casse et brise, malmène et frappe son entourage et ceux qui s'opposent à ses volontés ; il se dit être Jésus-Christ, et annonce l'arrivée d'un nouveau règne de Dieu.

C'est un individu d'une grande force, et qui n'offre aucune trace de maladie corporelle ; le pouls est de 90 à 100 pulsations. Les bains prolongés amènent un peu de sommeil et calment ordinairement pendant quelque temps ; mais les accès maniaques reparaissent chaque fois durant des heures sous l'influence de symptômes congestifs et d'accélération du pouls ; le patient crie, se démène et profère

(1) KRAFFT-EBING. *Lehrbuch der Psychiatrie* (obs. 142.)

des paroles incohérentes où les mots de Dieu, Christ, ange, reviennent à chaque instant ; voit des enfants, des saints ; il détruit et déchire ce qui lui tombe sous la main.

Dans ses moments de calme, il est épuisé, mais très irritable ; à la fin de mai, le calme reparaît, mais le malade est affaissé ; il dort. Quelques mois plus tard, la guérison est complète (1).

Nous avons nous-mêmes recueilli beaucoup d'observations de ce genre ; nous nous bornerons à en rapporter quelques-unes.

Observation XL. — B..., admis le 20 avril 1875 ; ce jeune homme, âgé de 35 ans, est d'une bonne constitution ; il n'accuse comme affection antérieure qu'une fièvre typhoïde datant de quelque temps déjà. Assez instruit, d'un tempérament nerveux, il est fort passionné pour les femmes ; à 10 ans, il aimait déjà comme d'autres n'aiment qu'à 20 ans. A toujours été ambitieux, recherchant le luxe et la toilette, et faisant ce qu'on appelle vulgairement bâtir des châteaux en Espagne. Son caractère est doux et bon ; lui-même est fort faible de volonté. D'un tempérament nerveux et émotif, il a fait pendant longtemps des excès de femme et de boissons. On ne constate pas d'antécédents héréditaires dans la famille.

C'est pendant le carnaval dont il avoue lui-même avoir par trop fêté le retour, qu'ont apparu les premiers symptômes de son affection. Il a commencé par faire des rêves étranges sur les phénomènes de la nature, le groupement des astres ; puis sont survenues des sensations bizarres qu'il ne saurait expliquer ; il se sentait comme électrisé ; et enfin la perception du monde extérieur s'est modifiée ; il

(1) KRAFFT-EBING. *Ibid.* (obs. 142. Résumé par l'auteur).

vivait constamment comme dans un rêve ; il ne voyait plus
rien distinctement ; tout ce qu'il apercevait était comme
« entre-deux » dit-il ; il ne sait autrement nous décrire son
état ; j'étais comme sous une nature subordonnée à la
mienne. A cet état vinrent bientôt se joindre des illusions
et des hallucinations. Il a vu le ciel s'ouvrir et la sainte-
vierge lui apparaître en lui envoyant un rayon d'amour ;
autour de lui régnait une clarté d'une douceur indescrip-
tible dont les rayons lui pénétraient l'âme et lui infusaient
une langueur interne d'une jouissance ineffable. Puis il a
vu se dérouler devant lui les paysages les plus pittoresques
du monde ; il s'est vu transporter dans les plus beaux sites
de l'Espagne et de l'Italie ; des montagnes de neige et des
mines d'or défilaient devant lui, etc., etc. ; il a aperçu au
ciel des météores qui le guidaient et lui indiquaient le chemin qu'il devait prendre. Les illusions étaient aussi nombreuses et toujours dans le sens expansif : les nuages apparaissant dans le ciel se sont groupés en forme de chapeau
d'empereur et il a reconnu à ce signe sa haute destinée.

Les hallucinations de l'ouïe n'étaient ni moins nombreuses, ni moins curieuses ; ses idées n'étaient pas son-
gées, dit-il, elles lui étaient transmises dans la mémoire,
elles lui étaient infusées du ciel, commes les poètes qui
reçoivent leurs idées d'en haut ; il ne devait plus penser ; il
parlait et écrivait d'un seul jet ; on lui faisait dire des pièces
de théâtre ; on lui a mis dans la mémoire, il entendait dire
dans sa mémoire qu'il était roi et empereur, qu'il devait
régénérer le monde, qu'il devait déclarer la guerre à la
Prusse. De là, un délire des grandeurs des mieux caractérisés, assez incohérent, quoique se maintenant toujours
dans un certain cercle : « C'est par ordre du roi qu'il entre

à l'asile ; il est le père de la sainte-vierge ; l'empereur d'Autriche est le seul qui se soit opposé à ce qu'il revête de si hautes insignes ; on a voulu le nommer empereur ; il a eu pour se distraire les livres de Marie-Antoinette.

Au milieu de ce concert de jouissances apparaissent cependant çà et là quelques ombres ; il voit parfois du feu autour de lui ; d'autres fois ce sont des femmes pendues aux arbres ou des hommes qui prient. Ces hallucinations sont une preuve de plus en faveur de la nature alcoolique du délire.

En même temps que ces phénomènes sensoriels et délirants, il existe chez B..., une grande surexcitation, de l'incohérence, de l'inconscience et un tremblement général assez marqué.

Au bout d'un mois environ, l'état d'acuité des symptômes se calme, et le malade tombe dans une espèce d'état de stupeur, avec concentration presque complète du fonctionnement intellectuel; les rares réponses que l'on obtient encore de lui ne décèlent en rien le fonds de son état mental. Il se livre parfois à des gestes bizarres ; on l'a vu faire le simulacre de cérémonies religieuses, comme s'il était encore revêtu de hautes dignités ecclésiastiques ; un jour même est survenu un accès de surexcitation pendant lequel le malade s'est élancé en avant et a failli se briser la tête contre le mur; il donne pour motif qu'on l'empêche de régénérer le monde qui n'est qu'une esquisse. Mais cette éclaircie, dans l'uniformité de sa situation, n'est que passagère et il retombe dans son état de stupeur ordinaire dont il est impossible de le tirer; il est gâteux. Les fonctions animales s'accomplissent régulièrement. La sensibilité est obtuse et son obtusion est peut-être due plus à la concentration intellectuelle qu'à la diminution des facultés sensitives; il est difficile de se rendre compte de la motilité; les pupilles sont égales et dilatables.

Ce n'est qu'après plusieurs mois de cette situation mentale que B... semble renaître à la vie du monde extérieur; les idées commencent à être moins confuses; le délire faiblit; cependant les intervalles lucides, d'abord rares deviennent plus fréquents pour faire définitivement place à une guérison complète, dix-huit mois après son admission.

Observation XLI. — M... D'origine anglaise, est admis à l'asile le 16 janvier 1869; c'est un homme de 41 ans, fort instruit, parlant plusieurs langues; sa constitution est usée, son teint terreux, son crâne chauve; il présente des symptômes évidents d'alcoolisme chronique. Son père est mort dans un asile d'aliénés, et lui-même a été colloqué plusieurs fois déjà pour accès de folie alcoolique.

Actuellement, il se trouve de nouveau sous l'influence d'un état de délire ébrieux; il est excessivement surexcité, la face est injectée, les yeux sont brillants; il existe un tremblement général prononcé. M... est en proie à des illusions et hallucinations nombreuses; la sainte vierge lui a apparu; il a vu devant ses yeux tous les souverains de l'Europe; il a eu avec eux des conversations; ils lui ont donné des ordres; les voix qu'il entendait lui ont enjoint de renverser le gouvernement et de faire des coups d'état; il est lui-même le prophète moderne et l'adjoint de l'immaculée conception. Il sent dans la tête quelque chose qui travaille; il est comme un être machinal qui obéit à une force supérieure; les pensées lui sont comme envoyées du ciel. Il a écrit au Roi des Belges une lettre pour lui faire savoir qu'il avait reçu ordre de le tuer, et avant d'accomplir sa

mission, il demande 50,000 fr. ; la lettre suivante qu'il a
envoyée au Roi est assez curieuse :

« La pensée de feu Léopold Ier sonde les profondeurs de
l'infini : apprête-toi, dit-il, à venir auprès de moi, et le
poignard du prophète moderne tue Léopold II et la volonté
du ciel est accompli. Un doux frémissement agite la
nature ; une sainte extase saisit tous les habitants du ciel ;
au fond des enfers, l'orage gronde ! Dieu pense ! sa main
soutient l'univers qui va se réduire en poussière, se perdre
dans l'infini ; au nom de celui qui tient les clefs de l'im-
mensité, je vous prie, sir, avant de mourir par ma main, de
me faire remettre par votre ministre des finances 50,000 fr.

» PROPHÈTE MODERNE, adjudant de l'immaculée conception.»

Quelques jours après l'admission de B..., à l'établissement, cet état s'était complètement calmé ; au bout de
3 mois, B. est sorti guéri tout en conservant encore des
symptômes d'alcoolisme chronique consistant en une excitabilité excessive, un léger état de démence morale et un
tremblement fibrillaire. Nous avons appris qu'il a encore
eu ultérieurement plusieurs accès de même nature, pendant l'un desquels il a failli se rendre célèbre en menaçant
de tuer la reine d'Angleterre.

Observation XLII. — S... entré à l'asile le 20 mars 1876 ;
il a déjà eu trois atteintes antérieures d'aliénation mentale
sur lesquelles nous n'avons que des renseignements incomplets ; la 2me atteinte date de 1864, et le malade paraît y
avoir présenté tous les symptômes d'un alcoolisme hallucinatoire à forme dépressive ; la seconde a eu lieu en 1870 ;
au délire hallucinatoire terrifiant de l'intoxication alcoolique dépressif sont venus se joindre des symptômes de nature expansive, avec visions et hallucinations auditives.

La scène morbide débute par une violente surexcitation,
de l'insomnie, des frayeurs; S... voyait d'horribles bêtes
qui vomissaient du feu, apercevait partout des femmes, des
filles, des soldats, des spectres; tout cela passait devant ses
yeux avec rapidité; il sentait des personnes qui venaient le
prendre et l'enlever de terre, voyait des bêtes, qui tout à
coup grandissaient et puis disparaissaient; des hommes et
des femmes habillés de blanc et entourés de lumière dan-
saient devant lui. Plus il veut suivre ces mirages, plus
ceux-ci s'enfuient. Au milieu de ces symptômes apparaissent
des idées de grandeurs très accentuées; il est fils de Dieu;
toute la terre lui appartient; il sait tout faire. Cet accès dure
environ six mois et se termine par une guérison complète.

S... est un charbonnier de profession; il s'est livré à de
grands excès alcooliques en même temps qu'il a été soumis
à de grandes fatigues; a fait dans sa jeunesse une chute sur
la tête qui a dû occasionner une fracture du crâne, car des
cicatrices profondes se sentent parfaitement encore sur le
devant de la tête; depuis ce temps, persiste un strabisme
interne gauche. Au point de vue héréditaire, il a un frère
qui n'a pas acquis son développement intellectuel complet.

Au moment de son admission, S... se trouve dans un état
d'exaltation prononcée, avec loquacité et exubérance de
motilité; incohérence dans les actes et les paroles; illusions
et hallucinations.

Au début de l'accès, S... voyait sans cesse des ombrages
devant ses yeux; c'étaient des dames habillées de noir et
autres visions dont il ne se rappelle plus parfaitement la
nature; ces ombrages venaient sur lui et quand il s'était
bien frotté les yeux, il ne voyait plus rien. Ensuite ces ombres ont pris des aspects plus distincts; il a vu une sainte

toute blanche lui apparaître; puis quelque temps après c'était un vieillard vénérable, à tête nue et qu'il a pris pour Dieu. Il entendait en même temps résonner autour de ses oreilles une foule de paroles, des voix sans cesse renouvelées; on disait dans sa tête qu'il était l'enfant de Dieu, qu'il était le cheval de Bayard, qu'il avait toujours existé, qu'il était riche et puissant.

Cet état hallucinatoire a eu des exacerbations comme des rémissions; les phénomènes qui le constituaient se sont renouvelés à plusieurs reprises, ont même varié de formes tout en conservant toujours le même fonds. Il en est résulté un délire excessivement variable où les idées de grandeurs étaient presque exclusives : S. est Dieu, il peut déclarer tous les climats de la terre; il a toute la terre sur son dos; toutes les fosses de charbonnages sont à lui; il faut que tout le monde lui obéisse; voit des flammes qui sortent de terre; des femmes, des filles, Notre-Dame-des-Neiges, qui défilent devant ses yeux. Quelques idées d'empoisonnement se font jour; se croit empoisonné et demande les pilules du Roi.

Il n'existe plus de frayeurs, mais bien un état d'expansion bien caractérisé; il se sent heureux, fort, vigoureux, prêt à s'élancer dans les airs; il n'a plus besoin de penser ses idées; elles lui viennent comme d'elles-mêmes; c'est ainsi qu'il entend chanter dans son corps des chansons qu'il n'a jamais connues ni apprises; quand il veut dire ses prières, d'autres paroles lui viennent comme d'elles-mêmes à la bouche.

L'excitation et l'état hallucinatoire ont insensiblement diminué; les intervalles lucides sont de plus en plus longs et de plus en plus fréquents, et le 19 février, après un traitement d'environ une année, S. quitte l'établissement dans un état de guérison qui s'est maintenue jusqu'à ce jour.

Observation XLIII. — M. admis à l'asile le 20 février 1870;
les renseignements commémoratifs précis manquent; a eu
un oncle apoplectique; il y a dans sa famille plusieurs
membres adonnés aux alcooliques; lui-même n'a jamais
eu de maladie grave; jouit d'une bonne santé, est d'une
forte constitution et a fait de nombreux excès alcooliques.

Au moment de son admission, il est fort excité, reste difficilement en place, court de côté et d'autre et se livre à une
foule d'actes bizarres et incohérents. Le symptôme prédominant est un délire de grandeurs avec mélanges d'idées
religieuses; il y a des illusions et des hallucinations; sommeil presque nul; tremblement appréciable surtout aux
extrémités supérieures.

L'affection a débuté, il y a quelque temps, par un état
d'agacement, d'inquiétude, de malaise. Le malade se croyant
chagriné par tout le monde, s'est mis à boire pour oublier
ses contrariétés et n'y parvenant pas, il a bu encore; alors
ont apparu les premiers symptômes de l'alcoolisme hallucinatoire : illusions et hallucinations terrifiantes ; il a vu passer
toutes sortes de bêtes dans le bois; des gardes champêtres,
des gendarmes couraient après lui pour l'empoigner; a vu
des christs tout autour de lui; en rentrant il y avait des
soldats qui marchaient devant lui et s'arrêtaient à toutes
les chapelles; a vu des spectres, des fantômes, cent mille
lumières le long du chemin, des ours qui descendaient du
ciel; entendait tirer des coups de fusil, dont les plombs lui
tombaient sur la tête; il a vu un homme sortir d'un bois et
l'a pris pour un diable.

A ce trouble hallucinatoire de nature terrifiante vient se
mêler une situation toute opposée; des idées, des visions

de nature expansive modifient complètement la situation morale. Il était dans un bois et a vu apparaître un homme avec une grande barbe qu'il a pris pour Dieu et qui lui a dit de ne pas avoir peur; la sainte Vierge éblouissante de lumière et telle qu'elle est dans l'église, lui a aussi apparu; c'est alors qu'il a entendu dire qu'il était riche, que tout le monde lui appartenait, qu'il était le fils du comte de *** et que toute la fortune de celui-ci lui appartenait; il a voyagé à travers les belles campagnes dans la voiture du comte ***; on lui a encore crié qu'il était l'Antéchrist, qu'il devait toujours marcher selon la loi de Dieu, qu'il ferait la paix ou la guerre, qu'il devait épouser la fille du Roi; il a vu des anges descendre du ciel; il est Dieu universel et Roi sur Israël; il va faire bâtir des châteaux et des palais et recueillera les contributions des champs et des forêts.

Du reste, il y a là une variété excessive d'hallucinations au milieu desquelles le malade sait à peine se retrouver et qu'il ne se rappelle que confusément. Il semble toutefois y avoir chez lui deux situations émotionnelles différentes : tantôt gai, fort, hardi, puissant, expansif, il se croit une force et un pouvoir supérieurs et affronte les plus grands périls; d'autres fois craintif, inquiet, il fuit devant les visions terrifiantes qui se déroulent devant lui. Du reste, il est excité, incohérent, agité, ne dort pas.

L'état mental s'est insensiblement calmé; la lucidité a reparu avec le sommeil et au bout de quelques mois, la guérison était complète et s'est fort bien maintenue.

Comme on le voit par ces observations, dont nous pourrions de beaucoup augmenter le nombre, le délire, par son exubérance et sa nature, ressemble beaucoup à celui de la paralysie générale, et il est parfois fort difficile dans les premiers temps de leur existence de faire un diagnostic différentiel entre ces deux affections.

Cependant, il serait peut-être assez aisé de trouver au délire expansif de la folie ambitieuse alcoolique certains caractères qui le distinguassent du délire des grandeurs des autres formes d'aliénation. Mais ces caractères ne sauraient être que superficiels, sans grande consistance et peut-être sans valeur réelle; ils ne pourraient exister que dans les modalités au lieu de se retrouver dans le fonds même. Comme le trouble de la paralysie générale, celui de la manie alcoolique grave est mobile, variable, changeant, mais avec d'autres nuances; son champ reste d'ordinaire plus limité; il n'a pas ce type enfantin de démence, de déchéance intellectuelle si caractéristique dans la folie paralytique. Dans cette dernière affection, le trouble des idées dépend d'une déchéance irrémédiable du cerveau; il n'a aucune consistance; le malade l'abandonne avec une facilité extrême. Celui de la manie alcoolique, au contraire, a pour origine des hallucinations, un trouble sensoriel qui impressionne vivement le patient, et le délire qui en résulte, est·plus tenace, plus résistant que le premier, tout en offrant son inconstance, car il est en relation avec un trouble hallucinatoire mobile et variable; enfin il est loin de présenter le décousu du délire paralytique : il se précise mieux; le malade l'exprime avec un luxe de dét ils qu'il ne peut puiser que dans les hallucinations qui lui donnent naissance.

Un autre caractère qu'il n'est cependant pas toujours facile d'apprécier et qui n'est pas même constant, réside dans le trouble de la sensibilité morale qui accompagne plus fréquemment et avec plus de netteté la manie ambitieuse alcoolique que la paralysie générale. Dans cette

dernière, ce sont des idées expansives plutôt que des situations morales expansives; le malade émet ses idées de
grandeurs qui constituent le fonds du trouble psychique
souvent sur le même ton et avec la même modalité que s'il
débitait les idées les plus tristes. Dans la manie alcoolique,
au contraire, on sent réellement une modification plus profonde de la personnalité; le malade est mieux convaincu
et sent plus réellement son état.

Du reste, c'est le fonds de démence, dans lequel réside
un des véritables signes différentiels de la paralysie, qui
doit faire à peu près tous les frais du diagnostic. Malheureusement, les manifestations extérieures sont loin d'en
être toujours caractéristiques, et c'est plutôt l'œil exercé du
médecin que des phénomènes bien tranchés qui parviennent à en faire constater la présence.

Toutefois il est une observation que ne manqueront pas
de faire tous ceux qui ont étudié avec quelque soin les
symptômes de deux affections qui se touchent de si près par
leurs manifestations extérieures, c'est la rareté excessive
des hallucinations dans la folie paralytique véritable et leur
constance presque absolue dans la manie ambitieuse alcoolique. Cependant, des exceptions parfaitement démontrées
paraissent être venues dans ces derniers temps, infirmer la
valeur de ce signe comme moyen de distinguer ce qui est
alcoolique de ce qui est paralytique.

Quoi qu'il en soit, comme cette affection se développe
presque toujours sur un fonds d'alcoolisme chronique, ce
sont les symptômes de cette intoxication qui fourniront les
meilleurs signes diagnostiques, en même temps que les
antécédents morbides et les phénomènes d'invasion.

C. *Folies alcooliques chroniques.* — Les folies alcooliques chroniques forment deux individualités assez distinctes :

1° Le délire des persécutions ;

2° La mégalomanie.

Elles se produisent d'ordinaire comme conséquence des formes aiguës préexistantes ; l'activité se calme, les hallucinations disparaissent et le délire auquel elles ont donné naissance persiste et s'organise ; d'autres fois, on les voit suivre des accès plus ou moins répétés de delirium tremens ou bien elles se développent d'une manière lente et insensible.

1° *Délire des persécutions.* — Le délire des persécutions est une forme assez fréquente de manifestation alcoolique ; il a été décrit par Lasègue, en partie du moins, sous le nom d'alcoolisme subaigu (1).

Marcel en donna la première description et Legrand du Saulle, dans son ouvrage *Sur le délire des persécutions*, en a fait un tableau fort détaillé.

Quand il se développe d'emblée, sa période d'invasion est d'ordinaire de courte durée, et les symptômes prodromiques sont ceux de la plupart des folies alcooliques : irritabilité, céphalalgie, état vertigineux, insomnie, phénomènes congestifs. Le début se manifeste par de l'inquiétude, de l'anxiété et surtout des hallucinations de l'ouïe. Celles-ci sont pour ainsi dire constantes et se présentent sous forme de menaces, de provocations, de reproches adressés au malade ; elles se rapportent tantôt à des faits obscènes et concernant la vie intime du malade : observations au sujet de ses habitudes secrètes ou de l'état de ses parties sexuelles ; il n'a pas de membre viril ; il est impuissant ; c'est un onaniste, un pédé-

(1) LASÈGUE. *De l'alcoolisme subaigu.*(*Archives générales de médecine,* mai et juin 1869.)

raste ; il est atteint de maladie vénérienne ; c'est un séduc-
teur ; un violateur d'enfants ; tantôt elles se rapportent à
des injures plus générales : assassin, voleur, canaille, mauvais sujet, repris de justice, filou, banqueroutier, etc., etc.

Les hallucinations de la vue peuvent quelquefois, mais
rarement, être presque exclusives ; d'ordinaire cependant,
elles ne sont qu'épisodiques, n'ont qu'une importance
secondaire et n'interviennent qu'accessoirement dans la formation du délire ; elles offrent la forme ordinaire de celles
qui caractérisent le délire alcoolique et sont accompagnées
d'un sentiment plus ou moins prononcé de frayeur.

Les hallucinations du goût comme de l'odorat et de la
sensibilité générale ne sont pas rares et ont une certaine
importance dans l'organisation du délire.

Celui-ci affecte la forme du délire des persécutions et les
conceptions délirantes découlent presque toujours de la
nature du trouble hallucinatoire. Tel se croit persécuté,
poursuivi ; on cherche à lui nuire dans l'estime publique ; à
ternir sa réputation, à le faire passer pour un mauvais
sujet ; on trame un complot contre lui ; tel autre croit qu'on
veut l'empoisonner, qu'on lui lance des mauvaises odeurs,
qu'on met des saletés dans sa nourriture ; un troisième
s'imagine qu'on le tourmente par des influences électriques
ou magnétiques ; que la physique pénètre son corps ; qu'on
lui lance des secousses ; d'autres se plaignent qu'on les vole,
qu'on les menace, qu'on leur enlève leur force, qu'on se
moque d'eux, qu'on les critique, etc., etc.

Une conception délirante que l'on rencontre fréquemment, surtout au début, dans le délire des persécutions de
nature alcoolique, c'est la croyance à l'infidélité conjugale
et à la conduite indécente et impudique de l'entourage.

Nous aurons à revenir plus amplement sur ce sujet auquel nous consacrerons un chapitre spécial. Enfin, on voit parfois apparaître quelques idées de grandeurs, surtout au déclin du délire; mais elles restent toujours vagues et disséminées; quand leur importance devient beaucoup plus grande au point de masquer les idées de persécution, elles constituent la forme suivante, la mégalomanie.

Ces malades sont plutôt calmes qu'agités; ce n'est que sous l'influence de l'aggravation hallucinatoire que l'on voit se produire des périodes de réaction pendant lesquelles surviennent de l'inquiétude, de l'angoisse accompagnées d'un peu d'agitation.

Le délire des persécutions alcooliques offre certains caractères qui le distinguent du délire des persécutions ordinaire. C'est d'abord l'étendue et la variabilité des conceptions délirantes qui sont évidemment en rapport avec la nature mobile et changeante des hallucinations. Comme le dit fort bien Legrand du Saule, chez le persécuté ordinaire, le délire se limite; l'ordre d'idées auxquelles il se rapporte est toujours le même pour le même individu; celui que l'on calomnie est toujours calomnié; celui que la police poursuit, songe toujours à fuir la police; il est loin d'en être de même pour le délire alcoolique; là, les impressions sont fugaces, mobiles, incohérentes et souvent se succèdent les unes aux autres avec rapidité, en revêtant un cachet bizarre et même incroyable.

Un second caractère, c'est l'existence fréquente d'hallucinations de la vue, souvent mobiles et changeantes, parfois effrayantes, presque toujours étranges.

L'objet du délire diffère encore dans les deux ordres d'affection; dans le délire ordinaire, les hallucinations portent sur des faits d'ordre intellectuel, sur des abstractions que le malade lui-même est amené à matérialiser; des complots, des machinations, des pièges; dans le trouble alcoolique, au contraire, les hallucinations se rapportent à des faits précis, naturels.

Enfin, la marche du délire est empreinte de ces crises d'angoisses et de frayeurs si fréquentes dans le délire d'origine alcoolique. Celui-ci est, du reste, accompagné de quelques-uns des nombreux symptômes qui constituent l'alcoolisme chronique, surtout le tremblement et les symptômes d'hyperesthésie ou d'anesthésie.

Observation XLIV. — Le 6 juin au matin, le nommé B..., journalier agricole, âgé de 42 ans, assommait la femme de son maître, laquelle était restée seule à la maison avec son enfant; puis, à l'aide de sa hache, il la massacrait de coups nombreux et s'acharnait encore contre elle avec violence et persistance, bien que le corps ne fût plus qu'un cadavre. Son carnage accompli, on l'entendit s'écrier : « la voilà par terre, la bête, elle m'a déjà assez poursuivi en chat, en chien, en porc. Maintenant j'ai abattu et tué Satan; elle ne m'a pas apparu en être humain, mais en chat noir. »

Le patient avait vécu en bonne intelligence avec celle qu'il venait d'assassiner et il aimait beaucoup l'enfant qu'il avait tué.

Arrêté et traduit en justice, il affirma avoir accompli une œuvre agréable à Dieu en terrassant ainsi Satan qui le poursuivait déjà depuis si longtemps.

La folie est héréditaire dans la famille de B...; son éducation a été fort négligée; dès sa jeunesse, il se montrait superstitieux et enclin aux idées mystiques. De 19 à 21 ans, il fut en proie à des accès épileptiformes. Peu après s'être

marié en secondes noces, il éprouva des revers et s'adonna
aux excès alcooliques. Depuis lors, sa manière d'être se
modifia profondément. Il devint sombre, chagrin, morose,
irritable, colérique et perdit le goût du travail. Depuis une
année, il était en général excité, courait de côté et d'autre
sans but, divaguait et se croyait poursuivi par les libres-pen-
seurs, les mauvais esprits, par Satan sous forme d'un chat,
d'un chien ou d'un porc. Cet état maladif ne fit qu'augmenter jusqu'au 1er juin ; il s'imaginait être constamment menacé par Satan qui, la figure noircie, l'enlaçait avec ses pieds.
Armé d'une bâche et en proie à un état de vive excitation, il
parcourait la montagne et menaçait, les yeux hagards, tous
ceux qu'il rencontrait.

Le 5 juin, il rentra le soir au logis, passa la nuit à prier à
haute voix, appela Dieu à son secours pour combattre Satan,
prit l'ombre qui se reflétait sur le mur pour le diable lui-
même et s'aspergea d'eau bénite. Le matin à 7 heures, il vit
Satan s'élancer de tout côté sur lui, même sous la forme des
assistants ; il se démenait comme un possédé et s'écriait
sans discontinuer : arrière Satan. C'est ainsi que la maîtresse
de la maison et son enfant devinrent l'objet de ses aberrations mentales.

B... raconte comment, le soir avant le crime, il avait pu
remarquer distinctement de quelle manière Satan s'était
introduit dans le corps de l'enfant tué ; il avait reconnu ce
fait à la figure de l'enfant qui, d'abord rouge et blanche,
était devenue tout à coup complètement noire. La nuit se
passa dans une frayeur des plus violentes, et des visions
démoniaques apparurent au patient. Le lendemain, il rencontre la femme et l'enfant au seuil de la maison. Il s'en
approche et s'écrie : « tu es Satan » ; il s'en saisit aussitôt et

la terrassa avec sa hache. Je savais, à la vérité, que c'étaient
là la femme et l'enfant du maître de la maison, mais je savais
aussi que tous deux étaient réellement Satan, car femme et
enfant étaient la veille devenus complètement noirs. Je n'aurais pu assommer Satan sans assommer en même temps la
femme et son enfant, vu qu'ils s'y trouvaient renfermés. Je ne
regrette pas mon acte, car j'ai tué des serviteurs de Satan.

Pendant son incarcération, apparaissent des hallucinations
nocturnes ; il considère son crime comme un acte agréable
à Dieu. Sa conversation est logique et en admettant ses prémisses, les déductions qu'il en tire sont conséquentes et
bien raisonnées ; il prend la bible pour témoin de la bonté
de sa conduite. Il ne s'excite que quand on lui parle de ses
conceptions délirantes. Acquitté, on le colloque. Le trouble
hallucinatoire persiste au début ; il le considère comme une
grâce de Dieu ; il tombe insensiblement en démence et meurt
de pneumonie.

L'autopsie fait constater une pachyméningite interne hémorragique avec épaississement et opacité des méninges (1).

Observation XLV. — Délire des persécutions alcoolique ;
forme subaiguë.

G..., 48 ans, officier, d'une famille bien portante, souffre depuis 1877, par intervalle de céphalalgie, de vomissements, d'anorexie ; l'humeur et le caractère sont mal disposés ; il éprouve des inquiétudes et des anxiétés. Il fait la
campagne de Bosnie, boit beaucoup et tombe malade le
25 août, à la suite d'excès alcooliques faits pendant de grandes
chaleurs et des marches excessives. Il perd le sommeil,
devient inquiet, ne sait plus rester tranquille, entend qu'on

(1) KRAFFT-EBING. *Lehrbuch der gerichtlichen Psychopathologie*, 2e edit., p. 184.

crie son nom; on dit qu'il ne doit plus manger, que tout
est empoisonné, qu'un complot est tramé contre sa vie. Le
3 octobre, on l'admet à l'hôpital; la nutrition est mauvaise;
le malade est amaigri et souffre de catarrhe gastrique et
bronchique; le foie est hypertrophié.

Le patient a des tendances aux congestions; il ne dort
pas; ses mains tremblent; il est inquiet, excité; le chloral
ne produit que peu de sommeil; il entend constamment des
voix; on trame contre lui un complot, il se tient sur ses
gardes contre des ennemis invisibles.

Pendant la nuit du 5, après absorption d'une forte quantité d'alcool, il est plus fortement excité; il entend dire qu'il
est un brigand, un meurtrier; qu'on le fusillera et l'enfer-
mera dans la chambre des morts. Il voit le diable, des
madones, éprouve des vertiges; voit le plafond trembler et
menacer de s'écrouler; tout tourne avec lui et autour de lui;
il entend des bruits confus.

Le patient est continuellement inquiet, anxieux; il ne
dort pas. Il entend proclamer que sa condamnation à mort
se trouve dans le journal; qu'il est père de l'enfant d'une
duchesse, que l'empereur arrivera; qu'il prépare sa réception; la tête lui fait mal; il se trouve étourdi, confus, troublé, incapable de penser.

A la fin d'octobre, il commence à goûter un peu de sommeil, mais la situation ne tarde pas à s'aggraver de nouveau.
Il entend encore une fois des bruits confus; des voix qui
lui disent qu'il est condamné à mort; des gens entourent
sa chambre; on veut le fusiller, l'empoisonner; le chef est
là, appelez-le comme témoin; la populace entoure déjà la
maison; deux juifs sont postés à l'entrée pour l'assassiner;
la potence est élevée et son nom y est déjà inscrit.

Ainsi se passe le mois de novembre; le 29, le patient entre à l'asile; il est en état de rémission, tranquille et rangé, mais méfiant, craintif, réservé et laisse comprendre cette idée qu'on a voulu pendant le voyage l'empoisonner avec des vapeurs.

Il est difficile d'obtenir davantage de lui; mais quand on l'observe, on remarque que, dès qu'il est seul, il se met à la fenêtre, se frotte les mains, souffle devant lui comme s'il voulait éloigner des vapeurs. Parfois il ne touche pas à sa nourriture.

Le patient est de taille moyenne, assez fort; il y a tendance aux congestions; les mains tremblent; catarrhe bronchique; pouls ralenti; foie hypertrophié.

Le 5 janvier 1879, le patient sort de sa réserve ordinaire et se plaint vivement de mauvaises odeurs, qui depuis quatorze jours se dégagent des ouvertures du plancher. Il ferme ces ouvertures, matelasse les bouches de ventilation, percute les murailles; en rencontrant des places vides, soupçonne qu'elles contiennent des conduits spéciaux, vu qu'il en entend sortir des choses tantôt agréables, tantôt désagréables. Des sensations hyperesthésiques ou paresthésiques dans les extrémités inférieures lui font soupçonner des influences électriques.

Des injections morphinées font disparaître les hallucinations, mais le 18, celles-ci reparaissent; il entend des voix nombreuses, perçoit des odeurs et des influences électriques; il en est inquiet et excité. Il entend crier son nom; on crie Terevis, ce qui veut dire : *pereat vita;* les ouvertures des planchers dégagent des odeurs étourdissantes; il existe dans les parois des communications cachées, car il entend des pas; il doit y avoir des fils et des machines électriques, car il éprouve des tiraillements et des faiblesses.

Le 7 février, le trouble hallucinatoire cesse complètement;
le patient devient presque tout à coup lucide; se rend
compte de son état morbide et s'en rappelle toutes les particularités; le sommeil est bon et les troubles organiques
s'affaiblissent; il sort guéri le 27 mars (1).

Observation XLVI. — Wilz, 36 ans, marié, exerçant la
profession de vétérinaire, entre à l'asile le 25 octobre 1876;
le père est mort aliéné, la sœur est atteinte de folie. Le patient n'offre rien d'anormal en dehors d'un caractère passionné et colérique. Il a fait de grands excès de boissons.
Son affection actuelle date de 1873. Il souffrait à cette
époque de vertiges, de céphalalgie, d'insomnie, de catarrhe
stomacal. Il commença par remarquer que le monde le
regardait d'une manière méprisante et dédaigneuse, cra-
chait en passant devant lui et le prenait pour un espion de
la police. Entendant un jour tenir ce propos par un particulier, il lui adressa une violente injure et fut puni d'arrêt.
Depuis cette époque, ses voix redoublèrent; il remarqua
que les étrangers entendaient ce qu'il lisait et comprenaient
ce qu'il écrivait en secret; il se plaignit alors de ne plus
avoir la liberté de sa pensée.

A partir de juillet 1876, les hallucinations devinrent
plus nombreuses et plus intenses et s'accompagnèrent d'un
délire des persécutions des mieux caractérisés. Il entend
au-dessus de lui des individus apostés et qui le poursuivent de toutes les façons; on lui lance, par des moyens
télescopiques, les accusations les plus infâmes; on l'appelle
voleur, vaurien, candidat au crime, tueur d'enfant, etc., etc.!
Ces individus apostés, dont il reconnaît plusieurs, mais

(1) KRAFFT-EBING. *Lehrbuch der Psychiatrie;* (observ. 145).

qu'il ne parvient pas à voir, produisent des bruits, des
sifflements aux oreilles, lui occasionnent des lançures et
des chatouillements dans les extrémités inférieures, de
même que des manifestations lumineuses ; ils lui disent
qu'ils pousseront leur jeu si loin jusqu'à ce qu'ils en aient
fait un cadavre. Le patient essaie de se soustraire à ces persécutions par de nombreux changements de résidence ;
répond aux injures par des injures ; il fait une longue notice
de ses aventures télescopiques avec les affidés, notice qu'il
conserve soigneusement pour se défendre.

Quand les hallucinations deviennent très actives, il se
produit des réactions émotives avec anxiété et angoisse :
c'est ainsi qu'il raconte qu'à l'entrée d'une ville où les affidés
l'injurièrent et l'appelèrent onaniste, bien qu'il fût certain
de ne s'être jamais livré à ce vice honteux, des officiers le
poursuivirent, le sabre au clair, et qu'il ne dut son salut
qu'à la fuite.

Il se plaignit à la justice, se prépara en secret des médicaments pour se garer des affidés, couvrit la fenêtre de papier
pour les empêcher de regarder dans sa chambre ; se gen-
darma contre eux dans le vide avec un couteau.

Au moment de son admission, le patient est un homme
robuste, sans caractères de dégénérescence ; l'estomac offre
un catarrhe chronique ; le foie est engorgé ; les mains tremblent légèrement. Le patient prend l'asile pour un tribunal
et l'entourage pour des juges. Il se croit cité en justice à
cause de dénonciations que les affidés ont faites sur son
compte. Il est heureux de provoquer la lumière ; il présen-
tera sa défense et sera entièrement justifié. Les hallucinations persistent avec leur fonds habituel. Il fit encore la
découverte que l'on empoisonnait ses boissons, car elles

avaient un goût exécrable et une apparence bleuâtre. Il se
plaint de souffles à l'aide desquels on l'empêche de dormir
pendant la nuit. Le patient est tranquille, calme et sans
réaction émotionnelle ; il se contente de prendre des notes
pour sa défense et de marquer, jour par jour, les voix de ses
persécuteurs pour les faire servir à sa défense au moment
de l'enquête, qu'il croit proche. Ce n'est que par intervalle
qu'apparaissent en même temps que les hallucinations s'accroissent, des épisodes d'angoisses et d'anxiété avec excitation et moments de colère. Cependant la situation tend à
devenir stationnaire, le malade est de plus en plus indifférent et tend vers l'incurabilité (1).

2me *Forme.* — *Délire de jalousie.* — Il est une seconde
forme de délire des persécutions qui n'a peut-être pas avec
l'alcoolisme des rapports aussi intimes que celles dont nous
venons de donner la description, mais qui se développe
cependant fréquemment sur un fonds d'alcoolisme chronique, ou du moins chez des personnes qui ont depuis
longtemps fait des excès alcooliques.

Ce délire est celui que l'on pourrait appeler : délire de
jalousie.

Il est peut-être plus fréquent qu'on ne le pense et n'a pas
jusqu'ici suffisamment attiré l'attention. Déjà la démence
alcoolique nous a montré quelques idées de cette nature se
développant fréquemment pendant la période d'affaiblissement moral ; les malades ont des soupçons injustes et souvent ridicules au sujet de la fidélité de leur femme ; ils
l'accusent, sans aucun motif plausible, d'entretenir des
relations criminelles avec des personnes qu'ils désignent ;
et des disputes de ménages, des violences, des menaces et

(1) KRAFFT-EBING. *Lehrbuch der Psychiatrie* (obs. 146.)

des meurtres mêmes, peuvent être la conséquence de ces
idées délirantes qui ont cependant d'autant moins de réalité qu'elles sont moins isolées et que les autres symptômes
concomitants viennent davantage en démontrer l'absurdité
et l'état maladif.

C'est ainsi que Marandon de Montyel avait déjà écrit dans
la livraison de novembre 1878, des *Annales médico-psychologiques*, p. 412 : « Il est une particularité assez curieuse de
l'histoire de l'alcoolisme qui est aujourd'hui parfaitement
établie, bien qu'il soit assez difficile de l'expliquer : je veux
parler des conceptions délirantes de jalousie qui naissent
en l'absence de tout phénomène hallucinatoire, chez des
individus intoxiqués par les liqueurs fortes. On les voit
sans raison, alors que leurs femmes sont d'une moralité
éprouvée et reconnue pour telle par tout le monde, se convaincre qu'ils sont trompés et conformer leur conduite à
cette idée maladive. »

Ces idées arrivent souvent comme de simples épisodes
délirants au milieu d'un cortège de symptômes alcooliques
évidents, et il est alors difficile de ne pas les apprécier à
leur juste valeur. D'autres fois, le délire de jalousie reste
beaucoup plus exclusif, ne porte pour ainsi dire que sur les
rapports conjugaux ; les hallucinations peuvent faire complètement défaut. D'autres fois encore, elles viennent fortifier le malade dans ses convictions délirantes et déterminent souvent des actes de violence. L'excessive importance
médico-légale de cette question trop peu étudiée nous
engage à rapporter les observations très intéressantes qui
vont suivre.

Observation XLVII. — Le 19 octobre 1877, vers 7 1/2 h.
du soir, l'abbé X... rentrait chez lui lorsqu'un individu lui

tira, par derrière, un coup de feu et s'enfuit aussitôt. Le
nommé F..., qui avait autrefois adressé à l'abbé X..., des
lettres de menace et des accusations d'adultère, fut soup-
çonné et arrêté; il nia d'abord et convint ensuite être l'auteur de la tentative d'assassinat de l'abbé qu'il avait prévenu
par lettre, à qui il avait à reprocher d'avoir eu des relations avec sa femme et dont il avait réclamé 10,000 francs
de dommages-intérêts.

F... est âgé de 38 ans; c'est un homme de taille moyenne,
de constitution délicate et débile; on lui donnerait volontiers 45 ans. La physionomie est celle d'un homme habitué
et résigné à la souffrance, bien qu'un sourire un peu niais
et comme stéréotypé ne quitte guère son visage; son regard
est triste et manque de vivacité; il est convenable envers
tout le monde et facile à conduire; il ne se plaint jamais de
rien; il ne se préoccupe pas des conséquences que son affaire
peut avoir pour lui; ses nuits sont calmes et occupées par
le sommeil. On n'a remarqué chez lui que l'habitude de
sourire à tout le monde et une grande facilité à confier ses
malheurs conjugaux, réels ou imaginaires, à n'importe qui
cherche à le faire parler. Il prête une attention soutenue et
répond sans hésitation; la mémoire des dates seule est un
peu confuse; un de ses frères est mort maniaque avec
des idées de persécution, dans un asile d'aliénés.

F... s'est marié deux fois et c'est le second mariage que
l'abbé n'a pas craint de déconseiller, à cause des habitudes
d'ivrognerie de l'intéressé. C'est avec sa seconde femme
que F... accuse l'abbé d'entretenir des relations adultères.
Voici en abrégé comment F... fait lui-même l'historique de
son délire : entendant un soir sa femme se quereller avec
sa mère, il demanda la raison de cette dispute, et sa femme

ayant répondu « ce n'est rien » cela lui donna l'éveil et il se mit à espionner. Alors il l'entendit, un autre soir, dire tout bas : « oui, je le ferai, non je ne le ferai pas ; » puis il vit sa mère et sa femme devenir gaies ; il leur arrivait de rire en se cachant la figure. Quand sa femme sortait le soir pour aller au cabinet, elle courait rapidement. Un soir, il l'entendit dans les escaliers dire à sa belle-mère : « es-tu contente maintenant, » et celle-là répondre : « il y a longtemps que, si j'avais su cela, j'y serais allée. » « Et l'endroit ? » « Il ne le saura jamais. » Un autre jour sa belle-mère lui dit : « A-t-il compris ? » Et comme ma femme voyait que je prêtais attention, elle s'empressa de dire : psitt, psitt ! !. Puis une autre fois il entendit sa belle-mère dire à sa fille : « il est huit heures ; il y est, tu peux y aller ; » et comme j'avais l'air gai, ma femme répondit aussitôt « voilà qu'il s'aperçoit de quelque chose. » Et le samedi suivant, sa belle-mère s'écria encore : « s'il veut s'arrêter, nous nous arrêterons, s'il veut persister, nous devrons le suivre. » Il entendait à chaque moment sa mère se demander : « s'il voulait s'arrêter oui ou non, » qu'elle aurait bien voulu que tout cela s'arrêtât, mais qu'il ne voulait pas quitter et qu'il fallait bien qu'elle allât sous ses ordres.

De tout cela, F... a compris que sa femme le trompait d'autant plus qu'elle voulait encore mettre des cochonneries dans son manger pour se débarrasser de lui ; tantôt c'était de la benzine, tantôt des mouches ou des araignées qu'on introduisait dans sa soupe.

Plus tard, ayant entendu sa femme s'écrier : ah ! J... faut-il que ce soit toi qui aies perdu mon ménage ! et ayant appris que le curé de la paroisse s'appelait J..., il s'est bien vite convaincu que c'était là celui qui commettait

l'adultère avec sa femme. Il l'entendit encore répéter :
« En voilà un qui passe, qui fait comme moi, et l'on n'en
saura jamais rien. Tu as beau faire, où je fais mes affaires,
tu n'en sauras jamais rien. » « Il y était, il n'y était pas, »
« non il n'est pas venu au rendez-vous »

Convaincu de son fait, il va espionner à la sacristie et il
voit sa femme et l'abbé couchés dans la sacristie ; il les voit
réellement, car une lampe éclaire la place.

Alors le trouble hallucinatoire augmente ; les idées d'empoisonnement deviennent plus prononcées ; F... entend
dire : « mets lui cela de nouveau dans la soupe et ce sera
fini ; » M. le curé m'a dit qu'il te remarierait de nouveau
dans un an ; mais quel effet cela fera-t-il ? Il aura des
coliques, dormira et ne se réveillera plus. » Puis plus tard :
« As-tu mis l'affaire ? J'en ai jeté la moitié. » C'est faible, la
moitié suffira ; je ne veux seulement que l'affaiblir. Mais
comme il jetait chaque fois son manger ainsi empoisonné,
sa femme eut recours à d'autres moyens ; elle se procura un
poignard et il l'entendit dire : « faut-il que ce soit sa mère
qui assassine cet homme dans son lit ? il va venir deux
hommes pour l'assassiner. »

Puis il voit des horreurs, des atrocités sans nom. « Je
ressentais des coups au cœur lorsqu'il lui passait un bâton
par la matrice et qu'il lui frappait le cœur ; je me mettais
sur le passage de ma femme ; elle était toujours en larmes,
elle avait les yeux gros, elle était malade ; je ressentais
comme si on m'arrachait les entrailles ; il lui travaillait par
la nature avec ses mains avec des lames tranchantes ; il lui
avait cassé l'os de la matrice ; je crois même qu'il lui arrachait des choses dedans le ventre et qu'il les mangeait. »
Puis l'un et l'autre ont voulu coucher avec elle ; elle est
devenu femme publique.

Alors F... quitte sa femme et le domicile conjugal et cherche ailleurs un repos qu'il ne peut trouver chez lui; on le blague partout; on l'appelle le curé, le toqué; il a des misères, et quand il en a, c'est l'abbé qu'il accuse le plus.

Petit à petit, F... tombe dans la misère, puis dans le désespoir; il était tracassé, persécuté; il se fait alors tracassier et persécuteur; il commence par demander 10,000 fr. de dommage-intérêts au curé, va jeter des pierres dans ses carreaux et écrit pour le menacer de mort. Mais comme l'abbé ne veut pas céder, il ne reste à F... que deux partis à prendre: se jeter à l'eau ou commettre un crime. « Je voyais un homme qui me persécutait; je me décidai; je l'avais prévenu, tant pis pour lui; à lui à en supporter les conséquences. Il fallait que je fasse cela; cela me minait comme un ver rongeur. De là, le crime. »

F... est buveur; il buvait du cidre, du vin et un coup de cognac, quand il était tourmenté; il avait des pituites. Les auteurs du rapport n'hésitent pas à attribuer à l'intoxication alcoolique qui s'établissait lentement, les hallucinations qui viennent assaillir le malade; ils ont d'autant plus de raison d'avoir cette pensée, qu'en général quand F... a ses pituites, le trouble sensoriel augmente d'activité (1).

Observation XLVIII. — Luick, 56 ans, maçon, est admis à l'asile de Stephansfeld, le 21 juillet 1874. Sa sœur est aliénée; lui-même est marié, a six enfants et jouit de la réputation d'un homme honorable. Cependant il buvait assez bien, était assez souvent ivre, surtout dans ces derniers temps, et une fois même, à la suite de quelque résistance

---

(1) C. Bidault, Fortin et Broc. *Rapport médico-légal sur l'état mental de F..., atteint de délire des persécutions d'origine alcoolique.* (*Annales médico-pychologiques*, mai 1880. Résumé par l'auteur).

opposée par sa femme, il la maltraita, cassa la vaisselle et jeta la viande à la rue. Il était naturellement vif, irritable et porté à la violence.

Ce n'est que vers la septième année de son mariage qu'il commença à soupçonner sa femme de lui être infidèle ; ce fut la naissance de son deuxième enfant, dont la chevelure était noire, qui lui inspira ses premières idées de méfiance ; il voulut amener sa femme à lui avouer ses torts. A chaque nouvelle grossesse, ces idées reparurent et ne firent que s'accroître par la suite. Aucun des aides-maçons qui fréquentaient sa maison n'était exempt de ses soupçons, et plus ils quittaient en grand nombre sa demeure, plus les soupçons de L... devenaient prononcés. Plus tard, ce ne furent plus seulement les intimes, mais même les étrangers, les premiers venus qui devinrent l'objet de ses soupçons. Dès lors, il espionna et maltraita sa femme, menaça et violenta ceux qu'il supposait être ses amants. Un jour, il cassa une épée sur le dos de sa femme ; un autre jour, il voulut poignarder un maçon ; une autre fois encore, il menaça d'un coup de couteau un maître maçon s'il ne voulait avouer le forfait qu'il lui reprochait. Il chargeait ses aides de suivre sa femme pour l'espionner. En même temps le patient négligeait sa besogne, devenait un hôte assidu du cabaret, buvait chaque jour davantage et, après bien des déboires conjugaux, finit par être colloqué.

A son entrée à l'asile, on constate chez lui une bonne santé physique ; le côté droit de la face semble légèrement affaibli, la langue est plutôt déviée vers la droite ; l'appareil sensoriel est intact ; pas d'athérome artériel ; on constate un léger tremblement des doigts ; les muscles des lèvres tremblent au moment de la parole.

Le malade se plaint vivement de la conduite de sa femme et s'emporte en accusations contre elle : deux années à peine après le mariage, elle l'aurait déjà trompé ; elle se donnerait au premier venu et aurait déjà eu des relations avec tout le monde. Il cite les faits qui donnent raison à ses appréciations, allègue des dates exactes, indique les personnes avec noms et prénoms, connaît les témoins et donne ainsi à ses récits toutes les apparences de la vérité. Il est vrai qu'il n'a jamais absolument rien vu par lui-même des faits monstrueux qu'il reproche à sa femme ; seulement il a pu remarquer les préliminaires et la suite des actes ; il a vu, entendu et observé des particularités dont la coïncidence avec les faits était si concluante et si manifeste qu'il s'étonne qu'on puisse seulement mettre ses affirmations en doute. Il affirme ne pas être aliéné et a même une très haute opinion de ses capacités intellectuelles et morales. Il ne nie pas avoir usé des boissons alcooliques, mais affirme n'en jamais avoir abusé ; il souffre de douleurs lancinantes dans les membres.

L'inquiétude qui se remarquait dans sa manière d'être, le tremblement des membres, l'état d'hébétude de son facies diminuèrent peu à peu ; le sommeil, d'abord troublé, redevint normal ; le malade s'accoutuma aux habitudes de l'établissement, lia connaissance avec ses camarades, fut serviable, obséquieux même à l'égard du personnel médical, tout en faisant, sous-main, son possible pour parvenir à quitter l'asile. Il n'existait, du reste, chez lui, en dehors du délire de jalousie, aucun phénomène anormal ; les hallucinations faisaient défaut. Il est vrai que l'intelligence semblait peu développée et le malade peu perspicace ; mais l'on ne parvint à constater ni perte de mémoire, ni affaiblissement des facultés. Du reste, l'inanité de ses idées de jalousie finit par être reconnue et elle était d'autant plus manifeste que sa femme était une personne déjà décrépite et d'une honorabilité parfaitement établie. Son fils rapporte que son père lui a démontré que sa mère pouvait se rendre invisible.

Il fut déclaré aliéné (1).

Observation XLIX. — T..., 36 ans, serrurier, marié depuis neuf ans et père de deux enfants, dont l'un mourut de convulsions , n'offre aucune prédisposition héréditaire aux affections cérébrales ; n'a fait qu'un typhus en 1864. Depuis sa jeunesse déjà, il s'adonne fortement aux boissons alcooliques. Le mariage ne fut guère heureux, et depuis longtemps T... soupçonne sa femme d'infidélité, bien qu'il n'ait aucune raison plausible, et va jusqu'à la maltraiter. En 1868 et 1876, on le punit d'emprisonnement pour violence. Dans ces derniers temps, il s'adonne de plus en plus aux excès de boissons, néglige son travail et malmène son épouse ; il devient irritable, brutal et commence à offrir des symptômes d'alcoolisme chronique.

En novembre 1876, il eut une violente discussion avec sa femme, parce que celle-ci manifestait le désir d'obtenir la séparation ; il entra en fureur, commit sur sa femme des actes de violence qui mirent ses jours en danger, fut arrêté, mais ne conserva pas le moindre souvenir de cet acte posé évidemment dans une période d'excitation maladive. En prison, le chagrin de voir sa femme poursuivre l'action en divorce, amena une nouvelle crise furieuse pendant laquelle il se donna un coup de couteau dans le côté gauche ; et ici

---

(1) SCHAEFER. *Uber zwei Fälle bemerskenwerthen form der alkoholischen Wahnsinns (Allgemeine Zeitschrift für Psychiatrie*, vol. 35, p. 219. Traduit et résumé par l'auteur).

encore, le souvenir de cet acte de violence fut excessivement restreint.

Quelle était sa situation mentale?

Le rapport médico-légal établit chez lui l'existence d'un affaiblissement intellectuel et moral, d'une irritabilité excessive, d'une grande émotivité et d'un délire de jalousie que rien ne pouvait justifier, de tremblement, d'insomnie, de réveils en sursaut, d'inquiétudes et de catarrhe stomacal. En présence de cet état d'alcoolisme chronique, le rapport conclut à l'irresponsabilité et il n'y eut pas de condamnation.

Mais déjà le 6 décembre 1879, la justice eut de nouveau à s'occuper de lui; dans un moment de vive surexcitation, il avait fait à sa femme des menaces de mort, donnant toujours pour cause ses dissensions avec elle; ce serait une Xantippe; le dimanche et les jours de fête, il n'y a pas moyen de tenir ménage avec elle (ce sont les jours où il est le plus profondément enivré); sa femme ne lui serait pas restée fidèle; elle aurait déjà trompé son premier mari qu'elle aurait, par sa conduite, poussé au tombeau. Ce serait le chagrin occasionné par l'inconduite de sa femme qui serait la cause de ses excès de boissons. Il n'a pas de preuves positives de ses dérèglements, mais il ne peut qu'en être convaincu quand il considère l'usage qu'elle fait de son argent et la longue durée de ses absences, chaque fois qu'elle sort pour faire une commission. Sa conduite avec les hommes est beaucoup trop libre et elle leur fait des œillades dès qu'ils entrent dans la maison; telles sont les réponses qu'il fait aux questions qu'on lui adresse.

Et sa femme est une personne décrépite, de 47 ans, jouissant du reste d'une excellente réputation. On plaça T...

dans un asile d'aliénés, mais sa femme finit par se laisser convaincre et le reprit chez elle. Il resta calme et se conduisit bien pendant quelques mois; puis recommença son ancienne conduite qui consistait à boire et à maltraiter sa femme. Un beau jour, il lui fracassa la tête et essaya d'en finir avec la vie en se donnant un coup de couteau dans le ventre. On parvint à le sauver et il fut définitivement colloqué. Il présente une dégénérescence morale déjà très avancée et n'offre qu'un bien faible repentir de l'acte horrible qu'il a commis (1).

Observation L. — B..., 31 ans, a un père et un frère aliéné; lui-même a l'intelligence peu développée; est bonasse, affairé, et ne supporte aucunement l'alcool. Il se marie en 1871; mais le mariage n'est pas heureux, et le patient s'adonne à la boisson. Bientôt apparaissent de la céphalalgie, des vertiges, des vomissements pituiteux, du tremblement, des bourdonnements d'oreilles, de l'insomnie et des dérangements gastriques. Le malade devient irritable, insupportable et commence par faire à sa femme des reproches d'infidélité conjugale. Il remarque que sa femme échange avec un garçon boucher des regards amoureux, qu'elle court après lui et néglige la besogne du ménage. Plus tard, il soupçonna qu'elle laissait coucher son concurrent dans son lit, prétendant qu'il l'avait plusieurs fois vu faire le guet; il le poursuivit et soutint l'avoir vu fuir à travers la forêt.

Il fut démontré que ses affirmations n'étaient que des illusions et du délire.

Pendant la nuit du 20 mars, l'on remarqua que B... était

(1) KRAFFT-EBING. *Lehrbuch der Gerichtlichen Psychopathologie;* *Beob.*, 54, p. 175. Traduit par l'auteur.

très inquiet ; il se leva et alla espionner son adversaire.

Le 21 au matin, il était persuadé que celui-ci avait occupé sa place dans le lit conjugal ; et quand il eut aperçu quelques traces blanches de mucus, il fut convaincu de son fait. Dès lors, il resta fort excité, semblant ruminer un mauvais coup, jusqu'au 26, jour auquel il disparut en prononçant ces mots : je reviendrai ce soir et alors tout ira bien.

Pendant la nuit du 26, il espionna celui qu'il croyait lui avoir ravi son honneur, et dès qu'il le vit ouvrir la porte, il lui envoya un coup de fusil, cacha l'arme et revint tout troublé à la maison, disant à sa femme : « tu vas voir, j'ai fait quelque chose de fameux. » Ruminant en lui-même et quelque peu égaré, il se rendit à la campagne, et quand l'après-midi, en rentrant, il vit venir les gendarmes, il alla audevant d'eux, avoua son crime, mais prétendit qu'il s'était borné à vouloir effrayer l'individu. Quand il apprit que celui-ci était mort, il s'écria : « dans ce cas, je vais être pendu ; mais c'est égal ; je n'étais plus tranquille ; la tête m'était trop drôle tant que j'ai su que l'individu était là.

Il se sépara avec froideur de sa femme, lui disant : « c'est ta faute : tu m'as conduit si loin. »

Pendant son interrogatoire, il avoua son crime, mais en maintint fortement les motifs délirants. Il est sombre, déprimé, se plaint de céphalalgie, vertiges, bourdonnements d'oreilles, insomnie ; souvent il voit celui qu'il a assassiné entrer par la fenêtre ; d'autres fois, ce sont de petites bêtes ou de petits hommes qui courent sur la muraille ; le plancher vacille sous ses pas. Il existe en outre du tremblement des mains et de la langue, un catarrhe stomacal, des vomissements et de la constipation ; le maintien est incertain. La nutrition est mauvaise ; les pupilles inégales.

Le patient se trouve constamment dans des dispositions morales dépressives; se plaint d'anxiété précordiale; il n'abandonne en rien ses idées délirantes; il qualifie le crime qu'il a commis de malheur qu'il lui eut été impossible d'éloigner.

Pendant l'année 1875, la plupart des symptômes de l'alcoolisme chronique se dissipèrent; depuis le commencement de février, l'on ne constata plus la moindre hallucination; le délire de jalousie disparut ensuite pour faire place à un état de raison parfaite (1).

Les différentes observations que nous venons de rapporter caractérisent d'une manière nette et précise cette forme de délire de jalousie d'origine alcoolique, qui peut constituer une forme presque exclusive, comme le montre les observations XLIX et L. Ce sont les cas de cette nature qui seuls peuvent offrir quelques difficultés médico-légales. Cependant nous croyons positivement que ces difficultés ne sauraient résider que dans le diagnostic de l'affection; car une fois celle-ci bien constatée, l'irresponsabilité doit en être la conséquence. Si des exemples d'une pratique contraire ont pu être rapportés, ce n'est pas dans l'appréciation théorique de l'imputabilité que se trouvait la divergence d'opinions, mais dans le fait en lui-même, le tribunal n'ayant pas considéré l'inculpé comme aliéné. Tel est le cas rapporté par Marandon de Montyel (2). Cet accusé, s'enivrant très fréquemment, se croyait trompé par sa femme; la conduite de celle-ci n'avait jamais donné lieu au moindre soupçon; elle avait auprès de tous une solide réputation

(1) KRAFFT-EBING. *Lehrbuch der Psychiatrie.* (Observ. 130; traduit par l'auteur.)

(2) *Annales médico-psychologiques;* 1878, p. 413.

d'honnêteté; le mari la surveillait en vain, et pourtant il était de plus en plus convaincu d'être la risée du quartier. Un soir, de retour du cabaret, il trouva, causant avec sa femme, près du feu, un ami qu'il venait de quitter et qui s'était arrêté chez lui. Nul doute, se dit-il, voici mon rival, et il s'élança sur lui. Une lutte terrible s'engagea, et le mari, plus vigoureux, fit passer par la fenêtre l'infortuné visiteur qui se fractura le crâne en tombant et succomba quelques heures après.

L'agresseur fut condamné par la cour de Rennes, à six ans de réclusion. Il nous semble qu'un rapport médico-légal bien fait fut parvenu à établir l'état de folie du malheureux alcoolisé. Ces constatations ne sont, du reste, pas bien difficiles et là même où les hallucinations ne sont pas évidentes, les idées de jalousie de ces malades offrent tous les caractères d'un délire réel.

Délire mégalomaniaque alcoolique. — Cette forme de délire chronique est beaucoup plus fréquente qu'on ne pourrait le supposer; c'est d'ordinaire un délire des persécutions, à forme chronique, mais où les idées de persécutions sont presque complètement effacées ou rejetées dans l'ombre par des conceptions ambitieuses.

Les observations suivantes en donnent quelques exemples.

Observation LI. — T. H..., âgé de 44 ans, n'offre aucun antécédent héréditaire; il est assez mal doué au point de vue intellectuel, et son caractère est vain et orgueilleux. De mauvaises affaires le forcèrent à abandonner l'établissement qu'il gérait, et à se faire ouvrier. Depuis lors, il s'adonna aux excès alcooliques, sans toutefois jamais avoir de delirium tremens. A la suite d'une fièvre gastrique, il devint méfiant et soupçonneux à l'égard de sa femme, avec laquelle il avait jusqu'alors vécu en bonne intelligence. Il commença à craindre qu'on en voulait à sa vie; il entendait pendant la nuit du vacarme devant sa maison et des voix nombreuses qui le menaçaient, lui lançaient des injures, des calomnies, l'accusaient de rapports contre nature avec une chèvre. Au milieu de cette situation, il en arriva à former des projets de suicide. Au moment de son admission à l'établissement, il présente les symptômes suivants : figure amaigrie; facies rougi; les artères frontales sont rigides; la pupille droite est plus dilatée que la gauche; le côté gauche de la figure est affaissé; les muscles de la face tremblent au moment de l'articulation de la parole. En dehors de là, la parole est nette; les mouvements de la langue sont libres; les battements du cœur sont faibles, mais nets; il se plaint de pesanteur frontale et d'insomnie. Il n'y a pas d'autre lésion organique. Tout en protestant contre la mesure qui le retient colloqué, il dévoile cependant une persécution dont il serait l'objet déjà depuis longtemps : il prétend qu'il est poursuivi par des voix qui le menacent; d'abord, c'était un chat qui était constamment dans son chemin; puis c'étaient des coups de fusils qu'on avait tirés sur lui, car il avait entendu dire : « ces coups te sont destinés. »

Dans ces derniers temps, son ouïe serait devenue beaucoup plus impressionnable; il entend d'abord des voix derrière la porte, qui disent qu'il doit mourir; actuellement ces voix sont continues; tantôt c'est celle de sa femme qui lui crie qu'il est devenu un cheval, et alors il éprouve une odeur de cheval; tantôt c'est celle de Dieu, et alors il ressent dans la bouche le goût de l'hostie. La voix de Dieu le renseigne sur tout son passé, notamment sur ce fait : que sa femme l'aurait déjà poursuivi, dans sa jeunesse,

sous forme d'un chat ; qu'elle se serait donnée à un chien qui
devint plus tard diable, qu'elle aurait un morceau du diable
dans son corps et qu'elle aurait ainsi acquis un pouvoir
sur sa puissance génératrice. Sa femme serait l'impératrice,
l'empereur du diable. La voix de Dieu lui dit encore que la
religion est en conflit ; qu'il sera choisi comme grand arbitre du différend, qu'il deviendra empereur d'Allemagne.
Parfois il entend dans son ventre une demi-douzaine de
voix, les lois des différentes religions, etc., etc. ; parfois il
voit la figure d'un assistant se transformer en celle de
l'empereur, avec des cornes. Les médecins et les malades
connaissent toutes ses pensées. Ses dispositions morales
sont plus ou moins expansives ; il est lui-même assez excitable ; il se donne pour l'homme le plus malin de la terre,
et dans son orgueil, vit à l'écart de la société au milieu de
laquelle il se trouve. Au bout de treize mois de traitement,
le malade est abandonné comme incurable (1).

Il nous resterait, pour terminer ce chapitre, à faire la
médecine légale de l'alcoolisme psychique ; mais nous
n'avons pas cru devoir allonger encore ce mémoire, probablement déjà trop long, par des considérations qui ne nous
semblent offrir aucune particularité remarquable.

L'alcoolisme psychique, depuis la plus simple jusqu'à la
plus compliquée de ses formes, constitue un état d'aliénation mentale véritable, ne présentant absolument aucune
différence avec la folie ordinaire de cause non alcoolique.
La seule forme qui affecte une spécificité réelle, le delirium tremens, ne saurait offrir la moindre difficulté ni le

(1) NASSE. *Uber Verfolgunswahnsinn der geistesgestörten Trinker.*
(*Allgemeine Zeitschrift für Psychiatrie;* Band 34, p. 167; traduit par
l'auteur).

moindre doute au point de vue médico-légal; l'irresponsabilité complète est la seule qu'on puisse lui opposer. Les actes de violence et les crimes ne sont pas bien rares dans le délire des buveurs; nous pourrions en rapporter ici plusieurs exemples qui ne feraient, du reste, que confirmer une règle universellement suivie jusqu'à ce jour et dominée par cette considération que le delirium tremens n'est pas une forme d'ivresse que l'on peut se donner volontairement, mais une folie dont la genèse est indépendante de la volonté humaine et souvent même indépendante, immédiatement au moins, de l'alcool que l'on boit.

CHAPITRE V.

ALCOOLISME HÉRÉDITAIRE.

Les liqueurs alcooliques n'affectent pas seulement l'individu qui en abuse, elles atteignent encore sa descendance et expose celle-ci à des désordres plus au moins graves.

L'ensemble des manifestations pathologiques, ainsi transmises à l'enfant par l'un ou l'autre de ses parents alcoolisés, s'appelle alcoolisme héréditaire.

Malgré les nombreux travaux entrepris sur ce sujet, une certaine obscurité règne encore sur la nature et les phénomènes de cette transmission dont il n'est pas toujours facile d'isoler les différents facteurs. L'hérédité psychopathique et névropathique vient souvent unir ses effets à ceux de l'alcoolisme lui-même et donne alors lieu à des manifestations multiples, variées, au milieu desquelles il est peu aisé, si pas impossible, de suivre celles qui dépendent uniquement de l'alcool.

Une autre cause d'obscurité, c'est que les excès alcooliques ne constituent pas toujours l'alcoolisme et que, d'un autre côté, l'alcoolisme peut exister sans excès alcooliques réels. Il ne suffit pas d'avoir noté dans les antécédents : abus d'alcooliques, voire même ivrognerie comprise dans un certain sens restreint, pour justifier l'existence de l'alcoolisme; celui-ci exige un ensemble de symptômes, il est vrai d'ordinaire caractéristiques, mais sans lesquels, l'abus même excessif des liqueurs ne saurait laisser supposer l'intoxication.

Ce sont là des extrêmes dont il faut pouvoir se garder dans l'appréciation de l'alcoolisme héréditaire, et ils n'ont pas été sans assombrir quelque peu un tableau déjà assez chargé. Si tant de familles, nous ne dirons pas d'alcoolisés, mais de buveurs, restent indemnes de toute tare héréditaire, c'est que, ou bien les excès n'avaient pas produit d'alcoolisme, ou bien que l'alcoolisme n'avait pas trouvé, pour développer ses manifestations morbides, un terrain assez bien approprié par différentes prédispositions.

L'on ne nous semble pas avoir toujours suffisamment tenu compte de ces différentes observations dans l'appréciation de l'alcoolisme héréditaire.

Historique. — L'alcoolisme héréditaire, bien qu'il y ait à peine quelques années que l'on semble en étudier les manifestations, était connu de la plus haute antiquité. La mythologie nous apprend que Vulcain, boiteux, fut conçu par Jupiter enivré de nectar. Jeune homme, dit Diogène à un enfant stupide, ton père était ivre lorsque ta mère t'a mis au monde. Aristote croyait qu'une femme adonnée à l'ivrognerie engendrait des enfants ivrognes et Plutarque affirme que le buveur donne naissance à des enfants qui s'adonnent au même vice. La législation de Lycurgue favorisait l'ivrognerie chez les tributaires et les vaincus pour étouffer en eux les saines aspirations et développer les instincts et les appétits qui devaient les conduire fatalement à n'être plus qu'un peuple d'esclaves. A Carthage, une loi défendait toute autre boisson que l'eau, le jour de la cohabitation maritale. Hippocrate remarqua et signala les effets fâcheux de l'ivresse sur le produit de la conception. Amyot, en 1550, disait que l'ivrogne n'engendrait rien qui vaille. Bacon rapporte que beaucoup d'idiots et d'imbéciles sont nés de parents adonnés à l'ivrognerie, et quelques vers d'une pièce de Molière prouvent que si la science n'était pas encore bien explicite sur ce sujet, la fâcheuse influence de l'alcool sur la descendance était loin d'être ignorée dans le domaine public.

Plus rapprochés de nous, Darwin, Roesch, Cox, Lippich et Friedriech constatent que toute maladie provenant de l'abus des liqueurs fermentées ou des spiritueux peut se transmettre jusqu'à la troisième génération en s'accroissant graduellement, jusqu'à l'extinction complète de la famille si le point de départ persiste. Puis ces auteurs reconnaissent à l'alcoolisme des parents une fâcheuse influence sur la santé des enfants, qui sont disposés aux congestions cérébrales, à l'hypocondrie, à l'idiotisme, aux aberrations intellectuelles et à la démence.

Mais les premières études sérieuses datent du savant aliéniste Morel; c'est lui qui jeta les bases de l'alcoolisme héréditaire dont ses successeurs se sont bornés à développer les éléments.

Description. — Deux formes générales doivent être admises :

1° Hérédité de similitude. Alcoolisme héréditaire homotype;

2° Hérédité de transformation. Alcoolisme héréditaire hétérotype.

Dans la première forme (homotype), le générateur se borne à transmettre à sa descendance sa propre affection, c'est-à-dire, ou bien sa tendance alcoolique, ou bien les symptômes de son alcoolisme; dans la seconde, l'état mental de l'alcoolisé se transforme dans les nombreuses manifestations nerveuses dont le cerveau humain peut être le siège. La première forme est peut-être celle que l'on constate le plus fréquemment en dehors de toute autre influence nerveuse.

Il n'est plus un aliéniste qui aujourd'hui puisse mettre en doute cette hérédité directe — les exemples en sont nombreux et frappants — seulement il est facile de comprendre qu'elle doive se tranmettre dans des conditions excessivement variables; elle est, du reste, loin d'être fatale, mais les auteurs ne sont nullement d'accord sur la fréquence de sa transmission : tandis que Dodge (1) la considère comme au moins aussi transmissible que la scrofule, la tuberculose et la folie; d'autres lui font une part beaucoup moins large. Sur 379 ivrognes admis à l'asile de Binghamton (New York), 180 étaient des buveurs héréditaires; c'est donc à peu près une proportion de 1 sur 2. Cette proportion, qui semble excessive, a été recueillie dans un asile d'aliénés; celle trouvée par Baer, chez les prisonniers, donne une moyenne très approximative de 1/4, qui se décomposerait comme suit, d'après les différents pays où on l'a observée :

Prusse	22 %	de buveurs héréditaires.	Saxe	10 %
Bavière	34 %	—	—	Baden 19 %
Wurtemberg	19 %	—	—	Alsace 22 %

(1) *Report from the select committee on habitual Drunkards.*

Rien que la différence de ces extrêmes, 10 à 34 %, prouve l'excessive réserve avec laquelle il faut admettre les renseignements statistiques concernant cette question spéciale et, du reste, celle de l'alcoolisme en général.

L'ivrognerie héréditaire, c'est-à-dire la simple appétence pour les boissons alcooliques, transmise des parents aux enfants, se présente dans les conditions les plus variées, et il serait difficile de l'assujettir à des lois exactes. Il n'est pas absolument rare de la voir affecter chez les descendants la même physionomie, les mêmes caractères et la même marche que l'on remarquait chez les ascendants; parfois elle est fort précoce; d'autres fois, elle est très tardive. On peut cependant dire qu'en général l'ivrognerie héréditaire se développe davantage dès le jeune âge et augmente d'une manière inquiétante aux époques des grandes révolutions de l'économie : puberté et ménopause.

Certains auteurs ont nié l'hérédité de l'ivrognerie, en mettant ce vice sur le compte des mauvais exemples que rencontrent dès leur jeune âge les enfants du buveur. Il est plus que probable que nombre de ceux qui s'adonnent à la boisson ont puisé dans la vie intime du ménage leur passion désordonnée; mais vouloir ériger cette exception en règle, c'est aller à l'encontre de l'observation qui prouve que plus d'un de ces malheureux prédisposés a suivi la voie désastreuse de ses ascendants, alors même qu'il était élevé bien loin des funestes exemples de ses parents, et que plus d'un d'entre eux ne s'adonne à l'ivrognerie qu'à un âge avancé, alors que l'effet de l'exemple a disparu depuis longtemps. C'est la fatale hérédité, et rien d'autre, qui le pousse.

Cependant l'hérédité ne consiste pas toujours dans cette véritable appétence pour les boissons alcooliques; dans ce goût désordonné pour l'alcool, en dehors de tout autre excitant. L'hérédité se traduit souvent par un état névropathique qui se caractérise par une irritabilité, une instabilité, une disposition morale vicieuse, une inquiétude morale qui imposent pour ainsi dire au malheureux qui en est atteint, le besoin d'un excitant capable de remédier à cét état intérieur.

L'ivrognerie héréditaire est en général soumise à la plupart des lois de l'hérédité névropathique et psychopathique ; c'est ainsi qu'elle peut être immédiate ou médiate, provenir des parents eux-mêmes ou des arrière-parents, en sautant une ou même plusieurs générations ; des observations curieuses en ont été rapportées.

Si l'alcoolisme engendre la tendance aux alcooliques et si le penchant aux excès de boissons est engendré par l'alcoolisme et l'ivrognerie, cette tendance funesto peut aussi naître par transformations héréditaires, c'est-à-dire provenir des maladies mentales et nerveuses les plus diverses : des exemples nombreux prouvent que la folie, la psychopathie et la névropathie engendrent l'alcoolisme ou plutôt l'appétence pour les boissons alcooliques. Malheureusement les conditions auxquelles sont soumises ces diverses transformations nous sont encore absolument inconnues.

Telle est la première variété d'alcoolisme héréditaire homotype ; c'est simplement la transmission d'un défaut, d'un vice des parents à l'enfant.

Une seconde variété de cette même forme est beaucoup plus discutée et plus discutable : elle consiste, à proprement parler, dans l'existence de la plupart des symptômes de l'alcoolisme chronique chez la descendance, sans qu'il y ait eu chez elle d'abus alcoolique capable de les produire. De même que l'épileptique ou l'hystérique transmet l'épilepsie ou l'hystérie à sa descendance, de même l'alcoolisé, cette fois, et non plus le buveur, pourrait transmettre à sa descendance, non plus son vice, mais l'alcoolisme tout formé en tant que diathèse, qu'ensemble symptomatologique. La sensibilité est pervertie chez les descendants des alcoolisés; les membres inférieurs sont généralement plus atteints; ce sont des fourmillements, des picotements, des sensations de chaud et de froid, de l'hyperesthésie, plus rarement de l'anesthésie, des névralgies mal limitées, mobiles, qui n'affectent pas le trajet du nerf, mais passent de la tête aux membres, aux articulations, parcourant successivement tout le corps sans respecter les viscères, qui présentent des tiraillements parfois très douloureux; céphalalgie, migraines fréquentes. La vision peut se troubler; les objets tremblent sous les yeux; les vertiges, les éblouissements ne sont pas fort rares; ils augmentent avec l'insomnie, qui est fréquente. Chez plusieurs malades on observe des troubles digestifs, malgré une sobriété parfaite ou une vie régulière; ce sont des tiraillements d'estomac, du pyrosis, de l'appétit capricieux ou nul, des diarrhées, suites de mauvaises digestions. L'impuissance est presque absolue. Ces malades sont excessivement sujets aux troubles hallucinatoires; des hallucinations de la vue et de l'ouïe surviennent sous l'influence des moindres causes; ils ont le tremblement facile et la motilité est affaiblie et délabrée.

Observation LII. — Henri D..., entre le 15 mars 1875, pour une bronchite. Père, charretier, ivrogne, tremblait beaucoup des membres supérieurs et avait de la pituite; il est mort écrasé par sa charrette. Mère bien portante, mais boit quelquefois la goutte, le matin. Elle a fait une fausse couche Sœur morte à 16 ans, d'une fluxion de poitrine avec délire; elle avait des vertiges et des pertes de connaissances épileptiformes.

Le malade est artilleur, ancien cultivateur; il a eu une fièvre typhoïde, à 19 ans, avec délire, lui a-t-on dit. D'après les commémoratifs fournis par lui et par ses camarades, il ne fait aucun excès de boissons; nous nous en sommes, du reste, assuré par nous-même, après sa maladie. Très pauvre, n'ayant eu que sa paie, la boisson lui était naturellement interdite. Sans être méchant, il est colère, emporté, d'une intelligence peu développée, sans aucune instruction. La tête est petite mais régulière; il est grand et mince. A son arrivée, outre les râles de la bronchite dont il est atteint, nous sommes frappé par l'insomnie, mêlée de cauchemars, qu'il présente. C'est ainsi que dès qu'il s'endort, il se réveille en sursaut, se croit en prison devant un conseil de guerre, ou encore il rêve qu'il est à la campagne et voit des loups lui enlever ses moutons, il engage avec eux une lutte terrible d'où il sort baigné de sueur. Ces cauchemars lui sont habituels, bien que moins accentués depuis sa jeunesse. Il présente en outre un léger tremblement des lèvres et de la langue, une hyperesthésie générale, au point que le moindre contact peut le faire tressauter sur son lit; il rejette ses couvertures pour tâcher de calmer les fourmillements et les picotements qu'il ressent dans les jambes surtout, mais il ne peut y parvenir; douleur au creux épigastrique et appétit capricieux; ces symptômes diminuent sous l'influence de 3 grammes de chloral et de 30 grammes d'alcool. Le malade sort guéri de sa bronchite, mais les symptômes névropathiques ont peu diminué (1).

(1) GENDRON. *De l'alcoolisme héréditaire.* (*Thèse*; obs. XXIV.)

Observation LIII. — Langlois, 20 ans, couturière, née à Paris, entre le 6 février, à la salle Sainte-Geneviève, à la Pitié. Père alcoolique, mort à 46 ans d'une fluxion de poitrine; mère bien portante, non nerveuse; sœur morte à 18 mois.　　　．

La malade présente du strabisme de l'œil droit, une hémiplégie légère à gauche, une grande susceptibilité nerveuse, de la céphalalgie habituelle, revenant par accès. Sa taille est moyenne; elle voit peu de l'œil droit qui offre une taie; depuis son enfance, elle présente une grande faiblesse dans le bras gauche; le mollet gauche est plus petit que le droit, mais presque aussi fort. L'ouïe est bonne des deux côtés. Jusqu'à l'âge de 4 ans, elle a eu des convulsions fréquentes, aujourd'hui elle est colère, nerveuse et emportée. Depuis sa jeunesse, elle est agitée la nuit et se réveille en sursaut. Jusqu'à 13 ans, elle a eu des hallucinations, surtout pendant la nuit (fantômes), parfois si effrayantes qu'elle se levait épouvantée. Elle a des crampes dans les mollets et des fourmillements, des tremblements très accusés des membres supérieurs, une impressionnabilité très grande. L'appétit est médiocre. La céphalalgie, qui a commencé il y a 4 ans, présente toutes les semaines des exacerbations et s'accompagne de vertiges et d'étourdissements. Réglée à 14 ans, elle l'a toujours été régulièrement, sauf depuis un an. Aucun désir vénérien; dyspepsie habituelle; le matin elle a des nausées sans vomissements. Elle a de l'insomnie pendant son séjour à l'hôpital; sa physionomie est agitée; ses lèvres tremblent. Le chloral la fait dormir; mais elle sort de l'hôpital à peu près dans le même état qu'à son entrée (1).

(1) GENDRON. *Ibid.*; (obs. XXIII.)

Les observations XXIX et XXX du même auteur sont conçues dans le même genre.

Tel serait le véritable alcoolisme héréditaire; cet état névropathique, du reste assez mal caractérisé, n'est guère fréquent, et ses conditions pathogéniques nous semblent encore insuffisamment établies. Les observations de Gendron sont incomplètes au point de vue de la description de l'alcoolisme des ascendants; ce mot ne suffit pas en général pour caractériser la situation pathologique et encore moins pour en déduire les importantes conclusions auxquelles l'on s'est arrêté.

Les formes hétérotypes de l'alcoolisme héréditaire sont mieux déterminées et plus concises. La manifestation la mieux établie est l'épilepsie et les convulsions, tant de l'adulte que du jeune âge. L'hérédité alcoolique produit chez la descendance une excitabilité réflexe sous l'influence de laquelle les convulsions naissent avec une facilité extrême. Les nombreuses observations consignées dans la science rendent ce fait indubitable. Une même mère donne naissance, avec un homme très sobre, à des enfants bien portants et bien constitués et engendre, avec un homme alcoolisé, des épileptiques ou des enfants atteints de convulsions dans leur jeune âge. Du reste, la statistique prouve la fréquence excessive des affections convulsives et épileptiques chez les enfants des alcoolisés, et dans un nombre donné de convulsifs, l'ascoolisme des ascendants figure pour un chiffre très élevé. Ainsi sur 83 malades atteints d'épilepsie ou d'éclampsie, 60 avaient des parents alcooliques, 23 n'offraient aucun signe de cette dégénérescence; ce qui revient à dire qu'environ les 3/4 des épileptiques ont une origine alcoolique.

L'éclampsie du jeune âge n'est pas moins fréquente que l'épilepsie de l'âge adulte : dans 60 familles d'alcoolisés dont il y avait 169 survivants, 48 de ceux-ci avaient offert des convulsions dans leur jeune âge ; sur 23 familles non alcoolisées dont 79 membres survivaient, 10 seulement avaient été éclamptiques pendant leurs premières années.

Une autre forme d'alcoolisme héréditaire hétérotype est cet état de névropathie générale qui, chez la femme, se traduit par certaines formes sensitivo-intellectuelles de l'hystérie, et chez l'homme, par cette affection si bien décrite par Bouchut, sous le nom de nervosisme, et dont la variété presque infinie de dénominations qu'on lui a données, prouve suffisamment la variété de forme et d'aspect qu'elle peut revêtir ; dans les cas d'hérédité alcoolique, ces différentes affections nerveuses paraissent même offrir certaines particularités qui, sans être caractéristiques ni constantes, rappellent cependant, jusqu'à un certain point, leur origine alcoolique Les fonctions digestives sont le siège de lésions multiples, surtout de nature nerveuse, dyspepsie, gastralgie, vomissements ; des phénomènes d'hyperesthésie occupent les membres et le tronc comme les organes des sens ; le sommeil est mauvais, agité, tourmenté par des rêves et des cauchemars ; les forces musculaires sont affaiblies ; le caractère est difficile, capricieux, irritable ; l'humeur changeante, etc., etc.

Une fois sur cette limite, il devient cependant difficile de faire une distinction entre cette variété d'alcoolisme héréditaire hétérotype et le véritable alcoolisme homotype.

Observation LIV. — Charles H..., 42 ans, cultivateur, fils d'un père alcoolique et d'une mère morte d'une fluxion de poitrine. Sœur morte tuberculeuse.

Il a eu, étant jeune, des convulsions; puis il s'est développé normalement; il est grand, maigre, peu robuste; il y a quelques années, il commença à éprouver des névralgies mobiles, sautant avec la plus grande facilité d'une région à une autre, de la céphalalgie et des troubles de l'estomac.

Voici les symptômes qu'il présente actuellement : fourmillements et picotements, parfois très douloureux, dans les membres inférieurs et supérieurs; ces phénomènes ne paraissent pas augmenter la nuit et s'accroissent plutôt le jour, à heure variable. De véritables douleurs erratiques lui parcourent le corps; de la céphalalgie opiniâtre, du tremblement léger, de la gastralgie s'accompagnant de nausées et parfois de vomissements. Sensation de barre sur la poitrine; oppression; parfois urines nerveuses, abondantes, sans albumine. Son caractère est emporté, impérieux; il s'affecte de son état, exprime sans cesse la crainte de devenir fou. Il a toujours été excessivement sobre; le vin que d'abord il supportait mal, il n'en a jamais bu plus de deux litres par semaine (1).

Observation LV. — Willeneuve, Louise, 25 ans, blanchisseuse, née à Paris, entre le 5 juillet 1879, à Ste-Geneviève.

Père alcoolique, mère bien portante; frère mort à 11 ans, probablement de méningite; second frère bien portant. La malade est réglée régulièrement depuis l'âge de 18 ans; les règles sont habituellement peu abondantes; elle se plaint d'éblouissement et de vomissements qui, depuis l'âge de 10 ans, lui sont habituels tous les 3 à 4 jours. Mais, il y a 4 ans, ces troubles dyspeptiques ont augmenté au moment des règles et depuis ce temps là elle vomit tous les jours. Si elle monte un escalier, elle étouffe. Pas d'ap-

(1) GENDRON, *Ibid.*; (obs. XXVI.)

pétit; elle passe facilement la journée sans manger. Souvent
à la suite de ses repas, elle a des crampes d'estomac, des
borborygmes. Très nerveuse et impressionnable, la malade
pleure et se met en colère à la moindre contrariété; de
même elle rit sans motif. Les pleurs et les rires lui font
éprouver une sensation de constriction à l'épigastre et dans
le pharynx rappelant la boule hystérique. Elle n'a jamais
eu que des attaques de nerfs très légères, mais la toux nerveuse et le hoquet lui sont habituels. Parfois pendant plusieurs jours sa voix est enrouée; tous ces symptômes sont,
dit-elle, plus accentués pendant l'été; à cette époque elle a
des éblouissements et des étouffements qui l'obligent à
garder le lit. Ni ovarie, ni rachialgie; parfois névralgie
intercostale légère. Elle a une analgésie absolue de tout le
corps, la sensibilité à la température est nulle; le goût et
l'odorat sont très diminués. Le sommeil est assez bon; ni
rêves, ni cauchemars, etc.

Ces deux observations ne donnent qu'un léger aperçu des
désordres nerveux variés et bizarres que l'on peut rencontrer chez les névrosiques des deux sexes, et dont l'alcoolisme de l'ascendant constitue une des principales origines.
Ces états forment une gradation continue depuis le simple
tempérament névropathique ou psychopathique jusqu'au
nervosisme le plus accentué. Chez la femme, cette nervosité
se traduit d'ordinaire par les symptômes plus ou moins
prononcés et plus ou moins variables de l'hystérie, mais où
manquent cependant les attaques convulsives proprement
dites.

Une troisième manifestation, peut-être plus rare de l'alcoolisme héréditaire, c'est la folie impulsive. Cette individualité, encore si obscure et qui ne trouve son explication

suffisante que dans une tare héréditaire, est la compagne souvent inséparable d'un état névro ou psycho-pathique plus général dont elle n'est pour ainsi dire que l'expression. Les perversions précoces, les déviations horribles du sens moral qui engendrent les crimes atroces, les perversités étranges et horribles qui caractérisent la monomanie instinctive, ne trouvent parfois leur seule explication que dans l'alcoolisme des ascendants.

A côté de cette forme de folie, folie des actes et complètement opposée à elle, vient se ranger le délire d'obsession, cette véritable folie impulsive de l'intelligence, caractérisée par l'obsession tyrannique des idées qui viennent s'imposer en masse au malade, malgré tous les efforts qu'il fait pour les chasser; cette folie, lucide d'abord, finit bientôt par le subjuguer complètement. Elle n'a été bien étudiée que dans ces derniers temps et doit être considérée comme une conséquence assez fréquente de l'alcoolisme chez les ascendants. Krafft-Ebing en cite deux cas (1); les malades qui en font l'objet descendaient tous deux d'un père alcoolisé. Dans deux autres cas que nous avons eu l'occasion d'observer, l'on rencontre identiquement les mêmes particularités; cependant dans une de nos observations, de même que dans une de celles de l'auteur allemand, la mère était en même temps névropathique.

Nous tenons à rapporter une de ces observations.

Observation LVI. — La nommée Mos, 33 ans, ouvrière, est issue d'un père alcoolisé; tante paternelle épileptique; dès son jeune âge, la patiente était nerveuse et impressionnable. Réglée à 15 ans; légère dysménorrhée. A 19 ans, elle a eu une perte de connaissance passagère. A 22 ans,

(1) KRAFFT-EBING. *Traité de Psychiatrie,* 3ᵉ partie, p. 96.

attaque d'hystérie qui persiste avec des exacerbations et des rémissions. A 23 ans, accouchement après lequel les phénomènes hystériques s'aggravent. Se marie à 30 ans, et fait bon ménage.

En 1877, apparaissent des phénomènes graves d'hystéricisme; boule hystérique, paraplégie, sensations bizarres remontant jusqu'à la tête et trouble de la conscience, crampes dans les extrémités; hyperesthésie sensorielle; trouble hyperesthésique de la vue et de l'ouïe; sent des odeurs de soufre.

Peu après apparaissent les premières obsessions; elles ne sont accompagnées d'aucun phénomène émotionnel et se meuvent dans un certain milieu religieux, en portant principalement sur les jurements et les malédictions entendus dans le voisinage. La patiente se voyait obligée de ruminer sans cesse sur ces jurements; elle devait se demander si ce n'était pas là une injure au ciel et si elle ou d'autres n'auraient pas eu à en souffrir.

Bientôt les paroles les plus insignifiantes la préoccupaient outre mesure, et elle voyait dans les plus futiles, des blasphèmes à la divinité. Puis l'envie irrésistible lui vint d'insulter elle-même la divinité; ces pensées devenaient chaque jour plus fréquentes et plus irrésistibles : plus elle cherchait à éloigner et à chasser ces pensées malsaines par des prières et autres pratiques religieuses, plus ces pensées s'imposaient à son esprit avec une ténacité invincible. Voulait-elle réciter le pater, elle se trouvait absolument contrainte de dire à la place de bénit soit ton nom, maudit soit ton nom. Allaitelle à communion, elle se sentait poussée à mordre dans la sainte hostie et à se moquer du saint mystère.

Puis elle se vit forcée de réfléchir au mystère de la sainte trinité et à se demander comment cette trinité pouvait ne faire qu'un seul Dieu, s'il n'y avait réellement qu'un Dieu, si ces saints n'étaient pas des diables, si ces pensées enfin ne l'avaient pas déjà damnée. Toutes ces pensées s'emparaient malgré elle de son esprit, la torturaient pendant toute la nuit d'une façon des plus pénibles; pendant la journée, ses occupations l'aidaient encore quelque peu à les chasser. Bientôt survinrent des attaques nerveuses et des accès d'anxiété et d'angoisses; la patiente finit par perdre le sommeil et révéler sa triste situation à ceux qui étaient préposés à ses soins.

En février 1878, les obsessions changèrent de mobile et prirent la nourriture pour objet. Il lui vint à l'idée d'avoir manqué aux prescriptions de jeûnes et de maigre qu'ordonne la religion; ces idées s'étendirent bientôt à l'abstinence de toute nourriture et finalement elle se mit à croire qu'il lui était ordonné de s'abstenir même d'eau, si elle voulait éviter la damnation éternelle (1).

Cette folie par obsession d'idées est une forme fréquente de folie lucide.

Les arrêts de développement intellectuel, depuis la simplicité d'esprit jusqu'à l'idiotie la plus complète, sont une autre forme de dégénérescence héréditaire de l'alcoolisme chronique qui, dans l'ordre de fréquence, semble se ranger à côté de l'épilepsie. Ces affections peuvent être tantôt primitives et congénitales, tantôt consécutives, en ce sens que le moindre dérangement cérébral ou mental est rapidement suivi d'imbécillité, de stupidité ou de déchéance irrémédiable. Lunier évalue a plus de 50 p. c. le nombre des insuffisants moraux dont les ascendants sont alcooliques, et cette

_____

(1) Krafft-Ebing. *Lehrbuch der Psychiatrie*; (observ. 71).

proportion devrait encore être plus considérable si l'on réfléchit à la grande mortalité des enfants d'alcooliques, ceux-ci arrivant en beaucoup moins grand nombre à un certain âge par suite de leur plus grande mortalité.

Mais en dehors de ces désordres nettement définis de la constitution cérébrale et psychique et de son fonctionnement, l'alcoolisme héréditaire vient nous donner l'explication de bien des perversions morales et intellectuelles dont l'existence ne saurait se comprendre en dehors des conditions d'hérédité. Ces êtres, en proie à une véritable dégénérescence morale, apportent en naissant la plupart des vices de leurs parents : jeunes, ils ont de mauvais instincts et des penchants vicieux ; ils sont cruels, vindicatifs, colériques ; la douleur et la souffrance des autres causent leur joie ; leur plus grand bonheur est de tourmenter, de faire souffrir et de tuer les animaux ; d'autres n'ont de plaisir que quand ils peuvent agacer, taquiner, violenter et faire souffrir leurs petits camarades dont ils causent l'effroi ; habituellement ils révèlent de bonne heure leur tendance mauvaise par la dépravation de leur caractère, par tous les vices et toutes les jouissances précoces. Plus âgés, ils deviennent paresseux, vagabonds et indisciplinables ; tantôt ils se montrent réfractaires à toute éducation, ou bien s'ils ont péniblement appris un état libéral ou une profession industrielle, leurs aptitudes s'évanouissent au moment du développement psychologique de la puberté. L'indécision, la paresse, le vagabondage, l'obscurcissement du sens moral, l'instabilité du caractère, l'impossibilité de se fixer quelque part, les appétences ébrieuses, vénériennes et autres, l'affaiblissement intellectuel sont les principaux caractères de leur nature pervertie.

Les excès alcooliques, auxquels ils ne tardent pas à se livrer avec une funeste précocité, viennent bientôt faire naître chez eux tous les symptômes d'un alcoolisme acquis dont les manifestations sont d'autant plus sérieuses qu'elles atteignent une nature plus prédisposée à l'immoralité et à la dépravation comme au cynisme. Beaucoup d'entre eux finissent par tomber dans cet état de folie morale instinctive, dont l'existence et la nature ont donné lieu à tant de contestations et dont les tristes sujets passent d'ordinaire plus d'une fois par les prisons ou les dépôts de mendicité, avant de venir échouer dans les asiles d'aliénés.

Ces diverses manifestations instinctivement morbides ne doivent souvent leur origine qu'à des états d'alcoolisme héréditaire. Morel en cite un exemple frappant dans son traité des dégénérescences (page 118).

Mais l'alcoolisme des parents ne se borne pas seulement à pervertir le fonctionnement intellectuel et moral des descendants; il en atteint encore la constitution physique.

Les enfants des alcoolisés sont en général chétifs, faibles, débiles; ils sont pâles; la nutrition est souffrante; leur vitalité amoindrie offre une prise beaucoup plus facile à toutes les causes de maladie; leur système musculaire est peu développé; la gracilité de leur forme et la petitesse de leur taille contribuent encore à exagérer cette faiblesse constitutionnelle native qui ne semble être qu'un diminutif de la cachexie alcoolique du père. Elle se traduit au point de vue esthétique, par des vices de conformation nombreux et variés dont les descendants d'alcoolisés offrent la triste spécialité. Toute proportion gardée, ces espèces de monstres sont plus fréquents dans la descendance d'alcoolisés que chez les autres. L'arrêt de développement du cerveau, l'iné-

galité de son développement, aboutissant à des atrophies
générales ou partielles et unilatérales accompagnées de
malformations crâniennes, sont une conséquence de l'alcoolisme héréditaire. Chez les microcéphales, le développement organique est incomplet; le crâne et la région
supérieure de la tête sont asymétriques; le corps est hémia-
trophique. Ils offrent tous les caractères de l'infantilisme.

Une autre conséquence, à peu près de même nature, de
l'alcoolisme héréditaire est l'hydrocéphalie. Ces différentes
affections ont pour conséquences une des formes symptomatologiques de la paralysie infantile.

Enfin, dans un troisième ordre de faits, l'alcoolisme héréditaire manifeste son influence sur la propagation de l'espèce, en diminuant la fécondité et les naissances, quel que
soit, du reste, le mode d'action de la cause génératrice. C'est
ainsi que Lippich a remarqué que les mariages d'alcoolisés
ne produisaient en moyenne que 1.3 p. c. enfants; tandis
que les unions non entachées de ce vice en produisent
4.1 p. c.; l'alcoolisme réduirait donc la productivité de 2/3.

Quoi qu'il en soit de ces résultats statistiques, auxquels
des éléments trop dissemblables enlèvent une partie de leur
valeur, il n'en est pas moins prouvé que, aussi bien du côté
de l'homme que du côté de la femme, l'alcoolisme exerce
une influence fâcheuse tant sur la conception que sur l'accouchement. Les dégénérescences dont les testicules sont le
siège chez l'intoxiqué, les modifications qu'éprouve sous
cette influence le liquide spermatique, leur enlèvent la vitalité indispensable à la conception. La cachexie alcoolique
peut atteindre le même résultat, une fois qu'elle a acquis
une certaine intensité et cela, sans que les organes repro-
ducteurs soient réellement malades. Il ne manque pas

d'exemples de femmes ayant eu des enfants de premières unions et ne pouvant plus en avoir dans des mariages consécutifs avec des alcoolisés ; de même que des unions improductives avec des alcoolisés sont devenues fécondes, quand elles étaient contractées avec des individus non entachés d'intoxication alcoolique.

Du côté de la femme, la stérilité par dégénérescence des ovaires et altérations de la matrice vient s'augmenter de toutes les causes qui peuvent agir pendant la gestation et l'accouchement pour produire la stérilité indirecte, c'est-à-dire la naissance d'un enfant mort. C'est ce qui rend l'alcoolisme de la mère peut-être plus dangereux que celui du père, au point de vue de la propagation de l'espèce.

DIPSOMANIE.

La dipsomanie n'est pas une forme d'alcoolisme, encore moins une forme d'ivresse ; elle n'a avec l'intoxication que des rapports assez éloignés. C'est une véritable maladie mentale qui devrait bien plutôt rentrer dans la classe des folies impulsives, et le penchant de boire n'est qu'un simple symptôme, qui pourrait être remplacé par tout autre désir irrésistible sans modifier en rien le fonds même de la maladie. Ici la tendance à l'homicide, là, la tendance au vol, ailleurs des appétits encore plus désordonnés, comme celui de déterrer des cadavres, remplacent le penchant à la boisson, et la nature intime de la maladie reste identique. Le seul rapport que la dipsomanie ait avec l'alcool, c'est de donner trop souvent lieu à l'alcoolisme dont les symptômes finissent par effacer ceux de l'affection qui leur a donné naissance.

On admet généralement deux formes de dipsomanie : la

dipsomanie essentielle et la dipsomanie symptomatique.

Cette dernière est peut-être la plus fréquente; elle s'entend du désir irrésistible qui porte beaucoup d'aliénés vers les alcooliques, à la période prodromique ou à la période d'état de leur affection. On la rencontre surtout au début de certains états maniaques et de la folie paralytique. Dans cette dernière, le penchant désordonné aux boissons constitue parfois le phénomène prodromique le plus évident et qui rejette loin dans l'ombre tous les autres. Le médecin attentif reconnaîtra cependant dans la continuité des excès qui s'accompagnent souvent d'une grande exaltation, d'une irritabilité prononcée, d'actes de véritable démence et d'un affaiblissement parfois évident des facultés intellectuelles, les premiers signes d'une maladie que doivent souvent faire craindre des habitudes alcooliques survenant presque subitement chez des personnes sobres antérieurement. La période d'excitation de la folie circulaire est souvent encore caractérisée par des excès désordonnés de boissons et de nature presque instinctive; parfois même, ces abus sont tellement prédominants que la forme devient une véritable dipsomanie circulaire. D'autres fois, l'alcool donne à la période d'excitation un cachet particulier, une forme délirante qu'elle n'aurait pas eue en l'absence de l'excitant alcoolique; l'excitation peut aller jusqu'au véritable délire expansif avec conceptions délirantes de grandeurs.

L'invasion de la dipsomanie véritable est d'ordinaire plus lente et plus progressive : ce sont des courtes périodes pendant lesquelles les malades sont moins sobres et qui sont suivies d'un retour complet aux habitudes antérieures de régularité. Les accès augmentent peu à peu en intensité et en durée, et finalement la maladie prend une marche ouvertement circulaire. L'on peut dire qu'à ce point de vue, la dipsomanie emprunte un de ses caractères à la folie à double forme, non pas tant pour la répétition des accès que pour la modification totale qui s'opère dans l'être psychique, qui diffère absolument d'une période à l'autre.

Il ne saurait entrer dans notre cadre de donner la description complète de la dipsomanie; ce serait refaire toute l'histoire des folies impulsives, chapitre vaste, et histoire encore bien contestée de la pathologie mentale. Nous nous bornerons aux points les plus essentiels.

La dipsomanie est peut-être une des affections mentales où l'hérédité joue le plus grand rôle et qui peut se développer sous cette seule prédisposition. Les causes morales semblent en général céder le pas aux causes physiques parmi lesquelles le traumatisme cérébral, la diathèse vermineuse, la menstruation, la grossesse, les périodes de développement et de déclin de la nature humaine semblent occuper le premier rang.

Les symptômes principaux et qui en caractérisent la nature sont des troubles de la sensibilité morale, se répétant périodiquement et accompagnés de tendance invincible aux excès alcooliques. C'est d'abord un changement de caractère : le malade devient vif, irritable, violent même ; le sommeil est agité, pénible, troublé; parfois il se perd ; le malade éprouve un malaise intérieur qu'il ne saurait définir et qui le rend mobile, anxieux, inquiet ; il est pris d'appréhensions vagues qui l'empêchent de continuer ses occupations ordinaires; le dégoût du travail le prend ; il quitte sa besogne ; une excitation intérieure le pourchasse et lui fait chercher ailleurs une tranquillité qu'il ne trouve pas là où il est; c'est une véritable effervescence intérieure.

En même temps surviennent des désordres physiques, des maux de tête, parfois des vertiges, des chaleurs qui montent au visage, de l'oppression, des battements de cœur. D'autres fois, c'est un état de tristesse générale, d'affaissement profond, de dégoût que rien ne peut surmonter; le malade se plaint de faiblesse excessive.

Alors survient le goût des excitants qui amène une amélioration passagère, un sentiment de bien-être et de soulagement; mais cette amélioration n'est que passagère; les mêmes accidents se reproduisent et sont combattus par les mêmes moyens; la dipsomanie a fait son invasion en plein, et une fois sur la pente, le dipsomane ne s'appartient plus. Comme le dit si bien Foville, tantôt il passe son temps dans les cafés et les cabarets, buvant de tout avec tout le monde; tantôt il se renferme chez lui afin d'être libre de boire à sa guise sans témoin. Assez souvent il disparaît tout à coup, rompt avec toutes ses habitudes, devient introuvable pour les siens et s'adonne dans l'ombre et les endroits les plus abjects à son funeste entraînement. A tout prix, il faut qu'il puisse assouvir la soif qui le consume; s'il n'a pas d'argent il vend ou engage ce qu'il possède, jusqu'à ses vêtements; il s'endette autant qu'il le peut faire et lorsqu'il n'a plus ni ressource, ni crédit, il recourt parfois au vol et au crime.

Une fois que l'accès est terminé, le malade tombe dans une espèce d'affaissement moral dont l'importance est considérable au point de vue du diagnostic; il rentre en lui-même, se rend compte de ses tristes excès, fuit le monde et vient souvent demander lui-même son admission dans un asile pour se mettre à l'abri de sa faiblesse maladive, jusqu'à ce qu'un nouvel accès reproduise le cycle fatal. Ces périodes d'excitation et de dépression, qui n'existent pas toujours aussi bien caractérisées, sont un des caractères les plus précieux de la dipsomanie. Quand elles sont plus prononcées, elles constituent une véritable folie circulaire dipsomaniaque ; l'on n'ignore pas en effet que la période d'excitation de la folie à double forme est fréquemment accompagnée de penchant irrésistible aux boissons alcooliques, tout aussi violent que dans la dipsomanie véritable.

La durée des accès est variable, de même que la durée des intervalles de sobriété ; les périodes alcooliques reviennent d'ordinaire trois à quatre fois par année.

La question médico-légale de cette forme de folie impulsive n'offre guère de difficulté ; en tant que folie, et la nature vésanique n'en saurait être contestée ; elle implique pendant sa période d'activité une irresponsabilité complète. Seul, le diagnostic exige une étude sérieuse, car rien ne serait plus dangereux que de prendre pour de la dipsomanie, cette ivrognerie périodique, née des circonstances sociales, plutôt que des impulsions du buveur. Ici encore, ce n'est pas dans les symptômes dipsomaniaques qu'il faut rechercher le criterium de la certitude, mais dans l'ensemble clinique que présente la maladie mentale et qui ne peut se constater que par l'observation médicale. Pour arriver à ce résultat, il faut procéder à une étude clinique minutieuse du malade ; examiner au même point de vue le fait allégué et toutes les circonstances antérieures et présentes, de causes et d'effets qui s'y rapportent, de manière à en saisir le début, l'évolution, la marche, le développement et à réunir ainsi tous les éléments d'une synthèse pathologique, en d'autres termes, reconstituer chez le malade tout l'ensemble clinique de la folie impulsive depuis ses premiers développements jusqu'à sa période d'état et en arriver à montrer le penchant alcoolique comme un simple symptôme d'un état mental bien plus sérieux, et qui s'est progressivement développé. La sphère nerveuse sera largement mise à profit et fournira les éléments les plus précieux, car comme l'affection ne naît ordinairement que sur un fond profondément héréditaire, ce sont les signes de dégénérescence qui prédominent : la dipsomanie se traduit d'ordinaire par un ensemble de manifestations anormales telles que : caractère inégal et fantasque ; développement avorté ou singulièrement inégal des facultés intellectuelles et morales, tendance naturelle au mensonge, à la dissimulation, à la cruauté, aux excès de tout genre ; retour périodique des différents troubles nerveux, tantôt toujours semblables, tantôt variables dans leur forme. A ces symptômes viennent souvent se joindre diverses imperfections physiques, tics, spasmes, mauvaises conformations crâniennes.

Tant que dure l'accès, le dipsomaniaque, réellement reconnu tel, doit être considéré comme complètement irresponsable ; la période de rémission ne nous paraît pas possible de la même immunité, mais il nous paraîtrait dangereux d'y admettre *à priori* une responsabilité absolue. Celle-ci dépend trop des caractères qu'offre cette rémission, pour qu'il soit possible d'émettre à ce sujet des principes absolus.

FIN.

TABLE DES MATIÈRES

CHAPITRE IV.

CHAPITRE V.

FIN DE LA TABLE DES MATIÈRES.